Inhalt

Notfallwegweiser

Michael Rentrop · Rupert Müller · Hans Willner

Klinikleitfaden Psychiatrie Psychotherapie

Wir, die Herausgeber, widmen dieses Buch unserem gemeinsamen psychiatrischen Lehrer, Herrn Professor Dr. Hans Lauter, zum 85. Geburtstag. Gerade in einer Zeit der zunehmenden Ausrichtung auf die Erfassung von „Leistungen" und knapper werdender Ressourcen dürfen die Menschlichkeit und Achtung vor dem Einzelnen, wie Professor Lauter sie stets vertritt, nicht verloren gehen. Auch diese Auflage soll einen Beitrag zu einer verstehenden und menschlichen Psychiatrie leisten.

Klinikleitfaden
Psychiatrie Psychotherapie

5. Auflage

Herausgeber:
Dr. med. Michael Rentrop, München
Dr. med. Rupert Müller, Freilassing
Dr. med. Dipl.-Theol. Hans Willner, Berlin

Weitere Autoren: PD Dr. med. habil. Josef Bäuml, München; Dr. med. Andreas Birkhofer, München; Dr. med. Gwendolyn Böhm, München; Dr. Myga Brakebusch, München; PD Dr. med. habil. Janine Diehl-Schmid, München; Dr. med. Werner Ettmeier, München; Univ.-Prof. Dr. med. Florian Eyer, München; PD Dr. med. habil. Peter Häussermann, Köln; Dr. Florentina Landry, Dachau; Prof. Dr. med. Philipp A. Martius, Bernried; Dr. med. Dr. rer. nat. Rudi Pfab, München; Dr. med. Herbert Pfeiffer, Haar; Dr. med. Markus Reicherzer, Bad Tölz; Dr. med. Martin Rieger, Wolfratshausen; RA Patrick Rosenow, München; PD Dr. med. habil. Meryam Schouler-Ocak, Berlin; PD Dr. med. habil. Cornelis Stadtland, München; Dr. phil. Dipl.-Psych. Tina Theml, München; Dr. med. Ruth Vukovich, München; Prof. Dr. med. Dipl.-Psych. Michael H. Wiegand, München; Univ.-Prof. Dr. med. Dietlind Zohlnhöfer, Berlin

ELSEVIER
URBAN & FISCHER

URBAN & FISCHER München

Zuschriften an:
Elsevier GmbH, Urban & Fischer Verlag, Hackerbrücke 6, 80335 München
E-Mail medizin@elsevier.de

Wichtiger Hinweis für den Benutzer
Die Erkenntnisse in der Medizin unterliegen laufendem Wandel durch Forschung und klinische Erfahrungen. Herausgeber und Autoren dieses Werkes haben große Sorgfalt darauf verwendet, dass die in diesem Werk gemachten therapeutischen Angaben (insbesondere hinsichtlich Indikation, Dosierung und unerwünschter Wirkungen) dem derzeitigen Wissensstand entsprechen. Das entbindet den Nutzer dieses Werkes aber nicht von der Verpflichtung, anhand weiterer schriftlicher Informationsquellen zu überprüfen, ob die dort gemachten Angaben von denen in diesem Werk abweichen und seine Verordnung in eigener Verantwortung zu treffen.
Für die Vollständigkeit und Auswahl der aufgeführten Medikamente übernimmt der Verlag keine Gewähr.
Geschützte Warennamen (Warenzeichen) werden in der Regel besonders kenntlich gemacht (®). Aus dem Fehlen eines solchen Hinweises kann jedoch nicht automatisch geschlossen werden, dass es sich um einen freien Warennamen handelt.

Bibliografische Information der Deutschen Nationalbibliothek
Die Deutsche Nationalbibliothek verzeichnet diese Publikation in der Deutschen Nationalbibliografie; detaillierte bibliografische Daten sind im Internet über http://www.d-nb.de/ abrufbar.

5. Auflage 2013

Der Urban & Fischer Verlag ist ein Imprint der Elsevier GmbH.

13 14 15 16 17 5 4 3 2 1

Um den Textfluss nicht zu stören, wurde bei Patienten und Berufsbezeichnungen die grammatikalisch maskuline Form gewählt. Selbstverständlich sind in diesen Fällen immer Frauen und Männer gemeint.

Begründer der Reihe: Dr. Arne Schäffler, Ulrich Renz
Planung: Inga Dopatka, München
Lektorat: Petra Schwarz, München
Redaktion: Karin Beifuss, Ohmden
Herstellung: Sibylle Hartl, Valley; Johannes Kressirer, München
Satz: abavo GmbH, Buchloe/Deutschland; TnQ, Chennai/Indien
Druck und Bindung: L.E.G.O. S.p.A., Lavis (TN)/Italien
Umschlaggestaltung: SpieszDesign, Neu-Ulm, unter Verwendung einer Vorlage von Dr. med. Michael Rentrop, München

ISBN Print 978-3-437-23147-6
ISBN e-Book 978-3-437-16965-6

Aktuelle Informationen finden Sie im Internet unter **www.elsevier.de** und **www.elsevier.com**

Vorwort

In der 5. Auflage des *Klinikleitfaden Psychiatrie Psychotherapie* setzen wir die in der Vorauflage begonnene neue Ausrichtung des Buchs als Handbuch für Ärzte und Psychotherapeuten in Psychiatrie, Psychosomatik sowie Kinder- und Jugendpsychiatrie konsequent fort. Wir freuen uns, der Kinder- und Jugendpsychiatrie mehr Raum geben zu können, und haben mit Hans Willner einen erfahrenen Kliniker in das Herausgeberteam aufgenommen. Ausdrücklich danken wir dem scheidenden Mitherausgeber Josef Bäuml, der mit uns die 4. Auflage in die „Eigenständigkeit" geführt hat und uns als Autor und Ratgeber weiter zur Verfügung steht.
Seit dem Erscheinen der letzten Auflage 2008 haben sich erneut viele Veränderungen im Bereich der Pharmakotherapie ergeben; diese wurden in die 5. Auflage aufgenommen. Alle Kapitel wurden gründlich überarbeitet.
Entsprechend den veränderten Nutzungsbedingungen im Alltag bieten wir den *Klinikleitfaden Psychiatrie Psychotherapie* erstmals auch als e-Book an. Dafür musste vor allem die Sprache noch einmal gestrafft werden. Wir sind gespannt darauf, wie sich diese neue Möglichkeit im Alltag bewährt. Wir danken unseren Lesern für die wichtigen Anregungen und positiven Rückmeldungen zur 4. Auflage und wünschen uns auch für die aktuelle Fassung eine lebendige Resonanz.
Wir wünschen allen Lesern viel Freude an der Arbeit mit diesem Klinikleitfaden und seinem Einsatz zum Wohl ihrer Patientinnen und Patienten.

München/Freilassing/Berlin, im Januar 2013

Dr. med. Michael Rentrop
Dr. med. Rupert Müller
Dr. med. Dipl.-Theol. Hans Willner

Danksagung

Die Herausgeber danken ausdrücklich allen Kollegen der früheren Auflagen des *Klinikleitfaden Neurologie Psychiatrie*, deren grundlegende Arbeiten die Basis der Neukonzeption des *Klinikleitfaden Psychiatrie Psychotherapie* gebildet haben.
Darüber hinaus danken wir für die Unterstützung bei der Abfassung spezieller Kapitel, bei der Durchsicht von Manuskripten und für kritische Anregungen:

- Herrn Prof. Dr. med. Hans Förstl, Direktor der Klinik und Poliklinik für Psychiatrie und Psychotherapie der TU München
- Herrn Prof. Dr. med. Stefan Leucht, stellvertretender Direktor und Oberarzt an der Klinik und Poliklinik für Psychiatrie und Psychotherapie der TU München
- Herrn Prof. Dr. Dipl.-Psych. Thomas Jahn, Leiter der Abteilung für Neuropsychologie, Klinik und Poliklinik für Psychiatrie und Psychotherapie der TU München
- Frau Dr. phil. Dipl.-Psych. Sibylle Kraemer, München

Auf Seiten des Verlags danken wir der Redakteurin Frau Karin Beifuss, die die Texte behutsam und feinfühlig bearbeitet hat. Besonderer Dank gilt unserer Lektorin Frau Petra Schwarz für ihren ermutigenden und geduldigen Ansporn in der Erstellung der Manuskripte. Ohne ihr Organisationstalent und ihren professionellen Überblick in allen Schaffensstadien hätte ein Buch mit derart vielen Autoren nicht gelingen können.

München/Freilassing/Berlin, im Januar 2013

Dr. med. Michael Rentrop
Dr. med. Rupert Müller
Dr. med. Dipl.-Theol. Hans Willner

Adressen

Herausgeber

Dr. med. Michael **Rentrop**, Klinikum rechts der Isar der TU München, Klinik und Poliklinik für Psychiatrie und Psychotherapie, Ismaninger Str. 22, 81675 München

Dr. med. Rupert **Müller**, Inn-Salzach-Klinikum gGmbH, Klinik Freilassing, Vinzentiusstr. 56, 83395 Freilassing

Dr. med. Dipl.-Theol. Hans **Willner**, St. Joseph Krankenhaus Berlin Tempelhof, Klinik für Kinder- und Jugendpsychiatrie, -psychosomatik und -psychotherapie, Wüsthoffstr. 15, 12101 Berlin

Autoren

PD Dr. med. habil. Josef **Bäuml**, Klinikum rechts der Isar der TU München, Klinik und Poliklinik für Psychiatrie und Psychotherapie, Ismaninger Str. 22, 81675 München

Dr. med. Andreas **Birkhofer**, Praxis für Psychiatrie und Psychotherapie, Oberföhringer Str. 18, 81679 München

Dr. med. Gwendolyn **Böhm**, Klinikum rechts der Isar der TU München, Klinik und Poliklinik für Psychiatrie und Psychotherapie, Ismaninger Str. 22, 81675 München

Dr. Myga **Brakebusch**, Städtisches Klinikum München GmbH, Medizet, Krankenhausapotheke Schwabing, Kölner Platz 1, 80804 München

PD Dr. med. habil. Janine **Diehl-Schmid**, Klinikum rechts der Isar der TU München, Klinik und Poliklinik für Psychiatrie und Psychotherapie, Ismaninger Str. 22, 81675 München

Dr. med. Werner **Ettmeier**, Praxis für Psychotherapie und Begutachtung, Kobellstr. 13, 80336 München

Univ.-Prof. Dr. med. Florian **Eyer**, Klinikum rechts der Isar der TU München, II. Medizinische Klinik, Toxikologische Abteilung, Ismaninger Str. 22, 81675 München

PD Dr. med. habil. Peter **Häussermann**, LVR Klinik Köln, Abteilung für Gerontopsychiatrie und -psychotherapie, Wilhelm-Griesinger-Str. 23, 51109 Köln

Dr. Florentina **Landry**, Praxis für Psychiatrie und Psychotherapie, Münchner Str. 44, 85221 Dachau

Prof. Dr. med. Philipp A. **Martius**, Klinik Höhenried gGmbH, Abteilung Psychosomatik, 82347 Bernried

Dr. med. Dr. rer. nat. Rudi **Pfab**, Klinikum rechts der Isar der TU München, II. Medizinische Klinik, Toxikologische Abteilung, Ismaninger Str. 22, 81675 München

Dr. med. Herbert **Pfeiffer**, Isar-Amper-Klinikum, Klinikum München-Ost, Allgemein-Psychiatrie II Nord, Vockestr. 72, 85540 Haar

Dr. med. Markus **Reicherzer**, Klinik Dr. Schlemmer, Stefanie-von-Strechine-Str. 16, 83646 Bad Tölz

Dr. med. Martin **Rieger**, Heckscher-Klinikum gGmbH, Ambulanz Wolfratshausen, Kinder- und Jugendpsychiatrie, -psychosomatik, -psychotherapie, Obermarkt 18a, 82515 Wolfratshausen

RA Patrick **Rosenow**, Lilienstr. 71, 81669 München

PD Dr. med. habil. Meryam **Schouler-Ocak**, Psychiatrische Universitätsklinik der Charité im St. Hedwig-Krankenhaus, Große Hamburger Str. 5–11, 10115 Berlin

PD Dr. med. habil. Cornelis **Stadtland**, IPG-München, Institut für psychiatrische Gutachten, Jagdhornstr. 4, 81827 München

Dr. phil. Dipl.-Psych. Tina **Theml**, Klinikum rechts der Isar der TU München, Klinik und Poliklinik für Psychiatrie und Psychotherapie, Ismaninger Str. 22, 81675 München

Dr. med. Ruth **Vukovich**, Klinikum rechts der Isar der TU München, Klinik und Poliklinik für Psychiatrie und Psychotherapie, Ismaninger Str. 22, 81675 München

Prof. Dr. med. Dipl.-Psych. Michael H. **Wiegand**, Klinikum rechts der Isar der TU München, Klinik und Poliklinik für Psychiatrie und Psychotherapie, Ismaninger Str. 22, 81675 München

Univ.-Prof. Dr. med. Dietlind **Zohlnhöfer**, Humboldt-Universität Berlin, Charité, Campus Virchow-Klinikum, Abteilung für Kardiologie, Augustenburger Platz 1, 13353 Berlin

Nach der 4. Auflage ausgeschiedene Autoren

Dipl.-Psych. Marcella **Ammerschläger**, Wolfratshausen (Kapitel: Essstörungen/Verhaltens- und emotionale Störungen mit Beginn in der Kindheit und Jugend)

Dr. med. Stephan **Mirisch**, München (Kapitel: Konsiliarpsychiatrie)

Benutzerhinweise

Der Klinikleitfaden ist ein Kitteltaschenbuch. Das Motto lautet: kurz, präzise und praxisnah. Medizinisches Wissen wird komprimiert dargestellt. Im Zentrum stehen die Probleme des klinischen Alltags. Auf theoretische Grundlagen wie Pathophysiologie oder allgemeine Pharmakologie wird daher weitgehend verzichtet.

- Vorangestellt: Tipps für die tägliche Arbeit und Arbeitstechniken.
- Im Zentrum: Fachwissen nach Krankheitsbildern bzw. Organsystemen geordnet – wie es dem klinischen Alltag entspricht.
- Zum Schluss: praktische Zusatzinformationen.

Wie in einem medizinischen Lexikon werden gebräuchliche Abkürzungen verwendet, die im Abkürzungsverzeichnis erklärt werden.

Um Wiederholungen zu vermeiden, wurden viele Querverweise eingefügt. Sie sind mit einem Dreieck ▶ gekennzeichnet.

! Wichtige Zusatzinformationen sowie Tipps

Notfälle und Notfallmaßnahmen

Warnhinweise

Internetadressen: Alle Websites wurden vor Redaktionsschluss im November 2012 geprüft. Das Internet unterliegt einem stetigen Wandel – sollte eine Adresse nicht mehr aktuell sein, empfiehlt sich der Versuch über eine übergeordnete Adresse (Anhänge nach dem „/" weglassen) oder eine Suchmaschine. Der Verlag übernimmt für Aktualität und Inhalt der angegebenen Websites keine Gewähr.

Die angegebenen Arbeitsanweisungen ersetzen weder Anleitung noch Supervision durch erfahrene Kollegen. Insbesondere sollten Arzneimitteldosierungen und andere Therapierichtlinien überprüft werden – klinische Erfahrung kann durch keine noch so sorgfältig verfasste Publikation ersetzt werden.

Abbildungsnachweis

Der Verweis auf die jeweilige Abbildungsquelle befindet sich bei allen Abbildungen im Werk am Ende des Legendentextes in eckigen Klammern. Alle nicht besonders gekennzeichneten Grafiken und Abbildungen © Elsevier GmbH, München.

[A300]	Reihe Klinik- und Praxisleitfaden, Elsevier GmbH, Urban & Fischer Verlag
[F382]	Nachdruck aus Reiber H, Jacobi C, Felgenhauer K. Sensitive quantitation of carcinoembryonic antigen in cerebrospinal fluid and its barrier-dependent differentiation. Clin Chim Acta 1986; 156(3): 259–269; mit freundlicher Genehmigung von Elsevier Ltd., Oxford (GB)
[L106]	Henriette Rintelen, Velbert
[L157]	Susanne Adler, Lübeck
[L190]	Gerda Raichle, Ulm
[M443]	Prof. Dr. med. Olav Jansen, Kiel
[T118]	Prof. Dr. Helga Gräfin von Einsiedel, München

Abkürzungen

Symbole

®	Handelsname
↑	hoch, erhöht
↓	tief, erniedrigt
→	vgl. mit, daraus folgt
▶	siehe (Verweis)
5HT	5-Hydroxytryptophan (Serotonin)

A

AAT	Aachener Aphasietest
Abb.	Abbildung
AD	Antidepressiva
ADAS	Alzheimer's Disease Assessment Scale
ADHD	Attention Deficit/ Hyperactivity Disorder
ADHS	Aufmerksamkeitsdefizit-/ Hyperaktivitätsstörung
AEP	akustisch evozierte Potenziale
AIDS	Acquired Immune Deficiency Syndrome (erworbenes Immunschwäche-Syndrom)
Ak	Antikörper
allg.	allgemeine/r/s/n
ALS	amyotrophe Lateralsklerose, Advanced Life Support
APM	Advanced Progressive Matrices
ASR	Achillessehnenreflex
Ätiol.	Ätiologie
AZ	Allgemeinzustand

B

BADS	Behavioral Assessment of the Dysexecutive Syndrome
BB	Blutbild
BDI	Beck Depression Inventory
bds.	beidseitig
BE	Broteinheit, Base Excess
bes.	besonders
BGB	Bundesgesetzbuch
BMI	Body-Mass-Index
BPRS	Brief Psychiatric Rating Scale
BSI	Brief Symptom Inventory
BSL	Borderline-Symptom-Liste
BSR	Bizepssehnenreflex
BtM(G)	Betäubungsmittel (-Gesetz)
BVerfG	Bundesverfassungsgericht
bzgl.	bezüglich
bzw.	beziehungsweise

C

CBASP	Cognitive Behavioral Analysis System of Psychotherapy
CBD	kortikobasale Degeneration
CCT	kraniale Computertomografie
CDT	Carbohydrate-deficient Transferrin
CEDIA	Cloned Enzyme Donor Immunoassay
CERAD-NP	Neuropsychologische Batterie des Consortium to Establish a Registry for Alzheimer's Disease
CGI	Clinical Global Impression
chron.	chronisch
CMV	Zytomegalie-Virus
CPAP	Continuous Positive Airway Pressure
CPM	Coloured Progressive Matrices

D

d	Tag(e)
DA	Dopamin
DBS	Tiefenhirnstimulation (Deep Brain Stimulation)
DBT	dialektisch-behaviorale Therapie
DD	Differenzialdiagnose
DF	dissoziative Fugue
d. h.	das heißt
Diab. mell.	Diabetes mellitus

Diagn.	Diagnose, Diagnostik
diagnost.	diagnostisch(e)
DIC	disseminierte intravasale Gerinnung
Diff-BB	Differenzialblutbild
DIS	dissoziative Identitätsstörung
DRT	diagnostischer Rechentest

E

ECD	extrakranielle Dopplersonografie
ED	Encephalomyelitis disseminata
EDI	Eating Disorder Inventory
EEG	Elektroenzephalogramm/-grafie
einschl.	einschließlich
EKG	Elektrokardiogramm/-grafie
EKT	Elektrokrampftherapie
E'lyte	Elektrolyte
EMDR	Eye Movement Desensitization and Reprocessing
EMG	Elektromyogramm/-grafie
EOG	Elektrookulogramm/-grafie
EP	evozierte Potenziale
EPMS	extrapyramidal-motorische Symptome
Erkr.	Erkrankung(en)
Erw.	Erwachsene(r)
Erys	Erythrozyten
ESES	Electrical Status Epilepticus during Slow Sleep
evtl.	eventuell

F

F	Frauen
FeV	Fahrerlaubnisverordnung
FPIA	Fluorescence Polarisation Immunoassay
FPI-R	Freiburger Persönlichkeits-Inventar
FTD, FTLD	frontotemporale Demenz
FWIT	Farbe-Wort-Interferenztest

G

GAF	Global Assessment of Functioning
GBS	Guillain-Barré-Syndrom
ggf.	gegebenenfalls
GIT	gastrointestinal

H

h	Stunde(n)
HAMA	Hamilton Anxiety Scale
HAMD	Hamilton-Depressions-Skala
HDM	Herzdruckmassage
HE	Houndsfield-Einheiten
HHI	Hypochondrie-Hysterie-Inventar
HIV	humanes Immundefizienz-Virus
HPA-	Hypothalamus-Hypophysen-Nebennierenrinden(-Achse)
HPLC	High-Pressure-Liquid-Chromatography
HWI	Harnwegsinfektion
HWS	Halswirbelsäule
HWZ	Halbwertszeit
HZI-K	Hamburger Zwangsinventar Kurzform

I

ICD	International Statistical Classification of Diseases and Related Health Problems
ICF	International Classification of Functioning, Disability and Health
i. d. R.	in der Regel
IE	Internationale Einheiten
Ig	Immunglobulin
i. m.	intramuskulär
Ind.	Indikation(en)
Inf.	Infektion
insb.	insbesondere
Intox.	Intoxikation
IPDE	International Personality Disorder Examination
IPT	interpersonelle Psychotherapie
IQ	Intelligenzquotient
i. S.	im Serum

i. v. intravenös

J

J Jungen
J. Jahr(e)
JGG Jugendgerichtsgesetz
Jh. Jahrhundert

K

KBT konzentrative Bewegungstherapie
kg Kilogramm
KG Körpergewicht, Krankengymnastik
KHJG Kinder- und Jugendhilfegesetz
KHK koronare Herzkrankheit
klin. klinisch
KI Kontraindikation
KM Kontrastmittel
KO Komplikation
Komb. Kombination
Kps. Kapsel(n)
KVT kognitive Verhaltenstherapie

L

LBD Lewy-Body-Demenz
Leukos Leukozyten
li links, linke(r)
Lj. Lebensjahr(e)
LP Lumbalpunktion
LPS Leistungsprüfsystem
LRS Lese-Rechtschreib-Störung

M

M Männer/männlich, Mädchen
M. Morbus, Musculus
MADRS Montgomery-Asberg Depression Scale
MAS multiaxiales Klassifikationsschema
MALT Münchner Alkoholismustest
MAOH Monoaminoxidase-Hemmer
MAOI irreversibler Monoaminoxidase-Hemmer
max. maximal
MBT mentalisierungsbasierte Psychotherapie
MCI Mild Cognitive Impairment
MER Muskeleigenreflexe
mg Milligramm
MID Multi-Infarkt-Demenz
Min. Minute(n)
mind. mindestens
M.I.N.I. Mini International Neuropsychiatric Interview
Mio. Million(en)
ml Milliliter
MMPI-2 Minnesota Multiphasic Personality Inventory 2
MMSE Mini Mental State Examination
MNS malignes neuroleptisches Syndrom
MPH Methylphenidat
Mon. Monat(e)
MPS multiple Persönlichkeitsstörung
MPT Münchner Persönlichkeitstest
Mrd. Milliarde(n)
MRS Magnetresonanzspektroskopie
MRT Magnetresonanztomografie
ms Millisekunde
MS Multiple Sklerose
µg Mikrogramm

N

N. Nervus
NA Noradrenalin
NAI Nürnberger Alters-Inventar
NaRI Noradrenalin-Wiederaufnahmehemmer
NaSSA noradrenerges und spezifisch serotonerges Antidepressivum
Ncl. Nucleus
NDRI Noradrenalin- und Dopamin-Wiederaufnahmehemmer
neg. negativ
NFPA progressive nichtflüssige Aphasie
NIMH National Institute of Mental Health
NNH Nasennebenhöhlen

NPH	Normaldruckhydrozephalus
NRI	Noradrenalin-Wiederaufnahmehemmer
NSRI	Noradrenalin- und Serotonin-Wiederaufnahmehemmer
NW	Nebenwirkung

O

o. B.	ohne pathologischen Befund
OP/op.	Operation/operativ
OPD	operationalisierte psychodynamische Diagnostik
OSAS	obstruktives Schlafapnoe-Syndrom

P

PANSS	positive und negative Syndromskala
Pat.	Patient/in
path.	pathologisch
PEA	pseudoepileptischer Anfall
PET	Positronenemissionstomografie
PFPP	Panic-Focused Psychodynamic Psychotherapy
PLMS	periodische Bewegungsstörung der Gliedmaßen
PNP	Polyneuropathie
p. o.	per os
pos.	positiv
postop.	postoperativ
präop.	präoperativ
prim.	primär
Progn.	Prognose
PS	Persönlichkeitsstörung
PSE	partieller Schlafentzug
PSP	progressive supranukleäre Blicklähmung
PSR	Patellarsehnenreflex
PSSI	Persönlichkeits-, Stil- und Störungs-Inventar
PT	Psychotherapie
PTBS	posttraumatische Belastungsstörung

R

RBMT	Rivermead Behavioural Memory Test
RCFT	Rey Complex Figure Test and Recognition Trial
re	rechts, rechte(r)
REM	Rapid Eye Movements
RET	rational-emotive Therapie
rezid.	rezidivierend/e/r
RIMA	reversibler MAO-A-Hemmer
RLS	Restless-Legs-Syndrom
RM	Rückenmark
Rö	Röntgen
RR	Blutdruck nach Riva-Rocci
rTMS	repetitive transkranielle Magnetstimulation

S

SAB	subarachnoidale Blutung
s. c.	subkutan
SCL-90R	Self-Report Symptom Inventory
SD	semantische Demenz
sek.	sekundär
Sek.	Sekunde(n)
SEM	Slow Eye Movements
SGB	Sozialgesetzbuch
SHT	Schädel-Hirn-Trauma
SIAB	strukturiertes Inventar für anorektische und bulimische Essstörungen nach DSM-IV und ICD-10
SJS	Stevens-Johnson-Syndrom
SKID	strukturiertes klinisches Interview für DSM-IV-Störungen
SKID-D	strukturiertes klinisches Interview für dissoziative Störungen
s. l.	sublingual
SLRT	Salzburger Lese- und Rechtschreibtest
SNRI	Serotonin-Noradrenalin-Wiederaufnahmehemmer
s. o.	siehe oben
sog.	so genannte/r/s
SOGS	South Oaks Gambling Screen
Sono	Sonografie

SPECT	Single-Photon-Emissionstomografie
spezif.	spezifisch
SPM	Standard Progressive Matrices
SSEP	somatosensibel evozierte Potenziale
SSRI	selektive Serotonin-Wiederaufnahmehemmer
SST	Stimmungsstabilisierer
SSW	Schwangerschaftswoche
StGB	Strafgesetzbuch
STH	somatotropes Hormon
StPO	Strafprozessordnung
s. u.	siehe unten
SW	methodenabhängiger Sollwert
SWS	Slow-Wave Sleep
Sy.	Syndrom
Sympt.	Symptom, Symptomatik
Syn.	Synonym

T

tägl.	täglich
TAI	Trierer Alkoholismusinventar
Tbl.	Tablette(n)
TCD	transkranielle Dopplersonografie
TEN	toxische epidermale Nekrolyse
TFP	Transference-Focused Psychotherapy
TGA	transiente globale Amnesie
THC	Tetrahydrocannabinol
Ther.	Therapie
therap.	therapeutisch
TKMS	transkranielle Magnetstimulation
TL-D	Turm von London – deutsche Version
TPHA	Treponema-pallidum-Hämagglutinations-Assay
Tr.	Tropfen
TSR	Trizepssehnenreflex
TZA	trizyklische Antidepressiva

U

u. a.	unter anderem
UAW	unerwünschte Arzneimittelwirkungen
u. U.	unter Umständen

V

V. a.	Verdacht auf
v. a.	vor allem
Vd	Verteilungsvolumen
VEP	visuell evozierte Potenziale
VLMT	verbaler Lern- und Merkfähigkeitstest
VNS	Vagusnervstimulation
VOSP	Testbatterie für visuelle Objekt- und Raumwahrnehmung
vs.	versus
VT	Verhaltenstherapie

W

W	weiblich
WA	Wiederaufnahme
WIE	Wechsler-Intelligenztest für Erwachsene
WMS-R	Wechsler-Gedächtnistest revidierte Fassung
Wo.	Woche(n)
WRT	Weingartener Grundwortschatz-Rechtschreibtest
WS	Wirbelsäule
WW	Wechselwirkung

Y

Y-BOCS	Yale Brown Obsessive Compulsive Scale
YMRS	Young Mania Rating Scale

Z

z. B.	zum Beispiel
ZLT	Züricher Lesetest
z. N.	zur Nacht
Z. n.	Zustand nach
ZNS	Zentralnervensystem

Inhaltsverzeichnis

1 Tipps für die Stationsarbeit

Peter Häussermann, Michael Rentrop, Patrick Rosenow und Tina Theml

1.1 Die psychiatrische Station

Michael Rentrop und Peter Häussermann

Psychiatrische Stationen unterscheiden sich grundlegend von Behandlungseinheiten der somatischen Medizin. Der Schwerpunkt von Diagn. und Ther. in der Psychiatrie liegt nicht primär auf den körperlichen Zeichen und Folgen einer Erkr., sondern befasst sich mit Veränderungen von Körper und Geist, den sozialen Bezügen eines Menschen und seiner Integration in einen „Alltag". Dieser Ansatz spiegelt sich bereits im Aufbau einer Station wider. Während im somatischen Bereich das „Krankenzimmer" den Mittelpunkt der Behandlung für den Pat. darstellt, benötigt die Psychiatrie neben angemessenen Rückzugsmöglichkeiten v. a. geeignete Räumlichkeiten für gemeinschaftliche Aktivitäten, z. B. gemeinsame Mahlzeiten, Sport- und Gruppentherapieangebote, Aufenthalts- und Fernsehraum. In der Gestaltung psychiatrischer Stationen gilt es, einen Kompromiss zwischen den Notwendigkeiten eines Krankenhausbetriebs und den Möglichkeiten einer angenehmen, wohnlichen Einrichtung zu finden.

Im Behandlungsalltag erfordert die Zusammenarbeit zwischen den einzelnen Berufsgruppen in der Psychiatrie einen regelmäßigen Informationsaustausch, daher muss ein Raum für Besprechungen vorhanden sein.

Arztzimmer haben neben der Bedeutung als Arbeitsplatz für administrative Aufgaben eine überragende Rolle für vertrauliche therap. Gespräche; daher müssen sie eine über die reine Funktionalität hinausgehende Atmosphäre bieten und können nicht – wie in der Somatik üblich – gemeinsames Zimmer mehrerer ärztlicher Kollegen sein.

Innerhalb der Psychiatrie Abgrenzung „offener" oder „beschützter" Behandlungseinheiten, Stationen mit speziellen Aufgaben, z. B. Krisenintervention, Aufnahme, Psychother., Forensik oder Spezialstationen für einzelne Störungsbilder bzw. Altersgruppen (z. B. Depression, Persönlichkeitsstörungen, gerontopsychiatrische Stationen). Einrichtung und Ausstattung muss den Aufgaben angemessen sein. Besonders relevant ist die Einrichtung einer Überwachungseinheit innerhalb geschlossener psychiatrischer Akutstationen. Hier muss eine lückenlose Beobachtung extrem gefährdeter Pat. möglich sein.

1.1.1 Umgang mit „geschlossenen Stationen"

Für „Neueinsteiger" in der Psychiatrie erfordert der Umgang mit geschlossenen Türen eine erhebliche Umstellung. Im pos. Sinn stellt eine solche Station einen „Schutzraum" dar, etwa für selbstgefährdete Pat., zum anderen ist nicht zu übersehen, dass ein erheblicher Teil der Pat. diesen Schutz zeitweilig als „Gefängnis" erlebt. Es ist ärztliche Aufgabe, die Einschränkungen für den einzelnen Pat. so gering wie möglich zu halten und gleichzeitig Gefährdungen auf dem Boden einer psychischen Erkr. entgegenzuwirken.

Um unnötige Zwischenfälle zu vermeiden, haben sich folgende Regeln bewährt:

- Schlüssel nie aus der Hand geben, sicher verwahren.
- Eine geschlossene Eingangstür nur dann öffnen, wenn dies „gefahrlos" möglich ist.
- Nach Betreten der Station abwarten, bis die Tür ins Schloss gefallen ist.
- Funktionsräume (Stationszimmer, Arztzimmer, Bäder, Küche) geschlossen halten.

- Keinesfalls mit dem Schlüssel „spielen/klappern“, das kann als Provokation aufgefasst werden.

1.1.2 Zusammenarbeit mit anderen Berufsgruppen

Psychiatrie bedeutet Teamarbeit, in der jede Berufsgruppe eigene Qualifikationen einbringt und spezielle Aufgaben übernimmt. Eine streng hierarchisch-ärztlich geprägte Arbeitsweise verschenkt die Chancen interdisziplinärer Zusammenarbeit und mindert die Qualität einer Behandlung.

Grundregeln für eine sinnvolle multidisziplinäre Zusammenarbeit

- Zusammenarbeit funktioniert nur, wenn sich die Berufsgruppen begegnen. Daher sind Visiten- und Teambesprechungen oder gemeinsame Aktivitäten unerlässlich.
- Jeder ist aufgefordert, seine Sicht zu einer Behandlung einzubringen.
- Grundlegend wichtig erscheint jedoch eine gemeinsame Behandlungsphilosophie. So sollte sich ein Team über ein zugrunde liegendes Verständnis von Störungsbildern, deren Ursachen und Behandlungsmaßnahmen einig sein.
- Vorausgesetzt werden müssen allg. verbindliche Umgangsformen, etwa Nähe/Distanz zu Pat. und ihren Familien (z. B. grundsätzliche Verwendung eines höflichen „Sie“).

Berufsgruppen/Qualifikationen/Zusammenarbeit

- **Pflegeteam:** gestaltet den Alltag der Pat., hat innerhalb des Betreuungsteams zeitlich den meisten Kontakt zu den Pat. Hohes Maß an psychiatrischer Fachkompetenz, insb. nach Abschluss einer Zusatzqualifikation (Fachpflegeausbildung Psychiatrie). Von ärztlicher Seite aktiv nach Eindruck und Beobachtungen des Pflegeteams fragen; Einbinden in Therapieprogramm mit Übernahme eigener Module (z. B. Zeitungs-, Kochgruppen, Themen innerhalb Psychoedukation, Diary Card etc.), regelmäßige ärztliche Teilnahme an Pflegeübergabe, um gegenseitigen Stand der Information hochzuhalten und Missverständnisse zu minimieren.
- **Psychologen:** einzel- und gruppentherap. Angebote; Beratung bei komplexen Verhaltensproblemen oder dysfunktionalen Mustern, insb. wenn sich Ermüdungszeichen im Team ergeben oder eine deutlich neg. Gegenübertragung auftritt. Neuropsychologen in diagnost. Fragestellungen, z. B. Demenz vs. Depression oder Abklärung eines V. a. ADHS, hinzuziehen.
- **Sozialpädagogen:** Beratung und Organisation bzgl. weiterführender Rehabilitation oder Unterbringung in therap. Rahmen. Sicherung von Hilfen zum Lebensunterhalt, Rente, Kranken- und Pflegversicherung, Vorsorgevollmacht, Patientenverfügung, Tagesgestaltung.
- **Arbeits- und Ergother.:** Einschätzung des Rehabilitationsbedarfs und des Ausmaßes von kognitiven Beeinträchtigungen, z. B. nach Abklingen einer schizophrenen Psychose; Beobachtung der Teamfähigkeit von Pat., Einschätzung des Standes alltäglicher Fertigkeiten, etwa Haushaltsführung.
- **Kunst-, Musik-, Bewegungstherapeuten:** erleben Pat. überwiegend in nichtverbalem Kontakt, beobachten und begleiten kreativen Prozess; Kunstther. als besonders geeignetes Verfahren auf Akutstationen für schwer kranke Pat.; regelmäßiger Austausch insb. bei längeren Behandlungen hinsichtlich des gemeinsamen Verstehens einer Entwicklung wertvoll.

1.1.3 Psychohygiene

Die Arbeit in der Psychiatrie erfordert neben der Bereitschaft, intensive therap. Beziehungen einzugehen, gleichzeitig die Fähigkeit, das eigene psychische Befinden im Gleichgewicht zu halten. Dies bedeutet z. B., auch bei großem persönlichem Engagement in therap. Prozessen ein bestimmtes Maß an Distanz zum Erleben und Schicksal des Pat. nicht zu verlieren. Anzeichen für ein gestörtes Gleichgewicht finden sich z. B. in der Unfähigkeit, Krankengeschichten in Freizeit oder Urlaub hinter sich zu lassen, einer erhöhten Reizbarkeit/eigenen Empfindsamkeit, aber auch in Situationen, in denen beruflich-therap. Beziehungen sich in den privaten Lebensbereich ausweiten.
Grundsätzlich steht jeder in der Psychiatrie Tätige vor der Aufgabe, sich eine individuelle Form dieser Balance zu erarbeiten. Dies ist ohne Unterstützung und aktive Reflexion kaum möglich. Auch nach jahrelanger beruflicher Erfahrung gehören „Grenzerlebnisse", die das eigene Gleichgewicht gefährden, zum Alltag.
Mehrere Wege sind möglich, die genannte Gefährdung zu minimieren:

- **Therap. Ausbildung:** Unabhängig vom Ausbildungshintergrund nutzt eine fundierte theoretische Psychotherapieausbildung und der Anteil der Selbsterfahrung. Allg. sollte die gewählte psychotherap. Schule den Anforderungen des beruflichen Alltags und der Art und Schwere der Erkr. der Pat. entsprechen.
- **Oberarzt-/Chefarztvisiten:** helfen Sicherheit in Behandlungsentscheidungen zu finden und Verantwortung zu teilen; Schwerpunkt liegt aber in der Optimierung der Behandlungsergebnisse für den Pat., nicht in der Psychohygiene der Therapeuten.
- Wenig hilfreich sind z. B. Visiten mit hierarchisch kontrollierendem Charakter.
- **Balint-Gruppen:** von Michael Balint in den 1960er-Jahren erstmals beschrieben. Gruppe von Ärzten/Therapeuten, die sich gegenseitig von persönlichen Eindrücken, Einstellungen, Empfindungen und Schwierigkeiten in der Behandlung ihrer Pat. anhand konkreter Einzelfälle berichten. Die Gruppenmitglieder sind nach einer Patientenvorstellung aufgefordert, ihre Assoziationen einzubringen. Der Leiter nimmt daraus Erkenntnisse auf und führt zu einem tieferen Verständnis der Zusammenhänge.
- **Intervision:** Gruppe meist gleichwertig ausgebildeter und erfahrener Therapeuten, die regelmäßig abwechselnd aus ihrem Therapiealltag berichten und dabei sowohl persönliche als auch fachliche Probleme austauschen.
- **Supervision:** Gruppenverfahren, bei dem ein erfahrener, im Idealfall externer therap. Berater fokussiert auf diagnost. und therap. Probleme oder Aspekte der Struktur und Dynamik eines therap. Teams eingeht. Supervision ebenfalls als Einzelbegleitung einer Ther. oder bei besonderen therap. Problemen möglich; in der Psychotherapieausbildung vorgeschrieben.

1.2 Psychiatrische Untersuchung

Michael Rentrop, Peter Häussermann und Tina Theml

Im Zentrum der psychiatrischen Untersuchung steht das diagnost. Gespräch. Dabei muss als Voraussetzung eine ruhige, ungestörte Gesprächsatmosphäre geschaffen werden. Basis und oft Prädiktor für den Erfolg der weiteren therap. Zu-

sammenarbeit zwischen Arzt und Pat. Eine nicht wertende, offene, freundliche Grundhaltung und der Versuch, die Anliegen und Schwierigkeiten eines Pat. möglichst umfassend und aus der subjektiven Sicht des Pat. zu verstehen, bilden die Grundlage auf ärztlicher Seite, d. h., es genügt nicht, ein Schlagwort, etwa die Aussage eines Pat., er sei „depressiv“, zu erfassen; vielmehr muss sich die Frage anschließen, was „depressiv sein“ für diesen Menschen bedeutet, woran er eine Veränderung der psychischen Befindlichkeit bemerkt hat.
Darüber hinaus sind nach Abschluss der Exploration Informationen über Diagn., weitere Untersuchungen, ggf. voraussichtliche Dauer einer Klinikbehandlung und Ther. zu geben.

1.2.1 Gesprächstechnik

Michael Rentrop und Peter Häussermann

Ein psychiatrisches Gespräch ist durch offene und direkte Fragen gekennzeichnet und folgt gleichzeitig einem inneren Plan des Untersuchers. Es sollen alle Bereiche der Anamnese erfasst werden, daher kann ein Leitfaden verwendet werden, in dem die wichtigsten Aussagen protokolliert werden können (▶ Abb. 1.1).

> Suggestivfragen sind zu vermeiden.

Als Dauer eines Gesprächs ist 1 h nicht zu überschreiten. Ist es in dieser Zeit nicht möglich, alle Bereiche zu erfassen, Aufteilung auf mehrere Zeitpunkte statt Fortsetzung deutlich über 1 h hinaus.
Soweit möglich, die Eigenanamnese des Pat. durch eine Fremdanamnese ergänzen. Vorliegende fremdanamnestische Aussagen (z. B. Polizei- oder Rettungsdienstprotokolle) sowie Dokumente früherer psychiatrischer Behandlungen können in das Gespräch eingebracht werden, z. B. um taktvoll mit Widersprüchen zu konfrontieren.

1.2.2 Anamneseerhebung

Michael Rentrop und Peter Häussermann

Aktuelle Beschwerden Subjektiver Grund für das Aufsuchen eines Psychiaters (offene Frage, z. B.: Was führt Sie zu mir?), in der Folge direkte Nachfragen, bezogen auf die Aussagen des Pat. Erfassen von Beginn, Dauer, Ausmaß der Beschwerden.

Psychiatrische Anamnese Psychiatrische oder psychotherap. Vorbehandlungen, stationäre und ambulante Behandlungen erfassen. Besondere Ereignisse während der Behandlung, vorzeitiges Behandlungsende/Abbruch. Erfahrungen mit Medikamenten, letzte Medikation, Zuverlässigkeit der Einnahme. Was wurde früher in ähnlichen Situationen als besonders hilfreich erlebt, was hat überhaupt nicht geholfen? Kam es zu schwerwiegenden NW, falls ja, unter welcher Medikation?

Suchtanamnese Umgang mit Zigaretten, Alkohol, abhängigkeitserzeugenden Medikamenten (insb. Schlaf- und Beruhigungsmittel, Präparat, Dosis, Einnahmedauer), illegalen Substanzen (Substanz, Beginn, Häufigkeit, letzter Konsum, Art der Applikation). Bei Hinweisen auf schädlichen Gebrauch oder Abhängigkeit

Name: Angehörige:	Geboren: Telefon:	Untersuchungsdatum:

Aktuelle Anamnese:	Welche Beschwerden, wie lange, welche Behandlung bisher?
	Wie in die Klinik/Praxis gekommen? Freiwillig; Polizei; richterliche Anordnung
Psychiatrische Vorgeschichte:	Zeitpunkt erster subjekt. Beschwerden; amb./stat. Therapie (wann, wo, wie lange); Psychotherapie
Letzte Medikation (ggf. wann abgesetzt?):	
Suchtanamnese:	Nikotin, Alkohol, illegale Subst., Medikamente. Einstiegsalter, Toleranz, Entzug; Führerschein?
Familienanamnese:	Angehör. 1./2. Grades, (väterl./mütterl. Seite) Diagnosegruppe ICD-10
Suizidversuche:	Wie häufig, wann, welche Methode?
Primärpersönlichkeit:	Stärken, Schwächen, wichtigste Eigensch., Religion
Konflikte mit dem Gesetz:	
Somatische Anamnese:	Geburt Laufen/Sprechen Kinderkrankheiten Meningitis/Enzephalitis Anfallsleiden Schädel-Hirn-Trauma Operationen Schwere Infektionen Sexuell übertragbare Krankheiten Diabetes mellitus Encephalomyelitis disseminata Tumoren

Abb. 1.1a Anamnesebogen [L157]

Soziobiografie:	Geburtsjahr, -ort, Geschwister, Vater/ Mutter (Alter/Beruf), „Kindheit und Jugend in einem Satz"; Schulabschl., Berufsausbild., Integrat. in Peergroup, Partnerschaft (seit wann, Stabilität, Kinder, frühere Beziehungen), Wohnform, finanz. Situation, Freizeit
Besondere Lebensereignisse (Traumata):	Emotional, psychisch, sexuell; einmalig/fortgesetzt
Ressourcen:	Begabungen, Interessen, Sport, Hobbys
Psychopathologischer Befund:	Bewusstsein, Orientierung, Affekt, Stimmung subj., Antrieb, vegetative Symptome, zirkadiane Rhythmik, Schwankungen, Anspannung; Freude/ Interessen erhalten? Angst/Zwang; formales Denken, Konzentration, Gedächtnis, Abstraktion, inhaltl. Gedankengang, Halluzinationen, Ich-Störungen, Selbstverletzungen, Suizidalität, Schlaf
Ergänzende Angaben/Fremdanamnese:	
Syndromdiagnose/DD:	
Akute soziale Probleme:	
Weitere Diagnostik: Tox-Urin	
Labor (BB, SW, Schilddrüse,TPHA, HIV)	
EEG EKG Rö-Thorax	
LP Zerebrale Bildgebung (CCT, C-MRT)	
Therapievorschlag:	

Abb. 1.1b Anamnesebogen [L157]

gezielte Exploration auf Abhängigkeitsmerkmale (veränderte Konsumgewohnheiten, Toleranz, psychische und körperliche Abhängigkeitszeichen, Entzugssympt.; Folgeerkr., Konflikte mit dem Gesetz, Führerscheinverlust). Soweit Hinweis: nichtstoffgebundene Abhängigkeiten (z. B. Spiel-, Internetsucht).

Familienanamnese Auftreten psychischer und/oder neurologischer Erkr. in der Familie, oft gezielte Frage nach Abhängigkeitserkr. und familiären Suiziden notwendig.

Suizidanamnese Vorhandensein, Art und Häufigkeit von Suizidversuchen, wann zuletzt; Grad der tatsächlichen Gefährdung abschätzen, z. B. Tablettenintox. im Beisein eines Angehörigen (parasuizidale Handlung) vs. ausgeklügeltem, lange vorbereitetem Plan, mit wenig Chancen gefunden zu werden, Abschiedsbrief etc. (schwerer Suizidversuch). Suizidversuche während stationärer Behandlungen besonders sorgfältig erfassen und ggf. mit Antisuizidpakt für eine erneute stationäre Aufnahme koppeln.

Somatische Anamnese Nach belangvollen körperlichen Erkr. fragen: Geburt, frühkindliche Entwicklung, (Sprechen, Laufen), Anfallsleiden, Schädel-Hirn-Trauma (SHT), Enzephalitiden, Krebs-, Stoffwechsel-, Herz-Kreislauf-Erkr. Umfang und Erfolg der Ther. (z. B. HbA_{1c} bei Diab.), aktuelle Medikation.

Primärpersönlichkeit Stärken, Schwächen (Was sind Ihre wichtigsten Eigenschaften, was unterscheidet Sie von anderen Menschen?). Bezug zu Religion/Spiritualität.

Ressourcen Begabungen, Interessen, Sport, Hobbys, Musikinstrument (Was hat Ihnen früher geholfen, mit Stresssituationen zurechtzukommen?).

Soziobiografie Wann und wo geboren, Geschwisterreihe, Vater (Alter, Beruf), Mutter (Alter, Beruf). Kindheit und Jugend in einem Satz beschreiben (wie verlaufen, wovon geprägt); aktueller Kontakt zu Eltern/Geschwistern. Schule und Schulabschluss (Integration in Peergroup, besondere Schwierigkeiten, Erfolge), Berufsausbildung, beruflicher Werdegang, derzeitige berufliche Situation; Einkommen, finanzielle Verhältnisse. Partnerschaft (derzeit, in der Vergangenheit, wann zuletzt, wie lange, woran gescheitert; Kinder), Freizeitgestaltung, Freundeskreis.

Ergänzende Angaben

- **Sexualanamnese:** erste sexuelle Erfahrungen, sexuelle Orientierung, besondere Neigungen, Fantasien.
- **Traumatische Lebensereignisse:** in einem ersten Gespräch meist nicht vollständig zu erheben, Einleitung mit einer offenen Frage, etwa ob es im Leben besonders belastende Erlebnisse gegeben habe. Wird dies bejaht, erfragen, ob es sich um Gewalterfahrungen handelt; physische, emotionale oder sexuelle Gewalt, inwieweit diese Erfahrungen Auswirkungen auf das gegenwärtige Leben haben; ob die Gewalt bis in die unmittelbare Gegenwart anhält.

Überdauernde, das Leben bestimmende Konflikte Konflikte als widerstrebende innerseelische oder zwischenmenschliche Spannungen gehören zum normalen Erleben. Dabei sind jedoch bewusste Reaktionen in der Verarbeitung von Belastungen (z. B. Traumata, Verluste, Krankheit) von überdauernden, dem Bewusstsein nicht zugänglichen Konflikten abzugrenzen. Diese überdauernden Konflikte haben weit häufiger Krankheitswert und bestimmen anhaltend wesentliche Le-

bensbereiche (Partnerwahl, Bindung/Familie, Gestaltung der sozialen Umgebung, Arbeit/Beruf; Krankheitserleben/-verarbeitung). Hier gelingt keine integrative Lösung zwischen den widerstrebenden Interessen, vielmehr ergibt sich eine einseitige, oft mit subjektivem Leid verbundene Kompromissbildung (Pseudolösung).

Prototypisch wurden in der operationalisierten psychodynamischen Diagn. (OPD) sieben dichotome Konfliktebenen formuliert. In der Verarbeitung finden sich jeweils ein aktiver Modus (einseitig kontraphobischer Verarbeitungsstil) und ein passiver (einseitig regressiv):

1. **Abhängigkeit vs. Autonomie:** Schwierigkeit, flexible, wechselseitige zwischenmenschliche Beziehungen herzustellen. Leitaffekt: durch Nähe und Distanz ausgelöste Angst.
2. **Unterwerfung vs. Kontrolle:** Schwierigkeit, situationsangemessen Selbstkontrolle einzusetzen oder Fremdkontrolle zuzulassen. Leitaffekte: Ärger, Wut, Furcht bei zwischenmenschlichen Konflikten, Schuld und Scham bei innerpsychischen.
3. **Versorgung vs. Autarkie:** enge Verbindung zu Abhängigkeitskonfliktebene, Schwierigkeit, sich angemessen zwischen Wünschen nach Versorgung und Selbstgenügsamkeit zu bewegen. Leitaffekt: Depression/Angst.
4. **Selbstwertkonflikte (Selbst- vs. Objektwert):** Schwierigkeit einer stabilen und realistischen Einordnung der Bedeutung/des Werts der/des eigenen Person/Körpers. Schwanken zwischen gekränkter Selbstabwertung (passiv) und übertriebener Selbstdarstellung oder z. B. auch Körperkult (aktiv) auf brüchigem Hintergrund. Leitaffekt: Scham (passiv), narzisstische Wut und Gereiztheit (aktiv).
5. **Über-Ich und Schuldkonflikte (egoistische vs. prosoziale Tendenzen):** Schwierigkeit einer realistischen und ausgewogenen Abwägung eigener Interessen/Bedürfnisse gegenüber denen der Umgebung, mit der Folge ausgeprägter und konstanter Entwicklung von Schuldgefühlen (passiv) oder der Tendenz, die Schuld bei anderen zu suchen, kalt und selbstgerecht zu erscheinen (aktiv).
6. **Ödipal-sexuelle Konflikte:** Schwierigkeit, Bedürfnisse nach Zärtlichkeit und Sexualität angemessen und unter Berücksichtigung innerpsychischer und allg. gesellschaftlicher Grenzen (z. B. Inzest-Verbot) zu leben. Passiv als Verdrängung von Sexualität, aktiv als Sexualisierung des Alltags; Koketterie, meist verbunden mit Problemen in der sexuellen Befriedigungsmöglichkeit, beruflicher Konkurrenz.
7. **Identitätskonflikte (Identität vs. Dissonanz):** Mangel an stabilem Erleben von Identität, insb. in den Bereichen Familie, Beruf, Körper, Geschlecht, Religion, ethnische oder politische Zugehörigkeit. Passiv als Verleugnung der Identitätsproblematik und schneller wechselhafter Anpassung an Erfordernisse (Chamäleon), aktiv als Vermeidung von Dissonanzen mit Übernahme fremder Identitätskonstrukte und Furcht vor Identitätsgefährdung.

1.2.3 Psychopathologischer Befund

Michael Rentrop und Peter Häussermann

Bestandteile des psychopathologischen Befunds

Zusammenfassung des Untersuchungsbefunds in psychiatrischen Fachbegriffen, soweit möglich belegt mit Beispielen im Sinne wörtlicher Zitate des Pat. Der psychopath. Befund bildet die Grundlage einer psychiatrischen Querschnittsdiagn. Es ist zu allen unten genannten Bereichen eine Aussage zu machen, um zu dokumentieren, dass die verschiedenen Aspekte psychischen Erlebens erfasst wurden. Ein Teil ergibt sich bereits aus der Anamneseerhebung, andere Bereiche erfordern eine gezielte Prüfung.

Definition psychopath. Sympt. nach dem AMDP-System (▶ 3.1):

- **Bewusstsein:** Unterscheidung qualitativer und quantitativer Störungen des Bewusstseins.
- **Orientierung:** Frage nach Ort, Datum, Person und Situation.

> Während die Orientierung zu Person und Situation in einem Anamnesegespräch meist ohne gezielte Prüfung klar wird, müssen Datum und Ort erfragt werden. Dies ist für manche Pat. beschämend oder wird als Ausdruck „verrückt zu sein" fehlinterpretiert. Eine der Frage angepasste Einleitung hebt dieses Missverständnis u. U. auf; z. B.: „Ich werde Ihnen jetzt einige Fragen stellen, die Ihnen vielleicht überflüssig vorkommen, aber wichtiger Bestandteil einer kompletten psychiatrischen Untersuchung sind …" oder „Halten Sie sich in der letzten Zeit bezüglich Tagesereignissen noch auf dem Laufenden, können Sie mir z. B. sagen, welches Datum wir heute haben …".

- **Erscheinungsbild:** z. B. altersentsprechend oder vorgealtert; auffällige Merkmale in Körperhaltung, Körperpflege, Kleidung, Gestik, Mimik.
- **Kontaktverhalten:** z. B. angemessen, freundlich, gereizt, distanzlos, abweisend.
- **Affekt:** Beurteilung durch den Untersucher bzgl. Gestimmtheit, Schwingungsfähigkeit und inwieweit der gezeigte Affekt situationsangemessen erscheint. Unbedingt ergänzt durch eine Selbsteinschätzung des Pat., z. B. im Sinne eines „Stimmungsbarometers" („Bitte schätzen Sie Ihre augenblickliche Stimmung auf einer Skala zwischen 0 = ganz schlechte Stimmung und 100 = optimale Stimmung ein"). Widersprüche zwischen Fremd- und Selbstbewertung (z. B. Fremdbewertung ausgeglichen und Selbsteinschätzung nahe 0) geben wertvolle Hinweise auf Umgang eines Menschen mit innerer Not. Ergänzend die Fähigkeit, Freude zu empfinden, Interessen wahrzunehmen, Appetit, Gewichtsveränderungen und Antrieb erfassen. Zudem nach aversiver Anspannung als Hinweis auf eine Störung der Emotionsverarbeitung fragen. Werden intensive Emotionen undifferenziert als Anspannung wahrgenommen, wird in der Folge oft alles getan, diese Gefühle der Anspannung loszuwerden (z. B. Selbstverletzungen).
- **Angst:** Hinweise auf Befürchtungen, Phobien, anhaltende oder wiederkehrende Angst-/Panikzustände.
- **Zwangsgedanken/Zwangshandlungen:** sich aufdrängende, vom Betroffenen als unsinnig erkannte Handlungsimpulse oder Gedanken. Erfassen, wie weit

der Alltag des Betroffenen von derartigen Handlungen/Gedanken bestimmt und eingeschränkt wird.

- **Formaler Gedankengang:** Gedankenablauf, Nachvollziehbarkeit der Assoziationen, Denkgeschwindigkeit, logische Abfolge, Sprache, Grammatik; Hinweis auf Konfabulationen, Perseverationen.
- **Konzentration und Auffassung:** orientierende Prüfung durch Rechenaufgabe (Serial 7 = Subtraktion in 5 Schritten jeweils mit der Zahl 7, beginnend bei 100). Erklärung von Sprichworten; Frage, inwieweit die Fähigkeit zur Abstraktion erhalten ist bzw. ein Pat. am wörtlichen Sinn eines Sprichworts hängen bleibt (z. B. der Apfel fällt nicht weit vom Stamm = Äpfel fallen auf den Boden).
- **Merkfähigkeit:** Nachsprechen und Einprägen von drei nicht miteinander verbundenen Begriffen (35, Oslo, Aschenbecher), erneute Prüfung nach etwa 3 Min.
- **Inhaltlicher Gedankengang:** überwertige Ideen, d. h. Vorstellungen, an denen trotz erheblicher persönlicher Nachteile festgehalten wird.
- Wahnsympt., vom einfachen Wahngedanken bis zum in sich abgeschlossenen Wahngebäude. Erfassung der Wahndynamik (= emotionale Beteiligung), des vorherrschenden Wahnthemas (Eifersucht, Verarmung, Insuff., Schuld, Nihilismus, Religiosität, Größenwahn, Beziehungs-, Beeinträchtigungs-, Verfolgungswahn; Wahnwahrnehmungen).
- **Wahrnehmung:** illusionäre Verkennungen, Halluzinationen aller Sinneskanäle (akustisch, olfaktorisch, optisch, taktil, gustatorisch), Zönästhesien; Abgrenzen von Pseudohalluzinationen mit Fähigkeit, sich von Halluziniertem abzugrenzen.
- **Ich-Funktionen:** Grenze zwischen Ich und Außenwelt (Gedankenausbreitung, -lautwerden, -eingebung. Gefühl des Inszenierten und Gemachten). Derealisations- und Depersonalisationserleben als milde Form einer Ich-Störung.
- **Dissoziationen:** Pat. berichten „neben sich zu stehen“, scheinen sich wie in einem Film zu beobachten. Im Gespräch sichtbar als plötzliches Abschweifen, Pat. starrt vor sich hin.
- **Selbstverletzung:** von Pat. selbst herbeigeführte Verletzungen. Häufig: gegen Wände schlagen, Schnittverletzungen mit Rasierklingen, Brandwunden durch Zigaretten. Oft in Zusammenhang mit Anspannung, Dissoziationen.
- **Suizidalität:** gezielte Exploration der Gefährdung für eine Suizidhandlung. Frage nach Suizidalität am besten dann stellen, wenn Pat. von innerem Leid spricht, das seine Lebenssituation/Erkr. mit sich bringt, z. B.: „Nach allem, was Sie mir darüber erzählen, wie sehr die Depression Ihr Leben verändert hat, kam Ihnen da an einem bestimmten Punkt schon einmal der Gedanke, am liebsten morgens gar nicht mehr aufwachen zu wollen?“. Von passiven Todeswünschen ausgehend weitere suizidale Gefährdung erfassen.
- **Schlaf:** Ein-, Durchschlafstörung, morgendliches Früherwachen; subjektiv bestehende komplette Insomnie. Subjektive Schlaferholsamkeit, zirkadiane Rhythmik.

Standardisierte psychiatrische Untersuchungsverfahren

Versuch, psychopath. Phänomene objektivierbar und quantifizierbar zu beschreiben. Damit bessere Vergleichbarkeit und statistische Auswertbarkeit, Anwendung insb. bei wissenschaftlichen Fragen und für die Qualitätssicherung. Für viele

Skalen ist ein Rater-Training notwendig, um valide und reliable Ergebnisse zu erhalten. Generelle Unterscheidung von Fremdbeurteilungsinstrumenten und Selbstauskunft-Fragebögen.

Allgemeine Untersuchung/Erfassung des Schweregrads

Fremdbeurteilung

- **Strukturiertes klin. Interview für DSM-IV-Störungen (SKID):** SKID-I für Achse I: Psychische Störungen SKID-II für Achse II: Persönlichkeitsstörungen (PS).
  - **Ind.:** relativ zeitaufwendige, aber valide Diagnosestellung nach DSM-IV bei Pat. mit psychischen Erkr. auf Achse I (affektive Störungen, schizophrene Störungen, Störungen durch psychotrope Substanzen, Angststörungen, somatoforme Störungen, Essstörungen und Anpassungsstörungen) und Achse II (PS).
  - **Durchführung:** SKID-I mit freiem Interviewteil (Durchführungsdauer etwa 10 Min.) und strukturiertem Interviewteil (Durchführungsdauer etwa 50 Min.). SKID-II mit Screeningfragebogen zu den Merkmalen der zehn definierten PS und nachfolgendem Interview, von dem nur Fragen zu den Items gestellt werden müssen, die im Screening mit „ja" beantwortet wurden. Dauer SKID-II: Fragebogen etwa 15 Min., Interview 30–50 Min.
- **Mini International Neuropsychiatric Interview (M. I. N. I.):** strukturiertes psychiatrisches Interview zur Erfassung der in DSM-IV und ICD-10 operationalisierten psychischen Störungen.
  - **Ind.:** Evaluation und Verlaufsdokumentation psychischer Störungen; international am meisten in Psychopharmakastudien und Epidemiologie verwendetes Instrument.
  Durchführung: Interview nach Leitfaden; Dauer: ca. 15 Min.
- **Brief Psychiatric Rating Scale (BPRS):** klin. Interview zu 18 Symptomkomplexen der Skalen: Angst/Depression, Anergie, Denkstörungen, Aktivität, Feindseligkeit/Misstrauen. Seit den 1960er-Jahren eingesetzt.
  - **Ind.:** Evaluation/Verlauf bei schizophrenen Psychosen, Depression, Demenz.
  - **Durchführung:** Interview nach Leitfaden; Dauer: ca. 20 Min.
- **Global Assessment of Functioning (GAF):** Achse V des DSM-IV, zur Erfassung des allg. Funktionsniveaus auf einer Skala von 0 bis 100.
  - **Ind.:** Dokumentation z. B. bei Aufnahme, im Verlauf und bei Entlassung.
  - **Durchführung:** Fremdbeurteilung, Zuordnen der psychischen, beruflichen und sozialen Funktionen auf einer Skala zwischen 0 und 100 als Kontinuum von Krankheit bis Gesundheit. Dabei 0 (unzureichende Information), 1–10 (ständige Gefahr, sich oder andere schwer zu verletzen…) bis hin zu 91–100 (hervorragende Leistungsfähigkeit in einem breiten Spektrum von Aktivitäten). Dauer: ca. 5 Min.
- **Clinical Global Impression (CGI):**
  - **Ind.:** allg. Einschätzung des Schweregrads einer Erkr. nach klin. Gesichtspunkten.
  - **Durchführung:** Fremdbewertung über Beobachtungszeitraum der letzten 7 d; 1: gesund, 2: Grenzfall; 3: leicht; 4: mäßig schwer; 5: deutlich; 6: schwer; 7: extrem schwer. Dauer: 1 Min.

Selbstauskunft

- **Self-Report Symptom Inventory (SCL-90R):**
  - **Ind.:** ab 12. Lj. einsetzbare Messung der selbstempfundenen Beeinträchtigung durch körperliche und psychische Sympt. Bereiche: Somatisierung, Zwanghaftigkeit, Unsicherheit im Sozialkontakt, Depressivität, Ängstlichkeit/Feindseligkeit, phobische Angst, paranoides Denken und Psychotizismus.
  - **Durchführung:** Instruktion ca. 5 Min., Selbsteinschätzung im Fragebogen, Dauer: ca. 20 Min.
  - **Beurteilung:** nach Auswertungsinstruktionen Transformation von Rohwerten in T-Normen, auch computergestützte Fassung; drei globale Kennwerte (GSI = grundsätzliche psychische Belastung; PSDI = Intensität der Antworten, PST = Anzahl der Sympt.); nach Geschlecht und Alter getrennte Normwerte für Jugendliche und Erw.
- Kurzform: **Brief Symptom Inventory (BSI).** 53 Items, Dauer: ca. 10 Min.

Untersuchung von affektiven Störungen

- **Hamilton-Depressions-Skala (HAMD):**
  - **Ind.:** Fremdbeurteilung der Schwere depressiver Sympt. (Niedergeschlagenheit, Schuldgefühle, Suizidalität, Schlafstörungen, Antriebsverhalten, Angst, Zwänge und Vitalstörungen). Verlaufs- und Therapiekontrolle.
  - **Durchführung:** strukturiertes Interview, Bewertung auf einer drei- bis fünffach gestaffelten Skala. Dauer: 15 Min.
  - **Beurteilung** (Summenwert): ab 10 Punkten leichte, ab 20 Punkten mittelschwere, ab 30 Punkten schwere Depression.
- **Montgomery-Asberg Depression Scale (MADRS):**
  - **Ind.:** Fremdbeurteilung der Schwere depressiver Sympt. (sichtbare Traurigkeit, berichtete Traurigkeit, innere Spannung, Schlaflosigkeit, Appetitverlust, Konzentrationsschwierigkeiten, Untätigkeit, Gefühllosigkeit, pessimistische Gedanken, Selbstmordgedanken). Verlaufs- und Therapiekontrolle.
  - **Durchführung:** strukturiertes Interview, Bewertung auf einer 7-stufigen Skala. Dauer: 15 Min.
  - **Beurteilung** (Summenwert): max. Punktwert: 60, > 20 behandlungsbedürftige Depression.
- **Beck Depression Inventory (BDI):**
  - **Ind.:** Selbstbeurteilung der Schwere depressiver Sympt. in 21 Symptomgruppen für den Beurteilungszeitraum der vergangenen Woche.
  - **Durchführung:** Bewertung durch Ankreuzen der für sich zutreffendsten Aussage, Bewertung von 0 = nicht vorhanden, bis 3 = schwer. Dauer: ca. 10 Min.
  - **Beurteilung** (Summenwert): > 18 entspricht klin. relevanter Depression.
- **Young Mania Rating Scale (YMRS):**
  - **Ind.:** Fremdbeurteilung manischer Sympt. in einem 11-Item-Interview (Stimmung, motorische Aktivität, sexuelles Interesse, Gedankeninhalt, Sprache, formales Denken, Irritabilität, Aggressivität, Schlaf, Erscheinung, Einsicht). Eingangsuntersuchung, Verlaufs- und Therapiekontrolle.
  - **Durchführung:** strukturiertes Interview, orientiert an HAMD. Vier Items auf 8-Punkte-Skala, sieben auf 4-Punkte-Skala. Dauer: bis 30 Min.
  - **Beurteilung** (Summenwert): path. > 20.

- **Hamilton Anxiety Scale (HAMA):**
  - **Ind.:** Untersuchung, Verlaufsbeobachtung und Quantifizierung von Angstsympt.
  - **Durchführung:** Untersucher beurteilt die Zustandsangst eines Pat. auf 5-stufiger Skala (psychische und somatische Sympt., 14 Items). Dauer: ca. 15 Min.
  - **Beurteilung** (Summenwert): ab 10 Punkten erhöhte Zustandsangst.

Untersuchung bei Schizophrenie

Positive und negative Syndromskala (PANSS):

- **Ind.:** Diagn. und Einordnung schizophrener Sympt. (Wahn, Halluzinationen, Erregung, Größenideen, Feindseligkeit, formale Denkstörungen, stereotype Gedanken, Affektverflachung, Isolation, mangelnder affektiver Rapport, erschwerte Abstraktion, mangelnde Spontaneität, stereotype Gedanken).
- **Durchführung:** Einordnung pos., neg. und genereller Sympt. anhand einer 30-Punkte-Liste zu einem Störungsprofil auf einer 7-stufigen Ordinalskala (1 = nicht vorhanden bis 7 = extrem ausgeprägt). Basierend auf dem Erleben der vergangenen Woche. Dauer: ca. 40 Min.
- **Beurteilung:** Summenwerte in den Subskalen.

Untersuchung bei Demenz

Mini Mental Status Examination (MMSE):

- **Ind.:** Screening-Verfahren, Verlaufskontrolle; prüft Orientierung, Aufmerksamkeit, Immediatgedächtnis, basale praktische Fertigkeiten (Rechnen, Sprachverständnis, Schreiben) und Visuokonstruktion.
- **Durchführung:** Untersucher befragt nach vorgeschriebenem Fragenkatalog; Dauer: 5–10 Min.
- **Beurteilung:** Summenwert, max. 30 Punkte, auffällig bei < 26.

Weiterführende Diagn. ▶ 1.2.4. (neuropsychologische Untersuchung).

Untersuchung der Persönlichkeit

- **Strukturiertes klin. Interview für DSM-Achse-II-Störungen (SKID II): s. o.**
- **International Personality Disorder Examination (IPDE):**
  - **Ind.:** Diagn. von Persönlichkeitsstörungen (8 Typologien) nach ICD-10.
  - **Durchführung:** strukturiertes Interview mit Einleitung zum lebensgeschichtlichen Hintergrund. Leicht zu beantwortende Fragen bis hin zu komplexen Themen. Dauer: ca. 45 Min.
  - **Beurteilung:** einfache, selbstevidente Handauswertung, derzeit neben SKID-II Standarduntersuchungsinstrument für Persönlichkeitsstörungsdiagn.
- **Münchner Persönlichkeitstest (MPT):**
  - **Ind.:** Einschätzung von Persönlichkeitsveränderungen postmorbid.
  - **Durchführung:** Untersuchung der Persönlichkeitseigenschaften Extraversion, Neurotizismus, Frustrationstoleranz, Rigidität, Schizoidie, jeweils in einer Selbst- und Fremdbeurteilungsform.
  - **Beurteilung:** Prozentrangplätze für fünf Skalen, Validitätsunsicherheit v. a. für die Skalen Extraversion und Rigidität.

Untersuchung von Abhängigkeit

- **Münchner Alkoholismustest (MALT):**
  - **Ind.:** Erfassen von chron. Alkoholabusus (▶ 6.2).
  - **Durchführung:** Untersucher und Pat. beurteilen anhand einer Liste Sympt. („trifft zu/trifft nicht zu"), die auf einen chron. Alkoholkonsum hindeuten. Die Beurteilung des Untersuchers wird bei der Auswertung stärker berücksichtigt.
  - **Beurteilung:** (Score) bei 6–10 Punkten Alkoholgefährdung, ab 11 Punkten Alkoholismus.
- **Trierer Alkoholismusinventar (TAI):**
  - **Ind.:** Erfassen und Einschätzen des Schweregrads eines chron. Alkoholabusus (▶ 6.2).
  - **Durchführung:** Pat. beurteilt seine Trinkgewohnheiten und -folgeerscheinungen. Zusammenfassung nach den Skalen Schweregrad, soziales Trinken, süchtiges Trinken, Motive, Schädigung, Partnerprobleme durch den Alkoholabusus oder als Grund dafür.

Untersuchung von Zwangsstörungen

Hamburger Zwangsinventar Kurzform (HZI-K):

- **Ind.:** Schweregrad und Subtyp einer Zwangsstörung. Erfassung von 72 Items in sechs Subskalen (Kontrolle, Waschen-Putzen, Ordnen, Zählen-Berühren-Sprechen, Gedankenzwänge, Vorstellung, anderen etwas anzutun).
- **Durchführung:** Selbstauskunft, Dauer: ca. 30 Min.
- Untersuchung dissoziativer Störungen.

Strukturiertes klin. Interview für dissoziative Störungen (SKID-D):

- **Ind.:** Diagn. und Schweregradeinschätzung dissoziativer Störungen.
- **Durchführung:** am DSM-IV orientierte Interviewfragen zur Erfassung der dissoziativen Hauptsympt., Dauer: zwischen 40 und 150 Min.

Untersuchung von Essstörungen

- **Strukturiertes Inventar für anorektische und bulimische Essstörungen nach DSM-IV und ICD-10 (SIAB):**
  - **Ind.:** Erfassung und Differenzierung von Essstörungen und der häufig auftretenden Komorbiditäten (Angst, Depression, Alkohol- und Drogenprobleme).
  - **Durchführung:** Screening durch Fragebogen zur Selbstauskunft (SIAB-S), Interview aus 87 Fragen durch Experten (SIAB-EX). Getrenntes Erfassen des Zeitraums Pubertät bis 3 Mon. vor der Untersuchung sowie der letzten 3 Mon. Dauer: ca. 18 Min. für SIAB-S und 50 Min. für SIAB-EX.
- **Eating Disorder Inventory (EDI):**
  - **Ind.:** mehrdimensionale Erfassung der spezif. Psychopathologie von Menschen mit Essstörungen (Schlankheitsstreben, Bulimie, Unzufriedenheit mit dem Körper, Ineffektivität, Perfektionismus, Misstrauen, interozeptive Wahrnehmung, Angst vor dem Erwachsenwerden, Askese, Impulsregulation, soziale Unsicherheit). Eingangs- und Verlaufsuntersuchung.
  - **Durchführung:** Fragebogen für Jugendliche und Erw. Dauer: Kurzfassung (8 Skalen) ca. 15 Min.; Langversion (11 Skalen) ca. 20 Min.

1.2.4 Neuropsychologische und psychologische Testverfahren

Tina Theml

Die Gestaltung neuropsychologischer Untersuchungen folgt meist dem Flexible Battery Approach. Dabei wird keine von vornherein feststehende, sondern eine hypothesengeleitet zusammengestellte Testbatterie verwendet (je nach Fragestellung und Patientenmerkmalen). Jedes einzelne Testverfahren muss den üblichen psychometrischen Gütekriterien genügen. Nachfolgend wird eine Auswahl bewährter Tests vorgestellt. Bei der Ergebnisinterpretation sind die aktuelle Psychopathologie und Medikation des Pat. zu berücksichtigen. In manchen Fällen ist eine Verlaufsuntersuchung indiziert.

Indikationsbeispiele für eine neuropsychologische Untersuchung

- V. a. Demenz (Demenz-Früherkennung, DD Demenz vs. Depression, DD Alzheimer-Demenz vs. vaskuläre, frontotemporale u. a. Demenzen).
- V. a. sonstige hirnorganisch bedingte kognitive Leistungsdefizite, Intelligenzminderung, adulte ADHS u. v. m.
- Objektivierung kognitiver Defizite bei schon feststehenden Krankheitsdiagn. (insb. Schizophrenien, affektive Psychosen, PS, Suchterkr.) im Rahmen der Therapieplanung als Entscheidungsgrundlage für rehabilitative Maßnahmen.
- Beschreibung kognitiver Effekte von Psychopathologie und Medikation.
- Veränderungsmessung im Rahmen von Therapieevaluationen.

Auswahl neuropsychologischer Testverfahren

Untersuchung der Aufmerksamkeit

- **Alters-Konzentrations-Test (AKT):**
  - **Ind.:** Untersuchung der selektiven Aufmerksamkeitsleistung älterer Menschen.
  - **Durchführung:** Durchstreichaufgabe; Dauer: ca. 5 Min.
  - **Beurteilung:** Normen für verschiedene Altersgruppen von 55–100 J.
- **Aufmerksamkeits-Belastungs-Test (d2-R):**
  - **Ind.:** Untersuchung der selektiven Aufmerksamkeit, speziell des Tempos und der Genauigkeit des Arbeitsverhaltens bei der Unterscheidung visuell ähnlicher Items.
  - **Durchführung:** Durchstreichaufgabe; Dauer: ca. 10 Min.
  - **Beurteilung:** Normen für verschiedene Altersgruppen von 9–60 J.; Kurzanleitung in türkischer Sprache verfügbar.
- **Testbatterie zur Aufmerksamkeitsprüfung (TAP 2.2):**
  - **Ind.:** computergestützte Untersuchung verschiedener Aspekte der Aufmerksamkeitsleistung (13 Untertests: Alertness, Arbeitsgedächtnis, Augenbewegungen, crossmodale Integration, Daueraufmerksamkeit, Flexibilität, Gesichtsfeld- bzw. Neglectprüfung, geteilte Aufmerksamkeit, Go-/No-Go-Test, Inkompatibilität, verdeckte visuelle Aufmerksamkeitsverschiebung, Vigilanztest, visuelles Scanning).
  - **Durchführung:** Bei den am Bildschirm dargebotenen Aufgaben werden Reaktionszeiten und weitere Leistungsparameter erfasst (z. B. falsche Reaktionen, Auslassungen, Differenzwerte zwischen experimentellen Bedingungen u. a.). Dauer der einzelnen Untertests: ca. 3–15 Min.

- **Beurteilung:** ausreichende Normierung für verschiedene Altersgruppen vom Kindesalter bis zum hohen Alter.

- **Trail Making Test (TMT):**
  - **Ind.:** Untersuchung von Informationsverarbeitungsgeschwindigkeit, Flexibilität und Aufmerksamkeitsleistungen (insb. geteilte Aufmerksamkeit).
  - **Durchführung:** In Teil A des TMT sollen Zahlen in aufsteigender Reihenfolge so schnell wie möglich miteinander verbunden werden. In Teil B sollen abwechselnd Zahlen und Buchstaben in aufsteigender Reihenfolge so schnell wie möglich miteinander verbunden werden (Bsp.: 1-A, 2-B, …). Dauer: ca. 15 Min.
  - **Beurteilung:** Normen für verschiedene Bildungs- und Altersgruppen von 20–90 J.
- **Zahlen-Verbindungs-Test (ZVT):**
  - **Ind.:** Untersuchung der kognitiven und psychomotorischen Leistungsgeschwindigkeit, mit hohen Anforderungen an Aufmerksamkeitsleistungen.
  - **Durchführung:** Zahlen von 1 bis 90 sollen in aufsteigender Reihenfolge so schnell wie möglich miteinander verbunden werden (2 Übungs- und 4 Testmatrizen). Dauer: ca. 5–10 Min.
  - **Beurteilung:** Normen für verschiedene Altersgruppen von 8–60 J. und für verschiedene Bildungsbereiche.

Die für gerontopsychiatrische Fragestellungen konzipierte Version des ZVT (ZVT-G, Bestandteil des Nürnberger-Alters-Inventars) enthält Normwerte für das 55. bis 95. Lj.

Untersuchung von Lernen und Gedächtnis

- **Rivermead Behavioural Memory Test (RBMT):**
  - **Ind.:** Untersuchung von alltagsrelevanten Gedächtnisstörungen bei mittelgradig bis schwer beeinträchtigten Pat. bis ins hohe Lebensalter.
  - **Durchführung:** Aufgabenstellungen: Erinnern einer Abmachung; erinnern, dass man etwas verliehen hat; Bilder wiedererkennen; Geschichten nacherzählen; Gesichter wiedererkennen; Erinnern eines kurzen Weges; erinnern, dass man eine Mitteilung hinterlassen soll; Orientierungsfragen; Erinnern eines Personennamens. Dauer: ca. 40 Min.
  - **Beurteilung:** deutsche Normen für drei Altersgruppen zwischen 20 und 90 J. Vier Parallelformen ermöglichen Verlaufsuntersuchungen. Erhältlich in acht Sprachen.
- **Verbaler Lern- und Merkfähigkeitstest (VLMT):**
  - **Ind.:** Untersuchung von deklarativen verbalen Gedächtnisleistungen (Lernen und freies Abrufen einer Wortliste, pro- und retroaktive Interferenz, verzögerter Abruf, Wiedererkennen). Zwei Parallelformen für Verlaufsuntersuchungen.
  - **Durchführung:** Eine 15-Item-Wortliste wird fünfmal vorgelesen und vom Pat. wiedergegeben. Nach Darbietung einer Ablenkliste und nach weiteren 30 Min. werden die Wörter nochmals abgefragt. Die Wörter müssen dabei zunächst frei erinnert und dann wiedererkannt werden. Dauer: ca. 20–25 Min. effektive Testzeit; einschl. 30 Min. Intervall ca. 50–55 Min.

- **Beurteilung:** Normen für verschiedene Altersgruppen von 6–79 J., Cut-off-Werte für verschiedene klin. Gruppen (u. a. Depression, V. a. Alzheimer-Demenz). Im höheren Altersbereich wegen geringer Normstichprobengrößen nur begrenzt anwendbar.

- **Wechsler-Gedächtnistest – revidierte Fassung (WMS-R):**
  - **Ind.:** Untersuchung verschiedener Gedächtnisfunktionen (allg. Gedächtnisleistung, verbales und visuelles Gedächtnis, verzögerte Gedächtnisleistung, Arbeitsgedächtnis). Eine Messwiederholung nach ½ Jahr ist möglich.
  - **Durchführung:** Dauer der Durchführung aller 14 Untertests: ca. 45 Min., Kurzform: ca. 30 Min., einzelne Untertests: ca. 10 Min.
  - **Beurteilung:** Normen für verschiedene Altersgruppen von 15–74 J.

Untersuchung der Sprache

Aachener Aphasie-Test (AAT):

- **Ind.:** Differenzierung der vier aphasischen Standardsy., Identifizierung nicht klassifizierbarer Aphasien und Beschreibung einer Sprachstörung auf den verschiedenen sprachlichen Verarbeitungsebenen.
- **Durchführung:** Anhand von insgesamt sechs Untertests werden sprachliche Störungen in der Spontansprache, beim Nachsprechen, Lesen und Schreiben, beim Benennen und im Sprachverständnis beurteilt und deren Schweregrad eingeschätzt.
- **Beurteilung:** Normierung beruht vorwiegend auf aphasischen Pat. mit vaskulärer Ätiol. Standardisierte italienische und niederländische Fassungen sind ebenfalls publiziert.

Untersuchung von Visuoperzeption und Visuokonstruktion

- **Rey Complex Figure Test and Recognition Trial (RCFT):**
  - **Ind.:** Untersuchung visuokonstruktiver Funktionen und visueller Gedächtnisaspekte.
  - **Durchführung:** Abzeichnen einer komplexen geometrischen Figur sowie unmittelbare und verzögerte Wiedergabe. Dauer: ca. 45 Min. (einschl. 30-Min.-Intervall).
  - **Beurteilung:** Das in den USA publizierte Verfahren hat Normen für verschiedene Altersgruppen von 6–89 J.
- **Testbatterie für visuelle Objekt- und Raumwahrnehmung (VOSP):**
  - **Ind.:** Untersuchung der visuellen Objekt- und Raumwahrnehmung.
  - **Durchführung:** Screeningtest und acht Subtests (unvollständige Buchstaben, Silhouetten, Objekterkennung, zunehmende Silhouetten, Punkte zählen, Positionen unterscheiden, Zahlen lokalisieren, Würfelanzahl lokalisieren).
  - **Beurteilung:** Vergleichswerte einer normalgesunden Kontrollgruppe und von Patientengruppen mit rechts- bzw. linkshemisphärischer Schädigung.

Untersuchung exekutiver Funktionen

- **Behavioral Assessment of the Dysexecutive Syndrome (BADS):**
  - **Ind.:** Erfassung des sog. dysexekutiven Sy. zur Vorhersage von Alltagsschwierigkeiten.
  - **Durchführung:** Untersuchung exekutiver Funktionen auf hohem Niveau anhand von sechs Untertests und zwei Fragebögen mit je 20 Items (Selbst- bzw. Fremdeinschätzung). Dauer: ca. 45 Min.

- **Beurteilung:** Deutsche Version ist eine getreue Übersetzung des Originalverfahrens; Normwerte liegen lediglich aus einer englischen Kontrollgruppe zwischen 16 und 87 J. vor.

- **Farbe-Wort-Interferenztest (FWIT):**
  - **Ind.:** Untersuchung der kognitiven Grundfunktionen Lesen, Benennen und Selektivität (Farbe-Wort-Interferenz).
  - **Durchführung:** Die Aufgabe besteht im schnellstmöglichen Vorlesen von Farbworten, im Benennen von Farbbalken und der Druckfarbe von Farbworten unter Interferenzbedingung (Beispiel: Das Wort „rot" in grüner Farbe gedruckt). Dauer: ca. 30 Min.
  - **Beurteilung:** Normen für verschiedene Bildungs- und Altersgruppen von 10–85 J. sowie für Testwiederholungen.
- **Turm von London – deutsche Version (TL-D):**
  - **Ind.:** Untersuchung von Planungs- und Problemlösefähigkeiten.
  - **Durchführung:** Drei verschiedenfarbige Kugeln müssen von einer vorgegebenen Anordnung auf Holzstäben aus in eine vorgegebene Endposition gebracht werden. Dabei sind die Anzahl der notwendigen Züge und bestimmte Regeln einzuhalten. 20 Aufgaben unterschiedlichen Schweregrads. Dauer: ca. 20–25 Min.
  - **Beurteilung:** normiert für verschiedene Altersgruppen von Kindern und Jugendlichen zwischen 6 und 15 J. sowie von Erw. zwischen 18 und > 65 J. Für Erw. liegen zusätzlich bildungsspezif. Normwerte vor.

Untersuchung der Intelligenz

- **Standard Progressive Matrices (SPM), Advanced Progressive Matrices (APM) und Coloured Progressive Matrices (CPM):**
  - **Ind.:** relativ sprachunabhängige Erfassung der allg. Intelligenz. Mittlerer Leistungsbereich: SPM. Überdurchschnittlicher Leistungsbereich: APM. Unterer Leistungsbereich und Kinder: CPM.
  - **Durchführung:** Multiple-Choice-Aufgabe, bei der geometrische Figuren oder Muster aus jeweils mehreren dargebotenen Antwortalternativen ergänzt werden sollen. Dauer: ca. 30–40 Min.
  - **Beurteilung:** Die verfügbaren Normen ermöglichen nur eine grobe Leistungsbeurteilung. Die relative Sprachunabhängigkeit ermöglicht Durchführung auch bei Pat. mit nichtdeutscher Muttersprache und bei gehörlosen Pat.
- **Wechsler-Intelligenztest für Erwachsene (WIE):**
  - **Ind.:** Untersuchung der allg. Intelligenz.
  - **Durchführung:** 14 Untertests (Bilderergänzen, Wortschatz-Test, Zahlen-Symbol-Test, Gemeinsamkeiten finden, Mosaik-Test, rechnerisches Denken, Matrizen-Test, Zahlennachsprechen, allg. Wissen, Bilderordnen, allg. Verständnis, Symbolsuche, Buchstaben-Zahlen-Folge, Figurenlegen). Dauer: ca. 60–90 Min.
  - **Beurteilung:** Normen für verschiedene Altersgruppen von 16–89 J. Ergebnisinterpretation anhand Gesamt-IQ, Verbal-IQ, Handlungs-IQ sowie vier Indexwerten (sprachliches Verständnis, Wahrnehmungsorganisation, Arbeitsgedächtnis, Arbeitsgeschwindigkeit).

Untersuchung alltagsnaher Leistungsfähigkeit

- **Behavioral Assessment of the Dysexecutive Syndrome (BADS** – s. o. „Untersuchung exekutiver Funktionen"):

- **Büro-Test:**
  - **Ind.:** Das alltagsnahe Testverfahren erlaubt Rückschlüsse auf die Bewältigung einfacher und mittelschwerer schriftlicher Aufgaben büro- und verwaltungstechnischer Art.
  - **Durchführung:** sechs Aufgaben zu praktisch-anschaulichem Denken, Komb.-, Planungs- und Organisationsfähigkeit sowie zum Umgang mit Zahlen. Dauer: ca. 45 Min.
  - **Beurteilung:** Normen für verschiedene Altersgruppen zwischen 14 und > 23 J. sowie für verschiedene Bildungs- und Berufsgruppen. Auch in niederländischer Bearbeitung vorliegend.
- **Rivermead Behavioural Memory Test (RBMT** – s. o. „Untersuchung von Lernen und Gedächtnis").

Untersuchung bei Demenzverdacht Auch bei Demenzverdacht empfiehlt sich der Flexible Battery Approach (s. o.). Jedoch kommt insb. bei reduzierter Belastbarkeit von Pat. alternativ die Anwendung von Demenz-Testbatterien infrage:

- **Alzheimer‘s Disease Assessment Scale (ADAS):**
  - **Ind.:** Untersuchung der kognitiven Leistungsfähigkeit sowie Verlaufsbeurteilung bei Alzheimer-Demenz.
  - **Durchführung:** 1. Aktiver Testteil (Einprägen und Reproduzieren von Wörtern, Benennen von Gegenständen, Fragen zur Orientierung, Abzeichnen von geometrischen Formen, Befolgen von Anweisungen u. a.), 2. Interview (evtl. unter Einbeziehung eines Informanten), 3. Verhaltensbeobachtung während der Untersuchung. Dauer: ca. 45 Min.
  - **Beurteilung:** Referenzwerte für Normalpersonen und Patientengruppen.
- **Neuropsychologische Batterie des Consortium to Establish a Registry for Alzheimer‘s disease (CERAD-NP, CERAD-Plus):**
  - **Ind.:** Untersuchung der kognitiven Leistungsfähigkeit bei V. a. Alzheimer-Demenz.
  - **Durchführung:** Erfassung von sprachlichen Funktionen, Orientierung, episodischem Gedächtnis, Visuokonstruktion (CERAD-NP) und zusätzlich exekutiven Funktionen (CERAD-Plus) anhand mehrerer Untertests (verbale Flüssigkeit, Boston Naming Test, Mini Mental Status, Wortliste lernen, Figuren abzeichnen, Wortliste abrufen, Wortliste wiedererkennen, Figuren abrufen; zusätzliche Plus-Tests: Phonematische Flüssigkeit [S-Wörter] und Trail Making Test A + B). Dauer: CERAD-NP: ca. 35 Min., CERAD-Plus: ca. 45 Min.
  - **Beurteilung:** Normen für folgende Altersbereiche: CERAD-NP: 49–92 J., CERAD-Plus: 55–88 J.
- **Nürnberger-Alters-Inventar (NAI):**
  - **Ind.:** Untersuchung von kognitiver Leistungsfähigkeit, Verhalten, Befindlichkeit und Selbstbild Älterer.
  - **Durchführung:** Untertests: Zahlen-Verbindungstest, Labyrinth-Test, Zahlen-Symbol-Test, Farb-Wort-Test, Zahlennachsprechen, Satznachsprechen, Wortliste, Bildertest, Wortpaare, Figurentest, latentes Lernen, Fragebögen zur Selbst- und Fremdbeurteilung. Dauer: ca. 45 Min.
  - **Beurteilung:** Normen für folgende Altersgruppen: 55–69 J., 70–79 J. und 80–95 J. Cut-off Werte für gesunde Ältere und Pat. mit demenziellem Sy.

Untersuchung der Persönlichkeit

- **Freiburger Persönlichkeits-Inventar (FPI-R):**
  - **Ind.:** Fragebogen zur psychometrischen Erfassung relevanter Persönlichkeitsmerkmale.
  - **Durchführung:** 138 Fragen, Skalen: Lebenszufriedenheit, soziale Orientierung, Leistungsorientierung, Gehemmtheit, Erregbarkeit, Aggressivität, Beanspruchung, körperliche Beschwerden, Gesundheitssorgen, Offenheit, Extraversion und Emotionalität. Dauer: ca. 20–30 Min.
  - **Beurteilung:** geschlechtsspezif. Normen für verschiedene Altersgruppen von 16 bis > 70 J.
- **Minnesota Multiphasic Personality Inventory 2 (MMPI-2):**
  - **Ind.:** Fragebogen zur psychometrischen Erfassung von Persönlichkeitsstruktur und Beschwerden eines Pat. Anwendung in klin. und forensischer Psychologie und Psychiatrie sowie bei persönlichkeitsdiagnost. Fragen.
  - **Durchführung:** 567 Fragen, die sich zehn klin. Basisskalen (Hypochondrie, Depression, Hysterie, Psychopathie, Maskulinität-Femininität, Paranoia, Psychasthenie, Schizophrenie, Hypomanie, soziale Introversion) und drei Validitätsskalen zuordnen lassen. Dauer: ca. 60–90 Min.
  - **Beurteilung:** geschlechtsspezif. Normen für Altersgruppen von 18–70 J.
- **Persönlichkeits-, Stil- und Störungs-Inventar (PSSI):**
  - **Ind.:** Fragebogen zur Erfassung von Persönlichkeitsstilen im Sinne nichtpath. Entsprechungen der auf Achse II des DSM-IV definierten PS.
  - **Durchführung:** 140 Items, 14 Skalen. Dauer: ca. 30 Min.
  - **Beurteilung:** geschlechtsspezif. Normen für Jugendliche ab 14 J. und Erw. bis 82 J.

Untersuchung von Patienten mit nichtdeutscher Muttersprache Um auch Pat. mit nichtdeutscher Muttersprache eine neuropsychologische Untersuchung anbieten zu können, ist die Untersuchungsdurchführung in der Muttersprache des Pat. wünschenswert. Einige Verfahren sind in verschiedenen Sprachen verfügbar und normiert (z. B. AAT, Büro-Test, d2-R, RBMT). Alternativ ist die Hinzuziehung eines medizinisch/psychologisch geschulten Dolmetschers mit Kenntnissen über den kulturellen Hintergrund des Pat. möglich. Lässt sich auch dies nicht realisieren, ist zumindest die Berücksichtigung des Umfangs deutscher Sprachkenntnisse des Pat. und seines kulturellen Hintergrunds bei der Testauswahl und der Ergebnisinterpretation unabdingbar. Als relativ sprachfreie Testverfahren gelten der AKT sowie die progressiven Matrizen (SPM, CPM, APM).

1.2.5 Körperliche Untersuchung

Michael Rentrop und Peter Häussermann

Keine psychiatrische Behandlung ohne neurologische und internistische Untersuchung! Die körperliche Untersuchung gibt vor der apparativen Diagn. entscheidende Hinweise auf eine mögliche somatische Beteiligung oder Verursachung psychischer Sympt. Alle psychischen Sympt. sind vielgestaltig: Es kann sich dahinter immer ein körperliches Leiden verbergen.

1

Name: | **Geboren:** | **Untersuchungsdatum:**

Anamnese:

Geburt; Laufen/Sprechen; Kinderkrankheiten, Meningitis/Enzephalitis, Anfallsleiden, Schädel-Hirn-Trauma, Operationen, schwere Infektionserkrankungen, sexuell übertragbare Krankheiten, Diabetes mellitus, Encephalomyelitis disseminata, Tumoren

Internistische Untersuchung:

Haut: Farbe: Besonderheiten:

Tugor:

Hals: Schilddrüse: Karotiden, Auskultation:

Lymphknoten: Aurikulär, submandibulär, nuchal, zervikal

Thorax: Form: Atemexkursion:

Lymphknoten: Axillär, supra-, infraklavikulär

Lunge: Perkussion: Auskultation:

Herz: Auskultation: Erb: Aorten-: Trikuspidal-:

Mitral-: Pulmonalisareal:

Geräusch: /6 Lautstärke Fortleitung:

Abdomen: Inspektion: Palpation: Leber:

Resistenzen:

Darmgeräusche:

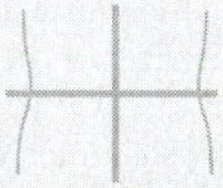

Milz:

Lymphknoten: inguinal:

Rücken: Form:

Klopfschmerz über WS/Nierenlager:

Extremitäten: Inspektion (obere Extremität: Trommelschlägel-, Uhrglas-, Dupuytren-Veränderung; untere Extremität: Ulzera, Varikose):

Periphere Pulse: A. poplitea re/li:

A. dorsalis pedis re/li: A. tibialis post. re/li:

Abb. 1.2a Körperlicher Untersuchungsbefund [L157]

Neurologische Untersuchung:

Kopf: Klopfschmerz: Beweglichkeit: Nackensteifigkeit:

Hirnnervenstatus: N I N II N III, IV, VI

N V N VII N VIII

N IX N X N XI N XII

Reflexstatus: BSR: re/li: TSR: Trömner:

Knipsreflex:

PSR: Adduktoren: Tibialis posterior:

ASR: Rossolimo:

Fremdreflexe: Bauchhaut: Kremaster: Anal:

Pathologische Reflexe: Babinski: Oppenheim: Kernig:

Grobe Kraft:

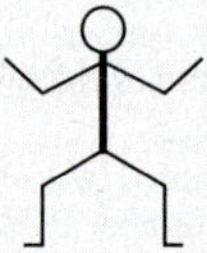

Sensibilität: Berührung: Schmerz:

Vibration:

Koordination: Zeigeversuche: Knie-Hacke: Finger-Nase:

Finger-Folge: Bárány-Folge:

Diadochokinese: Rebound-Versuch:

Romberg-Versuch: Unterberger-Tretversuch:

Gangprüfung: Seiltänzer: Einbein:

Zehenspitzen: Hacken:

Primitivreflexe (falls angezeigt): Handgreifen: Orales Greifen:

Gegenhalten bei ruckartiger passiver Streckung des gebeugten Arms:

Palmomentalreflex: Pathologisches Lachen und Weinen:

Zusammenfassung:

Weitere Diagnostik:

Konsile:

Abb. 1.2b Körperlicher Untersuchungsbefund [L157]

Die Ergebnisse der körperlichen Untersuchung werden in einem Untersuchungsbogen dokumentiert (▶ Abb. 1.2). Die Untersuchung beginnt mit einer Anamneseerhebung hinsichtlich körperlicher Erkr., dabei sind ungewöhnliche, dem Pat. bekannte Umstände aus der Pränatalzeit/Geburt ebenso zu erfassen wie alle relevanten späteren körperlichen Erkr.

Internistische Untersuchung

Körperhaltung

- **Fehlhaltungen,** z. B. Kopfschiefhaltung, begleitende Augenfehlstellungen beachten; Schultertiefstand, Scapula alata, Skoliose, zervikale und lumbale Steilstellung der WS (z. B. Schonhaltung bei Bandscheibenschaden), Beckenschiefstand (mit Trendelenburg-Zeichen).
- **Mimik, Gestik.**

Haut

- **Allg.:** Behaarung, Pigmentierung, Exantheme, Ekzeme, Petechien, Spider naevi, Café-au-Lait-Flecke, Fibrome, Ikterus, schmutzig-braune Färbung (z. B. Nierenerkr.), Juckreiz, blasse Schleimhäute und Konjunktiven (z. B. Hb < 9 g/dl), Schweißneigung, trophische Störungen.
- **Exsikkosezeichen:** stehende Hautfalten, trockene Haut und Schleimhäute, borkige Zunge, weiche Augenbulbi, flacher schneller Puls, Hypotonie.
- **Zyanose:**
  - Zentral: O_2-Sättigung, < 85 %, Haut/Zunge blau.
  - Peripher: O_2-Sättigung normal, Haut/Akren blau, Zunge nicht (z. B. bei Herzinsuff. und erhöhter O_2-Ausschöpfung).
- **Ödeme:** ein- oder beidseitig, prätibial, periorbital, sakral.

Lymphknoten

- Aurikulär, submandibulär, nuchal, zervikal, supra- und infraklavikulär, axillär, inguinal, kubital, popliteal.
- Lage, Abgrenzbarkeit, Größe, Form, Konsistenz, Schmerzen, Verschieblichkeit.

Hals

- **Inspektion:** Einflussstauung, Struma.
- **Palpation:** Schilddrüse.

Thorax

- **Inspektion:** Form, Beweglichkeit, Atemexkursionen.
- **Palpation:** Mammae, Klopfschmerzhaftigkeit der WS; Nierenlager.
- **Auskultation:**
  - **Herz:** Erb-Punkt, Mitral- und Aortenklappe: 3. ICR, li parasternal; Mitralklappe: 5. ICR, li, medioklavikular; Aortenklappe: 2./3. ICR re parasternal; Pulmonalklappe: 2. ICR li, parasternal. Achten auf: Rhythmus, Frequenz, Lautstärke, path. Geräusche mit Punctum maximum und Lautstärke (von 1/6 sehr leises, nur von Geübtem hörbares Geräusch, bis 6/6 bereits ohne Aufsetzen des Stethoskops hörbares Geräusch). Vergleich Auskultation mit tastbarem Radialispuls (Pulsdefizit).
  - **Große Gefäße:** fortgeleitete Geräusche.
  - **Lunge:** Perkussion der Lungengrenzen, Klopfschall. Auskultation der Lunge: vesikulär (leises Rauschen bei Inspiration, Normalbefund), abgeschwächt (bei Infiltrat), fehlend (bei Pneumothorax), verschärft (bei beginnender Infiltration), pfeifend (bei Verlegung der oberen Atemwege,

Infiltration, Lungenfibrose); Nebengeräusche: trockene Rasselgeräusche (Pfeifen, Giemen, Brummen, durch schwingende Schleimfäden); feuchte Rasselgeräusche (grobblasig, feinblasig, klingend, nichtklingend: bei Flüssigkeit in Bronchien, Bronchiolen oder Alveolen).

- **Schellong-Test** (zusätzlich zur Synkopenabklärung):
  - **Durchführung:** RR- und Pulsmessung im Liegen, dann Pat. rasch aufstehen lassen und erneut mehrmals RR und Puls messen.
  - **Bewertung:** pos. (= path.) bei Abfall des $RR_{systol.}$ um > 30 mmHg bzw. $RR_{systol.}$ im Stehen < 80 mmHg.

Abdomen

- **Inspektion:** Leberhautzeichen (Abdominalglatze, Venenzeichnung, Caput medusae); aufgetriebener Bauch → DD: Fett, Fetus, Fäzes, Flüssigkeit (Aszites), Tumor.
- **Palpation:**
  - Bauchdecke: Abwehrspannung oder weich, Druck-, Loslassschmerz, Bruchpforten.
  - Schmerzen: im Bereich geringer Beschwerden beginnen.
  - Resistenzen: Verschiebbarkeit, Schmerzen, Größe.
  - Pulsation: bei Abdominalaneurysma.
  - Leber: Größe, Konsistenz.
  - Milz: Tastbarkeit = Vergrößerung.
- **Perkussion:**
  - Lebergrenzen (z. B. Kratzauskultation).
  - Klopfschall zur Bestimmung einer Aszitesausdehnung.
- **Auskultation der Darmgeräusche:** Totenstille bei paralytischem Ileus; gesteigerte, metallische, hochgestellte Geräusche bei mechanischem Subileus/Ileus.
- **Rektale Untersuchung:** soweit angezeigt, zur Klärung von Fissuren, Fisteln, Perianalthrombose, Hämorrhoiden, Tumoren, Prostataveränderungen.

Extremitäten und Hände

- **Farbe:** Braunfärbung Zeige-, Mittelfinger (Rauchen); Palmarerythem (Lebererkr.).
- **Form:** Trommelschlägelfinger/Uhrglasnägel (chron. reduzierte O_2-Sättigung); Dupuytren-Kontraktur (idiopathisch, Leberzirrhose, Alkohol, Epilepsie).
- **Untere Extremität:** trophische Störungen, Umfang, Temperatur (Seitenvergleich), Ödeme, Varikosis, Thrombose.

Neurologische Untersuchung

Die Untersuchung ist umfangreich und zeitaufwendig und erfordert die Mitarbeit des Pat. Daher warmen Raum wählen, Decke bereithalten. Vorgehen genau erklären.

Inspektion

- **Bewegungsauffälligkeiten:** dystone (= überschießende) Bewegungen, Tremor, andere unwillkürliche Bewegungen. Bei Unterbrechbarkeit durch Ablenkung V. a. psychogene Ursache.
- **Gangprüfung:** Normal-, Zehen-, Hacken-, Blind- und Seiltänzergang, einbeiniges Hüpfen. Paresen, Gleichgewichtsstörungen; Schrittlänge, Schrittbreite, Zahl der Wendeschritte (180-Grad-Wendung), Flüssigkeit der Bewegungen, Mitbewegung der Arme, Schwanken, Seitenabweichung.
- **Muskeln:** Atrophien, Faszikulationen, Hartspann der lumbalen Rückenmuskulatur, Tonus.

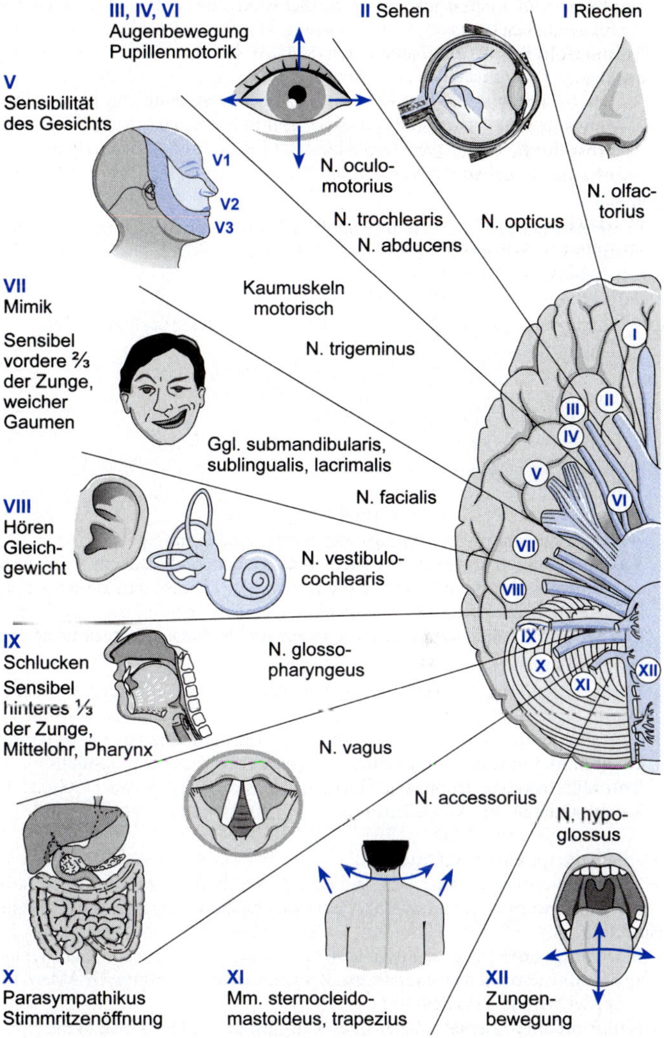

Abb. 1.3 Funktion der Hirnnerven [L157]

Untersuchung des Kopfs

- **Kopfform und -größe:** auf Z. n. kindlichem Hydrozephalus, Akromegalie, Dysmorphien achten.
- **Traumafolgen:** z. B. Prellmarken, OP-Narben, knöcherne Impressionen, Liquorrhö.
- Einschränkung der aktiven und passiven **Beweglichkeit:** Nackensteife (z. B. Meningismus), Rigor (z. B. Parkinson-Erkr./-Sy.), Dystonie (z. B. Tortikollis), Arthrose der HWS (z. B. Muskelverspannung).
- **Kalottenklopfschmerz:** lokal z. B. bei Knochenprozess, diffus z. B. bei Meningitis.
- **NNH-Klopfschmerz:** z. B. bei Sinusitis.
- **Nervenaustrittspunkte:** von N. trigeminus und Okzipitalnerven schmerzhaft z. B. bei Meningitis oder Sinusitis.
- **Auskultation:** Aa. carotides und subclaviae.

Untersuchung der Hirnnerven

N. olfactorius (I) Mit aromatischen Geruchsstoffen (Kaffee, Zimt, Anis, Teer) seitengetrennt bei geschlossenen Augen prüfen. Kontrolle mit Trigeminusreizstoffen (Ammoniak, Essig), die auch bei Anosmie erkannt werden müssen; Ausschluss einer psychogenen Ursache.

> ! Normale Geschmackswahrnehmung schließt Anosmie aus!

N. opticus (II)

- **Visusprüfung:** Augen getrennt prüfen. Orientierend vorlesen oder Finger zählen lassen. Zur Refraktionsprüfung Visustafel in Leseabstand halten und kleinste erkannte Zeile notieren.
- **Fingerperimetrische Gesichtsfeldprüfung:** Pat. auf Bewegungen der seitlich gehaltenen Hände des Untersuchers reagieren lassen.

N. oculomotorius (III), N. trochlearis (IV), N. abducens (VI)

- **Diplopie:** anamnestische Doppelbilder als Hinweis auf einen paralytischen Strabismus.
- **Lidspalten:** seitengleich, enger bei Ptose, weiter bei Fazialisparese. Auf Exophthalmus oder Enophthalmus achten.
- **Stellung der Bulbi:**
  - Konjugiert geradeaus.
  - Blickparesen: Lähmung der Blickzielbewegung zur Seite oder nach oben/unten.
  - Strabismus paralyticus mit Angabe von Doppelbildern bei Augenmuskellähmungen mit Auseinanderweichen der Doppelbilder bei Bewegung in Richtung des paralytischen Muskels.
  - Konvergenz-/Divergenzstörungen: bei TU/Durchblutungsstörungen oder Entzündungen im Mittelhirnbereich.
- **Motilitätsuntersuchung:** Pat. soll dem Finger des Untersuchers in horizontaler und vertikaler Richtung folgen. Auf konjugierte Bewegung der Bulbi achten, nach Doppelbildern fragen (Augenmuskellähmungen).
- **Pupillen:** normalerweise seitengleich mittelweit, rund und prompt auf Licht und Konvergenz reagierend. Licht von der Seite an die Pupille heranführen, um das andere Auge nicht zu beleuchten. Wechselbelichtungstest: Alternie-

rende Belichtung beider Augen führt jedes Mal zur Miosis. Bei afferenter Pupillenstörung (z. B. Optikusatrophie) Erweiterung des belichteten Auges, das zuvor durch die konsensuelle Lichtreaktion des anderen Auges verengt war. Prüfung der Miosis bei Konvergenz (Schielen auf die Nasenspitze). Anisokorie; Mydriasis, Miosis, Horner-Sy., Entrundung. DD: Augen-OP (häufig), Glasauge, Trauma idiopathisch.

- **Nystagmus:** rhythmische, gerichtete Zuckungen der Augen, meist mit schneller und langsamer Komponente. Physiologisch ist der rasch erschöpfliche Endstellnystagmus.
  - Registrierung: schon beim Untersuchen der Augenmotilität beachten.
  - Beurteilung: spontanes Auftreten, durch Lagerung oder Blickrichtung provozierbar, Richtung (angegeben durch die schnelle „Korrektur"-Komponente), Dauer (erschöpflich – unerschöpflich), Ausgiebigkeit (feinschlägig – grob), Symmetrie (synchron – dissoziiert).
  - Provokation: durch rasche passive Kopfbewegungen oder rasches Hinlegen und Aufrichten (Lagerungsprüfung).

N. trigeminus (V)

- **Motorische Überprüfung:** Palpation der Mm. masseter und temporalis bei festem Kieferschluss. Bei einseitiger Parese des M. pterygoideus weicht der Unterkiefer beim Öffnen des Munds zur betroffenen Seite ab.
- **Masseterreflex** (MER): Mund leicht und entspannt geöffnet. Der Schlag auf den dem Kinn aufliegenden eigenen Finger führt zum Kieferschluss. Wichtig zur Diagn. hoher Halsmarkläsionen mit gesteigerten

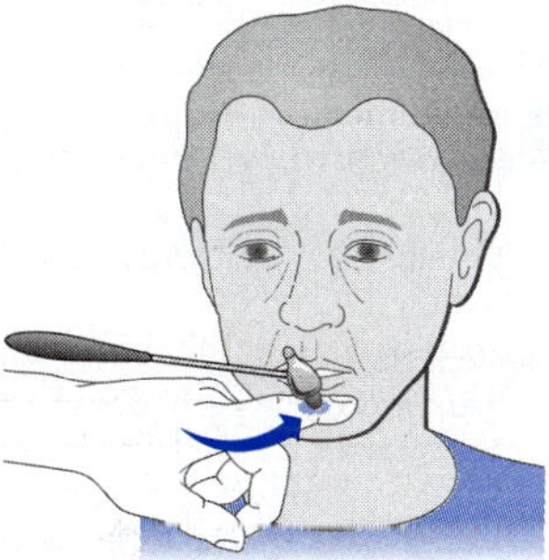

Abb. 1.4 Prüfung des Masseterreflexes [L190]

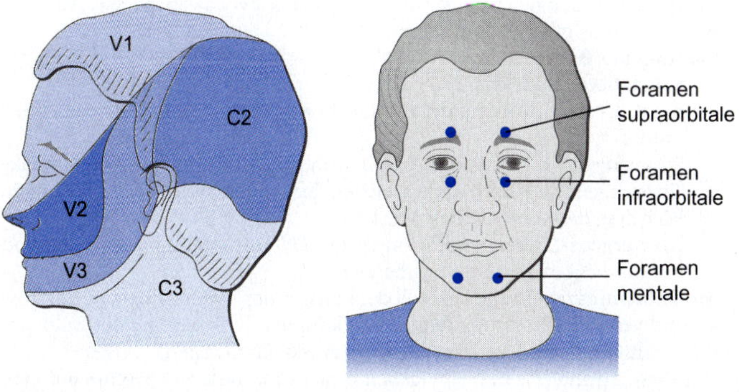

Abb. 1.5 Sensible Trigeminusversorgungsgebiete der Gesichtshaut und Trigeminusaustrittspunkte [L157]

Extremitätenreflexen und normal bis schwachem MER (▶ Abb. 1.4).

- **Sensible Überprüfung:** bei peripheren Läsionen Sensibilitätsstörung entsprechend dem Ausbreitungsgebiet der drei Trigeminushauptäste (▶ Abb. 1.5); bei zentralen Läsionen perioral zwiebelschalenförmig entsprechend der zentralen Repräsentation im Ncl. tractus spinalis V in der Medulla oblongata.

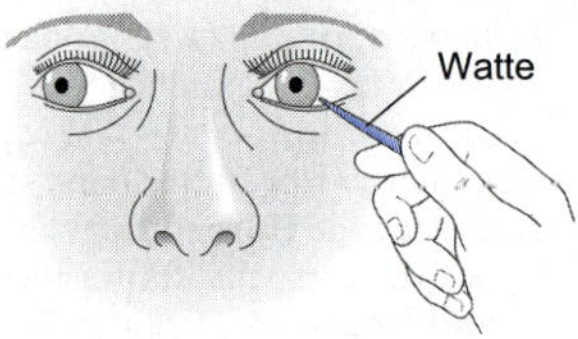

Abb. 1.6 Prüfung des Kornealreflexes [L190]

- **Nervenaustrittspunkte:** durch kräftigen Fingerdruck auf Schmerzhaftigkeit prüfen.
- **Kornealreflex:** mit ausgezogener Watte von seitlich den Rand der Kornea berühren (▶ Abb. 1.6). Lidschluss bds. vergleichen und nach der Berührungsintensität fragen. Reflektorischer Lidschluss fehlt bei Fazialisparese.

N. facialis (VII)

! Keine Seitendifferenzen bei beidseitiger Fazialisparese!

- Hyperakusis, Geschmacksstörung, evtl. verminderte Speichel- und Tränensekretion.
- Glabellareflex (▶ Tab. 1.3).
- **Inspektion:** Gesichtsasymmetrie, Lidspalte unterschiedlich weit, Stirn- oder Nasolabialfalten verstrichen.
- **Mimik:** Stirnrunzeln, Augen zusammenkneifen (Wimpern sind i. d. R. nicht mehr sichtbar; ▶ Abb. 1.7), Zähne zeigen, Pfeifen, mimische Minderbewegung und Dysarthrie beim Sprechen. Wichtige DD: Hypomimie, z. B. bei Parkinson-Krankheit.
- **DD Periphere und zentrale Lähmung:** Stirnast ist bei zentraler Lähmung nur minimal betroffen.

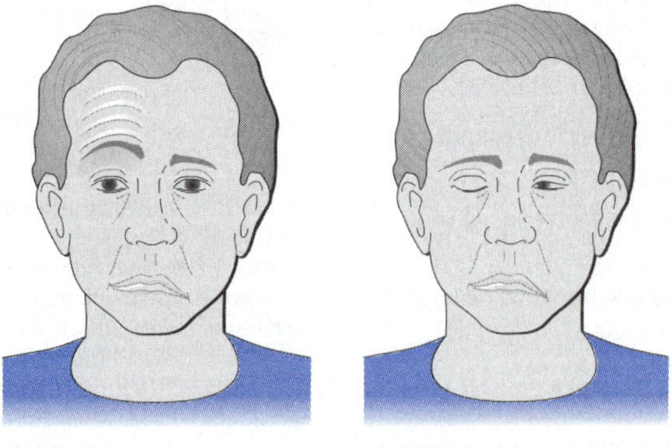

Abb. 1.7 Stirnrunzeln und Lidschluss bei Fazialisparese links [L190]

N. vestibulocochlearis (VIII)

- Nystagmusprüfung (s. o. „N. oculomotorius [III], N. trochlearis [IV], N. abducens [VI]").
- Tinnitus.
- Gleichgewichtsprüfung: Stand- und Gangversuche.
- **Orientierende Hörprüfung:** Flüstern, Rascheln.
  - Weber-Versuch: Stimmgabel auf die Scheitelmitte aufsetzen. Bei Mittelohrschäden hört Pat. den Ton im kranken, bei Innenohrschwerhörigkeit im gesunden Ohr lauter.
  - Rinne-Versuch: Stimmgabel erst auf das Mastoid setzen (Knochenleitung) und nach Verklingen des Tons vor das Ohr halten. Luftleitung sollte länger gehört werden als Knochenleitung. Hört Pat. Ton wieder → Rinne pos.; hört Pat. keinen Ton → Rinne neg. (bei Mittelohrschwerhörigkeit).

N. glossopharyngeus (IX), N. vagus (X)

- Gaumensegelparese: Pat. „Aah" sagen lassen. Bei einseitiger Parese hebt sich der weiche Gaumen nicht („Kulissenphänomen"), und die Uvula verzieht sich zur gesunden Seite.
- N.-recurrens-Parese: nasale oder kloßige Stimme, Heiserkeit.
- Doppelseitige Vaguslähmung: Schluckstörung, Aphonie (Aspirationsgefahr!).
- Würgereflex: bei Berührung der Rachenhinterwand mit Wattestäbchen; evtl. einseitig abgeschwächt. Nicht zuverlässig, kann auch bei Gesunden fehlen.

N. accessorius (XI)

- Schulterrelief: auf Asymmetrie durch Atrophien untersuchen (z. B. Scapula alata).
- Kraftprüfung des M. sternocleidomastoideus (Kopfdrehung zur Gegenseite) und M. trapezius (Schulter hochziehen, Arme über dem Kopf zusammenführen).

N. hypoglossus (XII) Bei Läsion weicht die Zunge beim Herausstrecken zur kranken Seite ab → z. B. einseitige Zungenatrophie (▶ Abb. 1.8).

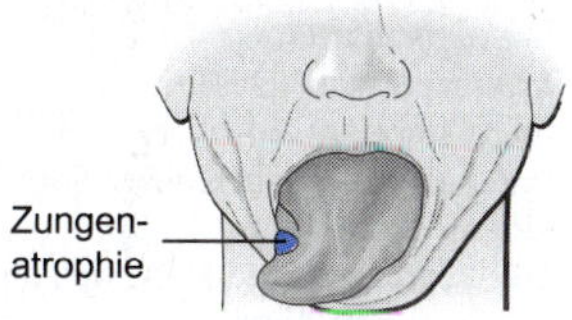

Abb. 1.8 Abweichen und Atrophie der Zunge bei Hypoglossusparese rechts [L190]

Untersuchung der Muskulatur

Inspektion

- Abnorme Haltung oder Lage einer Extremität: z. B. außenrotiertes paretisches Bein.
- Vernachlässigung oder Minderbewegung einer Extremität oder Körperhälfte.
- Physiologische Mitbewegungen: z. B. Schwingen der Arme beim Gehen.
- Hyperkinesen, Bewegungsunruhe: z. B. Tremor, Chorea, Athetose, Ballismus, Tics.
- Atrophien: Auf kleine Handmuskeln, Daumen- und Kleinfingerballen achten.
- Faszikulationen: unregelmäßige Zuckungen wechselnder Muskelfasergruppen, evtl. durch Hammerschlag auf den Muskelbauch provozierbar.

- Fibrillieren: Zuckungen von Einzelfasern; nur an der Zunge mit bloßem Auge zu erkennen.
- Myokymie: Muskelwogen; Kontraktionen wechselnder Muskelfasergruppen; länger anhaltend als Faszikulationen.

Muskelfunktion

- **Kraftprüfung:** gegen Schwerkraft und Widerstand des Untersuchers; nur bei freier Beweglichkeit der Gelenke (Kontrakturen) und Schmerzfreiheit (schmerzbedingte Minderinnervation) beurteilbar (▶ Tab. 1.1).
- **Muskulärer Widerstand:** passives, unterschiedlich schnelles Durchbewegen in verschiedenen Gelenken, Tonus z. B. schlaff, hypoton, federnd (z. B. Klappmesserphänomen bei Spastik ▶ 3.2.1), wächsern (Rigor ▶ 3.2.1), Kontraktur.
- **Feinmotorik:** Imitation von Klavierspielen, Knöpfen lassen, rasches Pendeln der Beine. Verlangsamung oder Ungeschicklichkeit weist auf leichte, oft zentrale Lähmung hin. DD: Parkinson-Krankheit, Apraxie.

Tab. 1.1 Einteilung der groben Kraft

	Kraftgrad
Normale Kraft	5
Bewegung gegen leichten Widerstand möglich	4
Anheben des Gliedmaßenabschnitts gegen die Schwerkraft	3
Bewegung nur unter Aufhebung der Schwerkraft	2
Muskelkontraktionen sichtbar, jedoch keine Bewegung	1
Keine Muskelaktivität	0

Paresen Bei V. a. periphere Parese müssen die Funktionen aller Muskeln des betroffenen Nervs isoliert und die Bewegung (Beugung – Streckung, Abduktion – Adduktion, Supination – Pronation) aller großen Gelenke (Schulter, Ellenbogen, Hand, Finger, Hüfte, Knie, Fuß) orientierend geprüft werden.

> **!** Händigkeit beachten. Ein etwas schwächerer rechter Arm bei einem Rechtshänder bedeutet eine Parese.

Latente Parese:

- Armvorhalteversuch: Pat. steht mit 90° nach vorn gehaltenen Armen, Handflächen nach oben, Augen geschlossen → Absinken eines Arms und Pronation bei Parese. Die alleinige Pronation weist auf eine latente Parese hin.
- Beinvorhalteversuch: Pat. liegt auf dem Rücken, Beine sind in Hüft- und Kniegelenken rechtwinklig gebeugt → Absinktendenz, Schweregefühl bei Parese.

Untersuchung der Muskeleigenreflexe

Physiologisch, monosynaptisch. Führen zur Kontraktion eines Muskels (▶ Abb. 1.9, ▶ Tab. 1.2).

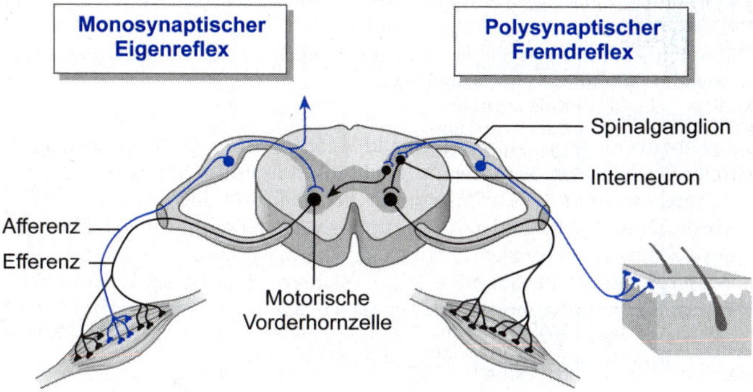

Abb. 1.9 Schema des mono- und polysynaptischen Reflexbogens [L157]

Tab. 1.2 Physiologische Muskeleigenreflexe

MER	Wurzel	Vorgehen	Reflexantwort	Bemerkung
Bizepssehnenreflex (BSR)	C_5/C_6	Schlag gegen den auf der Bizepssehne liegenden Finger	Kontraktion des M. biceps brachii	
Radiusperiostreflex (RPR)	C_5/C_6	Schlag gegen den auf dem distalen Ende des Radius liegenden Finger	Supination und Beugung im Ellenbogengelenk	
Trizepssehnenreflex (TSR)	C_7/C_8	Schlag gegen die distale Trizepssehne des gebeugten Arms	Kontraktion im M. triceps brachii	
Trömner-Reflex	C_7/C_8	Schlag der Finger des Untersuchers von volar gegen die gebeugten Fingerkuppen	Beugung in den Fingerendgelenken einschl. des Daumens	Ausdruck eines hohen Reflexniveaus. Nur die Seitendifferenz ist pathologisch
Knipsreflex	C_7/C_8	Rasches Gleiten von proximal nach distal über den Nagel des leicht gebeugten Mittelfingers		

Tab. 1.2 Physiologische Muskeleigenreflexe *(Forts.)*

MER	Wurzel	Vorgehen	Reflexantwort	Bemerkung
Patellarsehnenreflex (PSR)	L_3–L_4	Knie leicht anheben, auf Entspannung des M. quadriceps achten, Schlag auf die Patellarsehne	Kontraktion des M. quadriceps	Verbreiterung der Reflexzone auf die Schienbeinkante bei Pyramidenbahnschädigung. Bei lebhaftem Reflexniveau auch prüfbar durch Hammerschlag auf den Finger des Untersuchers auf dem Oberrand der Patella
Adduktorenreflex	L_2–L_4	Schlag auf die distale Adduktorensehne	Adduktion in der Hüfte	Bei lebhaftem Reflexniveau oder Pyramidenbahnschädigung Kontraktion der Hüftadduktoren der Gegenseite
Tibialis-posterior-Reflex	L_5	Schlag auf die Sehne des M. tibialis posterior unterhalb des medialen Malleolus	Supination und Inversion des Fußes	Nur bei hohem Reflexniveau auslösbar
Achillessehnenreflex (ASR)	S_1/S_2	Bei leicht gebeugten Knien den Fuß dorsal flektieren, Schlag auf die Achillessehne	Plantarflexion	Gleichzeitig auf Kloni achten
Rossolimo-Reflex	S_1/S_2	Schlag von plantar gegen die Zehenballen	Plantarflexion der Zehen	Entspricht Trömner-Reflex an der Hand

Durchführung Pat. entspannt und bequem lagern. Reflexhammer locker aus dem Handgelenk gegen die Sehne oder den eigenen Finger auf der Sehne schwingen lassen (▶ Abb. 1.10). Bei nicht sicher auslösbaren Reflexen Muskelkontraktion palpieren; Bahnungsversuche:

- Armeigenreflexe: Kräftig die Zähne zusammenbeißen lassen.
- Beineigenreflexe: Jendrassik-Handgriff, bei dem der Pat. die Finger verhakt und kurz vor dem Hammerschlag kräftig zieht (▶ Abb. 1.10).

Bewertung

- Physiologisch: individuell verschieden starke Ausprägung.
- Path.: Seitenunterschiede, Unterschied zwischen Arm- und Beinreflexen, Verbreiterung von Reflexzonen.

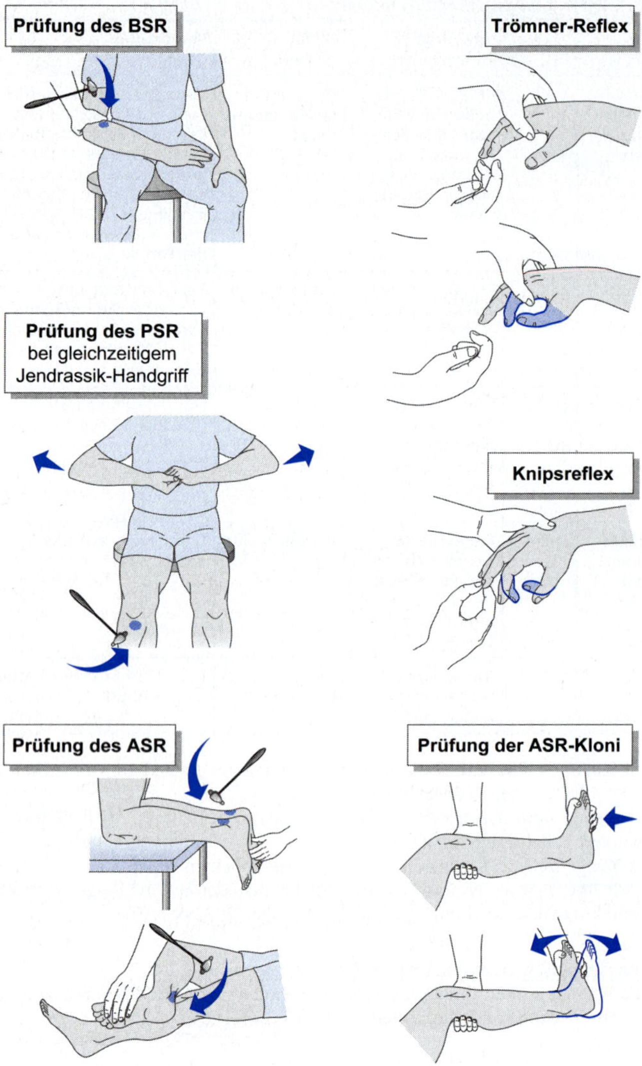

Abb. 1.10 Reflexprüfung [L190]

Klonus
Wiederholte, rasche Abfolge von MER, die sich selbst unterhalten. Ausdruck einer gesteigerten Reflextätigkeit. Path. sind nur unerschöpfliche und seitendifferente erschöpfliche Kloni. Testung:
- **Fußklonus:** Fuß bei gebeugtem Knie ruckartig dorsal flektieren und kräftig gegenhalten: rhythmische Plantarflexion im Wechsel mit Dorsalflexion.
- **Patellarklonus:** Am liegenden Pat. Patella bei gestrecktem, entspanntem Bein ruckartig nach kaudal verschieben.

Funktionsstörungen der Pyramidenbahn und des kortikalen Neurons führen zur Steigerung, Schäden peripherer Nerven und der Nervenwurzel zu Abschwächung oder Verlust der MER.

! Maskierte Reflexsteigerung bei gleichzeitiger Polyneuropathie!

Untersuchung der Fremdreflexe
Physiologisch, polysynaptisch (▶ Tab. 1.3). Sensible Reizung führt zur Kontraktion der dem betreffenden Dermatom zugeordneten Muskeln (z. B. Kremasterreflex).

Tab. 1.3 Physiologische Fremdreflexe

Fremdreflex	Wurzel	Vorgehen	Reflexantwort	Bemerkung
Bauchhautreflex	Th_6–Th_{12}	Kräftiges Bestreichen des Bauchs von lateral zur Mittellinie in drei Etagen mit Holzstäbchen	Kontraktion der ipsilateralen Bauchmuskulatur mit Verziehung der Bauchdecke zur bestrichenen Seite	Ausfall weist auf Schädigung der Pyramidenbahn; hilfreich bei Höhenlokalisation von RM-Läsionen
Kremasterreflex	L_1/L_2	Bestreichen der Oberschenkelinnenseite	Kontraktion des M. cremaster und Hebung des gleichseitigen Hodens	Bei Angabe von perianalen Sensibilitätsstörungen und V. a. Kauda- oder Konus-Sy.
Analreflex	S_3–S_5	Bestreichen der Perianalregion am seitwärts liegenden Pat.	Kontraktion des Schließmuskels	Nur Seitendifferenz path.
Glabellareflex		Schlag auf die Glabella	Lidschluss. Bei mehrfachem Wiederholen erschöpflich	Bei extrapyramidalen Erkr. typischerweise nicht habituierbar

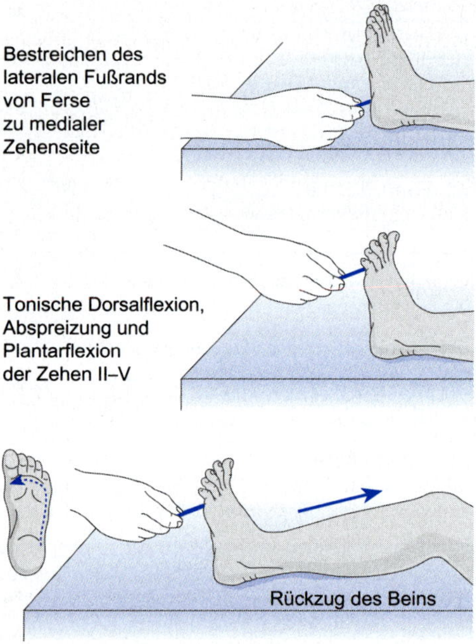

Abb. 1.11 Babinski-Zeichen [L190]

Untersuchung auf Pyramidenbahnzeichen und pathologische Mitbewegungen
Enthemmungsreflexe bei geschädigter Pyramidenbahn. Beim Erw. immer path.! Zeichen einer Schädigung des 1. motorischen Neurons und/oder der Pyramidenbahn. Immer mehrmals und verschiedene Auslösemöglichkeiten prüfen (▶ Tab. 1.4; ▶ Tab. 1.5).

Tab. 1.4 Pyramidenbahnzeichen

Reflex	Durchführung	Reflexantwort
Babinski (▶ Abb. 1.11), **Chaddock**	Bestreichen der lateralen Plantarseite oder Außenkante des Fußes von der Ferse im Bogen in Richtung Großzehe mit einem spitzen Gegenstand	Tonische Dorsalflexion der Großzehe bei gleichzeitiger Plantarflexion und Spreizung der anderen Zehen (Fächerphänomen). Beim Gesunden erfolgt eine Plantarflexion der Großzehe. Stumme Sohle (keine Reflexantwort) nur bei Seitendifferenz path.
Oppenheim	Kräftiges Bestreichen der Schienbeinvorderkante	
Gordon	Zusammenpressen der Wadenmuskulatur	

Tab. 1.5 Pathologische Mitbewegungen

Name	Durchführung	Mitbewegung
Wartenberg	Pat. und Untersucher haken Finger zusammen und ziehen beide kräftig	Adduktion des Daumens. Inkonstantes Zeichen, kommt auch bei Gesunden vor
Strümpell	Liegender Pat. beugt Knie gegen den Widerstand des Untersuchers	Dorsalflexion der Großzehe
Orbicularis-oris-Reflex	Klopfen oberhalb des Mundwinkels	Vorwölbung der Lippen (Läsion kortikopontiner Bahnen)

Nervendehnungszeichen

▶ Tab. 1.6.

Tab. 1.6 Nervendehnungszeichen

Zeichen	Durchführung	Positiv bei
Lasègue (▶ Abb. 1.12)	Gestrecktes Bein passiv in Rückenlage anheben: Lumbale Schmerzen mit Ausstrahlung in das angehobene Bein. Angabe des Beugewinkels, bei dem Schmerzen auftreten	Wurzelreizung L_4/L_5 oder Meningitis
Umgekehrter Lasègue	In Bauchlage passiv im Kniegelenk beugen: Pat. hebt Hüfte auf der betroffenen Seite an	Wurzelreizung L_3/L_4
Kernig (▶ Abb. 1.12)	In Rückenlage Hüfte und Knie 90° beugen, dann das Knie strecken: lumbale Schmerzen	Wurzelreizung L_5/S_1 oder meningeale Reizung
Brudzinski (▶ Abb. 1.12)	Passive Kopfbeugung nach vorn: Pat. zieht Bein an	Meningeale Reizung, Meningitis
Lhermitte	Passive Kopfbeugung nach vorn: kribbelnde Dysästhesien in Armen und Rücken	Chron. Entzündungen, raumfordernde Prozesse des Halsmarks, MS

Untersuchung der Sensibilität

Pat. soll Augen schließen und sich auf die Fragestellungen konzentrieren. Immer Seitenvergleich beachten. Grenzen und Niveau (bei Querschnitt) eines hypästhetischen Areals genau vermerken.

- **Berührung:** Bei geschlossenen Augen mit Wattetupfer oder Fingerkuppe durch Bestreichen prüfen.
- **Schmerz:** Mit abgebrochenen Holzstäbchen (keine Nadeln: Infektions- und Verletzungsgefahr!) Spitz-Stumpf-Diskrimination in unregelmäßiger Folge prüfen.
- **Temperatur** (Thermhypästhesie oder Thermanästhesie): Mit zwei Reagenzgläsern, gefüllt mit Eis und heißem Wasser, in unregelmäßiger Abfolge prü-

fen (v. a. wichtig bei Angabe von Hypalgesie).

- **Vibration** (Pallhypästhesie oder Pallanästhesie): 128-Hz-Stimmgabel auf Knochenvorsprünge (z. B. Handgelenke, Patella, Malleolus medialis, Hallux) aufsetzen. Messung in Achteln anhand der aufsteckbaren Skalen. Zur Unterscheidung von Druck und Vibration zwischendurch auch die nicht vibrierende Stimmgabel aufsetzen. Der isolierte Ausfall der Vibrationsempfindung ist immer path.!
- **Bewegung:** Zeigefinger oder Großzehe lateral anfassen, rasch und definiert nach oben bzw. unten bewegen. Richtung angeben lassen.
- **Stereognosie:** Erkennen von auf die Haut geschriebenen Zahlen oder kleinen aufgelegten Gegenständen (Münzen, Schlüssel). Gelingt dies nicht, liegt eine Astereognosie vor.
- **Zwei-Punkt-Diskrimination:** Prüfen des räumlichen Auflösevermögens mit einem Tastzirkel; in gemischter Reihenfolge ein oder zwei simultane Reize setzen. Bei zentraler Sensibilitätsstörung sind die Schwellenwerte erhöht.
- **Neglect:** simultane Sensibilitätsprüfung beider Körperseiten. Bei leichter zentraler Störung wird der Reiz auf der kranken Seite nicht wahrgenommen (Extinktionsphänomen), obwohl er bei getrennter Prüfung erkannt wird.
- **Kraftempfindung:** Pat. Gewichte im Seitenvergleich schätzen lassen.

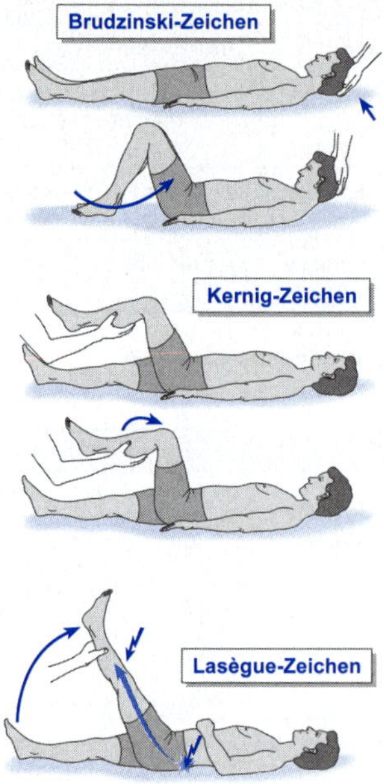

Abb. 1.12 Brudzinski-, Kernig- und Lasègue-Zeichen [L190]

Bewertung

- Intakte Berührungsempfindung, fehlendes Schmerz- und Temperaturempfinden → dissoziierte Sensibilitätsstörung (z. B. bei Syringomyelie, Tabes dorsalis, Brown-Séquard-Sy.).
- Hinweise auf psychogene Sensibilitätsstörung: Unempfindlichkeit für alle Qualitäten mit Grenzen, die sich keinem Dermatom (▶ Abb. 1.13) oder Nervenversorgungsgebiet zuordnen lassen. Häufig exakte Begrenzung in der Mittellinie, Analgesie selbst für stärkste Schmerzreize ohne gleichzeitige Störung der Temperaturwahrnehmung, Angabe von schweren Sensibilitätsstörungen ohne gleichzeitige sensible Ataxie oder Feinmotorikstörung. **Cave:** Häufig liegt ein organisches Grundproblem vor, das psychogen ausgeweitet wird!

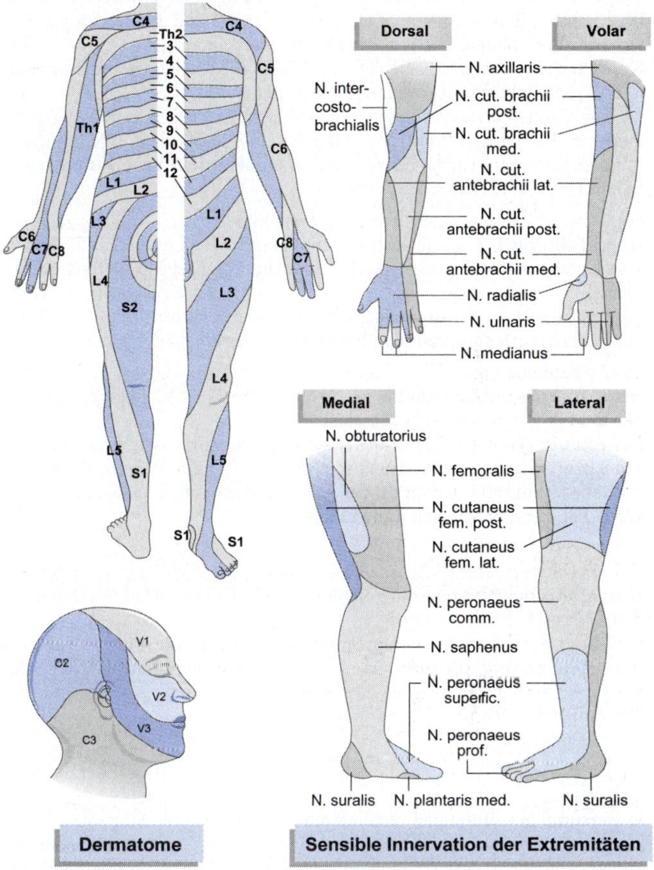

Abb. 1.13 Dermatome und sensible Innervation der Extremitäten [L157]

Untersuchung der Koordination

Zeigeversuche

> **!** Auf Zielsicherheit, Flüssigkeit der Bewegung, Intentionstremor und Ataxie achten!

- **Finger-Nase-Versuch:** Im weiten Bogen erst mit offenen, dann mit geschlossenen Augen den Zeigefinger zur Nasenspitze führen.

- **Finger-Folge-Versuch:** In weitem Bogen beide Zeigefingerspitzen berühren lassen. Pat. soll im Wechsel auf eigene Nasenspitze und auf den Finger des Untersuchers deuten. Position des Fingers rasch ändern.
- **Knie-Hacken-Versuch:** Ferse des einen Beins auf Patella des anderen setzen und die Schienbeinkante herunterfahren lassen.
- **Bárány-Zeige-Versuch:** Pat. senkt mit offenen Augen den gestreckt gehobenen Arm, bis der Zeigefinger auf Höhe des Untersuchers ist. Wiederholung mit geschlossenen Augen. Abweichen zur kranken Seite bei einseitigen vestibulären und zerebellären Läsionen.

Diadochokinese Rasche alternierende Bewegungen.
- **Durchführung:** Schnell abwechselnd mit Handrücken und Handflächen auf eine Unterlage klopfen oder Hände schnell im Wechsel supinieren und pronieren.
- **Bewertung:** Dys- oder Bradydiadochokinese bei Kleinhirnläsionen, extrapyramidalen Störungen, zentralen Paresen und Störungen der Tiefensensibilität.

Rebound-Phänomen
- **Durchführung:** Pat. drückt die nach vorn gestreckten Arme gegen den Widerstand des Untersuchers nach oben.
- **Bewertung:** Bei plötzlichem Nachlassen des Gegendrucks schlagen bei Pat. mit Kleinhirnläsionen die Arme nach oben aus (= path. Rebound), der Gesunde federt durch Innervation der Antagonisten schnell ab (= Rebound). **Cave:** Pat. kann dabei nach hinten kippen.

Romberg-Versuch
- **Ind.:** zur DD sensible und zerebelläre Ataxie.
- **Durchführung:** Pat. steht mit geschlossenen Füßen zunächst mit offenen, dann mit geschlossenen Augen.
- **Bewertung:** pos. bei unsicherem Stand nach Schließen der Augen → sensible Ataxie. Fallneigung zur Seite ohne Parese gibt Hinweis auf ipsilaterale Schädigung des Gleichgewichtorgans oder Kleinhirns. Bei unsystematischem Schwanken mit Rechenaufgabe ablenken.

Unterberger-Tretversuch
- **Durchführung:** Pat. mit geschlossenen Augen etwa 1 Min. auf der Stelle treten lassen.
- **Bewertung:** Bei einseitigen vestibulären oder zerebellären Störungen Drehung um die Körperachse zur kranken Seite (> 45°). Dreimal wiederholen.

Gangprüfung
- **Normal-, Blind-, Seiltänzergang:** mindestens zehn Schritte. Auf Flüssigkeit der Bewegung, Mitbewegung der Arme, Seitenabweichung, Schwanken, normale oder breite Führung der Beine achten.
- **Einbeinhüpfen:** sehr sensitive Methode zur Prüfung leichter Paresen oder Koordinationsstörungen.

Primitivreflexe

Syn.: Instinktbewegungen. Zeichen einer generalisierten, fortgeschrittenen organischen Hirnschädigung (Demenz ▸ 5.1, arteriosklerotische Enzephalopathie ▸ 5.1.7).

- **Handgreifen:** Hakeln nach ruckartigem Bestreichen der Handinnenflächen des Pat. mit den eigenen Fingerspitzen.
- **Gegenhalten bei ruckartiger passiver Streckung des gebeugten Arms:** Pat. lassen sich aus dem Liegen hochziehen.
- **Orales Greifen:** Mundöffnung, Saugen oder Hinwendung bei perioraler Berührung (Saugreflex).
- **Palmomentalreflex:** bei Bestreichen des Daumenballens von proximal nach distal mit einer Nadel Kontraktion des ipsilateralen M. triangularis (Kinnmuskulatur).
- **Path. Lachen und Weinen:** Enthemmungsphänomen angeborener Ausdrucksbewegungen. Nicht situationsangepasst, spontan oder nach unspezif. Stimuli, häufig auch abrupter Wechsel zwischen Lachen und Weinen; keine affektive Beteiligung des Pat. → bei Demenz und zentralen Bewegungsstörungen (Pseudobulbärparalyse, Chorea, Athetose).

> ! Der Palmomentalreflex ist schon frühzeitig bei atrophischen Hirnprozessen nachweisbar (Alkoholenzephalopathie, Parkinson-Krankheit), der Greif- und Saugreflex nur bei schwerer Hirnschädigung.

Untersuchung vegetativer Funktionen

- Stuhl- und Urinanamnese: unwillkürlicher Abgang bei Krampfanfall, Retention bei spinalen Läsionen, Inkontinenz bei MS.
- Zeichen vegetativer Labilität: Schweißneigung (Delir ▶ 5.3, Hyperthyreose), Dermografismus.

1.2.6 Diagnosestellung und Klassifikation

Michael Rentrop und Peter Häussermann

Die psychiatrische Diagn. ergibt sich aus dem psychopath. Befund und der körperlichen Untersuchung zunächst als Sy.- oder Querschnittsdiagn., d. h., die festgestellten Sympt. werden als Sy. zusammengefasst. Eine endgültige Diagn. gelingt erst unter Einbeziehung der neuropsychologischen und apparativen Diagn. (▶ 2) und des Verlaufs. In diesem Zusammenhang auch Einordnung in ein Klassifikationssystem (Kapitel F der ICD-10, alternativ DSM-IV).
Die Systematik einer psychiatrischen Diagnosestellung soll in einem Flussdiagramm anhand eines Beispiels dargestellt werden (▶ Abb. 1.14). Auch wenn sich im Verlauf der Abklärung, wie im Beispiel mehrfach gezeigt, eine Diagn. ergibt, ist die Vervollständigung des restlichen Programms insb. bei ersterkrankten Pat. notwendig.

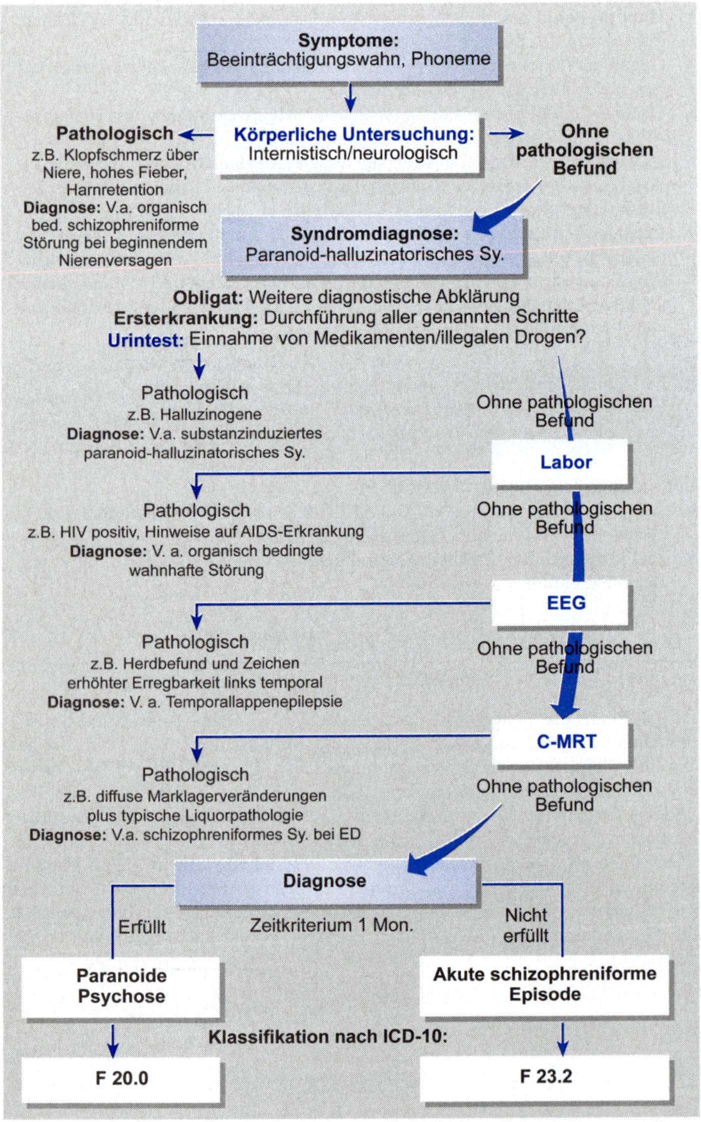

Abb. 1.14 Systematik der psychiatrischen Diagnosestellung anhand eines Beispiels: 22-jähriger Mann fühlt sich diffus von seiner Umwelt bedroht und erlebt erstmals Stimmenhören [L157]

1.3 Arbeit mit Angehörigen

Michael Rentrop und Peter Häussermann

Das Auftreten psychischer Erkr. in der eigenen Familie wird meist als schwerer Schicksalsschlag erlebt. Häufig ergeben sich Gefühle von Scham oder Schuld. Oft brechen verborgene Konflikte offen aus. Zudem erfordert die Behandlung des Pat. oft ein hohes Maß an Geduld und Zeit. Tendenzen der Angehörigen, dem Betroffenen alles „aus der Hand zu nehmen" sind dabei genauso wenig konstruktiv wie Strategien, das Problem der Erkr. zu verleugnen. Ein Teil der psychiatrischen Pat., insb. schwer kranke Menschen, sind lang dauernd auf die Hilfe und Unterstützung ihrer Familien angewiesen. Praktisch jeder braucht Unterstützung, um die Erfordernisse der Behandlung (z. B. Medikamenteneinnahme) langfristig aufrechtzuerhalten.

> Ohne Einbeziehung der Angehörigen kann eine Behandlung langfristig kaum gelingen. Ist keine Familie verfügbar, sollte ein Kontakt zu nahen Freunden oder Betreuungspersonen hergestellt werden, wenn es sich um die Behandlung einer schweren psychischen Erkr. handelt.

Ärztliche Aufgaben:
- Informationsvermittlung über Erkr. und Behandlung.
- Beratung über Rehabilitationsmöglichkeiten.
- Erarbeiten eines Notfall- und Krisenplans.
- Individuelle Balance aus Förderung von Eigenständigkeit und Verbundenheit mit der Primärfamilie.

Auf der anderen Seite des familiären Spektrums stehen Menschen, die in ihrer Entwicklungszeit von nahen Angehörigen Gewalt, emotionale Vernachlässigung oder sexuelle Übergriffe erlitten haben. Im Alltag daher immer Versuch, **im Einverständnis mit dem Pat.** Kontakt zur Familie zu finden. Dies kann dann nicht gelingen, wenn Gewalt fortgesetzt stattfindet oder von Teilen der Familie verleugnet wird.

Sollte eine durch die Erkr. des Pat. bedingte Atmosphäre des Misstrauens zwischen Pat. und nächsten Angehörigen herrschen, empfiehlt sich folgendes Vorgehen:
- Gemeinsame Familiengespräche anbieten.
- Keinesfalls am Pat. vorbei, „über den Pat. sprechen" (Schweigepflicht, Zerstören der Vertrauensbasis einer Behandlung).
- Falls kein gemeinsamer Kontakt möglich:
  - Entwicklung/Gesundung eine Chance einräumen, Thema „Familiengespräch" regelmäßig erneut vorschlagen.
  - Angehörige auf andere Hilfs- und Informationsmöglichkeiten verweisen (psychoedukative Gruppen, Angehörigenberatung durch Angehörigenverbände, z. B. ApK).

1.4 Stationsvisiten

Michael Rentrop und Peter Häussermann

Häufig Einteilung in Kurvenvisite und direkten Patientenkontakt.

1.4.1 Kurvenvisite

Forum für interdisziplinären Austausch. Überprüfung der Umsetzung individueller Therapieziele und Formulieren neuer bzw. Anpassen bestehender Zielvorgaben. Dabei erscheint es sinnvoll, Aufgaben schriftlich festzuhalten, konkret zu formulieren und namentlich zu vergeben.

Beispiel: Pat. Frau M. Vorstellung in therap. WG XY, am … mit Frau Huber vom Sozialdienst
oder
Visite vom 20.10.2008; Pat. Herr B.:

Problembereich:	Therapeutisches Ziel:	Verantwortlich:
Morgendliches Aufstehen	Teilnahme an Frühstück und Morgengymnastik Tagesplan	Frau Maier, Pflegeteam

1.4.2 Patientenvisite

In Patientenvisite bedenken, dass ein Forum von Profis für Pat. zunächst Stress bedeutet.

- Hoch problematische Themen (z. B. traumatische Erlebnisse) lassen sich in diesem Rahmen nicht besprechen.
- Sprachniveau individuellen Bedürfnissen der Pat. anpassen, absoluter Verzicht auf wertende Aussagen.
- Bei problematischen Verhaltensweisen Versuch, gemeinsames Problembewusstsein zu schaffen und Lösungen zu finden.
- Schwer kranke Pat. ggf. am Krankenbett besuchen.
- Termine zu Einzelgesprächen **nicht nur** offensichtlich belasteten Pat. anbieten.

1.5 Patientengruppen

Michael Rentrop und Peter Häussermann

1.5.1 Therapeutische Gruppen

Umgang mit Gruppen erfordert Erfahrung. Daher für Berufseinsteiger zunächst Rolle als Kotherapeut. Dieser hat eine weniger aktive Aufgabe, soll die Gruppe beobachten und einschreiten, wenn sich problematische Situationen abzeichnen. Ideal: Therapeut und Kotherapeut sitzen sich in der Gruppensitzung gegenüber.

Eine Gruppe braucht einen Rahmen von Regeln, der in der ersten gemeinsamen Sitzung für alle besprochen und ggf. wiederholt werden muss. Therapeut und Kotherapeut achten auf Einhaltung dieser Regeln. Neben verbindlichen Terminen, die auch auf Station bekannt sein müssen, Erstellung eines schriftlichen Programms, soweit möglich.

Hinsichtlich **Gruppenregeln** hat sich folgendes Fundament bewährt:

- Jeder kann und soll zu Wort kommen.
- Für persönliche Themen, die in der Gruppe besprochen werden, besteht „Schweigepflicht".

- Teilnehmer achten auf einen „nicht bewertenden" Umgang miteinander.
- Wer sich zu sehr belastet fühlt, kann die Gruppe verlassen, soll aber signalisieren, ob er allein zurechtkommt oder Unterstützung braucht.
- Der Therapeut übernimmt die Aufgabe des Moderators, er schützt die Gruppe vor Überforderung und achtet auf die Einhaltung der Regeln.

1.5.2 Stationsversammlung

Neben therap. Gruppenangeboten ist es gelegentlich angezeigt, Pat. einer Station „ungeplant" in einer gemeinsamen Besprechung zusammenkommen zu lassen. In einem angenehmen Sinne, etwa um anstehende Veranstaltungen (z. B. Weihnachtsfeier) zu besprechen, aber v. a. auch nach einschneidenden, alle betreffenden schwierigen Ereignissen (z. B. schwere Verletzung nach Suizidversuch auf Station oder Tod eines Pat.). Gerade bei katastrophalen Geschehnissen ist ein transparenter, offener Umgang und Vermittlung eines gleichen Informationsstands von Bedeutung, um „Legendenbildung", paranoiden Ängsten und Nachahmungstaten entgegenzuwirken. Auch die häufig nach Suizid eines Mitpat. auftretenden Schuldgefühle können gemeinsam von der Gruppe getragen werden, um ggf. später in einem therap. Einzelkontakt bearbeitet zu werden.

Suizid ist „ansteckend"; eine Suizidhandlung im Umfeld einer psychiatrischen Station bedeutet eine schwere Krise für alle Pat. und muss sowohl Vorsichtsmaßnahmen als auch konkrete Hilfsangebote nach sich ziehen. Dabei ist von ärztlicher Seite ein offener Umgang mit eigenen Grenzen („Wir haben den Tod von Frau/Herrn ... nicht verhindern können"), als auch ein klarer Standpunkt („Suizid ist keine Lösung eines Problems") notwendig. Letztlich werden gefährdete Pat. vermutlich v. a. durch „Beziehung" (Familie, Freunde, Arzt, Stationsteam) von einem eigenen Suizidversuch abgehalten. Idealisierung des Verstorbenen vermeiden, um kein „Positivmodell" entstehen zu lassen.

1.6 Patienten mit Migrationshintergrund

Michael Rentrop und Peter Häussermann

Bei Unkenntnis der Landessprache ist die psychiatrische Untersuchung stark erschwert, ggf. mithilfe eines Dolmetschers möglich. Meist Exploration durch direkte Fragen nötig, um Missverständnisse zu vermeiden, auch bei Verständigung in einer dritten Sprache (z. B. Englisch).
Gute Kenntnisse des kulturellen Hintergrunds sind zur richtigen Einordnung von Sympt. und Problemen nötig. Ausländische Pat. sind durch die Sprachbarriere und die kulturelle Entwurzelung vermehrt gefährdet, psychische Erkr. zu entwickeln.
Zur objektiven Beurteilung bestimmter Funktionen sprachfreie psychometrische Testverfahren heranziehen (▸ 1.2.4, ▸ 21.4).

1.7 Der psychiatrische Notfallpatient

Michael Rentrop und Peter Häussermann

Bewusstseinsstörungen, Suizidalität (▶ 4.7), akute psychotische Sympt., akute Angst, Erregung (▶ 4.6.1), Delir (▶ 5.3), neuropharmakogene Notfälle (▶ 4.8).

> **!** Ein sehr gefährlicher und häufiger Fehler ist es, bei einer vordergründig psychiatrischen Notfallsituation eine lebensgefährliche, aber gut therapierbare somatische Erkr. zu übersehen (z. B. Aggressivität oder Verwirrtheit aufgrund einer Hypoglykämie)!

Vorgehen:

- Orientierung über Bewusstsein, Vitalfunktionen.
- Bei bewusstseinsgestörten Pat. (▶ 3.1.1) bei Kontaktfähigkeit groben psychopath. Befund erheben (▶ 1.2.3).
- **Zu beachten:**
  - Ruhig bleiben, Ruhe ausstrahlen, erweckt beim Pat. Vertrauen.
  - Mit allen Beteiligten sprechen, Fremdanamnese trägt oft wesentlich zur Diagn. bei oder ist sogar einzige Informationsquelle.
  - Mit Pat. möglichst allein reden. **Cave:** nicht bei fremdaggressiven Pat.
  - Uneingeschränktes Akzeptieren und Ernstnehmen der subjektiven Sicht des Pat. (Sorgen, Befürchtungen, Wahnvorstellungen oder offensichtliche Fehlinterpretationen).
- **Körperliche Untersuchung:** Besonders auf mögliche somatische Ursachen achten!
  - Verletzungen (z. B. Erregungszustand bei subduralem Hämatom).
  - Hinweise auf Intox. (z. B. Nadeleinstiche, Stupor bei Morphinintox.).
  - Neurologische Herdzeichen (z. B. Verwirrtheitszustand bei Schlaganfall).
  - Herz- oder Ateminsuff. (z. B. Verwirrtheit bei Hypoxie).
  - Metabolische Störungen (z. B. Azetongeruch).

> **Psychiatrische Indikation zur notfallmäßigen stationären Einweisung**
> - Selbst- oder Fremdgefährdung.
> - Desorientiertheit.
> - Nicht zu dämpfende panikartige Angst, Erregungszustand.
> - Stupor, Katatonie.
> - Bei Verweigerung des Pat. und Erfüllung der entsprechenden Voraussetzungen Zwangsunterbringung (▶ 1.8.6).

1.8 Rechtliche Aspekte der medizinischen Behandlung

Michael Rentrop, Peter Häussermann und Patrick Rosenow

1.8.1 Geschäftsfähigkeit des Patienten

Definition

Fähigkeit, selbstständig rechtlich wirksame Handlungen und Geschäfte zu tätigen und bindende Erklärungen abzugeben. Sie ist Voraussetzung für den Abschluss eines rechtlich bindenden Behandlungsvertrags zwischen Arzt und Pat. Voraussetzung ist die freie Willensbestimmung (Fähigkeit der freien Willensbildung und -äußerung).

! Bei Notfällen besteht in jedem Fall Behandlungspflicht!

Einteilung

Uneingeschränkt geschäftsfähig: jeder Volljährige (in Deutschland ab 18 J.).
Eingeschränkt geschäftsfähig: Kinder zwischen 7 und 18 J., Eltern müssen zustimmen. Zustimmung kann bei risikoarmen, akuten Behandlungen ohne stationären Aufenthalt (z. B. Nähen einer Platzwunde) entfallen, wenn das Kind über das erforderliche Maß an Verstandesfähigkeit verfügt, um die Tragweite seiner Entscheidung zu überschauen.
Geschäftsunfähig sind Kinder < 7 J. sowie

- Pat. mit länger dauernder Störung der Geistestätigkeit (ab mehreren Wo.), die eine freie Willensbestimmung ausschließt (z. B. Korsakow-Sy. nach schwerem chron. Alkoholmissbrauch). Bei kurzfristigen Störungen (z. B. Blutalkoholkonzentration ab ca. 3 ‰, hohes Fieber, Drogeneinfluss, Bewusstlosigkeit) bleibt der Pat. geschäftsfähig. Allerdings sind die Willensäußerungen, die in diesem Zustand abgegeben werden, mit ihren rechtlichen Konsequenzen unwirksam (§ 105 Abs. 2 BGB).
- Pat., die generell nicht in der Lage sind, Entscheidungen von vernünftigen Erwägungen abhängig zu machen; nicht bedingt durch reine Willensschwäche oder leichte Beeinflussbarkeit (§ 104 BGB).

Rechtliche Konsequenz fehlender Geschäftsfähigkeit

Die Willenserklärung (z. B. Einwilligung zu medizinischem Eingriff) des Pat. und damit der Behandlungsvertrag zwischen Arzt und Pat. ist rechtlich unwirksam; nur der gesetzliche Vertreter kann rechtlich wirksame Erklärungen abgeben.

Gesetzliche Vertreter bei fehlender oder beschränkter Geschäftsfähigkeit

Minderjährige: i. d. R. die Eltern gemeinsam, ansonsten der Vormund des Kindes.
Erw. (§ 1896 BGB): Ein Betreuer (▶ 1.8.5) ersetzt seit 1.1.1992 den Pfleger bzw. Vormund für einen geschäftsunfähigen Erw.

1.8.2 Einwilligung

Rechtsgrundlage für eine ärztliche Maßnahme (▶ Tab. 1.7). Jede Verletzung der physischen oder psychischen Integrität des Pat. ist eine Körperverletzung, die strafrechtliche und zivilrechtliche Folgen (z. B. Schmerzensgeldansprüche) haben kann.

Tab. 1.7 Zur Einwilligung berechtigte Personen abhängig vom Alter des Patienten

Alter (Jahre)	Psychische/physische Besonderheiten	Zur Einwilligung berechtigte Personen
< 7		Gesetzlicher Vertreter (Eltern, Elternteil, Vormund). Bei komplikationsträchtigen Eingriffen beide Elternteile, ausgenommen ein Elternteil ist allein personensorgeberechtigt
7–18	Eingriff ist aufschiebbar und hat möglicherweise weitreichende Konsequenzen; Minderjähriger kann Bedeutung und Tragweite nicht erfassen, ist bewusstlos oder sonst nicht in der Lage, seinen Willen zu äußern	Gesetzlicher Vertreter (s. o.)
	Minderjähriger ist aufgrund seiner geistigen und sittlichen Reife in der Lage, die Bedeutung und Tragweite des vorgesehenen Eingriffs zu erfassen (Beurteilung durch den Arzt)	Minderjähriger selbst; in Zweifelsfällen und bei aufschiebbaren Behandlungen immer vorher Einverständnis der Eltern einholen
> 18	Pat. ist in der Lage, Bedeutung und Konsequenzen des Eingriffs zu erfassen	Pat. selbst
	Pat. kann Bedeutung und Konsequenzen der ärztlichen Maßnahme nicht erfassen oder nicht nach dieser Einsicht handeln (großer Ermessensspielraum des Arztes)	
	• Aufschiebbarer Eingriff	Gerichtliche Entscheidung
	• Nicht aufschiebbarer Eingriff	Initial Behandlung im Rahmen des Handelns ohne Einwilligung (s. o.), danach gerichtliche Entscheidung
	Pat. steht unter Betreuung für Aufgabenbereich „ärztliche Maßnahmen"	Betreuer
	Pat. ist bewusstlos oder sonst nicht in der Lage seinen Willen zu äußern	Initial Behandlung im Rahmen des Handelns ohne Einwilligung, danach Entscheidung des Betreuers bzw. des Gerichts

! Auch bei Blutentnahmen, Injektionen oder der Gabe von Medikamenten muss der Pat. einwilligen!

Bedeutung einer Einwilligung

- Einverständnis mit einer medizinischen Maßnahme (z. B. medikamentöse oder operative Ther.).
- Zustimmung zur Gefahr und Verzicht auf Schadenersatz im Fall einer Schädigung, über deren Risiko zuvor aufgeklärt wurde; nicht bei Behandlungsfehlern.
- Ausschluss von Strafbarkeit für die Therapiemaßnahmen (bzw. Komplikationen), in die der Pat. eingewilligt hat (bzw. über die er aufgeklärt wurde). Pat. muss gegenüber dem Arzt, der den Eingriff vornimmt, einwilligen.

Voraussetzungen für die rechtliche Wirksamkeit einer Einwilligung

- Sie wurde nicht unter Täuschung, Drohung oder Zwang erteilt.
- Sie erfolgte in Kenntnis der Tragweite und Folgen, d. h. nach entsprechender, rechtzeitiger Aufklärung.
- Die ärztliche Maßnahme dient dem therap. Wohl des Pat. (vorbeugende Schutzmaßnahmen sind zulässig, wenn der Pat. sich selbst oder andere gefährdet).

! **Voraussetzungen für einen Eingriff ohne Einwilligung**

Betrifft Pat., die nicht in den Eingriff einwilligen können (z. B. bewusstlose Pat.) oder dürfen (z. B. betreute Pat.).

- Der Eingriff ist nicht aufschiebbar (z. B. bei Lebensgefahr). Werden zusätzliche, aufschiebbare Maßnahmen vorgenommen (z. B. elektive Appendektomie bei Übernähung eines rupturierten Magenulkus), ist der gesamte Eingriff unzulässig und somit strafbar.
- Nach ärztlicher Einschätzung würde der Pat. seine Einwilligung in den Eingriff nach entsprechender Aufklärung erteilen.

Bei Minderjährigen gilt außerdem:

- Gefährden Eltern Leben oder Gesundheit eines Kindes durch die Ablehnung einer medizinisch notwendigen Behandlung (z. B. OP, Bluttransfusion), kann die Entscheidung der Eltern durch eine vorläufige Anordnung des Vormundschaftsgerichts gemäß § 1846 BGB (▶ 1.8.6, Unterbringung Minderjähriger) ersetzt werden.
- Dringend erforderliche lebensrettende Maßnahmen sind ohne Entscheidung des Vormundschaftsgerichts zulässig.

1.8.3 Aufklärungspflicht

! Die Aufklärung über alle relevanten Umstände der vorliegenden Erkr. und ihrer Ther. (mit typischen Risiken) ist Grundvoraussetzung für die rechtliche Wirksamkeit der Einwilligung (▶ 1.8.2).

- Der Umfang richtet sich nach Dringlichkeit und Sachkundigkeit des Pat., seinem Bildungsgrad und bestehenden Wahlmöglichkeiten; in jedem Fall Aufklärung über typische Risiken unabhängig von der Komplikationsrate.
- Aufklärung bei geplanten Eingriffen mindestens 2 d vorher. **Cave:** Keinesfalls erst nach der Prämedikation aufklären!
- Das Aufklärungsgespräch möglichst mehrfach führen (evtl. auch mit Angehörigen).
- Schriftliche Dokumentation des Aufklärungsgesprächs mit Unterschrift des Pat. und evtl. Zeugen (späteres Beweismittel!).

> **!** Besonders sorgfältig muss die Aufklärung bei Anwendung neuer Behandlungsmethoden, zweifelhafter OP-Ind., diagn. Eingriffen oder bei erhöhtem Misserfolgsrisiko erfolgen.

1.8.4 Schweigepflicht

> **!** Der Arzt muss über alle Tatsachen schweigen, die er vom Pat. im Rahmen der Arzt-Pat.-Beziehung erfährt (prinzipiell auch gegenüber Angehörigen).

Bruch der Schweigepflicht:

- Im gerichtlichen Verfahren ist der Arzt nicht verpflichtet, über Lebenssachverhalte auszusagen, die ihm im Rahmen der Arzt-Pat.-Beziehung bekannt geworden sind, wenn er nicht durch den Pat. von der Schweigepflicht entbunden wurde.
- Eine Verletzung der Schweigepflicht kann mit Freiheitsstrafe bis zu einem Jahr oder Geldstrafe geahndet werden.
- Auch im Zusammenhang mit gerichtlichen Gutachten darf ohne Bruch der Schweigepflicht nur über die unmittelbar die Fragestellung des Gutachtens berührenden Tatsachen berichtet werden (z. B. fällt i. d. R. eine Sexualanamnese nicht in die Fragestellung bei Begutachtung zur Berufsunfähigkeit; ▶ 22).

1.8.5 Betreuung

Ein Betreuer ist ein von Amts wegen bestellter gesetzlicher Vertreter für Aufgaben, die der Betreute nicht selbst besorgen kann; Abstufungen sind möglich.

Voraussetzung

Pat. ist infolge einer Krankheit oder Behinderung nicht in der Lage, seine Angelegenheiten selbst zu besorgen.

- Psychisch (konkretisiert durch fachpsychiatrisches Gutachten): z. B. affektive Störung, Schizophrenie, seelische Störungen als Folge einer somatischen Erkr., organisch bedingte psychische Störungen (z. B. nach Hirnverletzungen), Abhängigkeitserkr.
- Geistige oder seelische Behinderung: z. B. bleibende psychische Beeinträchtigungen aufgrund vorangegangener psychischer Krankheiten.

- Körperliche Behinderung: nur wenn ein Pat. trotz geistiger Wachheit oder unter Inanspruchnahme eines Helfers (z. B. Krankenpfleger) kaum in der Lage ist, seinen Willen zu äußern (z. B. bei Aphasie nach Schlaganfall oder Lähmung durch Unfall).

Wahl des Betreuers

Für das Amt des Betreuers kommt jeder infrage, der selbst nicht unter Betreuung steht. Der Pat. hat ein Mitspracherecht bei der Auswahl eines gesetzlichen Betreuers. Stehen keine wichtigen Gründe entgegen, wird das Gericht in aller Regel dem Wunsch des Pat. folgen.
Daher ist es ärztliche Aufgabe, bei Einrichtung einer Betreuung nach geeigneten Personen aus dem Umfeld des Pat. zu fragen.
Darüber hinaus bedenken, dass bei Auswahl eines Berufsbetreuers, zwar z. B. Neutralität im Fall familiärer Auseinandersetzungen gewahrt ist, jedoch nicht unerhebliche Kosten entstehen. Zurzeit kostet eine Arbeitsstunde eines Berufsbetreuers ca. 60 Euro, die der Pat. tragen muss.

! Selbsthilfe oder Vorsorgemaßnahmen (z. B. Organisation einer häuslichen Pflege) haben generell Vorrang vor Anordnung einer Betreuung. Eine rechtsgeschäftliche Vorsorgevollmacht kann vor Eintritt einer Betreuungsbedürftigkeit abgeschlossen werden und ist rechtlich einer gesetzlichen Betreuung gleichgestellt.

Beispiel für einen Antrag auf Einrichtung einer Betreuung

Antrag auf Einrichtung einer Betreuung (an das zuständige Amtsgericht, Abteilung für Betreuungssachen)

Betr.: Herrn/Frau .... geb. .... wohnhaft ....

Ich beantrage für den/die oben Genannte(n) die Einrichtung einer Betreuung mit folgenden Wirkungskreisen: z. B. Aufenthaltsbestimmung, Zuführung zu ärztlicher Behandlung, Vermögenssorge

Bei Herrn/Frau .... liegt folgende Erkrankung vor: ....

Der/Die Betroffene ist aus diesem Grund nicht mehr in der Lage, seine/ihre Angelegenheiten in den genannten Wirkungskreisen selbst zu besorgen. Eine Verständigung über Sinn und Zweck der Betreuung ist mit ihm/ihr nicht möglich, da ihm/ihr die Einsicht in seine/ihre Erkrankung und die Notwendigkeit ihrer Behandlung fehlt.

Der/Die Betroffene hat folgende nähere Verwandte: ....

Als Betreuer wird vorgeschlagen: .... (ggf. Begründung).

Behandelnder Arzt oder Angehörige stellen schriftlichen Antrag (Diagn., Begründung der Notwendigkeit) auf Betreuung nach § 1896 BGB beim zuständigen Betreuungsgericht, d. h. bei Deutschen beim Betreuungsgericht des Wohnorts, bei Ausländern beim für die Klinik zuständigen Vormundschaftsgericht.

Das Betreuungsgericht leitet ein Verfahren ein und hört Betroffene (ggf. auch Angehörige) in möglichst vertrauter Umgebung an. Es lässt ein ärztliches Gutachten (i. d. R. psychiatrisch) mit der Frage erstellen, ob der Pat. Aufgaben nicht mehr selbstständig erledigen kann und wenn ja welche, entscheidet über Erfordernis einer Betreuung und bestellt einen Betreuer für die entsprechenden Aufgabenbereiche (z. B. Vermögenssorge, Sorge für Gesundheit und Zustimmung zu ärztlichen Maßnahmen, Vertretung gegenüber Behörden, Regelung von Wohnungsangelegenheiten, Aufenthaltsbestimmung, Rentenangelegenheiten).
Besteht eine Betreuung für den Aufgabenbereich „Aufenthaltssorge", kann der Betreuer für den Betreuten eine Unterbringung (▶ 1.8.6) anregen.
Die Einrichtung einer Betreuung nimmt aufgrund des vorgeschriebenen Wegs häufig einige Zeit in Anspruch. So wird u. U. vom Gericht vor Einleitung eines Betreuungsverfahrens die Plausibilität durch Zwischenschaltung einer Betreuungsstelle überprüft. Im Alltag ergeben sich häufig Situationen, bei denen zwar keine unmittelbare Gefahr gegeben ist, die aber dennoch keinen Aufschub über Wochen dulden. In diesem Fall kann ein Antrag auf Erlass einer einstweiligen Anordnung zur Bestellung eines vorläufigen Betreuers gestellt werden, der zunächst für die Dauer von 6 Mon. bestellt wird (§ 300 FamFG).

> ! Vor ärztlichen Maßnahmen, die mit Lebensgefahr oder einem hohen Risiko einhergehen, muss neben der Zustimmung des Betreuers immer auch die des Betreuungsgerichts eingeholt werden. Ausnahme: Die ärztliche Maßnahme ist so dringend, dass mit dem Aufschub Gefahr für Leib und Leben verbunden wäre (§ 1904 BGB).

1.8.6 Unterbringung

Zwangsweises Festhalten eines Pat. gegen seinen Willen in einem psychiatrischen Krankenhaus oder an einem anderen geeigneten Ort nach öffentlichem, Zivil- oder Strafrecht. Letztes Mittel, wenn der Pat. sich nicht von der Notwendigkeit der Aufnahme überzeugen lässt. Dauert an, bis Gefahr für Pat. oder Dritte beseitigt wurde.

> ! In jedem Fall muss sofort ein ärztliches Zeugnis an das Betreuungsgericht gefaxt werden. Die gerichtliche Entscheidung über Unterbringung des Pat. muss innerhalb von längstens 24 h nach Einweisung vorliegen.

Öffentlich rechtliche Unterbringung

In jedem Bundesland landesrechtlich unterschiedlich geregelt (z. B. in Bayern „Unterbringungsgesetz"). Schnellste Form der Unterbringung. Bei akuter Eigen- oder Fremdgefährdung.

> ⚡ Immer im akuten Notfall, v. a. nachts und am Wochenende.

Voraussetzungen

- Pat. ist psychisch krank oder wegen Geistesschwäche oder Sucht psychisch gestört, und
- Pat. stellt eine erhebliche Gefahr für sich selbst (Suizid- oder Selbstverstümmelungsgefahr) oder für die Allgemeinheit (schwere Straftaten) dar.

Hauptziel der landesrechtlichen Unterbringung ist das Abwenden von Gefahren für die öffentliche Sicherheit und Ordnung; daher keine automatische Erlaubnis zur Behandlung des Betroffenen enthalten, jedoch alle Maßnahmen, die bei unmittelbarer Selbst- oder Fremdgefährdung zur Gefahrenabwehr notwendig sind. Im Alltag meist Umwandlung einer landesrechtlichen Unterbringung in eine Unterbringung nach Zivilrecht anstreben, nachdem der Betroffene in eine Klinik eingeliefert wurde.

Vorgehen Arzt oder andere Person benachrichtigt die zuständige Ordnungsbehörde (in Bayern: Kreisverwaltungsbehörde bzw. Landratsamt, ist dieses nicht erreichbar, die Polizei) und diese beantragt die Unterbringung. Sind die Voraussetzungen für die Unterbringung erfüllt, so kann die Ordnungsbehörde die vorläufige Unterbringung eines Pat. nach PsychKG (je nach Bundesland) in eine geschlossene Anstalt verfügen, wenn eine einstweilige Anordnung durch das Betreuungsgericht zeitlich nicht mehr rechtzeitig ergehen kann (z. B. nachts). In jedem Fall informiert die Kreisverwaltungsbehörde/die Polizei das zuständige Betreuungsgericht unverzüglich, spätestens bis 12 Uhr des folgenden Tages von der Unterbringung.

Der Arzt nimmt gegenüber der Ordnungsbehörde bzw. dem Betreuungsgericht zu den Voraussetzungen der Unterbringung schriftlich Stellung.

Ein Richter hört Pat. so rasch wie möglich an (Wochenende: richterlicher Notdienst) und trifft eine Entscheidung über die Unterbringung.

Besteht für den Pat. keine Gefahr mehr, wird die Unterbringung auf Anregung des Arztes vom Betreuungsgericht aufgehoben.

> **!** Bei der Einweisung nach dem PsychKG hat das jeweilige dem Ort der PsychKG-Ausstellung nächstgelegene psychiatrische Krankenhaus Aufnahmepflicht, wenn ein solches nicht erreichbar ist, auch andere Krankenhäuser.

> **Beispiel für einen Antrag auf Unterbringung**
>
> Antrag auf Unterbringung in einem psychiatrischen Krankenhaus
>
> Ärztliche Bescheinigung
>
> Herr/Frau .... geb. .... wohnhaft .... wurde heute von uns psychiatrisch untersucht. Er/Sie hat die Wahnvorstellung, von der Mafia mit dem Tod bedroht zu werden, hört Stimmen, die ihn/sie zum Suizid auffordern. Heute hat er/sie in der Wohnung seiner/ihrer Eltern zweimal versucht, aus dem Fenster zu springen.
>
> Herr/Frau .... ist demnach als geisteskrank und akut selbstgefährdet anzusehen. Seine/Ihre sofortige Unterbringung in einer geschlossenen Abteilung ist zwingend notwendig. Die Voraussetzungen für seine/ihre Unterbringung nach dem Unterbringungsgesetz sind aus ärztlicher Sicht gegeben.

Zivilrechtliche Unterbringung

Vor allem zur medizinischen Behandlung. Bei Eigengefährdungsaspekten einzusetzen. Bei akuter Fremdgefährdung greift hingegen das PsychKG.

Voraussetzungen Pat. ist psychisch krank oder wegen Geistesschwäche oder Sucht psychisch gestört und bedarf der Untersuchung seines Gesundheitszustands, einer Heilbehandlung oder eines ärztlichen Eingriffs, die jeweils die Unterbringung erfordern, und Pat. willigt wegen seiner psychischen Krankheit in die Unterbringung nicht freiwillig ein. Voraussetzung ist immer die Nichteinsichtsfähigkeit des psychisch kranken Pat.

Vorgehen Antrag durch Arzt oder andere Person beim zuständigen Betreuungsgericht (in dessen Bezirk der Pat. seinen Wohnsitz hat bzw. das eine bereits bestehende Vormundschaft oder Betreuung angeordnet hat) auf Unterbringung des Pat. In Eilfällen Antrag auf vorläufige Anordnung einer Unterbringung bei dem Gericht, in dessen Bezirk die Klinik liegt.
Arzt nimmt gegenüber dem Betreuungsgericht zu den Voraussetzungen der Unterbringung schriftlich Stellung.
Richter hört Pat. so rasch wie möglich an (Wochenende: richterlicher Notdienst) und trifft eine einstweilige Entscheidung über die Unterbringung.

Zivilrechtliche Unterbringung Minderjähriger

Zur Heilbehandlung Auf Antrag der Eltern (des gesetzlichen Vertreters ▶ 1.8.2) nach vorheriger Zustimmung des Familiengerichts gemäß § 1631b BGB. Sind die Eltern nicht erreichbar oder mit der Maßnahme nicht einverstanden, kann der Arzt eine einstweilige Anordnung zur Unterbringung eines Minderjährigen nach § 1846 BGB beim zuständigen Vormundschaftsgericht beantragen. Unterbringungsähnliche Maßnahmen (z. B. Fixierung) sollten durch das Vormundschaftsgericht genehmigt werden.

Bei akuter Gefahr Die Eltern/Der gesetzliche Vertreter können das Kind bei Suizidgefahr oder Gefahr von Straftaten vorläufig ohne Einschaltung des Gerichts in eine geschlossene Anstalt bringen (dieser Weg ist für die Eltern schneller als eine öffentlich rechtliche Unterbringung). **Cave:** Andere Personen müssen eine Unterbringung nach öffentlichem Recht beantragen.
Der Arzt muss in diesem Fall das Gericht unverzüglich, d. h. bei nächtlicher Einlieferung am nächsten Tag (Wochenende: richterlicher Notdienst), benachrichtigen und die Unterbringung des Kindes nach § 1631b BGB beantragen.
Die Unterbringung ist bis zur Entscheidung des Vormundschaftsgerichts aufrechtzuerhalten, es sei denn, es besteht aus medizinischer Sicht keine akute Gefahr mehr für den Minderjährigen.

Zivilrechtliche Unterbringung eines unter Betreuung stehenden Erwachsenen

Auf Antrag des Betreuers oder entsprechend Bevollmächtigten; nur mit vorheriger Genehmigung des Betreuungsgerichts nach § 1906 BGB möglich. In folgenden Ausnahmefällen kann der Betreuer den Betreuten selbst in eine geschlossene Anstalt bringen:

- Bei akuter Selbstgefährdung aufgrund einer psychischen Krankheit oder geistigen oder seelischen Behinderung (s. o.) **oder:**

- Ärztliche Behandlung des Betreuten ist unverzüglich erforderlich, ohne dass er aufgrund seiner Krankheit oder geistigen oder seelischen Behinderung (s. o.) die Notwendigkeit der Behandlung einsieht.

Eine Entscheidung des zuständigen Gerichts über die Unterbringung ist dann unverzüglich, d. h. bei nächtlicher Einlieferung am nächsten Tag (Wochenende: richterlicher Notdienst), zu beantragen.

! Ärztliche Maßnahmen gegen den Willen des Betreuten (bzw. Betreuers für den Bereich „ärztliche Maßnahmen") sind rechtlich nur zulässig, wenn sie dem Schutz von Leben und Gesundheit des Betreuten dienen. Ansonsten muss das Betreuungsgericht über die ärztliche Maßnahme entscheiden.

Zivilrechtliche Unterbringung eines nicht betreuten Erwachsenen

! Kann nur durch das Betreuungsgericht angeordnet werden. Erfordert daher Zeit. Bei akuter Selbst- oder Fremdgefährdung immer öffentlich rechtliche Unterbringung.

Bei Dringlichkeit muss Antrag auf Erlass einer einstweiligen Anordnung zur Bestellung eines vorläufigen Betreuers, verbunden mit dem Antrag auf einstweilige Anordnung oder Genehmigung einer vorläufigen freiheitsentziehenden Unterbringung, gestellt werden (§ 331 FamFG). Dem Antrag muss ein ärztliches Zeugnis über den Zustand des Pat. beigefügt werden.

Strafrechtliche Unterbringung

Im Vorfeld eines Strafverfahrens Antrag auf Unterbringung nach §§ 81, 126a StPO durch den Staatsanwalt zur Erstellung eines medizinischen Gutachtens oder zur einstweiligen Unterbringung, wenn dringende Gründe dafür sprechen, dass der Beschuldigte eine Straftat im schuldunfähigen Zustand oder im Zustand verminderter Schuldfähigkeit (▶ 22) begangen hat.

Nach Abschluss des Strafverfahrens im Rahmen des Strafvollzugs nach §§ 63, 64, 67a StGB, wenn im Strafurteil eine Unterbringung des Verurteilten ausgesprochen wurde; i. d. R. in geschlossener Abteilung des zuständigen forensischen Krankenhauses.

2 Ärztliche Arbeitstechniken und Diagnostik

Peter Häussermann und Dietlind Zohlnhöfer

2

2.1 Liquoruntersuchungen

Peter Häussermann

2.1.1 Liquorgewinnung

Indikationen V. a. entzündliche Erkr. des ZNS, subarachnoidale Blutung (SAB), Meningeosis carcinomatosa et lymphomatosa, unklare Bewusstlosigkeit, Demenzdiagn., Normaldruckhydrozephalus (NPH).

> ! Vorsicht bei erhöhtem Hirndruck, Blutgerinnungsstörungen und Antikoagulanzienther. (Quick < 50 %, PTT > 40 s, Thrombos < 30.000/), infektiöse Hauterkr. oder Abszesse im Bereich der Punktionsstelle.

Vorbereitung Pat. schriftlich aufklären. Zeit nehmen, standardisierten Aufklärungsbogen verwenden, Technik und Risiken erläutern. Bei unruhigen Pat.: Prämedikation mit Lorazepam (z. B. Tavor expidet®) 1–2,5 mg 30 Min. vor Liquorpunktion (LP), alternativ Midazolam 2,5–5 mg i. v. (z. B. Dormicum®) direkt vor LP. Spiegelung des Augenhintergrunds zum Ausschluss einer Stauungspapille als Hinweis auf erhöhten Hirndruck. Bei klin. V. a. erhöhten Hirndruck erst zerebrale Bildgebung (cCT oder cMRT). Vor LP müssen Gerinnung (PTT, INR/Quick-Wert) und Thrombozytenzahl vorliegen. Medikamentenanamnese! ▶ Abb. 2.1

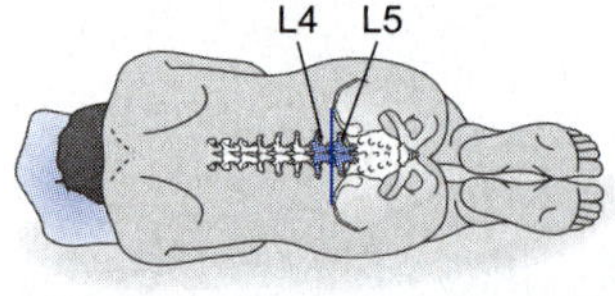

Abb. 2.1 Orientierung am liegenden Patienten zur Liquorpunktion [L106]

> - Keine Punktion bei Gerinnungsstörungen, Vollheparinisierung, Marcumar-Einnahme. Nach Einnahme von irreversiblen Thrombozytenaggregationshemmern wie ASS: Wenn keine Notfallind. vorliegt und Absetzen klin. verantwortbar, ASS absetzen, Punktion nach 7 d.
> - Nicht einwilligungsfähige Pat.: gesetzlichen Betreuer (mit Vollmacht für medizinische Belange) mit aufklären, muss unterschreiben. Bei Notfallind. (z. B. bewusstloser Pat., V. a. Meningitis): Punktion ohne Einwilligung möglich.
> - Leichte bis moderate Demenz (MMSE 18–26 Punkte): Pat. ohne gesetzliche Betreuung, der den Sinn und die Risiken der LP versteht und in eigenen Worten adäquat wiedergibt, kann einwilligen.

Venöse Blutentnahme: BZ, Gesamtprotein, Albumin, Immunglobuline, ggf. Laktat, evtl. Serologie (TPHA/TPPA, Borrelien-Serologie) zur späteren Interpretation der Liquoruntersuchung. Drei sterile Röhrchen mit Nr. 1, 2, 3 beschriften; bei V. a. Meningitis: zusätzlich Laktatröhrchen.

Durchführung

- **Lagerung:** möglichst entspannte Rückenmuskulatur und weitgehend ausgeglichene Lendenlordose. Daher im Liegen in Embryonalhaltung, Kissen vor den Bauch, Rücken an der Bettkante; im Sitzen Kopfbeugung, gekrümmte LWS, Kissen vor den Bauch. Ein Helfer sollte den Pat. an den Schultern nach vorn halten. Haut dreimal großflächig desinfizieren (strenge Asepsis); ggf. Lokalanästhesie, z. B. mit Lidocain 2 % (z. B. Xylocain®).

- **Punktion:** In der Regel lumbal zwischen den Dornfortsätzen der LWK 4 und 5 oder LWK 3 und 4 (Verbindungslinie der Beckenkämme). Subokzipitalpunktion (Zisternalpunktion, heute kaum mehr durchgeführt): Zwischen Hinterhauptschuppe und zweitem Halswirbel. Ind.: bei entzündlichen oder tumorösen Prozessen an der lumbalen Punktionsstelle. Mögl. unter Bildwandlerkontrolle.
  Prophylaxe des postpunktionellen Kopfschmerzes: kleines Duraloch durch „atraumatische" Nadeln mit konischem Schliff (z. B. Sprotte-Nadel). Parallele Ausrichtung des Nadelschliffs zur Längsrichtung der Durafasern.
  Exakt in der Mittellinie mit leicht nach kranial geneigter Nadelspitze eingehen. Nach Durchstechen des straffen Ligamentum interspinale und Überwinden des etwas federnden Durawiderstands Mandrin zurückziehen, sodass der Liquor langsam abtropfen kann. Tropft kein Liquor ab, Nadel mit Mandrin langsam weiter vorschieben.
  - Liquordruckmessung mittels Steigrohr am liegenden Pat. (normal 6–18 cmH_2O) bei Normaldruckhydrozephalus, Pseudotumor cerebri, Sinusvenenthrombose, SAB: ggf. erhöht.
  - Standarduntersuchung: drei Portionen Liquor zu je 2–4 ml in die drei Röhrchen (Reihenfolge beachten) abtropfen lassen.

Gibt der Pat. einen blitzartig ins Bein einschießenden Schmerz an, hat die Nadel beim Vorschieben eine Nervenwurzel berührt. Prozedere: Nadel zurückziehen, Richtungskorrektur, erneutes Vorschieben.

Nach Liquorgewinnung: Mandrin langsam wieder einführen, dann Nadel herausziehen, Punktionsstelle komprimieren, steriles Pflaster.

- **Nachbehandlung:** Bettruhe nach LP führt nicht zu einer geringeren Inzidenz, Intensität oder Dauer postpunktioneller Kopfschmerzen, sie verlängert lediglich die Latenz bis zu deren Einsetzen. Schnelle Mobilisation erleichtert Pflege, vermindert Thrombosegefahr. Viel trinken lassen.

Komplikationen

- Postpunktioneller Kopfschmerz: v. a. im Nacken, evtl. mit Erbrechen, Verschlimmerung beim Aufrichten und Stehen, Besserung im Liegen. Ther.: Pat. liegen lassen, evtl. parenterale Flüssigkeitszufuhr (z. B. 2 × 500 ml NaCl 0,9 %), symptomatische Schmerzther. (z. B. Metamizol 4 × 1 g für 2–3 d), epiduraler Blood Patch (epidurale Injektion von 15–20 ml autologem, steril abgenommenem venösem Blut. Bei Kopfschmerzpersistenz: Wiederholung, Erfolgsrate > 50 %).
- HN-Funktionsstörung: selten. Hörminderung, N. abducens oder N. trigeminus betroffen.
- Lähmungserscheinungen, Querschnitt: nach intraspinalen Blutungen, extrem selten.
- Bakterielle Meningitis: sehr selten.

- Chron. subdurale Hämatome: sehr selten bei wiederholten Lumbalpunktionen.
- Sinusvenenthrombosen: extrem selten.
- Bei erhöhtem Hirndruck: Gefahr der Einklemmung, im Zweifel: zerebrale Bildgebung vor Punktion.

2.1.2 Liquordiagnostik

Verfahren

- **Inspektion:** normal wasserklar, path. trüb, blutig, xanthochrom.
- **Pandy-Test:** 3–4 Tr. Liquor in 2 ml Pandy-Reagens (1 % Karbollösung). Ind.: Nachweis von denaturiertem Liquoreiweiß (starke Trübung).
- **Bestimmung der Zellzahl:** unmittelbar nach LP, spätestens innerhalb von 60 Min. Leukos in der Fuchs-Rosenthal-Kammer mit einem Rauminhalt von 3,2 µl zählen (daher früher Angabe in ⅓ Zellen); Erys (oft Stechapfelform) dürfen nicht mitgezählt werden. **Cave:** Differenzierung von Leukos und Erys für Ungeübte schwierig.
- **Histologie:** zytologische Untersuchung, Immunzytologie, Berliner-Blau-Färbung (bei V. a. SAB), Bakteriennachweis (Gramfärbung, Bakterienkultur).
- **Weitere Bestimmungen:** Glukose und Laktat, Gesamteiweiß, Albumin und IgG.
  - Albuminquotient: $Albumin_{Liquor}/Albumin_{Serum} \times 1.000$ zur Erfassung einer Schrankenstörung (leicht bei Werten > 8, mittelschwer bei Werten > 14, schwer bei Werten > 20).
  - IgG-Index: erhöht bei intrathekaler IgG-Produktion. Genauere Beurteilung der intrathekalen IgG-Synthese anhand des Reiber-Schemas $(IgG_{Liquor}/IgG_{Serum})/(Albumin_{Liquor}/Albumin_{Serum}$; ▶ Abb. 2.2); normal < 0,7.
  - Oligoklonale Banden mittels isoelektrischer Fokussierung (sensitive Methode zum Nachweis einer intrathekalen IgG-Produktion). Ind.: entzündliche ZNS-Erkr.
  - IgA und IgM zur Differenzierung entzündlicher ZNS-Erkr.

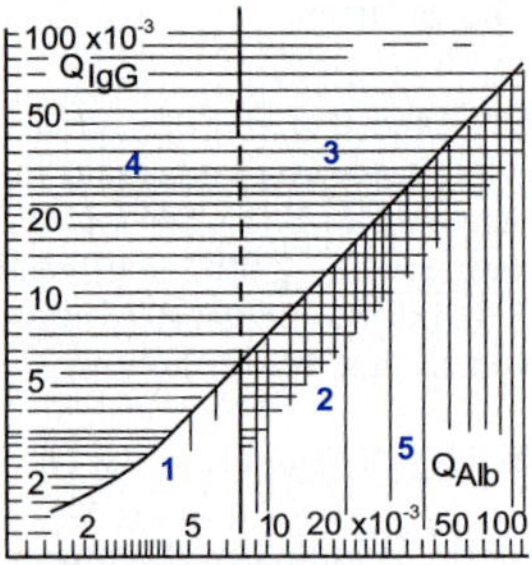

Abb. 2.2 Reiber-Schema [F382]

In Speziallabors
Aktivierte B-Lymphozyten (in der Frühphase entzündlicher ZNS-Erkr.), spezif. Antikörper (Ak), β_2-Mikroglobulin, Lysozym, neuronenspezif. Enolase, Protein S100, Interferone, Kupfer, Coeruloplasmin, Transferrin, ACE, Tumormarker. Bei Demenzen: ggf. Gesamt-τ, Phospho-τ, β-Amyloid (Aβ1–42), ggf. 14-3-3-Protein.

Befunde ▶ Tab. 2.1, ▶ Tab. 2.2

- **Pleozytose:** entzündliche Erkr., Zellzahl leicht ↑ bei Tumoren, Traumen, Hirninfarkt, ZNS-Vaskulitis oder als „Reizpleozytose" (bis zu 40 Zellen/mm³) bis etwa 2 Wo. nach vorangegangener LP.
- **Schrankenstörung** (**Albuminquotient** ↑): unspezif. Häufig bei Meningitiden, Guillain-Barré-Sy. (GBS), Meningealkarzinose, diabetische Polyneuropathie (PNP), Hirntumor, Hirninfarkt, Stoppliquor bei spinalem Kompressionssy. Pat. > 60 Lj.: leichte Störung der Schrankenfunktion wegen geringerer Liquorzirkulation physiologisch.
- **Intrathekale IgG-Produktion:** bei entzündlichen ZNS-Erkr., z. B. MS, Meningitis, Enzephalitis, Neurolues, Neuroborreliose.
- **Oligoklonale Banden:** pos. bei MS, Neuroborreliose, Meningitis, Enzephalitis (v. a. HIV-Inf., Herpes simplex), Neurolues, Polyradikulitis, Hirntumor.
- Intrathekale IgA- und IgM-Synthese: pos. bei einigen entzündlichen ZNS-Erkr.

Tab. 2.1 Beurteilung des lumbal entnommenen Liquors

Parameter	Normalbefund	Pathologischer Befund	Differenzialdiagnosen
Farbe	Wasserklar	Sanguinolent, xanthochrom, trüb	SAB, Meningitis, Enzephalitis, Meningeose
Zellzahl	< 5 Zellen/µl	Pleozytose > 5 Zellen/µl	
Differenzialzellbild	ca. ⅔ Lymphozyten, ca. ⅓ Monozyten, vereinzelt ein Makrophage oder Granulozyt	Verschiebung der Zellverhältnisse, transformierte Lymphozyten, Plasmazellen, Granulozyten, Erythro-, Sidero-, Makrophagen, Ependym- oder Tumorzellen	Entzündliche Veränderungen, Meningeose, Blutung
Eiweiß	Gesamtweiß 200–400(–530) mg/l Albumin ≤ 340 mg/l IgG ≤ 40 mg/l IgA ≤ 6 mg/l IgM ≤ 1 mg/l	Gesamtprotein ↑, autochthone Ak-Produktion	Entzündliche Reaktion, metabolische Störung
Glukose	45–75 mg/dl (2,5–4,2 mmol/l) bzw. ca. 50 % des Serumwerts	Erhöhte oder verminderte Glukosekonz.	Entzündliche Reaktion, z. B. bei bakterielle Meningitis: ↓
Laktat	10–20 mg/dl (1,2–2,1 mmol/l)	Erhöht	Tbc, bakterielle Meningitis

Tab. 2.2 Wichtige Liquorbefunde (nach Reiber)

Erkrankung	Zellzahl/µl	Aktivierte B-Lymphozyten	Quotient Albumin × 10^3	Lokale Ak-Synthese	Sonstige
Eitrige Meningitis	> 300	+	> 20	Oligoklonale IgG, IgA	Bakterien, Neutrophile ↑, Glukose ↓, Laktat ↑
Akute virale Meningitis	< 300	+	< 20		Mononukleäres Zellbild
Mykotische Meningitis	< 300				Mononukleäres Zellbild, Glukose ↓
Tuberkulöse Meningitis	< 300	+	> 20		Kultur, Spezialfärbung, Glukose ↓
Tuberkulöse Enzephalitis	< 30			Oligoklonale IgG, IgA	Glukose ↓
HSV-Enzephalitis	< 30		ca. 20	(Oligoklonale IgG), IgM	Monozyten, Makrophagen, direkter Erregernachweis mit PCR
VZ-Enzephalitis	< 300			(Oligoklonale IgG), IgM	
Masern-, Mumps-, Meningoenzephalitis	< 300			(Oligoklonale IgG, IgA, IgM, spezif. Ak)	
FSME	< 30			(Oligoklonale IgG, IgM, spezif. Ak)	
Lyme-Borreliose	< 30 (bei Lyme-Radikulitis: deutlich höhere Zellzahl möglich)		> 20	Oligoklonale IgG, IgA, IgM!, spezif. Ak	
MS	< 30	+	< 10	Oligoklonale IgG	Masern-, Röteln-, VZV-Ak, Lympho-, Monozyten
Chron. Meningoenzephalitis	< 30	+	< 20	Oligoklonale IgG	

Tab. 2.2 Wichtige Liquorbefunde (nach Reiber) *(Forts.)*

Erkrankung	Zellzahl/µl	Aktivierte B-Lymphozyten	Quotient Albumin × 10^3	Lokale Ak-Synthese	Sonstige
Neurosyphilis	n, < 300	+		Oligoklonale IgG, spezif. Ak	TPHA/TPPA-Test
SSPE	n	+		Oligoklonale IgG, spezif. Ak	Masern-Ak
HIV-Enzephalitis				Spezif. Ak	
VZ-Polyradikulitis	n, < 30	+		Spezif. Ak	
Hirnabszess	< 300			IgA	Mononukleäre und neutrophile Zellen
Parasitosen des ZNS	< 30				Eosinophile
GBS	< 30		< 20, > 20		Bei para- und postinfektiöser Form Zellzahl/ml < 300, zytoalbuminäre Dissoziation
Diab. PNP			< 20		
Alkoholische PNP			< 10		
ALS	n		< 10		
Alzheimer-Krankheit	n		< 10		Spezif. Marker: τ ↑, β-Amyloid ↓
Blutungen			< 10 bis > 20		Erythro-, Siderophagen
Primärer Hirntumor			< 10 bis > 20		Tumorzellen
Meningeose	< 30		> 20		Tumorzellen
Leukose	< 30				β_2-Mikroglobulin
Non-Hodgkin-Lymphom				IgM	Tumorzellen

Angaben in Klammern beziehen sich auf einen späteren Zeitpunkt (Kontrollpunktion), n = normal, VZ = Varicella Zoster

2.2 Apparative Verfahren

Peter Häussermann und Dietlind Zohlnhöfer

2.2.1 Elektrokardiografie (EKG)

Dietlind Zohlnhöfer

2

Definition
Oberflächenableitung der elektrischen Herzaktivität. In der Psychiatrie Routineuntersuchungsverfahren bei jeder medikamentösen Behandlung. Ableitungstechnik und Auswertungsmodus sind im Einzelnen der entsprechenden Literatur zu entnehmen (z. B. Klinikleitfaden Kardiologie). Die folgende Darstellung beschränkt sich auf die für die psychopharmakotherapeutisch besonders relevante QT-Zeit.

Herzrhythmus

Die elektrischen Impulse des Herzens gehen normalerweise vom Sinusknoten, dem natürlichen Schrittmacher des Herzens, aus. Der im Sinusknoten entstandene Impuls wird zunächst auf die Vorhofmuskulatur übergeleitet und breitet sich im Vorhofmyokard aus. Die elektrische Erregung erreicht dann über den AV-Knoten und das His-Bündel das Ventrikelmyokard. Die Erregung der Kammermuskulatur erfolgt schließlich über die elektrische Erregung der beiden intraventrikulären Reizleitungsschenkel

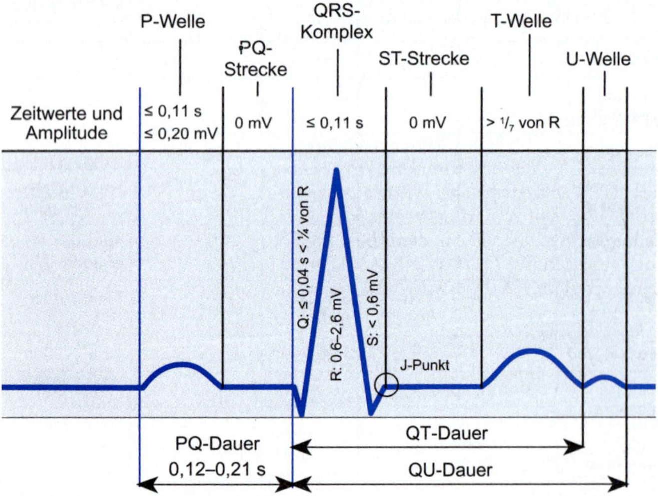

Abb. 2.3 Normales EKG [L157]

und des Purkinje-Faser-Systems. Vor einer erneuten elektrischen Erregung steht unter physiologischen Bedingungen eine abgeschlossene Erregungsrückbildung.
Jeder einzelne Abschnitt der Erregungsausbreitung und -rückbildung ist im EKG repräsentiert und kann im Oberflächen-EKG einzelnen Zacken oder Wellen zugeordnet werden (▶ Abb. 2.3).

QT-Zeit und Verlängerung der QT-Zeit

Die QT-Zeit stellt die Dauer der gesamten intraventrikulären Erregungsdauer dar.

- **Long-QT-Sy.:** Erkr. mit verzögerter Repolarisation (hauptsächlich eine Verlängerung der als Phase 2 bezeichneten Plateauphase des Aktionspotenzials). Während dieser oft als „vulnerable Phase" bezeichneten Zeit von etwa 300–400 ms können irreguläre Nachdepolarisationen bereits wieder ein Aktionspotenzial auslösen, das dann länger anhaltende Arrhythmien triggern kann.
- Bei **kongenitalen QT-Sy.** wird die Verlängerung der Plateauphase durch abnorme Eigenschaften der Ionenkanäle verursacht, entweder in Form eines verminderten Ionentransports (z. B. der Kalium-Ionenkanal beim LQTS1 und LQTS2) oder einer erhöhten Transportleistung (z. B. der Natrium-Ionenkanal beim LQTS3).
- Beim **erworbenen QT-Sy.** wird die Verlängerung auf eine Hemmung des schnellen Anteils des Kalium-Ionenstroms zurückgeführt.
- Die Gefährdung für **Herzrhythmusstörungen** kann durch weitere Bedingungen erheblich verstärkt werden, z. B. E'lytveränderungen, insb. Hypokaliämie und Hypomagnesiämie.

> QT-Verlängerungen im EKG und daraus resultierende ventrikuläre Arrhythmien wie eine Torsade-de-pointes-Arrhythmie sind potenziell lebensbedrohliche Herzrhythmusstörungen, die auch als NW zahlreicher Psychopharmaka auftreten können.

Bestimmung der QT-Zeit

Die Dauer der intraventrikulären Erregungsausbreitung und damit die gemessene Dauer der QT-Zeit zeigt eine hohe Variabilität, hängt insb. stark von der Herzfrequenz (HF) ab und ist daher wenig aussagekräftig. Die QT-Zeit wird zunächst als absolute QT-Zeit vom frühesten Punkt des QRS-Komplexes bis zum Ende der T-Welle gemessen. Sie sollte in den Ableitungen II, V_{3-6} gemessen werden.
Zum Vergleich der QT-Dauer bei unterschiedlichen Frequenzen sollte die frequenzkorrigierte QT-Dauer nach Bazett herangezogen werden:

$$QT_c = \frac{QT\,(ms)}{\sqrt{RR - \text{Intervall (s)}}}$$

oder

$$QT_c = \frac{QT\,(s)}{\sqrt{60\,/\,HF}}$$

Nachteil der genannten Korrekturformeln ist der erforderliche Rechenschritt, der einen Rechner oder entsprechende Nomogramme erforderlich macht. Aus diesem Grund werden häufig spezielle „EKG-Lineale“ verwendet, die zur ermittelten HF jeweils die normale QT-Zeit angeben (Normalwert 80–120 %; Beurteilung anhand einer Tabelle, ▶ Abb. 2.4).

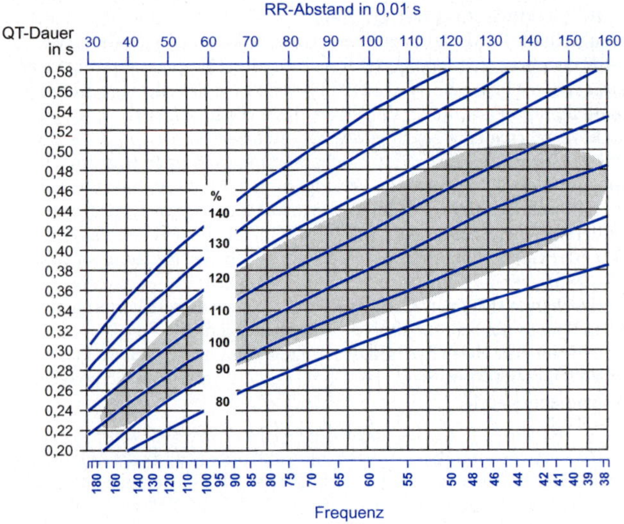

Abb. 2.4 Nomogramm QT-Dauer [L157]

Normwerte

Als Normalwert der QT-Zeit gilt ein Intervall von max. 450 ms bei Männern und max. 470 ms bei Frauen.

Der Normwert für die frequenzkorrigierte QT-Zeit (QT_c) liegt bei < 440 ms. Bei Vorliegen einer path. QT-Zeit muss zunächst immer das zusätzliche Vorhandensein einer U-Welle ausgeschlossen werden.

Therapie bei kongenitalem QT-Syndrom

Da die Häufigkeit schwerwiegender Herzrhythmusstörungen unter einer Behandlung mit Betarezeptorenblockern eindeutig abnimmt, gehören sie zur Standardther. bei kongenitalem QT-Sy. Pat., bei denen trotzdem noch Synkopen auftreten, und solche nach einem überlebten Herzstillstand sollten vorsorglich einen implantierbaren Defibrillator (ICD) erhalten.

Bei einem durch Medikamente verursachten QT-Sy. steht das unverzügliche Absetzen der Substanz im Vordergrund. Betablocker gelten – im Gegensatz zur kongenitalen Form – hier als kontraindiziert, da sie eine Bradykardie hervorrufen oder verstärken und so das Risiko bedrohlicher Rhythmusstörungen erhöhen.

2.2.2 Elektroenzephalografie (EEG)

Peter Häussermann

Definition
Registrierung bioelektrischer Potenzialschwankungen („elektrische Aktivität") des Gehirns von der Kopfhaut oder der Dura mithilfe von Oberflächen- oder implantierten Elektroden (Aktivität kortikaler Neuronenverbände). Das EEG hat in den letzten Jahren durch die leichte Zugriffsmöglichkeit auf CT und MRT an Bedeutung verloren. Anders als die strukturell-bildgebenden Verfahren erlaubt das EEG jedoch eine Einschätzung des Funktionszustands des Gehirns; es ist leicht ableitbar und kostengünstig.

Indikationen

- Unklare Verwirrtheitszustände.
- Delir.
- Unklare Bewusstlosigkeit/unklare paroxysmale Zustände.
- Zentrale Intox.
- Metabolische Enzephalopathien (z. B. hepat.).
- Epilepsiediagn. und Verlaufskontrolle.
- Monitoring zentraler Medikamenteneffekte.
- Beurteilung und Dokumentation der Gehirntätigkeit im Koma.
- Hirntoddiagn.

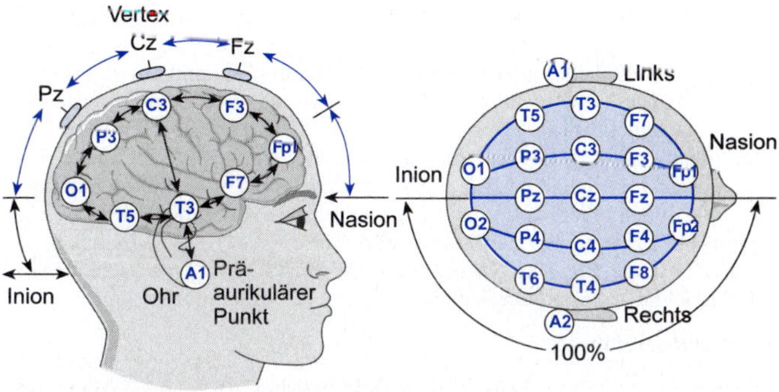

Abb. 2.5 Elektrodenposition im 10–20-System [L157]

Technik

Elektroden

Moderne EEG-Geräte registrieren in elektronischer Form. Festgelegte anatomische Punkte des Schädels werden durch gedachte Linien verbunden und in Abschnitte von 10 bzw. 20 % (10–20-System) der jeweiligen Länge eingeteilt. Im Regelfall werden 21 Oberflächenelektroden an den Schnittpunkten des entstehenden

Gitternetzes angelegt (▶ Abb. 2.5). Von allen Elektroden des 10–20-Systems wird simultan in einer referenziellen Ableitung aufgezeichnet. Alle im Verstärkereingang 1 geschalteten Elektroden stehen so für nachfolgende Reformatierungen in anderen EEG-Montagen zur Verfügung. Diese sind bipolare Längs- und Querreihen sowie Referenzableitungen (z. B. Vertex, ipsilaterales Ohr). Während der gesamten Ableitung sollen zusätzlich ein Elektrookulogramm (EOG) und EKG aufgezeichnet werden.

Ableitungen

- **Bipolar:** zwischen zwei benachbarten Elektroden. Vorteile: Auffinden von epilepsietypischen Potenzialen (ETP) bei Phasenumkehr, wenig 50-Hz-Artefakte. Nachteile: Amplitude nur beschränkt verwertbar, Kurvenform stärker durch Elektrodenabstand beeinflusst. In der EEG-Routine wird die bipolare Längs- (von anterior nach posterior) und Querreihe (konventionsgemäß von re nach li) abgeleitet.
- **(Pseudo-)Unipolar oder referenzielle Ableitung:** Bezugselektrode Vertex oder ipsilaterales Ohr. Vorteile: Amplitude verwertbar, Elektrodenabstände weniger kritisch. Nachteile: keine ideale Referenzelektrode, mehr 50-Hz-Artefakte. Schlechtere Lokalisierbarkeit epilepsietypischer Aktivität.

Während der Ableitung wird die sensorielle und mentale Reaktivität mehrfach geprüft. Obligat: Augenöffnen und -schließen. Fakultativ: akustische Reize (Vigilanz) und kontralateraler Faustschluss (Aktivierung des sog. μ-Rhythmus).

Sonderformen

- **Schlaf-EEG und Polysomnografie:** simultane Ableitung von EEG, Muskelaktivität (EMG), Augenbewegung (EOG), Beinbewegungen, Atmung, O_2-Sättigung, RR und ggf. anderen Parametern während der Nacht. Meist in Komb. mit Infrarot-Videomonitoring. Ind.: Schlafepilepsie, Schlafstörungen, Schlafapnoe-Sy., Narkolepsie (▶ 10.2.5).
- **Langzeit-EEG:** kontinuierliche Aufzeichnung des EEG mit einem transportablen Rekorder (analog Langzeit-EKG) oder simultan mit Videoaufzeichnung. Ind.: DD epileptische vs. psychogene Anfälle, Erfassen seltener Krampfaktivität, prächirurgische Epilepsiediagn. Beim mobilen Langzeit-EEG wird das EEG kontinuierlich über 24 h abgeleitet, dabei werden Verhalten und ggf. Anfälle protokolliert. Ind: unauffälliges Routine-, Kurzschlaf-EEG bei V. a. Epilepsie. Erfassen seltener iktualer und interiktualer EEG-Aktivität.
- **Schlafentzugs-EEG:** EEG-Ableitung nach verkürztem Nachtschlaf (ca. 4–5 h Schlaf). Kompletter Schlafentzug ist i. d. R. nicht notwendig.

Provokationsverfahren

Indikationen Verdeutlichung von Anfallspotenzialen und/oder Herdbefunden.

Kontraindikationen Deutlich sichtbare Zeichen erhöhter zerebraler Erregbarkeit im Ruhe-EEG oder im Verlauf der Ableitung (Gefahr der Anfallsauslösung!).

Durchführung

- Hyperventilation (HV): Abatmen von CO_2 mit respiratorischer Alkalose und Verminderung der Hirndurchblutung. Dauer: mindestens 3 Min., anschließend zweiminütige Ruheableitung.
- Fotostimulation: während 2 Min. in auf- und absteigender Frequenz von 1–30 Hz mit geschlossenen Augen und Augenöffnen.
- Schlafentzug.

- Seltener eingesetzt werden medikamentöse (z. B. Hypnotika, Sedativa) oder physikalische (Valsalva-, Bulbusdruckversuch) Provokationsverfahren.

EEG-Auswertung

Alle EEG-Phänomene sollen hinsichtlich Frequenz, Amplitude, Phasenbeziehung, Wellenform, Lokalisation, Ausprägung und Variabilität so präzise wie möglich beschrieben werden.

- **Grundaktivität/Grundrhythmus:** jede EEG-Aktivität, aus der physiologische und/oder path. EEG-Veränderungen hervorgehen und von diesen abgegrenzt werden.
- **Frequenz.**
- **Amplitude:** abhängig von Montage, Messung in µV, Messung von Potenzialspitze zum Tal (niedrigster bis höchster Ausschlag).
- **Lokalisation.**
- **Morphologie (Symmetrie/Modulation):**
  - Symmetrie: Übereinstimmung von EEG-Aktivität in homologen Hirnregionen.
  - Modulation: Anwachsen/Abnehmen von Amplituden.
- **Zeitliches Verhalten/Häufigkeit (Ausprägung):** kontinuierliche vs. intermittierende Aktivität. EEG-Aktivität kann kontinuierlich oder intermittierend auftreten, rhythmisch, periodisch oder irregulär sein. Ausprägung: Häufigkeit des Auftretens bestimmter EEG-Aktivitäten im Hinblick auf Frequenz und Amplitude, bezogen auf den Gesamtzeitraum der EEG-Ableitung, z. B. Alpha-Aktivitätsindex: gut > 60 %, mäßig 30–60 %, gering < 30 % Alpha-Aktivität im untersuchten EEG-Abschnitt.
- **Reagibilität:** z. B. Blockade des Alpha-Rhythmus durch Öffnen der Augen.
- **Epilepsietypische Aktivität:** ETP; scharfe und steile Transienten mit spitzer Konfiguration, sich klar von der Grundaktivität abhebend.

Beschreibung der Grundaktivität Vorherrschende Wellenformen, Regelmäßigkeit, Ausprägungsgrad (gut, mäßig, gering), Amplituden (▶ Abb. 2.6):

- **Alpha-Wellen:** 8–12 Hz, Amplitude 20–100 µV.
- **Beta-Wellen:** 13–40 Hz. Im Wachheitszustand über frontozentral lokalisiert. Amplituden meist < 30 µV. Beta-Rhythmen können auch über anderen Hirnregionen, z. B. okzipital (physiologische Beta-Variante) oder diffus auftreten.
- **Theta-Wellen:** 4–7 Hz.
- **Delta-Wellen:** 0,5–3 Hz.
- **Sub-Delta:** < 0,5 Hz.

Normale Aktivität

- **Im wachen Zustand, Augen geschlossen:** Beim wachen und entspannten Erw. mit geschlossenen Augen überwiegt ein regelmäßiger Alpha-Grundrhythmus mit max. Ausprägung okzipito-parietal, der sich durch Augenöffnen (Berger-Effekt) oder geistige Tätigkeit blockieren lässt. Bei Kindern altersabhängig Grundaktivität im Theta- oder Delta-Bereich.
- **Müdigkeit:** rhythmisches temporales Theta der Schläfrigkeit: Bursts von 4–7 Hz, über Temporalregion, während Schläfrigkeit. Bei Müdigkeit auch Wicket Spikes: spikeähnliche monophasische Wellen, einzeln oder in Serie, über temporal, zumeist bei Älteren.

- **Im Schlaf:** Vorkommen von Vertex-Wellen (neg. polarisierter steiler Transient, über Vertex-Bereich, Schlafstadium I + II, spontan oder reaktiv auf sensorische Reize hin); Schlafspindeln (Bursts mit 12–14 Hz, Maximum über Zentralregion, Amplitude < 50 µV, Crescendo-/Decrescendo-Verhalten); K-Komplexen (Wellenkomplex aus einem hochamplitudigen neg. langsamen Potenzial, oft gefolgt von einer pos. langsamen Welle niedriger Spannung und meist mit Schlafspindeln assoziiert. Höchste Amplitude zumeist über dem frontalen Vertex. Können spontan/reizinduziert während des Non-REM-Schlafs auftreten); posteriore okzipitale scharfe Transienten des Schlafs (POSTS); Arousal-Reaktionen. Bei Kindern hypnagoge Delta-Gruppen.

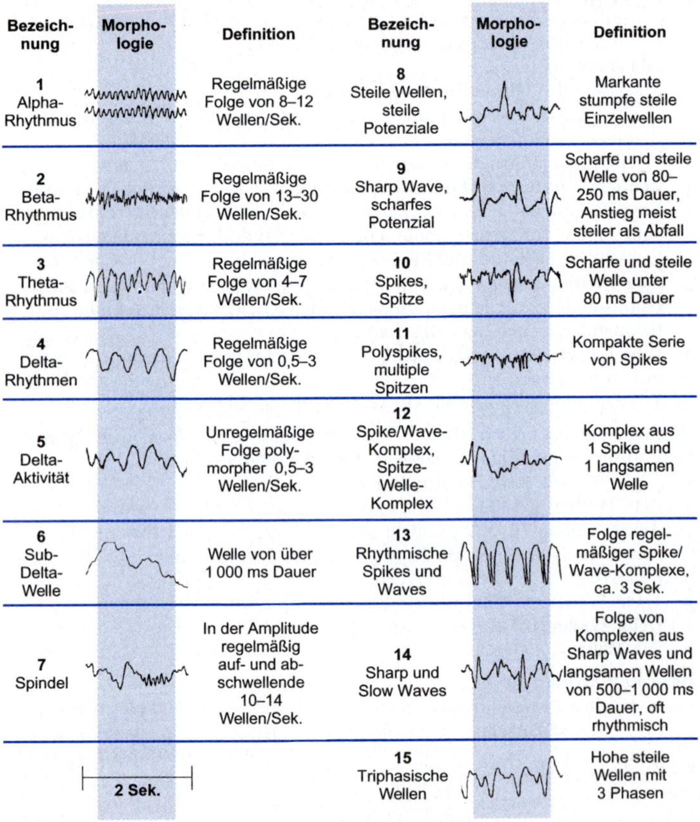

Abb. 2.6 Wichtige Graphoelemente des EEG [A300]

- **Unter Provokationsverfahren:** Photic Driving (durch repetitive Lichtstimulation in Frequenzen zwischen 5 und 30 Hz induzierte physiologische rhythmische Aktivität über den posterioren Hirnregionen) während Fotostimulation; unter Hyperventilation: Verlangsamung.
- **Artefakt:**
  - Mitregistrierte Potenzialschwankungen aufgrund von extrazerebralen Ursachen oder
  - Beeinflussung des EEG durch Veränderung extrazerebraler Strukturen oder äußerlicher Störungen durch Bedienungs- oder Gerätefehler.

Normvarianten

- **Beta-Grundrhythmusvariante:** ausschließlich oder überwiegend Beta-Wellen über 13/s (meist 16–22/s); häufig in Spindeln und Gruppen auftretend; Amplitude 20–30 μV; überwiegend fronto-präzentral; Dauerbefund bei etwa 8 % der Bevölkerung; Zunahme mit dem Alter, F > M (30. Lj. 12 %, 40.–50. Lj. 17 %, 60.–80. Lj. 20 %). **Cave:** Amplitude > 50 μV ohne Blockierung bei Augenschluss ist ein Hinweis auf pharmakogene Ursache (Barbiturate, Benzodiazepine).
- **Theta-Grundrhythmusvariante**.
- **Niederspannungs-EEG:** EEG im Wachzustand mit Amplituden < 20 μV über allen Hirnregionen. Hauptsächlich Beta- oder Theta-Aktivität. Wichtig: klare Abgrenzung zur elektrozerebralen Inaktivität und niederamplitudiger schneller Aktivität.
- **Unregelmäßiges EEG:** Schwankungen von Amplitude und/oder Grundaktivität > 2–3/s; hier wird dann kein Grundrhythmus, sondern eine Grundaktivität beschrieben. Häufig Einlagerung von Beta- (14–15/s) und Theta-Wellen (5–7/s); bei etwa 15 % der Bevölkerung.

Mit zunehmendem Alter wird die EEG-Grundaktivität langsamer, v. a. der Temporallappen hat ab etwa 60 Lj. einen physiologischen Grundrhythmus um 7/s (sog. „Theta des Älteren"). Dies ist nicht path. als Herdbefund bzw. lokalisierte Verlangsamung verwertbar.

- Arousal: ein im EEG dokumentierter Übergang von einem tieferen in einen höheren Wachheitsgrad.
- SOREM (Sleep-Onset-REM): Schlaf-Beginn-REM, d. h. REM-Schlaf innerhalb von 15 Min. nach Einschlafen, z. B. bei Narkolepsie (Schlafstadien ▶ Tab. 2.3).

Die American Academy of Sleep Medicine veröffentlichte eine neue Schlafstadien-Einteilung (Iber et al. 2007). Nach dieser Einteilung gibt es nicht mehr Schlafstadium I, II, III, IV und REM, sondern N1, N2, N3 und REM. Dabei entspricht N1 etwa dem Stadium I, N2 Stadium II, N3 Stadium III und IV zusammen. Stadium REM bleibt weiterhin REM.

Tab. 2.3 Schlafstadien (nach Rechtschaffen und Kales)

Schlafstadium	EEG	Augenbewegung im EOG	Tonische Aktivität im EMG
Wach (Augen zu)	Rhythmische Alpha-Wellen (8–13 Hz)	Langsam und schnell	Relativ hoch
Stadium I (Einschlaf- und frühes Leichtschlafstadium)	Niederamplitudig, gemischt frequent mit vorherrschender Aktivität bei 2–7 Hz; Vertex-Wellen, flache Theta-Wellen (5–7 Hz), paradoxe Weckreaktion	Langsam (Slow Eye Movements, SEM)	Leicht abnehmend
Stadium II (Leichtschlaf)	Niederamplitudig, gemischt frequent; größere Theta-Wellen, < 20 % Delta-Wellen (s. u.); K-Komplexe, Schlafspindeln (14–15 Hz), Vertex-Wellen zu Beginn	Zu Beginn SEM, sonst keine	Vermindert
Stadium III (Tiefschlaf, Slow-Wave Sleep, SWS)	Unregelmäßige, hohe Delta-Wellen (< 2 Hz) mit hoher Amplitude (> 75 µV) mindestens 20 %, max. 50 % der Epoche, alternierend mit Theta-Wellen; K-Komplexe, Schlafspindeln (11–13 Hz)	Keine	Auf niedrigem Niveau
Stadium IV (Tiefschlaf, SWS)	Hohe Delta-Wellen während mindestens 50 % der Epoche, Schlafspindeln noch möglich	Keine	Auf niedrigem Niveau
REM	Ähnlich Stadium I, jedoch keine Vertex-Wellen. Kurze Phasen mit Alpha-Aktivität. Zumeist niederamplitudige, gemischt frequente EEG-Aktivität	Episodisch auftretend, horizontale schnelle Augenbewegungen (Rapid Eye Movements, REM)	Supprimiert: REM-Atonie

Pathologische Befunde

Die Einteilung und Bezeichnung von EEG-Pathologien im deutschen Sprachraum ist 1999 nach den Empfehlungen der Internationalen Föderation der Gesellschaften für Klinische Neurophysiologie überarbeitet worden. Viele EEG-Befunder und (ältere) EEG-Befunde benutzen noch Begriffe wie Allgemeinveränderung (AV) oder Herdbefund (HB), die nach der neuen Klassifikation nicht mehr empfohlen werden.

Lokalisation spezifischer EEG-Aktivität

- Verteilung (fokal, multifokal, regional, lateralisiert, generalisiert).
- Häufigkeit (diskontinuierlich, kontinuierlich, in Gruppen oder Serien).
- besondere Wellenformen (Spikes, Spike-Wave-Aktivität, triphasische Wellen ▶ Abb. 2.6).

Wichtig für Lokalisation von Anfallsaktivität: **Phasenumkehr** im EEG; d. h. zeitgleiche Darstellung eines Potenzials in mindestens zwei Ableitungen mit jeweils entgegengesetzter Polarität. Bei bipolaren Ableitungen weist die Phasenumkehr darauf hin, dass das Minimum oder Maximum des Potenzialfelds in oder nahe der Elektrode der Phasenumkehr liegt.
In der referenziellen Montage bedeutet eine Phasenumkehr, dass in der Referenzelektrode weder das Maximum noch das Minimum des Signals liegt.

Verlangsamungen

EEG-Wellen mit einer Frequenz unterhalb des Alpha-Bands. Intermittierend oder kontinuierlich; diffus-generalisiert oder fokal/regional. Nicht durch Schläfrigkeit erklärt, auf Außenreize reagierend, zumeist polymorphe langsame Wellen.

- **Fokale/regionale Verlangsamungen** (früher: Herdbefund):
  - Fokale langsame Wellen: Regional dominieren Theta- oder Delta-Wellen.
  - Fokale Abflachung: Amplituden des Alpha-Grundrhythmus ↓, evtl. in Verbindung mit fokalen langsameren Wellen. V. a.: z. B. anatomische Barrieren zwischen Kortex und Ableitelektroden (z. B. Hygrom).
  - Alpha-Verminderung: Leichtestes Anzeichen einer lokalen Hirnschädigung ist die reduzierte Ausprägung und Amplitude des Alpha-Rhythmus.
  - Alpha-Aktivierung: sehr selten; Amplitude ↑, Verlangsamung und fehlende Blockierbarkeit des Alpha-Rhythmus, im Schlaf-EEG einseitige Verminderung von Schlafspindeln.
- **Generalisierte Verlangsamungen** (früher: AV): über allen Hirnregionen auftretende, meist mit frontalem, selten okzipitalem Maximum auftretende langsame Aktivität aus dem Theta- oder Delta-Bereich. Je nach Ausmaß der Verlangsamung: leichte, mittelgradige oder schwere generalisierte Verlangsamung oder AV.
  - **Intermittierende Verlangsamung** (IV): vorübergehendes Auftreten langsamer Wellen, die nicht durch Schläfrigkeit erklärt sind. Eine IV kann in rhythmischer oder irregulärer Wellenform auftreten. Eine IV kann generalisiert (IVG) oder fokal/regional auftreten.
  - **Kontinuierliche Verlangsamung:** ohne Unterbrechung auftretende, zumeist irreguläre langsame Wellen, die nicht durch Schläfrigkeit erklärt sind. Eine kontinuierliche Verlangsamung kann ebenso generalisiert oder fokal/regional auftreten.

Epilepsietypische Aktivität

- **Definition:** Von der Grundaktivität abgrenzbare Transienten spitzer Charakteristik, die sich vornehmlich, aber nicht ausschließlich bei Pat. mit Epilepsie interiktal finden lassen.
- **DD:** (Muskel-)Artefakte, physiologisch vorkommende steile scharfe Transienten (z. B. POSTs).

> Der Terminus Paroxysmus bezieht sich üblicherweise auf epileptiforme Muster bzw. Anfallsmuster. Er umfasst EEG-Aktivität, die sich von der Hintergrundaktivität abgrenzt, plötzlich beginnt, rasch zum Maximum ansteigt und abrupt endet.

- **Spikes:** EEG-Transient mit scharfer, neg. Spitze, variabler Amplitude und Dauer von 20–70 ms (Frequenz 50–15 Hz), der sich klar von der Grundaktivität abhebt. **Cave:** Spitze, steile Abläufe < 20 ms sind zumeist Muskelartefakte.
- **Sharp Waves:** scharfe neg. Spitze, variable Amplitude, sich deutlich von der Grundaktivität abhebend, Dauer 70–200 ms (d. h. Frequenz 5–14 Hz).
- **Spike Waves:** Spike gefolgt von einer langsamen Welle.
- **Sharp- und Slow-Wave-Komplex:** steile Welle + langsame Nachschwankung.
- **Periodische Muster:** Periodic Lateralized Epileptiform Discharges (PLEDs): periodisch auftretende scharfe steile Transienten (scharfe Wellen oder Spikes) mit lateralisierter oder regionalisierter Verteilung. Können auch unabhängig über beiden Hemisphären auftreten. Zumeist komplexe, polyphasische Morphologie, Hauptkomponente der Ladung neg. Vorkommen z. B. bei vaskulären Läsionen, temporal: Herpes-simplex-Enzephalitis.
- **Hypsarrhythmie:** EEG-Muster mit bilateral irregulären hochamplitudigen (> 300 µV) langsamen Wellen und multiregionalen Spitzen (Spikes) bzw. scharfen Wellen (Sharp Waves) über beiden Hemisphären.

Spezifische Potenzialformen

- **FIRDA:** frontale intermittierende rhythmische Delta-Aktivität.
- **SREDA:** subklin. rhythmische elektroenzephalografische Entladungen des Erw.: rhythmisches Muster des Erw.-EEG, meist aus dem Theta-Delta-Bereich. Kein Anfallsmuster.
- **Triphasische Wellen:** hochamplitudiger (> 70 µV), pos. polarisierter scharfer Transient mit einer vorangestellten und nachfolgenden niedergespannten Welle neg. Polarität, 1–2 Hz Repetitionsfrequenz. Generalisiertes Muster mit frontalem Maximum. Die erste neg. Welle hat dabei meist geringere Amplitude als die zweite. Vorkommen z. B. metabolische Entgleisungen (hepatisches Koma, Urämie), Creutzfeld-Jakob-Erkr.
- **Radermecker-Komplexe:** kurze Komplexe steiler und langsamer Wellen, die in einem Rhythmus von 5–10 s wiederkehren. Vorkommen bei der subakuten sklerosierenden Panenzephalitis (SSPE) und bei der Creutzfeldt-Jakob-Erkr. Syn.: Periodic Sharp and Slow Wave Complex (PSWC).
- **Asymmetrien:** path. Amplitudenerhöhung z. B. bei Knochenlücken; erniedrigte Amplitude z. B. bei subduralem Hämatom.
- **Koma-Muster:** kann in verschiedenen Frequenzbereichen auftreten (z. B. Alpha-Koma, Beta-Koma), keine Reaktivität auf Sinnesreize.
- **Suppression:** Amplitude < 10 µV in Referenzableitung.

2.2.3 Evozierte Potenziale

Peter Häussermann

Definition
Elektrische Antwortpotenziale (in den entsprechenden Reiz verarbeitenden Regionen des Gehirns), die durch Reizung eines Sinnesorgans oder afferenter Nervenfasern ausgelöst werden. Diese sehr kleinen Spannungsschwankungen werden über Oberflächen- oder Nadelelektroden an der Schädelkalotte abgeleitet (mehrere Messdurchgänge). Die Potenziale haben mehrere Gipfel (Peaks), die nach Polarität (pos. = Auslenkung nach unten; neg. = Auslenkung nach oben) bezeichnet und durchnummeriert oder nach ihrer durchschnittlichen erwarteten Latenz (in ms) benannt werden.

Visuell evozierte Potenziale (VEP)

Indikationen Bei allen Störungen der Sehbahn von der Retina bis zum prim. visuellen Kortex:

- Demyelinisierende Erkr.: Optikusneuritis, MS, Neurolues, AIDS.
- Hereditäre Erkr.: autosomal dominante Optikusatrophie, Leber-Optikusatrophie.
- Kompression oder Verletzung der vorderen Sehbahn: Tumoren im Bereich der Orbita oder des Chiasmas, endokrine Orbitopathie, SHT, Optikustrauma.
- Störungen der zentralen Sehbahn: vaskuläre Prozesse, Tumoren, kortikale Blindheit.
- Toxische oder ischämische Schädigungen: Tabak-, Alkohol- oder Myambutolamblyopie, ischämische Optikusneuropathien (z. B. Arteriosklerose, Arteriitis cranialis, Kollagenosen), retinale Ischämien.
- Augenerkr.: Makulopathien, Uveitis, Papillenveränderungen (STP, Drusenpapillen, Pseudopapillitis), Glaukom.
- Monitoring/Intensivmedizin: Überwachung von Hypothermie bei Neugeborenen/Kindern, Blitz-VEP bei Komapat. mit retrochiasmalen Läsionen.
- Kortikale Blindheit.
- Psychogene Sehstörungen.
- Zentralnervöse Erkr.: vaskuläre Prozesse, Tumoren, MS-Herde im Marklager.

Technik Erregung der Sehrinde durch rasche rhythmische Änderung der Lichtintensität, z. B. durch ein Schachbrettmuster, das in schnellem Wechsel eine Kontrastumkehr zeigt, oder durch eine intermittierende Flickerlichtreizung. Die Reizung der Fotorezeptoren führt zu Antwortpotenzialen über dem visuellen Kortex, die mit Elektroden nach Mittelung von 64–128 Durchgängen abgeleitet werden.

Normalbefunde Latenz und Amplituden der einzelnen VEP sind abhängig von der Reizstärke und der Art des Stimulus (z. B. Kontrastumkehr, Mustergröße oder Flickerlichtreizung). Die Latenzen der einzelnen pos. Potenzialspitzen betragen im Durchschnitt 40, 65, 100 und 180 ms, die der neg. Peaks 50, 75 und 140 ms. Klin. Verwendung findet v. a. die P100-Komponente (P2-Latenz).

VEP in der Psychiatrie

- Blitz-VEP bei der Alzheimer-Demenz können mit path. verlängerter Latenz einhergehen.

- Bei psychogenen Sehstörungen auf beiden Augen schwierige Abgrenzung gegen kortikale Blindheit: In beiden Fällen können sowohl Pupillenreaktion als auch VEP erhalten sein. Willkürliche Nahfixation, exzentrische Fixation oder Defokussieren kann das VEP supprimieren. Fällt der Visus unter 0,3, geht die VEP-Amplitude immer zurück. Ein normales VEP bei Angabe eines hochgradigen Visusverlusts spricht für die Psychogenie einer Störung, v. a. wenn sich diese unilateral manifestiert. Bei bds. Visusverlust muss ggf. zusätzlich neuroophthalmologisch untersucht werden (Pupillenreaktion, dynamische Gesichtsfelduntersuchung, Spiegeltest).

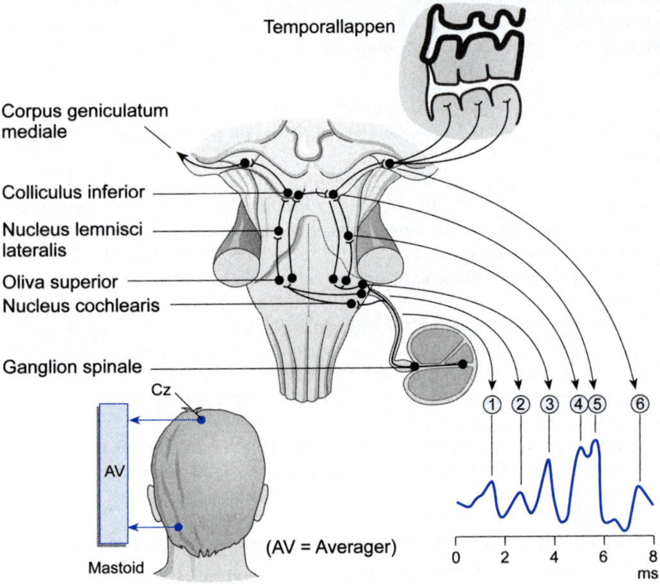

Abb. 2.7 Ableitung akustisch evozierter Potenziale [L157]

Akustisch evozierte Potenziale (AEP)

Indikationen

- Topografische Diagn. path. Prozesse im Bereich von Kochlea, N. acusticus, kaudaler Medulla oblongata, Pons und Mittelhirn, z. B. bei Kleinhirnbrückenwinkel- und Hirnstammtumoren, vaskulären Hirnstammprozessen, MS, Fehlbildungen der hinteren Schädelgrube, spinozerebellären Degenerationen, Friedreich-Ataxie, Meningitiden oder SHT.
- Audiometrisches Hilfsmittel (v. a. bei Kindern): DD von Schall-Leitungs- und Schallempfindungsstörungen, objektive Hörschwellenbestimmung, Abgrenzung einer psychogenen Hörstörung.

- Intensivmedizin: Progn. im Koma.
- Intraop. Monitoring.

Technik Klicklaute, Druck- oder Sogimpulse werden über Kopfhörer einseitig dargeboten, das andere Ohr wird durch Rauschen vertäubt. Die Antwortpotenziale werden über dem Mastoid nach einer Mittelwertbildung von 1.000 bis 2.000 Reizen abgeleitet (▶ Abb. 2.7). Die AEP enthalten physiologischerweise fünf bis sieben markante pos. Potenzialspitzen, die sich neuronalen Strukturen im Verlauf der Hörbahn zuordnen lassen.

Beurteilungskriterien und Normalbefund ▶ Tab. 2.4

Tab. 2.4 Normalbefunde im AEP

Wellenbezeichnung	Latenz (ms)	Topologie des Generatororts	Beurteilung
I	1–2	Kochlea und N. VIII	Einzelne Komponenten bzgl. Form, absoluter Latenz sowie Latenzen zwischen den einzelnen Wellen (Interpeak-Latenzen) im Seitenvergleich. Verhältnis der Amplituden zweier Wellen (Amplitudenquotient Welle V/I: normal > 1)
II	2–3	Medulla oblongata	
III	3–4	Untere Brücke	
IV	4–5	Obere Brücke	
V	5–6	Mesenzephalon	
VI	6–8	Dienzephalon	
VII	8–10	Hörstrahlung	

Pathologische Befunde im AEP Ausfall einzelner oder mehrerer Potenzialkomponenten, Deformierungen, verlängerte Latenz, verringerte Amplituden und Amplitudenquotienten.

- **Innenohrerkr.:** Verlust sämtlicher Potenzialkomponenten.
- **Störung im Verlauf des N. acusticus:** nur Welle I vorhanden.
- **Akustikusneurinom:** entweder völliger Verlust aller Potenzialkomponenten bis auf Welle I oder generelle Verzögerung der Wellen II–V.
- **Hirnstammtumor:** je nach Lokalisation z. T. ausgestanzte Veränderungen der Potenzialkomponenten II–V.
- **Vaskuläre Hirnstammläsion:** zeitliche Desynchronisation und verlängerte Latenz der Wellen II–V.
- **MS:** je nach Lage der entzündlichen Herde große Variabilität der Befunde mit verlängerter Latenz und verminderten Amplituden.
- **Meningitis:** bei Miterkr. des N. acusticus Störungen der Wellen II–V; Veränderungen ab Welle V zeigen Beteiligung subkortikaler Areale an.
- **Medikamentenintox.:** In seltenen Fällen können ZNS-gängige Medikamente bei Intox. zu einem partiellen oder kompletten Verlust von Potenzialkomponenten führen, z. B. Antidepressiva: TZA-Intox.

Anwendung von AEP in Psychiatrie und Neuropsychologie Das akustisch evozierte **P300**-Potenzial gilt als Indikator zentraler Neurotransmission im Rahmen kognitiver Informationsverarbeitung. An der Generierung des P300-Potenzials sind verschiedene kortikolimbische Strukturen beteiligt. Ein Einfluss von Alter und Reaktionszeiten auf das P300-Potenzial wird angenommen.

Somatosensibel evozierte Potenziale (SSEP)

Indikationen

- Diagn. und Lokalisation von Erkr. der somatosensiblen Leitungsbahnen des peripheren Nervensystems, des RM und des sensiblen Kortex.
- Höhenlokalisation von Läsionen durch Komb. verschiedener Ableitorte (fraktionierte SSEP): Bei RM-Prozessen (z. B. spinale Raumforderungen, zervikale Myelopathie, Querschnittssy., Wurzelausrisse) und höher gelegenen Schädigungen in Hirnstamm, Thalamus und kaudaler Postzentralregion.
- Objektivierung von Sensibilitätsstörungen bei V. a. psychogene Genese.
- Nachweis einer Hinterstrangschädigung des RM bei MS, Vit.-B_{12}-Mangel (funikuläre Myelose), Tabes dorsalis, Friedreich-Ataxie, zervikale Myelopathie.
- Lokalisation peripherer Nervenverletzungen (Plexus, Hinterhorn, Nervenwurzel).
- Radikulopathien.
- Intensivmedizin: Hilfsmittel bei der Prognose schwerer Hirnschädigungen.
- Intraop. Monitoring (z. B. Skoliose-OP).

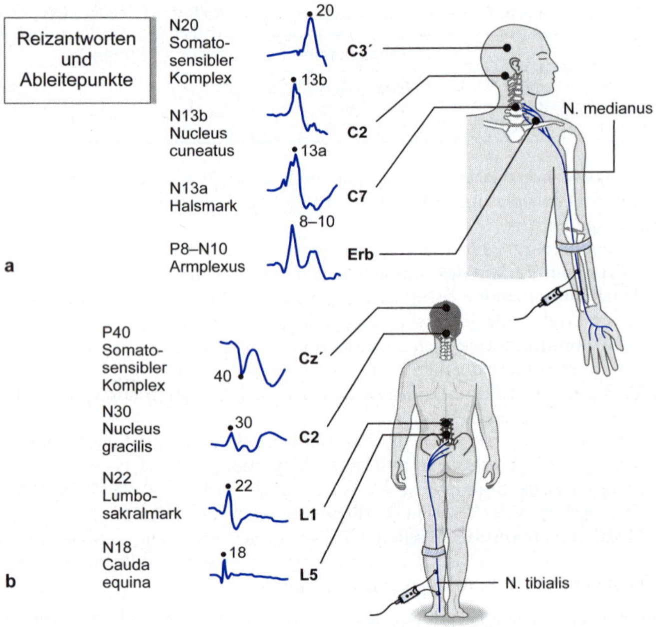

Abb. 2.8 Ableitung somatosensibel evozierter Potenziale [L157]:
(a) N. medianus
(b) N. tibialis

Technik

- **Reiz:** Erregung kutaner Rezeptoren z. B. durch elektrische Stimulation der Haut (Dermatomstimulation) oder Reizung gemischter peripherer Nervenstämme, z. B. N. medianus (▶ Abb. 2.8a), N. tibialis (▶ Abb. 2.8b).
- **Ableitorte:** auf der Schädelkalotte (kortikale SSEP) über dem kontralateralen sensiblen Kortex (Postzentralregion) oder über dem RM (spinale SSEP).
- **Wichtige Ableitpunkte:**
  - N. medianus: Erb-Punkt, zervikal (HWK 7 und HWK 2), kortikal (postzentral).
  - N. tibialis: lumbosakral (LWK 5), lumbal (LWK 1), zervikal (HWK 1), kortikal (postzentral).

Beurteilungskriterien und Normalbefunde Latenz einzelner Wellen und zwischen Potenzialkomponenten an verschiedenen Ableitorten, Amplituden absolut und im Seitenvergleich, Form und Fehlen von Potenzialanteilen.

Pathologische Befunde Latenz ↑, Amplitude ↓, Verlust und Deformierung von Potenzialanteilen sowie Veränderungen der Amplitudenquotienten.

SSEP in der Psychiatrie

- Vitaminmangelerkr.: Vit.-B_{12}-Mangel: Latenz ↑; Vit. E: Latenz ↑.
- Demenzerkr.: M. Alzheimer: N13-N19-Interpeaklatenz ↑; N19-P22-Amplitude ↓; vaskuläre Demenz: N13-N19-Interpeaklatenz ↑; N19-P22-Amplitude ↓.
- Medikamenteneffekte: wenig untersucht; Barbiturate haben kaum Effekte, Chloralhydrat verändert Latenz und Amplitude.
- Schlaf: Tiefschlaf führt zu Latenzzunahme; REM-Schlaf hat kaum Effekte auf SSEP (gilt v. a. für Säuglinge).

2.2.4 Hirnstimulationsverfahren in der Psychiatrie

Peter Häussermann

Transkranielle Magnetstimulation (TKMS)

Um einen elektrischen Leiter (Doppel-, Schmetterlings- oder kreisförmige Magnetspule) wird durch einen kurzzeitigen Stromfluss (0,1–0,6 ms, ein Strom der Stärke von mehreren Kiloampère, Spannung bis 1.000 Volt) ein magnetisches Feld erzeugt, das seinerseits in elektrisch leitfähigen Geweben (wie Nerven) einen Strom induziert. Folge: neuronale Depolarisation. Ableitung des Muskelsummenpotenzials mit Oberflächenelektroden.

> **!** Wichtig: exakte anatomische Positionierung über dem Kopf; z. B. EEG-Haube nach dem 10–20-System (▶ 2.2.2); mittels stereotaktischer Neuronavigation.

Indikationen

- **Neurologie**:
  - Leitungsverzögerungen der Pyramidenbahn: MS, andere zentral demyelinisierende Prozesse, zervikale Myelopathie, intraspinale Raumforderungen.
  - Affektion des 1. Motoneurons bei ALS.

- Wurzelkompressionssy.
- Plexusläsionen, andere proximale Läsionen peripherer Nerven.
- Stimulation tief liegender peripherer Nerven, z. B. N. radialis; N. ischiadicus.
- V. a. psychogene Lähmung.
- Faziale Paresen.

2

- **Psychiatrie:**
  - **Klin. Anwendung:** Behandlung der Depression. Bisher untersucht ist TKMS in der Mono-., Erhaltungs- und Augmentationsther., bei therapierefraktären und bei älteren Pat. Es besteht eine therap. Wirkung der TKMS. Stimulationsparameter: Frequenz (10–20 Hz), Intensität (zumeist überschwellig, 110 % Motorschwelle), Anzahl der Stimuli (1.500–3.000), Stimulationsort: re oder li DLPFC/präfrontaler Kortex. Mechanismus: transsynaptisch; z. B. Steigerung der Dopaminfreisetzung.
    Fazit: mäßig ausgeprägter antidepressiver Effekt. Keine kognitiven Defizite (im Gegensatz zur EKT). Keine Narkosenotwendigkeit. Erfolgsprädiktoren: jüngere Pat., begleitende Schlafstörung, kurze Erkrankungsdauer, geringe Therapieresistenz, keine psychotischen Sympt.
    Derzeit geprüft wird Anwendung bei: Manien, schizophrenen Psychosen, PTBS, somatoformen Störungen, Zwangsstörungen, Demenzen.
  - **Wissenschaftliche Anwendungen:** Studium von Psychopharmakaeffekten: inhibitorische/exzitatorische Effekte. Untersuchung von zentraler Rezeptormodulation. Charakterisierung elektrophysiologischer Phänomene bei psychiatrischen Erkr.

Kontraindikationen

- Herzschrittmacher.
- Manifestes Anfallsleiden.
- Metallteile in der Nähe des Untersuchungsorts.
- Kochleaimplantate.
- Z. n. rezenter Hirn-OP.
- Instabile Frakturen.
- Schwangerschaft.

Technik

- **Stimulationsorte:** Transkraniell: Eindringtiefe 1–3 cm. Feldstärke nimmt mit Entfernung von der Spule mit der Kubikwurzel ab.
  - Reizung des Motorkortex über dem Vertex bzw. lateral davon.
  - DLPFC: li oder re dorsolateraler präfrontaler Kortex zur Depressionsbehandlung.
  - Paravertebral: Reizung der Nervenwurzel bei ihrem Durchtritt durch das Foramen intervertebrale.
  - Plexus: Reizung der Plexusfasern über dem Erb-Punkt bzw. den Mm. glutei.
  - Nervenstimulation: Reizung der peripheren Nerven an den für die Elektrostimulation typischen Stellen.
- **Stimulationsart:**
  - Einzelpulsstimulation.
  - Repetitive Impulsserie < 1 Hz: hemmende Effekte, > 5 Hz: stimulierende Effekte.

  - Doppelreiz: zwei Impulse im Abstand von Millisekunden. Erster Stimulus (CP: Conditioning Stimulus) < Motorschwelle; zweiter Stimulus (TP: Test Pulse) > Motorschwelle.
- **Ableitung:** von fast allen Muskeln (einschl. mimischer Muskulatur und Zunge) möglich.
- **Leitungszeit:**
  - Peripher motorisch (PML) nach Wurzelstimulation.
  - Zentral motorisch (ZML): Differenz der Leitungszeit nach transkranieller und paravertebraler Stimulation.

Vorteile Weniger schmerzhaft als die Elektrostimulation, höhere Eindringtiefe (Nervenwurzel, Motorkortex, proximale HN am Austritt aus dem Hirnstamm).

Nachteile Geringe Fokalität der Reizung. Keine selektive Erregung. Bei peripherer Stimulation mitunter keine und bei paravertebraler Stimulation nur selten max. Muskelsummenpotenziale, sodass keine Beurteilung der axonalen Komponente bzw. eines Leitungsblocks möglich ist. Hohe Artefaktrate bei der peripheren Stimulation durch lokale Muskelkontraktionen.

Nebenwirkungen
- Sehr selten: zerebrale Anfälle, v. a. bei hohen Stimulationsparametern.
- Lokale Muskelkontraktionen.
- Auslösung von Phosphenen.

Elektrokrampftherapie (EKT)

Allgemeines Eine kurze elektrische Reizung des Gehirns induziert einen generalisierten Krampfanfall; dadurch kommt es zu Veränderungen in verschiedenen Neurotransmittersystemen. Bei adäquater Indikationsstellung eine der am wirksamsten Therapieformen in der Psychiatrie, kann u. U. lebensrettend sein.

Aufklärung/Einverständnis
- Schriftliche Aufklärung und Einverständnis.
- Einverständnis/Ablehnung: Pat. muss einwilligungsfähig sein, d. h. die Sachlage, Bedeutung und Tragweite der EKT hinreichend beurteilen können.
- Bei nicht einwilligungsfähigen Pat. mit dringender EKT-Ind.: Einrichten einer gesetzlichen Betreuung, ggf. Eilbetreuung. Widerspricht der Pat. der EKT, so wird diese i. d. R. nicht durchgeführt.

Indikationen Am häufigsten eingesetzt nach erfolgloser Behandlung mit Psychopharmaka.

Grundsätzlich ist die EKT indiziert, wenn:
- Notwendigkeit einer raschen Besserung aufgrund der Schwere der psychiatrischen Erkr. besteht.
- Die Risiken der EKT geringer sind als die anderer Behandlungen oder keiner Behandlungseskalation.
- Aus der Vorgeschichte ein schlechtes Ansprechen auf Psychopharmaka (Therapieresistenz) oder eine gute EKT-Response bekannt ist.
- Unverträglichkeit oder erhebliche NW der Pharmakother. aufgetreten sind.

EKT ist die Therapie der 1. Wahl bei:
- Wahnhafter Depression, depressivem Stupor, schizoaffektiven Psychosen (produktive Sympt. respondieren besser als Negativsympt.) mit schwerer depressiver Verstimmung.

- Major Depression mit hoher Suizidalität oder Nahrungsverweigerung.
- Akuter, lebensbedrohlicher (perniziöser) Katatonie.

EKT ist die Therapie der 2. Wahl bei:

- Therapieresistenter (pharmakoresistenter) Major Depression, d. h. nach erfolgloser Gabe von mindestens zwei verschiedenen AD möglichst unterschiedlicher Wirkstoffklassen in ausreichender Dosierung und zusätzlichem therap. Schlafentzug.
- Therapieresistenten, nicht lebensbedrohlichen Katatonien und anderen akut exazerbierten schizophrenen Psychosen nach erfolgloser Neuroleptika-Behandlung.
- Therapieresistenten Manien nach erfolgloser Behandlung mit Neuroleptika, Lithium oder Valproat.

Seltenere Ind.: therapieresistente schizophrene Störungen, therapieresistente schizoaffektive Störungen, therapieresistentes Parkinson-Sy. und MNS.

Kontraindikationen

- **Absolut:**
  - Kürzlich überstandener Myokardinfarkt (3 Mon.).
  - Schwere kardiopulmonale Erkr. (Frage: Narkosefähigkeit).
  - Schwerer arterieller Hypertonus.
  - Hypertensive Entgleisung.
  - Erhöhter Hirndruck.
  - Frischer Schlaganfall (3 Mon.).
  - Intrazerebrale Raumforderungen mit perifokalem Ödem.
  - Akuter Glaukomanfall.
- **Relativ:**
  - Zerebrales Aneurysma.
  - Zerebrales Angiom.
  - Demenz.
- **Keine KI:**
  - Höheres Lebensalter.
  - Schwangerschaft.
  - Herzschrittmacher.

Technik

- Applikation von unipolaren Rechteckimpulsen; etwa 0,9 Amp. bei bis zu 480 V; Pulsfolgefrequenz 30–70 Hz, Gesamtdauer der Reizung: 1–8 s.
- Unilateral: zumeist Stimulation re (nichtdominante Hemisphäre). Bei unilateraler Stimulation seltener Gedächtnisstörungen als bei der bilateralen Stimulation.
- Bilateral: Augmentation, z. B. wenn bei unipolarer Stimulation keine klin. Verbesserung. Bei Schwerstkranken auch prim. Einsatz (perniziöse Katatonie, wahnhafte Depression mit ausgeprägter Suizidalität, schwere Manien).
- In Kurznarkose ohne Intubation; Pat. nüchtern; mit Muskelrelaxation, O_2-Beatmung und Zahnschutz.
- Auslösung eines mindestens 25–30 Sek. anhaltenden generalisierten Krampfanfalls. Die Stromstärke sollte deutlich über dem Grenzwert liegen, der gerade eine Konvulsion hervorruft.

- Monitoring: EEG, EKG, Pulsoxymetrie.
- In der Regel 6–12 EKT-Behandlungen in Abständen von 2–3 d (d.h. 2–3 EKT/Wo.).
- Wirkprinzip: Konvulsionen induzieren neurochemische Veränderungen, z.B. Verstärkung der Neurotransmission im dopaminergen, serotonergen, noradrenergen, GABAergen System, cholinerge Transmission wird reduziert. Mehr Transmitterbindungsstellen, höhere Rezeptoraffinität, De-novo-Synthese von Neurotransmittern, endokrinologische Veränderungen. EKT stimuliert die hippokampale Neurogenese.

Nebenwirkungen

- Mortalität: 1/50.000.
- Sehr selten Todesfälle durch kardiovaskuläre KO (→ kardiales Monitoring nach EKT).
- Initial: Vagusreizung mit Bradykardie (**cave:** Asystolie), dann Sympathikusaktivierung: RR- und Pulsanstieg, Extrasystolen.
- Vorübergehende (Tage bis Wo.), selten auch länger anhaltende kognitive Störungen: Orientierungs-, Kurzzeitgedächtnis- und Aufmerksamkeitsstörungen.
- Postiktale Verwirrtheitszustände mit antero- (innerhalb von Tagen bis max. 4 Wo. reversibel) bzw. retrograden (können länger persistieren) Amnesien.
- Neuropsychologische Defizite: reversible Apraxien, Aphasien, Agnosien.
- Kopfschmerzen: Spannungskopfschmerz häufigste NW (ca. ⅓ der Pat.); selten Migräneattacken. Bei Auftreten von Kopfschmerzen nach EKT prophylaktische Analgetikagabe vor EKT-Behandlung erwägen (z.B. 400 mg Ibuprofen).
- Übelkeit und Erbrechen: selten.

> Die EKT zieht keine strukturellen Hirnschäden nach sich! Retrospektiv beurteilen die meisten Pat. die klin. Wirksamkeit der EKT als gut bis sehr gut. Einsetzen der Wirkung oft erheblich schneller als bei medikamentöser antidepressiver Therapie. Jedoch auch verzögerter Wirkungseintritt über Wochen, ggf. auch Mon. nachweisbar. Häufig sprechen Pat., die nicht unmittelbar auf EKT respondieren, in der Folge verbessert auf die Medikation an.

Vagusnervstimulation (VNS)

Die Vagusnervstimulation (VNS) ist in den USA für die adjuvante Ther. von schweren Depressionen zugelassen. Daher fragen auch in Deutschland zunehmend Pat., Angehörige und Behandler nach der VNS. Die Prädiktoren einer pos. Therapieresponse sind noch unbekannt. Auch die technische Durchführung muss optimiert werden. Die VNS wird derzeit selten zur Behandlung therapierefraktärer fokaler Epilepsien eingesetzt.

Indikationen

- Deutschland: rein experimentelles Verfahren, Einsatz nur im Rahmen von Studien.

- USA: seit Juli 2005 Zulassung der Vagusnervstimulation (VNS) zur adjuvanten Langzeitbehandlung chron. oder rezid. Depressionen bei Erw.

Technik
- System mit Pulsgenerator und Stimulationselektroden.
- Pulsgenerator wird wie Herzschrittmacher telemetrisch programmiert.
- Stimulation des li N. vagus im Halsbereich.
- Impulsserien von 30 s, im Abstand von 5 Min., über 24 h.
- Über vagale Afferenzen werden Locus coeruleus, Raphekerne, Amygdala, Thalamus und Hippokampus moduliert.

Nebenwirkungen
- Stimmveränderungen, z. B. Heiserkeit, Hypophonie (> 50 %).
- Hustenreiz (ca. 25 %).
- Atemnot (19 %).
- Schmerzen, Schluckbeschwerden (ca. 20 %).
- Laryngismus (11 %).
- Pharyngitis (8 %).
- Übelkeit (7 %).
- Selten: Induktion von Manien.

Tiefenhirnstimulation (DBS)

In der Neurologie zur Behandlung von Parkinson-Krankheit und Dystonien eingesetzt. Hierbei werden N. subthalamicus (STN), Globus pallidus internus (Gpi) oder Thalamus (VIM) stimuliert. In der Psychiatrie ein rein experimentelles Verfahren, z. B. bei Zwangsstörungen, Depressionen oder Gilles-de-la-Tourette-Sy. Es liegen mittlerweile erste Daten zur DBS beim M. Alzheimer vor.

Indikationen Bei schweren oder chron. Depressionen, schweren Zwangsstörungen, Alzheimer-Demenz: in Deutschland: experimentelles Verfahren, Einsatz i. d. R. im Rahmen von Studien.

Technik
- Identifikation der Zielstruktur mittels cMRT.
- Vorschieben der Stimulationselektroden in die Zielstruktur, am wachen Pat., schmerzfrei möglich.
- Teststimulation.
- Subkutane Anlage eines Impulsgebers infraklavikulär.
- Telemetrische Veränderung der Stimulationsparameter.
- Hochfrequente Stimulation > 100 Hz: inhibitorische Effekte.
- Niederfrequente Stimulation < 10 Hz: exzitatorische Effekte.
- Bei der Behandlung der Depression ist ein möglicher Zielort die subgenual im Gyrus cinguli gelegene BA 25.
- Begleitmedikation wird stabil gehalten.
- Bei Stimulation von STN widersprüchliche Befunde, zumeist Stimmungsverschlechterung durch Stimulation. Beim M. Parkinson zumeist initial Verbesserung der parkinsonassoziierten Depression, im Langzeitverlauf auch Verschlechterungen. Bei Stimulation des Gpi wurde eine Abnahme von depressiver Stimmung und Angst gesehen.

Nebenwirkungen Alle Risiken einer OP am offenen Gehirn: z. B. Blutungen, Inf., zerebrale Ischämien.

2.2.5 Sympathische Hautantwort

Peter Häussermann

Definition Verfahren zur Erfassung von vegetativen sudomotorischen Funktionsstörungen.

Indikationen PNP mit Affektion vegetativer Fasern (v. a. Diab. mell.), traumatische Nervenläsion mit Unterbrechung der vegetativen Fasern, Systemerkr. mit Beteiligung autonomer Fasern. Psychophysiologische Messung von Emotions- und Stresszuständen.

Technik Messung der Potenzialdifferenz (Handinnenfläche-Handrücken bzw. Fußsohle-Fußrücken) mit Oberflächenelektroden vor und nach einem physiologischen Reiz (tiefes Einatmen), einer Schreckreaktion (lautes, unerwartetes Geräusch) oder einem elektrischen Schmerzreiz.

Befunde

- Änderung des Oberflächenpotenzials an der Hand etwa 1,5 s nach dem Reiz. Nach wiederholtem Reiz kann es zu einer Habituation (Abnahme der Amplitude oder vorübergehend fehlende Auslösbarkeit) kommen.
- Path. ist ein Fehlen der Antwort. Latenzzeitveränderungen und Amplituden werden i. d. R. nicht berücksichtigt.

Anwendung in der Psychiatrie/Neuropsychologie

- Schizophrenie: elektrodermale Nonresponse/fehlende Habituation beschrieben.
- Depression: erniedrigte elektrodermale Aktivität beschrieben.
- Polysomnografie: Messung der Sympathikusaktivität, Amplituden abhängig vom Schlafstadium, im REM-Schlaf am niedrigsten.
- Indikator emotionaler Beanspruchung: Schweißdrüsen der Hände besonders stark beim Emotionsgeschehen beteiligt.

2.3 Bildgebende Verfahren

Peter Häussermann

2.3.1 Allgemeines

Der Stellenwert radiologisch bildgebender Verfahren hat in der Psychiatrie in den letzten Jahren deutlich zugenommen. Auch bei zunehmender Diskussion über die Kosten einer Behandlung gilt eine kraniale Bildgebung als Standarddiagnostikverfahren bei allen ersterkrankten Pat. mit belangvollen psychischen Störungen. Unterschieden werden morphologische (CT, MRT) und funktionelle Verfahren (PET, fMRT). Für psychiatrische Fragestellungen besteht zumeist keine Ind. zur KM-Gabe. Die MRT ist für fast alle Fragestellungen sensitiver als die CT.

2.3.2 Indikationen für zerebrale Bildgebung in der Psychiatrie

Erstdiagn. psychischer Störungen, insb.:

- V. a. neurodegenerative Erkr. (M. Alzheimer, Chorea Huntington, M. Parkinson).
- V. a. symptomatische psychiatrische Störung (DD entzündlich-neoplastisch-vaskulär; z. B. unklares Delir).

- Psychotische Ersterkr.
- V. a. Liquorzirkulationsstörungen (z. B. NPH).
- V. a. Hirnparenchymdefekte (z. B. posthypoxisch, traumatisch, postoperativ).
- Z. n. Sturz mit Kopfverletzung: Ausschluss einer intrakraniellen/subduralen Blutung/Hirnkontusion.

2.3.3 Computertomografie

Definition
Schichtbildverfahren, das auf der Messung von Röntgenstrahlen-Absorptionswerten von Gewebestrukturen mithilfe hochempfindlicher Detektoren beruht. Maß der Dichte sind die Houndsfield-Einheiten (HE; ▶ Tab. 2.5). Hirn- und RM-Substanz erscheinen grau, Liquor schwarz (= hypodens) und Knochen weiß (= hyperdens) im Vergleich zur normalen Hirndichte.

Tab. 2.5 Houndsfield-Einheiten

Gewebe	Einheiten (HE)
Fett	–40 bis –120
Wasser	0
Liquor	0 bis +15
Hirngewebe	
• Graue Substanz • Weiße Substanz	• +32 bis +40 • +28 bis +32
Blut (intravasal)	+32 bis +44
Blutung	
• Frisch • Älter	• +64 bis +86 • +30 bis +60
Infarkt	
• Frisch • Älter	• +22 bis +26 • +10 bis +16
Knochen, Kalk	> 500, ab 60 (Kalk)

Kraniale Computertomografie (cCT)

Allgemeines In der Regel gute Verfügbarkeit, in den meisten Krankenhäusern auch nachts/an Wochenenden. Vergleichsweise preisgünstiges Verfahren, mit dem sich ein breites Spektrum differenzialdiagnost. Fragestellungen beantworten lässt. Allerdings mit erheblicher Strahlenbelastung assoziiert. Bei unruhigen Pat. der MRT vorzuzuziehen, da weniger bewegungsartefaktanfällig und schneller.

Indikationen Wenn cMRT nicht möglich bzw. nicht toleriert bzw. nicht verfügbar:

- Notfalldiagn. bei unruhigen Pat. (z. B. mit V. a. Hirnblutung). Ausschluss von Hirndruck vor (Notfall-)LP. **Cave:** Agitierte Pat. ggf. mit 1,0–2,5 mg Lorazepam (z. B. Tavor expidet®) sedieren. Dabei ist v. a. bei älteren Pat. die potenziell atemsuppressive NW zu beachten, daher ggf. Patientenmonitoring.
- Neurodegenerative Prozesse: Demenzdiagn. und DD.
- Erstdiagn. bei Schizophrenien.
- Substanz- und Medikamentenmissbrauch: Darstellung neurotoxischer Effekte supra-infratentoriell, z. B. Alkoholmissbrauch, langjährige Einnahme/Intox. mit Phenhydan.
- DD und Lokalisation des Schlaganfalls.
- Zerebrale Hypoxie.
- Hirntumoren: Nachweis in über 95 % ab einer Tumorgröße von 1–2 cm. Wichtig: Frage der KM-Aufnahme.
- Hirnödem: verstrichene Rindenfurchenzeichnung, eingeengtes Ventrikelsystem, Verlegung der basalen Zisternen.
- Gefäßmalformationen: V. a. Angiome. Aneurysmen auch bei KM-Gabe oft nicht sichtbar. Hier CT-Angiografie hilfreich.
- Hydrozephalus.
- Entzündliche Prozesse: Abszesse, Enzephalitiden, MS, Parasitosen; bei disseminierten Veränderungen geringere Sensitivität als MRT, jedoch bessere Darstellung von Verkalkungen.
- SHT: epi- und subdurale Blutung, intrazerebrale Hämatome mit und ohne Hirnödem, Frakturnachweis.
- Neuroophthalmologische Fragestellungen: evtl. zusätzliche koronare Schichtebenen, Dünnschicht-CT der Orbita.
- Zerebrale Bildgebung bei Pat. mit Herz- oder Hirnschrittmacher.

Technik Röntgenbilder des Kopfs werden aus unterschiedlichen Richtungen erstellt (▶ Abb. 2.9). Daraus wird nachträglich die verlorene 3D-Volumeninformation erstellt. Diese 3D-Rekonstruktion setzt sich aus transversal verlaufenden Einzelschnitten zusammen. So wird für jedes Volumenelement des Objekts eine Dichte ermittelt. Die den Kopf passierenden Röntgenstrahlen werden von mehreren Detektoren aufgezeichnet. Vergleich von ausgesandter und gemessener Strahlungsintensität gibt Auskunft über die Abschwächung der Strahlung durch das Gewebe. Die Bilddaten werden mithilfe eines mathematischen Verfahrens zu einem Volumendatensatz zusammengefügt, aus dem sich Schnittbilder und 3D-Ansichten in beliebigen Ebenen rekonstruieren lassen. Durch die aufgenommenen Dichteunterschiede lassen sich verschiedene Gewebe differenzieren. Gehirn: Zur Erfassung der grauen/weißen Substanz liegt das „Untersuchungsfenster" um 38–40 HE.

- **Standard:** transversale Aufnahmen mit einer Schichtdicke von 8 mm parallel zur Orbito-Meatal-Linie. Unterschiedliche Fenster zur Weichteil- und Knochendarstellung.
- **Dünnere (4 mm) Schichtdicke:** z. B. bei Prozessen der hinteren und mittleren Schädelgrube.
- KM-CT: z. B. Gefäßveränderungen, Tumoren. KM-Anreicherung (Enhancement) bei Störung der Blut-Hirn-Schranke. Aus den Daten der KM-CT-Bilder kann bei modernen Geräten eine 3D-Rekonstruktion der Gefäße errechnet werden. Gute und reliable Darstellung von Stenosen/Verschlüssen im vorderen/hinteren Stromkreis. Auch Darstellung von Pathologien der venösen Sinus.

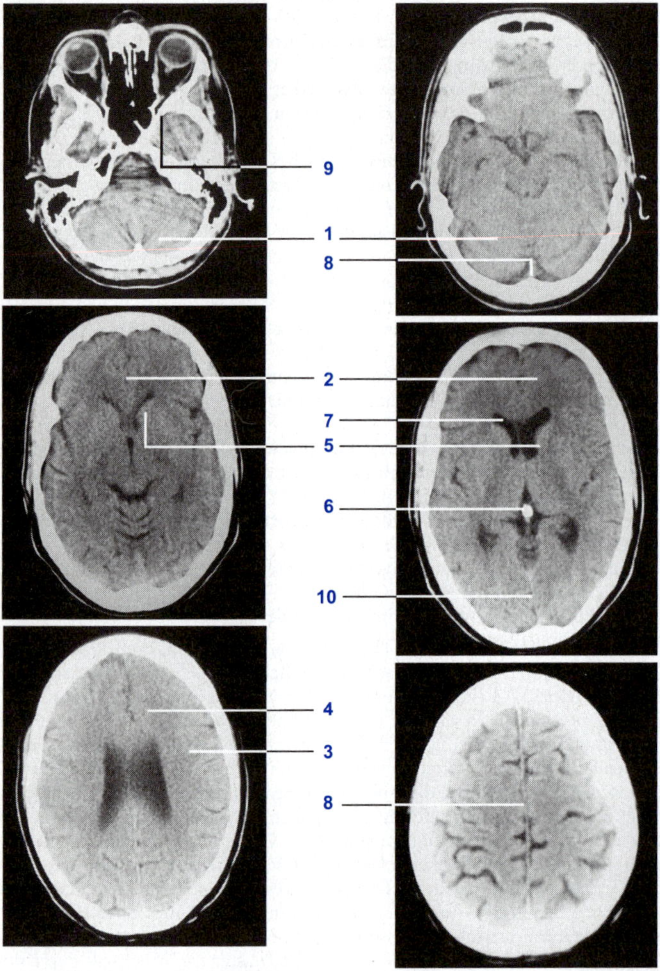

1 Kleinhirnhemisphäre
2 Frontallappen
3 Parietallappen
4 Corpus callosum
5 Nucleus caudatum
6 Corpus pineale
7 Vorderhorn
8 Falx cerebri
9 Felsenbein
10 Okzipitallappen

Abb. 2.9 Kraniale Computertomografie (Normalbefund) [T118]

Befunde

- **In der Psychiatrie:**
  - Psychiatrische Notfalldiagn.: Ausschluss von Blutungen, Schlaganfällen, NPH, Tumoren.
  - Atrophische Prozesse: Volumenminderung der Hirnrinde, Erweiterung der Sulci und des Ventrikelsystems. Bei der Alzheimer-Erkr.: Atrophie medialer Temporallappenanteile. Später generalisierte supratentorielle Hirnvolumenminderung. Bei frontotemporalen lobären Degenerationen: frontale und/oder temporale Hirnvolumenminderung.
  - Infratentorielle Prozesse: Kleinhirnatrophie mit Betonung im Vermis-cerebelli-Bereich bei langjährigem Alkoholmissbrauch. Bei langjähriger Einnahme von (Intox. mit) Phenytoin: zerebelläre Atrophie möglich.
- **Ischämischer Infarkt:**
  - Notfalldiagn.: Frühzeichen des Hirninfarkts sind verstrichene Sulci; Verlust der Basalganglienabgrenzbarkeit schon nach 2–4 h, hyperdense Media (Dense Media Sign). Die intrakranielle Blutung ist prim. hyperdens (▶ Tab. 2.6). Perfusions-CT: kann sehr früh bereits Perfusionsveränderungen bei zerebralen Gefäßverschlüssen darstellen.
  - Akute Phase (1. Wo.): Absorptionswerte im infarzierten Gebiet vom 1. Tag an meist isodens (▶ Tab. 2.6), dann bis Ende der 1. Wo. leicht hypodens (10–30 HE). Bei großen Infarkten oft raumfordernde Wirkung!
  - Subakute Phase (2.–5. Wo.): Absorptionswerte vermindern sich (0–20 HE), und die Raumforderung bildet sich zurück; z. T. in der 2.–3. Wo. nach dem Ereignis nicht hypo-, sondern isodenser Bereich („Fogging Effect"), Darstellung oft nur mit KM.
  - Alter Infarkt: hypodens.
- **Verkalkungen:**
  - Nativ-cCT: hyperdense Darstellung, nehmen kein KM auf.
  - Physiologisch: Plexus choroideus, Dura, Pinealisdrüse.
  - Path.: intraventrikulär (Plexuspapillom, AV-Fehlbildungen), intrazerebral (Oligodendrogliom, Pinealom, Ependymom, AV-Fehlbildungen, alte Blutungen), extrazerebral (Meningeom, Epidermoid, Aneurysmen, Kraniopharyngeome), kongenitale Toxoplasmose, tuberöse Sklerose, Zystizerkose.

Tab. 2.6 DD verschiedener Läsionen anhand ihrer Dichte

Hyperdens (hohe Dichte = hell)	Hypodens (geringe Dichte = dunkel)	Isodens (gleiche Dichte wie Hirngewebe)
• Frische Blutung (< 3 Wo.) • Verkalkungen • Knochen • Meningeom • Medulloblastom • Oligodendrogliom	• Infarkte (ab 1–2 d) • Chron. subdurales Hämatom • Alte Blutung (> 3 Wo.) • Kraniopharyngeom • Zysten • Hypophysenadenom, Astrozytom • Metastasen • Enzephalitis (bei Herpes simplex ab Tag 4, v. a. temporal) • Abszess • Fett • Luft • Traumafolgen • Demyelinisierungsherde (z. B. MS)	• Infarkte: 2.–4. Wo. („Fogging") • Plexuspapillom

2.3.4 Magnetresonanztomografie (MRT)

Definition
Bildgebendes Verfahren mit guter Abgrenzung physiologischer Strukturen path. Veränderungen von Gehirn und RM ohne Strahlenbelastung. Kontrastdiskriminierung und Sensitivität sind dem cCT überlegen, bessere Erkennung disseminierter Prozesse. Besondere Vorteile aufgrund der Darstellung in unterschiedlichen Ebenen (▶ Tab. 2.7).

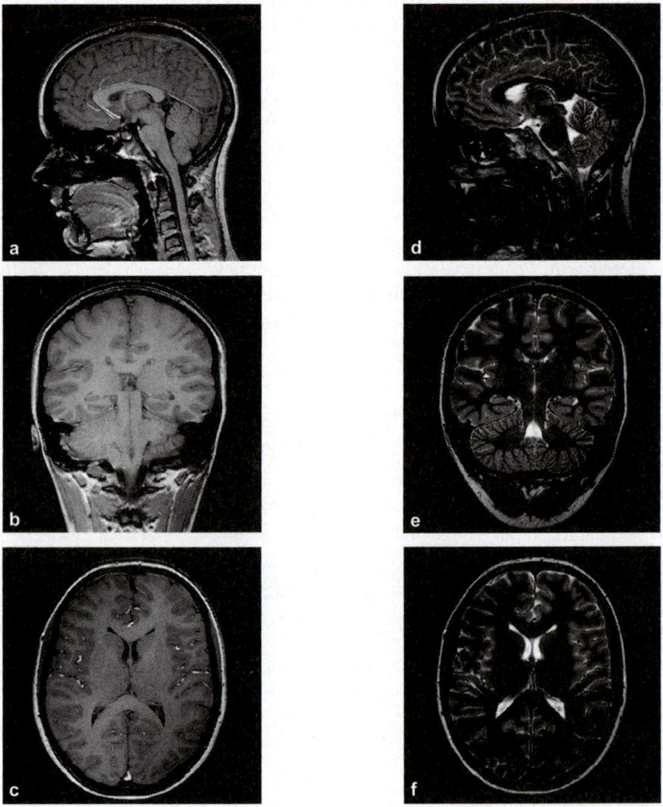

a T1 sagittal
b T1 koronar
c T1 transversal
d T2 sagittal
e T2 koronar
f T2 transversal

Abb. 2.10 MRT des Schädels (Normalbefund) [M443]

Tab. 2.7 Unterschiede zwischen MRT und CT

	MRT	CT
Weichteil-Hirngewebe-Differenzierung	Gut	Schlechter
Knochendarstellung	Schlecht	Besser

Indikationen
- Ausschluss- und Differenzialdiagn. bei psychischen Erkr.
- Demenzdiagn. und DD (▶ Abb. 2.10).
- Tumoren und Fehlbildungen von Gehirn und RM (bei hoher Sensitivität).
- Kontusionen, subdurale und epidurale Hämatome.
- Disseminierte entzündliche Prozesse (MS, Borreliose) sind im T_2-gewichteten Bild besser zu erkennen als im cCT.
- Leukoenzephalopathien, Systemdegenerationen.
- Fokussuche, z. B. bei epileptischen Prozessen (v. a. bei unauffälligem cCT).
- Früher Nachweis von enzephalitischen Prozessen (bei der Herpes-simplex-Enzephalitis sind erste Veränderungen nach etwa 12 h, im cCT erst nach 4 d nachweisbar).
- Diffusionsgewichtete Sequenzen zum Frühnachweis einer Ischämie.
- Eisensensible Sequenzen zum Nachweis von Blutungen.

Kontraindikationen Herz- oder Hirnschrittmacher, ferromagnetisches Material im Körper.

Bei klin. Tumorverdacht und unauffälligem CT immer Ind. für MRT.

Technik Über 60 % des Körpers bestehen aus Wasser. Der darin enthaltene Wasserstoff kann mittels der kernmagnetischen Resonanz sehr gut nachgewiesen werden. Der Atomkern des Wasserstoffs besteht aus einem Proton; dessen Eigenrotation wird als Kernspin bezeichnet und baut um das Proton ein Magnetfeld auf.

Das MR-Gerät besteht aus einem Permanentmagneten mit integriertem Spulensystem zur Hochfrequenzanregung (Sender) und zum Empfang von Signalen (Empfänger).

Der Magnet erzeugt ein stabiles statisches Magnetfeld, dessen Feldstärke in Tesla (T) angegeben wird. Üblicherweise werden heute in der Klinik Geräte mit 1,5–3 T verwendet (höhere Feldstärke – besseres Signal-Rausch-Verhältnis).

- **Anregung:** Im Körper sind Dipole paramagnetischer Atomkerne nicht ausgerichtet (Zustand der „Längsmagnetisierung"). Durch einen äußeren elektromagnetischen Hochfrequenzpuls erfolgt eine andere Ausrichtung („Quermagnetisierung"). Nach Wegfall des Impulses kehren die Dipole in ihre Ursprungsausrichtung zurück. Dieser Vorgang hängt von der molekularen Zusammensetzung des Gewebes ab und wird „Relaxation" genannt.
- **Relaxation:** Diese erfolgt in gewebetypischen Relaxationszeiten T_1 (Längsrelaxationszeit: Dauer der Rückkehr der angeregten Protonen aus dem angeregten in den Grundzustand) und T_2 (Querrelaxationszeit: Maß für die Schnelligkeit, mit der Protonen dephasieren). Die T_1- und T_2-Zeiten sind gewebespezif. Größen und können zur Gewebecharakterisierung herangezogen

werden. T_1-gewichtete Sequenzen stellen eher neuroanatomische Strukturen dar, T_2-gewichtete Sequenzen zeigen gut z. B. entzündliche Veränderungen.
- **Protonendichte:** Gewebespezif. Größe, die angibt, wie viele Protonen in einem bestimmten Volumen vorhanden sind. Wasser/Fett haben eine hohe (Darstellung hell), Knochen und Verkalkungen eine geringe Protonendichte (Darstellung dunkel).

2

Modifikationen durch Veränderung der Pulswiederholungs- oder Repetitionszeit (TR, Zeit zwischen zwei Anregungsimpulsen), bei bestimmten Untersuchungen auch der Inversionszeit (TI) beeinflussen das Signal und verbessern den Kontrast. Die Echozeit (TE) gibt an, zu welchem Zeitpunkt gegenüber der Anregung die Auslesung des Signals erfolgt. TR und TE sind verknüpft und beeinflussen die Bildqualität. TR beeinflusst den T_1-Kontrast, TE beeinflusst v. a. den T_2-Kontrast. Neben der Gewichtung nach T_1- und T_2-Zeit können auch die Protonendichte und Diffusionsvorgänge zur Kontraststeuerung genutzt werden.
Unter Kenntnis der Ortskoordinaten der Signale kann eine Bildrekonstruktion erfolgen.
„Paramagnetisches KM“ (Gadolinium-DPTA) zeigt analog zum CT Störungen der Blut-Hirn-Schranke durch eine Gadolinium-Anreicherung (Enhancement) im T_1-gewichteten Bild (z. B. bei frischen MS-Herden). Die für die MRT verwendeten KM wie Gadolinium-DTPA sind nicht allergen.

- Durch die starken magnetischen Kräfte kommt es während der Aufnahme zu lauten Klopfgeräuschen.
- Schichtaufnahmen in transversaler, koronarer und sagittaler Ebene.
- **Dauer der Untersuchung:** Kopf 10–30 Min., LWS ca. 20 Min. Je höher die Detailauflösung, desto länger die Untersuchungszeit.

Befunde ▶ Tab. 2.8

Tab. 2.8 Intensität verschiedener Strukturen im MRT

Struktur	T_1-Bild	T_2-Bild	Struktur	T_1-Bild	T_2-Bild
Liquor	↓ (dunkel)	↑ (hell)	Frische Ischämie	=	↑
Schädel-kalotte	↓	↓	Ältere Ischämie	↓	↑
Kopfhaut	↑	=	Akute Blutung	=	↓
Luft	↓ (schwarz)	↓ (schwarz)	Subakute/chron. Blutung	↑	↑
Fettgewebe	↑	↑	Demyelinisierung	↓	↑
Ödem	↓	↑	Eisenablagerungen	=	↓
Maligner Tumor	↓	↑	Zyste, Hygrom	↓	↑
Meningeom	=	=			
Alle Angaben bezogen auf die Dichte des Hirngewebes.					

- Die meisten path. Veränderungen weisen eine T_2-Relaxationsverlängerung auf und sind im T_2-betonten Bild besonders gut zu erkennen. **Cave:** „Übertreibung" der Pathologie möglich.
- T_1-Wichtungen zum Nachweis von Liquorzirkulationsstörungen, Kontusionsherden, zerebralen und spinalen Fehlbildungen. Gute anatomische Darstellung.
- T_2-Wichtungen zum Nachweis von Infarkten, Entzündungsherden (einschl. MS) und Tumoren.
- Knochen im MRT immer schwarz, im CT immer hell.
- **One-Black/Two-White-Regel:** Im MRT ist bei **T_1**-gewichteten Sequenzen das Nervenwasser i. d. R. **schwarz,** bei **T_2**-gewichteten Sequenzen i. d. R. **weiß.** Ausnahme: FLAIR-Sequenzen (Fluid-Attenuated-Inversion-Recovery-Sequenzen): T_2-gewichtete Sequenzen mit Unterdrückung des Liquorsignals, d. h., hier ist das Nervenwasser schwarz.
- **Hell** = signalreich im MRT: hyperintens (im CT: hyperdens), **dunkel** = signalarm im MRT: hypointens (im CT: hypodens).
- **Sequenzen:** Eine Komb. aus Radioimpulsen und Magnetfeldern bestimmter Frequenz bzw. Stärke, die vielfach in jeder Sekunde in vorgegebener Reihenfolge ein- und ausgeschaltet werden.
- Durch den geringen Durchmesser der MRT-Röhre kann es zu Beklemmungs- und Angstgefühlen kommen.
- Bildartefakte sind i. d. R. unerwünscht. Unterschieden werden Bewegungs- und Flussartefakte, Überfaltungsartefakte, Chemical-Shift-Artefakte, Auslöschungs- und Verzerrungs- sowie Kantenartefakte. Maßnahmen zur Artefaktunterdrückung: Vertauschen der Ortskodierung, Vorsättigung, Bewegungskompensation und verbesserte Datenakquisition.

!

- Metallkörper am/im Körper verursachen Artefakte, können sich verlagern oder erwärmen. Daher kann die MRT bei Pat. mit z. B. Eisensplittern in Gehirn oder Auge gefährlich werden. Moderne Metallimplantate stellen i. d. R. kein Problem dar.
- Elektrische Geräte können durch Magneten geschädigt werden. Herz- oder Hirnschrittmacherpat. durften daher bislang nicht untersucht werden. Unter bestimmten Vorsichtsmaßnahmen können jetzt aber auch Schrittmacherträger untersucht werden.
- Trimenon: relative KI.
- Kochleaimplantate.
- Implantierte Insulinpumpen (externe müssen zur Untersuchung abgelegt werden).
- Große Tätowierungen.
- Klaustrophobie: relative KI, Untersuchung in Sedierung oder Narkose möglich.

MR-Angiografie

Technik Zur MR-Angiografie (MRA) werden unterschiedliche Techniken benutzt, insb. Time-of-Flight-, Phasenkontrast- und KM-Technik. Eine wichtige Form der Nachbearbeitung MR-angiografischer Daten ist die maximale Intensitätsprojektion (MIP). Sie ermöglicht eine kinoartige schnelle Bildfolge des Gefäßbaums. Bei der MR-Angiografie mit paramagnetischem KM werden T_1-gewichtete Sequenzen nach i. v. Gabe von Gadolinium angewandt.

Indikationen V. a. Angiome, AV-Fehlbildungen, Gefäßverschlüsse, Thrombosen, Dissektionen.

Nachteile

- TOF-Angiografie: Das Gefäßlumen selbst wird nicht dargestellt, nur der Blutfluss im Gefäß. Allerdings keine KM-Gabe nötig. Magnetisierung angeregten Bluts wird in einer nicht angeregten Region ausgelesen. Die 2D-TOF-Angiografie eignet sich gut zur Darstellung venöser Gefäße.
- Kleinere Gefäße (z. B. pontine Äste) sind nicht darstellbar.
- Die exakte Lokalisation und Morphologie eines Aneurysmas mit seinen Beziehungen zu nachbarschaftlichen Strukturen sind nicht ausreichend gut beurteilbar.
- KM-MRA: kurzer Übergang des KM vom Anfluten in den Arterien bis zur Füllung venöser Gefäße, daher schwierige Trennung zwischen arterieller und venöser Phase.

Magnetresonanzspektroskopie (MRS)

Technik Fast die Hälfte der Atome des Periodensystems hat ein magnetisches Moment, sodass sich viele potenziell detektierbare Atome zur Spektroskopie anbieten. Aus praktischen Gründen stehen Wasserstoff-(^{1}H-)Protonen und die Phosphor-(^{31}P-)Spektroskopie im Vordergrund des Interesses. Die MRS beruht auf der Kernspinresonanz und erlaubt die biochemische Analyse eines Volumenelements. Verschiedene Metaboliten können aufgrund der chemischen Verschiebung (Chemical-Shift-Effekt) identifiziert und quantifiziert werden. Die als Sende- und Empfangsspule konzipierte Spule wird nahe am untersuchten Volumen positioniert.

Protonenspektroskopie Bei der In-vivo-Analyse von Substanzen im Gehirn werden v. a. Metaboliten des Stoffwechsels untersucht. Die Identifikation erfolgt über bekannte Spektren der einzelnen Kohlenwasserstoffe. Definierte Substanzen wie z. B. Alkohol oder Glukose sind so im Spektrum nachweisbar. Relevante Metaboliten, die mittels Protonenspektroskopie erfass- und quantifizierbar sind:

- N-Acetyl-Aspertat (NAA): ausschl. im ZNS nachweisbar. Neuronaler Marker.
- Kreatin (Cr) und Phosphokreatin (PCr): Marker des Energiestoffwechsels der Zelle.
- Cholin (Cho): Strukturbaustein von Membranen. In Glyzerophosphatiden und im Sphingomyelin, aber auch im Acetylcholin enthalten.
- Laktat: tritt unter anaeroben Stoffwechselbedingungen verstärkt auf.
- Lipide.
- Glutamin (Glu), Glutamat (Gln).
- Inositol (Ins): glialer Marker.

Bedeutung in der (Neuro-)Psychiatrie

- Prächirurgische Epilepsieabklärung bei fokalen Epilepsien.
- DD unklarer zerebraler Raumforderungen.
- Noninvasive Messung der zerebralen Konzentration von Medikamenten (z. B. Lithium, SSRI), Neurotransmittern (Glutamat, GABA).
- Metabolitenstudien: z. B. Abnahme der NAA-Konzentration im frontalen/temporalen Kortex von schizophrenen Pat.
- Untersuchungen zur Permeabilität der Blut-Hirn-Schranke.

Funktionelle Magnetresonanztomografie (fMRT)

Definition Wiederholbares, nichtinvasives und NW-freies bildgebendes Verfahren zur Darstellung von aktiven Strukturen im Gehirn mit hoher räumlicher Auflösung mittels schneller MRT-Sequenzen.

Technik

- Auf Basis der lokalen Oxygenierungseigenschaften des Hämoglobins können Aussagen über die räumliche Verteilung und zeitliche Abfolge zentralnervöser Aktivierungszustände der grauen Substanz nach definierter Stimulation gemacht werden.
- BOLD-Effekt (Blood Oxygen Level Dependent): unterschiedliche Eigenschaften von oxygeniertem (diamagnetisch) und desoxygeniertem (paramagnetisch) Blut; bei Aktivierung von Kortexarealen kommt es zu einer Stoffwechselsteigerung, das aktivierte Areal reagiert mit einem überproportionalen Anstieg des Blutflusses. Dadurch erhöht sich die Konzentration von oxygeniertem relativ zu desoxygeniertem Hämoglobin, was zu einer Veränderung der effektiven Querrelaxationszeit und damit Signaländerung führt.
- Aufnahmen zu zwei unterschiedlichen Zeitpunkten (Ruhezustand und stimulierter Zustand) können statistisch verglichen, Unterschiede räumlich dargestellt und zugeordnet werden.
- Das Prinzip der neurovaskulären Kopplung (Aktivierung eines kortikalen Areals – Steigerung des regionalen kortikalen Metabolismus – Erhöhung des regionalen zerebralen Blutflusses) ermöglicht eine indirekte Analyse der lokalen neuronalen Erregungszustände unter standardisierten Stimulationsbedingungen.
- Aufnahme schneller EPI-Sequenzen.
- Hohe räumliche und zeitliche Auflösung.

Vorteile

- Hohe räumliche Auflösung.
- Nichtinvasiv.
- Keine Strahlenbelastung.
- Verfügbarkeit der fMRT.
- Longitudinalstudien gut möglich.
- Kombinierbarkeit mit anderen Verfahren: z. B. Magnetstimulation, EEG.

2

Nachteile

- Großer technischer und finanzieller Mess- und Auswerteaufwand.
- Artefaktanfälligkeit: Bewegungs- und Flussartefakte sowie technische Artefakte.
- Verfahren abhängig von Motivations- und Performanceeffekten.
- Geräuschentwicklung (bis 120 dB).
- Unvollständige Kenntnisse über die Pathophysiologie des BOLD-Effekts, Einfluss von psychotropen Substanzen auf BOLD-Effekt.
- Ermittelte Messgröße gibt nur einen indirekten Einblick in die Funktion des Gehirns, da nicht die neuronale Aktivität selbst gemessen wird: BOLD-Effekt hängt u. a. ab von: zerebralem Blutfluss (CBF), zerebralem Blutvolumen (CBV) und zerebraler metabolischer Umsatzrate ($CMRO_2$).
- Zeitliche Auflösung schlechter als beim EEG.
- Im Wesentlichen Darstellung von Veränderungen der grauen Substanz.

Bedeutung in der (Neuro-)Psychiatrie Unzählige wissenschaftliche Fragestellungen mit der fMRT bearbeitet, u. a. im Bereich zerebrale Plastizität, Kognitions-, Emotions-, Motorikforschung. Beispiele:

- Schizophrenie: Hinweise für Hypofrontalität durch fMRT-Untersuchungen.
- Ähnlichkeit des Aktivierungsmusters bei akustischen Halluzinationen mit extern getriggerten Wahrnehmungen. Hilft zu verstehen, warum Pat. mit akustischen Halluzinationen diese als real wahrnehmen.

Diffusions-Tensor-Bildgebung (DTI)

Definition Nichtinvasive quantitative bildliche Darstellung von Diffusionsprozessen der Wassermoleküle in verschiedenen Hirnregionen. Diese Technik ermöglicht Rückschlüsse über den Verlauf und die Integrität zerebraler Faserverbindungen in der weißen Substanz. Gibt somit indirekten Einblick in die morphologischen Auffälligkeiten neuronaler Netzwerke.

Technik

- Quantitative Darstellung der Brownschen Molekularbewegung im Hirngewebe mittels diffusionsgewichteter MRT-Technik.
- Exakte Charakterisierung der Mobilität der Wassermoleküle in allen drei Raumrichtungen, die je nach Gewebecharakteristik richtungsabhängig unterschiedlich stark ausgeprägt ist.
- In unstrukturierten Kompartimenten bewegen sich Wassermoleküle frei in allen Richtungen (isotop). In der weißen Substanz des ZNS ist die Beweglichkeit in den verschiedenen Raumrichtungen unterschiedlich groß, Verhalten nennt sich „anisotrop".
- Diffusions-Anisotropie beeinflusst u. a. durch: Myelinisierungsgrad, Organisation des axonalen Zytoskeletts, Dichte von Membranen.

Bedeutung in der (Neuro-)Psychiatrie

- Verfahren unabhängig von Motivations- und Performanceeffekten.
- DD degenerativer, entzündlicher, ischämischer und neoplastischer Läsionen.
- DTI-Untersuchungen zur Integrität der weißen Substanz bei verschiedenen psychiatrischen Krankheitsbildern.

- Hinweise zu Hirnentwicklungs- und Reifungsprozessen sowie Hemisphärenasymmetrie.
- Darstellung anatomischer Verbindungen zwischen einzelnen Hirnarealen (Konnektivität), z. B. bei psychiatrischen Krankheitsbildern.

2.3.5 Emissionstomografie

Definition
Weiterentwicklung der Isotopenverfahren mit computerisierter Auswertung zur Darstellung lokaler und globaler hämodynamischer und metabolischer Prozesse. PET und SPECT sind Funktionsuntersuchungen, die Veränderungen in biochemischen Abläufen, in der Neurotransmission und der molekularen Zell- und Gewebezusammensetzung bei krankhaften Prozessen frühzeitig, zumeist vor anatomisch-strukturellen Änderungen, zeigen können. In-vivo-Darstellung von Vorgängen an Neurorezeptoren, quantitative Bestimmung synaptischer Aktivität und des Stoffwechsels im ZNS!
Insgesamt NW-arme Untersuchungsverfahren, bei denen die Strahlenexposition des Pat. in der Höhe der natürlichen jährlichen Strahlenexposition (um 2,4 mSv) liegt. Dennoch: Keine Anwendung dieser Verfahren bei Schwangeren. Bei Frauen im gebärfähigen Alter: Ausschluss einer Schwangerschaft.

Single-Photon-Emissionscomputertomografie (SPECT)

Indikationen
- Neurodegenerative Erkr. (z. B. M. Alzheimer, M. Pick): typisches Muster von Durchblutungsveränderungen.
- Zerebrovaskuläre Erkr.: Bestimmung der dilatatorischen Reservekapazität.
- Epilepsien (iktal und interiktal): Erkennung eines epileptischen Fokus.
- Enzephalitiden (v. a. Herpes-Enzephalitis): Darstellung der entzündlichen Hyperämie.
- Vaskulitiden: Darstellung kortikaler Perfusionsausfälle.

Technik Injektion eines radioaktiv markierten Pharmakons (Tracer, ▶ Tab. 2.9), das sich aufgrund seiner chemischen Eigenschaften in einem bestimmten Organ oder einer Organregion anreichert und dort ein Photon (Gammastrahlung) aussendet. Messung der Verteilung des Pharmakons in der zu untersuchenden Region mithilfe einer rotierenden Gammakamera.

Tab. 2.9 Tracer für die Hirnbildgebung mit SPECT und PET

Tracer	Messung von	Indikation, z. B.
^{18}F-Fallypride I-^{123}-IBZM	Darstellung **post**synaptischer D2-Rezeptoren mittels SPECT	DD von Parkinson-Sy.; Untersuchung des dopaminergen Systems
I-^{123}I-FP-CIT	Darstellung des **prä**synaptischen Dopamin-Transporters mittels SPECT	DD von Parkinson-Sy.; Untersuchung des dopaminergen Systems

Tab. 2.9 Tracer für die Hirnbildgebung mit SPECT und PET *(Forts.)*

Tracer	Messung von	Indikation, z. B.
^{99m}Tc-HMPAO	Blutflussmessung mittels SPECT	Demenzdiagn.
^{99m}Tc-Ethylcysteinat-Dimer (ECD)		
$H_2{}^{15}O$	Hirnaktivierung, Blutflussmessung mittels PET	Funktionelle Untersuchungen; $t_{1/2}$ = 2 Min.
^{11}C-Raclopride	Darstellung **post**synaptischer D2-Rezeptoren mittels PET; D2-Antagonist	DD von Parkinson-Sy.; Untersuchung des dopaminergen Systems
^{18}F-Fluorodopa	Darstellung des **prä**synaptischen Dopamintransporters mittels PET	DD von Parkinson-Sy.; Untersuchung des dopaminergen Systems
^{18}F-FDG	(Prä-)synaptischer Glukosemetabolismus mittels PET	Demenz-DD Das meistgenutzte PET-Radiopharmakon überhaupt!
^{11}C-Methionin	Aminosäure; Darstellung mittels PET	DD zerebraler Tumoren
^{11}C-Flumazenil	GABA-A-Rezeptoren mittels PET, Benzodiazepin-Antagonist	Prächirurgische Epilepsiediagn., Diagn. fokaler Epilepsien, (Angsterkr., Depressionen)
^{18}F-Diprenorphin	Opiatrezeptoren mittels PET, Opioidagonist	Funktionelle Charakterisierung von Schmerzsy.

Unterschieden werden Perfusionstracer (z. B. HMPAO), Rezeptorliganden (z. B. ^{123}I-IBZM) und Stoffwechseltracer (z. B. ^{18}F-FDG)

Positronenemissionstomografie (PET)

Definition Erlaubt die quantitative Messung der örtlichen Verteilung von Aktivitätskonzentrationen in vivo. Empfindlichkeit höher als bei der SPECT.

Indikationen

- Basalganglienerkr.: frühe DD der Parkinson-Krankheit durch ^{18}F-Fluorodopa, frühe Diagn. einer Multisystemdegeneration oder einer Chorea Huntington (FDG und Dopaminrezeptorliganden).
- Demenzielle Sy.: sensitiver Nachweis eines geminderten Glukoseverbrauchs betroffener Hirnregionen durch FDG. In letzter Zeit Entwicklung von PET-Markern, welche die Amyloidbelastung des Gehirns darstellen (Früh- und DD-Diagn. demenzieller Erkr.).
- Präop. Epilepsiediagn.: Lokalisation des Fokus bei Temporallappenepilepsien.
- Neuroonkologie: Beurteilung der biologischen Aggressivität von Hirntumoren, Erkennen einer malignen Entdifferenzierung eines Gliomrezidivs (FDG), postop. Nachweis von Tumorresten bei malignen Gliomen und Differenzierung zwischen Strahlennekrose und Tumorrezidiv (FDG-markierte Aminosäuren).

- Abgrenzung von Toxoplasmose und Lymphomen bei Immundefizienz (FDG).

Technik

- Injektion kurzlebiger, Positronen emittierender Radionuklide. Die emittierten Positronen verbinden sich nach kurzer Wegstrecke mit einem Elektron, wodurch eine Strahlung entsteht, die gemessen und räumlich zugeordnet werden kann.
- Ein Großteil der PET-Untersuchungen betrifft den Glukosestoffwechsel mit ^{18}F-Fluordesoxyglukose (FDG). Die Anwendung anderer Radiopharmaka (Rezeptorliganden, Aminosäuren usw.) ist meist auf Zentren mit einem eigenen Zyklotron beschränkt.
- Transmissionsmessung (zur Adsorptionskorrektur), dann Emissionsmessung.
- Streustrahlungskorrektur: Streustrahlanteil der 2D-PET: 12–15 %, bei SPECT > 40 %.

Neue Entwicklungen: PET-CT und PET-MRT

- Die PET ist ein hochsensitives Verfahren. Aktivitätsanreicherungen lassen sich anatomisch nicht immer gut lokalisieren, da in der (FDG-)PET in erster Linie Stoffwechselprozesse gezeigt werden. Zusätzlich begrenzte Ortsauflösung von ca. 4–6 mm. Ein PET/CT kombiniert die hohe Ortsauflösung und gute anatomische Darstellung der CT mit den Stoffwechselinformationen aus der PET.
- Auch vermehrt Gerätekombinationen von PET und MRT.

PET und SPECT bei neurodegenerativen Erkrankungen

Vergleichende PET- und SPECT-Untersuchungen konnten zeigen, dass regionaler Blutfluss und Sauerstoff-/Glukoseverbrauch gleichgerichtete Veränderungen bei neurodegenerativen Prozessen zeigen. Der Einfluss atrophischer Veränderungen auf Durchblutung und Metabolismus bleibt eine kritische Frage. Metabolische Veränderungen gehen den atrophen voraus, sind daher oft ausgeprägter als die morphologischen Veränderungen. Amyloidablagerungen im Gehirn können mittels neu entwickelter PET-Marker dargestellt werden. Damit sind amyloidassoziierte neurodegenerative Prozesse bereits präklin. diagnostizierbar.

3 Leitsymptome

Peter Häussermann und Michael Rentrop

Leitsymptome stellen typische Krankheitszeichen dar, die den Untersucher rasch in die Lage versetzen, die differenzialdiagnost. Abklärung einer Erkr. durchzuführen und Therapiemaßnahmen zu beginnen. Mit Identifikation eindeutiger Leitsympt. ist meist auch eine ätiologische Vorstellung eines Krankheitsgeschehens verknüpft. Während die somatische Medizin eine Reihe krankheitstypischer Sympt. kennt, ist für die Psychiatrie insb. eine ätiologische Einordnung problematisch. Letztlich kann sich hinter jedem Krankheitszeichen eine Vielzahl von Ursachen verbergen. Für psychische Krankheitszeichen ist typisch, dass sie nur die „phänomenologische Endstrecke“ unterschiedlicher Prozesse darstellen. Leitsympt. dienen in der Psychiatrie daher zur Formulierung einer Querschnitts- oder Syndromdiagn. Algorithmus zur endgültigen diagnost. Zuordnung ▶ Abb. 1.14.

3.1 Psychiatrische Leitsymptome

In enger Anlehnung an: AMDP-System, 5. Aufl., Göttingen: Hogrefe 1995.
Die folgenden Begriffsbestimmungen sollen helfen, eine gemeinsame Sprache zur Formulierung psychopath. Befunde zu erhalten. Es handelt sich um Übereinkünfte, die teils als Kompromisse unterschiedlicher Auffassungen zustande gekommen sind. Um dem Sinn von „Leitsymptomen“ näher zu kommen, sind immer dann, wenn es über allg. Krankheitszeichen hinausgehende typische Zusammenhänge zu definierten Erkr. gibt, diese unter „Vorkommen“ genannt. Im psychiatrischen Alltag müssen v. a. die Leitsymptome besondere Beachtung finden, die auf ein organisch bedingtes Geschehen hinweisen und damit ein sofortiges weiteres Handeln nötig machen.

3.1.1 Bewusstseinsstörung

Bewusstseinsstörungen machen eine eingehende organische Abklärung dringend notwendig. Abgesehen von der Bewusstseinsverschiebung sind funktionelle psychische Störungen nicht mit Veränderungen des Bewusstseins verbunden. Ausschluss: Intox., neurologisches/internistisches Krankheitsbild.

Hauptmerkmale

Bewusstsein
Unterschiedlich verstanden und schwer zu definieren, am ehesten zu umschreiben mit der subjektiven Qualität unserer psychischen Vorgänge. Das Wissen darüber, dass es das Subjekt ist, das die Inhalte erlebt.

Orientierung
Gemeint ist das Wissen eines Menschen über Zeit, Ort, Situation und Person.

- Zeitliche Orientierung: Datum (Tag, Monat, Jahr) Wochentag und/oder Jahreszeit.
- Örtliche Orientierung: gegenwärtiger Aufenthaltsort.

- Situative Orientierung: Bedeutungs- und Sinnzusammenhang der gegenwärtigen Situation.
- Zur eigenen Person: aktuelle persönliche oder lebensgeschichtliche Situation.

Quantitative Bewusstseinsstörung

Bewusstseinsverminderung

Störung der Vigilanz, Einteilung in verschiedene Schweregrade:

- Benommenheit: dösige Schläfrigkeit, bei welcher der Betroffene immer wieder auf das Gespräch zentriert werden kann.
- Somnolenz: Schläfrigkeit, durch äußere Reize wiederholt für kurze Zeit zu durchbrechen.
- Sopor: nur starke Reize lösen Reaktion aus, z. B. Schmerzreize.
- Koma: Betroffener auch durch stärkste Reize nicht mehr erweckbar.

Qualitative Bewusstseinsstörungen

Bewusstseinstrübung

Qualitative Beeinträchtigung der Bewusstseinsklarheit. Der Pat. kann verschiedene Aspekte der eigenen Person nicht mehr sinnvoll miteinander verbinden; entsprechend sind Handeln und Mitteilung gestört. **Vorkommen:** z. B. Delir oder frisch operierte Pat., oft verbunden mit Personenverkennungen, Unruhe, Ablenkbarkeit, Nesteln, Störung der Auffassung.

Bewusstseinseinengung

Das Bewusstsein des Betroffenen erscheint wie ein engwinkliger und wenig beweglicher Lichtkegel auf einige wenige Bereiche zentriert. **Vorkommen:** z. B. bei abnormen Erlebnisreaktionen, nach Autounfällen, Dämmerzustand bei Epilepsien.

Bewusstseinsverschiebung

Subjektiver Eindruck, die Außenwelt intensiver wahrzunehmen, einen erweiterten Erfahrungshorizont zu haben. **Vorkommen:** im Drogenrausch, nach Hypnose, bei schizophrenen oder manischen Sy.

3.1.2 Aufmerksamkeits- und Gedächtnisstörungen

Hauptmerkmale

Auffassung

Fähigkeit, Wahrnehmungen in ihrer Bedeutung zu begreifen und sinnvoll miteinander zu verbinden.

Orientierende Prüfung: Erklärung von Sprichworten oder Nacherzählen einer Fabel; alternativ Unterschiedserklärungen, z. B.: Treppe – Leiter, See – Fluss, Kind – Zwerg.

Konzentration

Fähigkeit, die Aufmerksamkeit ausdauernd zu fokussieren.

Orientierende Prüfung: einfache Rechnungen oder Rückwärtsbuchstabieren (z. B. Serial 7: 100–7, 93–7, 86–7 etc., Rückwärtsbuchstabieren von RADIO).

Merkfähigkeit

Fähigkeit, Eindrücke über mehrere Minuten zu behalten.
Orientierende Prüfung: Nennen von drei Begriffen, z. B. Zahl 34, Stadt Oslo und Gegenstand Aschenbecher. Aufforderung an den Pat., die Begriffe einmal nachzusprechen und sich einzuprägen. Erneutes Abfragen nach 10 Min.

Gedächtnis

Fähigkeit, Eindrücke länger als 10 Min. zu speichern und Erlerntes aus dem Gedächtnis abzurufen.
Prüfung durch Erfragen wichtiger und/oder alltägl. Lebensereignisse, z. B. Heirat? Abendessen des Vortages?

Störungen

Konfabulation

Störung der Merkfähigkeit mit erheblichen Gedächtnislücken, die mit spontan produzierten, immer wieder neuen Inhalten gefüllt werden, die der Betroffene für Erinnerungen hält.
Orientierende Prüfung: im Verdachtsfall mehrmaliges Abfragen eines Ereignisses.
Vorkommen: z. B. bei jeder mnestischen Störung, besonders bei Korsakow-Sy.

Paramnesien

Falsches Wiedererkennen (Déjà-vu), vermeintliche Fremdheit (Jamais-vu).

- Ekmnesien: Störung des Zeiterlebens, Vergangenheit wird als Gegenwart erlebt. **Vorkommen:** überwiegend bei organisch bedingten psychischen Störungen.
- Hypermnesien: Steigerung der Erinnerungsfähigkeit. **Vorkommen:** z. B. bei Fieber, drogeninduziert, psychischen Ausnahmezuständen.

3.1.3 Denkstörungen

Formale Denkstörungen

Definition Gestört ist der Gedankenablauf im Sinne der Denkgeschwindigkeit, Kohärenz und Zielgerichtetheit der Gedankengänge. **Vorkommen:** unspezif., bei allen Arten psychischer Störungen, bei Gesunden z. B. im Rahmen emotionaler Belastungszustände.

Klinik

- Auffälligkeiten können auch die Sprache betreffen, mit grammatischen Fehlern bis hin zum Sprachzerfall bei schizophrenen Pat. (Schizophasie).
- **Denkhemmung:** Der Pat. erlebt sein Denken als blockiert, gebremst. **Vorkommen:** besonders häufig im Rahmen depressiver Störungen.
- **Verlangsamung:** Das Denken erscheint dem Untersucher schleppend. Im Extremfall ist ein Gespräch wegen übermäßig langer Pausen kaum möglich.
- **Umständlich:** Das Wesentliche kann nicht vom Unwesentlichen unterschieden werden, zwischen den einzelnen Aussagen besteht jedoch ein inhaltlicher Zusammenhang.
- **Eingeengt:** Verhaftetsein an bestimmten Inhalten, wenigen Themen, Fixierung auf wenige Zielvorstellungen.

- **Perseveration:** Wiederholung gleicher Denkinhalte, Haftenbleiben an Worten oder Angaben, die vorher gebraucht wurden, nun aber nicht mehr sinnvoll sind.
- **Grübeln:** dauerndes Beschäftigtsein mit bestimmten, meist unangenehmen Gedanken, die größtenteils mit der aktuellen Lebenssituation in Zusammenhang stehen. Bei starker Ausprägung deutliche subjektive Belastung, beeinträchtigte Leistung und Lebensgefühl. **Vorkommen:** besonders häufig im Rahmen depressiver Störungen.
- **Gedankendrängen:** Der Pat. ist subjektiv dem Druck vieler Gedanken ausgeliefert. **Vorkommen:** besonders häufig im Rahmen maniformer Störungen.
- **Ideenflucht:** Vermehrung von Einfällen, die z. T. nicht mehr zu Ende geführt werden können. Weitschweifig: Das Ziel des ursprünglichen Gedankengangs geht zwischenzeitlich durch neue Assoziationen verloren oder wechselt ständig. **Vorkommen:** besonders häufig im Rahmen maniformer Störungen.
- **Vorbeireden:** Obwohl eine Frage richtig verstanden wurde, wird eine inhaltlich unpassende Antwort gegeben. In der Beurteilung ist der Aspekt der richtig verstandenen Frage essenziell, daher explizit Nachfragen! **Vorkommen:** besonders häufig im Rahmen schizophrener Erkr. DD: aphasische Störungen.
- **Gedankenabreißen, Gedankensperrung:** plötzlicher Abbruch eines sonst flüssigen Gedankenablaufs oder des Sprechens ohne erkennbaren Grund. **Vorkommen:** besonders häufig im Rahmen schizophrener Erkr. **Cave:** Absence, Bewusstseinsstörung, Lewy-Körperchen-Demenz.
- **Inkohärenz, Zerfahrenheit:** Denken und Sprechen des Pat. verlieren für den Untersucher den verständlichen Zusammenhang. Im Extremfall produziert der Pat. einzelne, scheinbar zufällig durcheinander gewürfelte Gedankenbruchstücke. Subjektiv kann ein zerfahrener Gedankengang dem Betroffenen noch sinnvoll erscheinen, z. B. wenn dieser von anderen psychopathologischen Sympt., etwa Halluzinationen oder Ich-Störungen, beeinflusst wird. **Vorkommen:** überwiegend bei organisch bedingten psychischen Störungen oder schizophrenen Krankheitsbildern.
- **Neologismen:** Wortneubildungen, die der sprachlichen Konvention nicht entsprechen und oft nicht unmittelbar verständlich sind. **Vorkommen:** besonders häufig im Rahmen schizophrener Erkr.

Diagnostik Formale Denkstörungen fallen dem Betroffenen selbst oder dem Untersucher im psychiatrischen Gespräch auf (s. o.). Häufig zeigen sich Störungen erst im Verlauf eines ausführlichen Gesprächs. Auffälligkeiten finden sich überwiegend in der Sprache.

Inhaltliche Denkstörungen

Überwertige Ideen

Aus gefühlsmäßig stark besetzten Erlebniskomplexen hervorgehende Ideen, die das gesamte Denken in unsachlicher/einseitiger Weise beherrschen. Überwertige Ideen werden meist verbissen und hartnäckig vertreten, Nachteile und Anfeindungen billigend in Kauf genommen.

Vorkommen: in allen Lebensbereichen, v. a. aber in Weltanschauung, Politik, Wissenschaft. Insg. steht dies dem gesunden Erleben nahe, Übergänge z. B. von der querulatorischen Fehlhaltung zum Querulantenwahn sind möglich.

3

Wahn

Der Wahn als Symptom ist ein Hinweis auf eine schwerwiegende psychische Problematik. **Vorkommen:** bei organisch bedingten psychischen Störungen, Abhängigkeitserkr., affektiven und schizophrenen Psychosen.

Entwicklung, Ausprägung und affektive Beteiligung

- **Wahnidee:** objektiv falsche Beurteilung der Realität, an der mit unerschütterlicher Gewissheit festgehalten wird. Widersprüche zu eigenen früheren Erfahrungen bzw. dem Erleben, Wissen und Glauben der gesunden Mitmenschen werden vom Betroffenen nicht mehr berücksichtigt.
- **Wahnstimmung:** Gefühl des Unheimlichen, Bedeutungsvollen, Veränderten; der Eindruck des Pat. „etwas sei im Gange". Überwiegend ängstlich besetzt, gelegentlich euphorisch zuversichtlich. Ausgangssituation bei der Entstehung von Wahnideen.
- **Wahneinfall:** Übergang der unspezif. und vieldeutigen Wahnstimmung zur wahnhaften Überzeugung („jetzt weiß ich, was hier los ist, jetzt wird mir alles klar…").
- **Wahnwahrnehmung:** Richtige Sinneswahrnehmungen werden in den Wahn einbezogen und erhalten eine abnorme Bedeutung. Meist werden Wahrnehmungen auf die eigene Person bezogen.
- **Wahndynamik:** bezeichnet den Grad der affektiven Beteiligung, mit der ein Mensch an seiner Wahnerkr. beteiligt ist. **Cave:** Eine hohe Wahndynamik ist ein wenn auch unspezif. Hinweis auf eine Selbst- oder Fremdgefährdung des Pat. und macht eine Behandlung dringlich!
- **Systematisierter Wahn:** Einzelne Wahnideen werden durch logische oder paralogische Verknüpfungen zu einem zusammenhängenden Wahngebäude ausgestaltet.
- **Erklärungswahn:** Wahn, mit dem ein Pat. seine Halluzinationen erklärt.

Häufige Wahnthemen

- **Beziehungswahn:** Menschen und Dinge in der Umwelt werden als auf die eigene Person bezogen erlebt. In TV, Radio oder Zeitung seien Dinge speziell seinetwegen veröffentlicht worden, ein Blick, ein Lachen beziehe sich zweifellos auf den Pat.
- **Bedeutungswahn:** Einem zufälligen Erlebnis wird eine besondere Bedeutung beigemessen.
- **Beeinträchtigungs-/Verfolgungswahn:** Der Betroffene erlebt sich als Ziel von Beeinträchtigung oder Verfolgung.
  - Beeinträchtigungswahn: Typischerweise erlebt der Betroffene seine Umwelt als beleidigend, herabsetzend, ihm werde Schaden zufügt, oder er werde vernichtet.
  - Verfolgungswahn: Menschen in der Umgebung des Betroffenen seien seine Verfolger, deren Drahtzieher oder Hintermänner, er werde gefilmt, abgehört, mit technischen Apparaten überwacht.
- **Eifersuchtswahn:** wahnhafte Überzeugung, vom Partner betrogen oder hintergangen zu werden. Männer 2- bis 3-mal häufiger betroffen als Frauen. Klinik: Groteske Anschuldigungen bzgl. der Treue des Partners werden ausge-

sprochen. Die Aggressionen richten sich dabei gegen den Partner, nicht gegen den vermeintlichen Nebenbuhler.
- **Schuldwahn:** Pat. ist überzeugt, gegen Gott, die Gebote oder gegen Gesetze verstoßen zu haben.
- **Nihilistischer Wahn:** Der Pat. glaubt, er lebe nicht mehr wirklich, nur zum Schein. Er leugnet die eigene Existenz, z. T. auch die der Angehörigen.
- **Verarmungswahn:** Der Betroffene wähnt seine finanzielle bzw. materielle Lebensgrundlage als bedroht oder verloren gegangen.
- **Hypochondrischer Wahn:** Die eigene Gesundheit wird als bedroht oder verloren erlebt.
- **Größenwahn:** wahnhafte Selbstüberschätzung bis hin zur Identifizierung mit berühmten Persönlichkeiten der Gegenwart oder Vergangenheit. Inhalte können im Bereich des Möglichen bleiben, gehen aber oft darüber hinaus. Themen: ungeheure Machtfülle, unermesslicher Reichtum, Befähigung zur revolutionären Weltverbesserung, Pat. hält sich für einen Erlöser, Retter, Gott. Dies wird mit Eingebungen und Weisungen überirdischer Mächte begründet.

3.1.4 Angst

- **Angst:** unbestimmtes, ungerichtetes Gefühl des Unwohlseins, erhöhter allg. Anspannung, verbunden mit vegetativen Veränderungen (Schwitzen, Puls-, Blutdruckerhöhung). Teils körperlich für den Betroffenen lokalisierbar (im Bauch, als Enge am Hals etc.). **Vorkommen:** im Rahmen einer Angsterkr. (▶ 9.1) meist als Panik oder generalisierte Angst oder unspezif. bei nahezu jeder psychischen Störung; bei Gesunden in Form von Furcht.
- **Furcht:** gerichtete ängstliche Anspannung, etwa ein(e) bestimmte(s) Ereignis/Situation betreffend.
- **Misstrauen:** ängstlich unsicheres Beziehen von Wahrnehmungen auf die eigene Person.
- **Hypochondrische Gedanken:** sachlich nicht begründbare, beharrliche Sorgen um die eigene Gesundheit.
- **Phobien:** gerichtete Angst vor Situationen oder Objekten mit der Entwicklung von Vermeidungsverhalten.

3.1.5 Zwang

- **Vorkommen:** als Zwangserkr. (▶ 9.2) oder Begleitsympt. im Rahmen anderer psychischer Störungen (z. B. organisch bedingte, depressive oder schizophrene Erkr.).
- **Zwangsideen:** Aufdrängen von nicht unterdrückbaren Denkinhalten, die vom Pat. selbst entweder als sinnlos oder in ihrer Penetranz als quälend erlebt werden.
- **Zwangsimpulse:** gegen inneren Widerstand bestehende, sich aufdrängende Impulse, bestimmte Handlungen durchzuführen.
- **Zwangshandlungen:** Handlungen, die aufgrund von Zwangsimpulsen oder -gedanken immer wieder durchgeführt werden müssen und vom Betroffenen als unsinnig empfunden werden (z. B. Waschzwang, Kontrollzwang).

3.1.6 Sinnestäuschungen

Definition
Unterschieden werden Illusionen, Halluzinationen und Pseudohalluzinationen.

Illusionen

Sinneswahrnehmungen werden verkannt; meist unter emotionaler Anspannung falsch gedeutet. Beispiel: Ein Kind hält im Halbdunkel des Kellers einen Besen für eine Hexe; oder Tapetenmuster werden für Fratzen gehalten. **Vorkommen:** unspezif., auch bei psychisch gesunden Menschen.

Halluzinationen

Definition
Trugwahrnehmungen sind in jeder Sinnesmodalität möglich: akustische, optische, Geruchs-/Geschmackshalluzinationen, Körperhalluzinationen (taktile Halluzinationen, Störungen des Leibempfindens). **Vorkommen:** bei organisch bedingten Störungen (z. B. Intox., Entzugsdelir, Demenzen), affektiven Störungen (selten) und schizophrenen Erkr. (besonders häufig).

Akustische Halluzinationen

- **Stimmenhören (Phoneme):** Dabei lassen sich kommentierende Stimmen (sie begleiten das Tun und Handeln des Pat.) von imperativen Stimmen abgrenzen (diese geben dem Kranken Handlungsanweisungen). Manchen Pat. sind die Stimmen bekannt. Pat. berichten, dass sich zwei Personen über den Betroffenen unterhalten. Der Inhalt des von den Stimmen Gesagten ist meist unangenehm und herabwürdigend, selten verheißungsvoll. Manche Pat. geben an, lediglich einzelne Wörter zu hören, andere ein mehr oder minder unverständliches Volksgemurmel.
- **Akoasmen:** andere akustische Halluzinationen, z. B. Knacken, Pfeifen, Schritte, Musik.

Optische Halluzinationen

Wahrnehmen von Lichtblitzen, Mustern, Gegenständen, Personen, Tieren, ganzen Szenen.

Geruchs- und Geschmackshalluzinationen

Überwiegend unangenehme Geruchs- oder Geschmackswahrnehmung (gustatorische Halluzinationen), meist verbunden mit Vergiftungsängsten.

Körperhalluzinationen

- **Taktile Halluzinationen:** Meist Wahrnehmung, berührt/angefasst zu werden; aber auch tastende Wahrnehmung nicht vorhandener Dinge (z. B. kleiner Kristalle zwischen den Fingern).
- **Störung des Leibempfindens (Zönästhesie):** qualitativ abnorme, neu-, fremdartige sowie meist unangenehme Leibsensation. Typisch ist ein Gefühl, als würden sich die Organe verändern, bewegen, bestrahlt werden, brennen, Gegenstände würden daran ziehen. Beispiele: „Elektrischer Strom fließt

durch meinen Bauch, das Herz und der Darm zieht sich zusammen, mein Gehirn schwappt im Kopf hin und her."

Pseudohalluzinationen

Der Betroffene ist sich der „Nicht-Realität" der Wahrnehmung bewusst.

Delusional Misidentification Syndromes (DMS)

DMS nehmen eine Mittelstellung zwischen inhaltlichen Denkstörungen und Wahrnehmungsstörungen ein. Sie gehen über rein illusionäre Verkennungen hinaus, da neben der fehlerhaften (Wieder-)Erkennung auch eine unkorrigierbare Überzeugung bzgl. der Bekanntheit oder Unbekanntheit einer Person besteht. Vorkommen: bei Demenzerkr., seltener Schizophrenien, organische Störungen.

- **Capgras-Sy.:** Pat. verkennt zumeist enge Bezugsperson als verfremdet, wenn auch äußerlich unverändert.
- **Fregoli-Sy.:** Pat. hält eine fremde Person für einen verkleideten Angehörigen.
- **Intermetamorphose-Sy.:** Pat. glaubt, zwei Personen hätten die Identität getauscht.
- **Reduplikative Paramnesie:** subjektiver Eindruck des Pat., der eigene Aufenthaltsort habe sich verdoppelt.
- **Doppelgänger-Sy.:** Pat. glaubt, sich selbst verdoppelt zu haben.
- **TV Sign:** Pat. hält im Fernsehen Gezeigtes für real.
- **Phantom-Border-Phänomen:** Pat. wähnt Fremde in der Wohnung.
- **Mirror Sign:** Pat. erkennt eigenes Antlitz im Spiegel nicht mehr.

DMS sind möglicherweise Ausdruck einer Desintegration des neuronalen Lexikons; ätiologisch wird eine Störung der Gesichtserkennung hypothetisiert; neuroanatomisch scheinen limbische/re frontal bzw. re parietal gelegene Hirnareale und deren Konnektivität betroffen zu sein. **Cave:** bei Auftreten schizophrener Psychosen erhöhtes Risiko fremdaggressiver Handlungen.

3.1.7 Ich-Störungen

Definition

Gestört ist das Gefühl des Erlebens anderer, der Umwelt oder der eigenen Person. Zudem werden hier Veränderungen der Ich-Umwelt-Grenze und der Ich-Haftigkeit der Erlebnisse zusammengefasst. **Vorkommen:** überwiegend bei organisch bedingten Störungen, schizophrenen und schizoaffektiven Erkr. Ich-Störungen gelten als besonders charakteristisch für schizophrene Krankheitsbilder (Erstrangsymptom der Schizophrenie nach Kurt Schneider). Derealisation und Depersonalisation können jedoch auch im Rahmen besonderer Belastungen bei psychisch Gesunden oder unspezif. bei nahezu jeder psychischen Störung vorkommen.

Derealisation

Personen und Gegenstände der Umgebung erscheinen unwirklich, fremd oder auch räumlich verändert. Dies erstreckt sich z. B. von dem Gefühl, „das Essen schmecke plötzlich so fade", bis zu dem Eindruck, „die Menschen seien aus einem künstlichen Stoff, wie Marionetten, ohne wirkliches Leben".

Depersonalisation

Störung des Einheitserlebens der Person im Augenblick, der Identität in der Zeit des Lebenslaufs. Der Betroffene fühlt sich selbst fremd, unwirklich, verändert. Beispiel: „Wenn ich depressiv bin, fühle ich mich so leer, kalt, wie tot".

Gedankenausbreitung

Gedanken des Betroffenen sind anderen ohne sein Wollen/Zutun zugänglich, andere wissen, was er denkt.

Gedankenentzug

Der Betroffene erlebt seine Gedanken als weggenommen oder „abgezogen".

Gedankeneingebung

Gedanken und Vorstellungen werden als fremd, von außen gemacht, gesteuert, eingegeben empfunden.

> Andere Fremdbeeinflussungserlebnisse: Fühlen, Streben und Wollen werden als von außen gemacht erlebt.

3.1.8 Störungen der Affektivität

Vorkommen: unspezif., bei psychisch Gesunden und im Rahmen aller psychischen Störungen. Dabei sind einzelne Ausprägungen durchaus unterschiedlich verteilt. Affektlabilität, -inkontinenz vermehrt bei organisch bedingten psychischen Störungen, Gefühl der Gefühllosigkeit und Störungen der Vitalgefühle bei depressiven Krankheitsbildern, Dysphorie, Euphorie und Reizbarkeit besonders häufig bei maniformen Krankheitsbildern, Ambivalenz, Parathymie und Affektstarre bei schizophrenen Erkr.

- **Affektlabilität:** Nach einer Anregung von außen erfolgt ein schneller Stimmungswechsel.
- **Affektinkontinenz:** Unfähigkeit, Affekte zurückzuhalten, schneller Wechsel bei kleinsten Anlässen, z. T. Steigerung der Intensität der gezeigten Gefühle.

> Affektlabilität und insb. Affektinkontinenz lässt an eine organisch bedingte psychische Störung denken und macht eine sorgfältige organische Abklärung notwendig.

- **Ratlosigkeit:** Affektausdruck, der eine kognitive Störung begleitet: Ein Pat. wirkt stimmungsmäßig wie jemand, der sich nicht mehr zurechtfindet. Er versteht nicht mehr, was um ihn geschieht, erscheint dem Untersucher hilflos, verwundert.
- **Gefühl der Gefühllosigkeit:** Reduktion oder Verlust affektiven Erlebens; der Betroffene gibt an, sich weder freuen noch trauern zu können, er empfindet eine oft quälende emotionale Leere. Charakteristische Störung des Affekts bei einer schweren Depression/Melancholie.

- **Störungen der Vitalgefühle:** Verlust des Erlebens eigener Kraft, Lebendigkeit, körperlicher und seelischer Frische. Klagen wie „alles fällt mir so schwer, alles drückt mich nieder" sind typisch.
- **Deprimiert, hoffnungslos, ängstlich:** jede für sich, oft aber auch in Komb. auftretende Befindlichkeiten. Manchmal von den Pat. als quälende Gestimmtheit beklagt, z. T. aber auch aus Mimik und Verhalten erschließbar.
- **Klagsam, jammerig:** Gemeint sind Pat., die ihre Beschwerden vielfach verbal und/oder averbal zum Ausdruck bringen und dadurch überwiegend ablehnende Reaktionen anderer erleben.
- **Innerlich unruhig:** Zustand der Getriebenheit, Pat. fühlen sich aufgewühlt, innerlich gehetzt. Vorkommen sowohl bei depressiver als auch bei gehobener affektiver Stimmung.
- **Dysphorie:** missmutige Grundstimmung; übellaunig, mürrisch, ärgerlich.
- **Reizbarkeit:** unterschwellige oder offene Aggressivität.
- **Euphorie:** übersteigertes Wohlbefinden, große Zuversicht, gehobenes Vitalgefühl.
- **Schuldgefühle, gesteigertes Selbstwertgefühl, Verarmungsgefühle:** sind von entsprechenden Wahninhalten abzugrenzen.
- **Ambivalenz:** gleichzeitiges Vorhandensein gegensätzlicher Gefühle, Intentionen, Wünsche. Meist werden solche Zustände als quälend erlebt.
- **Parathymie:** Gefühlsausdruck und berichteter Erlebnisinhalt stimmen nicht überein. Ein Pat. berichtet unbeteiligt oder lachend über bedrohliche, ängstigende Wahnvorstellungen. Ein „Verlegenheitslächeln" ist hier nicht gemeint.
- **Affektstarre:** Verminderung der affektiven Ausdrucksfähigkeit, damit sind jedoch keine Rückschlüsse auf tatsächliche innere affektive Erlebnisse des Betroffenen zu ziehen.

3.1.9 Antriebs- und psychomotorische Störungen

Vorkommen: unspezif., bei psychisch Gesunden und im Rahmen aller psychischen Störungen. Antriebsarmut und -hemmung besonders häufig im Rahmen eines depressiven Sy. oder organisch bedingter psychischer Störungen. Antriebssteigerung und Unruhe finden sich häufig bei maniformen Erkr., Manierismen oft im Rahmen schizophrener Erkr., Stupor, Negativismus und Befehlsautomatismus im Rahmen einer katatonen schizophrenen Störung. Ein Stupor findet sich ebenfalls gelegentlich bei schweren depressiven Erkr.

- **Antriebsarmut:** Mangel an Initiative, Energie, Anteilnahme.
- **Antriebshemmung:** Zustand, bei dem der Betroffene selbst seine Energie als gebremst oder blockiert erlebt.
- **Antriebssteigerung:** erhöhtes Maß an Vitalität, Energie, Schwung, Tatendrang.
- **Motorische Unruhe:** gesteigerte ungerichtete Aktivität. Das Spektrum geht von „nervösem" Händereiben über Nestelbewegungen bis zum Umherlaufen. Steigerung bis zur Tobsucht möglich.
- **Parakinese:** qualitativ abnorme, meist komplexe Bewegungen, die häufig Gestik und Mimik, aber auch die Sprache betreffen. Vorkommen: z. B. bei Tic-Störungen oder katatonen Schizophrenien.
- **Manieriert/bizarr:** alltägl. Handlungen, die dem Beobachter eigentümlich verändert, verschnörkelt erscheinen.

- **Theatralisch:** übertrieben wirkende Handlungen, die in ihrer Ausführung einen selbstdarstellerischen Charakter beinhalten.
- **Mutismus:** Wortkargheit bis Verstummtsein. Spricht ein Betroffener nur noch mit ausgewählten Personen, so bezeichnet man dies als elektiven Mutismus.
- **Logorrhö:** verstärkter Redefluss.
- **Stupor:** schwere Antriebshemmung bis hin zur völligen Regungslosigkeit. Vorkommen: ganz überwiegend im Rahmen katatoner Schizophrenien oder schwerer depressiver Erkr. Dabei im Fall katatoner Störungen verbunden mit einem Verharren in bizarren und unbequemen Körperhaltungen, teils von außen demonstrierbar, im Sinne einer wächsernen Biegsamkeit (Flexibilitas cerea).
- **Negativismus:** Ausgeführt wird stets das Gegenteil des Verlangten.
- **Befehlsautomatismus:** scheinbar willenlose Umsetzung von außen gegebener Anweisungen.

3

> ! **Cave:** Negativismus/Befehlsautomatismus sind zusätzliche charakteristische psychopath. Auffälligkeiten bei katatonen Sy.

3.1.10 Andere Symptome und Störungen

Schlafstörungen

(auch ▶ 10.2)

- **Einschlafstörungen:** Dauer bis zum Einschlafen > 30 Min.
- **Durchschlafstörungen:** mehrmaliges Aufwachen in der Nacht, das vom Betroffenen als beeinträchtigend wahrgenommen wird.
- **Früherwachen:** Vorverlegung des Aufwachzeitpunkts > 1 h, Unmöglichkeit wieder einzuschlafen.

Soziale Kontakte

Eventuell Störungen in der Begegnung und dem Austausch mit anderen Menschen, im Sinne eines Rückzugs/Isolierung oder auch einer sozialen Umtriebigkeit mit Missachtung üblicher Verhaltensregeln → möglicher Hinweis auf Chronifizierung, z. B. einer schizophrenen Psychose.

> Das Vorhandensein und die Qualität sozialer Kontakte sind wesentliche Faktoren bei der Progn. einer psychischen Störung!

Suizidalität

Suizidgedanken, -handlungen, Einteilung in verschiedene Schweregrade.

- **Latent:** passive Todeswünsche, keine konkreten Suizidpläne, z. B.: „Am liebsten möchte ich morgen gar nicht mehr aufwachen."
- **Manifest:** abgrenzbare Suizidpläne, die vom Betroffenen jedoch nicht unmittelbar umgesetzt werden. Erste Vorbereitungen zum Suizid, auch Pat. unmittelbar nach parasuizidaler Handlung/Suizidversuch ohne sofortige erneute Handlungsabsicht.

- **Akut:** Suizidplan und Handlungsabsicht, unmittelbar bevorstehender Suizidversuch, Z. n. Suizidversuch mit erneuter Handlungsabsicht.
- **Extrem:** Betroffener ist vollständig eingeengt auf Suizidgedanken bzw. Suizidhandlung und lässt sich nur durch körperliches Einschreiten seiner Umgebung von einem Suizidversuch abhalten.

Selbstschädigung

Überwiegend in Ausprägung einer Selbstverletzungen ohne Suizidabsicht auftretend. Am häufigsten findet sich das Zufügen von Brand- oder Schnittverletzungen, Schlagen des Kopfs gegen die Wand, Verschlucken spitzer Gegenstände.

Vorkommen: besonders häufig im Rahmen der emotional instabilen Persönlichkeit vom Borderline-Typ (▶ 11.1.4). Auch bei organisch bedingten psychischen Störungen und im Rahmen geistiger Behinderung.

3

3.1.11 Ausgewählte neuropsychologische Symptome

Aphasien

Definition Zentrale Sprachstörung nach abgeschlossener Sprachentwicklung.

Ätiologie Schädigung der Sprachregion, z. B. bei Schlaganfall, SHT, Hirntumoren, fokale (v. a. li-temporale) Hirnatrophie, z. B. bei FTLD, Enzephalopathien (▶ Tab. 3.1).

Tab. 3.1 Aphasische Syndrome

Syndrome (A. = Aphasie)	Spontansprache	Nachsprechen	Wortverständnis	Benennung	Lesen	Schreiben	Lokalisation
Broca-A.	Nicht flüssig, phonematische Paraphasien, Agrammatismus	–	+	+/–		–	Gyrus frontalis inferior und frontales Marklager, Insel
Wernicke-A.	Flüssig, phonematische und semantische Paraphasien, Neologismen, Paragrammatismus	–	–	–	–	–	Gyrus temporalis superior und angrenzender Parietallappen

3

Tab. 3.1 Aphasische Syndrome *(Forts.)*							
Syndrome (A. = Aphasie)	**Spontansprache**	**Nachsprechen**	**Wortverständnis**	**Benennung**	**Lesen**	**Schreiben**	**Lokalisation**
Leitungs-A.	Flüssig, Paraphasien	–	++	+/–	+	+/–	Gyrus supramarginalis oder prim. Hörkortex und Insel
Globale A.	Nicht flüssig, Automatismen, Stereotypien	–	–	–	–	–	Komb. der drei vorgenannten
Transkortikale motorische A.	Nicht flüssig	++	++	+/–	+	–	Neben Broca-Areal
Transkortikale sensorische A.	Flüssig, Echolalie	++	–	–	–	–	Parieto-temporale Verbindungen
Transkortikale gemischte A.	Nicht flüssig	+	–	–	–	–	Komb. der beiden oben genannten
Amnestische A.	Flüssig, Wortfindung stark gestört	+	+	–	+/–	+/–	Hinterer Temporal-, unterer Parietallappen
Subkortikale A.	Uneinheitliches Muster, Paraphasien	+	+/–	+/–	+/–	+/–	Putamen und Thalamus

Differenzialdiagnosen

- **Dysarthrie:** Betroffen ist die Sprechmuskulatur (nicht die Sprache, diese ist eine höhere kortikale Funktion), z. B. sek. durch zentrale (kortikale) oder periphere (bulbäre) Lähmungen. Sprachverständnis, Grammatik, Schreiben und Lesen sind normal. Zerebelläre Dysarthrie: skandierende Sprache.
- **Parkinson-Sy.:** leise, verwaschene, nuschelnde Sprache (Hypophonie).
- **Stottern:** bei seelischen Störungen oder frühkindlichen Hirnschädigungen.

Apraxie

Zentrale Störung in der Auswahl und folgerichtigen Organisation von Bewegungselementen oder von Einzelbewegungen zu Handlungsabfolgen bei erhaltener Kraft und Koordination (▶ Tab. 3.2).

Tab. 3.2 Apraxien

Form	Definition	Untersuchung	Läsion
Ideomotorisch	Zerfall der Handlungsgestalt trotz intakten Handlungsentwurfs Fragmentarische Handlungsabläufe mit Auslassen einzelner Anteile oder vorzeitigem Abbruch	Ausdrucksbewegungen wie Drohen, Winken. Vorgestellte Objekte gebrauchen lassen, z. B. aus einem Glas trinken, rauchen. Bedeutungslose Bewegungen imitieren lassen: z. B. Handrücken auf die Stirn legen. Komplexe Bewegungsabläufe befolgen lassen: z. B. mit dem Zeigefinger auf rechtes Ohrläppchen zeigen	Sprachdominante Hemisphäre **Cave:** Bei Aphasie auch gestört
Ideatorisch	Richtiger Handlungsablauf, aber in falscher Situation oder an falschem Objekt	z. B. Kugelschreiber auseinander- und wieder zusammenbauen, Flasche aufschrauben, Glas einschenken, trinken	Temporoparietal, sprachdominante Hemisphäre
Bukkofazial	Gesichtsapraxie. Störung der Koordination des Schluck- und Sprechakts (bei 80 % der Aphasien)		

Andere neuropsychologische Symptome

- **Alexie:** Leitungsunterbrechung des visuellen Assoziationskortex beider Hirnhälften. Lesen ist nicht möglich, wohl aber Buchstabieren und Schreiben.
- **Akalkulie:** Rechenstörung bei linksparietaler Läsion.
- **Neglect:** i. d. R. nach rechtsparietaler Läsion Nichtbeachtung der li Körperhälfte, manchmal auch der li Raumhälfte.
- **Anosognosie:** nach rechtsparietaler Läsion Nichtwahrnehmung oder Bagatellisierung eines neurologischen Ausfalls.

3.2 Somatische Leitsymptome mit häufigem Bezug zu psychischen Störungen

Die im Folgenden abgehandelten somatischen Leitsymptome finden sich gehäuft im Rahmen psychischer und/oder somatischer Krankheitsbilder aus dem neuropsychiatrischen Grenzgebiet. Die ausführliche Darstellung soll helfen, valide Hypothesen bzgl. eines Störungsbilds zu formulieren und ggf. zielgerichtet weitere neurologische Diagn. zu veranlassen.

3.2.1 Rigor

Ätiologie Erkr. des extrapyramidalen Systems (Basalganglien); v.a. M. Parkinson, Neuroleptika-NW.

Differenzialdiagnosen
- **„Gegenhalten“:** kontinuierliche und unwillkürliche Muskelanspannung, häufig bei Basalganglienerkr. Passive Dehnung des Muskels führt zu konstantem Widerstand, unabhängig von der Geschwindigkeit. Dies unterscheidet Gegenhalten und Spastik.
- **Spastik:** Läsion des 1. motorischen Neurons zunächst mit schlaffer Lähmung (▶ Tab. 3.3), Spastik erst nach 3–4 Wo. Ursachen z. B.:
  - Gehirnschädigung, z. B. ischämischer Insult, Blutung, infantile Zerebralparese, MS.
  - Rückenmarkschädigung: Trauma, vaskulär, zervikale Myelopathie.
  - Motoneuronerkr.: z. B. ALS, spastische Spinalparalyse.

Tab. 3.3 Klinische Unterscheidung zwischen Spastik und Rigor

	Spastik	Rigor
Muskeltonus	In Ruhe normal, beim ruckartigen passiven Durchbewegen einschießend; Klappmesserphänomen (plötzlicher Tonusverlust)	In Ruhe ↑, gleichmäßige Tonuserhöhung bei passiver Bewegung (wie Bleirohr), wächserne Bewegung, bei ruckartigen Bewegungen z. T. Zahnradphänomen
Verteilung der Tonussteigerung	Flexoren der Arme, Extensoren der Beine	Flexoren stärker als Extensoren an allen Extremitäten
Unwillkürliche Bewegungen	Evtl. spinale Automatismen	Vorhanden, z. B. Chorea, Ballismus, Dystonie, Tremor
MER	↑	Normal
Pyramidenbahn-Zeichen	Pos.	Neg.
Lähmung	Vorhanden	Nicht vorhanden

3.2.2 Tremor

Kriterien zur Beschreibung eines Tremors
- Frequenz: nieder- (< 4 Hz), mittel- (4–7 Hz), hochfrequent (> 7 Hz).
- Tremorarten: Ruhetremor, Haltetremor, Aktionstremor, Intentionstremor.
- Bewegungsamplitude: grob- oder feinschlägig.
- Lokalisation.

Klinik und Diagnostik
- Anamnese, Fremd-(Familien-)anamnese.
- Neurologischer Status.

- Neurophysiologie: polygrafisches EMG, Mehrkanal-EEG, MEP, Long-Loop-Reflex.
- Bildgebung: MRT (CCT); SPECT/PET.
- Labor: endokrinologische und/oder immunologische Untersuchungen.
- Klin. Test bei Ruhetremor: Pat. sitzt, Arme liegen auf Unterlage auf. Evtl. kognitive Aufgabe zur Provokation einer Tremorverstärkung.
- Klin. Test bei Aktionstremor: Einwärtsdrehung der Arme (Haltetremor), ungerichtete Beugung und Streckung (Bewegungstremor), Finger-Nase-, Finger-Finger- oder Knie-Hacken-Versuch.

Klinische Tremorsyndrome

- **Physiologischer Tremor:**
  - Kommt bei allen (gesunden) Personen vor. Frequenz 8–13 Hz, proximal < distal, oft nur bei psychischer Erregung sichtbar. Amplitude ↑ bei Kälte.
- **Essenzieller Tremor:**
  - Hereditäres, sehr häufiges Krankheitsbild, im Alter zunehmend. Haltetremor: Kopf und Hände. In klassischer Form als bilateraler symmetrischer Haltetremor und/oder als isolierter Kopftremor. Abnahme nach Alkoholgenuss (in 50–70 %) z. T. mit Intentionstremor (≥ 20 %).
  - **Ther.:** Propranolol 30–320 mg/d p. o. (z. B. Dociton®), Primidon 125–500 mg/d p. o. (z. B. Mylepsinum®) oder Komb. beider Substanzen, Tiefenhirnstimulation im Thalamus (Vim), Gabapentin 1.800–2.400 mg/d p. o. (Neurontin®) oder Clozapin 50–150 mg/d.
- **Primärer orthostatischer Tremor:**
  - In der Regel idiopathisch. Subjektive Standunsicherheit (selten auch Gangunsicherheit), z. T. mit Stürzen aus dem Stand bei unauffälligem neurologischem Befund.
  - **Diagn.:** EMG der Beinmuskulatur. 13- bis 18-Hz-Tremor (diagnost. beweisend).
  - **Ther.:** Versuch mit Gabapentin 1.200–2.400 mg/d p. o. (Neurontin®), L-Dopa 125–750 mg p. o. oder Primidon 125–500 mg/d p. o. (z. B. Mylepsinum®).
- **Aufgaben- und positionsspezifischer Tremor:**
  - Bei spezialisierten, übertrainierten Tätigkeiten, z. B. Schreib- und Stimmtremor.
  - **Ther.:** bei erfolgsloser Propranololther. Versuch mit Botulinumtoxin.
- **Dystoner Tremor:**
  - Meist fokal beginnender Tremor mit irregulärer Amplitude, Frequenz < 7 Hz, nur ein(e) Extremität/Körperteil betroffen, das auch Zeichen einer Dystonie zeigt; Sistieren in Ruhe.
  - **Ther.:** Versuch mit Botulinumtoxin, Trihexyphenidyl 3–15 mg/d p. o. (z. B. Artane®), Propranolol 120–240 mg/d p. o. (z. B. Dociton®).
- **Tremor beim Parkinson-Syndrom:**
  - **Einteilung:**
    - Typ I: klassischer Ruhetremor > 4 Hz, u. U. mit posturalem oder kinetischen Tremor gleicher Frequenz. Sistieren beim Übergang Ruhe – Aktion. Gelegentlich Latenz bis Auftreten eines Parkinson-Sy., dann Diagn. einer „tremordominanten Parkinson-Krankheit“. Fast immer einseitig beginnend, oft einseitig betont.

  - Typ II: Ruhe- und Haltetremor unterschiedlicher Frequenz (Differenz > 1,5 Hz).
  - Typ III: Reiner Halte- und Aktionstremor, i. d. R. > 5 Hz.
- **Ther.:** L-Dopa und/oder Dopaminagonisten, Anticholinergika, Amantadin, Propranolol, Clozapin.

- **Zerebellärer Tremor:**
  - Intentionstremor < 5 Hz, u. U. mit posturalem Tremor oder niederfrequentem Wackeltremor (= Titubation). Symptomatisch nach Kleinhirnläsion.
  - **Ther.:** Versuch mit Primidon (z. B. Mylepsinum®).
- **Holmes-Tremor (rubraler Tremor):** Ruhe- und Intentionstremor < 4,5 Hz, mit großer Amplitude, u. U. mit posturalem Tremor. Symptomatisch mit Latenz von bis zu 2 J. nach Läsion nigrostriataler dopaminerger Bahnen und des zerebellothalamischen Systems. Eine stereotaktische Beeinflussung kann versucht werden.
- **Gaumensegeltremor:** symptomatisch bei zerebellären oder Hirnstammläsionen, dann i. d. R. mit anderen neurologischen Sympt.; essenziell mit Ohrklicken.
- **Medikamentöser oder toxininduzierter Tremor:** unterschiedliche Phänomenologie. Sonderformen: tardiver Tremor (v.a. 3–5 Hz Haltetremor nach Langzeit-Neuroleptikather.).
- **Tremor bei peripherer Neuropathie:** selten, v. a. bei demyelinisierenden Formen (Gammopathie, chron. GBS).
- **Psychogener Tremor:** Komb. von Ruhe- und Aktionstremor, beim Muskeltonustest deutlich spürbare Koaktivierung der Antagonisten. Oft plötzlich auftretende Tremorattacken, die auch plötzlich wieder verschwinden können. Früher bei Rückkehrern aus dem 1. Weltkrieg aufgetreten („Kriegszitterer"), aber auch nach Unfällen, nach tätlichen Angriffen, Angst, Schreck oder seelischen Belastungen (akute Belastungsstörung).

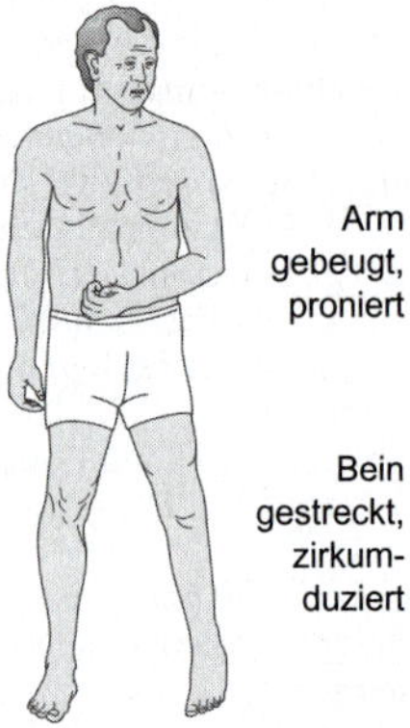

Abb.3.1 Wernicke-Mann-Gangbild [L190]

3.2.3 Gangstörungen

▶ Tab. 3.4

Tab. 3.4 Klinik und Ätiologie der Gangstörungen

Typ	Klinik	Ätiologie
Zerebellär ataktisch	Breitbasiger Gang mit unregelmäßiger Schrittfolge und Schwanken zur erkrankten Seite; Standunsicherheit, Romberg-Versuch neg.	MS; Tumoren, Blutungen und Ischämien des Kleinhirns; toxisch (Alkohol); Kleinhirndegeneration, paraneoplastisch
Sensibel-ataktisch	Abrupte Schritte unterschiedlicher Länge. Beine werden unterschiedlich hoch angehoben, oft mit hörbarem Auftritt; Romberg-Versuch pos. Kompensation über visuelles System, oft Stürze in der Nacht, wenn die visuelle Kompensation ausfällt	PNP, MS, Vit.-B_{12}-Mangel, Tabes dorsalis, Friedreich-Ataxie; spinale Tumoren mit Hinterstrangsympt.
Hemispastischer Wernicke-Mann-Gang (▶ Abb. 3.1)	Bein ist steif, Fuß supiniert, lateraler Fußrand schleift auf dem Boden. Spielbein wird außen um das Standbein geschwungen (Zirkumduktion). Arm ist gebeugt, schwingt nicht mit. Evtl. bilateral, bei spastischer Paraparese	Zerebrale Ischämie, Blutung, MS, Hirntumoren, spinale Raumforderung
Gebundener Gang	Beine sind steif, leicht in den Knien gebeugt, die Schritte kurz, schlurfend und breitbasig. Oberkörper ist vornübergebeugt. Arme leicht gebeugt, schwingen nicht mit	Parkinson-Sy., Alter (franz: „marche à petits pas", gehen wie auf einem nassen, glatten Holzsteg)
Steppergang	Gleichmäßige Schrittlänge mit hängender Fußspitze. Knie werden stark angehoben, damit Fußspitze nicht schleift. Hörbares Auftreten	Einseitig bei Läsion des N. peroneus, Poliomyelitis, bds. bei Charcot-Marie-Tooth-Sy., spinaler Muskelatrophie oder Muskeldystrophie
Watschelgang (Trendelenburg)	Zum Standbein geneigter Oberkörper, Absinken der Hüfte zum Spielbein durch mangelnde Fixierung (Schwäche der Mm. glutaei med.). Verstärkt beim Treppensteigen und Aufstehen	Wurzelläsion L5 (meist Bandscheibenvorfall), Muskeldystrophie, Kugelberg-Welander-Krankheit, Hüftdysplasien
Gangstörung bei NPH	Breitbasiger, langsamer, kleinschrittiger, schlurfender, am Boden klebender Gang; steife Körperhaltung, Körperdrehung en bloc. Kein Rigor, Tremor oder Ataxie	Hydrozephalus; DD: M. Parkinson
Frontale Gangstörung	Breitbasiger, langsamer, kleinschrittiger, zögernder, schlurfender, am Boden klebender Gang. Gebeugte Körperhaltung. Initial Verbesserung durch Hilfe, später zunehmende Schrittverkürzung bis zur Gangunfähigkeit	Frontale Infarkte, frontal betonte Mikroangiopathie, Alzheimer-Krankheit

Tab. 3.4 Klinik und Ätiologie der Gangstörungen *(Forts.)*

Typ	Klinik	Ätiologie
Dystoner Gang	Langsamer, unsicherer Gang; überlagerte überschießende choreoathetotische/dystone Bewegungen (Plantarflexion, Dorsalflexion, Inversion, Drehungen von Becken und Rumpf)	Chorea Huntington und andere Choreaformen, Dystonien, M. Wilson
Psychogene Gangstörung	Häufig werden o. g. Bewegungsstörungen imitiert. Das Bein wird nachgeschleift oder nach vorn geschoben. Gang wie auf Stelzen. Häufig gute Beweglichkeit im Bett	Histrionische Persönlichkeit, somatoforme Störungen

3.2.4 Sensibilitätsstörungen

Reizsymptome

- **Parästhesie:** Brennen, Kribbeln, „Ameisenlaufen", pelziges Gefühl, Wärme- und Kältemissempfindung. Radikuläre oder nervale Ausbreitung, bei längerem Bestehen auch atypische Ausdehnung (z. B. Schulterschmerz bei Karpaltunnelsy.) → meist keine Durchblutungsstörung, sondern neurogen bedingt: Nerv- oder Wurzelirritationen, PNP, funikuläre Myelose, sensibler Jackson-Anfall.
- **Hoffmann-Tinel-Zeichen:** Beklopfen der Nervenläsion führt zu elektrisierenden Missempfindungen im Versorgungsgebiet des geschädigten Nervs (z. B. Karpaltunnelsy.).
- **Neuralgie:** wellenförmiger, attackenweiser, „heller", reißender/ziehender Schmerz. Provokation durch Dehnung oder Druck von Nerv oder Wurzel (z. B. Husten, Niesen oder Pressen bei Wurzelkompression) → z. B. Trigeminusneuralgie.
- **Hyperpathie:** unangenehmer, oft brennender Schmerz bei leichten Berührungen. Einsetzen des Schmerzes mit Latenz, Ausbreitung auf benachbarte Hautareale. Oft kombiniert mit Hypästhesie → partielle Nerven-, ischämische Hinterstrang- oder Thalamusläsionen.
- **Kausalgie:** dumpfer, brennender, schlecht abgrenzbarer, bei Berührung verstärkter, heftiger Schmerz. Trophische Veränderungen. Häufig betroffen sind Nn. medianus und tibialis wegen hohen Anteils vegetativer Fasern → partielle Nervenläsionen.
- **Stumpfschmerz:** Sympt. wie bei Kausalgie, oft kombiniert mit Hyperpathie. Ätiol.: Narbenneurom durch Fehlaussprossung regenerierender Nervenfasern.
- **Phantomschmerz:** hartnäckige, quälende Schmerzen durch Übererregbarkeit der kortikalen Repräsentation der amputierten Gliedmaße.

Ausfallsymptome

Verminderung oder Auslöschung von Berührungs- (Hyp- oder Anästhesie), Temperatur- (Thermhypästhesie oder -anästhesie) oder Schmerzempfindung (Hyp- oder Analgesie), Tasterkennen (Stereoästhesie) und der Tiefensensibilität, Vibrationsempfinden (Pallhyp- oder -anästhesie), Lage- und Bewegungsempfinden (Gelenkstellung und -bewegung) (▶ Tab. 3.5).

Tab. 3.5 Läsionslokalisation bei sensiblen Ausfallsymptomen

Läsionsort	Klinik	Ätiologie
Peripherer Nerv	Hypästhetisches Areal ist wegen Überlappung der Schmerzfasern größer als hypalgisches und gibt Versorgungsgebiet exakter an. MER und Muskeltonus ↓, Schweißsekretionsstörung. Reizsympt., motorische Ausfälle, trophische Störungen, begrenzt auf das Versorgungsgebiet	Trauma, Kompression, Kompartmentsy.
Hinterwurzel	Segmentale Hypästhesie oder -algesie (Dermatome). Erhöhung des spinalen Drucks (Husten, Niesen, Pressen) führt zu Reizsympt. (Schmerzen, Hyperpathie). Bei isolierter Wurzelschädigung fällt wegen Überlappung mit Nachbarsegmenten nie das komplette Segment aus	Bandscheibenvorfall, Neurinom, degenerative Knochenveränderungen
Hinterstränge	Reizdiskrimination, Tasterkennen und Vibrationsempfindung beeinträchtigt, häufig Par- oder Hypästhesien. Sensible Ataxie, Romberg-Versuch pos.	A.-spinalis-post.-Sy., Tabes dorsalis, funikuläre Myelose
Tractus spinothalamicus	Kontralateral dissoziierte Sensibilitätsstörung: Verminderte Empfindlichkeit für Temperatur und Schmerz bei erhaltener Berührungsempfindlichkeit	Brown-Séquard-Sy., A.-spinalis-ant.-Sy.
Hirnstamm	Ataxie oder Lähmung; meist in Komb. mit HN-Ausfällen. Häufig gekreuzte Sy. Sensibilitätsstörungen perioral und an den Händen	Blutung, Ischämie, Tumoren, Basilaristhrombose
Thalamus	Kontralateral sind alle Sensibilitätsqualitäten betroffen; zusätzlich Hyperpathie, Choreoathetose, Ataxie, evtl. Hemianopsie, Thalamusschmerz	Ischämie, Blutung, Tumor
Kortex	Hemihypästhesie, Feinmotorikstörung, Dysdiadochokinese. Diskrimination, Tasterkennen, einfache Berührungsempfindlichkeit oft intakt. Keine Schmerzen	Ischämie, Blutung, Tumor

3.2.5 Kopfschmerz

Differenzialdiagnosen

Neurologische Ursachen

- **Akute, stärkste Kopfschmerzen**

(▸ 4.3).

  - **Intrakranielle Blutung:** Übelkeit, Erbrechen, Bewusstseinsstörung, Hemiparese, Aphasie.
  - **SAB:** Meningismus, HN-Ausfälle, Bewusstseinsstörung.
  - **Meningitis:** Meningismus, Fieber, Desorientiertheit, Verwirrtheit.
  - **Sinusvenenthrombose:** Krampfanfälle, bilaterale fokale neurologische Zeichen, evtl. Fieber.

Bei diesen Verdachtsdiagn. immer notfallmäßige zerebrale Bildgebung, wenn o. B. ggf. LP (z. B. Blut, Pleozytose, Bakterien).

- **Akute oder chronische starke Kopfschmerzen**
  - Grippaler, fieberhafter Inf.
  - Spannungskopfschmerz.
  - Sinusitis (klopfschmerzhafte NNH), Otitis media (druckschmerzhafter Tragus), Herpes zoster oticus (Hauteffloreszenzen).
  - Liquorunterdrucksy. bei Z. n. LP.
  - Posttraumatisch.
  - Intrakranielle Raumforderung: STP, fokale neurologische Zeichen.
  - Tolosa-Hunt-Sy.: Refraktionsanomalie, Doppelbilder, Glaukom (retroorbitale Schmerzen).
  - Analgetika-Kopfschmerz: anamnestischer Analgetikaabusus.
  - Karotis-/Vertebralis-Dissektion: ziehende Hals- oder Nackenschmerzen; ggf. Horner-Sy. ipsilateral.
  - Arteriitis temporalis: temporal betonte, dumpfe Dauerschmerzen über Wo. A. temporalis druckempfindlich und geschwollen, evtl. Sehstörungen, Muskelschmerzen, BSG ↑.
  - Myoarthropathie: Druckschmerz des Kiefergelenks.

3

Internistische Ursachen

- Arterielle Hypertonie, Phäochromozytom, Anämie, Hypoglykämie.
- Medikamente (Nitrate, Ergotamin, Analgetika, Kalziumantagonisten), Alkohol und Alkoholentzug, Urämie.
- Ophthalmologische Ursache: Glaukom.

Diagnostik

- **Anamnese:**
  - Qualität: pulsierend, drückend, stechend, spitz, dumpf.
  - Intensität: Arbeiten oder Schlafen möglich?
  - Lokalisation.
  - Zeitlicher Verlauf: neu, nie gekannt, zunehmende Häufigkeit.
  - Begleitsympt.: z. B. Erbrechen; Triggermechanismen z. B. Kauen, Sprechen, Trinken oder Berührung.
  - Vorerkr.: z. B. bekannter Hypertonus, vorangegangene LP, Spinalanästhesie.
  - Medikamenteneinnahme.
- **Klin. Untersuchung:** Klopfschmerz (z. B. NNH), Meningismus, A. temporalis schmerzhaft verdickt oder Tragus druckschmerzhaft.
- **Apparativ:** evtl. CCT, MRT, LP, EEG, Spiegelung des Augenhintergrunds, DSA.

Meningismus

- Meningismus immer stationär abklären (CT, LP) (▶ Tab. 3.6)!
- Bei schmerzhafter Nackensteife Meningismus auch prüfbar durch Kernig- und Brudzinski-Zeichen.

Tab. 3.6 Ätiologie und Klinik des Meningismus

Ätiologie		Klinik	Anamnese
Entzündlich	Bakterielle oder virale Meningitis	Lichtscheu, Fieber, Leukozytose	Fieber, Tropenaufenthalt, Zeckenbiss
	Meningoenzephalitis	Wesensveränderung und Bewusstseinsstörung	
	Hirnabszess	Hemiparese und fokale Krampfanfälle	
Vaskulär	SAB	Stärkste Kopfschmerzen, Hemiparese, Bewusstseinsstörung	Doppelbilder
	Epi- oder subdurale Blutung	Wesensänderung, Anfälle, Hemiparese	Trauma vor Tagen bis Mon.
Tumoren der hinteren Schädelgrube mit Einklemmung		Erbrechen, Ataxie, HN-Ausfälle	Okzipitaler Kopfschmerz, bekanntes Tumorleiden

DD: degenerative HWS-Veränderungen, Nackenrigor, Strychninvergiftung, Tetanie, Stiff-Person-Sy.

Postpunktionelle Kopfschmerzen

Definition Kopfschmerzen nach LP. Meist bei jungen Menschen, F > M.

Klinik Dumpfer, okzipitaler, in den Nacken ausstrahlender Schmerz mit Übelkeit, gelegentlichem Erbrechen, Ohrdruck, Tinnitus und Nackensteifigkeit 1–2 d nach LP, für 2–7 d anhaltend. Deutliche Besserung durch flaches Liegen.

Therapie Konsequente Flachlagerung, bei stärkeren Beschwerden Paracetamol oder NSAID. Vermehrtes Trinken ist ohne Wirkung, Infusionen sind fraglich wirksam. Koffein oder Theophyllin p. o. sind manchmal wirksam. In schweren Fällen Kortison absteigend 80–60–40 mg, alternativ oder bei persistenten Beschwerden epidurale Eigenblutinjektion (Blood Patch), gut wirksam; frühestens 24 h nach LP durchführen.

Prophylaxe Mit möglichst dünner atraumatischer Nadel punktieren (z. B. „Sprotte-Nadel“).

3.2.6 Rücken- und Rumpfschmerzen

▶ Tab. 3.7

Tab. 3.7 Differenzialdiagnosen der Rücken- und Rumpfschmerzen

Lokalisation	Differenzialdiagnosen	Klinik	Diagnostik
HWS	Diskusprolaps	Meist mit radikulärer Ausstrahlung und neurologischen Ausfällen	Rö, CT, MRT
	HWS-Distorsion	Paravertebraler Hartspann, Nackensteife	Anamnese, Rö
BWS	Scheuermann-Krankheit	Nach körperlicher Belastung bei Jugendlichen	Rö
	Osteoporose mit Deckplatteneinbrüchen	Belastungsschmerz	Stürze in der Anamnese, Rö
	Intraspinale Prozesse (Tumoren, Abszess)	Brachialgie, Parästhesien, lokaler Klopfschmerz	Anamnese, CT, MRT
	Baastrup-Krankheit oder Syn.: „Kissing Spine Disease"	Hyperlordose	Druckschmerz der betroffenen Dornfortsätze
	Knochentumoren, -metastasen und -entzündungen, Diszitis, Spondylitis (Tbc)	Dumpfe, ziehende Schmerzen, ausgelöst durch Bewegung, lokaler Klopfschmerz	Rö, CT, MRT
Thorakal, abdominal	Übertragener Schmerz	Diffuser Schmerz im Bereich der Head-Zone bei Erkr. innerer Organe	Internistisch/chirurg. Abklärung
Lumbal, sakral	Diskusprolaps	Meist mit radikulärer Ausstrahlung und neurologischen Ausfällen	Rö, CT, Myelografie
	Bechterew-Krankheit	Nächtliche oder belastungsabhängige Schmerzen im seitlichen Sakralbereich	Lokaler Druckschmerz am Gelenk, HLA-B27 i.S.
	Spondylarthrose, Spondylose und Spondylolisthesis	Gelegentlich radikuläre Ausstrahlung	Rö
	Kokzygodynie (Prellung, Fraktur des Steißbeins)	Steißbeinschmerz	Trauma in der Anamnese, Fieber, Rö
Rippen	Interkostalneuralgie	Gürtelförmig, segmental bei Entzündungen (Herpes zoster) oder Tumoren	Anamnese, Rö
	Tietze-Sy.	Schmerzhafte Schwellung der 1. oder 2. parasternalen Rippenknorpel	Palpation

Tab. 3.7 Differenzialdiagnosen der Rücken- und Rumpfschmerzen *(Forts.)*			
Lokalisation	**Differenzialdiagnosen**	**Klinik**	**Diagnostik**
Ilioinguinal	Ilioinguinalsy.	Nach mechanischer Reizung (OP, spontan) Ausstrahlung in Leiste, Oberschenkelinnenseite, Skrotum bzw. Labium majus; Verstärkung durch Hüftstreckung, Besserung bei Beugung und Innenrotation, Sensibilitätsausfall in der Leiste	Anamnese, Druckschmerz medial der Spina iliaca ant. sup.

3

3.2.7 Schwindel

Definition

Scheinbewegungen, die durch gegensätzliche Informationen der Sinnesorgane entstehen. Kann physiologisch als Reizschwindel oder path. mit zentraler, vestibulärer oder psychogener Ursache auftreten. Schwindel ist gerade bei älteren Menschen eines der häufigsten Sympt. für eine ärztliche Konsultation.

Einteilung

- **Drehschwindel:** gerichtet; Gefühl als würde sich der Raum ständig um einen drehen → z. B. bei Menière-Krankheit.
- **Schwankschwindel:** ungerichtet; „wie auf einem Schiff", als ob „der Boden schwanken würde" → z. B. bei Phobien.
- **Lagerungsschwindel/Lageschwindel:** ungerichtet oder Drehschwindel; nur nach Kopfbewegung oder Änderung der Körperachse → z. B. bei Perilymphfistel, Otolithen.
- **Liftschwindel:** ungerichtet; Gefühl zu sinken oder angehoben zu werden → z. B. bei orthostatischen Störungen.

Diagnostik

- **Anamnese:**
  - Schwindelform (s. o.).
  - Häufigkeit: Dauer- oder Attackenschwindel.
  - Begleitsympt.: z. B. Übelkeit, Erbrechen, Doppelbilder, Hörstörung, Nystagmus, Ataxie, Fieber, HN-Störungen, Bewusstseinsstörungen.
  - Medikamentenanamnese: z. B. Carbamazepin, Phenytoin, Antihypertensiva, Antiarrhythmika.
  - Begleiterkr.: z. B. Herzinsuff., Herzrhythmusstörungen, Hypo-/Hypertonie, Inf.
- Immer Nystagmusprüfung mit Frenzelbrille: Verstärkung durch Aufhebung der Fixation.
- HNO-Konsil: Vestibularis- und Hörprüfung.
- Bei weiteren neurologischen Befunden: evtl. AEP, EEG, ENG; Dopplersonografie, CCT, MRT (bei v. a. zentrale Ursache).

- Evtl. internistische Abklärung: z. B. EKG, Langzeit-EKG, Schellong-Test, ggf. Kipptischuntersuchung.

Physiologischer Reizschwindel

Bewegungsschwindel

- **Klinik:** Benommenheit, Müdigkeit, periodisches Gähnen, Blässe, leichter Schwindel, vermehrter Speichelfluss, Übelkeit, Erbrechen und Apathie, z. B. bei Autofahrten oder Seereisen. Säuglinge und Kleinkinder sind resistenter als ältere Menschen. Spontane Remission innerhalb von Stunden nach Wegfall des auslösenden Reizes.
- **Ther.:**
  - Physikalisch: Gewöhnung durch intermittierende Reizexposition.
  - Kopffixierung, Hinlegen, wenn möglich visuelle Kontrolle der Fahrzeugbewegung.
  - Medikamentös: Dimenhydrinat 100 mg einmalig p. o. (z. B. Vomex A®) oder Scopolamin 0,5 mg als Pflaster ½ h vor Fahrtbeginn (z. B. Scopoderm TTS®). NW: Sedierung, vermindertes Reaktionsvermögen, Mundtrockenheit, Verschwommensehen.

Höhenschwindel

- **Klinik:** visuell ausgelöste Stand- und Bewegungsunsicherheit mit Angst und vegetativen Begleitsympt. Oft familiär gehäuft.
- **DD:** Akrophobie (konditionierte phobische Reaktion mit Dissoziation von subjektiver und objektiver Fallgefahr).
- **Ther.:** verhaltensther. Prophylaxe durch Festhalten, optische Fixierung nahe gelegener stationärer Dinge.

Peripher vestibulärer Schwindel

Benigner paroxysmaler Lagerungsschwindel

Häufigste peripher-vestibuläre Schwindelform (ca. ⅓). Altersgipfel 50.–70. Lj.

- **Klinik:** Kopfneigung nach vorn oder zur Seite ruft mit einigen Sek. Latenz heftigen Drehschwindel mit Übelkeit und rotierendem Nystagmus für 10–60 Sek. zum unten liegenden Ohr hervor.
- **KO:** Hörschädigung.
- **Ther.:** Lagerungstraining (z. B. nach Brandt, ▶ Abb. 3.2). Beschwerdefreiheit nach 2–3 Wo. Bei (seltener) Therapieresistenz selektive Neurektomie.
- **Progn.:** spontanes Abklingen nach Wo. bis Mon., Rezidive sind aber möglich.

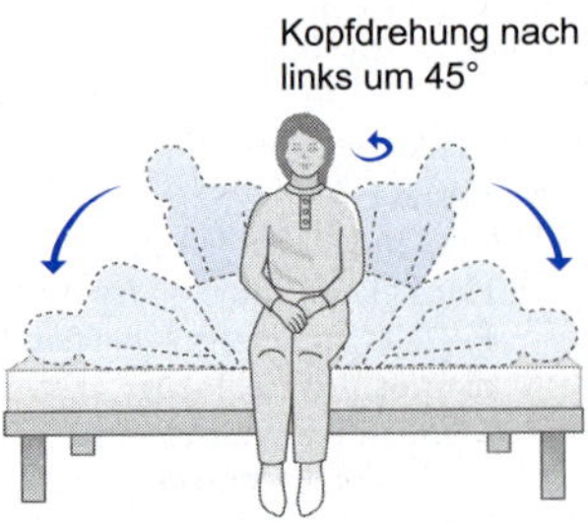

Abb. 3.2 Lagerungstraining nach Brandt [L157]

Neuronitis vestibularis

Akuter einseitiger Vestibularisausfall; zweithäufigste Schwindelursache (etwa ¼). Erkrankungsgipfel um 50. Lj. Wahrscheinlich viral oder parainfektiös.

- **Klinik:** schweres Krankheitsgefühl, über Tage heftiger Drehschwindel, Fallneigung zum betroffenen Ohr, Übelkeit und Erbrechen. Thermische Untererregbarkeit des ipsilateralen horizontalen Bogengangs. Rotierender Spontannystagmus zur gesunden Seite, VOR gestört. Spontanbesserung durch zentrale Kompensation nach 2–3 Wo.
- **Ther.:**
  - Akutphase: Bettruhe, Kopf ruhigstellen.
  - Antivertiginosa: z. B. Dimenhydrinat bis zum Abklingen von Übelkeit und Spontannystagmus.
  - Balanceübungen mit zunehmendem Schwierigkeitsgrad im Liegen, Sitzen, Stehen und Gehen.

Menière-Krankheit

Häufige Schwindelform (etwa 10 %), endolymphatischer Labyrinthhydrops mit periodischen Rupturen. Erkrankungsgipfel: 30.–50. Lj.

- **Klinik:**
  - Drehschwindel, gerichtete Fallneigung, Blässe, Schweißneigung, Nausea, Erbrechen.
  - Tinnitus, Druckgefühl im betroffenen Ohr, horizontaler Nystagmus, Hörminderung (Tieftonverlust), pos. Recruitment, thermische Untererregbarkeit der betroffenen Seite.
  - Keine Prodromi, abrupter Beginn, dann langsames Abklingen.
- **Ther.:**
  - Medikamentös: z. B. Betahistin.
  - Chirurgisch: Entfernung des Hydrops bei medikamentöser Therapieresistenz und dauernden Beschwerden.

Andere peripher vestibuläre Schwindelformen

- **Akute Labyrinthläsion:** Dauerdrehschwindel bei akuter Labyrinthitis, Begleitlabyrinthitis bei Otitis media, Zoster oticus, als NW einer Antibiose, traumatisch, iatrogen, vaskulär, toxisch.
- **Perilymphfistel:** traumatisch, entzündlich, postop., durch Tumoren verursacht. Klinik: Lagerungsschwindel, sensoneurale Hörstörung, Tinnitus, Zunahme der Sympt. durch Pressen. Diagn.: durch Tympanotomie. Ther.: Bettruhe, leichte Sedierung, Laxanzien, körperliche Schonung; bleibt Spontanheilung aus: OP.
- **Akustikusneurinom:** zunächst langsam progrediente Hörminderung, erst später Dauerdrehschwindel und Nystagmus.

Zentral vestibulärer Schwindel

- **Zentraler Lagerungsschwindel:** Nystagmus ist nicht paroxysmal und wenig erschöpflich; meist auch andere Störungen der Blickfolge (Sakkadenstörung) → Tumor, Blutung, Ischämie oder Entzündung im Bereich der Vestibulariskerne oder des Kleinhirnwurms. Ist der Hirnstamm betroffen: Dauerdrehschwindel.
- **MS:** Schwankschwindelattacken, bis 100 × tägl; paroxysmale Dysarthrie und Ataxie. Ther.: Carbamazepin 600–1.200 mg/d p. o. (z. B. Tegretal®).

- **Basilarismigräne:** Attackendrehschwindel mit Sehstörungen, Ataxie, evtl. HN-Ausfällen und okzipitalen Kopfschmerzen.
- **Vestibuläre Epilepsie:** Attackendrehschwindel, sekunden- bis minutenlang; Übelkeit, kein Erbrechen, dystone Bewegungen, Bewusstseinsstörungen, häufig akustische Sensationen. Bei Läsion im Temporallappen evtl. als Aura vor psychomotorischem Anfall. Diagn.: EEG, Herdbefunde. Ther.: Carbamazepin 600–1.200 mg/d p. o. (z. B. Tegretal®).
- **Downbeat-Nystagmusschwindel:** Fallneigung nach hinten bei Arnold-Chiari-Fehlbildung, Intox. (z. B. Antiepileptika), MS; Tumoren, Ischämie, Blutung, Entzündung im Bereich des Hirnstamms; zerebelläre Degeneration. Ther.: Gleichgewichtstraining, Clonazepam (Rivotril®).

3

Nichtvestibulärer Schwindel

- **Phobischer Schwindel:** häufige Schwindelform.
  - **Klinik:** subjektive Gang- und Standunsicherheit, Vernichtungsangst (wird meist nicht berichtet), deutlicher Leidensdruck. Tritt z. B. attackenweise auf Brücken, Treppen, Straßen, in leeren Räumen, großen Plätzen, Kaufhäusern, Theatern auf. Erstmanifestation oft bei besonderer Belastung. Rasche Konditionierung und Generalisierung. Vermeidungsstrategien.
  - **Ther.:** verhaltenstherap. Desensibilisierung (wiederholte Exposition). Neurologische Untersuchung zur psychischen Entlastung.
- **Psychogener Schwindel:** Häufig bei Depression, schizophrener Psychose.
- **Visueller Schwindel:** Schwankschwindel mit Stand- und Gangunsicherheit. Ätiol.: Brechungsanomalien, Fusionsstörung, Augenmuskelparesen mit Doppelbildern, unwillkürliche Augenoszillationen, nach Katarakt-OP mit Starbrille. Ther.: KG mit Training der Haltungsreflexe.
- Schwindel bei int. Erkr.: z. B. bei hypertensiver Krise, Hypogykämie.
- **Pharmaka-NW:** z. B. nach Antikonvulsiva, Tranquilizer, Hypnotika, Antiemetika, AD, Anticholinergika, Antipsychotika, Dopaminagonisten, Muskelrelaxanzien, Aminoglykoside und Antituberkulotika (irreversible Ototoxizität), Antihypertensiva (speziell Betablocker und Vasodilatatoren).

3.2.8 Tinnitus

Definition Verschiedene Formen von Ohrgeräuschen (Klicks, Rauschen, Pfeifen), manchmal pulssynchron; rezid., konstant oder anfallsweise.

Klinik Objektivierbarer Tinnitus (mit dem Stethoskop hörbar): pulssynchrones (AV-Malformation, Aneurysma), kontinuierliches Rauschen (vergrößerter Bulbus jugularis, verschwindet bei Druck auf die distale V. jugularis), Serie scharfer Klicks (tetanische Kontraktionen des weichen Gaumens).

Differenzialdiagnosen Mit Drehschwindel und Hörstörung → Menière-Krankheit.

- Mit Hörstörungen → Otosklerose, akuter Hörsturz, akutes SHT, Lärmtrauma, bei Akustikusneurinom, durch ototoxische Medikamente (z. B. Aminoglykoside, Cisplatin), Schwermetalle.
- Ohne Hörstörungen → meist ungeklärte Ursache, gelegentlich medikamentös (Chinidin, Salizylate, Indometacin, Carbamazepin, Propranolol, L-Dopa, Aminophyllin, Koffein, Tetracyclin, Salbutamol).

3.2.9 Transiente globale Amnesie (amnestische Episode)

Epidemiologie Inzidenz 5–10/100.000 Einwohner jährlich, 75 % der Attacken im 50.–70. Lj., bis zu 18 % der Betroffenen erleiden mehr als eine TGA.

Ätiologie Unbekannt. Vermutlich passagere Funktionsstörung des mediobasalen Temporallappens unter Einschluss des Hippokampus.
Häufig gehen der TGA valsalvaähnliche Atemmuster mit erhöhtem intrathorakalem Druck voraus, dadurch möglicherweise reduzierter venöser Rückstrom zum Herzen und intrakranielle venöse Hypertonie.
Gelegentlich vorausgehendes emotional belastendes Erlebnis. Gelegentlich postkoital.

Klinik Akut einsetzende Störung aller Gedächtnisinhalte für 1–24 h (Mittel 6–8 h), während derer keine neuen Gedächtnisinhalte gespeichert werden können. Zu Zeit und Situation häufig nicht, zur Person jedoch immer orientiert. Keine Vigilanzminderung, Pat. sind bewusstseinsklar und kontaktfähig. Pat. erscheinen ratlos, beunruhigt, stellen wiederholt Fragen nach der Zeit, situativen Umständen. Während sie nicht in der Lage sind, die Gedächtnisstörung wahrzunehmen, sind sie sehr wohl fähig, auch komplexe zuvor erlernte Tätigkeiten wie Lenken eines Pkw oder Kochen auszuführen. Allerdings ist die Fähigkeit zur Navigation im Raum wie die deklarative Lernfähigkeit durch die (reversible) hippokampale Funktionsstörung stark beeinträchtigt.

Diagnostik Anhand der Kriterien von Caplan sowie Hodges und Warlow rein klinisch:
- Akut beginnende und ausgeprägte Neugedächtnisstörung.
- Dauer mindestens 1 h, Rückbildung innerhalb von 24 h.
- Fehlen fokal neurologischer Sympt. und zusätzlicher kognitiver Defizite.
- Bewusstseinsstörung, Desorientierung zur Person.
- Kein vorangehendes Trauma oder Epilepsie.

Zusatzuntersuchungen:
- CCT, MRT, EEG (Pat. haben unauffälliges oder nur unspezif. verändertes EEG).
- Extra- und transkranielle Doppler- bzw. Farbduplexsonografie.

Differenzialdiagnose
- Epileptischer Anfall. Peri- oder postiktal.
- Commotio cerebri: Hinweise auf Trauma, Prellmarken, vorausgehende Bewusstlosigkeit.
- Amnesie nach zerebraler Angiografie insb. im Vertebralisstromgebiet: Versorgung der hinteren Abschnitte des Hippokampus aus der ACP.
- Intox.: Anamnese, Somnolenz, EEG-Veränderungen, toxikologisches Screening.
- Initialstadium einer Herpes-Enzephalitis: Fieber, subakutes Einsetzen, begleitende Sprachstörung, weitere fokal neurologische Auffälligkeiten.
- Blutung/Ischämie im Bereich von Hippokampus und Thalamus: Somnolenz, weitere kognitive und fokal neurologische Defizite.
- Psychogene Gedächtnisstörungen („Fugue"): oft jüngere Personen, z. B. nach emotionalem Trauma, meist nur retrograde Amnesie.

Therapie und Prognose

- **Ambulant:** Wenn klinische Diagn. sicher und Pat. unter Aufsicht einer Bezugsperson bleibt, ambulante Führung des Pat. ohne spezif. Ther. möglich. Pat. darf mindestens 24 h nach der Episode kein Auto lenken.
- **Stationär:** Bei DD-Erwägungen mit diagnost. Unsicherheit, dann auch zerebrale Bildgebung.

Prophylaxe Aufgrund des unbekannten Pathomechanismus können keine Empfehlungen gegeben werden. Am ehesten: Vermeiden von Valsalva-Manövern.

4 Notfälle und Intensivtherapie

Florian Eyer und Michael Rentrop

4.1 Akute Bewusstseinsstörung und Bewusstlosigkeit

Michael Rentrop und Florian Eyer

4.1.1 Atem- und Kreislaufstillstand

Florian Eyer

Klinik

- Atemstillstand, Schnappatmung oder andere Atembewegungen, die mit keiner ausreichenden Ventilation und Oxygenierung verbunden sind (bei prim. Kreislaufstillstand nach ca. 15–45 Sek.).
- Pulslosigkeit (A. carotis, A. femoralis).
- Bewusstseinsverlust etwa 10 Sek. nach Sistieren der Zirkulation/Sauerstoffzufuhr zum Gehirn.
- Livides-zyanotisches Hautkolorit (unsicheres Zeichen).
- Obere Einflussstauung (unsicheres Zeichen), v. a. bei kardiogenem Schock, Lungenarterienembolie, Herzbeuteltamponade und Spannungspneumothorax.
- Weite, lichtstarre Pupillen (unsicheres Zeichen), ca. 30–90 Sek. nach Kreislaufstillstand.

Sofortmaßnahmen

Rettungskette initiieren, bestehend aus:

- Sofortigem Erkennen des Herzstillstands, Betätigen des Reanimationstelefons durch Hilfsperson (Klinik) oder Alarmierung von Rettungsdienst und anderen Hilfspersonen (Praxis).
- Sofortiger Beginn mit der Herz-Lungen-Wiederbelebung (HLW) bei nicht ansprechbaren Personen, die nicht oder nicht normal atmen (d. h., Person schnappt nach Luft).
- **Keine** gesonderte Kontrolle der Atmung („sehen, hören und fühlen").
- Frühe Defibrillation (bei defibrillierbaren Ursachen des Kreislaufstillstands).
- Effektive erweiterte Maßnahmen der Reanimation (einschl. therap. Hypothermie).
- Interdisziplinäre Versorgung nach dem Herzstillstand.

Rettungskette für die Reanimation Erwachsener

1. Erkennung des Herzstillstands und Alarmierung
2. Frühe HLW mit Schwerpunkt Thoraxkompression
3. Frühe externe Defibrillation
4. Effektive erweiterte Maßnahmen (Advanced Life Support)
5. Interdisziplinäre Versorgung nach erfolgreicher Reanimation

In den neuen Reanimationsleitlinien (AHA, ERC und ILCOR; ▸ Abb. 4.1) von 2010 wurde die Bedeutung einer **qualitativ hochwertigen Herzdruckmassage** (HDM) abermals hervorgehoben. Die neuen Leitlinien sehen eine Änderung der **ABC**-Abfolge (Airway – Breathing – Circulation) in **CAB** vor (Circulation, Airway, Breathing). Dies soll gewährleisten, dass die HDM (als wichtigste Maßnahme) sofort und effektiv beginnt und nicht durch zeitaufwendige andere Maßnahmen verzögert wird.

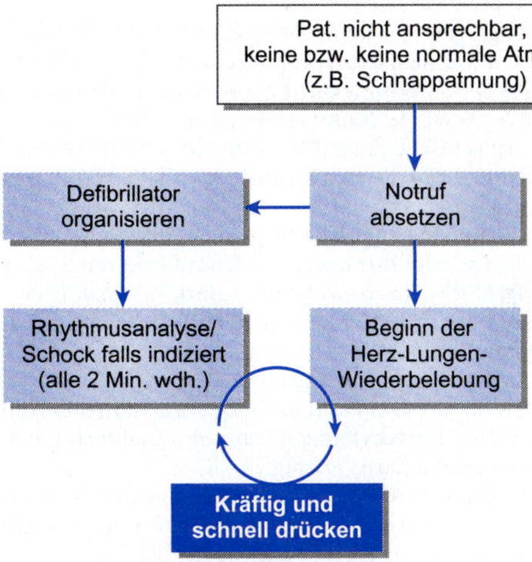

Abb 4.1 Vereinfachter Algorithmus für die Basis-Reanimation bei Erwachsenen [L157]

Insbesondere wird betont:

- Beginn der HDM mit 30 Kompressionen (statt mit zwei Beatmungen zu beginnen) , anschließend zwei Atemspenden/Beatmungen (Mund-zu-Mund, Mund-zu-Nase- oder Maskenbeatmung) – gefolgt von 30 Thoraxkompressionen – so lange fortfahren, bis ein automatischer externer Defibrillator (AED) zur Verfügung steht und die Versorgung durch geschulte Mitarbeiter (Reanimationsteam und/oder Rettungsdienst) übernommen wird.
- Ungeübte (Laien) sollen das „Hands-Only™"-Prinzip (nur HDM) anwenden, dafür aber **kräftig und schnell** (100–120/Min.) drücken.
- Eine Handfläche wird in der Mitte des Brustbeins platziert, die zweite Hand wird auf die erste gelegt, die Finger werden ineinander verschränkt.
- Der Körperschwerpunkt wird über dem Sternum platziert und die Knie direkt am Körper des Pat.
- Eine Kompressionsfrequenz von **mindestens** 100/Min.
- Eine Kompressionstiefe von **mindestens** 5 cm bei Erw. und mindestens ⅓ des anterior-posterioren Thoraxdurchmessers bei Säuglingen und Kindern.
- Eine **vollständige Entlastung des Brustkorbs** nach jeder Kompression.
- Unterbrechung der HDM auf ein **absolutes Minimum** reduzieren.
- Die Vermeidung einer übermäßigen Beatmung (8–10 Beatmungen/Min. mit kontinuierlicher Thoraxkompression).
- Intubation kommt zu einem relativ späten Zeitpunkt im Ablauf der Reanimation und darf die HDM nur minimal unterbrechen (max. 30 Sek.) – sie ist da-

her nur von Personen durchzuführen, die diese Technik sicher (und schnell) beherrschen.
- An reversible (und potenziell behebbare) Ursachen für Herz-Kreislauf-Stillstand denken (▶ Tab. 4.1).
- EKG-Kontrolle über AED, sobald Gerät verfügbar und Elektroden angelegt (beim beobachteten Kreislaufstillstand sofort, beim unbeobachteten frühestens nach 1 Zyklus der HDM). Sie dient zur weiteren Differenzierung des Kreislaufstillstands (Asystolie, Kammerflimmern, pulslose elektrische Aktivität) und zur Therapieentscheidung (Medikamente, Defibrillation). Nach jeder Defibrillation (200 Joule, biphasisch, einmalig) wird die HDM unverzüglich fortgesetzt (2 Min.).
- **Medikamente, die im ALS-Algorithmus prim. empfohlen werden:**
  - Adrenalin 1 mg i. v. oder **intraossär** bei defibrillierbaren Rhythmen zeitgleich zur 3. Defibrillation, bei Asystolie sofort; Adrenalingabe alle 3–5 Min.; Vasopressin (40 IE) können die erste oder zweite Adrenalindosis ersetzen (sofern Adrenalin nicht verfügbar).
  - Atropin: hat im Rahmen der Reanimation **keinen Stellenwert** mehr.
  - Amiodaron: 300 mg i. v. zeitgleich zur 3. Defibrillation und Adrenalingabe bei defibrillierbaren Herzrhythmusstörungen; Zweitdosis (bei therapierefraktärem Kammerflimmern) 150 mg. .
- **Medikamente, die im ALS-Algorithmus erwogen werden können:**
  - Kalziumchlorid: bei gesicherter lebensbedrohlicher Hyperkaliämie oder Hypokalzämie sowie bei Intox. mit Ca^{++}-Antagonisten.
  - Natriumbikarbonat: gesicherte lebensbedrohliche Hyperkaliämie (Mittel der 2. Wahl), bei gesicherter schwerer metabolischer Azidose oder gesicherter Intox. mit TZA. Dosierung: 1–2 mval/kg KG.
  - Magnesiumsulfat: bei refraktärem Kammerflimmern bei V. a. Hypomagnesiämie und Torsade-de-pointes-Tachykardien.
  - Atropin: bei Sinus-, atrialer oder nodaler Bradykardie mit instabiler Hämodynamik.

Tab. 4.1 Reversible Ursachen für einen Herz-Kreislauf-Stillstand

4 H's	HITS
Hypoxie	Herzbeuteltamponade
Hypovolämie	Intoxikation
Hyperkaliämie	Thrombembolie
Hypothermie	Spannungspneumothorax

4.1.2 Bewusstseinsstörungen und Koma

Michael Rentrop

Sicherung der Vitalfunktionen: ABCD-Regel, Reanimation ▶ 4.1.1, Pat. initial nicht unbeaufsichtigt lassen.

Anamnese

Bei Bewusstseinsgestörten oft nur Fremdanamnese möglich:

- Prodromi, akuter oder schleichender Beginn (akuter Beginn am ehesten bei vaskulärer Genese, z. B. Schlaganfall).
- Vorerkr. (Diab. mell., SHT, zerebrales Anfallsleiden).
- Medikamente, Drogen, Alkohol, soziale Situation (evtl. Intox., Entzugserscheinungen).
- Psychische Auffälligkeiten (evtl. Intox.; Suizidalität; katatoner, depressiver oder dissoziativer Stupor).

Untersuchung

Äußere Zeichen

- Blutiger Speichel, Zungenbiss, Urin- oder Stuhlabgang (→ V. a. Krampfanfall).
- Opisthotonus (→ V. a. Meningoenzephalitis, Tetanus, Psychogenität).
- Minderbewegung einer Halbseite (→ V. a. zerebrale Läsion).
- Herpetiforme Bläschen im Ohr (→ V. a. Varicella-Zoster-Infektion).
- Kopfverletzungen (→ V. a. traumatische Hirnläsion).
- Venöse Einstichstellen (→ V. a. Drogenabusus).

4

Bei suggestiven äußeren Zeichen oder Sympt. auch an andere Ursachen denken – Beispiele:

- Eine Kopfverletzung muss nicht immer die Ursache zerebraler Störungen sein, sondern kann auch deren Folge sein (z. B. Sturz mit Kopfplatzwunde nach Hirninfarkt).
- Ein Krampfanfall bei einem Epileptiker kann ausnahmsweise auch einmal eine „neue“ Ursache haben.

Hirnstammreflexe

Der Ausfall von Hirnstammreflexen signalisiert bei Bewusstseinstrübungen tiefes Komastadium bzw. direkte oder indirekte Hirnstammschädigung:

- **Kornealreflexe:** Bds. Ausfall spricht für Hirnstammschädigung, einseitige Abschwächung kann Seite einer Hemisympt. anzeigen.
- **Okulozephaler Reflex:** Passive Kopfbewegung horizontal und vertikal führt zu gegenläufigen konjugierten Bulbusbewegungen. Wird vom wachen Pat. unterdrückt („neg.“); bei Sopor „pos.“, in tieferen Komastadien wieder Ausfall („neg.“) als Ausdruck einer Mittelhirn- und Hirnstammläsion.
- **Würgreflex** (Afferenz N. IX, Efferenz N. X): Spatel an Rachenhinterwand löst reflektorisches Würgen und Anhebung des Gaumensegels aus. Ausfall im Koma: Hirnstammschädigung (Medulla oblongata); Ausfall auch bei peripherer Hirnnervenläsion (z. B. beim GBS). **Cave:** Bei Ausfall besteht Aspirationsgefahr!
- **Hustenreflex:** Endotrachealer Absaugkatheter führt zu Hustenreflex. Ausfall bei Schädigung der Medulla oblongata (Bulbärhirnsy.).

- Ausfall der Hirnstammreflexe bedeutet Wegfall der Schutzreflexe, daher Intubationsbereitschaft und intensive Überwachung!
- Bei Bewusstlosen mit Hirndruck kann die Auslösung des Würgreflexes zu massivem Erbrechen mit Aspirationsgefahr führen! Intubationsbereitschaft!

Spontane Augenstellung und -bewegungen

- **Divergente Bulbi:** < 15° Achsendivergenz ursachenunabhängig im Koma durch reduzierten Muskeltonus möglich. Bei ausgeprägter Divergenz im Koma meist Schädigung der Hirnnervenbahnen oder -kerne im Hirnstamm, sonst evtl. auch der Augenmuskeln oder der peripheren Augenmuskelnerven.
- **Skew Deviation:** vertikale Divergenz der Bulbi (stehen in unterschiedlicher Höhe) bei Hirnstammläsion.
- **Spontanes Hin- und Herpendeln der Bulbi:** „schwimmende Bulbi" unspezif. bei oberflächlichen Komastadien.
- **Konjugierte Blickwendung nach einer Seite:** zeigt zerebrales Geschehen an.
  - Blick zum Herd der Großhirnläsionen.
  - Blick weg vom Herd der Reizung im Großhirn (z. B. epileptisch) oder Läsion im Hirnstamm.
- **Spontane Vertikalbewegungen:** z. B. Ocular Bobbing = schnelle konjugierte Abwärtsdeviation mit langsamer Rückdrift: Läsion im Bereich Mittelhirn/Brücke.
- **Nystagmus:** bei Bewusstseinsgetrübten meist Blickrichtungsnystagmus (in Richtung des Blicks schlagend): Zentral-vestibuläre Läsion, z. B. Hirnstammischämie oder -blutung.

4

Diagnostik

- **Akutdiagn.:**
  - Labor: initial BB, BZ, Krea, GPT, CK, E'lyte, Blutgruppe, Kreuzprobe, Quick, PTT, Thrombozyten, ggf. Blutgase und pH.
  - V. a. Intox.: Asservieren von Blut (EDTA, Serum), Magensaft, Urin.
- **Weiterführende Diagn.:**
  - cCT: z. B. Ischämie, Blutung, Hirnödem, Mittellinienverlagerung, Hydrozephalus, Fraktur.
  - Liquorpunktion: z. B. Entzündung, Blutung. Ggf. Laktatspiegel im Liquor und neuronenspezif. Enolase i. S. (Schweregrad und Progn. des Komas).
  - EEG: Grad der Allgemeinveränderung, Herdbefund, Anfallsäquivalente.
  - Extrakranielle Dopplersonografie (ECD) und transkranielle Dopplersonografie (TCD): z. B. Dissektion, Basilaristhrombose.
  - Ggf. Angiografie: Aneurysmanachweis, V. a. Basilaristhrombose.

Therapie

- Verlegung Somatik, Intensivstation.
- Unklares Koma: Glukose 20–50 g i. v. und/oder Thiamin 100 mg i. v. (z. B. Benerva®) langsam unter RR- und Pulskontrolle (Wernicke-Enzephalopathie ▶ 6.2.3). NW: anaphylaktische Reaktion!
- Vital bedrohliche Hirndruckentwicklung: Bolusinjektion von 100 ml Mannit 20 % i. v. (z. B. Osmofundin®).
- Status epilepticus ▶ 4.4.2.

! Bei erhöhtem Hirndruck Einklemmungsgefahr, daher vor Lumbalpunktion cCT!

Einteilung der Bewusstseinsstörungen

- **Somnolenz:** Pat. schläfrig, Augenöffnen auf lauten Anruf, Befolgen einfacher Aufgaben (z. B. nichtparetischen Arm heben, Mund öffnen).
- **Sopor:** Pat. tiefschlafähnlich, nur durch stärkere Schmerzreize kurzzeitig erweckbar.
- **Koma:** Pat. nicht erweckbar, Augen meist geschlossen (▶ Tab. 4.2).

Tab. 4.2 Glasgow Coma Scale (GCS)

Neurologische Funktion		Bewertung
Augen öffnen	Spontan öffnen	4
	Öffnen auf Ansprechen	3
	Öffnen auf Schmerzreiz	2
	Keine Reaktion	1
Verbale Reaktion	Orientiert	5
	Verwirrt, desorientiert	4
	Unzusammenhängende Worte	3
	Unverständliche Laute	2
	Keine verbale Reaktion	1
Motorische Reaktion auf Schmerzreize	Befolgt Aufforderung	6
	Gezielte Schmerzabwehr	5
	Massenbewegungen	4
	Beugesynergien	3
	Strecksynergien	2
	Keine Reaktion	1
Die Summe ergibt den Coma-Score, der eine standardisierte Einschätzung des Schweregrads ermöglicht (▶ Tab. 4.3)		

Schmerzreaktion der Extremitäten fehlt auch bei Plegie oder Anästhesie. Pupillomotorik ist auch gestört bei lokaler Läsion des N. oculomotorius oder N. opticus. **Cave:** Glasauge!

Tab. 4.3 Beurteilung des Komagrads

Coma-Score	Zustand des Pat.	Grad
6–8	Gezielte Abwehr auf Schmerz, Pupillomotorik intakt, okulozephaler Reflex pos.	I
5–6	Ungerichtete Abwehr auf Schmerz, Massenbewegungen, Bulbi divergent	II

Tab. 4.3 Beurteilung des Komagrads *(Forts.)*

Coma-Score	Zustand des Pat.	Grad
4	Keine Abwehr, Streck- und Beugesynergismen, Muskeltonus erhöht, okulozephaler Reflex neg., Pupillenreaktion abgeschwächt	**III Mittelhirnsy.**
3	Keine Schmerzreaktion, Muskeltonus schlaff, Ausfall der Hirnstammreflexe in kraniokaudaler Richtung (Lichtreaktion der Pupillen – Kornealreflex – Würgreflex), Pupille weit und reaktionslos	**IV Bulbärhirnsy.**

Differenzialdiagnosen

Anhand typischer Konstellationen

- **Postparoxysmal:** Zungenbiss, Einnässen, tiefe forcierte Atmung, motorische Unruhe, sich rückbildende Paresen oder auch fortbestehende fokal-motorische Anfälle. Diagn.: EEG.
- **Ischämie:** Basilaristhrombose (z. B. Hirnstammreflexe, HN-Ausfälle, Tetraparese), großer kortikaler Infarkt (z. B. Hemiparese, Spastik, Pyramidenbahnzeichen, Blickwendung). Diagn.: Dopplersonografie, cCT, Angiografie.
- **Raumforderung mit Einklemmung:** supratentoriell mit Hemiparese und/ oder Aphasie. Langsamer Beginn mit asymmetrischen HN-Ausfällen (Fazialis-, Augenmuskelparese) in kraniokaudaler Ausbreitung. Infratentoriell mit akutem Beginn (Nystagmus, Fazialis- und Augenmuskelparesen), Strecksynergismen und frühen Kreislaufregulationsstörungen. Diagn.: cCT, MRT.
- **Zerebrale Hypoxie:** nach Herzstillstand oder Schock akuter Beginn mit symmetrischen schlaffen Lähmungen und kraniokaudaler Verschlechterung, Cheyne-Stokes- oder Kußmaul-Atmung. Diagn.: Anamnese (z. B. Rhythmusstörungen), RR, Auskultation (z. B. Herzgeräusch); BGA, CK und LDH i. S., EKG (z. B. Infarktzeichen), cCT (z. B. Aufhebung der Mark-Rinden-Grenze).
- **Posttraumatisch oder Blutung:** SHT, auch selten Eintrübung durch intrazerebrale Blutung, SAB, epidurales oder subdurales Hämatom. Diagn.: Rö-Schädel, cCT.
- **Intox.:** Miosis bei Morphinintox., Alkoholfötor, Medikamentenverpackungen, Injektionsspuren, Anhalt für Suizidversuch. Diagn.: Analyse von Magensaft, Blut und Urin.
- **Metabolisch** (Diab. mell., Leberversagen, Urämie, Addison-Krankheit): Beginn mit Verwirrtheit und Apathie, langsame Komaentwicklung, keine HN-Ausfälle. Reizerscheinungen wie Krampfanfälle, Asterixis, Myoklonien oder Flapping Tremor. Diagn.: z. B. kaltschweißig, Fötor, Ikterus, Caput medusae. BZ, Krea, E'lyte, Ammoniak, Leberenzyme.
- **Enzephalitis:** vorher Kopfschmerzen, Fieber, delirantes Sy., Anfälle. Diagn.: LP (sofortige Zellzahlbestimmung: Pleozytose), EEG, MRT.
- **Psychogen:** Augenlider flattern oder werden zugekniffen (Bell-Phänomen bei passivem Augenöffnen), okulozephaler Reflex unterdrückt, keine path. Reflexe, kein Ausfall von Hirnstammreflexen.

Anhand der Klinik

▶ Tab. 4.4.

Tab. 4.4 Differenzialdiagnosen anhand der Klinik

	Befund	Mögliche Ursachen
Haut	Zyanose, Exsikkose, Schwitzen	Hypoglykämie, Hyperthyreose
	Heiße trockene Haut	Thyreotoxisches Koma
	Ikterus und andere Leberhautzeichen	Coma hepaticum
	Schmutzig braune Haut	Coma uraemicum
	Gesichtsrötung	Hypertonie, Coma diabeticum, Sepsis
	Blässe	Schock, Hypoglykämie
	Petechien	Meningitis, Sepsis
	Osler Splits	Bakterielle Endokarditis
	Blasenbildung	Barbiturate
	Drucknekrosen	Intox.
Temperatur	Hypothermie	Alkohol-, Barbituratintox., Hypothyreose
	Hyperthermie	Hitzschlag, cholinerges Sy., MNS, maligne Hyperthermie, Thyreotoxikose, Meningitis, Sepsis, Herpes-simplex-Enzephalitis, Delir
Fötor	Geruch nach Alkohol	Alkoholvergiftung
	Azeton/Obst	Coma diabeticum
	Leberartig	Coma hepaticum
	Harn	Coma uraemicum
	Aromatisch	Intox. mit Drogen, zyklischen Kohlenwasserstoffen
	Knoblauch	Intox. mit Alkylphosphaten
Atmung	Hypoventilation	Verlegung der Atemwege, Myxödem, zentral dämpfende Substanzen
	Hyperventilation	Mittelhirnläsion, Thyreotoxikose
	Kußmaul-Atmung (groß, tief)	Bei metabolischer Azidose z. B. durch ketoazidotisches oder urämisches Koma
	Cheyne-Stokes-Atmung (periodisch ab- und zunehmende Atemtiefe)	Etwa bei Hirndrucksteigerung, Morphinintox., CO-Vergiftung

Tab. 4.4 Differenzialdiagnosen anhand der Klinik *(Forts.)*

	Befund	**Mögliche Ursachen**
Augen	Miosis	Sympatholytika, Parasympathomimetika, Morphine, Ponsblutung
	Mydriasis	Parasympatholytika, Alkohol, Kokain, Einklemmung
	Anisokorie mit eingeschränkter/ fehlender Lichtreaktion	Raumforderung, wie Hirnblutung, Hirntumor, ischämischer Insult
	Anisokorie mit normaler Pupillomotorik	Intox.
Motorik	Hemiparese unter Einschluss des Gesichts	Hirninfarkt, -kontusion, -blutung; -tumor; Abszess; sub- oder epidurales Hämatom
	Rigor	Akinetische Krise
	Stereotype Wälzbewegungen	Subkortikale Läsion
	Hyperkinesen	Metabolische oder toxische Hirnschädigung
	Muskelfaszikulieren	Alkylphosphatintox.
	Tonuserschlaffung	Barbiturate, Tranquilizer, pontines/bulbäres Sy.
Weitere	Hirnstammbeteiligung	Basilaristhrombose, Trauma, intraparenchymale Blutung; Wernicke-Enzephalopathie; Tumoren; zentrale pontine Myelinolyse
	Multiple fokale Sympt.	Multiple Infarkte; Enzephalitis; traumatischer oder hypoxischer Hirnschaden; Sinusvenenthrombose
	Meningismus	Meningitis; Enzephalitis; SAB; Meningeosis carcinomatosa, HWS-Trauma, Tetanus

Fehlende Schmerzreaktion, Bulbusfehlstellungen, Zungenbiss oder Einnässen schließen ein psychogenes Koma nicht aus.

Anhand des Alters

- **Alte Menschen:** Exsikkose, Hypoglykämie, hyperosmolares Koma, chron. subdurales Hämatom, Intox. z. B. durch Schlafmittel.
- **Jugendliche:** Intox. [Medikamente, Alkohol, suizidal, Drogen (Cannabis, Opiate, Kokain), postiktaler Dämmerzustand, diab. ketoazidotisches Koma, bakterielle Meningitis, Hitzschlag, SAB].

Anhand der zeitlichen Entwicklung des Komas

- **Schlagartig:** Hirnblutung (hypertensive Massenblutung, intrazerebrale Hämatome, SAB), zerebrale Ischämie durch arterielle (Basilaristhrombose, Luftembolie, embolischer Hirninfarkt) und venöse Durchblutungsstörungen (Hirnvenen-, Sinusvenenthrombose, venöse Infarkte), epileptische Anfälle (Grand Mal, Temporallappenanfälle), Kreislaufstörungen (RR-Abfall, Herzrhythmusstörungen, Karotissinussy., Lungenembolie), Hypoglykämie, Intox.
- **Subakut innerhalb von Stunden:** vaskulär (epidurales Hämatom, hypertensive Enzephalopathie, Kontusion, Hirninfarkt, Hydrocephalus occlusivus), viral bzw. bakteriell (Meningitis, Herpes-simplex-Enzephalitis, Sepsis), metabolisch bzw. endokrin (hyperosmolares oder ketoazidotisches Koma, Alkoholentzugsdelir, endokrines Koma) oder toxisch (zentrale pontine Myelinolyse, Sedativa, CO, Drogen, Hypnotika).
- **Protrahiert innerhalb von Tagen:** vaskulär (progredienter Hirninsult, subdurales Hämatom, intrazerebrale Blutung), raumfordernd (Ödeme), viral bzw. bakteriell (Enzephalitis, bakterielle Meningitis), metabolisch bzw. endokrin (metabolisches Koma, endokrines Koma, E'lytstörungen, Entzugsdelir, Hyperglykämie, Hypothyreose, Hypopituitarismus), kreislaufbedingt (Blutverluste, Anämie, Hypoventilation), toxisch (Wernicke-Enzephalopathie, zentrale pontine Myelinolyse), Sedativa, CO, Schwermetalle, Antipsychotika, Thymoleptika, Hypnotika und psychiatrisch (Katatonie).

Anhand der Grund- und Begleiterkrankungen

- **Alkoholiker:** Alkoholintox., chron. subdurales Hämatom, Unterkühlung, postiktaler Dämmerzustand, alkoholische Ketoazidose, Hyponatriämie, Methanolintox., eitrige oder tuberkulöse Meningitis, akute Wernicke-Enzephalopathie, Hypoglykämie, SHT, hepatisches Koma, Delir.
- **Diabetiker:** Hypoglykämie, hyperosmolares Koma, ketoazidotisches Koma, Sepsis, eitrige Meningitis.
- **Schwangerschaft:** EPH-Gestose, postiktaler Dämmerzustand, Puerperalsepsis, Fruchtwasserembolie.
- **Postop.:** Narkoseüberhang, Hypothermie, Hyponatriämie, Hypoxie, dekomp. NNR-Insuff., intrakranielle Blutung, Aspiration, Luftembolie.
- **Malignom oder Immunsuppression:** Ciclosporin-Enzephalopathie, Hydrozephalus, Hyperkalzämie, Hyponatriämie, Meningitis (Pilze, Tbc), Meningealkarzinomatose, Enzephalitis (Zytomegalie, progressive multifokale Leukenzephalopathie), Methotrexat- oder Strahlenenzephalopathie, iatrogene NNR-Insuff.
- **Psychische Vorerkr.:** hysterisches Koma, depressiver Stupor, Katatonie.

4.2 Hirndruck

Michael Rentrop

Klinik

- **Akute Drucksteigerung** (ICD-10 G93.5):
  - **Phase 1:** initial Kopfschmerzen, Übelkeit, Nüchternerbrechen, Nackensteife, psychische Veränderungen wie Verwirrtheit, Desorientiertheit, Verlangsamung. DD: Delir, demenzielles Sy., Somnolenz.

- **Phase 2:** zunehmende Bewusstseinsstörung (Sopor), Massen- und Wälzbewegungen, ungerichtete Schmerzabwehr, Bulbusdivergenz oder „schwimmende Bulbi“, Hirnstammreflexe erhalten, Störungen der Atmung (z. B. Hyperventilation, Tachypnoe) möglich.
- **Phase 3:** Koma, ein- oder beidseitige path. motorische Muster (Beuge- oder Strecksynergismen), Pupillenstörung (Anisokorie, Abschwächung der Lichtreaktion ein- oder beidseitig), andere Hirnstammreflexe teilweise gestört, path. Atmung (Cheyne-Stokes, Tachypnoe).
- **Phase 4:** Koma, keine oder Reste path. motorischer Reaktionen oder Spontanbewegungen, bds. weite, lichtstarre Pupillen, zunehmendes Erlöschen aller anderen Hirnstammreflexe, schwere Atemstörung (Maschinenatmung, Schnappatmung bis Atemstillstand).

- **Chronische Drucksteigerung:**
  - Diffuse Kopfschmerzen: verstärkt bei Husten und Pressen, oft bei Lagewechsel, z. B. Bücken oder Aufrichten, am Morgen ausgeprägter.
  - Nausea und Erbrechen: nüchtern, im Schwall.
  - Psychische Veränderungen: zunehmende Antriebsminderung, Konzentrations- und Orientierungsstörung, Gähnen.
  - Singultus.
  - Augensympt.: Doppelbilder durch Läsion des N. abducens, Visus ↓, Stauungspapille, falls nicht schon vorher eine Optikusatrophie bestand.
  - Fokale Zeichen: z. B. motorische und sensible fokale Anfälle, Hemiparese, supra- und infraorbitale Trigeminusaustrittspunkte druckschmerzhaft.

4

Ätiologie

- Vasogenes Hirnödem: Störung der Blut-Hirn-Schranke, z. B. durch Tumor, Metastasen, Meningitis, Enzephalitis, Hirnabszess, hypertensive Krise, Trauma.
- Zytotoxisches Hirnödem: prim. Zellschädigung mit sek. (nach 3–4 d) Störung der Blut-Hirn-Schranke, z. B. bei ischämischem Hirninfarkt; Hypoxie (z. B. Reanimation, subakute Enzephalitis, SHT), Hyperkapnie, Urämie, selten durch Medikamente (z. B. Ovulationshemmer oder Tetrazykline) bzw. tox. Substanzen (z. B. Insektizide).
- Venöse Abflussbehinderung: Sinusvenenthrombose.
- Hydrozephalus.
- Intrakranielle Raumforderung: Blutung, Tumor, Metastase, Abszess (bei Polyradikulitis und Neurinomen Eiweiß im Liquor ↑).
- Pseudotumor cerebri („benign intracranial hypertension“): häufig junge, adipöse Frauen mit Kopfschmerzen, STP und Doppelbildern.

Diagnostik Sofortmaßnahmen, Anamnese und klin. Befund ▸ 4.1.1.

- Klinische Untersuchung:
  - **Neurologische Untersuchung:** Bewusstseinslage, Pupillen, Augenstellung, Hemisympt., Hirnstammsy.
  - **Augenhintergrund spiegeln:** STP erst nach Tagen; bei akuter Drucksteigerung ohne Aussage.
- cCT und MRT:
  - **Sedierung:** falls erforderlich, kurz wirksame Medikamente, z. B. Midazolam 2,5–10 mg i. v. (z. B. Dormicum®).
  - **Kriterien für erhöhten Hirndruck:** Mittellinienverlagerung, kortikale Sulkuszeichnung ↓, Verengung der Seitenventrikel (ein- oder beidsei-

tig), Nachweis eines Hydrocephalus internus, Verlagerung des Hirnstamms nach kaudal bei sagittaler Darstellung im MRT, verstrichene basale Zisternen. **Cave:** Bei fehlender Abgrenzbarkeit von Cisterna ambiens und Cisterna laminae quadrigeminae in 80 % apallisches Sy. oder Tod.
- Liquorpunktion

! Liquorpunktion niemals bei V. a. akute Hirndrucksteigerung (klin. Zeichen s. o.) wegen Einklemmungsgefahr, Atemstillstand!

Therapie

- **Lagerung:** Kopf- und Oberkörperhochlagerung um 15–30°, bei instabilen Kreislaufverhältnissen Flachlagerung wegen Gefahr der Verschlechterung der zerebralen Perfusion bei (orthostatischem) Blutdruckabfall.
  Kein Lagern oder Absaugen, das nicht unbedingt notwendig ist (Hirndruck ↑). Kein seitliches Abknicken des Kopfes wegen möglicher Kompression einer Jugularvene (akuter Hirndruckanstieg!).
- **Basistherapie:**
  - Venösen Zugang legen, durch langsame Zufuhr von 0,9 % NaCl sichern.
  - Ausreichende pulmonale Ventilation (pO_2 > 90 mmHg, ggf. frühzeitige Intubation), Flüssigkeits- und E'lytbilanzierung (Hypo- oder Hypernatriämie fördern Hirnödem).
  - Arterieller Mitteldruck zwischen 80 und 110 mmHg, jedoch mindestens 50 mmHg über mittlerem Hirndruck.
  - Fiebersenkende Maßnahmen, z. B. Paracetamol 500–1.000 mg p. o. oder rektal (z. B. ben-u-ron®) zur Vermeidung eines gesteigerten zerebralen Stoffwechsels.

! Alle weiteren therapeut. Maßnahmen sind Neurologen/Intensivmedizinern vorbehalten.

4.3 Diagnostik und Differenzialdiagnose des Kopfschmerzes

Michael Rentrop

- Anamnese und klin. Untersuchung.
- cCT: z. B. intrakranielle Blutung.
- Liquorpunktion: z. B. Entzündung, SAB.
- Labor: BB, E'lyte, Gerinnungsstatus, BSG, BZ.
- Zerebrale Angiografie: bei V. a. SAB, Sinusvenenthrombose. **Cave:** nicht bei Vasospasmus, daher vorher transkranieller Doppler.
- DD ▶ Tab. 4.5.

Tab. 4.5 Differenzialdiagnosen bei Kopfschmerz

Beginn und Dauer	Charakter und Lokalisation	Begleit-symptome	Diagnostik, Besonderheiten	Diagnose
Anfallsartig wiederholter akuter Kopfschmerz				
Stunden bis Tage anhaltend	Pulsierender Schmerz, meist einseitig oder einseitig beginnend, frontotemporal betont	Übelkeit, Erbrechen, Lichtscheu, Lärmempfindlichkeit, vegetative Sympt. (Schwitzen, Tachykardie, Diarrhö), evtl. mit Aura (Flimmerskotom, Lichtblitze) oder neurologischen Herdzeichen	v. a. Frauen, frühes Manifestationsalter EEG mit unspezifischen Allgemeinveränderungen, Dopplersonografie; neurologische Untersuchung o. B.	**Migräne; Akutther.**
Meist nachts, 15–180 Min. Dauer, phasenweise auftretend mit monatelangen Remissionen	Heftiger, stechender Schmerz, streng einseitig periorbital	Ipsilateral: Tränenfluss, Rötung von Auge, Stirn, Wange, verstopfte Nase	v. a. Männer im mittleren Alter Charakteristische Klinik	**Cluster-Kopfschmerz** (Bing-Horton-Sy.)
Oft nach physischem oder psychischem Stress	Charakteristischer, heftiger, diffuser Kopfschmerz	Schwindel, Übelkeit, Erbrechen, Sehstörungen, Verwirrtheit, evtl. Angina-pectoris-Anfall	RR-Messung, internistische und neurologische Untersuchung	**Hypertensive Krise**
	Stirnkopfschmerz, einseitig	Zum Teil Erbrechen und konjunktivale Injektion, Pupille mydriatisch und lichtstarr	v. a. im Alter > 40 J. Intraokuläre Druckerhöhung	**Glaukomanfall**
Schlagartig auftretender Kopfschmerz				
Plötzlich einsetzend	Stärkster Kopfschmerz, meist okzipital betont	Übelkeit, Erbrechen, Meningismus; manche Pat. unmittelbar komatös, meist jedoch initial keine oder nur leichte Bewusstseinstrübung, evtl. Herdsympt., Hypertonus, Tachy- oder Bradykardie	LP nach cCT: blutiger Liquor, nach Zentrifugation xanthochromer (gelber) Überstand (nicht bei artifizieller Blutung). Funduskopie (papillennahe Blutungen), Dopplersonografie (Vasospasmus), Angiografie	**SAB**

Tab. 4.5 Differenzialdiagnosen bei Kopfschmerz *(Forts.)*

Beginn und Dauer	Charakter und Lokalisation	Begleitsymptome	Diagnostik, Besonderheiten	Diagnose
Schlagartig auftretender Kopfschmerz				
Oft Tage bis Wo. prodromaler morgendlicher Kopfschmerz	Meist halbseitig	Übelkeit, Erbrechen, Bewusstseinsstörung, zerebrale Anfälle, neurologische Herdsympt. Im EKG Veränderungen wie bei Myokardinfarkt möglich	cCT, ggf. Angiografie, Funduskopie, internistische und neurologische Untersuchung	**Intrazerebrale Blutung**
Subakuter, länger dauernder Kopfschmerz				
Meist andauernd	Diffus	Meningismus, Lichtscheu, Erbrechen, evtl. Herdsympt., Fieber	Liquor, EEG, cCT, MRT	**Meningitis, Enzephalitis**
Tage andauernd	Diffus	Inf. in Anamnese, kein Meningismus, meist keine fokalen Ausfälle		**Postinfektiös**
Meist über Tage zunehmend	Diffus	Übelkeit, Erbrechen, Fieber, Meningismus, Anfälle häufig mit postparoxysmalen Paresen, Bewusstseinsstörungen	cCT, MRT mit KM, Angiografie, EEG, Liquor, Gerinnung mit AT III, Protein C und S, APC-Ratio, Antiphospholipid-Ak	**Sinusvenenthrombose**
	Abhängig von der Kopflage	Nervenaustrittspunkte druckschmerzhaft	Rö-NNH (Spiegelbildung)	**Sinusitis**
Chronischer, meist diffuser Kopfschmerz				
Dauerkopfschmerz	Meist diffus, dumpf, drückend, lageabhängig, selten lokalisiert	Evtl. Erbrechen, Hirndrucksympt. (▶ 4.2), fokale neurologische Ausfälle	cCT mit KM, Rö-Schädel, EEG, Liquor	**Intrakranielle Raumforderung**
Stunden bis Tage andauernd, Maximum morgens	Diffus	Hypertonus, intermittierend neurologische Ausfälle		**Hypertonie**
		Belastungs- und Konfliktsituationen		**Depressive Verstimmung**

Tab. 4.5 Differenzialdiagnosen bei Kopfschmerz *(Forts.)*				
Beginn und Dauer	**Charakter und Lokalisation**	**Begleit-symptome**	**Diagnostik, Besonderheiten**	**Diagnose**
Chronischer, lokalisierter Kopfschmerz				
Andauernd	Oft temporal	Druckdolente Temporalarterie (oft verdickt und pulslos), hohes Alter		**Arteriitis temporalis**

4.4 Akutbehandlung zerebraler Anfälle

Michael Rentrop

4.4.1 Allgemeinmaßnahmen

4

Keinen Zungenkeil einführen, da Zungenbiss i. d. R. zu Beginn des Anfalls erfolgt und durch die tonische Verkrampfung der Kiefermuskulatur die gewaltsame Öffnung des Munds zur Verletzung von Zähnen und Gaumen führen kann.
Beim einzelnen Anfall Allgemeinmaßnahmen ausreichend, bei einer Anfallsserie oder Status zusätzliche medikamentöse Ther. erforderlich.

Sinnlos bzw. obsolet bei unkompliziertem Grand Mal sind Bisskeile, Intubation, Relaxation, Beatmung oder krampfhaftes Festhalten des Pat. sowie medikamentöse Behandlung.

Vorgehen:
- Pat. vor Selbstgefährdung schützen (z. B. weiche Kopfunterlage, gefährliche Gegenstände entfernen).
- Schlipse und enge Kragen, welche die Atmung behindern, entfernen bzw. öffnen.
- Stabile Seitenlage, falls möglich, spätestens nach Abklingen der motorischen Entäußerungen; i. v. Zugang legen.
- Atemwege frei halten, bis Pat. in Ruhe das Bewusstsein vollständig wiedererlangt hat.
- Fremdanamnese: Epilepsie, Trauma, Fieber, Alkohol, Medikamente, Drogen.
- **Ind. zur stationären Einweisung** (Rettungswagen anfordern):
  - Über Pat. ist nichts bekannt.
  - Erstmaliger Anfall.
  - Pat. als Anfallspat. bekannt, jetzt Änderung des Anfallstyps bzw. erstmaliger Anfall nach längerem anfallsfreiem Intervall.
  - Atemstörungen, die den Anfall überdauern. Abklärung und Überwachung auf einer Wachstation (z. B. Intox., metabolische Erkr.). Atmungs-, RR-Kontrolle, evtl. O_2-Sättigung, bei Bedarf Sauerstoff (6 l/Min.).

Wird man als Arzt zu einem Anfallspat. gerufen, so gilt: Krampft der Pat. beim Eintreffen, ist von einem prolongierten Anfall oder einem Status epilepticus auszugehen. Vorgehen ▶ 4.4.2.

4.4.2 Therapie prolongierter Anfälle

Anfallsserie

Mehrere unmittelbar aufeinanderfolgende Anfälle mit zwischenzeitlicher Wiedererlangung des Bewusstseins.

Status epilepticus

(ICD-10 G41). Serie von Anfällen (> 15 Min.) ohne zwischenzeitliches Wiedererlangen des Bewusstseins (Letalität 10 %).

Einteilung

- **Konvulsiver Status epilepticus:** Grand-Mal-Status (ICD-10 G41.0).
- **Nonkonvulsiver Status epilepticus:** Absence-Status (ICD-10 G41.1), komplex fokaler Status (ICD-10 G41.2), einfach fokaler Status.
- **Myoklonischer Status.**

Allgemeines Vorgehen

- Verletzungsschutz, Lagerung (Luftwege frei halten), Diagnose des Status.
- Anfallsunterbrechung, bei generalisiertem tonisch klonischem Status sofort.
- Fremdanamnese: z. B. Epilepsie, Alkohol, Drogen, Medikamente, Diab. mell., Kopfschmerz, Fieber, Inf.
- Klin. Untersuchung: Reaktion auf Ansprache, Paresen, Hirnnervenausfälle, Meningismus, Temperatur, BZ.
- Neurologische Untersuchung: Ursachensuche (z. B. Meningitis, Enzephalitis, Tumor, Epilepsie, Hypoglykämie). Alternativ bei unvollständiger Diagn. oder Unklarheit (Therapieresistenz bei psychogenen Anfällen oder kleine epileptische Anfälle) Anfall abwarten und EEG, CT durchführen.

Akuttherapie

- Glukose 20 %: möglichst proximale Zufuhr, initial 100 ml i. v. (Anfall kann hypoglykämisch bedingt sein). Bei Alkoholabusus zudem 100 mg Vit. B_1 (z. B. Benerva®). **Cave:** anaphylaktische Reaktion möglich.
- Lorazepam 4–8 mg i. v. oder 0,1 mg/kg (Tavor®) **oder**
- Clonazepam 1–2 mg langsam i. v. (z. B. Rivotril®) **oder**
- Diazepam 10–20 mg langsam i. v. (z. B. Valium®) oder rektal (z. B. Diazepam Desitin Rectal Tube®).
- Ambu-Beutel bereitlegen, Zahnprothesen entfernen.
- EEG-Überwachung, falls möglich (achtkanalig, davon 1 Kanal zur EKG-Registrierung).
- Labor: Medikamentenspiegel, Harnstoff, E'lyte, Glukose, BB, CK.

Psychogene Anfälle

Ein psychogener Anfall ist Ausdruck einer psychischen Erkr. (Konversionsstörung) und tritt bevorzugt bei jüngeren Pat. (10 % der Anfallspat.) auf. Er kann mit einem epileptischen Anfall verwechselt und irrtümlich als solcher therapiert werden. Der psychogene Anfall wird dabei nicht durchbrochen → wiederholte Medikamentenapplikation mit Gefahr der Überdosierung (zunehmende Sedierung, Hypotonie).

Diagnose bei längerer Dauer, unkontrollierten Extremitätenbewegungen wie Seitwärtsdrehen des Rumpfs, Hin- und Herschlagen von Kopf und Becken,

intakter Pupillenreaktion, normalem Untersuchungsbefund, Therapieresistenz, psychischen Auffälligkeiten.
Cave: Vielfach finden sich Pat. mit „echten" und psychogenen Anfällen, das diagnost. Dilemma ist häufig für den einzelnen Anfall kaum aufzulösen.

4.5 Akute Muskeltonussteigerung

Michael Rentrop

4.5.1 Akute Dyskinesie

(ICD-10 G24.0).

Ätiologie Häufigste Ursache ist eine Frühreaktion auf Antipsychotika (auch nach Dosissteigerung), ebenfalls bei Depotpräparaten (z. B. Imap®) und Antiemetika, z. B. Metoclopramid (z. B. Paspertin®) sowie Sedativa.

Klinik Dyskinesen bzw. Krämpfe v. a. von Augenlidern, Zunge, Schlund, z. T. tortikollisartig.

4

Diagnostik Anamnese wegweisend (!), im Zweifelsfall schlagartige Besserung nach Biperiden.

Therapie Biperiden 2,5–5 mg langsam i. v. (z. B. Akineton®). Meist schlagartige Besserung, ggf. Wiederholung nach 30 Min., bei Wirksamkeit für etwa 48 h p. o. KI: Engwinkelglaukom, Prostatahypertrophie. Bei KI gegen Biperiden Clonazepam 0,5–1 mg i. v. (z. B. Rivotril®) oder Diazepam 5–10 mg i. v. (z. B. Valium®).

4.5.2 Tetaniesyndrom

(ICD-10 R29.0). Häufigste Form ist die Hyperventilationstetanie.

Ätiologie E'lytentgleisung (K^+, HPO_4^{2-} oder HCO^{3-} ↑ oder Ca^{2+}, Mg^{2+} oder H^+ ↓) z. B. durch Hyperventilation (respiratorische Alkalose → ionisiertes Ca ↓), Hypoparathyreoidismus als KO einer Strumektomie, Vit.-D-Mangel; schwere Inf.; Pankreatitis; Hyperemesis; Intox. (z. B. CO); Schwangerschaft, Stillzeit.

Klinik

- Prodromi: Parästhesien (meist perioral), Atembeklemmung, Gliederschmerzen, pelziges Gefühl der Haut.
- Im Anfall: Angst, Spasmen der Arm- und Beinmuskulatur („Karpopedalspasmen", von distal nach proximal), Pfötchenstellung der Hände, Spitzfußstellung, „Fischmaulstellung" des Munds, Kopfschmerzen, thorakale Schmerzen, Benommenheit, Schwindel, Sehstörung, kurze Bewusstseinsstörung.
- Selten: Angina pectoris (wichtigste DD!), Laryngospasmus, viszerale Tetanie.
- Eine lebensbedrohliche Ausbreitung der Muskeltonuserhöhung nach proximal auf den gesamten Körper einschl. Bronchus- und Larynxmuskulatur ist möglich.

Diagnostik

Bei Hyperventilationstetanie ist nur die freie Kalziumkonz. verändert (wird nur von wenigen Laboratorien bestimmt).

- **Trousseau-Test** (Provokation bei latenter Tetanie): Pfötchenstellung der Hand nach 1 Min. Hyperventilation und anschließendem Aufpumpen der RR-Manschette am Oberarm auf arteriellen Mitteldruck für 3 Min.
- **Chvostek-Zeichen:** Muskelzucken nach Beklopfen des N. facialis.
- **Labor:** Serum-E'lyte (Normo- oder Hypokalzämie), Mg^{2+}, HPO_4^{2-}, Amylase, Gesamteiweiß, Parathormon, BGA (pCO_2 ↓). Freies Ca^{2+} zur weiteren Abklärung (Hyperparathyreoidismus, akute Pankreatitis, hypomagnesiämische Tetanie) und Ausscheidung von cAMP im Urin nach Parathormongabe.
- **EKG:** QT-Veränderungen.

Therapie

- **Normokalzämische Tetanie (Hyperventilationstetanie):**
  - Rückatmung der Ausatemluft über Plastikbeutel oder die vorgehaltene, gewölbte Hand; Beruhigung des Pat. (Suggestion ist ebenso wirksam wie jede andere Ther.) und Aufklärung über die Harmlosigkeit der Erkr. Ist eine Rückatmung über Plastiktüte bei noch ängstlich angespanntem Pat. nicht möglich, genügt oft die wiederholte Anweisung, ausschl. über die Nase zu atmen. Pat. dabei 5–10 Min. beaufsichtigen, um Rückfall in Hyperventilation zu verhindern.
  - Lorazepam, falls Rückatmung nicht ausreichend (in Ausnahmefällen), z. B. 1–2,5 mg p. o. (z. B. Tavor Expidet®). Bei wiederholtem Auftreten Ind. zu psychotherap. und medikamentöser (z. B. SSRI) Behandlung auch außerhalb akuter Hyperventilationsereignisse.
- **Hypokalzämische Krise:**
  - Ca^{2+}-Glukonat 10 % 20–40 ml über 10–15 Min. i. v. **Cave:** Nicht bei digitalisierten Pat.! Bei Persistenz weitere langsame Infusion von Ca^{2+}-Glukonat 10 % (z. B. in Glukose 5 %), bis Trousseau-Test neg. ist.
  - Klärung der Ursache: bei Vit.-D-Mangel Gabe von 2 000–3.000 IE/d p. o. für 6–12 Wo. unter regelmäßiger Kontrolle des Kalziumspiegels.
- **Hypomagnesiämische Tetanie:** 5–10 ml 10-prozentige Magnesium-Lsg. langsam i. v. (z. B. Magnorbin® 10 %). Langfristig 300–600 mg/d p. o.

4.5.3 Malignes neuroleptisches Syndrom (MNS)

Definition (ICD-10 Y49). Gefährliche KO einer neuroleptischen Behandlung [v. a. ausgeprägte Dopamin-D_2-Antagonisten, z. B. Benperidol (Glianimon®), Haloperidol (z. B. Haldol®), gelegentlich jedoch auch atypische Antipsychotika]; bei < 1 ‰ der Pat. Auftreten in engem zeitlichem Zusammenhang (bis 1 Wo.) mit massiver Dosissteigerung oder Neuansetzen eines Antipsychotikums.

Klinik Rigor, Akinesie, Dys- oder Hyperkinesien, Bewusstseinsstörungen mit Stupor bis Koma, Fieber > 40 °C, vegetative Störungen (labiler RR, Tachykardie, Tachy-/Dyspnoe).

Labor CK ↑, häufig E'lytentgleisung, Leukozytose, metabolische Azidose, Myoglobinämie, Myoglobinurie. Transaminasen, alkalische Phosphatase häufig erhöht.

> Myoglobinämie bzw. -urie, als Folge einer Rhabdomyolyse, zeigen renale KO an; daher regelmäßige Laborkontrollen notwendig.

Differenzialdiagnosen

- Akute febrile Katatonie bei schizophrenen Pat.: Sympt. schwer zu differenzieren (▶ Tab. 4.6).
- Serotonerges Sy., anticholinerges Sy.
- Dämmerzustand einer Epilepsie.
- Akinetische Krise bei Parkinson-Erkr.
- Neuroleptika-Intox. mit Generation-I-Antipsychotika; Interaktionen Antipsychotika/Lithium.
- Maligne Hyperthermie nach Anästhesie.
- Intrazerebraler Tumor.
- Enzephalitis.

Tab. 4.6 Klinische Kriterien der Differenzialdiagnose MNS – Katatonie

MNS	Febrile Katatonie
Frühdyskinesien in Anamnese	
• Rigor • Zahnradphänomen	• Erhöhter Muskeltonus • Kataplexie (Flexibilitas cerea, Haltungsverharren)
Versuch des Pat. zur Kooperation	• Negativismus/Befehlsautomatismus • Bizarre Stereotypien
• Dyskinesien • Grobschlägiger Tremor	Choreatiforme Bewegungsstörungen
	Umschlagen in katatonen Bewegungssturm möglich

Therapie

- Absetzen aller Antipsychotika, Intensivüberwachung.
- Symptomat. Behandlung: Kühlung, Rehydrierung, Ausgleich des Säure-Basen-Haushalts, Stabilisierung des kardiovaskulären Systems.
- Dantrolen (z. B. Dantamacrin®) bis max. 2,5 mg/kg KG; Erhaltungsdosis 10 mg/kg KG tägl. i. v. **Cave:** gewebeschädigend, daher streng i. v.
- Alternativ Bromocriptin (Pravidel®) 10 bis max. 60 mg/24 h, Lorazepam (Tavor®) 2 bis max. 7,5 mg/24 h i. v./i. m.
- Bei fehlender Besserung innerhalb 24–48 h: EKT (▶ 2.2.4).

4.5.4 Zentrales anticholinerges Syndrom

Definition Zentrale und periphere Sympt. der Intox. bzw. Überdosierung durch anticholinerg wirksame Substanzen.

Ätiologie Atropin, Antihistaminika (z. B. Promethazin), Antipsychotika (meist trizyklische Verbindungen wie Clozapin), anticholinerg wirkende Parkinsonmedikamente (z. B. Biperiden, Trihexyphenidyl), tri- und tetrazyklische AD (z. B. Amitriptylin, Doxepin, Maprotilin), Spasmolytika (z. B. Butylscopolamin). Besonders häufig bei Komb. mehrerer anticholinerg wirksamer Pharmaka, bei älteren oder hirnorganisch vorerkrankten Pat. (v. a. bei Alzheimer-Demenz) oder zusätzlicher Exsikkose.

Pathophysiologie

- **Zentral:** relative Verminderung der zentralen ACh-Konzentration im Verhältnis zu anderen Neurotransmittern (Dopamin, Serotonin, Norepinephrin).
- **Peripher:** kompetitiver Antagonismus der Substanzen am ACh-Rezeptor.

Klinik

- **Zentral:** delirantes Sy. mit Minderung der Aufmerksamkeit bis zur Bewusstseinsstörung, Halluzinationen, psychomotorische Störungen, Schlafstörungen, Hyperkinesen, Tremor, Myoklonien, Tachypnoe, zerebrale Krampfanfälle.
- **Peripher:** Tachykardie, Hyperthermie, Obstipation, trockene gerötete Haut, trockene Schleimhäute, verminderte Speichel-/Schweißsekretion, Harnretention, Mydriasis, Akkommodationsstörung, Tachykardie, Herzrhythmusstörungen.

Diagnostik (Ausschlussdiagnostik) Anamnese (Medikamentenanamnese, Komb. mehrerer anticholinerg wirksamer Medikamente beachten), Klinik (s. o.), Labor, EKG, cCT, Liquoruntersuchung, EEG.

Differenzialdiagnosen Intox. mit anderen Stoffen, Entzugssympt., andere Medikamentenunverträglichkeiten, akute schizophrene Psychose, metabolische Störungen.

Therapie Anticholinerg wirkende Medikamente absetzen; EKG-Monitoring, Flüssigkeits-/E'lytsubstitution, Bilanzierung, Ernährung, evtl. atypische Antipsychotika (z. B. Quetiapin®) alternativ klassische Antipsychotika (z. B. Haloperidol®, Pipamperon®) bei psychomotorischer Unruhe.

Physostigmin
(Anticholium® 2 mg/Amp.).
- **Ind.:** schwere Sympt. (z. B. Koma, Delir, Halluzinationen, Krampfanfälle).
- **KI:** Asthma bronchiale, COPD, KHK, pAVK, Überleitungsstörungen im EKG, Bradykardie, mechanische Obstruktion im GI-Trakt, entzündliche Darmerkr., Schwangerschaft.
- **Dosierung:** Testdosis 0,5 mg i. v., bei fehlenden cholinergen NW 1–2 mg über 10 Min i. v. Bei fehlender Wirkung erneuter Versuch nach etwa 15 Min. Bei Erfolg Fortführung mit 2 mg/h i. v.; max. Tagesdosis 12 mg.
- **Cave:** Monitoring der Kreislauffunktionen, assistierte Beatmung notwendig.

Prognose Bei rechtzeitiger Behandlung gut.

4.5.5 Zentrales serotonerges Syndrom

Definition Zentrale und periphere Sympt. einer serotonergen Überaktivität infolge Überdosierung oder WW serotonerger oder agonistisch wirkender Substanzen.

Ätiologie Häufig bei Kombinationsther. mehrerer synergistisch serotonerg wirkender Substanzen (z. B. SSRI, Venlafaxin®, Mirtazapin®, TZA, MAOH) sowie Agonisten (Tryptophan, Kokain, Amphetamine), auch Lithium. Auftreten innerhalb von 24 h nach Applikation.

! Potenziell lebensbedrohliche Situation!

Klinik Trias aus Hyperthermie, Delir und motorischen Auffälligkeiten (Hyperreflexie, Myoklonie, Tremor, Rigor ↑); fakultativ GIT-Sympt., Herzrhythmusstörungen, zerebrale Anfälle, Multiorganversagen, Verbrauchskoagulopathie.

Diagnostik Ausschlussdiagn., Anamnese, Klinik, Labor, cCT, EEG.

Therapie
- Vollbild: intensivpflichtig.
- Überwiegend Absetzen serotonerger Substanzen ausreichend.
- Symptomat.: Kühlung, Volumenersatz, Sedierung.
- Bei ausbleibender Besserung: Cyproheptadin (Peritol®) 4–8 mg p. o. bis 0,5 mg/kg KG/24 h.

Prognose Bei rechtzeitiger Behandlung gut.

4

4.6 Akute Störungen der Psychomotorik

Michael Rentrop

4.6.1 Akute Erregung und Verwirrtheit

Ätiologie Häufig durch Intox. (Alkohol, Drogen, Medikamente), nach epileptischem Anfall, bei beginnendem Delir (Alkoholentzug), Korsakow-Sy., Alkoholhalluzinose, in Zusammenhang mit Narkoseein- oder -ausleitung und nach längerer Beatmung, bei E'lytentgleisung, Exsikkose, Hypoglykämie, Hyperglykämie, Hyperthyreose, Anämie, entzündlichen ZNS-Erkr., akuter schizophrener Psychose, akuter Manie; im Rahmen eines Impulsdurchbruchs bei Persönlichkeitsstörung (histrionisch, dissozial, emotional instabil), Angstneurose (meist Erregung, selten Verwirrtheit).
Als paradoxe Reaktion auf Psychopharmaka (z. B. Benzodiazepine, bei älteren Menschen auch TZA).
Als nächtliche Verwirrtheit bei älteren Menschen durch RR-Abfall und zerebrale Hypoxie sowie verminderte Orientierungsfähigkeit im Dunkeln und bei Demenz.

Klinik Vermehrter Bewegungsdrang, Aggression, situationsinadäquate Handlungen mit selbst- oder fremdzerstörerischen Tendenzen, Angst, Panikgefühle, innere Unruhe oder Wahnerleben möglich.

Diagnostik
- Im Akutstadium kaum geordnete psychiatrische Untersuchung möglich!
- Nach Sedierung Ausschluss bzw. Nachweis der oben genannten Erkr.
- Labor: BB (z. B. Anämie, Leukozytose), Exsikkose, E'lyte. Bei V. a. Intox. Blut- und Urinanalyse.
- cCT bei Progredienz (z. B. chron. subdurales Hämatom, Tumor).

Therapie
- Beruhigung: verbal (Verständnis zeigen), Grenzen aufzeigen (evtl. Anwesenheit mehrerer Pflegekräfte), medikamentöse Hilfe anbieten. Zu forsches Auftreten vermeiden, da es Aggressivität steigern kann.
- Ggf. stationäre Einweisung, je nach Situation auch Unterbringung.

- Haloperidol: 5–10 mg i. m. oder i. v. (z. B. Haldol®), nach Beruhigung über einige Tage oral fortführen, mit 6–10 mg/d in zwei Tagesdosen, Großteil der Dosis zur Nacht.
- Pipamperon, z. B. 20–40 mg p. o. (Dipiperon®), falls kein ausreichender Erfolg evtl. nach 30 Min. wiederholen.
- Bei schwerster Erregung, Selbst- und Fremdgefährdung: Mechanische Beschränkung (5-Punkt-Fixierung) unter Sichtkontrolle erwägen; alternativ bei auslenkbarem Pat.: Sitzwache.
- Internistische Basisther.: Flüssigkeits- und E'lytausgleich, Bilanzierung.
- Behandlung der Grunderkr.

4.6.2 Stupor

(ICD-10 R40.1).

Ätiologie Affektive Störung (melancholischer Stupor) und Schizophrenie (katatoner Stupor); als akute febrile (perniziöse) Katatonie bei Schizophrenie, dissoziativer Stupor.

Klinik Fehlen körperlicher oder psychischer Aktivitäten, starres und ausdrucksloses Gesicht, häufig Rigor, Pat. bewusstseinsklar ohne Reaktion auf Kommunikationsversuche (Mutismus), Fieber und vegetative Sympt. Selten lebensbedrohliche Sympt. wie Hyperthermie, Exsikkose, E'lytverschiebung, Tachykardie, Hypertonie.

4

Diagnostik

- Fremdanamnese: psychiatrische Grunderkr., Medikamenteneinnahme, akuter Konflikt.
- Körperliche und neurologische Untersuchung.
- Labor: E'lyte, BZ, Transaminasen, CK, Temperatur.
- Hilfreich: Diazepam 5–10 mg über 5–10 Min. i. v. (z. B. Valium®) oder Lorazepam 2 mg p. o. (Tavor® Expidet), um Stupor zu unterbrechen, dann häufig DD möglich.

Differenzialdiagnosen MNS (▶ 4.5.3), Intox. mit Halluzinogenen, akinetische Krise bei Parkinson-Sy., akute Enzephalitis, Frontalhirnläsion, Z. n. epileptischem Anfall, hepatische Enzephalopathie, diab. Ketoazidose, dissoziative Störungen (▶ 9.4).

Therapie

- Akutbehandlung: Versuch mit 1–2,5 mg Lorazepam (z. B. Tavor® Expedit).
- Stationäre Einweisung in psychiatrisches Krankenhaus mit ärztlicher Begleitung.
- Bei Hyperthermie, Laborauffälligkeiten: intensivmedizinische Betreuung, Kontrolle und Stabilisierung der Vitalfunktionen.
- Gesicherte depressive Erkr.: Amitriptylin (z. B. Saroten®) oder Clomipramin 50–75 mg (z. B. Anafranil®) in 500 ml NaCl 0,9 % i. v.
- Gesicherte schizophrene Erkr.: bei Ansprechen auf Lorazepam Weitergabe in Komb. möglichst mit atypischem Neuroleptikum wie Risperidon 2–6 mg/d p. o. (z. B. Risperidal®), Olanzapin 10–20 mg/d p. o. (Zyprexa®) oder Amisulprid 400–800 mg/d p. o. (Solian®) für die folgende Zeit.

> Vor Antipsychotikagabe Ausschluss eines MNS (▶ 4.5.3) mit fast identischer Sympt.!

4.7 Suizidalität

Michael Rentrop

4.7.1 Definition

(ICD-10 Z91.5). Suizid ist die absichtliche Selbstschädigung mit tödlichem Ausgang. Parasuizid ist eine absichtliche Selbstschädigung oder Beschädigung ohne tödlichen Ausgang. Suizidrate: 19–25/100.000 Einwohner (im Alter ansteigend), Suizidversuche 10-mal häufiger (hohe Dunkelziffer).

! Die größte akute Gefahr für einen psychisch kranken Menschen ist das Suizidrisiko!

4.7.2 Ätiologie

4

In 90 % psychische Krankheit oder Krise, z. B. Depression (⅓ der Frauen), Persönlichkeitsstörung, Schizophrenie, Alkoholabhängigkeit. Auslöser z. B. neg. Lebensereignisse, Trennung vom Partner, Schwierigkeiten am Arbeitsplatz. Fraglich genetische Faktoren (▶ Tab. 4.7).

Tab. 4.7 Risikofaktoren für einen akuten Suizidversuch

Suizidhinweise	• Frühere parasuizidale Handlungen • Suizide in Familie und Umgebung • Direkte oder indirekte Suiziddrohungen • Äußerung konkreter Vorstellungen zu Vorbereitungen oder Versuch eines Suizids
Kritische Situationen	• Beginn oder Abklingen depressiver Phasen • Versündigungs- oder Schuldwahn • Biologische Krisenzeiten (z. B. Pubertät, Gravidität) • Abhängigkeitserkr., unheilbare Krankheit
Verhaltensauffälligkeiten	• „Unheimliche Ruhe" nach Gespanntheit oder Suiziddrohung (Pat. ist nur scheinbar entlastet) • Ängstlich agitiertes Verhalten • Schuld- oder Insuffizienzerleben • Affekt- oder Aggressionsstau • Selbstvernichtungs- oder Katastrophenträume • Zunehmende Einengung von persönlichen Möglichkeiten (Hoffnungslosigkeit), zwischenmenschlichen Beziehungen (Rückzug), individuellen Werten (Lebensbejahung)
Äußere Verhältnisse	• Familiäre Zerrüttung in der Kindheit • Berufliche und finanzielle Probleme • Fehlende Aufgabenbereiche und Lebensinhalte • Verlust oder prim. Fehlen mitmenschlicher Kontakte • Liebesenttäuschungen, Ehescheidungen • Fehlen einer tragfähigen religiösen Bindung • Emigration

4.7.3 Maßnahmen

Allgemeine Umgangsregeln

- Respekt vor Selbstbestimmung zum Ausdruck bringen: z. B. „Ich verstehe, dass Sie im Augenblick keine andere Möglichkeit für sich sehen, aber geben Sie sich die Chance, Ihre momentane Situation (z. B. Depression, Verlusterlebnis) noch einmal gemeinsam zu besprechen".
- Versuch eines kurzfristigen „Vertrags": z. B. „Können Sie mir versprechen, dass Sie sich hier auf Station (oder in den nächsten 24 h) nichts antun?".
- Gesprächskontakt aufrechterhalten, Krise nicht bagatellisieren, eigene Gefühle mitteilen, aber auch Distanz schaffen. Kein Erfolgszwang, Dirigismus oder Zeitdruck.
- Aggressives Verhalten „nutzen" („gegen etwas leben"). Pat. bewusst machen, dass darin eine Kraft liegt, die auch pos., zur Bewältigung der Krise oder Krankheit, genutzt werden kann.
- Aktivieren, ermutigen, nach neuen Werten suchen.
- Familie einbeziehen.

Krisenintervention

Definition Eine Krise bezeichnet einen Zustand, der sich bei Bedrohung eines wichtigen Lebensziels einstellt und die aktuellen Bewältigungsmechanismen eines Individuums überfordert. Krisenintervention ist gekennzeichnet durch raschen Beginn, intensives Engagement des Helfers, Methodenflexibilität und aktive Einbeziehung des Umfelds.

Vorgehen Regelmäßige, bedarfsorientierte, kurze Sitzungen: bis max. 30–40 Min. Ruhige Atmosphäre, keine Unterbrechungen, Fokussieren des Hauptproblems. Themenhierarchie: zunächst immer Suizidalität, Selbstschädigung und Gefährdung des therap. Bündnisses, alle anderen (für den Pat. häufig drängenderen Themen) nachrangig. Einteilung des Gefährdungsgrads nach ▶ Tab. 4.8.

Tab. 4.8 Maßnahmen bei Eigengefährdung

Kategorie der Suizidgefährdung	Maßnahmen
Unmittelbares Bevorstehen einer Suizidhandlung **Extreme Suizidalität**	Unterbringung in einer 24-h-Überwachungseinrichtung (einschl. Überwachung beim Gang zur Toilette), Sitzwache, evtl. Fixierung; sofort Antrag auf Unterbringung bei Gericht („ohne schuldhaftes Verzögern"); potenzielle Suizidwerkzeuge in Verwahrung nehmen; kein Ausgang; häufig Gesprächsangebote
Andauernde Suizidgedanken mit konkreter Ausgestaltung und drängendem Todeswunsch **Akute Suizidalität**	Unterbringung in einer Überwachungseinrichtung mit häufiger (15–30 Min.) Sichtkontrolle; potenzielle Suizidwerkzeuge in Verwahrung nehmen; begrenzter Ausgang in Begleitung des Pflegepersonals; Krisenintervention

Tab. 4.8 Maßnahmen bei Eigengefährdung *(Forts.)*	
Kategorie der Suizidgefährdung	**Maßnahmen**
Suizidgedanken oder konkretes Vorhaben bestehen, aber durch Kontakt oder Zuwendung relativierbar **Manifeste Suizidalität**	Unterbringung auf einer geschlossenen Station, evtl. auch Wachbereich; kontinuierliche Kontrolle; potenzielle Suizidwerkzeuge in Verwahrung nehmen; kein Ausgang ohne Begleitung des Pflegepersonals
Suizidgedanken, zugleich aber Distanzierung von konkretem Handeln. Pat. ist auslenkbar **Latente Suizidalität**	In der Regel offene psychiatrische Station ohne besondere Kontrollvorkehrungen; Ausgang evtl. auch nur mit Begleitung (z. B. Angehörige), häufige Beobachtung und Verhaltensdokumentation

Ziele Stützung und Entlastung des Pat., Symptomreduktion, Problemanalyse, Erarbeiten möglicher Zukunftsperspektiven. Klärung der Weiterbetreuung (z. B. Sozialarbeiter, Telefonseelsorge, Arbeitskreis Leben in Behandlungsplan einbeziehen).

4

Verfahren Bei jeder erheblichen suizidalen Gefährdung: Komb. von psychother. und psychopharmakologischer Behandlung.

Pharmakotherapie bei Suizidpatienten

- Pharmakogene Depression bei chron. neuroleptischer Behandlung möglich, insb. bei Gabe klassischer hochpotenter Antipsychotika.
- AD: prim. erhöhtes Suizidrisiko durch zunächst antriebssteigernde, dann antidepressive Wirkung; evtl. zunächst zeitlich begrenzte Komb. mit sedierender Medikation (z. B. Benzodiazepinpräparate).
- Zurückhaltung bei der Verordnung von Psychopharmaka nach Medikamentenintox. in suizidaler Absicht. **Cave:** Verordnung tri- und tetrazyklischer AD. Neuere Präparate wie SSRI bergen ein wesentlich geringeres Intoxikationsrisiko.
- Bei ambulanten Pat. mit erhöhtem Suizidrisiko oder chron. Suizidalität Kleinstpackungen sedierender Medikamente verschreiben.
- In Zeiten akuter oder extremer Suizidalität kann eine großzügige medikamentöse Sedierung unter stationären psychiatrischen Bedingungen helfen, Zeit in der Behandlung zu gewinnen und die Gefahr einer Selbsttötung zu minimieren. Geeignet sind Benzodiazepine (z. B. Diazepam) und atypische oder auch niederpotente Antipsychotika (z. B. Quetiapin, Chlorprothixen).
- Bei schweren depressiven Episoden mit anhaltender extremer oder akuter Suizidalität ist als Ultima Ratio eine EKT (▶ 2.2.4) zu erwägen.

4.8 Psychopharmakogen bedingte Notfälle

Michael Rentrop

4.8.1 Medikamentenanamnese

- Fremdanamnese.
- Wiederholt gezielt nachfragen, evtl. Handelsnamen geläufiger Präparate nennen (z. B. Valium®, Haldol®, „Spritzen, die alle 1–3 Wo. gegeben werden").
- Tablettenschachteln zeigen lassen, Einnahmemenge und -zeitraum eingrenzen.

4.8.2 Unerwünschte Psychopharmakawirkungen

▶ Tab. 4.9.

Tab. 4.9 Unerwünschte Psychopharmakawirkungen

Substanz	Klinik	Maßnahmen
Antipsychotika, v. a. niedrigpotente	Harnverhalt, Ileus, Glaukomanfall	Neuroleptikum absetzen oder deutlich reduzieren, Carbachol 0,25 mg/d s. c./i. v. (z. B. Doryl®)
	Delir (nach Tagen)	Antipsychotikum absetzen oder deutlich reduzieren, Clomethiazol initial 600–800 mg p. o. (z. B. Distraneurin®), bei nicht erreichter Sedierung nach 30–60 Min. wiederholen. Für 3–5 d 200–(max.) 800 mg alle 2–3 h p. o., Intensivüberwachung
Antipsychotika, v. a. hochpotente	Parkinsonoid (medikamentös bedingtes Parkinson-Sy.) nach Wo. bis Mon.	Antipsychotikum absetzen, deutlich reduzieren oder umstellen; Biperiden 5 mg/d i. v. (z. B. Akineton®), 1–3 × 4 mg/d p. o.
	Akathisie, v. a. bei Haloperidol (z. B. Haldol®) und Fluphenazin (z. B. Dapotum®, Lyogen®), nach Wo. bis Mon.	Antipsychotikum absetzen, deutlich reduzieren oder umstellen; akut Diazepam 1–3 × 2–10 mg p. o. (z. B. Valium®), in Ausnahmefällen auch i. v. Propranolol 3 × 10 mg/d p. o. (z. B. Dociton®)
	Frühdyskinesien (10–30 %, v. a. bei Butyrophenon). Latenz: Stunden bis Tage	Biperiden 5 mg/d i. v., 1–3 × 4 mg/d p. o. (z. B. Akineton®)
	Zerebraler Anfall	Clonazepam 1–3 × 2 mg/d p. o. (z. B. Rivotril®), alternativ Diazepam oder Phenytoin
	MNS (nach Wo., dann zunehmende Sympt. innerhalb 24–72 h, ▶ 4.5.3)	Neuroleptikum absetzen, symptomat. Behandlung, Dantrolen 2,5 mg/kg KG i. v. als Kurzinfusion, Erhaltungsdosis 10 mg/kg KG tägl. i. v. → Intensivstation!
Antidepressiva	Zerebrale Anfälle (durch schnelle Dosissteigerung)	AD absetzen, Clonazepam 1–3 × 2 mg/d (z. B. Rivotril®)
Irreversible MAO-Hemmer (z. B. Tranylcypromin)	Hypertensive Krisen, z. B. durch Diätfehler (tyraminhaltige Speisen) oder durch Komb. mit AD (z. B. Clomipramin®)	MAO-Hemmer absetzen, Diät einhalten, Antihypertensiva, z. B. Phentolaminmesilat, 5 mg/d i. v. (Regitin®), stationäre Aufnahme
Reversible MAO-Hemmer (z. B. Moclobemid)	Zentrales Serotonin-Sy. durch Komb. mit AD	MAO-Hemmer absetzen und ggf. Methysergid 2–6 mg/d p. o. (z. B. Deseril®)

4

Tab. 4.9 Unerwünschte Psychopharmakawirkungen (Forts.)		
Substanz	**Klinik**	**Maßnahmen**
Lithium (▶ 4.9.2)	Erbrechen, Durchfall, Ataxie, Reflexsteigerung, z. T. Krampfanfälle, Tremor, Bewusstseinsstörungen, akutes Psychosy. bei > 1,6 mmol/l i. S. bzw. bei geringeren Spiegeln und Kalium-/Natriummangel. Serumspiegel 1,6–3 mmol/l: ernsthafte Intox.; > 3 mmol/l: letale Intox.	Lithium absetzen, bei schwerer Intox. (> 1,6 mmol/l) stationäre Aufnahme, Flüssigkeitszufuhr, ggf. Hämodialyse
	Zerebraler Anfall	Clonazepam 1–3 × 2 mg/d (z. B. Rivotril®), stationäre Aufnahme, Flüssigkeitszufuhr, Hämodialyse
Benzodiazepine	Zerebraler Entzugskrampfanfall	Clonazepam 1–3 × 2 mg/d (z. B. Rivotril®), Erhaltungsdosis in ausreichendem Maße ansetzen, vorsichtig reduzieren unter antikonvulsivem Schutz, z. B. Carbamazepin 1–3 × 200 mg/d (z. B. Tegretal®)
	Entzugsdelir	Delirther. wie oben ausgeführt

- Vorsicht mit Pharmaka in der Akutsituation, da sie die Problematik verstärken können.
- Im Zweifelsfall alle Medikamente absetzen, ausreichende Flüssigkeitszufuhr sicherstellen, stationäre Behandlung einleiten.
- Wenn überhaupt, möglichst medikamentöse Monother. (bei Komb. mehrerer Psychopharmaka Gefahr der Kumulation von NW).

4.9 Intoxikationen

Florian Eyer

4.9.1 Allgemeines

Leitsymptom von Vergiftungen mit Psychopharmaka: quantitative Bewusstseinsstörung. Differenzialdiagnost. andere Komaursachen (metabolisch, endokrinologisch, infektiös, traumatisch, neoplastisch, vaskulär, ischämisch) ausschließen. Oft unauffälliges Labor ohne Fokalneurologie.
Elementarhilfe und Sicherung von Vitalfunktionen (Atmung, Kreislauf). Symptomat. Ther. im Vordergrund (z. B. Beatmung, Volumengabe, vasopressorische Katecholamine, HDM) und nicht durch zeitaufwendige spezif. Ther. verzögern.

Atemwegsmanagement

Kontrolle und Aufrechterhaltung der Atemfunktion elementar. Bei Zurückfallen des Zungengrunds (bei sonst komatös-reaktiven Pat.!) → Wendl- und Guedel-Tubus als Erstmaßnahme, kein Aspirationsschutz.

Bei tiefem Koma, relevanter Kreislaufinsuff., Aspirationspneumonie oder zentralen Atemantriebsstörungen frühzeitige Intubation. Narkoseeinleitung mit Etomidat (geringe Atemdepression), Midazolam oder Propofol (**cave:** Atemdepression/Hypotonie). Muskelrelaxanzien fast immer entbehrlich. Einsatz von Narkotika und Muskelrelaxanzien nur durchführen, sofern Intubation und Alternativen im Atemwegsmanagement (z. B. Larynxmaske, Combi-Tube®, Maskenbeatmung) sicher beherrscht werden. Entscheidend ist die erfolgreiche Oxygenierung, nicht die Intubation um jeden Preis!

Dosierungen:

- Etomidat (z. B. Hypnomidate®) 0,15–0,3 mg/kg (10–20 mg) langsam i. v.
- Midazolam (z. B. Dormicum®) 0,15–0,2 mg/kg (10–15 mg) langsam i. v.
- Propofol: 2–4 mg/kg (140–280 mg) langsam i. v.

Entgiftung

Unterscheide **primäre** Entgiftungsverfahren (induziertes Erbrechen, Magenspülung, Aktivkohlegabe, Laxanzien) von **sekundären** Entgiftungsverfahren (Hämodialyse, Hämoperfusion, repetitive Aktivkohlegabe, alkalische Diurese). Erbrechen (KI ▶ Tab. 4.10) oder Magenspülung allenfalls innerhalb der ersten Stunde nach Gifteinnahme im Fall einer **toxischen Substanz** und **bedrohlich toxischen Dosis**. Die Evidenz hierfür ist spärlich. Aspirationsschutz beachten. Im Zweifelsfall Giftnotruf kontaktieren (Ortsvorwahl - 19240). Auflistung der Vergiftungszentralen in Deutschland und Europa s. „Rote Liste".

Emetikum: **Sirupus Ipecacuanhae** (Kinder 10 ml, Erw. 30 ml) mit ausreichender Flüssigkeitsmenge. Apomorphin, Salzwasser oder andere „Hausmittel" als Emetika sind obsolet.

Aktivkohle (Carbo medicinalis) in Wasser gelöst p. o. oder über nasogastrale Sonde verabreichen. Einmaldosen 30–40 g, max. 0,5–1 g/kg KG. Dosis bei Retardpräparaten ggf. repetitiv alle 4–6 h wiederholen. KI: intestinale Passagestörungen, bewusstseinsgetrübte Pat. (hier vorherige Intubation). **Cave:** Vagusreiz während Spülung mit Gefahr der Asystolie (Atropin 1–2 mg i. v.; Suprarenin® 1 : 10 verdünnt bereithalten).

Tab. 4.10 Kontraindikationen für das provozierte Erbrechen
• Benommenheit, Bewusstlosigkeit, Koma
• Vergiftungen mit Säuren und Laugen sowie Schaumbildnern
• Vergiftung mit Benzin, Petroleum, organischen Lösemitteln
• Krampfende oder krampfgefährdete Pat.
• Alte, multimorbide Pat. mit Herz-Kreislauf-Erkrankungen

Sekundäre Giftentfernung (Hämodialyse, Hämoperfusion mit Aktivkohle) aufgrund hoher Proteinbindung und großen Verteilungsvolumina vieler Toxine nur bei wenigen Substanzen erfolgversprechend (Valproinsäure, Carbamazepin, Phenobarbital, Lithium, Salizylat, Methanol, Ethylenglykol, Meprobamat und Theophyllin). Kontakt mit Giftnotrufzentrale!

Alkalische Diurese bei mittelschwerer Vergiftung mit Salizylaten, Barbituraten und Methotrexat erwägen.

Repetitive Aktivkohlegabe bei Barbituraten, Carbamazepin, Theophyllin, Chinin, Dapson und Salizylaten; möglicherweise wirksam bei Digitoxin, Valproat, Ciclosporin und Meprobamat.

4.9.2 Spezielles

Frei verkäufliche Schlafmittel

Diphenhydramin (z. B. Betadorm®, Dolestan®, Vivinox Sleep Schlafdragees®), Doxylamin (Hoggar®, SchlafTaps®).

Toxikodynamik und -kinetik Antihistaminika vom Ethanolamintyp. Antitussiv, antiemetisch. Verwandtschaft zu TZA. HWZ 3–8 h (Diphenhydramin) bzw. 9–11 h (Doxylamin). Toxische Dosis: > 20–40 mg/kg (Diphenhydramin) bzw. 2 mg/kg (Doxylamin).

Klinik Sinustachykardie, Somnolenz-Koma, Mydriasis, Agitation, Unruhe, Erregung, Halluzinationen, Verwirrtheit, zerebrale Krampfanfälle, Dysarthrie, Nystagmus, Rhabdomyolyse, sehr selten Atemdepression. Typisch: anticholinerge Tetrade mit Mydriasis, Mundtrockenheit, Tachykardie und Verwirrtheit (▶ Tab. 4.11). KO: Rhabdomyolyse, Kompartmentsy., Pneumonie, Lungen- und Nierenversagen.

Tab. 4.11 Symptome des zentralen anticholinergen Syndroms (ZAS)

Zentrale Symptome	Periphere Symptome
Gedächtnisprobleme	Mydriasis
Halluzinationen	Tachykardie
Desorientiertheit	Arrhythmie
Koordinationsstörung	Trockene Schleimhäute
Delir	Erythem
Stupor, Koma	
Krämpfe	
Pyramidenbahnzeichen	
Atemdepression	
Schock	

Diagnostik Klin. Bild oft pathognomonisch; Analytik mittels HPLC im Urin und i. S.

Therapie Symptomat., ggf. Aktivkohle, bei Krampfanfällen Benzodiazepine, bei ZAS Therapieversuch mit Physostigmin (Anticholium®) 1–2 mg i. v. (**cave:** Bradykardie; Antidot = Atropin; kontraindiziert bei Krampfanfällen oder QRS/QT_c-Zeit-Verlängerung). Bei Wirksamkeit ggf. Dauerinfusion 1–3 mg/h (**cave:** EKG-Monitoring). Fixierung, falls erforderlich.

Rezeptpflichtige Schlafmittel

Vergiftungen durch Benzodiazepine, Zopiclon und Zolpidem stehen im Vordergrund. .

Benzodiazepine

Toxikodynamik und -kinetik Verstärkung der GABA-abhängigen synaptischen Hemmung am GABA-assoziierten Chloridionenkanal. Anxiolytisch, sedativ-hypnotisch, muskelrelaxierend, antikonvulsiv. Proteinbindung 70–99 %, Diazepam HWZ 20–70 h, HWZ der z. T. pharmakologisch aktiven Metaboliten 50–80 h; Lorazepam: HWZ 10–20 h, V_d = 0,7–1,3 l.

Klinik Sedierung, meist motorisch reaktiv komatös. Kreislaufdepression selten, Atemdepression nur in hohen Dosen (**cave:** Mischintox. mit Alkohol). KO: Rhabdomyolyse, Kompartmentsy. mit Crushniere, Aspirationspneumonie.

Diagnostik Urin-Schnelltest (z. B. Triage®), HPLC im Urin qualitativ, quantitativ i. S.

Therapie Symptomat., Monitoring, ggf. Antagonisierung mit Flumazenil (Anexate® 0,25–0,5 mg; ggf. Dauerinfusion mit 0,2–0,5 mg/h), falls nötig Intubation und Beatmung. **Cave:** Rebound bei Nachlassen der Wirkung von Flumazenil!

Zopiclon/Zolpidem

Toxikodynamik und -kinetik Wirkung sehr ähnlich zu Benzodiazepinen, strukturell different. HWZ (Zolpidem): 1,5–2 h, bei Leberzirrhose bis zu 10 h; V_d = 0,5 l, Eiweißbindung 92 %. HWZ (Zopiclon): 1,5–2 h, 56 % renale Ausscheidung, V_d = 0,5 l, Eiweißbindung 92 %. Toxische Dosen 70–400 mg, bei Mischintox. Koma ab 100 mg möglich.

Klinik Benommenheit, Ataxie, Halluzinationen. In hohen Dosen Koma, selten Atem- und Kreislaufdepression. Wirkdauer (Zolpidem) eher kurz.

Diagnostik HPLC im Urin, Quantifizierung i. S.

Therapie Symptomat.; sedierende und atemdepressive Wirkung kann durch Flumazenil aufgehoben werden: 0,2–0,5 mg i. v. Monitoring für 8–12 h.

Chloralhydrat

Toxikodynamik und -kinetik Metabolit: Trichloressigsäure.

Klinik Schwere Vergiftungen zeigen tiefes Koma mit Lähmung des Atemzentrums sowie Herz-Kreislauf-Instabilität. Ataxie, Lethargie, Koma ca. 2 h nach Ingestion. Meist Miosis. Oft typischer Geruch nach Birne (mögliches Diagnostikum). Übelkeit und Erbrechen möglich. Durch Metaboliten (Trichloressigsäure) nach Tagen Hepatopathie möglich (Ikterus, Hyperbilirubinämie, Transaminasenanstieg). Schwere Herzrhythmusstörungen möglich.

Diagnostik Klinik, qualitativ im Urin (nasschemisch, Nachweis von halogenierten Kohlenwasserstoffen, z. B. Fujiwara-Test).

Therapie Symptomat., häufig Intubation und Beatmung nötig, Volumengabe bei Hypotonie. **Cave:** Katecholamine führen am sensibilisierten Myokard häufig zu ventrikulären Rhythmusstörungen. Einsatz daher nur, wenn sich Kreislauf anders nicht stabilisieren lässt.

Lithiumsalze

Vergiftungen entweder suizidal (akut, akut auf chron.) oder akzidentell bzw. iatrogen (fehlende Spiegelkontrolle). Risikofaktoren: Diuretikather. (v. a. Hydrochlorothiazid, wirkt antilithiuretisch), NSAR oder Allopurinol, Gastroenteritis, Exsikkose, eingeschränkte Nierenfunktion. Chron. Lithiumüberdosierungen wegen Speicherung in Geweben und ZNS meist schwerwiegender als akute. Bei akuter (suizidaler) Überdosis ohne Vortherapie können Entgiftungsmaßnahmen die Umverteilung verhindern.

Toxikodynamik und -kinetik Elimination ausschl. renal. Intox. mindert per se die Lithiumclearance, daher Elimination während Intox. weiter reduziert. Therapeut. Spiegel: 0,8–1,2 mmol/l. Toxischer Spiegel: bei Vortherapie (akut auf chron.) ab 70 mg/kg Lithiumacetat bzw. ab 2 mmol/l. Ohne Vortherapie (akut): Lithiumspiegel aufgrund Umverteilung innerhalb ersten 12 h nicht verwertbar. Ab 3 mmol/l schwere Vergiftung möglich.

Klinik ZNS-Sympt.: Parkinsonoid mit Zahnradphänomen, Tremor, Myoklonien, Ataxie, Dysarthrie, Choreoathetosen, Faszikulationen und pos. Pyramidenbahnzeichen. Schwere Vergiftungen assoziiert mit Koma, Krampfanfällen, AV-Blockierungen, Bradykardie, Hypotonie, selten auch hypertensive Entgleisung. Initial oft GIT-Sympt. wie Übelkeit, Erbrechen und Durchfall.

4

Diagnostik Klinik, Lithiumspiegel i. S. (Flammenphotometrie).

Therapie Generell Pat. mit einem Spiegel > 4 mmol/l hämodialysieren. Zwischen 2–4 mmol/l Ind. abhängig von Vortherapie, Klinik und AZ. Auch Spiegel < 2 mmol/l (chron. Überdosierung mit entsprechender ZNS-Sympt.) bei gleichzeitigem Vorliegen einer eingeschränkten Nierenfunktion bedürfen u. U. einer Hämodialyse.

Aufrechterhaltung der Diurese (keine forcierte Diurese!) und Zufuhr von Na^+ in leichten Fällen oft ausreichend (Ziel: 140–145 mmol/l). Thiaziddiuretika sind kontraindiziert, lithiuretische Ther. mit Schleifendiuretika oder kaliumsparenden Diuretika ist wirkungslos.

Carbamazepin

Toxikodynamik und -kinetik HWZ 20–60 h. Serum-Maximalkonz. 4–6-(24) h nach Ingestion, bei Intox. bis 72 h p. i.; erste Sympt. nach 3–5 h, Proteinbindung 75–80 %, V_d =1–3 l/kg, therapeut. Spiegel: 4–8–12 mg/l. -

Toxischer Spiegel: schwere Intox. bei Serumspiegel > 28 mg/l möglich. Bei Einnahme von < 20 mg/kg allenfalls leichte Vergiftungszeichen. Bei Dosen > 40 mg/kg (ca. 3 g) oft schwere Intox.

Klinik Unruhe, Verwirrtheit, Ataxie, Doppelbilder, athetotische Bewegungen. In höheren Dosen Koma mit erhöhtem Muskeltonus, Krampfneigung mit großer Latenz zur Giftaufnahme. Mydriasis, Nystagmus, Strabismus divergens.

Diagnostik Klinik, Carbamazepin i. S. quantitativ (FPIA).

Therapie Wegen langsamer Resorption wird die repetitive Gabe von Aktivkohle empfohlen. Bei Medikamentenbezoar ggf. gastroskopische Giftentfernung. Ther. symptomat.: bei Koma Intubation und Beatmung, bei Hypotonie Volumengabe, ggf. vasopressorische Katecholamine. Bei zerebralen Krampfanfällen: Benzodiazepine.

Sek. Entgiftung mit Aktivkohle. Hämoperfusion oder Highflux-Dialyse wahrscheinlich äquieffektiv, aber meist unnötig.

Valproinsäure

Toxikodynamik und -kinetik GABAerg und antiglutamaterg, Blockade spannungsabhängiger Na^{+}- und Ca^{++}-Kanäle. Max. Plasmakonz. 2–4 h p. i. Hepatische Metabolisierung. In Überdosierung Hyperammonämie (Diagnostikum) durch gestörte Harnstoffsynthese und quantitative Veränderung langkettiger Fettsäuren, u. a. durch verminderte L-Carnitinspiegel. Hyperammonämie zeigt schwere Vergiftung an. Valproatspiegel korrelieren unzureichend mit der Schwere der Vergiftung. Ab 60 mg/kg leichte Intoxikationszeichen zu erwarten, ab 200 mg/kg schwere Vergiftungen möglich.
Therapeut. Spiegel: 50–100 mg/l.
Toxischer Spiegel: ab 100 mg/l schwere Intox. möglich.

Klinik ZNS (Halluzination, Miosis, Hyperaktivität, Somnolenz-Koma, Myoklonien, Ataxie, Krämpfe, Hirnödem; **cave:** Hyperammonämie; ggf. cCT-Diagnostik). Kardiovaskulär (Hypotonie, Bradykardie, Asystolie), Oligurie, Thrombozytopenie, Hypokalzämie, Hypernatriämie, Verbrauchskoagulopathie, Lipasämie (selten: schwere Pankreatitiden), Transaminasenanstieg.

Diagnostik Klinik, Valproat i. S. quantitativ (FPIA); Ammoniakspiegel > 400 µg/l, ggf. Ind. zur sek. Giftentfernung mittels HD.

Therapie Prim. symptomat., ggf. Intubation und Beatmung, Kreislaufther. (Volumen, vasopressorische Katecholamine), ggf. Ther. des Hirnödems. Aktivkohlegabe, sek. Giftentfernung mittels Hämodialyse (trotz hoher Eiweißbindung effektiv). Ind.: Koma, Hyperammonämie, sehr hoher Valproatspiegel. Low-Dose-Heparinisierung zur Prophylaxe einer DIC. Natriumhydrogenkarbonat bei metabolischer Azidose (**cave:** Hypernatriämie).
Cave: Serielle Kontrolle von Ammoniak i. S. (z. B. 2- bis 4-stdl.), da ein normaler Ammoniakwert bei Aufnahme im Verlauf deutlich ansteigen kann.
Bei mangelernährten Pat. und/oder einer valproatinduzierten Hepatopathie: i. v. Therapieversuch mit L-Carnitin (z. B. 8 mg/kg KG alle 4 h).

Antipsychotika

Toxizität meist geringer als die der tri- und tetrazyklischen AD. Clozapin im Vergleich zu anderen Antipsychotika differente Sympt.: Miosis, Hypersalivation und Blutbildveränderungen (Leukopenie, Agranulozytose in 1–5 %). Zunahme schwerer Vergiftungen mit Quetiapin und Olanzapin zu beobachten.

Toxikodynamik und -kinetik Einnahmemengen bei Erw. > 1 g potenziell lebensbedrohlich, bei Kindern 2–10 mg/kg KG bedrohlich toxisch.

Klinik In schweren Fällen Bewusstlosigkeit und Ateminsuff. Anticholinerge Sympt. wie Mydriasis, Tachykardie, Mundtrockenheit (außer Clozapin). Zerebrale Krampfanfälle durch Senkung der Krampfschwelle. Hyperkinetisch-dystones Sy. (EPMS; auch bei therapeut. Dosis) mit Dyskinesie, Blickdeviation nach kranial, Tortikollis, Grimassieren und Opisthotonus. Schluckstörung und Schlundkrämpfe. Therapieversuch bei EPMS: Biperiden (Akineton®) 2 mg p. o. oder ½–1 Amp. (2,5–5 mg) langsam i. v.

Diagnostik Urin-Schnelltest (z. B. Triage®), qualitative Bestimmung mittels HPLC, quantitativ in Speziallabors möglich (z. B. in einigen psychiatrischen Kliniken).

Therapie Symptomatisch; Atem- und Kreislaufmonitoring. Gabe von Aktivkohle, Kreislaufther. mit Volumen und ggf. vasopressorischen Katecholaminen. Bei

4

Medikamentenbezoar (v.a. bei Quetiapin, z.B. Seroquel prolong®) ggf. gastroskopische Giftentfernung. Regelmäßige EKG-Kontrollen mit Dokumentation von QRS- und QT_c-Zeiten. Bei Thioridazin (z.B. Melleril®) auch schwere kardiotoxische Effekte beschrieben (z.B. Torsades-de-pointes-Tachykardie). Analog zu TZA Anhebung des Serum-Natriums auf 145–150 mval/l. Bei Rhythmusstörungen K^+ hochnormal anheben (4,5–5 mmol/l), ggf. Mg-Sulfat i.v. (z.B. Magnesiocard® 4–8 mmol = 1–2 g in 1–2 Min., anschl. Dauerinfusion mit 12–20 mmol/24 h) oder Natriumbikarbonat (100 ml, 8,4-prozentig). Vorsicht bei Anwendung von Antiarrhythmika der Klasse I und III (z.B. Gilurytmal®, Lidocain®, Cordarex®), da proarrhythmogen und per se QT_c-verlängernd. In therapierefraktären Fällen (Torsaden, Kammerflimmern) ggf. Defibrillation oder externer Schrittmacher mit Overdrive-Stimulation.

Antidepressiva

Tri- und tetrazyklische AD sowie Monoaminoxidase-Hemmer besonders toxisch. SSRI und spezif. MAO-Hemmer i.d.R. weniger toxisch.

4

Tri- und tetrazyklische Antidepressiva

15 % aller Medikamentenintox.; wichtigste Vertreter: Amitripylin (z.B. Saroten®), Imipramin (z.B. Stangyl®) und Doxepin (z.B. Aponal®). Vertreter der Tetrazyklika sind Maprotilin (z.B. Ludiomil®) und Mirtazapin (Remergil®).

Toxikodynamik und -kinetik Erste Intoxikationszeichen ca. 0,5–2 h nach Ingestion, Vollbild der Vergiftung innerhalb der ersten 6 h; relevant toxischer Spiegel ab 500–1.000 µg/l (Amitriptylin).

Klinik **ZNS**: Unruhe, Delir, Myoklonien, choreoathetotische Bewegungen, Krampfanfälle (**cave:** Warnsymptom für schwere Verläufe), tiefes Koma mit erhaltenen Reflexen. Anticholinerges Sy. mit Mydriasis, trockene Schleimhäute, verminderte Darmperistaltik, Harnsperre, Sinustachykardie, Hyperthermie. **Cor:** bei Einnahme > 1 g schwere kardiotoxische Wirkungen möglich: Überleitungs- und Repolarisationsstörungen; QRS-Komplex-Verbreiterung, Verlängerung der PQ- und QT_c-Zeit, Lagetyp-Veränderungen. Rhythmusstörungen: ventrikuläre Tachykardie, Torsades-de-pointes-Tachykardie, Kammerflimmern (s.a. Antipsychotika). **Kreislauf:** durch anti-alpha-adrenerge Wirkung gelegentlich Volumen- und katecholaminrefraktäres Kreislaufversagen mit Progression zum Multiorganversagen. **Lunge:** Aspirationspneumonie, ARDS. **Muskulatur:** CK-Anstieg, Rhabdomyolyse, Nierenversagen, Kompartmentsy.

Diagnostik Klin. Bild, Urin-Schnelltest (z.B. Quick-check®, Emit Trizyklika®), qualitativ per HPCL, quantitativ via FPIA (z.B. TdX-Assay®).

Therapie Bei ZAS Therapieversuch mit Physostigmin (Anticholium®: 1–2 mg; Dauerinfusion mit max. 1–2 mg/h. NW: Bradykardie; KI: Krampfanfälle und Verlängerung der QRS- oder QT-Zeit). **Cave:** Dauerkatheter bei Harnverhalt bei ZAS. Krampfanfälle: symptomat. Benzodiazepine i.v. (z.B. Diazepam 5–10 mg oder Lorazepam 1–2,5 mg, in therapierefraktären Fällen Propofol oder Phenobarbital). Koma und respiratorische Insuff.: Intubation und Beatmung. Bei Hypotonie, Schock: Volumengabe, vasopressorische Katecholamine.
EKG-Veränderungen: QRS > 120 ms: Natriumbikarbonat 8,4 % (1–2 mmol/kg innerhalb von 30 Min.; **cave:** Ausgleich der Hypokaliämie). Vermuteter Wirkmechanismus: durch Alkalisierung erhöhte Plasma-Proteinbindung; Verdrängung

der Na^+-Kanal-blockierenden Tri- und Tetrazyklika am Myokard. Bei Torsades-de-pointes Tachykardie: Magnesiumsulfat (4–8 mmol), ggf. Overdrive-Stimulation oder Defibrillation (s. a. Antipsychotika). Antiarrhythmika der Klasse Ia, Ic und Klasse III (z. B. Amiodaron; QT-Zeit-Verlängerung!) sind kontraindiziert. Giftentfernung: Aktivkohlegabe. Sekundäre Giftelimination aufgrund des großen Verteilungsvolumens ineffektiv.

MAO-Hemmer

Tranylcypromin (z. B. JatrosomN®, Parnate®), nichtselektive irreversible MAO-Hemmer; > 3 mg/kg KG können zu schweren Vergiftungen führen.

Toxikodynamik und -kinetik Max. Plasmakonz. nach 2–3 h, Eliminations-HWZ 1,5–3 h, Verteilungsvolumen 3 l/kg KG. Tödliche Plasmakonz. ab 250–4.000 µg/l.

Klinik Die Vergiftung zeigt oft **vier Phasen:**

I.	Innerhalb der ersten 12 h nach Ingestion i. d. R. asymptomat.
II.	Kopfschmerz, Gesichtsrötung, Hyperreflexie, Mydriasis, Übelkeit, Palpitation, Nystagmus und Tremor. Hypersalivation, Steigerung des Muskeltonus, Faszikulationen. Hypertonie, Hyperventilationen, Tachykardie. Halluzinationen, Lethargie und Delir können hinzukommen. Konvulsionen, Hyperpyrexie
III.	Kardiovaskulärer Kollaps
IV.	Bei Beherrschung des kardiovaskulären Kollaps im weiteren Verlauf Hämolyse, Rhabdomyolyse, Verbrauchskoagulopathie und akutes Nierenversagen möglich

Diagnostik Kreuzreaktivität mit Amphetaminen. Therapeut. Plasmakonz. 25 µg/l, lebensbedrohliche Intoxikationszeichen ab 270 µg/l.

Therapie Antihypertensive Ther. durch z. B. Urapidil (z. B. Ebrantil® 10–50 mg i. v.). Bei Hypotonie: Vasopressoren wie Noradrenalin (z. B. Arterenol®) verabreichen. Bei maligner Hyperthermie (oft mit Tachykardie, Tachypnoe, metabolischer Azidose, Hyperkapnie, Temperaturen > 41 °C und Muskelstarre) Sedierung mit Benzodiazepinen (z. B. Midazolam), Relaxierung mit nichtdepolarisierenden Muskelrelaxanzien (z. B. Pancuronium 4–8 mg i. v. oder Cisatracurium 5–10 mg i. v.; **cave** Hyperkaliämie!) und kontrollierte Beatmung erforderlich. Zusätzliche externe Kühlung (Eis-Packs). Ultima Ratio: Dantrolen (2,5–10 mg/kg) als Initialdosis.

Serotonin-Wiederaufnahmehemmer

Vergiftungen durch selektive (SSRI) und nichtselektive (SRI) Wiederaufnahme möglich. Unterscheide zwischen Mono-Überdosierung und Serotonin-Sy. (selten bei Monointox., meist Mischintox. mit Hemmung des Serotoninabbaus).

SSRI/SRI-Intoxikation

Toxikodynamik und -kinetik Dosen < 600 mg/kg i. d. R. nur mittelschwere Intox. (Citalopram), ab 600 mg/kg schwere Intox. Ab 800 mg/kg maligne Rhythmusstörungen (Torsades-de-pointes-Tachykardien) möglich.

Klinik Benommenheit bis Koma (hohe Dosen), Schwindel, Kopfschmerz, EPMS, grippeähnliche Sympt. Übelkeit und Erbrechen, Hypotonie, Tachykardie. Selten Arrhythmien (QRS-Verbreiterung, s. Antipsychotika und Tri-/Tetrazyklika), Tremor und Myoklonien. Zerebrale Krampfanfälle und schwere ZNS-Sympt. bei Dosen > 2 g innerhalb der ersten 1–2 h nach Ingestion.

Diagnostik Klinik, qualitativ mittels HPLC; toxische Serumkonzentrationen liegen im Bereich zwischen 5 und 6 mg/l.

Therapie Symptomat. Aktivkohlegabe, intensivmedizinische Überwachung, bei zerebralen Krampfanfällen Gabe von Benzodiazepinen, ggf. kontinuierliche Sedierung und künstliche Beatmung. Bei Vergiftungen mit SRI (v. a. Venlafaxin) ist mit kardialen Komplikationen zu rechnen. Therapieversuch mit Mg-Sulfat, Natriumbikarbonat, Overdrive-Pacing oder Defibrillation.

Serotonin-Syndrom

Vor allem bei Komb. SRI/SSRI mit MAO-Hemmer, Clomipramin, Moclobemid, Trazadon, Buspiron, Lithium, Tri- und Tetrazyklika. **Cave:** Auftreten auch bei therap. Dosierungen!
Komb. aus ZNS-, neuromuskulären Sympt. sowie Sympt. des autonomen Nervensystems. Sympt. ist nicht pathognomonisch!

4

Klinik **ZNS:** Verwirrtheit, Desorientiertheit, Unruhe und Reizbarkeit. **Autonomes Nervensystem:** Hyperthermie, starke Transpiration, Sinustachykardie, Hypertonie. **Neuromuskuläres System:** Myoklonie, Hyperreflexie, Rigor, motorische Unruhe, Tremor, Ataxie, fehlende Koordination. Wichtige DD: MNS; hier ähnliche, aber ausgeprägtere Sympt., zusätzlich häufig metabolische Azidose, Heptatotoxizität und Nephrotoxizität. **Keine** Hyperreflexie und Myoklonien.

Therapie Prim. oder sek. Giftentfernung i. d. R. nicht indiziert. Intensivmedizinische Überwachung, Flüssigkeitsbilanzierung und E'lytausgleich. Bei Agitiertheit bzw. muskulärer Rigidität i. v. Gabe von Benzodiazepinen. Hyperthermie spricht nicht auf Antipyretika an, externe/physikalische Kühlung erforderlich. Krampfanfälle während des Serotonin-Sy. therapieren mit Lorazepam (2 mg; alle 20 Min.) oder Diazepam (10 mg; ggf. wiederholen). Spezif. Antidot beim Serotonin-Sy.: Cyproheptadin (nur oral verfügbar; bei Überdosierung ZAS): max. Einzeldosis 8 mg p. o. oder nasogastraler Sonde, Wiederholung frühestens nach 2 h, max. Tagesdosis 32 mg. Wirkmechanismus: antagonistische Wirkung am 5-HT_{1A}- und 5-HT_2-Rezeptor.

Vergiftungen durch Analgetika

Paracetamol

Paracetamol wegen weiter Verbreitung und Zugänglichkeit häufig. An Mischanalgetika denken, die neben Koffein und ASS auch relevante Mengen Paracetamol enthalten können. Tagesmaximaldosis bei Erw. 4 g, ab einer Einnahme > 150–200 mg/kg KG ist mit relevanter Hepatotoxizität zu rechnen. Schwer verlaufende Vergiftungen oder Todesfälle lassen sich fast immer auf eine inadäquate oder zu spät einsetzende Antidotther. mit N-Acetylcystein (Fluimucil®) zurückführen (▶ Tab. 4.13).

Toxikodynamik und -kinetik Verteilungsvolumen 0,9 l/kg, Proteinbindung 15–20 %, überwiegend hepatische (90 %) und nur geringe renale (4–6 %) Elimination. HWZ 2–2,5 h, therapeut. Plasmakonz. 10–20 mg/l.

Klinik Übelkeit und Erbrechen (Frühsymptom!), Anstieg von Transaminasen innerhalb von 36 h, Bauchschmerzen, persistierendes Erbrechen, Ikterus, Koagulopathie, hepatische Enzephalopathie, Blutungen (gastrointestinal, intrazerebral, urogenital, Haut-Schleimhaut-Muskulatur), Hirnödem, ARDS, Nierenversagen (▶ Tab. 4.12).

Tab. 4.12 Klinische Stadien der Paracetamolüberdosierung

Stadium	Zeit nach Ingestion	Symptomatik
I	0,5–24 h	Übelkeit, Erbrechen, Schwitzen, Inappetenz
II	24–48 h	Sistieren der Sympt. von Stadium I. Schmerzen und abdominaler Druckschmerz rechter oberer Quadrant; Bilirubin-Anstieg, Quick-Abfall (INR-Anstieg), Transaminasenanstieg, Oligurie
III	72–96 h	Wiederkehren von Sympt. des Stadiums I. Transaminasen, LDH, Bilirubin max.; Quick minimal. Fulminantes Leberversagen mit metabolischer Azidose, INR > 6 und Nierenversagen
IV	4 d bis 2 Wo.	Erholung der Sympt. (Stadium III) bei Überleben oder Transplantation bzw. Tod
Modifiziert nach Linden CH und Rumack BH: Acetaminophen overdose. Emerg Med Clin North Am 1984; 2: 103		

Diagnostik Bestimmung der Serumkonz. mittels FPIA. Zur Abschätzung des Schweregrads Nomogramm nach Rumack-Matthew. Spiegelbestimmung aufgrund Umverteilung in der Frühphase erst nach 4 h aussagekräftig. In Zweifelsfällen ist eine Antidotther. immer indiziert.
Therapeut. Serumkonz.: 10–20 mg/l, schwere Intox. bei Serumkonz. > 150 mg/l (4 h nach Einnahme) oder Konz. > 10 mg/l (20 h nach Einnahme)

Therapie Aktivkohlegabe. Antidotther. ab 100 mg/kg bei Risikopat. (Fasten, Anorexie, chron. Alkoholismus), sonst ab 150 mg/kg. Fast immer erfolgreich, wenn frühzeitig innerhalb der ersten 12 h verabreicht. Liegt die Einnahme länger als 12 h zurück, sollte das verlängerte Antidotschema Anwendung finden (▶ Tab. 4.13).

Tab. 4.13 Antidotschema bei Paracetamol-Überdosierung

N-Acetylcystein (Fluimucil®)	150 mg/kg in 200 ml Glukose 5 %	über 1 h i.v.
N-Acetylcystein (Fluimucil®)	50 mg/kg in 200 ml Glukose 5 %	über 4 h i.v.
N-Acetylcystein (Fluimucil®)	100 mg/kg in 1.000 ml Glukose 5 %	über 16 h i.v.
Verlängertes Schema:	Nach 20 h des o.g. Therapieschemas werden nochmals 150 mg/kg N-Acetylcystein über 24 h i.v. verabreicht	
Anmerkung:	Bei Entwicklung von Flush, Hautrötung und Juckreiz (pseudoallergische Reaktion) während der 1. Stufe des Antidotschemas: Infusionsgeschwindigkeit reduzieren (z. B. Gabe über 2 h). Antihistaminika und Kortikosteroide i. d. R. nicht erforderlich	

Acetylsalicylsäure

Toxikodynamik und -kinetik Tagesmaximaldosis 4 g, toxische Dosis bei Erw. 150–300 mg/kg, ab 300–500 mg/kg schwere Intox. möglich. Letaldosis ab 30–40 g. Serumkonz. (therapeut.): 30–50 mg/l, antiphlogistisch bis max. 200 mg/l, toxische Konz. ab 200–300 mg/l.

Klinik Lokal Reizung der Magenschleimhaut, blutende Erosionen und Ulzerationen. Klin. Einteilung in Stadien (▶ Tab. 4.14).

Tab. 4.14 Stadien der ASS-Intoxikation

Stadium	Intoxikationsgrad	Klinik
I	Leichte Intox. (Serumspiegel bis 500 mg/l)	GIT-Sympt. mit Nausea, blutigem Erbrechen, zentralnervöse Sympt. (3–12 h p. i.): Zittrigkeit, Schwindel, Tinnitus, Hörminderung, respiratorische Alkalose
II	Mittelschwere Intox. (Serumspiegel 500–750 mg/l)	ZNS: Erregung, Halluzinationen, Delir, Fieber, Schwitzen. Metabolisch kompensierte Alkalose, nach 12 h metabolische Azidose, Dehydratation, Hypokaliämie, Hyper-, später Hypoglykämie
III	Schwere Intox. (Serumspiegel ab 750–900 mg/)	ZNS: Koma, Krampfanfälle, Hirnödem Pulmo: nichtkardiales Lungenödem, Herzrhythmusstörungen, Kapillarschäden, Rhabdomyolyse. Herz-Kreislauf-Versagen bei entkoppelter oxidativer Phosphorylierung

Diagnostik Klinik, Blutgasanalyse (Anionenlücke!), Salizylate quantitativ (mittels FPIA, z. B. TdX-Assay®). Salizylate wenn möglich quantifizieren, bei Einnahmemengen > 150 mg/kg ca. 4–6 h p. i.

Therapie Monitor- und BGA-Überwachung bei Dosen > 200 mg/kg; Aktivkohle p. o. oder nasogastral. Urinalkalisierung mit Urin-Ziel-pH > 7,4 erwägen. Kaliumsubstitution. ZNS-Sympt. häufig nach Ausgleich der Azidose rückläufig.
Hämodialyse bei letalen Dosen oder Serumkonz. > 1.000 mg/l (akut) oder 600–800 mg/l (chron.). Ferner bei Auftreten von zerebralen Krampfanfällen, Koma, akutem Nierenversagen, therapierefraktärer Azidose.
Gegebenenfalls Vit. K, FFP oder PPSB bei Gerinnungsstörung.

Nichtsteroidale Analgetika

Diclofenac (z. B. Voltaren®)

Toxikodynamik und -kinetik Max. Serumkonz. nach 60–90 Min., bei Retardpräparaten 2–8 h p. i. Plasma-HWZ 2 h, Eiweißbindung 99 %, Verteilungsvolumen 0,12–0,55 l/kg. Toxische Dosis: ab 10 mg/kg stärkere Intox. zu erwarten, ab 20 mg/kg vorübergehender Kreatininanstieg möglich.

Diagnostik Quantitativ i. S. in Speziallabors.

Klinik Gastrointestinal: Übelkeit, Erbrechen, selten Diarrhö; ZNS: Kopfschmerz, Somnolenz; Cor: selten Blutdruckabfall, Herzrhythmusstörungen bis Asystolie möglich. Tinnitus, nach 1–3 d vorübergehender Kreatininanstieg möglich, akutes Nierenversagen bei akuter Tubulusnekrose (i. d. R. reversibel). Blutgasanalyse: metabolische Azidose.

Therapie Überwachung bis zur Symptomfreiheit. Ab Einnahmemengen > 10 mg/kg Nierenfunktion für 1–3 d überprüfen (E'lyte, Krea, Harnstoff). BGA, Leberwerte, Gerinnung, EKG. Urinalkalisierung durch Natriumbikarbonat nicht validiert.

Ibuprofen

Toxikodynamik und -kinetik HWZ 2–3 h, Proteinbindung 99 %, Verteilungsvolumen 0,14 l/kg. Toxische Dosen: < 100 mg/kg milde Intox. Ab 3 g leichte ZNS-Symptome, 200–400 mg/kg mittelschwere, ab 400 mg/kg schwere Intox.

Klinik Symptombeginn nach 0,5–2 h, selten nach 8–12 h, renale Schäden nach 2–4 d (i. d. R. interstitiell-tubulotoxisch, selten glomerulär).
Leichte Intox.: Bauchschmerzen, Übelkeit, Erbrechen, Schwindel, Schwitzen.
Schwere Intox.: GIT-Blutungen, Ulzerationen, akutes Nierenversagen ab 10–20 g, Bradykardie, AV-Blockierungen, Hypotonie, metabolische Azidose, Krampfanfälle, Koma, Apnoe (Kind), Leukozytose.

Diagnostik Qualitativ (HPLC), quantitativ nur in Speziallabors.

Therapie Aktivkohlegabe, Nierenwerte für 3 d kontrollieren, Leberwerte, Gerinnung. Bei mittel- bis schwerer Intox. Überwachung von EKG, BGA, CK und ZNS-Symptomatik.

4

Vergiftung durch psychotrope Substanzen

Cave: Unterscheide Symptome der Überdosierung von denen des Entzugs.

Ethanol

Ethanolvergiftungen mit Hospitalisation i. d. R. bei akutem Rausch (**cave:** sturzassoziierte Verletzungen) oder vegetativen Entzugssymptomen. Alkohol jedoch häufig kombiniert mit anderen Suizidmitteln.

Klinik Vergiftungsverlauf 2-phasig (▶ Tab. 4.15). 1. Phase: akuter Rausch, Ataxie, verwaschene Sprache, Benommenheit, Reizbarkeit, Distanzlosigkeit, Logorrhö, rotes Gesicht, Mydriasis, Schwitzen, Übelkeit und Erbrechen. 2. Phase: Bewusstlosigkeit, schwere ZNS- und Atemdepression (selten bei singularer, häufiger bei Mischintox.).
Spiegel > 3 g/l für Nichtadaptierte vital bedrohlich, bei Adaptierten liegt die Grenze höher (5 g/l oder darüber). Kinder reagieren wesentlich empfindlicher (bedrohliche Spiegel ab 1,5 g/l).

Tab. 4.15 Stadieneinteilung der Alkoholvergiftung

Grad	Phase	Symptome	Promille
1	Euphorie	Enthemmung, verlängerte Reaktionszeit	0,0–2,0
2	Hypnose	Unkoordinierte Bewegung, Lallen	2,0–3,5
3	Narkose	Analgesie, Bewusstlosigkeit, Maschinenatmung	3,5–5,0
4	Asphyxie	Koma, Atemstörung, Reflexverlust, Mydriasis	> 5,0

Diagnostik Klinik, Foetor alcoholicus, Ethanol quantitativ i. S. (CEDIA, ADH, GC) semiquantitativ in der Ausatemluft. Indirekte „Alkoholmarker“: CDT, GGT, MCV, Ethylglukuronid (Urin).

Therapie Überwachung der Vitalfunktionen. Selten kontrollierte mechanische Beatmung erforderlich (**cave:** Kombinationsvergiftungen mit Benzodiazepinen). In solchen Fällen (Kinder!) Giftentfernung mittels Hämodialyse erwägen (Ethanol > 3 g/l + relevante ZNS-Depression).
Bei begleitender Aggressivität medikamentöse Sedierung erwägen: Antipsychotika mit stark sedierender Komponente (z. B. Neurocil®; **cave:** Senkung der Krampfschwelle), ggf. kurz wirksame Benzodiazepine (z. B. Midazolam; **cave:** Atemdepression; ggf. Antagonisierung mit Flumazenil). Ultima Ratio: Propofol (nur unter Intubationsbereitschaft und Erfahrung).

Opiate

Opiate/Opioide von Relevanz: Heroin, Methadon, L-Polamidon, Buprenorphin; zunehmender Missbrauch durch Lutschen/Auskochen und Injizieren von Fentanyl-Pflastern. Bei Polytoxikomanen meist Mischintox., z. B. Opiat, Ethanol und Benzodiazepine; wg. sedierender Wirkung weite Verbreitung von Doxepin (s. TCA-Vergiftung; EKG-Veränderungen?) und Pregabalin.

4

Klinik Leitsympt. ist die Trias ZNS-Depression (Koma), Atemdepression (zentral) sowie Miosis. Häufiges Vorkommen von Aspirationspneumonien. Gelegentlich Bradykardie, Hypotonie und Hypothermie. Begleitverletzungen und Druckläsionen mit KO (Rhabdomyolyse, ANV) beachten. **Cave:** heroininduziertes Lungenödem (selten).

Diagnostik Klinik, Umgebungsmilieu, Fremdanamnese. Drogenscreening (CEDIA, zur Differenzierung HPLC). **Cave:** Synthetische Opioide (z. B. Fentanyl®) entgehen häufig dem Routinescreening (ggf. spezif. Teststreifen). Diagnost. Gabe von Naloxon (z. B. Narcanti®) notärztlich gebräuchlich.

Therapie Stabile Seitenlage (resp. suffizienter Pat.), ggf. Einlage eines Guedel- oder Wendel-Tubus. Bei nicht sicher erhaltenen Schutzreflexen oder respiratorischer Insuff. Intubation und Beatmung.
Naloxon (z. B. Narcanti®) kann alternativ zur Behebung der Atemdepression eingesetzt werden, sofern Begleitumstände (z. B. Aspiration oder peripheres Atmungsversagen) eine Intubation nicht sowieso erforderlich machen.
Nach Naloxon häufig schlagartiges, aber ungeordnetes Erwachen, Auslösen einer Entzugssympt., Provokation eines unkooperativen Pat. Daher niedrigstmögliche Naloxon-Dosis (am besten titriert, z. B. 0,4 mg/100 ml NaCl 0,9 %) langsam i. v. Bei Wiedererreichen einer suffizienten Spontanatmung Antidotther. unterbrechen. **Cave:** Kurze HWZ von Naloxon, innerhalb von 45–90 Min. häufig erneut Koma und Atemdepression möglich. Der Pat. ist für diese Zeit bis zum spontanen Wiedererlangen eines wachen Zustands in jedem Fall intensivmedizinisch zu überwachen! (Atemfrequenz, RR, HF, SpO_2). **Cave:** CO_2-Retention bei Bradypnoe trotz guter Sättigung.

Amphetamine und „Legal Highs“

Prototypen sind Amphetamin und Metamphetamin, synthetisches 3,4-Methylendioxymethamphetamin (MDMA, Ecstasy) und zunehmend auch Methamphetamin (Crystal). Weitere serotonerg und stark halluzinogene Amphetaminabkömmlinge sind Meskalin oder 4-Methyl-2,5-dimethoxyamphetamin (DOM). Zunehmend missbräuchliche Anwendung auch von Methylphenidat (z. B. Ritalin®, Medikinet®).

Der Markt der sog. Designerdrogen und „Legal Highs“ ist unüberschaubar und unkontrollierbar. Einige dieser „Legal Highs“ sind nicht verkehrsfähige Betäubungsmittel. Beispiel für „Legal Highs“ sind Piperazin-(PEP) und Benzylpiperazin-Derivate (BZP), 3-Trifluormethylphenylpiperazin (TFMPP), para-Fluorphenylpiperazin (p-FPP) und Methylbenzylpiperazin (MBZP). Weitere Vertreter sind die Phenylethylamin-Derivate (Cathinon-Derivate) Butylon, 3,4-Methylendioxy-pyrovaleron (MDPV), Ethylcathinon, Naphyrone und 4-Methylmethcathinon (4-MMC). Sie sind Hauptbestandteile der sog. „Badesalzdrogen“ und wirken stimulierend und stark entaktogen.

Klinik Hyperaktivität, Verwirrtheit, Hypertonie, Tachypnoe, Tachykardie, Erbrechen, Bauchschmerzen, Schwitzen, Temperaturerhöhung bis Hyperthermie > 40 °C, Delir, zerebrale Krampfanfälle, Kreislaufinsuff. und Herzrhythmusstörungen.

Das Vergiftungsbild der **„Legal Highs“** ist Amphetamin ähnlich, kann aber durch Verunreinigungen oder Beikonsum variieren. Symptome: Agitation, Ängstlichkeit, Erbrechen, Migräne, Schlaflosigkeit (über Tage anhaltend!), Bruxismus, Paranoia und Palpitationen. Tachykardie, Hypertonie, pektanginöse Beschwerden und Krampfanfälle sind weitere sympathomimetische KO. Therapie: s. u.

Seltene Komplikationen Rhabdomyolyse, Nierenversagen, DIC, Leber- und Multiorganversagen.

Diagnostik Klinik, Drogenscreening (CEDIA), zur Bestätigungsanalyse HPLC.

Therapie Bei Agitiertheit oder Delir sind Benzodiazepine Ther. der Wahl. Bei psychotischen Symptomen Gabe von Butyrophenonen (z. B. Haldol®). Bei Hyperthermie und Dehydratation aggressive Rehydrierung. Bei Hyperpyrexie sind Antipyretika wirkungslos, daher physikalische Kühlung.

Cave: Bei Hypertonie und Tachykardie keine alleinige Ther. mit Betablockern (paradoxe Blutdruckanstiege) → kombinierte Alpha- und Betablocker wie Carvedilol (z. B. Dilatrend®) oder antihypertensive Ther. mit Urapidil (z. B. Ebrantil® 12,5–25 mg i. v.) oder Nitroglyzerin (Spray oder Infusion).

Cannabis und synthetische Cannabis-Rezeptoragonisten („Kräutermischungen“)

Cannabisassoziierte medizinische Notfälle sind selten. Gastrointestinale sowie zentralnervöse Störung bei Cannabisnaiven häufig. Kräutermischungen wie z. B. „Spice“ sind synthetische Cannabinoid-Rezeptoragonisten (u. a. JWH-Analoge) und dem BtMG unterstellt.

Klinik Schwere Vergiftungen selten. Unspezif. Sympt. wie Übelkeit, Erbrechen, starker Schwindel und Lethargie bis Stupor, die i. d. R. nach wenigen Stunden wieder abklingen. Selten zerebrale Krampfanfälle, Myoklonien, Agitation, Halluzination und Somnolenz (v. a. CB-Agonisten). Zusätzlich Tachykardie, Dyspnoe, Übelkeit, Erbrechen und Hypokaliämie. Risiko einer drogeninduzierten Psychose.

Diagnostik Drogenscreening (CEDIA), THC quantitativ im Urin und Serum. CB-Agonisten in Speziallaboratorien.

Therapie Symptomat. Ther., ggf. Antiemetikum wie Metoclopromid (z. B. Paspertin® 10–20 mg p. o. oder i. v.). Intravenöse Flüssigkeitssubstitution, ggf. Benzodiazepine bei Agitiertheit.

Kokain

Große Ähnlichkeit zur Amphetamin-Intox., insgesamt jedoch riskanter (v. a. Bodypacker oder Bodystuffer).

Klinik Verminderte Noradrenalin-WA → adrenerge Überstimulation mit Tachykardie, Hypertonie und Blässe. Angina-pectoris-Äquivalente, EKG-Veränderungen und Myokardinfarkte (wahrscheinlich Vasospasmen in gesunden Koronargefäßen) möglich. Zerebrale Krampfanfälle, Rhexisblutungen im ZNS und zerebrale Ischämien (Vasospasmus?) möglich. Zentrale Atemregulationsstörungen, pulmonal-venöse Stauung, Hyperventilation, Lungenödem mit Zyanose und Atemstillstand.

Diagnostik Drogenscreening (CEDIA), Bestätigung per HPLC, Kokain auch quantitativ i. S. EKG-Monitoring, kardiale Enzyme Troponin T, CK-MB.

Therapie Symptomat.; Sedierung mit hohen Gaben von Benzodiazepinen (günstige Wirkung auch auf Hypertonie und kardiale Ischämie), ggf. kontrollierte Beatmung bei zentraler oder peripherer Atemstörung. Bei Hypertonie mit Linksherzversagen (Stauungslungenödem) ggf. Morphin und Nitroglyzerin i. v.; ggf. Therapieversuch mit Urapidil oder Nifedipin. Betablocker sind kontraindiziert; evtl. Carvedilol (z. B. Dilatrend®).

4

Gammahydroxybuttersäure (GHB), Gammabutyrolacton (GBL), 1,4-Butandiol

Vergiftungen, aber auch Missbrauch (sog. K.O.-Tropfen.-) mit diesen Substanzen stark zunehmend. Nahezu geschmack-, farb- und geruchlos. Gammabutyrolacton ist ein Präkursor, der in vivo zu Gammahydroxybuttersäure metabolisiert wird. Ähnliches gilt auch für 1,4-Butandiol. .

Toxikodynamik und -kinetik Therapeut. Dosierung bei Erw. oral ab 3–5 g oder 30–50 mg/kg. Intravenös in der Anästhesie 40–70 mg/kg TMD. Abhängige konsumieren Tagesdosen zwischen 40–145 g. Verteilungsvolumen = 0,4–0,6 l/kg.
Toxische Dosis: bis 10 mg/kg oral meist leichte Intox., ab 40–70 mg/kg (ca. 1–6 Teelöffel) schwere Intox. möglich. Eliminations-HWZ 40–60 Min. In der Leber zu Bernsteinsäure und CO_2 metabolisiert, 10 % erscheinen unverändert renal.

Klinik Symptombeginn nach i. v. Applikation nach 2–5 Min., nach oraler Ingestion 15–30 Min., Dauer des Komas mindestens 2 h, Erholung mit abruptem Erwachen meist nach 5–6 h. Zentralnervös dämpfend von Somnolenz bis Koma, EPMS mit Muskelzittern möglich, Amnesie, Halluzinationen, Nystagmus, sexuell stimulierend. Dosisabhängig atemdepressiv bis hin zur Apnoe. Bradykardie, selten Hypertonie. Schenkelblockartige Bilder im EKG möglich. Erbrechen, Übelkeit, Speichelfluss. Schwitzen, Blasen- und Darminkontinenz.
Labor: selten Hypernatriämie (10 g Na-Hydroxybuttersäure enthalten 200 mval Na^+!).
Entzugssy.: auch nach kurzfristigem, wenige Tage andauerndem Konsum heftige vegetative Entzugssympt. bis zum Delir möglich (Bild wie bei Alkoholentzugsdelir mit vegetativer, psychomotorischer und v. a. halluzinatorischer Komponente). Intensivpflichtig bei notwendiger Sedierung und vegetativer Entgleisung. Beginn der Entzugssympt. bereits 2–6 h nach letzter Einnahme möglich. Dauer der Entzugssympt. i. d. R. 5–15 d.

Diagnostik Analytik per GC nur innerhalb der ersten 12 h nach Einnahme möglich (qualitativ und quantitativ i. S. und Urin möglich). Analytik meist durch rechtsmedizinische Institute.

Therapie Bei Sympt. immer klin. Überwachung für mindestens 2–6 h empfohlen. Symptomat. intensivmedizinische Ther., wegen atemdepressiver Wirkung Intubations- und Beatmungsbereitschaft. Flumazenil (Anexate®) hebt die atemdepressive Wirkung **nicht** auf. **Cave:** Pat. sind nach abruptem Erwachen noch nicht geordnet und dürfen daher nicht frühzeitig entlassen werden. Retrograde Amnesie häufig.

5 Organische (einschl. symptomatisch bedingte) psychische Störungen

Janine Diehl-Schmid und Peter Häussermann

5.1 Demenz

Janine Diehl-Schmid

5.1.1 Definition

(ICD-10 F00-F03). Organisch bedingte, meist progrediente Minderung der in früheren Lebensabschnitten erworbenen intellektuellen Fähigkeiten.

5.1.2 Epidemiologie

Punktprävalenz: 8–13 % > 65 J. Lebenszeitprävalenz bis 80. Lj.: < 10 %, bis 90. Lj.: 40 %.

5.1.3 Ätiologie

Bis zu 70 % Alzheimer-Krankheit (▶ 5.1.6, ICD-10 F00.0–9), bis zu 20 % Lewy-Body-Demenz, 15 % vaskuläre Demenz (▶ 5.1.7, ICD-10 F01.0–9), > 15 % Mischformen, bis zu 10 % sek., potenziell reversible Ursachen. Seltene Ursachen ▶ 5.1.10 (ICD-10 F02).

5.1.4 Klinik (Diagnosekriterien nach ICD-10)

- Abnahme der Gedächtnisleistung, die ein solches Ausmaß erreicht, dass die Funktionsfähigkeit im tägl. Leben beeinträchtigt ist (**cave:** wichtiges Kriterium, Einschränkung der Alltagskompetenz jedoch oft schwierig einzuschätzen!).
- Abnahme der intellektuellen Möglichkeiten mit Beeinträchtigung von Denkvermögen und Urteilsfähigkeit.
- Verminderung der Affektkontrolle, Vergröberung des Sozialverhaltens, Verminderung des Antriebs.
- Symptome müssen seit mindestens 6 Mon. vorliegen.
- Es muss ausgeschlossen sein, dass den Veränderungen ein Delir zugrunde liegt.

5.1.5 Diagnostik

Behandelbare Demenzursachen ausschließen!

- **Anamnese:** Schulbildung, berufliche Aktivität, familiäre und persönliche Vorgeschichte; somatische Anamnese, Beginn und Verlauf der Beschwerden. Medikamentenanamnese. Suchtanamnese. Immer auch Fremdanamnese zur Überprüfung der Patientenangaben.
- **Internistische, neurologische und psychiatrische Untersuchung:** sek. Demenzursachen, nichtkognitive Symptome.
- **Labor:** zur Erfassung möglicher organischer Ursachen. **Obligat:** BB, BSG, BZ, Krea, Harnstoff, E'lyte, TSH, Transaminasen, Bilirubin, Vit. B_{12}, Folsäure. **Fakultativ:** Lyme-Serologie, evtl. HIV- und TPHA-Test, toxische Substanzen (Quecksilber, Blei etc.), Medikamentenspiegel, Drogenscreening.

- **cCT:** z. B. Atrophie, vaskulär bedingte Veränderungen (lakunäre Infarkte), Raumforderung, Hinweise auf Hypoxie, Normaldruckhydrozephalus (NPH), subdurales Hämatom.
- Bei Vorliegen **vaskulärer Risikofaktoren** ausführliche Diagn. erforderlich:
  - RR: regelmäßige RR-Kontrollen; bei wiederholt erhöhten Werten: 24-h-RR-Messung (z. B. Hypertonus, zirkadianes Blutdruckverhalten). Fehlender nächtlicher Blutdruckabfall als Hinweis auf sek. Hypertonus.
  - Labor: Cholesterin, Triglyzeride.
  - EKG, Langzeit-EKG: z. B. Rhythmusstörungen, Infarktzeichen.
  - Dopplersonografie: z. B. Stenosen, Plaques.
  - Herzecho (ggf. transösophageal): z. B. Emboliequellen, Klappenfehler.

Fakultative Untersuchungen

- **EEG:** z. B. Herdbefunde, Allgemeinveränderungen, anfallstypische Potenziale.
- **Liquorpunktion:** Eiweiß ↑ (Schrankenstörung), entzündliche Veränderungen (v. a. bei Pat. < 60 J.) mit Zellzahl ↑, Ak-Nachweis; oligoklonale Banden; Tau-Protein und β-Amyloid (Alzheimer-Demenz). Evtl. Besserung der Sympt. nach LP bei NPH.
- **MRT:** bei unklaren cCT-Befunden, entzündlichen oder vaskulären Veränderungen, Raumforderungen.
- **SPECT, PET:** Beurteilung der Durchblutung und des Stoffwechsels (überwiegend wissenschaftliche Fragestellungen, aber auch bei sehr jungen Pat. und differenzialdiagnostischen Schwierigkeiten).

Neuropsychologische Untersuchung mittels standardisierter Testverfahren

- **„Demenz-Screening":** Mini Mental Status Test (MMST), Dauer: 5–10 Min., Fragen zur Beurteilung von Orientierung, Aufmerksamkeit, Kurzzeitgedächtnis, visuokonstruktiven Fähigkeiten. Auffällig bei ≤ 26 von 30 möglichen Punkten. Ungefähre Richtwerte: 23–18 Punkte: V. a. leichtgradige Demenz; 18–10 Punkte: V. a. mittelgradige Demenz; < 10 Punkte: V. a. schwere Demenz.
- **Uhrentest:** „Zeichnen Sie das Zifferblatt einer Uhr. Zeichnen Sie anschließend die Zeiger so ein, dass die Uhrzeit 10 Minuten nach 11 ist".
- **Überprüfung des Wissens** zum aktuellen Tagesgeschehen, Sprichwörter erklären lassen, rechnen.
- **Ausführliche kognitive Testung:** z. B. CERAD-Batterie (Consortium to Establish a Registry for Alzheimer's Disease).
- Zahlreiche **neuropsychologische Tests** für spezif. Fragestellungen (Sprache, exekutive Funktionen etc.; ▶ 1.2.4).

Schweregradeinteilung

Anhand der Anamnese/Fremdanamnese sowie der Leistungen in der neuropsychologischen Untersuchung z. B. GDS (Global Deterioration Scale), CDR (Clinical Dementia Rating):

- **Leicht:** Trotz Beeinträchtigung der Arbeit und sozialer Aktivitäten kann Pat. unabhängig leben.

- **Mittelschwer:** Selbstständige Lebensführung ist nur mit Schwierigkeiten möglich, Pat. muss in erheblichem Umfang beaufsichtigt werden.
- **Schwer:** Kontinuierliche Hilfestellung ist nötig; i. d. R. Schwerstpflegebedürftigkeit, Immobilität.

5.1.6 Alzheimer-Demenz

Definition (ICD-10 F00.0–00.9). Prim. degenerative Hirnerkr., die zu einer chron. progredienten generalisierten temporoparietal betonten Hirnatrophie führt. In seltenen Fällen Beginn vor dem 65. Lj. (präsenil). Auftreten von extrazellulären „amyloiden Plaques" (Amyloid-β-Protein) und intrazellulären Neurofibrillenveränderungen (Tau-Protein). Zusätzlich Befall mehrerer Transmittersysteme, v. a. des cholinergen Systems.
Nach ICD-10 ist die Alzheimer-Demenz durch das Vorliegen eines Demenzsy. bei Ausschluss anderer Hirnerkr., systemischer Erkr. und Alkohol- oder Drogenmissbrauch gekennzeichnet.

Epidemiologie Derzeit gibt es in Deutschland rund 1 Mio. manifest Demenzkranke. Bei ca. 70 % liegt eine Alzheimer-Krankheit vor. Prävalenz: 5 % im Alter > 60 J.

Ätiologie Bei 3–5 % d. F. eindeutig dominanter Erbgang nachweisbar; Chromosomen 21 (Amyloid-Präkursorprotein-Gen), 14 (Präsenilin-Gen 1) und 1 (Präsenilin-Gen 2). Dominanter Erbgang vorzugsweise bei den präsenilen Fällen.

5

Risikofaktoren Alter, pos. Familienanamnese, APO-ε4-Allel auf Chromosom 19 (Homozygotie: etwa 10fach erhöhtes Risiko, Heterozygotie: etwa 3fach erhöhtes Risiko), SHT in der Anamnese, Östrogenmangel, Hypercholesterinämie, Depression, arterieller Hypertonus, geringe Schulbildung.

Klinik

- **Frühsymptome:** Konzentrationsschwäche, Vergesslichkeit, Schwindel, Kopfschmerzen, Abnahme von Initiative und Interesse sowie Vernachlässigung von Routinetätigkeiten. Verminderte Kompetenz bei komplexeren Alltagsaktivitäten, z. T. depressive Sympt., lange relativ gut erhaltene Persönlichkeitsmerkmale mit Beibehalten der sozialen Fähigkeiten.
- **Im Verlauf:**
  - **Kognitive Beeinträchtigungen** mit Störungen des Kurz-, später auch des Langzeitgedächtnisses (mit biografischen Daten): Fragen werden wiederholt, Antworten schnell vergessen; Verlegen von Gegenständen. Desorientiertheit zu Ort und Zeit, später zu Person und Situation.
  - Denkstörungen mit Verlangsamung, Umständlichkeit, zähflüssigem Gedankenablauf, inhaltlicher Einengung, Beeinträchtigung des planvollen Handelns, der Urteils- und Abstraktionsfähigkeit (Überprüfung durch Fragen nach Ähnlichkeiten und Unterschieden).
  - Sprachstörung: abnehmender Wortschatz, Benennensstörungen, stockende Sprache, später auch Sprachverständnisstörung.
  - Visuell räumliche Verarbeitungsstörung.
  - Agnosie, Apraxie, Aphasie, Agraphie, Alexie.
  - **Nichtkognitive Symptome:** Zuspitzung von charakterlichen Eigentümlichkeiten (z. B. wird aus Sparsamkeit Geiz), Antriebslosigkeit (> 80 %),

Unruhe, Depressivität, Wahn, Halluzinationen (vorwiegend optisch), Aggressivität, im fortgeschrittenen Stadium zudem auffälliges motorisches Verhalten (z. B. zielloses Umherwandern, Sammeln, Sortieren), Schlafstörungen bis hin zur Tag-Nacht-Umkehr.

- **Fortgeschrittenes Stadium:** Abbau aller höheren Hirnleistungen, Beeinträchtigung der basalen Alltagsaktivitäten (Waschen, Anziehen), Inkontinenz. Im Spätstadium Bettlägerigkeit und Pflegebedürftigkeit, Mutismus.
- **Internistische Begleitprobleme:** Aufgrund der Bettlägerigkeit steigt im fortgeschrittenen Stadium das Risiko für Kontrakturen, Dekubitalulzera, Muskelatrophien, Thrombosen und Embolien.
- **Neurologische Symptomatik:** meist erst später im Verlauf mit Gangstörung, Rigor, Pyramidenbahnzeichen, epileptischen Anfällen, Myoklonien.

Diagnostik

- Ausschluss anderer organischer Ursachen.
- cCT: **Cave:** In frühen Stadien oft keine Auffälligkeiten. In fortgeschritteneren Krankheitsstadien Erweiterung der inneren und äußeren Liquorräume (Atrophie) mit temporoparietaler, später auch frontaler Betonung.
- MRT: Volumetrie zeigt Gesamthirnvolumen ↓, Gesamtliquorraum ↑, Volumen des Hippokampus ↓.
- EEG: verlangsamter Grundrhythmus (4–8/s) mit eingelagerten Theta- und Delta-Wellen.
- Liquor: evtl. Eiweißerhöhung (Schrankenstörung), Tau-Protein ↑, β-Amyloid ($A\beta_{1-42}$) ↓.
- SPECT: Abnahme der temporoparietalen Hirndurchblutung.
- PET: verminderter temporoparietaler Glukosestoffwechsel.
- DNA-Analyse bei V. a. Genmutation bei familiären Formen.

Differenzialdiagnosen

- Vaskuläre Demenz (▶ 5.1.7): Ischämienachweis in cCT/MRT; meist neurologische Sympt.
- Demenz bei M. Parkinson: Rigor, Hypokinese, Tremor, auffallende Bradyphrenie.
- Tumor: frühzeitige fokalneurologische Sympt.
- NPH: Demenz, Gangstörung, Inkontinenz.
- „Pseudodemenz" bei Depression (▶ Tab. 5.1).
- Alkohol-, Drogen- oder Medikamentenabhängigkeit: Anamnese, Drogenscreening, Medikamentenspiegel.
- Leichte kognitive Störung: kognitive Leistungen insb. in Lernen und Gedächtnis unter dem Altersdurchschnitt, jedoch keine Alltagsbeeinträchtigung. Etwa 10fach erhöhtes Risiko der Entwicklung einer Demenz.

Tab. 5.1 Differenzialdiagnose von Pseudodemenz und Alzheimer-Demenz (Beck-Depressions-Inventar oder Fremdbeurteilungsskala, z. B. Hamilton-Depression-Skala empfohlen)

Pseudodemenz	Alzheimer-Demenz
Rascher Beginn	Schleichender Beginn
Episodischer Verlauf	Chron. Verlauf

Tab. 5.1 Differenzialdiagnose von Pseudodemenz und Alzheimer-Demenz (Beck-Depressions-Inventar oder Fremdbeurteilungsskala, z. B. Hamilton-Depression-Skala empfohlen) *(Forts.)*

Pseudodemenz	Alzheimer-Demenz
Bewusste Wahrnehmung der kognitiven Defizite	Keine bewusste Wahrnehmung, Überspielen der Defizite
Keine nächtliche Verschlechterung	Nächtliche Verschlechterung
Allg. Gedächtnisbeeinträchtigung	v. a. Kurzzeitgedächtnisbeeinflussung
Mitarbeit in Tests eher schlecht, typische Antwort: „Ich weiß nicht"	Gute Mitarbeit, beinahe korrekte Antwort bzw. Bemühen darum
Im Tagesablauf schwankendes kognitives Defizit	Im Tagesablauf konstant kognitives Defizit

Beratung und Betreuung der pflegenden Angehörigen Folgende Themen – je nach Schweregrad – ansprechen: Aufklärung (mit Einverständnis des Pat.) über Diagn., Therapiemöglichkeiten, Progn.; Patientenverfügung, Vorsorgevollmacht, Autofahren, Betreuung, Schwerbehindertenausweis, Pflegeversicherung, Tagespflegeeinrichtungen, Kurzzeitpflege, gerontopsychiatrische Wohngruppen, Pflegeheim.

5

- Beratungshilfe bei der Deutschen Alzheimer-Gesellschaft e. V., Friedrichstr. 236, 10969 Berlin.
- Alzheimer-Beratungstelefon: 01803–17 10 17.

Nichtmedikamentöse Therapie An erster Stelle der Ther. steht eine allgemeinmedizinische Basistherapie mit Korrektur von Seh- und Hörstörungen.

- **Ziele der nichtmedikamentösen Ther.:**
  - Erhaltung und Förderung kognitiver Funktionen, Unterstützung der Selbstständigkeit, Erhalt des Selbstwertgefühls und des emotionalen Wohlbefindens.
  - Behandlung von Störungen des Antriebs und Affekts, Verhaltensauffälligkeiten, Rückzug und Regression.
- **Therapieformen:** z. B. KVT, Realitätsorientierungstraining, Milieuther., Validation, Selbsterhaltungsther., kognitive Aktivierung, Ergother., Physiother.

Medikamentöse Therapie der kognitiven Symptome Cholinesterasehemmer sind Medikamente der 1. Wahl bei leicht- und mittelgradiger Alzheimer-Krankheit (▶ Tab. 5.2). Memantin ist ab moderater (MMSE < 23) Alzheimer-Demenz zugelassen (▶ Tab. 5.3).

- **Ziel:** kognitive Fähigkeiten und Alltagsfähigkeiten des Pat. möglichst lange erhalten, pos. Beeinflussung nichtkognitiver Symptome (Antriebslosigkeit, Wahn, Halluzinationen, Depressionen).

Tab. 5.2 Behandlung der Alzheimer-Demenz mit Cholinesterasehemmern

Substanz	Dosierungsschema	Kontraindikationen	Wichtige unerwünschte Wirkungen	Kommentar
Donepezil (Aricept®)	1. Mon.: 5 mg abends 2. Mon.: 10 mg abends	Wirkstoffüberempfindlichkeit, kardiale Erregungsüberleitungsstörung, Sick-Sinus-Sy., COPD, GIT-Ulkus, schwere Leberinsuff., Epilepsie	Überwiegend GIT-Beschwerden (dosisabhängig); Unruhezustände, Durchfälle, selten Albträume	
Rivastigmin (Exelon®)	Langsam aufdosieren von 2 × 1,5 mg auf max. 2 × 6 mg			Zugelassen für Parkinson-Demenz, auch als Pflaster
Galantamin (Reminyl®)	1. Mon.: 2 × 4 mg 2. Mon.: 2 × 8 mg (ggf. bis 2 × 12 mg)			Auch als Lsg. und Retard-Kps.

Tab. 5.3 Behandlung der Alzheimer-Demenz mit Memantin

Substanz	Dosierungsschema	Kontraindikationen	Wichtige unerwünschte Wirkungen
Memantin (Ebixa®, Axura®)	Langsam von 5 mg auf max. 2 × 10 mg aufdosieren. **Cave:** nie abends wegen Schlafstörungen	Niereninsuff., Epilepsie	Unruhe, Schwindel, Übelkeit

- Weitere **Nootropika** wie Ginkgo biloba, Piracetam, Nimodipin, Dihydroergotoxin, Nicergolin, Pyritinol sind für die Behandlung chron. hirnorganisch bedingter Leistungsstörungen in Deutschland zugelassen, haben den Wirksamkeitsnachweis in der Behandlung der Demenz basierend auf den heute geforderten Standards aber bisher nicht erbracht. Sie sind Alternativen bei Unverträglichkeit bzw. KI von Cholinesterasehemmern und Memantin.
- **Therapieerfolgskontrolle:** am einzelnen Pat. aufgrund der Variabilität des Krankheitsverlaufs nicht möglich. Ergibt die klin. Verlaufskontrolle eine sehr rasche Verschlechterung: Überprüfung auf das Vorliegen interkurrenter Erkr., ggf. Wechsel innerhalb der Substanzklasse oder zwischen den Substanzklassen; ggf. Komb.: Cholinesterasehemmer mit Memantin.

Medikamentöse Therapie nichtkognitiver Störungen Generell sind NW-arme Präparate zu bevorzugen. Auf TZA wegen der anticholinergen NW verzichten. Unter den Antipsychotika die Substanzen mit geringen anticholinergen Wirkungen und geringer Verzögerung der kardialen Überleitung bevorzugen. Für Risperidon (Risperdal®) und Olanzapin (Zyprexa®) bei älteren Pat. erhöhtes Risiko für zerebrovaskuläre Ereignisse bzw. erhöhte Mortalität nachgewiesen, daher Einsatz nur, wenn keine anderen Alternativen. Vorsicht auch bei den anderen atypischen Neuroleptika geboten.

> **!** Risiko der Benzodiazepine: starke Sedierung, Sturzgefahr, paradoxe Reaktion.

- **Schlafstörung:** Pat. tagsüber wach halten (Beschäftigungsther., Gymnastik, häufige Ansprache). Zur Nacht z. B. Zolpidem 5 mg p. o. (z. B. Stilnox®) oder sedierendes AD Mirtazapin 7,5 mg z. N. (z. B. Remergil®), alternativ Pipamperon 20–60 mg z. N. p. o. (Dipiperon®) oder Melperon 25–100 mg. p. o. (z. B. Eunerpan®). Immer auch RR-Messung am Abend, da oft RR-Abfall für Ein- oder Durchschlafstörung verantwortlich ist.
- **Paranoid-halluzinatorische Sy., Erregtheit, Aggressivität:** Pipamperon 3 × 40–60 mg/d p. o. (Dipiperon®), Haloperidol 2 × 1 mg/d p. o. (z. B. Haldol®). Dosierung möglichst niedrig halten, regelmäßige Wirksamkeitskontrolle, rasches Absetzen bei Symptombesserung. **Cave:** keine Benzodiazepine wegen paradoxer Reaktion, verlängerter HWZ, Abhängigkeit, Zunahme kognitiver Störungen, vorzeitigen Auftretens von Inkontinenz und Stürzen.
- **Unruhe:** Carbamazepin 100–800 mg/d p. o. nach Serumspiegel (z. B. Tegretal®), Valproat 250–500 mg/d p. o. nach Serumspiegel (z. B. Ergenyl®) oder Melperon 10–100 mg/d p. o. (z. B. Eunerpan®) oder Pipamperon 3 × 40 mg/d p. o. (z. B. Dipiperon®).
- **Depressive Verstimmung:** bei beginnenden Demenzen psychother. Interventionen durchaus erfolgversprechend. Medikamentös (falls kontinuierlich bestehend): SSRI wie Citalopram 20–40 mg/d p. o. (z. B. Cipramil®), Escitalopram 10–20 mg/d p. o. (z. B. Cipralex®), Sertralin 50 mg/d p. o. (z. B. Zoloft®), Paroxetin 20–40 mg/d p. o. (z. B. Seroxat®). Bei gleichzeitiger Unruhe oder Schlafstörungen eher sedierendes AD wie Mirtazapin 15–30 mg abends p. o. (z. B. Remergil®).
- **Inkontinenz:** initial Hinauszögern schwerer Inkontinenz durch Blasentraining, insg. medikamentös kaum beeinflussbar, regelmäßige Urinkontrolle auf HWI.

5

Prognose Mittlere Lebenserwartung nach Auftreten der ersten Sympt. durchschnittlich 8 J. (3–26 J.). Häufigste Todesursachen: Pneumonie, Myokardinfarkt, Sepsis.

5.1.7 Vaskuläre Demenz

Definition (ICD-10 F01.0–01.9). Ätiologisch, pathogenetisch, histopathologisch und klin. heterogene Gruppe von Krankheiten, die auf zerebrale Durchblutungsstörungen zurückzuführen sind.

- Makroangiopathisch: Multi-Infarkt-Demenz (MID), singuläre Infarkte in strategischer Lokalisation (selten, z. B. beidseitiger Thalamusinfarkt).
- Mikroangiopathisch: subkortikale vaskuläre Demenz (multiple Lakunen im Marklager), subkortikale arteriosklerotische Enzephalopathie (SAE), Syn.: Binswanger-Krankheit.

Epidemiologie 15 % der Pat. mit Demenz. Beginn meist mit 55–60 J. Mischformen von Alzheimer-Krankheit und vaskulärer Demenz in über 10 %.

Ätiologie

- MID: Embolie, Thrombose.
- Subkortikale vaskuläre Demenz: Hypertonie, Hypotonie, Gerinnungsstörungen, Amyloidangiopathie, Vaskulitis, CADASIL.

Klinik Je nach zugrunde liegender Pathologie unterschiedliche Sympt. (▶ Tab. 5.4)

Tab. 5.4 Klinik bei vaskulärer Demenz

	Multi-Infarkt-Demenz	Subkortikale vaskuläre Demenz
Beginn	Plötzlich, nach Schlaganfall	Schleichend
Verlauf	Stillstand oder Verschlechterung	Langsam progredient
Kognitive Störungen	Lokalisationsabhängig: Amnesie, Apraxie, Aphasie, Agnosie, Agraphie	Dysexekutives Sy., mnestische Störungen
Nichtkognitive Symptome	Antriebsstörung, Persönlichkeitsveränderung	Verlangsamung, Antriebsdefizit, Affektlabilität, Depression, Persönlichkeitsveränderung
Neurologische Symptome	Lokalisationsabhängig Mono- oder Hemiparese, sensible Defizite, Gesichtsfeldausfall, Neglect	Dysarthrie, Dysphagie, Gangataxie, Primitivreflexe, Harninkontinenz, Pseudobulbärparalyse
Bildgebung	Multiple kortikale und subkortikale Infarkte	Lakunäre Infarkte („Leukoaraiose"), periventrikuläre Dichteminderung der weißen Substanz

Die subkortikale arteriosklerotische Enzephalopathie (M. Binswanger) stellt eine Sonderform einer mikroangiopathischen Demenz dar, die Eigenständigkeit ist jedoch nicht allg. anerkannt. Sympt.: kognitive Beeinträchtigung, Frontalhirnzeichen, Gangstörung, Harninkontinenz, Pseudobulbärparalyse.

5

Diagnosekriterien (angelehnt an NINDS-ARIEN-Kriterien)

1. Vorhandensein eines demenziellen Sy.
2. Anamnestischer (Schlaganfälle in der Vorgeschichte), klin. (fokalneurologische Zeichen, Hemiparese) oder radiologischer (ischämische, hämorrhagische Läsionen) Nachweis einer zerebrovaskulären Erkr.
3. Zeitlicher Zusammenhang zwischen 1 und 2 (3 Monate).

Diagnostik Entsprechend Alzheimer-Krankheit (▶ 5.1.6).

- **Körperliche Untersuchung:** Hinweise auf Risikofaktoren für Gefäßerkr. (Rauchen, Hypertonus, Diab. mell., Hypercholesterinämie, Hypertriglyzeridämie, Hyperhomozysteinämie) oder Vorhandensein einer allg. Arteriosklerose (Gefäßgeräusche, periphere arterielle Verschlusskrankheit, Nephrosklerose, Fundus hypertonicus).
- **Neurologische Untersuchung:** mit Schwerpunkt fokalneurologische Auffälligkeiten.
- **Neuropsychologische Untersuchung:** Vorliegen eines demenziellen Sy.
- **Psychopathologischer Befund:** Antriebsstörung, Persönlichkeitsveränderung etc.
- **cCT/MRT:** hypodense Infarktbereiche, bei M. Binswanger lakunäre Infarkte und ausgedehnte Demyelinisierung im frontalen und parietalen Marklager; ggf. Diffusions-MRT. **Cave:** Auch bei kognitiv absolut gesunden Personen lassen sich häufig in der kranialen Bildgebung vaskuläre Läsionen nachweisen!

- **Dopplersonografie:** Plaques, Stenosen, Gefäßverschluss.
- **Herzecho:** bei unklarem Befund oder bei berechtigtem V.a. path. Befund, z.B. stattgehabte Endokarditis und unauffälligem Echo, transösophageales Echo (Emboliequellen, Klappenfehler).
- MR-Angiografie, konventionelle Angiografie: z.B. Stenose, Verschluss. DD: Vaskulitis.

Differenzialdiagnostik

- **Alzheimer-Demenz:** Anhaltspunkte für die Abgrenzung zur Alzheimer-Krankheit mit der modifizierten Hachinski-Ischämie-Skala. **Cave:** kernspintomografisch oder autoptisch periventrikuläre Marklagerläsionen bei bis zu 60 % der Pat. mit Alzheimer-Demenz. Gemischte Formen (Alzheimer plus vaskulär) häufig.
- **Normaldruckhydrozephalus:** ähnliche Sympt. wie bei subkortikaler vaskulärer Demenz. Liquorablassversuch und MRT zur DD.

Therapie

- **Nichtmedikamentöse Ther.:** entsprechend Alzheimer-Krankheit (▶ 5.1.6).
- **Medikamentöse Ther.:** Cholinesterasehemmer zur Behandlung des dementiellen Sy. nicht offiziell zugelassen, aber in Studien pos. Ergebnisse. Im Zweifelsfall Anwendung dieser Präparate (▶ Tab. 5.2), da in vielen Fällen zusätzliche Alzheimer-Pathologie.
- **Spezif. Ther.** je nach Infarkttyp:
  - Kardiogene Embolien → Antikoagulation; arteriosklerotische Makroangiopathie → Thrombozytenaggregationshemmer.
  - Hochgradige, symptomatische extrakranielle Karotisstenosen (> 70 % Einengung): Operation.
  - Zerebrale Mikroangiopathie → Thrombozytenaggregationshemmer (Acetylsalicylsäure, z.B. Aspirin protect®), Normalisierung der Risikofaktoren (s. Sekundärprophylaxe).
- **Sekundärprophylaxe:**
  - Optimierung der Blutdruckeinstellung (Zielwert: < 140/90 mmHg).
  - Diätetische und medikamentöse Senkung erhöhter Blutfette. LDL-Cholesterin zwischen 100 und 150 mg/dl.
  - Nikotinabstinenz.
  - Senkung erhöhter Homozysteinspiegel (> 15 mmol/l) durch tägl. Gabe von Folsäure 5 mg.
  - Optimierung der BZ-Einstellung mittels HbA_{1c}-Verlaufskontrollen (< 7 %).
- **Ther. nichtkognitiver Symptome:** entsprechend Alzheimer-Krankheit (▶ 5.1.6).

Prognose Beginn mit 55–60 J. Schubförmig progredienter oder fluktuierender Verlauf abhängig von der zerebrovaskulären Grunderkr.

5.1.8 Lewy-Body-Demenz (LBD)

Definition Demenzielles Sy., das zusammen mit Parkinson-Sympt., Fluktuationen und optischen Halluzinationen auftritt. Histopath.: „Lewy-Körperchen" (rundliche, eosinophile, intraneuronale Einschlusskörperchen, die aus aggregiertem α-Synuclein bestehen) in Neokortex, limbischem System und Hirnstamm.

Man unterscheidet „reine Fälle" und solche mit Alzheimer-Pathologie (Alzheimer-Demenz mit „Lewy-Body-Pathologie"). Klin. Unterscheidung nicht möglich.

Epidemiologie 15–20 % der Demenz-Pat.

Ätiologie Unklar, Hinweise auf genetische Komponente.

Klinik Demenz ähnlich dem Bild der Alzheimer-Krankheit, aber die Gedächtnisbeeinträchtigungen treten nicht notwendigerweise in den frühen Phasen auf.
Kernmerkmale:
- Parkinson-Sympt. (hypokinetisch-rigide, selten Tremor, wenig Dopa-responsiv; EPMS können zu Beginn, erst im Verlauf oder gar nicht auftreten).
- Fluktuationen der kognitiven Leistungsfähigkeit (v. a. der Aufmerksamkeit und Wachheit, Schläfrigkeit tagsüber, anhaltendes, regloses „Starren", Episoden verwirrten Sprechens).
- Ausgeprägte optische Halluzinationen (z. T. sehr detailliert, wobei die Pat. sich häufig gut davon distanzieren können; Halluzinationen können durch die Gabe von L-Dopa oder Dopamin-Agonisten schon in niedrigen Dosen provoziert werden).

Die Diagnose **stützende Symptome** sind:
- Häufige Stürze (durch plötzlichen Tonusverlust).
- Synkopen, vorübergehender Bewusstseinsverlust.
- Abnorme Neuroleptika-Überempfindlichkeit (EPMS, bis hin zu tödlichen Reaktionen).
- Systematisierter Wahn.
- Nichtvisuelle Halluzinationen.
- Schlafstörung mit motorischem Ausagieren im REM-Schlaf (REM-Schlaf Verhaltensstörung).
- Depressionen.

Für die Diagnose müssen eine Demenz sowie zwei der drei Kernmerkmale („wahrscheinliche" LBD) bzw. eines der drei Kernmerkmale („mögliche" LBD) vorliegen. Weitere **häufige Symptome:** frühes Auftreten von imperativem Harndrang/Harninkontinenz, autonome Dysfunktion (z. B. orthostatische Dysregulation bei niedrigem Blutdruck, Obstipation, Schwitzen).

Diagnostik Entsprechend Alzheimer-Krankheit (▸ 5.1.6).
- Psychopathologischer Befund (Wahn, Halluzinationen).
- Fremdanamnese (Fluktuationen werden häufig vom Pat. nicht registriert).
- Neuropsychologische Untersuchung: häufig Konzentrations- und Aufmerksamkeitsstörung, Verlangsamung (gemischtes kortikales und subkortikales Bild). Auffallende Beeinträchtigung der visuokonstruktiven Fähigkeiten.
- cCT/MRT: meist wenig aussagekräftig, Hirnatrophie, Ausschluss anderer Ursachen.
- SPECT/FDG-PET: kortikaler Hypometabolismus, betont parietookzipital, einschl. des visuellen Primärkortex.
- Dopa-PET: reduzierte präsynaptische Dopa-Aufnahme im Striatum.

Differenzialdiagnose
- Alzheimer-Demenz: im Frühstadium Unterscheidung schwierig, v. a. wenn Parkinson-Sy. fehlt. Fluktuationen bei der Alzheimer-Demenz selten. Bei der Alzheimer-Demenz keine striatale Reduktion der Dopa-Aufnahme im Dopa-PET.

- M. Parkinson: Wenn Demenz mehr als 1 J. nach dem Parkinson-Sy. auftritt, erfolgt Klassifikation als „M. Parkinson mit Demenz".
- Mit Neuroleptika behandelte schizophrene Störung (Neuroleptika verursachen EPMS, schizophrene Störung Halluzinationen).
- NW der Behandlung des M. Parkinson mit L-Dopa oder Dopamin-Agonisten (Halluzinationen!).

Therapie

- **Nichtmedikamentöse Ther.:** entsprechend Alzheimer-Krankheit (▶ 5.1.6).
- **Medikamentöse Ther.:**
  - Cholinesterasehemmer (▶ Tab. 5.2): häufig erstaunlich gutes Ansprechen, das somit auch differenzialdiagnostisch hilfreich ist. Jedoch Verschlechterung der EPMS möglich.
  - Bei schweren EPMS Behandlungsversuch mit Dopa gerechtfertigt.
  - Behandlung von Wahn und Halluzinationen bei Leidensdruck mit atypischen Neuroleptika, z. B. Quetiapin (Seroquel®) 12,5–100 mg/d. **Cave:** vorsichtige Dosisfindung erforderlich wegen Neuroleptika-Überempfindlichkeit.
- **Ther. weiterer nichtkognitiver Symptome:** entsprechend Alzheimer-Krankheit (▶ 5.1.6), jedoch Neuroleptika vermeiden.

5.1.9 Frontotemporale Demenz (FTD)

5

Definition (ICD-10 F02.0) Frontotemporale lobäre Degenerationen verursachen je nach Lokalisation der Hirnatrophie verschiedene Sy.:

1. **Frontotemporale Demenz** (frühere Bezeichnung Pick-Krankheit): frontal betonte Hirnatrophie.
2. **Semantische Demenz** (SD): anterior temporal betonte Atrophie.
3. **Progrediente nichtflüssige Aphasie** (PNFA): frontolaterale Atrophie der sprachdominanten Hemisphäre.

Histologisch Nervenzellverluste und Gliose, zytoplasmatische Tau-pos. oder Ubiquitin-pos. Einschlusskörper.

Epidemiologie Prävalenz etwa 1–3 % aller Demenzen, allerdings mehr als 20 % der präsenilen Demenzen; durchschnittlicher Erkrankungsbeginn: 56 J., aber auch schon zwischen 30. und 40. Lj.

Ätiologie In 10 % der Fälle autosomal-dominanter Erbgang (Chromosomen 17, 9, 3).

Klinik der FTD

- **Kernsymptome:** schleichender Beginn, progredienter Verlauf. Frühe Veränderung des Sozialverhaltens (taktlos bis enthemmt, evtl. delinquentes Verhalten), beeinträchtigte Steuerung des Verhaltens (Apathie bis Rastlosigkeit), verflachter Affekt (z. B. Oberflächlichkeit, Desinteresse an Angehörigen), fehlende Krankheitseinsicht (Pat. hält sich selbst für gesund).
- **Stützende Symptome:**
  - Verhaltensauffälligkeiten; Vernachlässigung der Körperpflege, mentale Rigidität, Inflexibilität, Ablenkbarkeit, verminderte Aufmerksamkeit, Hyperoralität (übermäßiges Essen), perseveratives und stereotypes Verhalten (komplexere Tätigkeiten, z. B. exakt gleicher Tagesablauf), zwanghafte Manipulationen von Objekten im Sinne von „utilisation behavior".

- Sprech- und Sprachstörungen: Sprachreduktion und stereotype Sprache, Echolalie, Perseveration, Mutismus.
- Körperliche Symptome: Primitivreflexe, Inkontinenz (Harninkontinenz früh), Akinese, Rigor, Tremor (EPMS spät), Blutdruckveränderungen.
- Kognitive Symptome in den Diagnosekriterien nicht gefordert, aber spätestens im Verlauf immer vorhanden: reduzierte Wortflüssigkeit, Störung von Lernen und Gedächtnis, Exekutivfunktionen. Visuell-räumliche Leistungen meist lange unbeeinträchtigt.

Klinik der SD

- Im Vordergrund steht eine Sprachstörung und/oder Störung des Erkennens. Wissen um die Bedeutung von Wörtern, Gegenständen, Namen, Gesichtern, Geruch, Geschmack, etc. geht verloren. Reduktion des Wortschatzes (flüssige, inhaltsleere Sprache), schwere Störung des Benennens, Sprachverständnisstörungen (Angehörige weisen oft auf eine vermeintliche Schwerhörigkeit hin).
- Gleichzeitig mit den sprachlichen Veränderungen, spätestens im Verlauf Verhaltensauffälligkeiten wie bei FTD.

Klinik der PNFA Unflüssige Spontansprache mit Agrammatismus (Telegrammstil), phonematischen Paraphasien (Buchstabenverwechslung) und Wortfindungs-/Benennensstörungen. Stottern, Sprechapraxie, stockende, angestrengte Sprache. Wortverständnis initial intakt. Die Sprachstörungen sollten 2 J. einziges Symptom sein. Dann Auftreten von Verhaltensauffälligkeiten wie bei FTD.

Diagnostik Entsprechend Alzheimer-Krankheit (▶ 5.1.6).

- Fremdanamnese wichtig! Zur Erfassung von Verhaltensauffälligkeiten z. B. Frontal Behavioral Inventory (FBI) verwenden.
- cCT, MRT: Atrophie (nicht zwingend) frontal oder frontotemporal bei FTD, anterior temporal bei SD, links frontolateral bei PNFA.
- PET, SPECT: Hypometabolismus bzw. Hypoperfusion frontal oder frontotemporal bei FTD, anterior temporal bei SD, links frontolateral bei PNFA.
- EEG: meist lange im Verlauf unverändert.
- DNA-Analyse bei V. a. Genmutation bei familiären Formen.

Differenzialdiagnostik

- Alzheimer-Demenz mit frontaler Betonung, Chorea Huntington, Creutzfeldt-Jakob-Krankheit, (gehemmte) Depression, Schizophrenia simplex.
- Einige Pat. mit FTD, SD und PNFA entwickeln im Verlauf eine amyotrophe Lateralsklerose (ALS), kortikobasale Degeneration (CBD) oder progressive supranukleäre Blicklähmung (PSP). Andererseits können Pat. mit ALS, CBD oder PSP ausgeprägte Frontalhirnsympt. aufweisen.

Therapie

- **Nichtmedikamentöse Ther.:**
  - Entsprechend Alzheimer-Krankheit (▶ 5.1.6), Mitarbeit bei zumeist eingeschränkter Krankheitseinsicht häufig nicht ausreichend.
  - Bei Pat. mit PNFA: Logopädie.
- **Medikamentöse Ther.:**
  - Hinweise für pos. Effekt von SSRI (z. B. Paroxetin) und Thombran (z. B. Trazodon® 3 × 100 mg) auf Verhaltensauffälligkeiten. Sertralin (z. B. Zoloft®) scheint wirksam bei hypersexuellem Verhalten. Cholinesterasehem-

5

mer, wenn Alzheimer-Demenz differenzialdiagnostisch nicht sicher auszuschließen ist (**cave:** evtl. Zunahme der Verhaltensauffälligkeiten bei FTD).

5.1.10 Seltene Ursachen einer Demenz

Unter den seltenen Demenzen gibt es eine Reihe potenziell heilbarer bzw. sehr gut therapierbarer Erkr.

Normaldruckhydrozephalus

Klinik Trias: 1. frontale Gangstörung: kleinschrittig, breitbasig. 2. Harninkontinenz. 3. Demenz.

Diagnostik

- cCT: weite innere bei relativ engen äußeren Liquorräumen. Subependymale Hypodensitäten.
- Liquorablassversuch (Erfolg am ehesten an rascher Besserung der Gangstörung erkennbar).

Therapie Gegebenenfalls Shuntanlage.

Chronisches subdurales Hämatom

5

Auch nach Bagatelltrauma daran denken! Oft Latenz von mehreren Wochen nach Trauma.

Klinik Kopfschmerzen, psychische Veränderungen, kognitive Einschränkungen, seltener fokale Ausfälle, Pupillenstörungen, epileptische Anfälle.

Diagnostik cCT, MRT: sichelförmige Ausbreitung der Blutung.

Therapie Bohrlochtrepanation, Drainage.

Z. n. schwerem SHT

Postkommotionelles, postkontusionelles Sy. (nach rezid. Traumen: Dementia pugilistica, Boxerdemenz).

Klinik Konzentrations- oder Gedächtnisstörungen, Schwindel, Kopfschmerz, psychische Sympt., Wesensänderung.

Diagnostik cCT: Kontusionsblutung, Coup- und Contre-Coup-Herde, später kortikaler Substanzdefekt, Ventrikelerweiterung; EEG (AV, Herdbefund).

Therapie Neurorehabilitation.

Hirntumoren

Vor allem bei frontobasaler Lokalisation.

Klinik Je nach Lokalisation; epileptische Anfälle, Kopfschmerzen, fokalneurologische Ausfälle, Wesensänderung/Frontalhirnsy., kognitive Defizite.

Diagnostik cCT, MRT: Raumforderung; Liquor: Eiweiß ↑, EEG: Herdbefunde.

Therapie OP, Zytostase, Radiatio.

Z. n. zerebraler Hypoxie: Posthypoxische Enzephalopathie

Klinik Je nach Schwere der Schädigung: Bewusstseinsstörung, kognitive Beeinträchtigung, psychische Sympt., vegetative Sympt., Krampfanfälle, Herdsympt.; evtl. Korsakow-Sy. (schwer gestörtes Kurzzeitgedächtnis, Desorientiertheit, Konfabulationen).

Diagnostik Anamnese, cCT, MRT: Aufhebung der Mark-Rinden-Grenze, Rindenatrophie im Verlauf von wenigen Wo., Ventrikelerweiterung.

Therapie Neurorehabilitation.

Parkinson-Krankheit

Demenz bei rund 20–50 % der Pat. im Verlauf. Details ▸ 5.6.3.

Progressive supranukleäre Ophthalmoplegie (PSP)

Syn.: Steele-Richardson-Olszewski-Sy. Neurodegenerative Erkr. mit Parkinson-Sy.

Klinik Parkinson-Sy., supranukleäre Blicklähmung, Stürze, Dysarthrie, Dysphagie, Frontalhirnzeichen, kognitive Beeinträchtigung.

Diagnostik cCT/MRT: Mittelhirnerweiterung mit Erweiterung des 3. Ventrikels, der Cisterna interpeduncularis et magna; EOG: Störung der Augenbewegung.

Therapie Keine kausale Ther.; Behandlungsversuch des Parkinson-Sy.: L-Dopa.

Kortikobasale Degeneration

Neurodegenerative Erkr. mit Parkinson-Sy.

Klinik Meist unilateral: Bradykinese, Rigor, Alien-Limb-Phänomen, Apraxie, Dystonie. Frontalhirnzeichen, kognitive Beeinträchtigung.

Diagnostik cCT/MRT: asymmetrische frontoparietale Atrophie.

Therapie Keine kausale Ther. Behandlungsversuch des Parkinson-Sy.: L-Dopa.

Morbus Fahr (bilaterale striatopallidodentale Verkalkung)

Parkinson-Sy. assoziiert mit Verkalkungen der Basalganglien und des Dentatums. Idiopathisch, hereditär, bei (Pseudo-)Hypoparathyreoidismus.

Klinik Parkinsonismus, Athetosen, Dystonie, zerebelläre Sympt., demenzieller Abbau.

Diagnostik cCT: Verkalkung der Basalganglien und des Kleinhirns (aber: 40 % der Pat. mit Stammganglienverkalkung haben keine Sympt.).

Therapie Gegebenenfalls Korrektur des Kalziumspiegels.

Amyotrophe Lateralsklerose

Degeneration des 1. und 2. Motoneurons.

Klinik Paresen, Faszikulationen, Dysphagie, Dysarthrie, Dysphonie, Frontalhirnzeichen, (frontotemporale) Demenz, PBZ.

Diagnostik EMG und NLG; MEP.

Therapie Keine kausale Ther.; Riluzol verzögert Verlauf.

5

Creutzfeldt-Jakob-Krankheit

Prionkrankheit.

Klinik Psychische Sympt., demenzieller Abbau, Myoklonien, visuelle, zerebelläre, pyramidale und extrapyramidale Sympt.; rasche Progredienz.

Diagnostik EEG: triphasische Komplexe; Liquor: Pleozytose, NSE > 35 ng/ml, Protein 14-3-3; MRT: bilaterale Signalanhebung im Bereich der Stammganglien.

Therapie Keine kausale Ther. bekannt.

Chorea Huntington

Autosomal-dominant vererbt, Genort auf Chromosom 4, Erkrankungsalter 30.–50. Lj.

Klinik Wesensveränderung, affektive oder schizophreniforme Psychosen, Demenz; hypoton-hyperkinetische Bewegungsstörung.

Diagnostik Familienanamnese, Gendiagn.: > 40 Triple Repeats, cCT: Bicaudatumindex < 1,8.

Therapie Tiaprid, Sulpirid gegen Hyperkinese.

CADASIL

Zerebrale, autosomal-dominant vererbte (Chromosom 19) Angiopathie mit subkortikalen Infarkten und Leukenzephalopathie.

Klinik Klin. Sympt. entsprechend der Infarktlokalisation und Demenz, migräneähnlicher Kopfschmerz mit und ohne Aura.

Diagnostik Muskel- und Hautbiopsie (elektronenmikroskopisch typische Veränderungen der Gefäße und Basalmembranen), Gendiagn. Bei V.a. CADASIL möglichst keine konventionelle zerebrale Angiografie wegen vermehrter KM-Zwischenfälle.

Therapie Keine kausale Ther. bekannt; evtl. ASS; Prophylaxe der Migräne mit Betablocker.

Isolierte Angiitis des ZNS

Zählt zu den zerebralen Vaskulitiden. Weitere zerebrale Vaskulitiden, die (selten) ein demenzielles Sy. verursachen können: Takayasu-Vaskulitis, Wegener-Granulomatose, Moya-Moya-Sy.

Klinik Kopfschmerzen, fokale Sympt., multiple Infarkte mit Spontanremissionen.

Diagnostik MRT: multiple Infarkte; DSA: „Abbrüche" der kleinen Gefäße; endgültige Diagn. nur durch Hirn- oder Meningealbiopsie.

Therapie Immunsuppression.

Enzephalopathie bei Endokrinopathien

Hypo-/Hyperthyreose (TSH, T_3, T_4), Hypo-/Hyperparathyreoidismus (Kalzium, Phosphat, Parathormon), Nebennierenerkr. (M. Addison, M. Cushing), Hypophysenerkr.

Klinik Je nach Endokrinopathie. Psychische Sympt., kognitive Beeinträchtigung.

Diagnostik Hormonspiegel.

Therapie Behandlung der Grunderkr., ggf. Hormonsubstitution.

Enzephalopathie bei Hashimoto-Thyreoiditis

Klinik Demenzielles Sy., Krampfanfälle oder apoplektiforme Episoden, psychotische Zustände, Bewusstseinsstörung.

Diagnostik Erhöhte MAK und TAK.

Therapie Prednison.

Vitaminmangelzustände

Vitamin-B_1-Mangel

Infolge von Mangelernährung, z. B. Alkoholismus, Resorptionsstörung.

Klinik Wernicke-Enzephalopathie, Korsakow-Sy. ▶ 6.2.3.

Niacinmangel (Pellagra)

Infolge von Alkoholismus, Tryptophanmangel, INH-Ther., Resorptionsstörung.

Klinik Psychische Sympt., EPMS, demenzielles Sy., Paraparese, Erytheme.

Diagnostik Niacinmetabolite i. U. ↓

Vitamin-B_{12}-Mangel

Infolge von Magenresektion, Darmparasiten, Schwangerschaft.

Klinik Funikuläre Myelose, Hypästhesie, Dysästhesie, Paresen, demenzielles Sy., Apathie, Zentralskotom.

Diagnostik B_{12} i. S. ↓, BB (Anämie, MCV ↑), Schilling-Test.

Chronische hepatische Enzephalopathie

Meist bei Leberzirrhosen.

Klinik Bewusstseinsstörung, kognitive und psychische Sympt.

Diagnostik Leberzeichen; Labor: Transaminasen ↑, Ammoniak i. S. ↑, Albumin ↓, Quick ↓, CHE ↓, Bilirubin ↓; Lebersono; EEG: verlangsamte Grundaktivität.

Therapie Behandlung der Grunderkr., ggf. Intensivmedizin.

Urämische Enzephalopathie

Bei dekompensierter Niereninsuffizienz oder akutem Nierenversagen.

Klinik Verlangsamung, kognitive und psychische Sympt., im Verlauf Hirndrucksteigerung.

Diagnostik Labor: Harnstoff und Krea i. S. ↑ ↑; Liquor: Pleozytose; EEG: verlangsamte Grundaktivität.

Therapie Behandlung der Grunderkr., Steigerung der Diurese, E'lytausgleich.

Wernicke-Enzephalopathie

Thiamin(= Vit.-B_1)-Mangel meist bei Mangelernährung durch chron. Alkoholismus; Fehlernährung anderer Ursache.

Klinik Zerebelläre Ataxie, evtl. Bewusstseinsstörung, kognitive und psychische Sympt., Augensympt., kardiovaskuläre Störungen, vegetative Dysregulation.

Diagnostik Labor: Thiamin i. S. ↓, EEG: AV; AEP/SEP: verzögert; MRT: selten degenerative Veränderungen mit perivaskulären Blutungen im Mesenzephalon.

Therapie Substitution von Thiamin.

Korsakow-Syndrom (organisches amnestisches Syndrom)

Thiamin(= Vit.-B_1)-Mangel meist durch chron. Alkoholismus (▶ 6.2.3), Schädigung des Dienzephalons durch Tumoren, HSV-Enzephalitis, Infarkt, SHT, Hypoxie.

Klinik Störung des Kurzzeitgedächtnisses, Orientierungsstörung, Konfabulationen.

Diagnostik Labor: Thiamin i. S. ↓, EEG: AV; AEP/SEP: verzögert; MRT: selten degenerative oder vaskuläre Veränderungen im Mesenzephalon.

Therapie Gegebenenfalls Substitution von Thiamin.

Enzephalopathie bei Hyponatriämie

Infolge von renalem Salzverlust, zu hoher Flüssigkeitszufuhr, Diuretika oder vermehrter ADH-Produktion.

Klinik Verlangsamung, kognitive Sympt., Bewusstseinsstörung, Tetraparese.

Diagnostik Labor: $Na^+ < 120$ mmol/l.

5

Therapie Ausgleich der Na^+-Konz. **Cave:** Gefahr der zentralen pontinen Myelinolyse bei zu raschem Ausgleich.

Enzephalopathie bei Porphyrie

Im Rahmen einer akuten intermittierenden Porphyrie.

Klinik Kognitive Sympt., Verwirrtheitszustände, psychotische Episoden, neurologische Sympt., abdominale Krisen, intermittierende Rotfärbung des Urins.

Diagnostik Porphyrin i. S. ↑

Therapie Glukose.

Temporallappenepilepsie (interiktal)

Klinik Gedächtnisstörungen, psychische Störungen.

Diagnostik EEG.

Therapie Behandlung der Epilepsie.

Encephalomyelitis disseminata (ED)

Syn.: multiple Sklerose (MS). Chronisch entzündliche und degenerative Erkr. von Gehirn und RM.

Klinik Schubförmiger Verlauf, Paresen, Ataxie, Blasenstörung. Oft: affektive und kognitive Störungen.

Diagnostik Liquor (oligoklonale Banden, ▶ 2.1.2), MRT (Demyelinisierungsherde).

Therapie Glukokortikoid-Pulsther.; immunsuppressive/-modulierende Ther.

Neuroakanthozytose

Autosomal-dominant, autosomal-rezessiv und X-chromosomal vererbt, Beginn um das 30. Lj. Im BB > 4 % Akanthozyten (Erys mit Stechapfelform).

Klinik Kognitives Defizit mit Dystonie oder Hyperkinese, weiteren neurologischen und psychiatrischen Sympt.

Diagnostik MRT: Caudatus-/Putamenatrophie; Akanthozyten am besten nach 1:1-Verdünnung mit 0,9-prozentiger NaCl-Lsg. identifizierbar.

Therapie Keine kausale Ther. bekannt.

Infektionen

- **Bakteriell:**
  - **Neurolues, progressive Paralyse:** Klinik: (frontotemporale) Demenz mit euphorischer Stimmung, mangelnder Krankheitseinsicht und Kritikfähigkeit. In mehr als 50 % interkurrente Episoden mit wahnhaften, manischen, depressiven oder deliranten Sympt. Dysarthrie, Paresen, Anfälle, Pupillenstörungen; Diagn.: serologische Untersuchung von Blut und Liquor; cCT: Hirnatrophie. Ther.: Penicillin.
  - **Neuroborreliose:** Klinik: chron. progrediente Enzephalomyelitis; in sehr seltenen Fällen Enzephalopathie mit kognitiven Defiziten und Wesensänderung. Diagn.: serologische Untersuchung von Blut und Liquor: Ther.: Cefatoxim, Ceftriaxon, Doxycyclin.
- **Whipple-Krankheit** (Inf. mit Tropheryma whippelii). Klinik: Fieber, GIT-Sympt., Arthralgien, evtl. demenzielles Sy., Blickparese, Myoklonien. Diagn.: Jejunumbiopsie. Ther.: Co-trimoxazol.
- **Andere:** sämtliche bakteriell bedingte Enzephalitiden können ein postenzephalitisches Sy. (Wesensänderung, kognitive Einschränkungen) nach sich ziehen.
- **Viral:** sämtliche viral bedingten Enzephalitiden können ein postenzephalitisches Sy. (Wesensänderung, kognitive Einschränkungen) nach sich ziehen; z. B. Arboviren, FSME, Varicella-Zoster, CMV.
  - **AIDS-Demenz-Komplex:** Bei subakuter HIV-Enzephalitis oder HIV-Enzephalopathie: depressive Verstimmung, Konzentrations- und Merkfähigkeitsstörungen, allg. Verlangsamung, Apathie, Antriebsminderung, Angstzustände, progrediente Demenz.
  - **Herpes-simplex Typ 1:** während des Prodromalstadiums oft depressive Verstimmung. Später Halluzinationen, wahnhafte Störungen, Gedächtnisstörungen, Desorientiertheit, Antriebsminderung, Aphasie, Krampfanfälle und Bewusstseinstrübung bis zum Koma.
  - **Chron. Panenzephalitis:** Slow-Virus-Inf., z. B. bei Masern, Röteln. Klinik: demenzieller Abbau, dann neurologische Herdsympt., Myoklonien, Ataxie, epileptische Anfälle, Koma. Diagn.: Liquordiagn. mit Ak-Bestimmung. EEG. Ther.: nicht bekannt.
- **Pilzinfektionen:** v. a. Candida albicans, Cryptococcus neoformans, Aspergillus fumigatus können chron. Meningoenzephalitiden bzw. ein postenzephalitisches Sy. verursachen.
- **Parasitosen, Wurmerkr.:** Im Rahmen einer Toxoplasmose, Amöbiasis, Zystizerkose, Echinokokkose, Bilharziose kann eine chron. Meningoenzephalitis bzw. ein postenzephalitisches Sy. entstehen.

Paraneoplastische Enzephalopathie

Hauptsächlich bei kleinzelligem Bronchial-Ca.

Klinik Psychische Veränderungen, kognitive Sympt., Bewusstseinsstörungen.

Diagnostik Antineuronale Ak.

Therapie Behandlung der Grunderkr., IgG, Prednisolon.

Lupus erythematodes

ZNS-Beteiligung in 60 % der Fälle.

Klinik Multiple Infarkte, Krampfanfälle, psychotische Episoden, demenzieller Abbau, Arthropathie, Hautmanifestation (Schmetterlingserythem), Nephritis.

Diagnostik Panzytopenie, ANA, Anti-dsDNS i. S.

Therapie Immunsuppressiva.

Spät manifestierende erbliche Stoffwechselerkrankungen

Mitochondriale Erkrankungen, Lipidspeicherkrankheiten.

Klinik Variable kognitive, psychiatrische, neurologische Sympt. bei jüngeren Erw.

Diagnostik Unterschiedlich, je nach Art der Erkr.

Therapie Symptomatisch, Diät.

Wilson-Krankheit

Autosomal-rezessiv vererbte Kupferstoffwechselstörung, abnorme Speicherung von Cu^{2+} v. a. in Leber, Gehirn, Kornea.

Klinik Variable neurologische, psychiatrische, internistische Sympt. Kayser-Fleischer-Kornealring.

Diagnostik Urin: Cu^{2+} ↑, Serum: Cu^{2+} ↓, Coeruloplasmin ↓.

Therapie Kupferarme Diät, D-Penicillamin, Zinksulfat.

Phakomatosen

Gruppe von hereditären Erkr., die Gewebedysplasien und Tumoren an Haut, Augen und Gehirn gemeinsam haben: Neurofibromatose von Recklinghausen, tuberöse Hirnsklerose, Hippel-Lindau-Sy., Sturge-Weber-Sy.

Klinik Neben den unterschiedlichsten neurologischen und internistischen Veränderungen bei allen Phakomatosen potenziell mentale Retardierung bzw. demenzieller Abbau.

Diagnostik Gendiagnostik.

Therapie Symptomatisch.

Intoxikation

Durch Schwermetalle, Lösungsmittel, Industriegifte (Blei, Quecksilber, Perchlorethylen).

Klinik Unter anderem chron. Enzephalopathie mit Wesensänderung, kognitiven Defiziten.

Diagnostik Anamnese! Beispielsweise Blutkonzentration des Toxins.

Therapie Unter anderem Antidot, Chelatbildner etc.

Medikamentennebenwirkungen

Anticholinergika, Antikonvulsiva, Kumulation von Sedativa, wismuthaltige Magenpräparate, Dialyse-Enzephalopathie.

5.2 Organisches amnestisches Syndrom

Janine Diehl-Schmid

Definition Isolierte Gedächtnisstörung. Die Diagn. kann nur gestellt werden, wenn eine Hirnschädigung als Ursache nachweisbar ist.

Ätiologie Bilaterale Defekte dienzephaler und mediotemporaler Strukturen: traumatisch, vaskulär, entzündlich, nutritiv toxisch und metabolisch, z. B. SHT, nach epileptischen Anfällen, zerebrale Ischämie, zerebrale Hypoxie, Korsakow-Sy., Wernicke-Enzephalopathie, Herpes-simplex-Enzephalitis.

Klinik Kurzzeitgedächtnisstörungen bei erhaltenem Immediatgedächtnis, antero-, kon- oder retrograder Amnesie und daraus folgender Desorientiertheit. Evtl. Ausfüllung der amnestischen Lücken mit Konfabulationen. Erhalt aller übrigen intellektuellen Fähigkeiten.

Diagnostik

- Labor: BB, BSG, CRP, Transaminasen, ggf. Prolaktin (nach epileptischem Anfall evtl. ↑).
- EEG (▶ 2.2.2): z. B. Allgemeinveränderung, epilepsietypische Aktivität, temporaler Herdbefund (HSV-Enzephalitis).
- Liquor: z. B. entzündliche Veränderungen.
- cCT, MRT: Kontusionsherd, Infarkt, andere strukturelle Schäden.
- Psychometrische Testverfahren (▶ 1.2.4).

Differenzialdiagnosen

- Dissoziative Amnesie (▶ 9.4.1): zeitlicher Zusammenhang zu stark belastenden Ereignissen, oft selektive, im Ausmaß variierende Gedächtnislücken.
- Delir (▶ 5.3).
- Demenz (▶ 5.1).

Therapie Behandlung der Grunderkr. Neurorehabilitation. Bei Wernicke-Korsakow-Sy.: Thiaminsubstitution.

5.3 Delir

Janine Diehl-Schmid

Definition Akut, seltener auch subakut auftretende psychische Störung auf dem Boden einer organischen Ursache. Leitsympt.: Bewusstseinsstörung (qualitativ oder quantitativ), kognitive Beeinträchtigungen, psychomotorische Störungen, vegetative und affektive Sympt., gestörter Schlaf-Wach-Rhythmus, oft auch psychotisches Erleben. Typischerweise fluktuiert die Sympt.

5

Epidemiologie Prävalenz: vor dem 60. Lj. sehr selten, danach bis zu 16 %. Inzidenz bei den > 70-Jährigen während eines stationären Aufenthalts: 30–50 %. Prädisponierend sind höheres Alter (> 60 J.), vorbestehende strukturelle, v. a. vaskuläre ZNS-Schädigung oder chron. Erkr., Missbrauch oder Abhängigkeit von Alkohol, Medikamenten oder Drogen, kombinierte Einnahme verschiedener Medikamente (v. a. Anticholinergika), Schlafmangel, soziale Isolation und ungewohnte Umgebung.

Ätiologie Durch Alkohol und psychotrope Substanzen bedingtes Delir (▶ 6).
Nicht durch Alkohol oder andere psychotrope Substanzen bedingtes Delir:

- **Metabolische Störungen:** Hyper- oder Hypoglykämie, Urämie, hepatische Enzephalopathie, (v. a. akute) E'lytstörung ($Na^+ < 110$ mmol/l, bei schneller Korrektur Gefahr der zentralen pontinen Myelinolyse), endokrine Störungen (Schilddrüse, Nebenschilddrüse, Nebennierenrinde, Hypophyse). Diabetische Ketoazidose.
- **Infektionskrankheiten:** z. B. Sepsis, Enzephalitis, Meningitis; v. a. bei älteren, multimorbiden Pat. kann schon eine fieberhafte HWI ein Delir verursachen.
- **Kardiovaskuläre Erkr.:** z. B. Herzrhythmusstörungen, Herzinsuff.
- **Andere:** Schockzustände. SHT, nach OP („Durchgangssy."). Postiktal, Exsikkose und Mangelernährung, Hirntumor, intrakranielle Blutung, Hirninfarkt. Intox. mit Schwermetallen. Hypertensive Enzephalopathie. Hypoxisch (Anämie, CO-Vergiftung). MNS (▶ 4.5.3), maligne Hyperthermie, akute schizophreniforme Störung. Medikamentenintox., Drogen-/Alkoholrausch, Drogen-/Alkoholentzug.
- **Medikamente:** Anticholinergika (Belladonna-Alkaloide, z. B. Atropin), Parkinsonmedikamente, z. B. Biperiden, Amantadin; Antihistaminika (v. a. bei Überdosierung, bei älteren Pat. auch normale Dosis); TZA (▶ 4.9.8) v. a. bei organischen Vorschäden, älteren Pat. und Kindern auch in Normaldosis; L-Dopa; Antipsychotika (▶ 4.9.7); Lithium; Antiepileptika; Diuretika und Laxanzien (durch Exsikkose, E'lytentgleisung); Digitalis (v. a. bei Überdosierung); Cimetidin (v. a. bei älteren und schwer kranken Pat. auch in Normaldosis); Glukokortikoide (bei länger dauernder und höher dosierter systemischer Anwendung), ACTH; Analgetika (NSAID, Opioide).

Klinik Kennzeichnend für das Delir sind ein relativ akuter Beginn und ein fluktuierender Verlauf (alle Sympt. können stark wechseln oder verschwinden) mit nächtlicher Akzentuierung der Sympt.

- Frühsympt.: Ängstlichkeit, psychomotorische Unruhe, erhöhte Reizbarkeit.
- Wechselnde Bewusstseinslage (zwischen leichter Bewusstseinsminderung und Koma).
- Kognitive Beeinträchtigungen mit Störung der Aufmerksamkeit, Beeinträchtigung des Immediat- und Kurzzeitgedächtnisses, Störungen des Denkens (Weitschweifigkeit), Desorientierung, leichte Ablenkbarkeit.
- Wahrnehmungsstörungen mit meist optischen Halluzinationen (kleine, oft bewegte Objekte, Tiere, szenenhafte Abläufe), Illusionen (z. B. zugeschlagene Tür als Gewehrschuss verkannt, der Stuhl im Patientenzimmer ist ein „schwarzer Mann").
- Wahnideen, erhöhte Suggestibilität.
- Psychomotorische Störungen: gesteigerte (hyperaktives Delir) oder verminderte (hypoaktives Delir, wird eher übersehen) psychomotorische Aktivität (Nesteln) in nicht vorhersehbarem Wechsel; verlängerte Reaktionszeit, verstärkte Schreckreaktion.

- Störungen des Schlaf-Wach-Rhythmus mit z. T. schweren Schlafstörungen, Tagesschläfrigkeit, Albträume, die nach dem Erwachen als Halluzinationen weiterbestehen können.
- Affektive Störungen: Depression, Angst, Furcht, Reizbarkeit, Euphorie, Apathie.
- Vegetative Störungen: Tachykardie, Schwitzen, Fieber, Blutdruckanstieg, Erbrechen, Diarrhö, grobschlägiger Tremor.

Diagnostik

- Führend ist die Klinik, daher immer Überprüfung der Bewusstseinslage, Puls, RR, Fieber messen, EKG (s. u.). Bei Bewusstseinsstörung und/oder vegetativen Sympt. weitere Behandlung auf Wach-/Intensivstation.
- Anamnese: Fremdanamnese, Medikamente und Dosis, Suchtanamnese, Komorbidität, insb. neurologische und psychiatrische Vorerkr., Operationen.
- Erhebung des psychopath. Befunds.
- Untersuchung: internistisch, neurologisch, psychiatrisch, hierbei Schwerpunkte: Bewusstseinslage, Orientierung (zeitlich, örtlich, situativ), Aufmerksamkeit (z. B. 100–7 rechnen lassen oder Monate rückwärts), Gedächtnis (3 Wörter, z. B. Ball, Schlüssel, Pferd, nach 5 Min. erinnern).
- Labor: Krea, E'lyte (Hyponatriämie?), BZ (Hypoglykämie?), BB (Leukozytose), Hb, CRP (Infektionszeichen?) Leberenzyme (γ-GT ↑ bei Alkoholfettleber; GOT ↑↑, GPT ↑ bei Fettleberhepatitis), Gerinnung (Quick ↓ bei Leberschäden), CK, Amylase, Lipase, NH_3, Urinstatus (HWI?), Alkohol- und Medikamentenspiegel, Serum- und Urinproben (Drogenscreening).
- EKG: z. B. Arrhythmien, tachy- oder bradykarde Rhythmusstörungen, Blockbilder.
- Rö-Thorax: z. B. Pneumonie, Rippenserienfraktur (z. B. bei Alkoholikern durch Sturz), Pneumothorax (Hypoxie).
- Lumbalpunktion bei V. a. Meningitis, Enzephalitis.
- EEG: diffuse Verlangsamung des Grundrhythmus im Delir, DD: nichtkonvulsiver Anfall.
- cCT bei V. a. intrakranielle Blutung, Hirnödem, Hirntumor, Ischämie.

> Regelmäßige EKG- und RR-Kontrollen wegen der oft ausgeprägten vegetativen Störungen. Beim Alkoholentzugsdelir regelmäßige Kontrollen der Kreatinkinase zur frühzeitigen Diagn. einer prognostisch ungünstigen Rhabdomyolyse.

Differenzialdiagnose Demenz (▶ 5.1). Diagn. Delir unwahrscheinlich bei Dauer > 6 Mon. Häufig: „Delir bei Demenz".

Therapie

- **Allg. Ther.:**
  - Stationäre Aufnahme, Monitoring, im schweren Delir Wach- oder Intensivstation, ggf. Fünf-Punkt-Fixierung mit Sitzwache.
  - Behandlung der Grunderkr., Behebung bzw. Korrektur auslösender Faktoren: Risikomedikation absetzen, Flüssigkeitsbilanzierung, Korrektur von metabolischen Störungen: E'lytsubstitution 2.500–4.500 ml/d (**cave:** gleichzeitige Herzinsuff.). Häufig Hypokaliämie, Einstellung auf K^+ > 4,5 mmol/l. Langsame Korrektur einer Hyponatriämie. Bei V. a. Inf. nach Abnahme einer Blutkultur antibiotische Ther.

- **Medikamentöse Ther.:**

Prinzip: Pharmaka nach Sympt. dosieren; motorische Unruhe sollte unterdrückt, Pat. aber erweckbar sein.

 - **Antipsychotika:** Haloperidol (z. B. Haldol®): beeinflusst produktive psychomotorische Sympt. wie Wahn und Halluzinationen sowie psychomotorische Erregungszustände. Im Akutfall 2,5–10 mg ggf. i. v.; falls notwendig 3–4 × 0,5–1 mg/d p. o. Oft in Komb. mit sedierenden niederpotenten Antipsychotika wie Melperon 50–100 mg/d p. o. oder i. m. (z. B. Eunerpan®), falls notwendig 3–4 × 25–50 mg/d p. o., oder Pipamperon (z. B. Dipiperon®), falls notwendig 3–4 × 20–40 mg/d p. o.
 - **Benzodiazepine:** KI ▶ 17.7. Sedierung bei erregten Pat., z. B. Diazepam 5–10 mg p. o. oder i. v. (z. B. Valium®), alternativ Lorazepam 1 mg i. v. (Tavor®). **Cave:** bei Alkoholrausch KI für Benzodiazepine; Atemdepression oder paradoxe Reaktion bei älteren Pat.; Suchtpotenzial. Vorteil: gleichzeitige antikonvulsive Wirkung.
 - **Clomethiazol** (Distraneurin®):
 Hauptind.: Behandlung des Alkoholentzugsdelirs.
 KI: Pneumonie, obstruktive Lungenerkr., Thoraxverletzung, respiratorische Insuff., kardiopulmonale Vorerkr. (s. u.).
 Dosierung: initial 2–4 Kps. à 192 mg p. o. Ist nach 30–60 Min. keine Symptomfreiheit erreicht, können bis zu 6 weitere Kps. in den ersten 2 h verabreicht werden. Erhaltungsdosis 2 Kps. alle 1–2 h, max. 24 Kps. in 24 h. Ab d 2 tägl. Dosisreduktion um 50% und Ausschleichen innerh. von 14 d.
 Vorteil: antikonvulsive, antiadrenerge und hypnotische Wirkung.
 NW: Atemdepression, RR ↓, bronchiale Hypersekretion (ggf. Komb. mit Atropinsulfat 3 × 0,5 mg/d s. c.), Hypersalivation, Erbrechen, Hyperhidrosis.

! Hohes Suchtpotenzial, deshalb nicht länger als 8–14 Tage geben! Nicht für Zeit nach Entlassung rezeptieren!

 - **Clonidin:** bei schwerem Delir mit Hypertonie. Oral oder über Perfusor. Initial 0,15 mg am liegenden Pat., dann bis max. 1,2 mg/d i. v. (Catapresan®). **Cave:** Ausschleichen (Rebound-Phänomen!).
 KI: bradykarde Herzrhythmusstörung, AV-Block, Sick-Sinus-Sy.

Bei Intoxikation mit Anticholinergika

- **Dosierung:** Physostigmin 2 mg i. m. oder langsam i. v. (z. B. Anticholium®), bei Bedarf nach 20 Min. erneut 1–4 mg. **Cave:** Applikation nur unter EKG- und RR-Kontrolle!
- **NW:** Bei Überdosierung cholinerge Krise mit Bradykardie, Speichelfluss, Erbrechen, Durchfall, selten Krampfanfällen, Pankreatitis. Antagonisierung durch Atropin in halber Dosierung des Physostigmins (1 mg Atropin für 2 mg Physostigmin).
- **KI:** Asthma bronchiale, Diab. mell., KHK, mechanischer Harnverhalt oder Ileus, Hypotonie, Bradykardie, SHT, Hyperkapnie.

5

Prognose Dauer des Delirs unbehandelt etwa 4–10 Tage, unbehandelt Letalität 15–30 %, behandelt 1–5 %. Tod meist durch Herzversagen.

5.4 Weitere organisch bedingte psychische Störungen

Janine Diehl-Schmid

5.4.1 Definition

Krankheitsbilder, die durch eine Hirnfunktionsstörung – bedingt durch prim. zerebrale Erkr. oder systemische Erkr., die sek. das Gehirn betreffen – verursacht werden, sich jedoch nicht den Diagn. Demenz, organisches amnestisches Syndrom oder Delir zuordnen lassen.

5.4.2 Diagnostik

- Genaue Anamnese (v. a. Medikamente), psychiatrische und körperliche Untersuchung (Suizidalität ▶ 4.7, Fremd- oder Selbstgefährdung, Einstichstellen).
- Internistische, neurologische Untersuchung.
- Münchner Alkoholismus-Test, Trierer Alkoholismusinventar (▶ 1.2.3).
- Labor: z. B. Leukozytose, BSG, BZ, CRP, Quick, PTT, T_3, T_4, TSH, E'lyte, Ca^{2+}, ANA, Anti-DNA-Ak, TPHA-Test, Tine-Test, ggf. Serum- und Urinasservation für toxikologische Bestimmungen (Drogenscreening), Kortisolbestimmung i. S. und Urin.
- Liquordiagn. (▶ 2.1.2): z. B. Entzündungszeichen.
- EEG (▶ 2.2.2): z. B. Allgemeinveränderungen, Krampfpotenziale, Herdbefunde.
- Rö-Thorax: z. B. entzündliche Infiltrate.
- cCT, MRT: z. B. Hirninfarkt, Raumforderung, entzündliche Veränderungen.

5.4.3 Organisch bedingte Halluzinose

(ICD-10 F06.1).

Ätiologie Alkoholabusus (▶ 6.2), Medikamentenüberdosierung (z. B. AD ▶ 4.9.2, Dopaminergika), Halluzinogen- (▶ 6▶ .4.7) oder Amphetaminabusus (▶ 6.4.3), Epilepsie, sensorische Deprivation bei Blindheit oder Taubheit, degenerative und/oder ischämische Veränderungen, raumfordernde Prozesse, Radiojodther. bei Hyperthyreose, sehr selten Charles-Bonnet-Sy. als Ursache optischer Halluzinationen.

Klinik Lebhafte und anhaltende optische, akustische und/oder taktile Halluzinationen (▶ 3.1.6), werden vom Pat. z. T. als solche identifiziert oder aber auch wahnhaft verarbeitet.

- **Alkoholhalluzinose:** meist während oder spätestens 48 h nach Alkoholeinnahme bei chron. Alkoholabusus: Häufig nachts auftretende akustische Halluzinationen (vorwurfsvoll, bedrohlich), Pat. reagiert mit Angst, depressiver Verstimmung. In der Regel wahnhafte Interpretationen.
- **Taktile Halluzinose:** z. B. Dermatozoenwahn, v. a. bei Frauen auf dem Boden eines Pruritus.

5

- **Paranoid-halluzinatorische Störung im Rahmen eines Anfallsleidens („Alternativpsychosen")**: Als „Alternative" zum Anfall können im anfallsfreien Intervall paranoid-halluzinatorische Sympt. bestehen. Klinik: akustische und optische Halluzinationen, Wahnideen, illusionäre Verkennung, Bewusstseinsklarheit. Abbrechen der psychotischen Sympt. bei Auftreten von Krampfanfällen. Ther.: nach Diagnosesicherung ggf. Reduktion der antikonvulsiven Medikation und vorsichtige neuroleptische Ther. (▶ 7.1, ▶ 5.6.1).

Differenzialdiagnosen

- Physiologisch: hypnagoge (beim Einschlafen) und hypnopompe (beim Aufwachen) Halluzinationen.
- Delir (▶ 5.3): wechselnde Bewusstseinslage, Desorientiertheit, vegetative Störungen.
- Schizophrenie (▶ 7.1): vorwiegend akustische Halluzinationen, affektive Beteiligung des Pat. an Halluzinationen meistens stärker. Andere Störungen (z. B. Störungen des Ich-Erlebens).

Therapie

- Behandlung der Grunderkr., ggf. Diazepam 5 mg p. o. oder i. m. (z. B. Valium®). Atypische Antipsychotika, z. B. Quetiapin, aufdosieren auf 300–450 mg p. o. (Seroquel®); alternativ auch Haloperidol 5 mg p. o. oder i. m. (z. B. Haldol®), bei überwiegender Unruhe Melperon 25–50 mg p. o. oder i. m. (z. B. Eunerpan®), Pipamperon 20–40 mg p. o. (z. B. Dipiperon®).
- Bei Alkoholabusus/Entzug: bei gleichzeitiger quälender Angst Chlordiazepoxid 25–100 mg p. o. (z. B. Librium®), evtl. nach 4 h wiederholen. Alternativ Haloperidol 2–10 mg p. o. (z. B. Haldol®).

5

5.4.4 Organische katatone Störung

(ICD-10 F06.1).

Ätiologie Enzephalitis, Epilepsie, Parkinson-Krise, Locked-in-Sy., UAW, Drogenmissbrauch, perniziöse Katatonie, MNS.

Klinik Stupor oder Erregung oder beides mit raschem Wechsel von Hypo- zu Hyperaktivität; Stereotypien, Flexibilitas cerea, Impulshandlungen.

Differenzialdiagnosen

- Delir (▶ 5.3): fluktuierender Verlauf, Bewusstseinsstörung, vegetative Begleitsympt.
- Katatone Schizophrenie.
- Depressiver Stupor.

Therapie Intensivtherapie! Behandlung der Grunderkr. Bei Stupor und Katatonie zuerst Behandlungsversuch mit Lorazepam (2–6 mg als Tavor expidet®). MNS (▶ 4.5.3): sofort Neuroleptika absetzen.

5.4.5 Organische wahnhafte Störung

(ICD-10 F06.2).

Ätiologie Drogenabusus (Amphetamine, Halluzinogene, Cannabis, ▶ 6.4.8), Alkoholabusus (▶ 6.2), Medikamente (Anticholinergika, Dopaminergika), Demenz

(▶ 5.1), Temporallappenepilepsie, raumfordernde Prozesse, Chorea Huntington, Parkinson-Krankheit (i. d. R. medikamentös bedingt, ▶ 5.6.3), Wilson-Krankheit, infektiöse ZNS-Erkr. (Neurolues, Herpes-simplex-Enzephalitis, HIV).

Klinik Wahnideen und Wahngedanken. Häufige Wahnthemen: Verfolgungswahn (▶ 3.1.3), Eifersuchtswahn (v. a. bei alkoholabhängigen Männern, unterstützt durch alkoholbedingte Potenzstörungen und Ehekrisen), Größenwahn.

Differenzialdiagnosen

- Delir (▶ 5.3): fluktuierender Verlauf, Bewusstseinsstörung, vegetative Begleitsympt.
- Schizophrenie (▶ 7.1): affektive Beteiligung des Pat. am Wahngeschehen meistens stärker. Keine auslösende Ursache eruierbar, Familienanamnese, Pat. i. d. R. < 40 J.

Therapie Behandlung der Grunderkr., ggf. Benzodiazepine (nicht bei pos. Suchtanamnese) wie Diazepam 5 mg p. o. oder i. m. (z. B. Valium®). Alternativ atypische Antipsychotika, z. B. Quetiapin, aufdosieren auf 300–450 mg p. o. (Seroquel®), Olanzapin 5–20 mg/d p. o. (z. B. Zyprexa®) oder Haloperidol 5 mg p. o. oder i. m. (z. B. Haldol®), alternativ Melperon 25–50 mg p. o. oder i. m. (z. B. Eunerpan®), Pipamperon 20–40 mg p. o. (z. B. Dipiperon®).

5.4.6 Organische depressive und maniforme Störungen

(ICD-10 F06.30–33).

Ätiologie

- **Depressive Sympt.:** Demenz (▶ 5.1), Parkinson-Krankheit, Chorea Huntington, nach Hirninfarkten, MS, Epilepsie (interiktal), SHT, Inf. (z. B. Tuberkulose, Pneumonie, Enzephalitis), hormonelle Veränderungen (Hypo- und Hyperthyreose; Hypo- und Hyperglykämie; Störungen der Nebennierenrindenfunktion; Hyper- und Hypoparathyreoidismus; F: Kontrazeptiva, Menopause; M: Testosteron ↓), Niereninsuff., maligne Tumoren (v. a. Pankreaskarzinom), Lupus erythematodes, Medikamente (Reserpin, Methyldopa, Propranolol, Clonidin, NSAID, Barbiturate, Benzodiazepine, Neuroleptika), langjähriger Cannabisabusus (amotivationales Sy. ▶ 6.4.8), Heroinabusus (▶ 6.4.1).
- **Maniforme Sympt.:** MS, Epilepsie, Hirntumoren, Herpes-simplex-Enzephalitis, Hyperthyreose, Nebennierenrindenüberfunktion, Medikamente (L-Dopa, Glukokortikoide), Drogen (Amphetamine, Kokain, Halluzinogene), selten auch bei Demenz (▶ 5.1).

Klinik Siehe affektive Erkr. (▶ 8).

Therapie

- **Depressive Sympt.:** Behandlung der Grunderkr.; supportive psychother. Maßnahmen. AS entsprechend den Richtlinien bei affektiven Erkr. (▶ 8.7.3). SSRI haben Vorzug vor TZA. Zur Akutbehandlung ggf. Komb. mit Sedativa wie Diazepam 5–10 mg p. o. (z. B. Valium®) oder Lorazepam 3 × 0,5–1 mg (z. B. Tavor®).
- **Maniforme Sympt.:** Behandlung der Grunderkr.; supportive psychother. Maßnahmen. Beruhigendes Gespräch (Talk-down), ggf. Diazepam 5–10 mg p. o. (z. B. Valium®) oder Quetiapin aufdosieren auf 300–450 mg p. o. (Seroquel®), Olanzapin 5–20 mg/d p. o. (z. B. Zyprexa®), alternativ auch Haloperi-

dol 5–10 mg p. o. oder i. m. (z. B. Haldol®). Bei Selbst- oder Fremdgefährdung psychiatrische Unterbringung (▶ 1.8.6).

5.4.7 Organisch bedingte Angststörung

(ICD-10 F06.4).

Ätiologie Epilepsie (▶ 5.6.1), Hypo- und Hyperthyreose, Hyperkortisolismus, Phäochromozytom, Hypoglykämie, Hirntumoren, Abusus z. B. von Kokain, Amphetaminen, Halluzinogenen.

Klinik Ausgeprägte wiederholte Panikattacken (▶ 9.1.2) oder generalisierte Angst (▶ 9.1.4).

Therapie Behandlung der Grunderkr.; akut: beruhigendes Gespräch (Hinweis auf Behandelbarkeit der Erkr.), ggf. Diazepam (Valium®) 5–10 mg p. o. oder i. m.

5.4.8 Leichte kognitive Störung

(ICD-10 F06.70–71).

Definition Beeinträchtigung der kognitiven Fähigkeiten, ohne dass der Schweregrad einer Demenz erreicht wird oder ein Delir vorliegt. Eine wesentliche Alltagsbeeinträchtigung besteht zumeist nicht.

Ätiologie Nahezu alle Erkr., die prim. oder sek. das Gehirn betreffen, können leichte kognitive Störungen hervorrufen.

Klinik Gedächtnisstörungen, Aufmerksamkeits- und Konzentrationsschwierigkeiten.

Diagnostik Altersunterdurchschnittliche Leistungen in psychometrischen Tests. Alltagskompetenz gleichzeitig ungestört.

Therapie Behandlung der Grunderkr.

Prognose Erhöhtes Risiko, im Verlauf eine Demenz zu entwickeln („Konversion").

5.4.9 Organisch bedingte Persönlichkeits- oder Verhaltensstörung

(ICD-10 F07.0).

Ätiologie Hirntumor, vaskuläre Erkr., SHT, Temporallappenepilepsie, Chorea Huntington, Demenz (▶ 5.1), entzündliche ZNS-Erkr. (MS, Neurosyphilis), chron. Intox., Leberfunktionsstör., Vitaminmangelzustände, Endokrinopathien, metabolische Erkr. des Gehirns.

Klinik

- Zuspitzung charakteristischer Persönlichkeitsmerkmale, Umständlichkeit, Misstrauen und paranoides Denken, Apathie, exzessive und ausschließliche Beschäftigung mit einem Thema.
- Verminderte Beständigkeit bei Aktivitäten, Pat. können Befriedigungen nicht aufschieben (z. B. Hyperphagie), emotionale Labilität.

- Verminderte soziale Urteilsfähigkeit, sozial auffällige Handlungen (sexuelle Indiskretionen), verändertes Sexualverhalten.
- „Frontalhirnsy.": akinetische Antriebsstörung, Apathie oder flach-euphorische Enthemmung, verminderte Kritikfähigkeit, Takt- und Distanzverlust.

Diagnostik Zur Identifizierung von Persönlichkeitsveränderung geringeren Ausmaßes unbedingt Fremdanamnese erforderlich!

Therapie Behandlung der Grunderkr. Bei zunehmender Reizbarkeit, Aggressivität: SSRI z. B. Sertralin 50 mg (Zoloft®), falls erfolglos Neuroleptika, z. B. Quetiapin 2 × 50 mg (Seroquel®).

Postenzephalitisches Syndrom

(ICD-10 F07.1).

Ätiologie Bakteriell, viral, Pilze, Parasiten.

Klinik Unspezif. Verhaltensänderung nach Enzephalitis. Verlangsamung, Apathie, Reizbarkeit, Stimmungsschwankungen, Schlafstörungen, kognitive Beeinträchtigung, veränderte Schlaf- und Essgewohnheiten, Änderungen im Sozialverhalten und in der sozialen Urteilsfähigkeit. Evtl. bleibende neurologische Funktionsstörungen (z. B. Aphasie, Apraxie, Lähmungen).

Diagnostik Nachweis einer (stattgehabten) ZNS-Inf. Anamnese, Fremdanamnese, psychometrische Tests.

Therapie Symptomatisch. Neurorehabilitation, Psychother., Physiother. Bei ausgeprägten Verhaltensauffälligkeiten stimulierende bzw. sedierende Psychopharmaka.

5

Organisch bedingtes Psychosyndrom nach SHT

Definition (ICD-10 F07.2). Postkommotionelles oder postkontusionelles Sy. Etwa 40 % der Pat. nach einem SHT sind zumindest teilweise desorientiert.

Traumatischer „Dämmerzustand"

Klinik Nach Erwachen aus Bewusstlosigkeit Bewusstseinseinengung mit unzureichender Situationserfassung, illusionären Verkennungen und wahnhafter Bedeutungsbeimessung. Antriebsstörung, ängstliche Erregung, Desorientiertheit. Geordnete, u. U. aber unbesonnene Handlungen (Selbst- und Fremdgefährdung!). Nach Dämmerzustand kongrade Amnesie für diesen Zeitraum.

Differenzialdiagnosen Postiktaler Dämmerzustand, histrionischer (psychogener) Dämmerzustand.

Therapie Stationäre Einweisung und Überwachung, ggf. in geschlossener psychiatrischer Abteilung. Initial möglichst keine Sedierung wegen nötiger Überwachung der Bewusstseinslage, ggf. Quetiapin aufdosieren auf 25–150 mg p. o. (Seroquel®), Olanzapin 5–10 mg/d p. o. (z. B. Zyprexa®), ggf. ältere Präparate wie z. B. Haloperidol 5–10 mg p. o. oder i. v. (z. B. Haldol®).

Traumatisches Delir

Ätiologie Nach SHT mit Substanzschädigung.

Klinik Fluktuierende Bewusstseinslage, Desorientiertheit, psychomotorische Unruhe, ängstliche Erregung, Enthemmung, antero-/kon- und/oder retrograde

Amnesie, Konfabulationen, Halluzinationen und illusionäre Verkennung. Gelegentlich nur diskrete Sympt. mit Euphorie und Unruhe oder Gleichgültigkeit und Aspontaneität ohne Halluzinationen.

Prognose In der Regel Restitutio ad integrum innerhalb von Tagen, seltener Wo.; Amnesie für den Zeitraum des Delirs. Seltener Übergang in traumatisches Korsakow-Sy.

Traumatisches Korsakow-Syndrom

Desorientiertheit, Merkfähigkeitsstörung, Apathie; Pat. sind weniger suggestibel als beim alkoholbedingten Korsakow-Sy. (▶ 6.2.3).

Organisches Psychosyndrom

Klinik Konzentrationsstörungen, Schwindel, Kopfschmerzen, Reizbarkeit und Ungeduld, emotionale Labilität, Angst, frühzeitige Erschöpfbarkeit, Schlafstörungen, evtl. depressive Verstimmung, Angst, verminderte Belastbarkeit bei Stress, emotionalen Reizen oder unter Alkohol.

Diagnostik Anamnestischer oder radiologischer Nachweis eines SHT. Neuropsychiatrische und kognitive Testverfahren.

Therapie Symptomatisch. Neurorehabilitation, Psychother., Physiother. Bei ausgeprägten Verhaltensauffälligkeiten stimulierende bzw. sedierende Psychopharmaka.

5

5.5 Psychische Störungen bei ausgewählten endokrinen Krankheitsbildern

Janine Diehl-Schmid

- **Hyperthyreose:** Wechsel zwischen agitierten und apathischen Phasen, depressive oder maniforme Verstimmung, Unruhe; während der Radiojodther. passagere Halluzinosen. In der thyreotoxischen Krise Bewusstseinsstörungen (bis zum Koma) und andere delirante Sympt. Nichtpsychiatrische Sympt.: Tachykardie, Unruhe, Gewichtsabnahme, Schwitzen, Tremor.
- **Hypothyreose:** Antriebsverarmung, Apathie, depressive Verstimmung (▶ 8.6.5), paranoide Sympt., unbehandelt Demenz (▶ 5.1). Nichtpsychiatrische Sympt.: Leistungsschwäche, Müdigkeit, Gewichtszunahme, Obstipation, Myxödem.
- **Hypophyseninsuff.:** amnestisches Sy. (▶ 5.2), Delir (▶ 5.3), Apathie, Aspontaneität, Interesselosigkeit. Nichtpsychiatrische Sympt. initial durch Ausfall der Gonadotropine sek. Amenorrhö bei Frauen, Libido- und Potenzverlust, Schwinden der Sekundärbehaarung. Später sek. Hypothyreose und NNR-Insuff. (s. u.).
- **Cushing-Sy.:** depressive Verstimmung, Antriebsmangel, psychotische Sympt. Nichtpsychiatrische Sympt.: Umverteilung der Depotfette (Vollmondgesicht, Stammfettsucht), Muskelschwund, Osteoporose, diabetogene Stoffwechsellage, Hypertonie, Akne.
- **Akromegalie:** jähe Stimmungsschwankungen, motorische Unruhe oder Apathie, Mutismus. Nichtpsychiatrische Sympt.: Vergröberung der Gesichtszüge, Vergrößerung der Hände, Füße, Akren, Zunge und inneren Organe. Oft Sehstörungen, Gesichtsfeldausfälle, Karpaltunnelsy., Kopfschmerzen, Hypertonie, Hyperhidrosis und Hypertrichosis.

- **Hypoglykämie:** Konzentrationsstörungen, Merkschwäche, Amnesie, Störungen der Affektivität (▶ 8), paranoid-halluzinatorische Sympt., ggf. Krampfanfälle.
- **Hyperparathyreoidismus/Hypoparathyreoidismus:** Reizbarkeit, depressive Verstimmung.

5.6 Psychische Störungen bei ausgewählten neurologischen Erkrankungen

Peter Häussermann

5.6.1 Psychische Störungen bei Epilepsie

Epidemiologie und Bedeutung Psychische Störungsbilder sind bei unkomplizierten, erfolgreich behandelten Epilepsien nicht häufiger als in der Gesamtpopulation. Bei chron. therapierefraktären Epilepsien ist die Rate psychischer Sympt. deutlich höher als in der Allgemeinbevölkerung. Die Suizidrate der Pat. mit chron. Epilepsien liegt zwischen 10 und 12 % und ist fast zehnmal so hoch wie in der Allgemeinbevölkerung. Hinzu kommt eine hohe Zahl (7–17 %) plötzlicher unerklärter Todesfälle bei Epilepsie-Pat. (Sudden Unexplained Death in Epilepsy, SUDEP); evtl. sind hier weitere Suizide dabei.
Oberstes Therapieziel: Optimierung der antiepileptischen Behandlung.

Klassifikation ICD-10 F0.X: organische Halluzinose, organisch wahnhafte, schizophreniforme, affektive Störungen, dissoziative Störungen, emotional-labile Störungen oder organische Persönlichkeitsstörungen.

5

Klassifikation neuropsychiatrischer Störungen bei Epilepsie (ILAE)

1.	Psychopath. Symptome als Sympt. epileptischer Anfälle
2.	Epilepsietypische interiktale psychiatrische Störungen
2.1	Kognitive Störungen
2.2	Psychosen bei Epilepsie
2.2.1	Interiktale Epilepsiepsychose
2.2.2	Alternativpsychose
2.2.3	Postiktale Psychose
2.3	Affektiv somatoforme (dysphorische) Störungen bei Epilepsie
2.3.1	Interiktale Verstimmungen
2.3.2	Prodromale Verstimmungen
2.3.3	Postiktale Verstimmungen
2.3.4	Sonstige epilepsietypische Verstimmungen (Ängste, soziale Phobie, Agoraphobie im Zusammenhang mit dem Anfallsgeschehen)
2.4	Auffälligkeiten oder Störungen der Persönlichkeit
2.4.1	Hypermoralisch-hyperreligiöse Persönlichkeitsstörungen
2.4.2	Visköse Persönlichkeitsstörungen
2.4.3	Emotional-labile Persönlichkeit
2.4.4	Gemischte Persönlichkeitsstörungen
2.4.5	Sonstige Persönlichkeitsstörungen

Affektive Störungen bei Epilepsie

Bei 40 % der therapierefraktären Epilepsien. Phasischer Verlauf selten, häufiger dysthyme/dysphorische Störungen.

- **Dysthyme Störung:** depressive Verstimmung, Antriebsarmut, Freud- und Lustlosigkeit, Angstsympt. und Schlafstörungen. Zumeist früher Beginn, chron. stabiler Verlauf, wenig Dynamik, keine klare Anfallsbindung.
- **Dysphorische Störung:** Klinik wie dysthyme Störung, zusätzlich: Reizbarkeit, emotionale Instabilität, oft (unspezif.) Schmerzen. Später Beginn, fluktuierender Verlauf, starke Dynamik, meist initiale Anfallsbindung, später anfallsunabhängig. Phasenhafter Verlauf. Dauer: Stunden bis Tage.
- **Sonstige affektive Störungen:** Ängste, soziale Phobien, Agoraphobien.

Bei chron. therapierefraktären Pat. ist die Behandlung der affektiven Störungen für die Lebensqualität wichtiger als die Anfallsreduktion.

Therapie depressiver Symptome bei Epilepsie

- Gabe von SSRI (Sertralin/Citalopram).
- SSRI: gute therap. Wirkung, senken Krampfschwelle weniger als Trizyklika/Mirtazapin.
- Stehen Antriebsmangel, Abulie oder Konzentrationsstörungen im Vordergrund, so werden kombiniert adrenerg-serotonerge Substanzen wie Venlafaxin und Duloxetin verwendet.
- Bei Therapieresistenz, schwerer Somatisierung, eingeengtem oder überwertigem Denken ist auch eine Komb. mit niedrig dosierten Antipsychotika (z. B. Olanzapin, Quetiapin) möglich.
- Insg. gutes therap. Ansprechen auf eine antidepressive Ther., v. a. bei den dysphorischen Störungen.

Die Furcht vor einer Anfallsinduktion durch eine antidepressive Ther. darf nicht dazu führen, depressive Störungen nicht zu behandeln.

Psychotische Störungen bei Epilepsie

Bei etwa 6 % der Pat. mit therapierefraktärer Epilepsie finden sich psychotische Zustandsbilder.

Psychosen als Antikonvulsiva-Nebenwirkung

- Psychotische Sympt. wurden beobachtet unter der Ther. mit Ethosuximid, Vigabatrin, Topiramat, Tiagabin, Zonisamid.
- Sehr selten auch unter der Ther. mit Levetiracetam und bei der Vagusnervstimulation.

- **Postiktale Psychosen:** häufig assoziiert mit schweren sek. generalisierten Anfällen oder nach Clustern längerer komplex-partieller Anfälle. Typisch: luzides Intervall nach den Anfällen. Starke affektive Mitbeteiligung: Anspannung, Erregung, Dysphorie, Euphorie bis hin zu hypomanen Zustandsbildern. Klinik: paranoid-halluzinatorisches oder schizomanisches Bild. **Cave:** erhebliche Gefährdung für den Pat. und die Umgebung.

- **Interiktale Psychosen:** Klinik: paranoid-halluzinatorisch mit schizophreniformen Kernsympt. Selten: pos. Familienanamnese, Negativsympt.
- **Paradoxe Psychosen:** Pat. mit chron. Epilepsie, die im anfallsfreien Zustand unter psychotischen Sympt. leiden, die jedoch dann wieder besser werden, wenn die Anfälle neu auftreten (Alternativpsychose). Im EEG oft „forcierte Normalisierung", d. h. nach effektiver antiepileptischer Ther. rasche Besserung der EEG-Auffälligkeiten, begleitet vom Auftreten psychotischer Sympt.

Therapie psychotischer Störungen bei Epilepsie

Antipsychotische Therapie bei Epilepsie

- Alle Antipsychotika können zu paroxysmalen EEG-Veränderungen führen.
- First-Line-Antipsychotikum bei Epilepsie ist Olanzapin. Second-Line: Risperidon, Amisulpirid und Haloperidol.

- **Periiktale Psychosen:** wegen der potenziellen Eigen- bzw. Fremdgefährdung hochpotente Neuroleptikagabe (z. B. Risperidon, Haloperidol). Bei psychomotorischer Erregung: Benzodiazepine.
- **Postiktale Psychosen:** meist selbstlimitierend. Gabe von Benzodiazepinen und Antipsychotika für einige Tage bis Wo. als reine Intervallbehandlung.
- **Interiktale Psychosen:** längerfristige Gabe hochpotenter Neuroleptika. Antipsychotikum soll zur Sekundärprophylaxe 12 Mon. beibehalten werden.
- **Paradoxe Psychosen:** Absetzen des Antiepileptikums, das zum Auftreten der paradoxen Psychose geführt hat.

Zurückhaltende Indikationsstellung für Clozapin wegen der Senkung der Anfallsschwelle.

Persönlichkeitsstörungen bei Epilepsie

Etwa 20 % der Pat. mit chron. Epilepsie.

Häufig bei Pat. mit therapierefraktärer Epilepsie: Gestörter formaler Gedankengang mit haftendem Denken, emotionaler Labilität und Impulsivität.

Geschwind-Sy.: Reizbarkeit, gestörtes sexuelles Verhalten, Hypergrafie, formale Denkstörungen mit haftendem Denken und der Tendenz, philosophisch-religiöse Themen exzessiv zu bearbeiten.

Therapie der Persönlichkeitsstörungen bei Epilepsie

- Besonders hypermoralische, hyperreligiöse und visköse Persönlichkeitsanteile sind sowohl medikamentös als auch psychotherap. wenig beeinflussbar.
- Emotional-instabile PS haben phänomenologisch eine Ähnlichkeit zur Borderline-PS. Daher symptomat. Behandlung, z. B. mit DBT.

5.6.2 Psychische Störungen bei multipler Sklerose

Epidemiologie und Bedeutung

Psychische/psychiatrische Störungen sind bei MS-Pat. häufiger als bei Pat. mit anderen chron. Erkr. Mindestens ¼ aller MS-Pat. leidet unter behandlungsbedürfti-

gen psychiatrischen Störungen: somatoforme Störungen, affektive Störungen und Angststörungen.
Fatigue: häufiges Symptom. Die Belastung pflegender Angehöriger wird im Wesentlichen durch die motorische Beeinträchtigung, die kognitiven Defizite sowie die psychiatrische Sympt. der MS-Pat. bestimmt. Diese umfasst v. a. wahnhaftes Erleben, Disinhibition, agitiertes und aggressives Verhalten.

Fatigue

Epidemiologie Etwa bei 75 % der MS-Pat. Häufig das am stärksten beeinträchtigende Symptom der MS; tritt in jeder Krankheitsphase auf.

Klinik Ausgeprägte Müdigkeit, Abgeschlagenheit, die nicht durch Anstrengung erklärbar ist. Fehlen von innerem Antrieb und Energie, Erschöpfungsgefühl, im Tagesverlauf zunehmend.

Abgrenzung zur Depression Fatigue ist ein Prädiktor für affektive Störungen. Trotz erfolgreicher Fatigue-Ther. können depressive Sympt. persistieren. Ther. mit NMDA-Modulatoren bzw. Modafinil hat nur geringen Einfluss auf die depressive Sympt.
Andererseits reduziert die pharmakologische/psychotherap. Behandlung depressiver Sympt. die Fatigue-Symptomintensität. Pat. mit relevanter Fatigue-Sympt. sollten unbedingt auf eine Depression hin untersucht werden. Allerdings ist die Fatigue-Sympt. wahrscheinlich keine reine Depressionsfolge.

Therapie

- **Medikamentös:** Modafinil, Methylphenidat, Amantadin.
- **Nichtmedikamentös:** soziale Aktivität, Sport, gesunde Ernährung, Ergother., Physiother., Psychother.

Treten Fatigue und Depression gemeinsam auf, so ist die Ther. initial eine antidepressive (Medikation + Psychother.).

Depressionen

Epidemiologie Prävalenz bei MS: 20–50 %.

Ätiologie, Pathogenese Neuroanatomische Lokalisation von MS-Läsionen, Immundysregulation, neuroendokrine Veränderungen, reaktiv, genetische Disposition, Zusammenhang zu Fatigue oder zu somatischen MS-Problemen, fehlender sozialer Support, Veränderung der Akuität der Erkr., MS-bezogene kognitive Dysfunktionen.
MS-Pat. ohne Arbeitsplatz haben ein signifikant höheres Risiko, an einer Depression zu erkranken als Pat. mit Arbeitsplatz. Weiterhin relevant: Schweregrade der Erkr. und fehlender sozialer Support.

Bedeutung von Komorbidität

- **Fatigue:** Pat. mit keiner oder nur gering ausgeprägter Fatigue-Sympt. weisen zumeist keine signifikanten depressiven Sympt. auf. Bei ausgeprägter Fatigue-Sympt. besteht zumeist auch eine relevante depressive Sympt.
- **Kognitive Dysfunktion:** MS-Pat. weisen häufig Arbeitsgedächtnis-Defizite auf. Diese können durch eine begleitende depressive Sympt. mitbedingt sein. Umgekehrt können kognitive Defizite im Rahmen der MS die Stimmung neg. beeinflussen.

Therapie

- Die aktuell erhältlichen Medikamente zur Behandlung von Depressionen sind genauso effektiv für Pat. mit MS wie für Pat. ohne MS.
- First-Line-Ther. mit SSRI. Trizyklika und MAOH werden i. d. R. nur eingesetzt, wenn es unter SSRI nicht zu einer ausreichenden Besserung der affektiven Sympt. kommt.
- Komorbider chron. Schmerz oder Schlafstörungen sind Faktoren, die für den Einsatz von Trizyklika oder Duloxetin sprechen. Werden Trizyklika eingesetzt, dann sollten am ehesten Nortriptylin und Amitriptylin verwendet werden.
- **Wichtig:** Psycho- und Soziother.
- Am effektivsten: Komb. medikamentöser + psychotherap. Behandlung.

Kognitive Störungen bei MS

- 40–60 % der MS-Pat. leiden unter kognitiven Defiziten. Dies führt oft zu einem Verlust an Lebensqualität, gekoppelt mit einer Reduktion der sozialen und beruflichen Aktivität.
- Bestehen oft bereits zu Krankheitsbeginn und gerade bei jüngeren Pat.
- Folge des Demyelinisierungsprozesses; ausgeprägtere kognitive Defizite bei progredient verlaufenden schweren MS-Formen mit axonaler Beteiligung.
- Kognitive Defizite korrelieren mit dem Ausmaß physikalischer Behinderung.
- Eine komorbid bestehende Depression verschlechtert die kognitive Leistungsfähigkeit.
- Häufig betroffen: Arbeitsgedächtnis und exekutive Funktionen.

5

Bipolare Erkrankungen

Epidemiologie Prävalenz um 13 %, somit deutlich höher als in der Allgemeinbevölkerung (< 1 %).

Ätiologie Genetische Komponente (familiäre Häufung von MS und bipolaren Störungen); MS-Pat. haben anscheinend eine biologische Vulnerabilität für bipolare Erkr.

Hirnatrophie ist assoziiert mit Stimmungslabilität (Euphorie und Disinhibition). Eine kausal orientierte MS-Ther. scheint das Risiko für eine bipolare Sympt. bei MS zu reduzieren.

Therapie

- Bei der Gabe von Lithium muss auf eine ausreichende Flüssigkeitszufuhr geachtet werden. Dies kann bei Pat. mit Blasenstörungen schwierig sein.
- Antikonvulsiva wie Valproat, Carbamazepin oder Lamotrigin können stimmungsstabilisierend eingesetzt werden.
- Atypika wie Olanzapin, Risperidon oder Quetiapin sind ebenso anwendbar.

Angststörungen

- Prävalenz: 20–90 %.
- Ätiologisch wird eine reaktive Genese angenommen.
- Gehäuft bei neu diagnostizierten Pat. und ihren Partnern. Risikofaktoren: weibliches Geschlecht, begleitende depressive Störung, geringer sozialer Support, hohe entzündliche Krankheitsaktivität.
- Spezif. Angst bei MS: Angst vor der Autoinjektion, betrifft ca. 50 % der Patienten.

- Häufig treten auch Panikattacken oder eine generalisierte Angststörung auf.
- Therap. Optionen: SSRI, Benzodiazepine, Pregabalin. Wichtig: begleitende Psychother.

Pseudobulbärer Affekt

- Path. Lachen und Weinen kommen bei etwa 10 % der MS-Pat. vor.
- Ther.: Niedrig dosierte Ther. mit Trizyklika, SSRI sowie Dopaminergika scheinen pos. Effekte zu haben.

Psychische Nebenwirkungen der MS-Behandlung

Beta-Interferone

Die aktuelle Datenlage hat für die zur Verfügung stehenden Interferone bei der MS kein erhöhtes Depressionsrisiko gezeigt. Die meisten Pat., die im Rahmen einer immunmodulatorischen Ther. eine relevante depressive Sympt. entwickeln, hatten bereits im Vorfeld der Ther. eine affektive Vorgeschichte. Ein Hauptfaktor für die Depressionsentwicklung scheint das Ausmaß der körperlichen Behinderung zu sein. Im Rahmen der Beta-Interferonther. sind hier also auch pos. Effekte denkbar. Gleiches gilt wahrscheinlich auch für die Behandlung mit Glatirameracetat und dem monoklonalen Ak Natalizumab.

Kortikosteroide

5

Kortikosteroide können dosisabhängig verschiedene neuropsychiatrische Sympt. verursachen: Induktion depressiver oder manischer Zustände, steroidassoziierte Psychosen, Delir. Allerdings liegt die Häufigkeit kortikosteroidassoziierter psychischer Störungen insg. unter 1 %. Am häufigsten treten affektive Störungen auf: entweder in Form einer manischen oder depressiven Episode oder einer gemischten Episode. Psychotische Sympt. sind seltener und beinhalten oft akustische Halluzinationen sowie Verfolgungsideen.

Anticholinergika

Medikamente wie Oxybutynin oder Tolterodin werden bei MS zur Behandlung der Inkontinenz gegeben. Anticholinerge NW: Somnolenz, Schwindel, kognitive Dysfunktionen, Angstattacken, visuelle Halluzinationen. Nach Dosisreduktion bzw. Absetzen der Medikation i. d. R. Besserung.

Spasmolytika

Baclofen führt bei ca. 10 % der Pat. zu Verwirrtheitszuständen, seltener zu manisch-gehobenen oder depressiven Zuständen. Zusätzlich gibt es bei raschem Absetzen Entzugssympt. mit Halluzinationen und Verwirrtheitszuständen. Tinazidin kann zu Somnolenz, Depression und Angst führen.

5.6.3 Psychische Störungen bei Parkinson-Krankheit

Nichtmotorische Sympt. sind ein häufiges Phänomen beim M. Parkinson. Sie umfassen u. a. Depressionen, Angststörungen, kognitive Defizite und Demenz, psychotisches Erleben, Schlafstörungen, Apathie und sexuelle Dysfunktionen. Oftmals sind diese Störungen durch die begleitenden Parkinson-Sympt. maskiert und daher schwer erkennbar.

Depression bei Parkinson-Krankheit

Epidemiologie Prävalenz: Bis zu 50 % der Parkinson-Pat. weisen eine behandlungsbedürftige depressive Sympt. auf, etwa 10 % aller Parkinson-Pat. erfüllen die Kriterien einer Major Depression. Häufig besteht auch eine Angststörung. Depressive Sympt. und Angstsympt. können den motorischen Veränderungen um Jahre vorausgehen.

Klinik

- Bei depressiven Parkinson-Pat. häufiger: Apathie, Dysphorie, Irritabilität, Traurigkeit, Gedächtnisstörungen, Pessimismus, Sorge um die eigene Gesundheit, Suizidgedanken. Seltener: Schuldgefühle, Versagensgefühle, Suizidhandlungen.
- Unabhängig von der motorischen Beeinträchtigung ist eine bestehende, nicht oder unzureichend behandelte Depression der wichtigste die Lebensqualität beeinträchtigende Faktor beim M. Parkinson.
- Zunahme im „Off", Abnahme im „On".
- Korrelation zum Schweregrad des M. Parkinson. Häufiger betroffen: akinetisch-rigide Variante.
- Depression: Risikofaktor für das spätere Auftreten einer Demenz.

Ätiologie Risikofaktoren: pos. Familienanamnese bzgl. Depressionen, kognitive Defizite, Schweregrad der Erkr., höheres Alter.
Ätiologisch wird ein Defizit an Dopamin und anderen monoaminergen Neurotransmittern angenommen.

Diagnose und Differenzialdiagnose Parkinson-Pat. weisen oft Schlafstörungen, Konzentrationsstörungen und eine erhöhte Erschöpfbarkeit auf, ohne dass hierbei eine Depression vorliegt. Die parkinsontypische psychomotorische Verlangsamung mit mimischer Starre gehört ebenfalls zu den klassischen Parkinson-Sympt. Sind Depressionen im Rahmen einer Parkinson-Erkr. vorhanden, so muss die Diagn. im Wesentlichen über die depressiven Kognitionen und Affekte gestellt werden: Gefühl von Leere und Hoffnungslosigkeit, Reduktion der emotionalen Reagibilität und Verlust der Fähigkeit, Freude zu erleben (Anhedonie).

Antidepressive Pharmakotherapie

- **Parkinson-Therapeutika:** Der MAOH Selegilin sowie die Dopamin-Agonisten Pramipexol und Ropinirol haben auch antidepressive Eigenschaften. Am besten wirksam scheint hier Pramipexol zu sein.
- **SSRI:** Wegen des guten Verträglichkeitsprofils bei den zumeist älteren Pat. Mittel der 1. Wahl. Problematisch können eine Verstärkung des Tremors, Hyponatriämien und QT_c-Zeit-Verlängerungen sein.

> **!** Hyponatriämie unter SSRI-Ther., v. a. im höheren Lebensalter. Mechanismus: Alle serotonerg wirkenden Mittel können Hyponatriämien induzieren, wohl über Auslösung eines (milden) SIADH. Pragmatisch sollten nur ältere Pat. mit hochnormalen Na-Werten auf SSRI eingestellt werden. Alternativen: Gabe von Duloxetin, Venlafaxin, Mirtazapin oder Valdoxan. Bei Anwendung dieser Substanzen ist die Hyponatriämierate niedriger.

- **Trizyklische Antidepressiva (TZA):** TZA sollen bei Älteren generell vermieden werden. Wegen der von allen TZA am geringsten ausgeprägten anticholinergen NW kann Nortriptylin ein potentes Reserve-Antidepressivum beim M. Parkinson sein. Die anticholinergen NW haben theoretisch einen pos. Effekt auf die motorischen Funktionen. Kognitiv allerdings wirken sich TZA neg. aus. Zusätzlich besteht hier die Gefahr der Induktion deliranter Zustände. Andere UAW: Orthostase, AV-Überleitungsprobleme. Eine Komb. von Selegilin mit serotonerg wirkenden TZA (z. B. Clomipramin) soll wegen der Gefahr eines serotonergen Sy. vermieden werden.
- **Sonstige AD:** Der MAO-A-Inhibitor Moclobemid und MAO-B-Inhibitor Selegilin haben antidepressive Eigenschaften. MAOH sollten auf keinen Fall mit Levodopa gemeinsam gegeben werden, da das Risiko der hypertensiven Entgleisung besteht. Gleiches gilt für die Komb. von MAOH mit SSRI und Trizyklika, hier droht ein serotonerges Sy.
- **Andere Therapieverfahren:** EKT kann bei schwerer therapierefraktärer Depression oder wahnhafter Depression gut eingesetzt werden. Oft bessert sich neben der wahnhaften Sympt. auch temporär die Parkinson-Sympt. Allerdings können Dyskinesien zumindest kurzfristig zunehmen, auch kommt es häufig zur Induktion von Verwirrtheitszuständen.
- **Psychother.:** Pos. Effekte sind für die KVT beschrieben. Eine psychotherap. Betreuung von Angehörigen bei Parkinson-Pat. ist von besonderer Bedeutung. Eine kognitiv-behaviorale Gruppenther. für pflegende Angehörige reduziert deren psychische Belastung und steigert das allg. Gesundheitsgefühl.

5

Impulskontrollstörungen bei Parkinson-Krankheit

Wiederholte Handlungen ohne vernünftige Motivation. Diese können nicht oder nur schlecht kontrolliert werden und schädigen Interessen von Pat./Angehörigen oder anderer. In diese Kategorie fallen neben path. Spielen und Kaufen, unkontrolliertem Essen (Binge Eating) oder Hypersexualität auch das sog. Dopamin-Dysregulationssy. und Punding.

- **Dopamin-Dysregulationssyndrom**: zwanghafter und zunehmender Konsum dopaminerger Medikamente. Die Dosis wird eigenständig, meist heimlich, über das zur motorischen Kontrolle notwendige Maß hinaus gesteigert. Oft kommt es zu motorischen KO wie Hyper- oder Dyskinesien, Impulskontrollstörungen oder Reizbarkeit, Ruhelosigkeit oder starken Stimmungsschwankungen. Ätiol.: anhaltende, repetitive dopaminerge Stimulation, welche das Belohnungssystem beeinflusst.
- **Punding:** Verhaltensstörung mit komplexen, stereotypen und sich wiederholenden Tätigkeiten. Beispiel: stundenlanges Sammeln, Sortieren, Ordnen von Gegenständen, exzessiver Computergebrauch, ungerichtetes Abgehen oder -fahren bestimmter Wege, andauerndes Putzen oder Aufräumen. Häufig orientiert an früherer beruflicher Aktivität/Hobbys. Konsekutiv oft Vernachlässigung von Mahlzeiten, Schlaf, Hygiene und sozialen Kontakten. Der Versuch, Pat. davon abzuhalten, löst oft dysphore Reaktionen aus.

Häufigkeit von Impulskontrollstörungen in der Allgemeinbevölkerung: etwa 1 %; beim M. Parkinson 5–10 %, v. a. unter dopaminerger (Dopamin-Agonisten) Ther. Impulskontrollstörungen sind eine schwerwiegende KO der dopaminergen Ther, weil die Pat. erhebliche finanzielle, persönliche, berufliche oder soziale Nachteile erleiden können. Besonders gefährdet: jüngere Pat., hohes Maß an „novelty seeking behavior", depressive Pat., Pat. mit Alkohol-/Drogenmissbrauch in der Eigen- oder Familienanamnese.

Therapie Wechsel des dopaminergen Medikaments oder Dosisreduktion. Aufklärung/Psychoedukation von Pat. und Angehörigen, psychotherap. Stützung. Klärung rechtlicher und sozialer Aspekte (z. B. Betreuung mit Einwilligungsvorbehalt) bei Spielsucht; ggf. Quetiapin/Clozapin in niedriger Dosis.

- Hypersexualität ggf. Einsatz von Antiandrogenen wie Cyproteronacetat in niedriger Dosis (5–30 mg/d); ggf. Quetiapin/Clozapin in niedriger Dosis.
- Dopamin-Dysregulationssy. und Punding: Versuch der Dosisreduktion. Dies löst oft große Widerstände aus. Gefahr der Eigenmedikation. Externe Regulation bzw. Kontrolle der Medikamentenabgabe (z. B. durch Pflegedienst) hilfreich. **Cave:** Medikamenteneinnahme nach subjektiv empfundenem Bedarf: sollte nur bei motorischen Fluktuationen eingesetzt werden, dann Kontrolle durch Angehörige/Pflegedienst/Arzt.

Suizidalität bei Parkinson-Krankheit

Depressive Parkinson-Pat. haben ein erhöhtes Suizidrisiko. Wichtige Faktoren in der Beurteilung sind: soziale Kontakte, Stärke des Leidensdrucks, konkrete Suizidgedanken oder -planungen und wahnhaftes Erleben. Agitiertheit scheint ebenfalls ein Risikofaktor zu sein. Auch bei Pat. mit DBS ist die Suizidalität erhöht. Dies wird mit stimulationsabhängigen Enthemmungseffekten mit erhöhter Impulsivität, Besserung der Motorik, aber auch psychosozialen Faktoren wie einem veränderten Rollenverhalten erklärt. Psychotherap. ist die depressive Verstimmung gerade beim fortgeschrittenen M. Parkinson schwer zu durchbrechen.

Angst bei Parkinson-Krankheit

Generalisierte Angststörung, Panikstörung und soziale Phobie.

- Prävalenz 10–30 %.
- Häufig komorbide Depressionen.
- Häufiger im „Off".

Therapie Medikamentös: SSRI, SNRI; ggf. TZA, Pregabalin. Psychother.: kognitiv-behaviorale Verfahren.

Apathie bei Parkinson-Krankheit

Es fehlt isoliert an Motivation und Initiative. 12–16 % der Parkinson-Pat. leiden unter Apathie.

Therapie Dopamin-Agonisten, Modafinil und Methylphenidat. Sind die Apathiephasen mit motorischen Fluktuationen assoziiert, so ist eine Verbesserung der Parkinson-Medikation vordringlich.

Kognitive Defizite und Demenz bei Parkinson-Krankheit

Epidemiologie Prävalenz: 40–60 %. Parkinson-Pat. im längeren Verlauf der Erkr. Im Vergleich zu Gesunden haben Parkinson-Pat. ein 6- bis 8fach erhöhtes Demenzrisiko. Die parkinsonassoziierte Demenz ist eine der häufigsten Ursachen für eine Institutionalisierung der Pat.

Klinik Bereits im frühen Krankheitsstadium können kognitive Defizite auffallen: Frontalhirnfunktionen mit frontal-exekutiven Defiziten, z. B. beim raschen Wechsel zwischen alternierenden Problemlösungsstrategien, Perseverationsneigung, Defizite in der Generierung interner Handlungspläne. Auch Aufmerksamkeitsleistungen, Gedächtnis, visokonstruktive Fähigkeiten und die kognitive Geschwindigkeit sind frühzeitig beeinträchtigt. Merkfähigkeit: v. a. Abruf ist gestört, Pat. profitieren von Hinweisen (engl. cues). Eine im frühen Verlauf bestehende Demenz ist ein Ausschlusskriterium für einen M. Parkinson. Parkinson-Pat. mit kognitiven Defiziten neigen besonders zu medikamentös induzierter Verwirrtheit und Psychosen.

DD bei früh auftretender Demenz Normaldruckhydrozephalus (NPH), subkortikale arteriosklerotische Enzephalopathie (SAE), progressive supranukleäre Paralyse (PSP), kortikobasale Degeneration (CBD), Lewy-Body-Demenz (LBD).

Ätiologie Ausgeprägtes cholinerges Defizit, schwerer als beim M. Alzheimer. Daneben dopaminerges und noradrenerges System betroffen. Lewy-Körper auch kortikal. Oft alzheimertypische Veränderungen (Tau-, Amyloid-Pathologie). Neben den subkortikalen Defiziten bestehen auch kortikale Veränderungen.
Risikofaktoren: Schweregrad, Dauer der Erkr., später Beginn des M. Parkinson, begleitende Depression, früh auftretende Halluzinationen und akinetisch-rigide Formen.

Therapie

- Cholinesterasehemmer, vorzugsweise Rivastigmin.
- Angehörigenunterstützung.
- Behandlung begleitender psychiatrischer Sympt. wie Wahn oder Halluzinationen.

5

> Bei Demenz-Pat. haben Neuroleptika besonders gravierende Auswirkungen auf die Motorik.

Psychotische Phänomene bei Parkinson-Krankheit

Epidemiologie Etwa ⅓ der Parkinson-Pat. erlebt im Verlauf der Erkr. psychot. Sympt.

Klinik Beginn oft mit lebhaften Träumen, dann Entwicklung wahnhaften Erlebens und visueller Halluzinationen. Oft Auftreten am Abend.

- **Visuelle Halluzinationen:** Etwa 20 % der Parkinson-Pat. erleben visuelle Halluzinationen. Zumeist handelt es sich um Pseudohalluzinationen. Verkennungen haben Prävalenzzahlen um 40 % und bestehen oft als Vorstufe der visuellen Halluzinationen. Als besonderer Risikofaktor gelten kognitive Defizite.
  - Halluzinationen gehen einher mit einem höheren Grad an Behinderung sowie schlechterer Lebensqualität der Pat. und einer höheren Belastung der Pflegenden. Risikofaktor für die Unterbringung in einem Pflegeheim.
  - Typischerweise sind die visuellen Halluzinationen beim Parkinson komplex, dauern Sek. bis Min. an und weisen einen variablen Inhalt auf: bekannte Menschen, Tiere, Gebäude oder Szenen. Oft werden auch Zwerge oder Kinder gesehen. Der Charakter der Halluzinationen ist i. d. R. nicht bedrohlich. Die Pat. sind sich des unrealen Charakters oft bewusst und im halluzinierenden Zustand nicht verwirrt. Oft treten visuelle Halluzinationen abends oder nachts auf.

  - **Risikofaktoren:** hohes Alter, schlechter kognitiver Zustand, lange Dauer der Erkr., erheblicher Schweregrad der Erkr., Vorherrschen depressiver Sympt., Vorliegen einer REM-Schlaf-Verhaltensstörung, Tagesmüdigkeit, schlechter Visus.
  - Diese Halluzinationen treten i. d. R. nur unter Parkinson-Medikation auf, können jedoch über Tage und Wo. auch nach Beendigung der Parkinson-Ther. anhalten.
- **Wahnhaftes Erleben:** Auftreten bei 5 % der nichtdementen und 15 % der dementen Parkinson-Pat. Im Vordergrund stehen Verfolgungsideen, Eifersuchts- oder Verarmungswahn.

Ätiologie Zumeist medikamentös induziert. Kaum Verwirrtheit und Agitation. Alternativ assoziiert mit Inf. (Pneumonie, HWI) oder Exsikkose. Pat. hier dann zumeist verwirrt und agitiert.
Risikofaktoren: höheres Alter, Depression oder Schlafstörungen in der Vorgeschichte, kognitive Defizite, hohe Dosen der Antiparkinsonmedikamente, motorische Fluktuationen.

Therapie

Prinzipiell gilt: Ursache suchen (Infekte? Exsikkose? Medikamentös induziert?). Vereinfachung der Parkinsonmedikation, möglichst Einsatz unretardierter L-Dopa-Präparate.

- Ther. der zugrunde liegenden Ursache: Antibiotika, Rehydratation, Reduktion der dopaminergen Medikation (Reihenfolge des ausschleichenden Absetzens: zuerst Anticholinergika und Amantadin, L-Selegilin, dann Dopamin-Agonisten, dann COMT-Hemmer und zuletzt Reduktion von L-Dopa). Ziel ist eine möglichst niedrige L-Dopa-(Mono-)Ther., möglichst kein abruptes Absetzen der Parkinsonmedikation.
- Atypika: nichtselektiver Dopamin- und Serotonin-Antagonismus. Quetiapin und Clozapin in Dosen bis 75–(150) mg/d. **Cave:** Agranulozytosegefahr, Orthostase, Kardiotoxizität. Stärkste anticholinerge Substanz in der Psychiatrie (Clozapin). Immer Kontrolle der frequenzkontrollierten QT-Zeit (v. a. Quetiapin).
- Gewisse Effekte auch durch Cholinesterasehemmer, die in seltenen Fällen aber auch optische Halluzinationen auslösen können.
- EKT.

Psychische Probleme der Tiefenhirnstimulation (DBS)

Zur Behandlung der Akinese und des Tremors wird am häufigsten die Stimulation des Ncl. subthalamicus (STN) eingesetzt; vorwiegend bei Pat. mit therapierefraktären motorischen Fluktuationen und schweren dopaminerg-induzierten Dyskinesien.
Voraussetzung der DBS: gute L-Dopa-Responsivität. Vor allem jüngere Pat. profitieren von dem Eingriff. KI: Demenz, ernste psychiatrische Vorerkr. sowie eine relevante Hirnatrophie.

- **Positive psychische Effekte der DBS:** Bei der Stimulation des STN kann sich der affektive Status des Pat. bessern. Wohlbefinden, Euphorie, Steigerung der Motivation, Reduzierung von Müdigkeit und Entspannung können auftreten.

- **Negative psychische Effekte der DBS:**
  - Akute depressive Reaktionen bis hin zu akuter Suizidalität.
  - Induktion von psychotischen Zuständen.
  - Induktion von Manien, Hypomanien.
  - Emotionsverarbeitung verändert.
  - Persönlichkeitsveränderungen: Apathie, stärkere Extrovertiertheit.

Die Schwierigkeiten, nach chron. Erkr. durch eine Intervention wiedergewonnene Freiheiten nutzen zu können, sind aus der Epilepsiechirurgie bekannt und werden unter dem Begriff „burden of normality" beschrieben. Dies führt oft zu einer Belastung der Partnerschaft oder sonstiger engerer sozialer Bindungen.

6 Psychische Störungen und Verhaltensstörungen durch psychotrope Substanzen

Rupert Müller und Rudi Pfab

Intoxikationen ▶ 4.9, Prädelir und Delir ▶ 5.3.

6.1 Gemeinsamkeiten der Störungen

Rupert Müller

(ICD-10 F1x). Alle psychotropen Substanzen bewirken eine Veränderung der Hirnfunktion. Daraus erklärt sich trotz der Unterschiedlichkeit der Substanzen eine gewisse Ähnlichkeit der klin. Erscheinungsbilder. Meist korreliert die Dosis der konsumierten Substanz mit der Schwere der Intox. Klin. entscheidend ist, ob eine vitale Bedrohung besteht. Hinweise können sein: quantitative (Somnolenz, Präkoma, Koma) oder qualitative Bewusstseinsstörungen (Desorientiertheit).

6.1.1 Epidemiologie

1,3 Mio. Menschen gelten als alkoholabhängig, und 9,5 Mio. konsumieren Alkohol in gesundheitlich riskanter Form. Alkoholabhängigkeit und Missbrauch sind die häufigsten psychischen Störungen. M > F (mit Ausnahme Benzodiazepine und Analgetika). Nach Schätzungen: 150.000 bis 200.000 Drogenabhängige, 1,5 Mio. Cannabiskonsumenten. Der Drogenkonsum folgt gesellschaftlichen Trends. In Deutschland 1,9 Mio. Medikamentenabhängige (▶ 6.3). 10 Mio. Nikotinabhängige.

6.1.2 Ätiologie

Es gibt keine einheitliche Erklärung. Übereinstimmung besteht, dass es keine prädisponierende Suchtpersönlichkeit gibt, aber Risiko ↑ bei antisozialer Persönlichkeit (v. a. Alkohol). Psychologische, soziologische sowie neurobiologische Faktoren spielen bei der Entstehung und Aufrechterhaltung der Sucht eine wichtige Rolle.

- **Biologische Faktoren:** Drogen wurden zu allen Zeiten von allen Völkern konsumiert. Dies ist ein Hinweis auf eine biologische Grundlage. Verschiedene Substanzen mit Suchtpotenz steigern die dopaminerge Transmission (z. B. Alkohol, Nikotin, Opiate, Kokain) → Aktivierung des Belohnungssystems im Gehirn. Entscheidend sind die dopaminergen Fasern der Area tegmentalis ventralis (VTA), die im Mittelhirn liegen und über das mediale Vorderhirnbündel zum Ncl. accumbens und anderen Strukturen des Vorderhirns führen. Vermutlich ist eine Aktivierung dieses Systems entscheidend daran beteiligt, dass Drogen und Alkohol immer wieder konsumiert werden.
  Die Neurotransmittersysteme, die durch die Suchtstoffe agonisiert und antagonisiert werden, adaptieren sich an diese Substanzen. Mechanismen, die dem Effekt der Substanzen entgegenwirken, werden aktiviert → Toleranz und Dosissteigerung und beim Absetzen Entzugssympt. Kontrollverlust und „Craving“ sind Folgen einer umgekehrten Toleranzentwicklung und Sensitisierung.
- **Erstkonsum:** Abhängig von Kosten, Verfügbarkeit, Verhalten der Gleichaltrigen, Gesetzen, sozialer Haltung und kultureller Tradition. Auslösend: aktuelle Belastungen, Konflikte, Einsamkeit, als „Problemlöser“, zur Erleichterung und Entspannung. Bei Jugendlichen Geltungsbedürfnis, Imitationsverhalten von Erw., Zwang zur Konformität.

- **Lerngeschichte:** Lern- und Konditionierungsprozesse durch Auslösung angenehmer Empfindungen pos. (prim.) Verstärker. Sekundäre Verstärkung durch soziale Gruppenanerkennung. Ursprünglich neutrale Rituale, Requisiten, „Drug Talking" und „Drug Seeking", können eine verstärkende Wirkung entwickeln. Über die gelernte Reaktion kommt es zur Entwicklung eines Suchtgedächtnisses v. a. in den dopaminergen Bahnen des frontalen Kortex.
- **Motive:** Lösung von Verstimmungszuständen, Leistungssteigerung, Einsamkeit, Langeweile, Erlebnissucht bei innerer Leere (Flucht aus frustrierendem Alltag) Schmerzlinderung, Wunsch nach Betäubung.
- **Soziale Faktoren:** im frühkindlichen Milieu häufig „Broken-Home"-Situation, Fehlen orientierender Leitbilder, neg. Identifikation/Vorbildfunktion im Elternhaus oder übermäßige Verwöhnung, Sucht (insb. Automaten- und Glücksspielsucht) gelten u. a. als Partner- und Liebesersatz. Soziale Verstärkung mittels Anerkennung durch die soziale Gruppe.
- **Umweltfaktoren:** „Griffnähe", Konsumsitten, Werbe- und Modeeinflüsse, staatlich-gesetzgeberische Restriktionen. Epochale Einflüsse, berufliche Einflüsse (Gastronomie), Permissivkulturen erhöhen die Gefahr für prädisponierte Personen. In sozioökonomisch niedrigen Schichten erhöhtes Risiko durch persistierende Stress-Situationen.
- **Genetisches Risiko:** Ein erhöhtes genetisches Risiko, v. a. der Alkoholabhängigkeit, gilt als weitgehend sicher. Bei Angehörigen um 3- bis 4-mal erhöhte Wahrscheinlichkeit. Vermutlich werden Risikofaktoren wie bestimmte Persönlichkeitseigenschaften (dissoziale PS, erhöhtes Stimulationsbedürfnis), ADHS, affektive Störungen, unterschiedliche Verträglichkeit vererbt.

6.1.3 Charakteristika abhängig machender Substanzen

- **Toleranz (Gewöhnung):** Abnahme der Substanzwirkung nach wiederholter Einnahme mit der Folge einer erhöhten Zufuhr. Ursache: u. a. verstärkter Abbau der Substanz, synaptische Adaptionsprozesse.
- **Körperliche Abhängigkeit:** Entzugssy. nach Absetzen der Substanz. Die Sympt. sind oftmals gegensätzlich zur Wirkung der Substanz. Ursache: Anpassung der neuronalen Prozesse an Drogenwirkung und Fehlanpassung nach Absetzen der Substanz. Häufig sind auch der Zellstoffwechsel und andere Organsysteme betroffen.
- **Psychische Abhängigkeit:** starkes, als unwiderstehlich empfundenes Verlangen nach der Droge (Craving). Der aktive Zugriff auf die Substanz führt früher zu einer psychischen Abhängigkeit als die passive Zufuhr.

Psychische (psychologische) und physische Phänomene sind nicht klar getrennt. Wird der „Point of no Return" überschritten, kommt es zum Verlust der Eigenkontrolle und zur Abhängigkeit.

> Die Angst vor dem Entzug ist nicht der eigentliche Grund für das Suchtverhalten. Ursache ist vielmehr die Aktivierung des Belohnungssystems.

6.1.4 Unterteilung und diagnostische Einordnung der Störung

Nach Substanzgruppe

- F10 Störungen durch Alkohol.
- F11 Störungen durch Opioide.
- F12 Störungen durch Cannabinoide.
- F13 Störungen durch Sedativa oder Hypnotika.
- F14 Störungen durch Kokain.
- F15 Störungen durch sonstige Stimulanzien einschl. Koffein.
- F16 Störungen durch Halluzinogene.
- F17 Störungen durch Tabak.
- F18 Störungen durch flüchtige Lösungsmittel.

Nach Wirkungsgrad und Folgen der akuten/chronischen Einnahme

Akute Intoxikation

(F1x.0). Vorübergehendes Zustandsbild nach Aufnahme von psychotropen Substanzen mit Störung des Bewusstseins, kognitiver Funktionen, der Wahrnehmung, des Affekts, des Verhaltens oder anderer psychophysiologischer Funktionen und Reaktionen. Keine länger dauernden Probleme mit psychotropen Substanzen bestehen; sonst handelt es sich um schädlichen Gebrauch, Abhängigkeitssy. oder psychotische Störung.
Die akute Intox. remittiert vollständig, falls es nicht zu Gewebeschäden oder KO kommt.

Schädlicher Gebrauch

(F1x.1). Ein Konsummuster psychotroper Substanzen, das zu Gesundheitsschädigung führt, z. B. Hepatitis C durch i. v. Injektion, depressive Episode nach massivem Alkoholkonsum; nicht gemeint sind jedoch soziale Folgen wie Haft oder Eheprobleme oder ein „Hangover“ (sog. Kater).

6

Abhängigkeitssyndrom

(F1x.2). Gruppe von Phänomenen im Zusammenhang mit dem Konsum einer Substanz oder einer Substanzklasse. Nach Rückfall treten Merkmale vermutlich schneller wieder auf (▶ Tab. 6.1).

Diagnostische Leitlinien „Abhängigkeitssyndrom“
Drei oder mehr Kriterien während der letzten 3 J. gleichzeitig vorhanden:
- Starker Wunsch oder Zwang, psychotrope Substanzen zu konsumieren.
- Verminderte Kontrollfähigkeit bezüglich Beginn, Beendigung und Menge des Konsums.
- Ein körperliches Entzugssy. (F1x.4) nachgewiesen durch die substanzspezif. Entzugssympt. oder durch die Aufnahme der gleichen oder einer nahe verwandten Substanz, um die Entzugssympt. zu mindern oder zu vermeiden.
- Nachweis einer Toleranz (u. U. werden Dosen konsumiert, die ohne Toleranzentwicklung zum Tod führen würden, z. B. Opiate).
- Fortschreitende Vernachlässigung anderer Vergnügen oder Interessen zugunsten des Substanzkonsums, erhöhter Zeitaufwand, um die Substanz zu beschaffen, zu konsumieren oder sich von den Folgen zu erholen.

- Anhaltender Substanzkonsum trotz Nachweises eindeutiger schädlicher Folgen, z. B. Leberschädigungen, depressive Verstimmung infolge starken Substanzkonsums oder drogenbedingte Verschlechterung kognitiver Funktionen. Dabei sollte der Konsument sich über die schädlichen Folgen im Klaren sein.

Eingeengtes Verhaltensmuster im Umgang mit der Substanz (z. B. an Werktagen gleicher Konsum wie an Feiertagen).
Aktueller Konsum oder starker Wunsch nach der psychotropen Substanz. Innerer Zwang, Substanz zu konsumieren, wird meist dann bewusst, wenn versucht wird, den Konsum zu beenden oder zu kontrollieren.

Nicht süchtig sind nach dieser Definition Pat., die Opioide zur Schmerzlinderung erhalten haben und einen Opioidentzug entwickeln, aber kein inneres Verlangen haben.

Kann sich auf eine Substanz oder auf eine Gruppe oder auf ein weiteres Spektrum beziehen (wie z. B. bei jenen Personen, die eine Art Zwang erleben, regelmäßig jedes nur erreichbare Mittel zu sich zu nehmen, und die qualvolle Gefühle, Unruhe oder körperliche Entzugserscheinungen bei Abstinenz entwickeln).

Tab. 6.1 Unterteilung der Abhängigkeitssyndrome

F1x.20	Gegenwärtig abstinent
F1x.21	Gegenwärtig abstinent, aber in beschützter Umgebung (z. B. therap. Gemeinschaft, im Gefängnis usw.)
F1x.22	Gegenwärtig Teilnahme an einem ärztlich überwachten Abgabe- oder Ersatzdrogenprogramm (kontrollierte Abhängigkeit) (z. B. Methadon, Nikotinkaugummi oder Pflaster)
F1x.23	Gegenwärtig abstinent, aber in Behandlung mit aversiven oder hemmenden Medikamenten (z. B. Naloxon oder Disulfiram)
F1x.24	Gegenwärtiger Substanzgebrauch
F1x.25	Ständiger Substanzgebrauch
F1x.26	Episodischer Substanzgebrauch

Entzugssyndrom

(F1x.3). Symptomkomplex bei absolutem oder relativem Entzug einer Substanz, die wiederholt und zumeist über einen langen Zeitraum oder in hoher Dosierung konsumiert wurde (▶ Tab. 6.2).

- Das Entzugsy. ist zeitlich begrenzt, abhängig von der Substanzart.
- Es kann durch Krampfanfälle kompliziert werden.
- Das Entzugssy. ist einer der Indikatoren des Abhängigkeitssy.
- Häufig auch psychische Probleme (z. B. Angst, Depression und Schlafstörungen).

6

Entzugssy. können durch konditionierte Reize auch ohne unmittelbar vorhergehende Substanzzufuhr ausgelöst werden.

Tab. 6.2 Unterteilung des Entzugssyndroms	
F1x.30	Ohne Komplikationen
F1x.31	Mit Komplikationen

Entzugsyndrom mit Delir

(F1x.4; Delir ICD F05). Alkoholbedingtes Delirium tremens. Gewöhnlich nach Absetzen einer langen Periode heftigen Alkoholkonsums. Selten tritt es auch während einer Episode schweren Trinkens auf. Prodromi sind Schlaflosigkeit, Zittern und Angst (▶ Tab. 6.3).
Dem Delir können auch Entzugskrämpfe vorausgehen. Klassische Symptomentrias: Bewusstseinstrübung und Verwirrtheit; lebhafte Halluzinationen oder Illusionen jeglicher Wahrnehmungsqualität, besonders optische; ausgeprägter Tremor. Üblicherweise sind Wahnvorstellungen, Unruhe, Schlaflosigkeit oder Umkehr des Schlaf-Wach-Rhythmus und vegetative Übererregbarkeit vorhanden.

Tab. 6.3 Unterteilung des Entzugssyndroms mit Delir	
F1x.40	Ohne Krampfanfälle
F1x.41	Mit Krampfanfällen

Psychotische Störung

(F1x.5). Gruppe von Sympt., die gewöhnlich während oder unmittelbar nach dem Substanzgebrauch auftritt und gekennzeichnet ist durch lebhafte Halluzinationen (typischerweise akustische, oft aber auf mehr als einem Sinnesgebiet), Personenverkennungen, Wahn oder Beziehungsideen (häufig im Sinne einer Verfolgung).
Psychomotorische Störungen wie Erregung oder Stupor sowie ein abnormer Affekt, der von intensiver Angst bis zur Ekstase reicht. Das Sensorium ist meist klar, das Bewusstsein kann jedoch bis zu einem gewissen Grad getrübt sein, wobei jedoch keine ausgeprägte Verwirrtheit auftritt. Die Störung geht typischerweise innerhalb von 1 Mon. zumindest teilweise, innerhalb von 6 Mon. vollständig zurück.

Diagnostische Leitlinien „Psychotische Störung“

- Auftreten während oder unmittelbar nach der Einnahme einer Substanz (gewöhnlich innerhalb von 48 h).
- Nicht Ausdruck eines Entzugssy. mit Delir F1x.4 oder einer verzögert auftretenden psychotischen Störung F1x.75.
- Bei Amphetamin und Kokain Folge von hoher Dosierung.
- Bei Halluzinogenen eher akute Intox. F1x.0.

Zugehörige Begriffe: Alkoholhalluzinose, alkoholischer Eifersuchtswahn, alkoholische Paranoia, Alkoholpsychose nicht näher bezeichnet.

DD: Schizophrenie, affektive Störungen, paranoide oder schizoide PS (diese Störungen werden durch die Substanz verschlimmert).

Amnestische Störung

(F1x.6). Ausgeprägte chron. Schädigung des Kurzzeit-, ggf. auch des Langzeitgedächtnisses, während das Immediatgedächtnis erhalten ist. Störungen des Zeitgefühls und des Zeitgitters sind meist deutlich. Beeinträchtigungen der Fähigkeiten, neues Lernmaterial aufzunehmen. Konfabulationen können ausgeprägt sein, sind jedoch nicht in jedem Fall vorhanden. Andere kognitive Funktionen sind meist erhalten, die amnestischen Störungen stehen gegenüber anderen Beeinträchtigungen im Vordergrund.

Diagnostische Leitlinien „Amnestische Störung"

- Störungen des Kurzzeitgedächtnisses (Aufnahme von neuem Lernstoff): Störungen des Zeitgefühls (Zeitgitterstörungen, Zusammenziehen verschiedener Ereignisse zu einem usw.).
- Fehlende Störung des Immediatgedächtnisses, des Wachbewusstseins und fehlende allg. Beeinträchtigung kognitiver Funktionen.
- Anamnestische oder objektive Beweise für einen chron. und besonders hoch dosierten Missbrauch von Alkohol oder psychotropen Substanzen.

Persönlichkeitsänderungen, häufig mit Apathie und Initiativverlust und einer Tendenz zur Selbstvernachlässigung, können vorhanden sein.
Zugehörige Begriffe: durch Alkohol oder sonstige psychotrope Substanzen bedingte Korsakow-Psychose.

Restzustand und verzögert auftretende psychotische Störung

(F1x.7). Störung, bei der alkohol- oder substanzbedingte Veränderungen der kognitiven Fähigkeiten, des Affekts, der Persönlichkeit oder des Verhaltens noch über den Zeitraum, in dem eine direkte Substanzwirkung angenommen werden kann, weiterbestehen (weitere Unterteilung ▶ Tab. 6.4).

Diagnostische Leitlinien „Restzustand und verzögert auftretende psychotische Störung"

- Der Beginn dieser Störung sollte in unmittelbarem Zusammenhang mit dem Konsum von Alkohol oder einer psychotropen Substanz stehen. Bei verzögertem Beginn sollten klare und eindeutige Beweise vorliegen, die für eine Residualwirkung der Substanz sprechen.
- Die Störung muss über den Zeitraum der direkten Substanzwirkung hinausreichen.
- Die alkohol- oder substanzbezogene Demenz ist nicht immer irreversibel.
- Die Störung muss sorgfältig von Entzugssy. unterschieden werden.

Substanzinduzierte psychotische Störungen, die über den Konsum hinaus bestehen, werden unter F1x.5 (psychotische Störungen) eingeordnet.
DD: Störungen, die durch den Substanzgebrauch überdeckt werden, z. B. phobische Ängste, depressive Störungen (F3), Schizophrenien (F2) oder schizotype Störungen. Akute psychotische Störungen (F23). Andere organische Störungen, leichte oder mäßige Intelligenzminderung (F70–F71).

Tab. 6.4 Weitere Unterteilung	
F1x.70	Nachhallzustände (Flashbacks); häufig sehr kurz, gelegentlich Wiederholung früherer Erlebnisse unter Substanzeinfluss
F1x.71	Persönlichkeits- oder Verhaltensstörung, welche die Kriterien für eine organische Persönlichkeitsstörung erfüllt (F07.0)
F1x.72	Affektive Zustandsbilder, welche die Kriterien von F06.3 erfüllen
F1x.73	Demenz, welche die allg. Kriterien für Demenz (F00–F09) erfüllt
F1x.74	Sonstige anhaltende kognitive Beeinträchtigungen, die nicht die Kriterien eines alkohol- oder substanzbedingten amnestischen Sy. (F1x.6) oder einer Demenz (F1x.73) erfüllen

Psychische oder Verhaltensstörung
(F1x.8). Hier sind andere Störungen einzuordnen, deren Ursache der Substanzkonsum ist, z. B. Niedrigdosisabhängigkeit (Low-Dose-Dependency-Sy.), insb. bei Sedativa oder Hypnotika, z. B. F1x.80.
Auch gefährlicher Gebrauch, wenn die Kriterien für Intox., schädlichen Konsum oder Abhängigkeit nicht gegeben sind (z. B. F1x.81).

Nicht näher bezeichnete psychische oder Verhaltensstörung
(F1x.9). Keine Erläuterung in der ICD-10.

6.1.5 Folgen der Störung

Todesfolgen: Etwa 110.000 Tote durch Nikotin, 40.000 durch Alkohol, 1.800–2.000 durch Drogen.
Folgekosten von Alkohol 20 Mrd., Drogen 6 Mrd., Nikotin 40 Mrd. Euro. In psychiatrischen Krankenhäusern stellen Abhängige den größten Anteil; in Allgemeinkrankenhäusern sind 15 % der Pat. abhängig. Abhängiges Verhalten hat schwerwiegende Folgen auf finanzieller, sozialer und gesundheitlicher Ebene.
Mitbetroffen sind die Familie und die Gesellschaft. Jeder vierte straffällige Heranwachsende war zur Tatzeit alkoholisiert, bei den Gewalttätern sogar jeder zweite. Die Zahl der heranwachsenden Gewalttäter hat sich mit 51,2 % innerhalb eines Jahrzehnts fast verdoppelt. Insgesamt spielte bei 14,8 % der Straftäter im Land Alkohol eine Rolle.

6

6.2 Alkohol

Rupert Müller

6.2.1 Epidemiologie

- Bei 9,3 Mio. Menschen in Deutschland besteht alkoholbedingter Beratungs- und Behandlungsbedarf.
- Alkoholabhängigkeit: 1,6 Mio.
- Schädlicher Gebrauch: 2,7 Mio.
- Riskanter Konsum: 5 Mio.
- „Binge Drinking" als neueres Konsummuster nimmt insb. bei Jugendlichen zu.

- Das Trinkverhalten von Mädchen hat europaweit große Besorgnis ausgelöst.
- Der Konsum liegt in Deutschland bei 9,6 l reinem Alkohol pro Kopf/J.
- 13 % der 24- bis 44-Jährigen haben eine Lebenszeitprävalenz für das Vorliegen mindestens einer Alkoholdiagnose.
- Nur etwa 1 % der Alkoholabhängigen unterzieht sich einer Behandlung.
- 25 % machen eine Entgiftungsbehandlung.
- Nach dem körperlichen Entzug ist Psychother. mit dem Ziel der Abstinenz der Königsweg.

Riskanter Alkoholkonsum
> 30 g/d bei Männern.
> 20 g/d bei Frauen (0,5 l Bier oder 0,25 l Wein).

6.2.2 Symptome/Alkoholwirkung

Allgemeine Symptome

- **In unterschiedlichen Krankheitsphasen:** reduzierter AZ, Inappetenz, Gewichtsverlust, Muskelatrophie (primär Waden), gerötete Gesichtshaut mit Teleangiektasien, Spider naevi, Gastroenteritiden mit Erbrechen, Durchfällen, Magen- und Duodenalulzera. Vermehrte Schweißneigung, feuchte, kühle Akren, Schlaf- und Potenzprobleme, Wadenkrämpfe, Verletzungen, Blutergüsse, auch ungepflegte Erscheinung bis hin zur Depravation.
- **Psychische Symptome:** Angstneigung, dysphorische und depressive Verstimmungen, innere Unruhe, Interessensverlust, Stimmungsschwankungen, Gleichgültigkeit, Störungen des Kritikvermögens, Reizbarkeit, Suizidgefährdung. Alkoholische Wesensänderung mit Stimmungslabilität, Egoismus, Rücksichtslosigkeit. Verzahnung von Persönlichkeitsmerkmalen, alten und neuen Konflikten sowie hirnorganische Persönlichkeitsveränderung. Einschränkung der intellektuellen Fähigkeiten bis hin zur Demenz.
- **Verhaltensweisen:** Beschönigen, Verleugnen, Bagatellisieren, Dissimulieren und Verheimlichen. Das Selbstwertgefühl ist durch Schuldgefühle reduziert, meist findet sich eine erniedrigte Frustrationstoleranz. Störung und Beeinträchtigung der zwischenmenschlichen Beziehungen sowie der sozialen Funktionen (z. B. Abmahnung am Arbeitsplatz, Vernachlässigung der Familie).

6

Rausch

- Vorübergehende (reversible) akute organische psychische Störung. Selbstüberschätzung, Euphorie, Gereiztheit, Denk- und Konzentrationsstörungen, verbunden mit Rededrang, depressive Gestimmtheit, z. T. Suizidgedanken.
- Pulsbeschleunigung, Gesichtsrötung, Erweiterung der Gefäße in der Gesichtshaut und den Konjunktiven sowie Koordinationsstörungen beim Sprechen und Gehen, z. T. auch Blickrichtungsnystagmus, gehobene Stimmung, Abbau von Ängsten und Hemmung und eine Steigerung des Antriebs und der Motorik.
- **Bei höheren Dosen:** Dysphorie, Dysarthrie, Störungen der Koordination, Aufmerksamkeit, Wahrnehmung und Urteilskraft. Gereiztheit, Ermüdung, Bewusstseinsstörungen, Benommenheit bis Koma.

Die Symptome des akuten Rauschs verschwinden ohne erneute Zufuhr immer vollständig. Folgeerscheinungen eines Rauschs ist der „Kater“: ein kurzfristiges Entzugssymptom!

Dosis-Wirkungs-Beziehung

- **Symptome des Alkoholrauschs:** Ataxie, Nystagmus, Dysarthrie, Foetor alcoholicus (▶ Tab. 6.5).

Tab. 6.5 Symptome des Alkoholrauschs

Blutalkohol-spiegel (‰)	Schweregrad	Symptome
Ab 0,3	**Erste Symptome**	Reduktion der Aufmerksamkeit, Abnahme der Konzentration, Hebung der Stimmung, Verlust von Ängsten, Gefühl der Leistungssteigerung, Verminderung der Selbstkritik, Verlangsamung des Reaktionsvermögens
0,8–1,2	**Angetrunkenheit**	Zusätzlich Störungen des Gleichgewichts, erste Koordinationsstörungen und Störungen der Feinmotorik
1,2–1,6	**Leichter Rausch**	Verwaschene lallende Sprache, Enthemmung, Situationsverkennung, Selbstüberschätzung und Nichterkennen von Gefahrensituationen, Gangstörung, erhebliche Abnahme von Aufmerksamkeit und Reaktion
1,6–2,0	**Mittelschwerer Rausch**	Verstärkung der Sympt.
> 2,0	**Schwerer Rausch**	Stimmungswechsel von Euphorie in depressiv möglich, kognitive Einschränkungen, Somnolenz, Beginn der eingeschränkten Steuerungsfähigkeit im forensischen Sinn
Ab 3,0		Bei entsprechenden Rauschsympt. aufgehobene Steuerungsfähigkeit
Ab 5		Meist tödlich

- **Atypische Rauschsympt.:** psychomotorische Erregungszustände, delirante Sy., schwere depressive Sympt. und Suizidalität. In seltenen Fällen auch paranoid-halluzinatorische Sy., Dämmerzustand, kognitive Beeinträchtigung und Ratlosigkeit wie bei einer Demenz.
- **Komplizierter oder path. Rausch:** bei geringer Alkoholzufuhr Dämmerzustand mit hochgradiger Erregung, Halluzinationen, Affekten von Angst und Wut, Dauer Min. bis Std. Endet im Schlaf mit anschließender Amnesie für diese Ereignisse. Persönlichkeitsfremdes aggressives Verhalten. Prädisponiert sind Epileptiker, Pat. mit posttraumatischen organischen Störungen, Schizophrenien, zerebraler Vorschädigung.
- **Alkoholhalluzinose:** akustische Halluzinationen beschimpfenden Charakters. Keine Bewusstseinsstörung, keine Desorientierung. Ther.: hochpotente Neuroleptika. Progn.: abhängig von der Abstinenz.

- **Alkoholischer Eifersuchtswahn:** Eifersuchtsvorstellungen sind häufig. Selten Eifersuchtswahn. Faktoren: verstehbare misstrauische und enttäuschte Abwehrhaltung des Partners, alkoholbedingte partnerschaftliche Zerwürfnisse, gestörtes Verhältnis zur mitmenschlichen Umwelt, Demütigung, unerträgliche Schuldgefühle, relative sexuelle Insuff., Impotenz bei zeitweilig gesteigerten sexuellen Wünschen. Im Eifersuchtswahn wird die Schuld am eigenen Versagen abgewehrt und auf den Partner projiziert. Die Verdächtigungen nehmen groteske Formen an.
- **Erregungszustand:** KO bei leichtem bis mittelschwerem Rausch ist ein Erregungszustand. Beruhigendes Gespräch, Empathie, aber deutliche Grenzen. Mittel der Wahl: Haloperidol.

Schwerer Rausch (ab ca. 3,5–4,0 ‰; auch schon früher): Intensivstation. Medikamente erst bei einem Alkoholspiegel von unter < 1,0 ‰.

Symptome nach Absetzen von Alkohol bei Alkoholabhängigen

- **Vegetatives Sy. (Prädelir):**
  - Magen-Darm-Trakt: Brechreiz, Durchfälle.
  - Kreislauf: Tachykardie, Hypertonie.
  - Atmung: Tachypnoe.
  - Vegetativum: erhöhte Schweißneigung, Schlafstörungen, feuchte Akren.
  - ZNS: generalisierte Krampfanfälle (Grand Mal), Tremor, Dysarthrie, Ataxie, innere Unruhe, Antriebssteigerung, ängstliche, dysphorische, depressive Verstimmung, Halluzinationen (vorwiegend optisch), Schreckhaftigkeit, kurze Episoden von Wahrnehmungsstörungen.
  - Craving.
- **Entzugssy.:** klingt nach 3–7 d ab, selten längere Verläufe, bei ⅓ ist eine medikamentöse Ther. erforderlich.
- **Alkoholdelir (Delirium tremens):** häufigste psychiatrische Folgekrankheit, 15 % aller Alkoholpat., meist als Entzugsdelir. Zusätzlich zu den o. g. Sympt.: häufig Beginn mit Krampfanfall. Verwirrtheit, Störung der Orientierung (nicht orientiert zu Ort, Zeit, Situation, manchmal auch zur Person). Meist Bewusstseinsminderung. Optische Halluzinationen. Aufmerksamkeitsstörungen, Suggestibilität, Unruhe, Nesteln. KO: pulmonale, kardiale Störungen, Myopathie, E'lytentgleisung, Pankreatitiden, gastrointestinale Blutungen.

  Auslöser: Erkr., Operationen. Beginn 3.–4. Tag nach der Abstinenz, sehr individuell, Dauer i. d. R. 3–7 d.

! Delir ist ein lebensbedrohlicher psychiatrischer Notfall!

6.2.3 Häufige körperliche Folgeerkrankungen

Alkohol schädigt das Nervensystem und den Körper mit einer erstaunlichen Vielfalt; hier werden nur die wichtigsten Folgeerkr. genannt.

Alkoholpat. si nd meist zusätzlich abhängige Zigarettenraucher mit den entsprechenden gesundheitlichen Problemen.

Schädigung von Organen und Funktionssystemen

- **Zähne:** Zahnstatus, Zahnruinen durch schlechte Hygiene/Erbrechen → verwaschene Sprache, Probleme bei Nahrungsaufnahme. Häufig Zahnsanierung erforderlich.
- **Mundhöhle und Rachen:** Oropharynx-, Larynxkarzinom durch harte Alkoholika und/oder Nikotin → Schmerzen, Schwellungen, Erosionen.
- **Ösophagus:**
  - Refluxösophagitis. Retrosternales Brennen, Schmerzen beim Schlucken. Erhöhtes Risiko für Barrett-Ösophagus und Ösophaguskarzinom.
  - Ösophagusvarizenblutung als Folge der portalen Hypertonie mit Umgehungskreislauf, bei z. B. Leberzirrhose. Bluterbrechen, Teerstühle.
  - Ösophaguskarzinom durch konzentrierten Alkohol, Rauchen. Unspezif. Klinik, Schluckbeschwerden.
  - Mallory-Weiss-Sy. Schleimhauteinrisse mit Blutungen im Ösophagus-Kardia-Bereich durch Erbrechen.
- **Magen-Darm:** akute Gastritis. Übelkeit, Erbrechen, epigastrischer Druckschmerz, evtl. Magenblutung durch erosive Gastritis.
- **Leber:** Alkohol wird durch die Enzymsysteme Alkoholdehydrogenase und mikrosomales Ethanol oxidierendes System in der Leber abgebaut. Der entstehende Acetaldehyd ist lebertoxisch.
  - Alkoholische Fettleber (bei 90 % der Pat. γ-GT und Transaminasen erhöht).
  - Alkoholische Steatohepatitis (Fettleberhepatitis; bei 50 % der Pat. γ-GT und Transaminasen erhöht).
  - Leberzirrhose. Ikterus, hämolytische Anämie, Hyperlipoproteinämie.
  - Prim. Leberzellkarzinom. Druckschmerz, Gewichtsverlust, Dekompensation einer Leberzirrhose.
  - Zieve-Sy. bei alkoholtoxischer Schädigung. Ikterus, hämolytische Anämie und Hyperlipoproteinämie.
- **Pankreas:** akute Pankreatitis, chron. kalzifizierende Pankreatitis.
- **Herz-Kreislauf:**
  - Herzrhythmusstörungen: alkoholtoxisch mit paroxysmalem Vorhofflimmern u. a. (Holiday-Heart-Sy.), alkoholtoxische dilatative Kardiomyopathie.
  - Arterielle Hypertonie, erhöhtes Schlaganfallrisiko, KHK, Risiko ist im Vergleich zum Konsum U-förmig, leichter Abfall bei sehr geringem Konsum, steiler Anstieg bei erhöhtem Konsum, PAVK (zusätzlich Nikotin).
- **Stoffwechsel:** Hypertriglyzeridämie, Hyperurikämie, Hypoglykämie bei Alkoholintox. und bestehendem Diab. mell., Porphyria cutanea tarda.
- **Knochenmark:** toxische Störung des Mineralstoffwechsels.
- **Immunsystem:** vermehrte Inf. durch alkoholtoxische Immunschwäche (u. a. Tbc).
- **Endokrine Störungen:** Testosteronabnahme (Libidoverlust), Östrogenabnahme (Amenorrhö), Pseudo-Cushing-Sy.
- **Haut:** Gesichtsrötung mit Teleangiektasien, Rhinophyme, Acne rosacea, Dupuytren-Kontrakturen.

- **Lunge:** Lungenkarzinom häufig in Verbindung mit Zigarettenrauchen.
- **Störungen des Vitaminhaushalts** durch Fehlernährung und veränderte Resorption. Relevant sind Vit. B_1, B_2, B_{12} und Folsäure.
- **Neurotoxische Wirkung:** Alkohol ist lipophil und penetriert die Blut-Hirn-Schranke leicht, die Wirkung erfolgt direkt toxisch durch den im Körper präsenten Alkohol, durch nutritive Mängel.
  - Peripher neurologische Schäden: 20–40 % aller Alkoholpat. leiden an einer PNP. Umfasst motorische, sensible und autonome Bahnen. Zunächst strumpfförmig begrenzte Bereiche mit Hypästhesien in den Beinen, Parästhesien und Schmerzen. Reflexabschwächung, beginnend mit Achillessehnenreflex, Muskelatrophien. Gestört sind auch Oberflächen- und Tiefensensibilität. Kann auf Arme übergreifen. Trophische Veränderungen, Störungen der Schweißproduktion, Potenzstörungen kommen hinzu.
  - Kleinhirndegeneration, atrophische Veränderungen des Kleinhirnoberwurms. Intentionstremor, Gangataxie, Nystagmus, Dysarthrie u. a. häufiger als früher angenommen (bei 30–50 % der Pat.). Unter Abstinenzbedingungen Funktionsverbesserung nachgewiesen.
  - Großhirnatrophie. Vorwiegend Marklager. Korreliert in gewissem Umfang mit Einbußen der psychischen Leistungsfähigkeit. Defizite und Atrophie sind teilweise reversibel, jedoch keine Restitutio ad integrum. Atrophische Hirnveränderungen: 50 % aller Alkoholkranken. Bei Persistieren der Störungen und Störung der Persönlichkeit im Sinne einer Verflachung, Distanzminderung: Alkoholbedingte „Wesensänderung".
  - Durch hepatotoxische Wirkung resultieren weitere neuropsychiatrische Schäden: hepatische Enzephalopathie (Diät, Neomycin-Gabe).
  - Zentrale pontine Myelinolyse. Bei forcierter Substitution einer Hyponatriämie.
  - Epileptische Anfälle; insb. im Entzug.

6

Wernicke-Korsakow-Syndrom
Symptomentrias:
1. Bewusstseinsstörungen und Verwirrung.
2. Augenmuskelparese (Ophthalmoplegie, konjugierte Blickparese, Pupillenstörungen, Nystagmus).
3. Ataxie.

Weitere Sympt.: Störungen des Gedächtnisses, der Orientierung und Konzentrationsfähigkeit, Konfabulation. Im Vorfeld häufig Durchfälle und Fieber. Neuropath. typische Veränderungen: punktuelle Einblutungen und neuronale Schäden in Thalamus, (hypothalamische) Corpora mamillaria, Kleinhirn und in der Gegend um Aquädukt sowie 3. und 4. Ventrikel.
Therapie: Gabe von Vit. B_1 (150 mg Thiamin i. v. und 50 mg i. m.).

Manche Autoren gehen davon aus, dass bis 10 % aller Demenzen durch Alkohol bedingt sind.

Fetales Alkoholsyndrom (Alkoholembryopathie)

Häufigste Ursache einer geistigen Behinderung.

Symptomentrias:

1. Prä- und postnatale Wachstumsretardierung.
2. Dysfunktion des ZNS (jede neurologische Auffälligkeit, Entwicklungsverzögerung, intellektuelle Schädigung/Störung).
3. Kraniofaziale Auffälligkeiten: Mikrozephalie, schmale Lidspalten, schmale Oberlippe, wenig modelliertes Philtrum, Abflachung des Mittelgesichts.

Weitere Schäden durch Alkohol bei Kindern: Ungeschicklichkeit, verstärkte Aktivität mit überschießendem Bewegungsdrang, Aufmerksamkeit und Erinnerungsvermögen sind gestört, Lern- und Denkfähigkeit reduziert. Kinder sind häufig übertrieben risiko- und kontaktfreudig, neigen zur Distanzlosigkeit.

6.2.4 Komorbidität

53 % der Pat. mit Substanzmissbrauch haben eine weitere psychische Störung.

- 50–60 % der alkoholabhängigen Frauen leiden unter Angststörungen, depressiven Sy. oder Persönlichkeitsstörungen (PS).
- 20–40 % der alkoholabhängigen Männer leiden unter depressiven Störungen, Angststörungen oder PS.
- Häufigste PS ist die antisoziale. 80 % der Menschen mit antisozialer PS haben ebenfalls Alkoholprobleme.
- 10 % Abhängigkeit von einer anderen Substanz (ohne Nikotin).
- Abhängige weisen nach längerfristigem Konsum und bei Entzug ausgeprägte Angst- und Depressionssympt. auf. Deshalb besteht der Verdacht, dass die Komorbiditätsraten Artefakte sind. Pat. mit weiteren psychiatrischen Erkr. haben häufig schlechte Therapieergebnisse.
- Prävalenz für Alkoholismus bei schizophrenen Pat.: 20–50 %.
- Prävalenz für Alkoholismus bei Pat. mit affektiven Erkr.: 20–40 %.
- Hohe Komorbidität für Angsterkr. und Alkohol.
- Komorbidität Alkohol und Manie oder schizophreniforme Erkr.: Männer 6,3 %, Frauen 10,0 %.

6.2.5 Einteilung der Alkoholkrankheit

Alkoholkrankheit modellhaft in vier Stufen: mit Veränderungen im Trinkverhalten, zunehmendem Kontrollverlust, sozialen Folgen, Entwicklung der psychischen und körperlichen Abhängigkeit.

Stufenmodell (Jellinek 1951)

1. **(Stufe) – Voralkoholische (präalkoholische) Phase:** Stadium des progredienten Erleichterungstrinkens, weithin sozial motiviert. Nachlassen der Tragfähigkeit für seelische Belastungen. Die Verträglichkeit für Alkohol wird größer, allmähliche Dosissteigerung, Trinken um der Wirkung willen.

2. **(Stufe) – Prodromalphase:** Stadium der Toleranzsteigerung. Räusche mit Erinnerungslücken; Schuldgefühle; Vermeiden von Anspielungen auf Alkohol. Gedächtnislücken stellen sich ein (Blackouts). Die Trinkart ändert sich (allein, heimlich, morgens). Denken an Alkohol. Das erste Glas wird häufig schnell getrunken.
3. **(Stufe) – Kritische Phase:** Stadium des Zwangstrinkens; Verlust der Kontrolle; Widerstand gegen Vorhaltungen; großspuriges aggressives Benehmen; Zerknirschung; Wechsel der Perioden völliger Abstinenz mit ständiger Niedergeschlagenheit; Freunde fallen lassen; Arbeitsplatz aufgeben; das Verhalten auf den Alkohol konzentrieren; Verlust an Interessen; Selbstmitleid; gedankliche oder tatsächliche Ortsflucht; ungünstige Veränderungen im Familienleben; grundloser Unwillen; Bestreben „seinen Vorrat zu sichern", Vernachlässigung angemessener Ernährung; erste Einweisung ins Krankenhaus wegen „körperlicher" alkoholischer Beschwerden (die aber vom Pat. anders gedeutet werden); Abnahme des sexuellen Triebs; alkoholische Eifersucht; regelmäßiges morgendliches Trinken. Nach Trinkbeginn Verlust der Kontrolle über die weitere Trinkmenge, Trinkpausen nach Kontrollverlust, Erklärungen und Ausreden werden nötig, Das Verhalten ändert sich. Fortschreitende Isolierung. Die körperliche Abhängigkeit vom Alkohol wird deutlich, körperliche Folgeschäden treten auf. Abstinenzunfähigkeit.
4. **(Stufe) – Chronische Phase:** Stadium der Sensibilisierung; verlängerte, tagelange Räusche; ethischer Abbau; Beeinträchtigung des Denkens; passagere alkoholische Psychosen; Trinken mit Personen unter dem Niveau des Pat.; Zuflucht zu technischen Produkten (Haarwasser, Rheumamittel, Brennspiritus); Verlust der Alkoholtoleranz; Angstzustände; Zittern; psychomotorische Hemmung; Trinken vom Charakter der Besessenheit; leichter der Behandlung zugänglich.

Typologie nach Jellinek (1960)

▶ Tab. 6.6.

Tab. 6.6 Typen des Alkoholkonsums (nach Jellinek 1960)

Art des Alkoholkonsums	Versuch einer Typisierung	Suchtkennzeichen	Abhängigkeit	Häufigkeit (Zirkawerte, %)
Alpha	Konflikttrinker	Kein Kontrollverlust, Fähigkeit zur Abstinenz	Nur psychisch	5
Beta	Gelegenheitstrinker	Kein Kontrollverlust, Fähigkeit zur Abstinenz	Keine	5
Gamma	Süchtiger Trinker	Kontrollverlust, jedoch zeitweilige Fähigkeit zur Abstinenz, Toleranzerhöhung	Zuerst keine, später physisch	65
Delta	Gewohnheitstrinker („Spiegeltrinker")	Unfähigkeit zur Abstinenz, rauscharmer, kontinuierlicher Alkoholkonsum	Physisch	20
Epsilon	Episodischer Trinker	Mehrtägige Exzesse mit Kontrollverlust	Psychisch	5

Primärer und sekundärer Alkoholismus

Unterscheidung zwischen prim. (Auftreten der Alkoholabhängigkeit vor dem Auftreten einer psychischen Störung) und sek. Alkoholismus (d. h. der Entwicklung einer Abhängigkeit bei Vorliegen verschiedener psychischer Grunderkr.). Alkoholkonsum im Sinne einer Selbstbehandlung, häufig als Entschuldigung, vermeintlich sozial akzeptierter.

Typologie nach Cloninger et al. (1987)

Aufgrund von Familien- und Adoptionsstudien:

- **Typ I:** späterer Krankheitsbeginn, kaum familiäre Belastung, keine Geschlechtspräferenz, bessere Progn., stärker durch Umweltfaktoren bestimmt, Missbrauch entwickelt sich eher später.
- **Typ II:** Beginn vor dem 25. Lj., erhöhte familiäre Belastung (stark genetisch determiniert), klares Überwiegen des männlichen Geschlechts, häufiges Auftreten von antisozialen Zügen, schlechte Progn. (eher ungünstiger Verlauf).

Beide Typen werden drei neu formulierten **Persönlichkeitsdimensionen** zugeschrieben:

- „Novelty Seeking" (intensives Verlangen nach neuen Eindrücken und anregenden Stimuli).
- „Harm Avoidance" (Tendenz zur Meidung aversiver Stimuli).
- „Reward Dependance" (starkes Ansprechen auf Belohnung und Bestätigung, v. a. im zwischenmenschlichen Bereich).

Modell hat nur geringe Trennschärfen zwischen Typ I und Typ II.

6.2.6 Diagnose

6

Verdacht auf Alkoholismus

Cage-Test:

- **„Cut Down"**: Haben Sie (erfolglos) versucht, Ihren Alkoholkonsum zu reduzieren?
- **„Annoyed"**: Haben Sie sich geärgert, weil Ihr Trinkverhalten von anderen kritisiert wurde?
- **„Guilty"**: Haben Sie Schuldgefühle wegen Ihres Trinkens?
- **„Eye Opener"**: Haben Sie Alkohol benutzt, um morgens „in Gang" zu kommen?

Zwei Ja-Antworten begründen den Verdacht auf Alkoholismus, bei dreimal „Ja" ist Alkoholismus wahrscheinlich, bei viermal „Ja" sehr wahrscheinlich.

Diagnose der Alkoholabhängigkeit

Die Diagn. der Alkoholabhängigkeit ist in frühen Stadien schwierig, **Fremdanamnese!**

> Je früher die Diagnose, desto besser.

Die Diagnose beruht auf zwei Säulen:

1. Drei von sechs typischen **Leitsymptomen** (F1x.2):
   - Starker Wunsch oder Zwang, (psychoaktive) Substanzen oder Alkohol zu konsumieren.
   - Verminderte Kontrollfähigkeit bezüglich Beginn, Beendigung und Menge des Substanz- oder Alkoholkonsums.

   - Ein körperliches Entzugssy.
   - Nachweis einer Toleranz: Um die ursprünglich durch niedrigere Dosen erreichte Wirkung der Substanz hervorzurufen, sind zunehmend höhere Dosen erforderlich.
   - Fortschreitende Vernachlässigung anderer Vergnügungen oder Interessen zugunsten des Substanzkonsums.
   - Anhaltender Substanz- oder Alkoholkonsum trotz Nachweises eindeutiger schädlicher Folgen, körperlicher oder sozialer oder psychischer Art.
2. Path. **Laborwerte** weisen auf einen erhöhten Alkoholkonsum hin, sind aber kein Beweis für Abhängigkeit.
   - Alkoholnachweis in der Atemluft und im Blut.
   - γ-GT: Bei 70–80 % erhöht, rasches Absinken innerhalb von einigen Wo. (DD: andere Lebererkr.).
   - GOT, GPT: geringe Trennschärfe zu anderen Lebererkr.
   - GLDH.
   - HDL-Cholesterin.
   - MCV: bei ⅔ aller Alkoholabhängigen erhöht (DD: megaloblastäre Anämie durch Vit.-B_{12}- oder Folsäuremangel).
   - CDT (Carbohydrate Deficient Transferrin): spezif. Marker für einen erhöhten regelmäßigen Konsum in den letzten 24 d: Sensitivität bei Frauen nicht ausreichend.
   - EtG (Ethylglukuronid): EtG ist ein direkter, wasserlöslicher Metabolit des Alkohols. Die Ausscheidung erfolgt nur über die Nieren. Nachweis im Urin 13–80 h, in den Haaren bis 3 Mon.
   - Weiter: Fettsäureethylester, 5-Hydroxytryptophol, 5-Hydroxyindolessigsäure.

Testpsychologisch: MALT (Münchner Alkoholismustest), TAI (Trierer Alkoholismusinventar).

Zusatzdiagn.: cCT (Ausschluss einer chron. sub- oder epiduralen Blutung, frontale, hoch parietale Atrophie), Oberbauchsono (Leberparenchymschäden, Pankreasveränderungen).

Differenzialdiagnosen

- SHT, subdurales Hämatom.
- Akute psychotische Störungen, Manie, depressive Störung u. a. psychiatrische Erkr.
- Diabetische Ketoazidose: BZ > 400 mg/dl.
- Hypoglykämie: BZ < 50 mg/dl.
- Enzephalopathie (hepatisch, infektiös): NH_3 ↑, Laktat ↑, Albumin ↓, Quick ↓, CHE ↓.
- Urämie: Harnstoff ↑, Krea ↑, BGA.
- Hyperthyreose, Thyreotoxikose: T_3 ↑, T_4 ↑.
- Infekt: Fieber, BSG ↑, Leukozytose, CRP ↑.
- Andere Intox.
- Andere hirnorganische Veränderungen.

6.2.7 Therapie

Hierarchie der Therapieziele bei Alkoholabhängigkeit
1. Sicherung des Überlebens.
2. Behandlung von Folge- und Begleitkrankheiten.
3. Förderung von Krankheitseinsicht und Motivation zur Veränderung.
4. Aufbau alkoholfreier Phasen.
5. Verbesserung der psychosozialen Situation.
6. Dauerhafte Abstinenz.
7. Angemessene Lebensqualität.

Motivation zur Veränderung

Vier verschiedene Motivationsstufen:
1. **Motivationsstufe:** Abstinenzwunsch ist nicht vorhanden, in der Wertorientierung der Abhängigen besitzt der Suchtstoff die höchste Priorität.
2. **Motivationsstufe:** Die Sorge um die eigene Gesundheit und Person wächst, Arzt- und Krankenhauskontakte nehmen zu. Therapeutisch sind Entzugsbehandlung, Informationen über Drogenwirkung und niedrigschwellige Hilfsangebote indiziert.
3. **Motivationsstufe:** Das Interesse an Bezugspersonen erwacht wieder, die Gesundheitssorge führt zu tagelanger Abstinenz; therap. ist die ambulante oder stationäre Entwöhnungsbehandlung indiziert.
4. **Motivationsstufe:** Die Lebensgewohnheiten normalisieren sich, es kommt zu wochen- und monatelangen Abstinenzzeiten, weitergehende Ziele werden verfolgt. Hierzu gehören Pat., die eine Entwöhnungsther. absolviert und ihre Suchtproblematik bearbeitet haben und von ihrer Sucht distanziert, aber doch episodisch abstinenzunfähig sind. Trotzdem sind die Betroffenen bestrebt, ein normales Leben zu führen.

Frühintervention

Bei Diagnose „schädlicher Gebrauch" ist eine Minimalintervention angezeigt, z. B. ärztliches Gespräch. Bereits der ärztliche Rat kann zu einer signifikanten Verringerung der Trinkmenge führen. Kurzinterventionen (15 Min.) gelten schon als effektiv.

Hausärztliche Maßnahmen veranlassen bis zu 50 % der Pat. mit riskantem Gebrauch, weniger zu konsumieren. Kontrollierter Konsum kann noch möglich sein.

Bei Abhängigkeit: Aufklärung und Konfrontation. Empathie ist unbedingt erforderlich. Bekräftigung aufkommender Hoffnung. Einbeziehung der Angehörigen wegen Abwehrverhalten und Bagatellisierungstendenzen sehr wichtig.

Entscheidend für den Erfolg ist oftmals der frühzeitige Beginn der Intervention.

Therapiephasen

- **Kontaktphase:** Motivation. Behutsam und konsequent auf den Weg der Therapie führen. Schwankende Behandlungsmotivation stärken, Möglichkeiten aufzeigen.

> Jedes Moralisieren und Angriffe vermeiden. Resignation und Widerstand erschweren die Behandlung.

- **Entgiftungsphase:** körperlicher Entzug, i. d. R. stationär. Motivierung zur Abstinenz (qualifizierter Entzug). Pat. soll Diagnosekriterien der Abhängigkeit für sich erarbeiten; Analyse der Konsummuster, negative Folgen, bisherige Abstinenzversuche und positive Substanzeffekte mit abschließender „Kosten-Nutzen-Analyse"; Änderungsperspektiven, Therapiemöglichkeiten aufzeigen.
- **Entwöhnungsphase:** Der Suchtprozess muss unterbrochen werden. Individuelle Dauer und Art der Therapie. Protrahierte Entziehungserscheinungen: Schwankungen von Stimmung, Antrieb, vegetative und Schlafstörungen. Inappetenz, Gewichtsschwankungen. Depressive Symptome.
- **Nachsorge:** Die Lebensbedingungen sind so zu gestalten, dass die Flucht in die Sucht nicht mehr zwingend erscheint.

> Am meisten Erfolg verspricht eine **Therapiekette:** Die vier Phasen sind verzahnt. Wiederholungen der einzelnen Phasen sind möglich. Rückfälle können in das therap. Konzept integriert werden und möglichst früh aufgefangen werden. Der Notwendigkeit mehrerer Anläufe kann Rechnung getragen werden. Die Mitbehandlung der Angehörigen ist unentbehrlich. Ziel sollte zufriedene Abstinenz sein.
> „Kontrollierter Konsum" kann nur bei Missbrauch oder Gefährdung ein akzeptables Therapieziel sein.

6

Psychotherapeutische Strategien

Psychotherap. Verfahren, die als wirksam gelten, sind:

- Motivationssteigerungsansatz (Motivational Interviewing).
- (Kognitiv-verhaltenstherap.) Bewältigungstraining.
- Soziales Kompetenztraining.
- Paar- und Familienther.
- Das gemeindenahe Verstärkermodell (Community Reinforcement Program).
- Reizexposition.

Merkmale der motivierenden Gesprächsführung

1. Empathische Grundhaltung mit Verzicht auf Konfrontation.
2. Förderung der Diskrepanzwahrnehmung und Veränderungsbereitschaft.
3. Aufbau von Vertrauen in die Selbstwirksamkeit.
4. Vereinbarung von gemeinsam erarbeiteten Behandlungszielen.

Techniken der motivierenden Gesprächsführung

1. Offene Fragen ohne implizite Wertung.
2. Reflektierendes Zuhören.

3. Positive Rückmeldung.
4. Strukturierende Zusammenfassung.

Entzugsbehandlung (Entgiftung)

- **Ambulant:** Tägl. Alkoholeinnahme < 150 g/d ohne Hinweise auf drohende KO. Ärztlich begleitete Trinkmengenreduktion.
  Medikamente: in ⅓ aller Fälle erforderlich, ausreichende Flüssigkeits- und Nahrungsaufnahme.
  - Bei RR-Erhöhung: Clonidin (75 µg oral, max. 600 µg/d).
  - Carbamazepin, 600–900 mg/d nicht retardiert, oder Oxcarbamazepin, 300–900 mg/d. Evtl. Minderung des „Kindling"-Effekts (zunehmende Sensibilisierung bei wiederholten Entzügen).
  - Komb. von Carbamazepin und Tiapridex zur Entzugs- und Anfallsprophylaxe meist über 5 d mit z. B. 4 × 300 mg/d Tiapridex und 400 mg/d Carbamazepin über 6 d.

! Alle Therapien sind „Off Label", da keine Zulassung für eine ambulante Entzugsbehandlung vorliegt.

- **Stationär:** „qualifizierte Entzugsbehandlung", neben der medizinischen Versorgung therap. Maßnahmen zur Motivationsbildung bezüglich der Abstinenz. Dies verringert die Rückfallraten nach Entzug deutlich. Sollte 3 Wo. Dauer nicht unterschreiten.
  - **Medikamente:** Clomethiazol (Distraneurin® 2 Kps./2–4 h, max. 24 Kps./d) oder Benzodiazepine (z. B. Diazepam 10–20 mg alle 2 h).
  - **Delirium tremens:** Desorientiertheit, Halluzinationen, schwere vegetative Entzugssympt., manchmal Grand-Mal-Anfälle: Vollbild ist lebensbedrohlich, Pat. intensivpflichtig. Ther.: Benzodiazepine, hochpotente Antipsychotika, E'lyt- und Flüssigkeitssubstitution, Thiamingabe zur Prophylaxe der Wernicke-Enzephalopathie. Abklingen nach 2–4 d.
- **Teilstationär:** tagesklin. Behandlung, mit Vorteil großer Alltagsnähe. Geeignet für Pat., die noch gut sozial integriert und nicht chronifiziert sind.

Rehabilitation (Rückfallprophylaxe)

- **Stationäre Rehabilitation:** 8–16 Wo. in Suchtfachkliniken. Von Rentenversicherungsträgern finanziert. Tendenz zur VT. Nach 18 Mon. 53 %, nach 4 J. 46 % abstinent.
- **Ambulante Rehabilitation:** durch psychosoziale Beratungsstellen. Ind.: gute soziale Integration, Fähigkeit, Abstinenz im ambulanten Setting halten zu können. 1–2 h/Wo. über 1 J.
- **Therapiebausteine:** Rückfall ist kein plötzliches Ereignis sondern eher ein Entwicklungsprozess, mit Abfolge von kognitiven und verhaltenswirksamen Ereignissen, die schließlich zum Rückfall führen. Deshalb können geeignete Maßnahmen einen Rückfall weniger wahrscheinlich machen. Sensibilisierung für rückfalltypische Situationen und Bewältigungsstrategien werden erarbeitet.

  - **Aufbau von Selbstkontrolle, Selbstmanagement:** Tagebücher führen, Verhaltensverträge, Einübung von Verhaltensweisen ohne Alkohol, Selbstbelohnung bei Erreichen erster Ziele.
  - **Soziales Kompetenztraining:** Ziel ist die Einübung von erfolgreichem und funktionalem Verhalten in zwischenmenschlichen Beziehungen. Wichtig ist auch die Kompetenz in der Ablehnung einer Einladung zum Konsum von alkoholischen Getränken. Als Einzel- oder Gruppentherapie denkbar.
  - **Paar- und Familientherapie:** Kooperation und aktive Teilnahme der Familie ist Grundvoraussetzung. Konflikte in der Beziehung oder der Familie sind häufig. Alkohol kann der Grund dafür sein, oder Spannungen können Ursache für Konsum sein.
  - **Stressbewältigung:** Entspannungstraining, Aufbau angenehmer Aktivitäten, Veränderung von stressauslösenden Situationen.
  - **Reizexpositionsverfahren:** Veränderung der Reaktionsmöglichkeiten bei Auslösesituationen, die vorher zum Konsum von Alkohol geführt haben.
- **Medikamentöse Rückfallprophylaxe:**
  - **Acamprosat:** Glutamatmodulator mit erwiesener Wirksamkeit zur Aufrechterhaltung der Abstinenz. Erhöht nicht die Toxizität von Alkohol. **Dosierung:** 3 × 2 Tbl. à 333 mg. **NW:** selten Diarrhö. **KI:** Niereninsuff.
  - **Naltrexon:** M-Opiatrezeptor-Antagonist. Vermindert die Rückfallwahrscheinlichkeit nach Entzugsbehandlung. Nur Off-Label-Gebrauch. Erhöht nicht die Toxizität von Alkohol. **Dosierung:** 1 Tbl. (50 mg)/d. **NW:** Übelkeit.
  - **Disulfiram:** blockiert die Acetaldehyd-Dehydrogenase; es kommt zur Akkumulation von Acetaldehyd. Dies führt zu Hautrötung, Kopfschmerzen, Übelkeit, Erbrechen, Durchfall, RR-Abfall. Abgabe nur bei intensiver, möglichst tägl. Begleitung. Bei „supervidierter Einnahme" gute Abstinenzraten möglich. **Dosierung:** 1. Tag 3 Tbl. (Antabus® 0,5 Dispergetten), = 1,5 g; 2. Tag 2 Tbl.; 3. Tag 1 Tbl. **KI:** KHK, Herzrhythmusstörungen, Kardiomyopathien, zerebrale Durchblutungsstörungen, Ösophagusvarizen, Hypothyreose, Depressionen, Schizophrenien, Leberzirrhose etc. Aufgrund der zahlreichen KI und NW gilt Disulfiram zwar als wirksam, aber nicht als Mittel der 1. Wahl.
  - **Baclofen:** GABA-B-Rezeptoragonist zur Behandlung der Spastizität der Skelettmuskulatur. **Dosierung:** 30–75 mg. **NW:** Schläfrigkeit, Abstumpfung, Depressionen. Hinweise auf Wirksamkeit, aber keine Zulassung für die Behandlung der Alkoholabhängigkeit.
- **Nachsorge:** Die Nachsorge bei Fachambulanzen und Beratungsstellen verbessert die Progn. Evtl. ambulante Psychother. indiziert, v. a. bei neurotischen Faktoren und Komorbidität in der Genese der Abhängigkeit.

Selbsthilfegruppen

- **AA:** 12-Punkte-Programm. Schonungsloses Selbstbekenntnis des Trinkers vor dem Leidensgenossen: „Ich bin Alkoholiker". Der Akzent liegt darauf, dass der Alkohol stärker ist als alle Willensanstrengungen, dass man allein nicht von ihm loskommt, dass nur der Alkoholiker den Alkoholiker versteht und ihm helfen kann: Keiner kann je geheilt werden, er bleibe immer in der Gefahr, das erste Glas werfe ihn wieder voll in seine Krankheit zurück. Ehemalige = nichtaktive Alkoholiker.

- **Prinzip der kleinen Schritte:** Grundsätzliches Verbot stellt Überforderung dar → Forderung, zunächst 23 h alkoholfrei zu sein. Der Einzelne wird vom Kontrollierten zur Kontrollinstanz. Bei Rückfall fühlen sich die anderen verantwortlich und begleiten den Rückfälligen. Erfolge sind bei entsprechendem Engagement bemerkenswert.
- **Weitere Selbsthilfegruppen:** Blaues Kreuz, Kreuzbund, Guttempler, Freundeskreis, u. a.

6.2.8 Verlauf und Prognose

- Auftreten von Missbrauch und Abhängigkeit in jedem Lebensalter, häufigstes Auftreten 20.–40. Lj.
- Bei frühem Beginn: häufig ADHS, dissoziale PS, ungünstige Progn.
- Abhängigkeit im höheren Alter: Untergruppe bei vorher kontrolliertem Konsum.
- Abstinenz ohne Ther.: Bei der Alkoholabhängigkeit erreichen etwa 20 % nach einem Entzug ohne Ther. eine Heilung bzw. längerfristige Abstinenz (meist Pat., bei denen die Abhängigkeit weniger ausgeprägt ist). Bei schwerer Kranken dürfte die Remissionsrate nur 5 % oder weniger betragen.
- Langzeitther.: 65 % der Pat., die eine Langzeitther. abschließen, sind mindestens 1 J. abstinent. Nach 4 J. 45 %. Allerdings brechen 50 % der Pat. die Behandlung vorzeitig ab oder sind erst gar nicht dazu motiviert.
- Prognostisch ungünstig: Arbeitslosigkeit, früher Krankheitsbeginn, hoher Neurotizismus-Score, organische Persönlichkeitsveränderungen („Depravation"), Verfall der sittlichen und moralischen Verhaltensweisen.
- Prognostisch günstig: höheres Lebensalter, gute Schul- und Berufsausbildung, Berufstätigkeit und Zusammenleben mit Partner.
- Alkoholmissbrauch: geht bei etwa jedem 2. innerhalb von 5–6 J. zur Abhängigkeit über. Von Personen, die bereits vor dem 13. Lj. Alkohol getrunken haben, wurden 40 % später abhängig.
- Spontanremission: Die spontane Abstinenzrate beträgt vermutlich bis zu 19 %/J.
- **„Drittelregel":** ⅓ gebessert, ⅓ geheilt (abstinent), ⅓ ungebessert.

> **!** **Suizidgefahr:** 10–20 % der Abhängigen begehen nach Schätzungen Suizid. Dabei sind 75 % zusätzlich depressiv. Die **Lebenserwartung** ist um ca. 15 % oder 12 J. reduziert.

6.3 Medikamentenabhängigkeit

Rudi Pfab

> In Deutschland sind ca. 1,5 Mio. Menschen abhängig von Medikamenten, davon 1,1 Mio. von Benzodiazepinen. In den meisten Fällen verläuft diese Form der Abhängigkeit still und von der weiteren Umgebung dieser Pat. unbemerkt, da sie nicht so auffällig mit psychosozialen Deviationen verläuft wie die Abhängigkeit von illegalen Drogen und Alkohol. Dementsprechend sind Krankheitseinsicht

und Leidensdruck wesentlich geringer. Damit beinhalten sowohl die Diagnosestellung als auch die Motivationsarbeit besondere Herausforderungen für die mit der prim. Patientenversorgung betrauten Personen.

6.3.1 Sedativa/Hypnotika

Benzodiazepine

Wirkmechanismus

- Benzodiazepine binden an die Benzodiazepin-Bindungsstelle des GABA-A-Rezeptors und verstärken dort die GABA-Wirkung (= Linksverschiebung der Dosis-Wirkungs-Beziehung von GABA) → sedierende, antikonvulsive und anxiolytische, muskelrelaxierende und amnestische Wirkung.
- Benzodiazepine enthemmen durch GABAerge Unterdrückung hemmender glutamaterger Interneurone in der ventralen tegmentalen Area die Dopaminausschüttung im Nucl. accumbens („mesolimbisches Belohnungssystem"). Diese gemeinsame funktionelle Endstrecke teilen sie mit anderen sedierenden, suchterzeugenden Substanzen wie Opiaten und Alkohol.
- Chron. Benzodiazepin-Exposition führt im Sinne einer Anpassungsreaktion zu Desensitisierung der GABAergen Neurone und Sensitisierung der antagonistisch erregenden glutamatergen Rezeptoren = neurobiologisches Korrelat der Toleranzentwicklung. Zusätzlich längerfristige Veränderungen der intraneuronalen Genexpression. Bei Beendigung der Benzodiazepinzufuhr überwiegt die Aktivität der erregenden Neurone, es kommt zu Entzugserscheinungen.
- 8 Wo. Dauerbehandlung mit therap. Dosen von Benzodiazepinen genügen, um beim Absetzen Entzugssympt. zu provozieren.

! Die nach Absetzen nur 2 d anhaltende harmlose **Rebound-Insomnie** zählt hierbei nicht als Entzugssy. (s. u.).

- Bei kurz wirkenden Substanzen treten Entzugserscheinungen nach dem Absetzen rascher auf als bei lang wirkenden.

Intoxikation (F13.0)

Symptomatik **Bewusstseinstrübung** bis hin zum tiefen **Koma.** Benzodiazepine verstärken nur die Wirkung endogener GABA → bei einer Monointox. kann auch bei weiterer Dosissteigerung ein gewisses Maximum an Wirkstärke nicht überschritten werden – wohl aber die Wirkdauer. Benzodiazepine wirken nicht primär atem- oder kreislaufdepressiv. Aber die muskelrelaxierende Wirkung kann durch Erschlaffung der Schlundmuskulatur und durch Verringerung der Schutzreflexe mittelbar zu **respiratorischer Insuff.** und Aspiration führen. Gefährdet sind hierdurch v. a. ältere Menschen. Aber bei Mischintox. z. B. mit Alkohol oder Buprenorphin kommt es regelmäßig zu respiratorischer Insuff. Benzodiazepine können eine **antero- und retrograde Amnesie** verursachen. Selten paradoxe Wirkungen mit **Erregungszuständen** auch in therap. Dosierung. Verstärkung bei fortgesetzter Benzodiazepingabe (**cave:** daher keine Ther. dieser Erregungszustände durch Dosiserhöhung).

Therapie Überwachung, ggf. unter intensivmedizinischen Bedingungen und Verhinderung von KO durch symptomatische Maßnahmen, z. B. Intubation.

Alternativ: **Flumazenil** (kompetitiver Benzodiazepin-Antagonist) 0,5 mg i. v.; auch als Diagnostikum. **Cave:** epileptischer Anfall bei Mischintox. mit prokonvulsiven Substanzen, kurze Wirkdauer, hier ggf. → Dauerinfusion.

> **!** **Flumazenil** mit Vorsicht anwenden, da bei Mischvergiftungen aus Benzodiazepinen und prokonvulsiven Substanzen wie TZA durch den Benzodiazepin-Antagonisten die antikonvulsive Wirkung des Benzodiazepins aufgehoben wird. Mögliche Auslösung von epileptischen Anfällen. Bei chron. Benzodiazepinkonsumenten Provokation eines Entzugssy. möglich.

Abhängigkeit (F13.2)

Zunächst entsteht eine Toleranz gegenüber der sedierenden und die Koordinationsfähigkeit beeinträchtigenden Wirkung, später gegenüber der antikonvulsiven Wirkung und zuletzt gegenüber der anxiolytischen Wirkung. Dosissteigerung aber nur bei ca. 8 % der chron. Benzodiazepine konsumierenden Pat. Absetzsympt. können bereits nach 8 Wo. Dauerkonsum im Niedrigdosisbereich entstehen. Die Kriterien für Benzodiazepinmissbrauch (F13.1)/-Abhängigkeit (F13.2) entsprechen denen für andere Substanzen (▶ 6.1.4). Zu unterscheiden sind zwei Gruppen chron. Benzodiazepinkonsumenten: **Niedrigdosiskonsumenten,** tägl. bis 20 mg Diazepamäquivalente (▶ Tab. 6.4) und **Hochdosiskonsumenten**, oft > 100 mg Diazepamäquivalente/d – meistens im Rahmen von Drogenabhängigkeit, seltener als singuläre Sedativaabhängigkeit.

Konsequenzen des Langzeitkonsums im Niedrigdosisbereich können v. a. bei älteren Pat. die typische Trias aus affektiver Indifferenz, kognitiv-mnestischen Defiziten (pseudodemenzielles Sy.) und körperlicher Schwäche (verminderter Muskeltonus, Koordinationsstörungen, häufige Stürze) sein. Häufig kann bei diesen Pat. mit einer Entgiftung eine deutliche Besserung der Lebensqualität erzielt werden. Unmittelbare somatische Schäden verursacht der Langzeitkonsum nicht.

Motivationsarbeit Pat. mit Sedativaabhängigkeit sind wegen fehlender Krankheitseinsicht bei fehlendem Leidensdruck und subjektiv oft quälend empfundener Abstinenz schwer zur Abstinenz zu motivieren. Die Abhängigkeit ist für sie schwer zu erkennen, da der toleranzbedingte Wirkverlust oft als Verschlechterung einer zugrunde liegenden Erkr. gesehen wird. Absetzphänomene werden ebenfalls als Sympt. einer zugrunde liegenden Erkr. gesehen. Die Schwere der Sympt. wird subjektiv als sehr bedrohlich erlebt. Parallelen mit anderen Abhängigkeiten wie Alkohol oder gar Drogen werden abgelehnt.

Daher längerfristig motivierende Gesprächsführung. Gesprächsinhalte: prinzipielle Vor- und Nachteile der Langzeiteinnahme von Sedativa, Übergang in eine Abhängigkeit und evtl. Vorteile einer sedativafreien Lebensführung.

Vor allem bei komorbiden Pat. Kosten-Nutzen-Abwägung, ob ein Leben ohne oder mit geringerem Sedativakonsum tatsächlich eine höhere Lebensqualität erwarten lässt. **Cave:** Gerade bei älteren, depressiv und dement erscheinenden Menschen kann der Langzeitkonsum von Benzodiazepinen selbst diese Sympt. erzeugen.

Komorbidität Bei Sedativa-Abhängigen findet sich eine erhebliche Komorbidität: 2,4–18,5 % der Pat. in psychiatrischen Kliniken haben als Begleitdiagn. eine Benzodiazepinabhängigkeit. Die Abhängigkeit erschwerende Begleitdiagn. sind: Angsterkr., Depressionen, emotional-instabile PS, Polytoxikomanie. Psychosen aus dem schizophrenen Formenkreis gehören trotz häufiger Langzeitmedikation nur selten dazu. Da sich beim Benzodiazepinentzug häufig die Sympt. der Begleit- oder Grunderkr. verstärken, sollte vor oder während einer Entgiftung eine gründliche psychiatrische Diagn. erfolgen.

Benzodiazepin-Entzugssyndrom (F13.3)

Symptome des Benzodiazepinentzugs sind eher psychovegetativ und selten somatisch objektivier- und messbar (▶ Tab. 6.7). Bei Absetzen von kurz wirksamen Benzodiazepinen Beginn der Entzugserscheinungen nach etwa 1 Tag, Maximum nach 2–4 d, Sistieren innerhalb von etwa 1 Wo. Bei länger wirksamen Benzodiazepinen im Hochdosisbereich Beginn der Sympt. ab dem 4. Tag, max. Stärke 6.–9. Tag, Sistieren innerhalb von ca. 2 Wo. Krampfanfälle (meist nur singulär) (G40.5) und Delirien 6.–9. Tag (F13.4). Meist bestehen keine wesentlichen Entzugserscheinungen mehr, wenn im Urin keine Benzodiazepine mehr nachgewiesen werden, oft sogar schon früher. Der Urin wird i. d. R. innerhalb von 5 Eliminations-$t_{1/2}$ frei von Benzodiazepinen, wobei hier auch evtl. pharmakologisch aktive Metaboliten in den Assay eingehen. Das Postentzugssy. mit Schlafstörungen und einzelnen, kurz dauernden Entzugsfragmenten kann noch ½ J. andauern.

Tab. 6.7 Benzodiazepin-Entzugssymptome

Leichte Symptome – subjektiv	
Neuropsychopathologische Sympt.	Angst, innere Unruhe, Irritabilität, depressive Verstimmung, emotionale Labilität, Agitiertheit, bizarre, oft angstbesetzte Träume
Neurovegetative Sympt.	Inappetenz, Übelkeit, „Muskelkrämpfe" (nicht objektivierbar), Palpitationen, Kopfschmerzen, retroorbitale Schmerzen
Störungen der sensorischen Perzeption (am ehesten typisch für das Benzodiazepin-Entzugssy.)	Augenflimmern, Verschwommensehen, Mikro-/Makropsie, Verminderung des Geruchs- oder Geschmackssinns; Überempfindlichkeit gegenüber Licht, Geräuschen, Berührung; Tinnitus (am häufigsten), Körperschemastörungen
Leichte Symptome – objektiv	Schlafstörungen, Inappetenz, Schwitzen, Tachykardie und Hypertonie (selten so ausgeprägt wie beim Alkoholentzug, selten behandlungsbedürftig); Muskelzuckungen, Tremor, Hyperkinesien, unkoordinierte Bewegungen
Schwere Symptome Selten! (2–3 % bei Hochdosis), Entzug vom Sedativa-/Hypnotikatyp	Illusionäre Verkennungen, Halluzinationen, Verfolgungsideen, Delir, Krampfanfall, Hyperpyrexie (extrem selten)

Therapie Für die Benzodiazepin-Entgiftung gibt es kein allg. akzeptiertes Therapieregime. Üblich sind mehr oder weniger schnelles Abdosieren, symptomgetriggertes Abdosieren und symptomorientierte Pharmakother. unter weitestgehendem Verzicht auf Benzodiazepine. In Metaanalysen konnte für keine der Möglichkeiten ein evidenter Vorteil bewiesen werden. Häufig verwendetes Abdosierungsverfahren: Umstellung auf ein länger wirkendes Standard-Benzodiazepin (z. B. Diazepam oder Oxazepam), das dann langsam ausgeschlichen wird. Berechnung der Ausgangsdosis anhand der Äquivalenzdosis-Tabelle (▶ Tab. 6.8). Auch bei höherer theoretisch errechneter Dosis sind als Ausgangsdosen selten mehr als 60 mg

6

Diazepam bzw. 180 mg Oxazepam erforderlich. Nach zwei Stabilisierungstagen Verminderung der Tagesdosis um 10 % des Ausgangswerts. Erfahrungsgemäß sind die letzten Abdosierungsschritte schwierig, hier kann dann auch langsamer herunterdosiert werden. Abdosierungsdauer: stationär 8–14 d, ambulant länger.

Tab. 6.8 Benzodiazepin-Äquivalenzdosen und Eliminationshalbwertszeiten

Wirkstoff	Äquivalenz-dosis (mg)	Elim.-HWZ (h)	Aktive Metaboliten mit Akkumulationsgefahr
Bromazepam	6	15–28	Gering
Chlordiazepoxid	25	6–37	Ja
Clonazepam	2	25–40	Ja
Diazepam (Standard-benzodiazepin)	10	20–100	Nordazepam
Dikaliumchlorazepat	20	2–2,5	Nordazepam
Flunitrazepam	1	16–35	Ja
Flurazepam	30	2,3–3,4	Ja
Lorazepam	2	12–16	Gering
Lormetazepam	1	10–14	Lorazepam
Midazolam	7,5	1,5–2,5	Gering
Nitrazepam	5	25–30	Gering
Nordazepam	20	25–82	Nein
Oxazepam (Standard-benzodiazepin)	30	6–12	Nein
Temazepam	20	7–11	Gering Oxazepam
Tetrazepam	20	13–55	Ja
Triazolam	0,5	2–5	Nein

Eine Entgiftung im **stationären Setting** ist erforderlich bei Hochdosiskonsum, Pat. mit Entzugskomplikationen in der Anamnese (z. B. Krampfanfälle, auch Alkoholentzugskrämpfe) und Pat. mit schwerer psychischer oder somatischer Komorbidität (z. B. schwere Angststörung, schwere Depression, Epilepsie).
Eine **ambulante Entgiftung**, entsprechende Compliance des Pat. vorausgesetzt, ist nur bei Niedrigdosiskonsum ohne Entzugskomplikationen in der Anamnese und ohne schwere Komorbidität (z. B. Epilepsie, schwere Angststörung) möglich: Hier langsameres Abdosieren mit wöchentl. Schritten von max. 20 % der Ausgangsdosis. Beim ambulanten Entzug mindestens 1 x/Wo. Arztgespräch und Festlegen eines Notfallplans.
Die Entgiftung ist erst mit dem Abklingen der Entzugssymptomatik abgeschlossen, was aber meist mit der Benzodiazepinfreiheit des Urins korreliert. Wöchentl. Urinanalytik mit gleichzeitiger Bestimmung der Urin-Kreatinin-Konz., um Rückfälle rechtzeitig aufzudecken.

Mögliche Begleitmedikation mit Propranolol, Clonidin, Valproinsäure, sedierenden Antihistaminika, Doxepin, Quetiapin zur Erleichterung der Entzugssymptome (keine Evidenz). Für die Behandlung mit Imipramin ist eine gewisse Wirksamkeit bewiesen. Carbamazepin zur Prophylaxe von Krampfanfällen, v.a. bei bestehender Krampfanamnese, sinnvoll, wenn auch nicht bewiesen. Aufgrund ihrer Kreuzreaktiviät können Benzodiazepin-Entzugssympt. auch mit Clomethiazol (35–380 mg alle 3–4 h) therapiert werden.
Vor allem während der Entgiftung von Niedigdosiskonsumenten in den ersten 4 d auftretende Beschwerden sind häufig Rebound-Phänomene wie die Rebound-Insomnie oder das Wiederauftreten von phobischen Ängsten bei wegen Phobien mit Benzodiazepinen behandelten Pat. Oft kommt es bei den ohnehin schon ängstlichen Pat. zusätzlich zu einer Symptom-Überinterpretation. Diese Phänomene sollten schon vor Beginn der Entgiftung mit den Pat. besprochen werden. Beim Auftreten der Rebound-Sympt. sollte pharmakologisch, soweit irgendwie möglich, auf Benzodiazepine verzichtet werden; hilfreich ist manchmal Quetiapin.

Komplikationen Schwere KO wie Delir und Krampfanfall kommen bei etwa 2–3 % der Entzüge vor und treten im Gegensatz zum Alkoholentzug oft verzögert (Diazepam typischerweise nach 5–10 d) auf. Ther. des Benzodiazepindelirs mit Haloperidol; bei selbstgefährdender Agitiertheit Propofol- oder Midazolam-Infusion unter intensivmedizinischer Überwachung; Dauer 1–4 d, längere Verläufe bei älteren Menschen möglich. Während der Entgiftung kommen depressive Verstimmungen bis hin zu manifesten Depressionen mit Suizidabsichten vor → Ind. zur stationären Behandlung. Studien zum differenzialtherap. Einsatz verschiedener AD fehlen. Lediglich für den pos. Effekt von Trimipramin liegen Daten vor.
Im stationären Setting können bei ausreichender Erfahrung auch Hochdosis-Abhängige durch symptomgetriggerte, symptomorientierte Medikation ohne häufigere KO entzogen werden. Vorteil ist die kürzere Entzugsdauer von im Schnitt 12 d.

Schwangerschaft Benzodiazepine passieren die Plazentaschranke und werden mit der Muttermilch ausgeschieden. Neugeborene, deren Mütter bis zur Geburt Benzodiazepine einnehmen, haben das „Floppy-Infant-Sy." mit vermindertem Muskeltonus, Trinkschwäche, Sedierung, Hypotonie und Atemschwäche. Diese Kinder können ein Entzugssy. entwickeln. Ther.: Phenobarbital; empirische Dosisfindung, bis 6 mg/kg/d. In höherer Dosierung können Benzodiazepine zusammen mit Alkohol teratogen wirken.

Entwöhnungstherapie
Bei Medikamentenabhängigen muss vor einer Entwöhnungsther. eine gründliche psychiatrische Diagn. erfolgen, da wegen der häufigen psychischen Komorbidität oft individuelle Therapieangebote, z. B. in psychosomatischen Kliniken oder in Form einer die Suchtther. ergänzenden eigenen Psychother., gemacht werden müssen. Die Entwöhnungsther. kann ambulant in Sucht-Fachambulanzen oder stationär in Fachkliniken erfolgen. Voraussetzung für die ambulante Ther. ist eine ausreichende psychische und soziale Stabilität. Die 1-Jahres-Abstinenzraten nach abgeschlossener strukturierter Suchtther. betragen bei Medikamentenabhängigen 30–50 %.

Imidazolpyridine (Zolpidem, Zopiclon, Zaleplon)
Diese wirken ähnlich Benzodiazepinen am GABA-A-Rezeptorkomplex, binden dort aber an anderer Stelle. Sie werden aber nur als schlafanstoßende Substanzen

eingesetzt. Ihr Abhängigkeitspotenzial scheint geringer zu sein als das von Benzodiazepinen. Ein echtes Entzugssy. tritt seltener auf, ist aber qualitativ ähnlich dem der Benzodiazepine. Schwere Verläufe mit Delirien und epileptischen Anfällen sind selten. Nach längerem Konsum (> 4 Wo.) kommt es aber regelmäßig zu Rebound-Insomnie, die nicht zu den echten Entzugssympt. gehört. Hier ist keine medikamentöse Ther., sondern eine Aufklärung der Pat. erforderlich.

Clomethiazol

Clomethiazol ist ein GABAerges Thiaminderivat, zugelassen zur Sedierung bei hirnorganischem Psychosy., als Schlafmittel für Ältere und zur Behandlung des vegetativen Alkoholentzugssy. Betroffen sind zumeist Alkoholabhängige oder auch vormals Alkoholabhängige mit Suchtverlagerung. Oft Beschaffung aus dem Ausland. Der Nachweis entgeht den üblichen Drogentests, daher auch unter Drogenkonsumenten verbreitet. Kurze HWZ: 3–5 h (Leberschaden bis 9 h, alte Pat. bis 15 h). Max. Einzeldosis 1.500 mg. Starke Suchtpotenz. Entzugserscheinungen können wegen der kurzen HWZ schon 6 h nach Absetzen auftreten. Das Entzugssy. entspricht dem Alkoholentzug. Der Clomethiazolentzug hat aber häufiger und schwerer verlaufende Delirien sowie häufiger Krampfanfälle, die meistens in der Frühphase des Entzugs auftreten.

Therapie Möglich ist ein schrittweises Abdosieren, z. B. tägliche Dosisreduktion um 15–20 % der Ausgangsdosis unter Krampfschutz mit Carbamazepin oder Valproinsäure. Ebenfalls möglich ist Absetzen von Clomethiazol und symptomgetriggerte Gabe von Clomethiazol oder Diazepam. Bei Delir: zusätzlich Haloperidol, ggf. unter intensivmedizinischer Überwachung. Midazolam als Dauerinfusion. Der Clomethiazol-Entzug sollte wegen der häufigen KO stationär erfolgen.

GHB und Vorläufersubstanzen

Gammahydroxybuttersäure (bzw. Natriumsalz) ist ein endogenes neuronales Stoffwechselprodukt von GABA mit eigener GABAerger Wirkung. Pharmazeutisch wurde es als Kurznarkotikum und als Sedativum vermarktet. GHB fand aber auch Verwendung zur Ther. des Alkoholentzugssy. und der Narkolepsie. GHB unterliegt dem Betäubungsmittelrecht. Die Vorläufersubstanzen 1,4-Butandiol und Gammabutyrolakton (GBL) sind wichtige Grundchemikalien und z. B. via Internet erhältlich. GHB und Vorläufersubstanzen werden rasch resorbiert und wirken schnell. Die Vorläufersubstanzen werden rasch und vollständig in GHB metabolisiert, die Eliminations-HWZ ist kurz: 35–50 Min. Nachweis im Urin 12 bis max. 24 h nach Konsum. GHB wirkt sedierend-narkotisch, Koma tritt ab 50 mg/kg auf. Der GHB-Rausch kann eine amnestische Lücke hinterlassen, daher Anwendung als „Date Rape Drug". Der Rausch wird als euphorisierend, relaxierend und libidosteigernd beschrieben.

Akute Intoxikation Tiefes Koma mit Pupillenmotorikstörungen und teils bizarren Myoklonien, die als epileptische Anfälle fehlgedeutet werden können. Dauer (ohne Begleitintox. und ohne KO) wenige Stunden. Abruptes Erwachen, oft begleitet von einer initialen Desorientiertheit und Agitationszustand. **Ther.:** symptomatisch, Überwachen, Vermeiden und Behandeln von KO.

Abhängigkeit Kann schon nach 14-tägigem Dauergebrauch entstehen. **Entzugssympt.** ab einer regelmäßigen Tagesdosis von 18 g und einem Dosierungsintervall < 8 h, üblicherweise 6–12 h nach letzter Dosis, selten schon nach 2 h. Wenn 24 h nach letzter Dosis kein Entzugssymptom beobachtbar ist, kein weiterer Entzug zu erwarten. Sympt. ähnlich dem Alkoholentzugssy. mit psychovegetativer Unruhe und Schwitzen. Delirien kommen häufig vor und können bis > 15 d anhalten, oft fluktuierend mit Phasen völliger Orientiertheit. Epileptische Anfälle im Entzug sind bei Monoabhängigen bisher nicht bekannt. **Ther.:** symptomatisch z. B. mit Benzodiazepinen (oft hohe Dosen > 100 mg Diazepam-Äquivalente/d nötig), Haloperidol; unter Intensivbedingungen: Propofol-Infusion. Clomethiazol scheint wenig wirksam.

Barbiturate

In Deutschland wird nur noch Phenobarbital vertrieben. Dieses und andere Barbiturate sind aber über das Internet erhältlich. Barbiturate haben eine Kreuztoleranz gegenüber anderen GABAergen Substanzen wie Alkohol und Benzodiazepinen. Bei einer Überdosis sind sie aber im Gegensatz zu den Benzodiazepinen kreislauf- und atemdepresssiv. Durch die Verfügbarkeit per Internet hat der Barbituratabusus wieder zugenommen, ist aber insg. nicht häufig.

Therapie

- **Barbituratüberdosierung :** zunächst symptomatisch mit ggf. Beatmung und Katecholaminen. Kein Antidot, aber sek. Giftentfernungsverfahren wie Kohleperfusion, Hämodialyse und alkalische Diurese können bei schweren Vergiftungen die Elimination beschleunigen.
- **Barbituratentzug:** i. d. R. heftigerer Verlauf als der Alkoholentzug mit häufigeren Krampfanfällen und Delirien. Einsatz von Benzodiazepinen, aber auch von Barbituraten, die dann heruntertitriert werden.

Sonstige: Chloralhydrat, Meprobamat, Bromid

- Chloralhydrat ist in Deutschland als Beruhigungs- und Schlafmittel erhältlich.
- Meprobamat wird in Österreich noch als Sedativum und Muskelrelaxans vermarktet. Erlebt in Form seiner Pro-Drug Carisoprodol derzeit eine Renaissance auch als Suchtmittel. 6
- Natriumbromid wird noch sehr selten als Antiepileptikum verwendet und ist als Chemikalie erhältlich.

Alle drei Substanzen wirken GABA-artig und entwickeln Abhängigkeiten mit deliranten Entzugssympt. und Krampfanfällen. DD bei klin. Bild: Schlafmittelintox. oder Entzugssy. sonst nicht erklärbarer Genese.

Therapie Symptomatisch, im Fall von Bromid zusätzlich Chloridzufuhr. Beratung: Giftnotruf München Tel. 089–1 92 40.

Frei verkäufliche Hypnotika/Sedativa

Missbräuchlicher Konsum ist möglich, Abhängigkeiten mit verifizierbarem Entzugssy. sind aber nicht bekannt, Beschwerden bei Dosisreduktion bzw. Absetzen können eine harmlose Rebound-Insomnie oder auch psychogen sein. Manche Zubereitungen enthalten erhebliche Mengen an Alkohol, sodass bei Abhängigkeit/Missbrauch von Tinkturen oder Tr. auch an eine Alkoholabhängigkeit gedacht werden muss.

Antihistaminerg wirkende Schlafmittel wie Diphenhydramin und Doxylamin wirken stark anticholinerg, sodass bei Überdosierung häufig ein anticholinerges

Sy. auftritt (▶ 4.5.4): Delir mit oft optischen Halluzinationen und Agitiertheit, Tachykardie und trockene Schleimhäute. KO: EKG-Veränderungen mit langer QT-Zeit, Rhabdomyolyse und epileptische Anfälle.

Therapie Beim anticholinergen Delir helfen klassische Neuroleptika nicht. Mittel der Wahl ist Physostigmin, 2 mg langsam i. v. unter EKG-Monitorkontrolle.

6.3.2 Analgetika

Intox. mit Acetylsalicylsäure (ASS) und Paracetamol ▶ 4.9.2.
Opioidhaltige Analgetika haben eine stärkere Suchtpotenz als die nicht opiathaltigen. Die Entzugssympt. unterscheiden sich auch grundlegend. Opiatabhängigkeit ▶ 6.4.1.

Ätiologie der Abhängigkeit (F55.2)

Pat., die Analgetika zur Behandlung nachvollziehbar starker Schmerzen (z. B. Tumorschmerzen) verordnet bekommen, entwickeln selten eine Analgetikaabhängigkeit (einschl. Opiate). Häufig hingegen liegen dem Analgetikaabusus Schmerzsy. mit starker psychosomatischer Komponente zugrunde. Da die meisten dieser Pat. zunächst nicht bereit sind, eine psychogene Komponente zu akzeptieren, und der Leidensdruck durch den Analgetikakonsum im Vergleich zum Schmerzsy. gering ist, ist es oft sehr schwer, die Pat. zur Entgiftung und v. a. zur Ther. zu motivieren. Ziel der ersten Gespräche ist daher, pragmatisch eine Veränderungsbereitschaft zu erzielen, ohne die Pat. allzu heftig mit neuen Erklärungsmodellen zu konfrontieren.

Medikamenteninduzierter Kopfschmerz (G44.4)

Chron. Kopfschmerz (> 15 d/Mon.), der > 3 Mon. anhält, während derer mehr als die therap. Dosis an Analgetika gegeben wurde, und der spätestens 4 Wo. nach Absetzen verschwindet. Dringende Ind. zum Entzug. Diagnoseweisende Analgetikamengen: ASS, Paracetamol, Ibuprofen > 45 g/Mon.; Triptane > 15 Einzeldosen/Mon., Ergotamin peroral > 15 mg/Mon.

Entzugssyndrom

Bei Nichtopioid-Analgetika gibt es kein klassisches Entzugssy. Die Stoffe werden abrupt abgesetzt. Häufig Rebound-Schmerzen, meistens Kopfschmerzen. Die Schmerzen verschwinden i. d. R. spontan nach 1–4 d, in Einzelfällen können sie aber bis 3 Wo. dauern. Begleitet werden sie oft von Unruhe, Übelkeit, Schlafstörung, Tachykardie und Dysphorie.

Therapie Doxepin, Metoclopramid und Betablocker. Angesichts der häufig zugrunde liegenden psychosomatischen Vor- bzw. Begleiterkr. sollte vor einer Entwöhnungsther. der Anteil dieser Störung evaluiert werden, um dann zu entscheiden, ob eine klassische Entwöhnungsther. oder psychosomatisch orientierte Ther. für den individuellen Schmerzmittel-Pat. besser geeignet ist.

6.3.3 Psychostimulanzien

Psychostimulanzien wie Methylphenidat, Pemolin haben im Tierversuch ein mit Kokain und Amphetamin vergleichbares Missbrauchspotenzial. Dennoch haben diese Stoffe in der Drogenszene als missbräuchlich konsumierte Substanzen kaum Bedeutung, da sie nur schwach und z. T. verzögert wirken. Methylphenidat-Tbl. werden von Drogenabhängigen aufgelöst injiziert. KO entstehen eher durch die Applikationsweise als durch die Substanz. Die substanzspezif. Sympt. der Intox. entsprechen denen einer Amphetamin-Intox. (▶ 4.9.2). Entzugserscheinungen, abgesehen von Symptomwiederkehr, sind bisher nicht bekannt.

6.4 Drogen

Rudi Pfab

6.4.1 Opiate

Rezeptoren und Wirkung

Opiatrezeptoren sind ubiquitär im ZNS. Am besten bekannt ist ihre Funktion bei der Schmerzverarbeitung. Man unterscheidet heute drei Klassen von Rezeptoren, nach alter Nomenklatur μ, κ und δ. Subklassen dieser Rezeptoren sind Ergebnis posttranslationaler Differenzierung.
Exogene Liganden sind Opioide bzw. bei Morphinderivaten Opiate. Mit unterschiedlicher Rezeptoraffinität wirken sie als Agonisten, Antagonisten oder Partialagonisten. Zusammen mit den unterschiedlichen pharmakokinetischen Eigenschaften erklärt das die unterschiedlichen, z. T. gegensätzlichen Wirkungen der Opiate und Opioide. Je lipophiler und je rascher im ZNS anflutend das Opioid ist, desto stärker wird der euphorisierende „Kick“ empfunden. Langsam anflutende Opioide, z. B. Polamidon, verursachen keinen „Kick“, außer sie werden i. v. injiziert oder zusammen mit dem Lösungsvermittler Alkohol konsumiert.
Naloxon und Naltrexon sind vorwiegende μ-Antagonisten. Naloxon unterliegt einem starken First-Pass-Effekt und wird deshalb nur parenteral verwendet. Naltrexon wird zur Abstinenzerhaltung in Tablettenform eingesetzt.

Opiatrezeptoren

1. μ1: Supraspinal-Analgesie.
2. μ2: Spinale Analgesie, Atemdepression, Sphinkterspasmen (Galle, Harnblase), Obstipation, Miosis, Euphorie, Abhängigkeit, Hemmung Hustenzentrum.
3. κ1: Spinale Analgesie.
4. κ2: Dysphorie, Verwirrtheit, Depersonalisation.
5. κ3: Supraspinale Analgesie.
6. δ: Spinale Analgesie, übergeordnete Verarbeitung der Schmerzwahrnehmung.

Intoxikation (F11.0)

Symptomatik Atemdepression und Miosis, dann Bewusstseinstrübung und Herzinsuff. Stärke, Dauer und Antagonisierbarkeit der Atemdepression hängt von den Eigenschaften des Opiats/Opioids und seiner Dosis ab. Die μ-Agonisten Morphin, Codein, Polamidon verursachen eine Atemdepression bis zum Atemstillstand. Der μ-Partialagonist Buprenorphin unterdrückt im Fall einer Monovergiftung zwar die Atmung, aber aufgrund des „Ceiling-Effekts“ nur bis zu einem gewissen, nicht lebensbedrohlichen Ausmaß. Epileptische Anfälle nur bei kleinen Kindern, Pat. mit Vorschädigung und bei Vergiftungen mit Tramadol. Selten: Muskelrigidität, Hypothermie sowie Histaminausschüttung mit Juckreiz und Asthma.

Therapie ▶ 4.9.2.

Entzug (F11.3)

Symptomatik

Beginn der Sympt. entsprechend der Wirkdauer und der Rezeptoraffinität des Opioids zu unterschiedlichen Zeiten. Auch ist die Entzugsdauer unterschiedlich lang. Bei kurz wirkenden Opioiden tritt der Entzug rascher auf, ist aber auch rascher wieder beendet.

μ-Agonisten: Objektive Sympt.: Beginn mit Rhinorrhö, Niesen, Gähnen, später Mydriasis, Durchfall, Erbrechen, Gänsehaut, Schwitzen, Tachykardie, Hypertonie, selten „Kicking Feet" – ähnlich Restless Legs. Subjektive, d. h. vom Pat. berichtete Sympt.: Craving, Appetitverlust, Schmerzen, Wärme-/Kältegefühle, Dysphorie, Schlaflosigkeit.

Früher beobachtete man bei Opiatentzügen lebensbedrohliche vegetative Entgleisungen mit Hyperthermie, Hyperglykämie und Exsikkose. Heute kommen diese Sympt. unter symptomatischer, auch unter opioidfreier Ther. nicht mehr vor.

Delir und Krampfanfälle treten beim Opiatentzug nicht auf. Ausnahmen: Krampfanfälle bei Neugeborenen, vorgeschädigtem Hirn (extrem selten), Intox. und Entzug von Tramadol. Somit ist das Opiatentzugssy. nicht lebensbedrohlich und zwingt nicht zur Opioidgabe.

Opiatentzugsskalen: zur Dokumentation und Quantifizierung der Schwere eines Opiatentzugs und zur Therapiesteuerung einsetzbar, z. B. SOWS (Short Opiate Withdrawal Scale) und OOWS (Objective Opiate Withdrawal Scale; ▶ Tab. 6.9 und ▶ Tab. 6.10).

Tab. 6.9 Short Opiate Withdrawal Scale (SOWS)

	0 = nicht vorhanden	1 = mild	2 = mäßig	3 = schwer
Krankheitsgefühl				
Magenkrämpfe				
Muskelzucken/Krämpfe				
Herzklopfen				
Muskelspannung				
Schmerzen				
Gähnen				
Augentränen				
Schlafprobleme				

Tab. 6.10 Objective Opiate Withdrawal Scale (OOWS)

	1 Punkt, wenn vorhanden
Gähnen	
Naselaufen	
Gänsehaut	
Schwitzen	
Mydriasis	
Tremor	
Heiß-Kalt-Gefühl	
Unruhe	
Erbrechen	
Bauchkrämpfe	
Ängstlichkeit	

Vorgehen

Wegen des starken Cravings im Entzug und auch wegen der häufigen, damit möglicherweise verbundenen Delinquenz der Pat. ist ein ambulanter Entzug oder ein Entzug in offener Station bei Drogenabhängigen nur in Ausnahmefällen möglich. Bei Opiatkonsumenten im Rahmen einer Schmerzmittel- oder Medikamentenabhängigkeit kann bei Niedrigdosiskonsum auch langsam, ambulant oder in offenem Setting entgiftet werden (▸ Tab. 6.11).

Das Opiatentzugssy. kann „warm", also mit Opiat-/Opioidgabe, oder „kalt" ohne Opiat-/Opioidgabe behandelt werden. Das „warme" Vorgehen findet größere Akzeptanz bei den Pat., die Entzugsdauer ist aber länger. Vergleichende Studien zum Langzeit-Outcome fehlen. „Qualifizierter Opiatentzug" = körperliche Entgiftung mit gleichzeitiger multiprofessioneller Motivationsbehandlung.

6

Tab. 6.11 Medikamente zur symptomatischen Behandlung von Opiatentzugssymptomen

Symptom	Medikament	Dosis	Häufigste Nebenwirkung
Vegetative Sympt.: Schwitzen, Hypertonie, Tachykardie, Unruhe	**Clonidin**	3 × 150 µg	Bradykardie, Hypotonie, Darmatonie
Diarrhö	**Loperamid**	4 mg	Obstipation
Erbrechen	**Ganisedron** (Metoclopramid unwirksam)	2 mg	Kopfschmerz, Obstipation

Tab. 6.11 Medikamente zur symptomatischen Behandlung von Opiatentzugssymptomen *(Forts.)*

Symptom	Medikament	Dosis	Häufigste Nebenwirkung
Unruhe, Schlaflosigkeit	**Doxepin**	50–75 mg	
	Zolpidem	10 mg	
	Quetiapin	bis 200 mg/d	
Kicking Feet	**LevoDopa/Benserazid**	100/25 mg	

Opioidgestützte, „warme" Entgiftung

Prinzip: Das im Rahmen der Sucht konsumierte Opiat wird durch eine äquipotente Dosis eines langsam anflutenden und lange wirkenden Opioids ersetzt, das dann langsam, typischerweise 7–14 d lang, abdosiert wird. In Deutschland hierfür zugelassen sind Polamidon (Methadon) und Buprenorphin.

- **Polamidon (Methadon):** Mit beginnendem Entzugssy. wird L-Polamidon in 1- bis 2-h-Abständen und 5–15 mg Einzeldosen (Methadon 10–30 mg) so oft gegeben, bis das Entzugssy. abklingt. Max. sinnvolle Dosis 50 mg (Methadon 100 mg). Anschließend wird 1-mal (ggf. auch 2-mal) tägl. eine um einen vorher festgesetzten Betrag verminderte Dosis gegeben, sodass innerhalb von 5–15 d das Ziel 0 mg erreicht ist. Typischerweise tritt das Entzugssy. erst 2 d nach der letzten Gabe auf und dauert dann noch etwa 1 Wo.
- **Buprenorphin:** Als partieller μ-Antagonist kann Buprenorphin beim Opiatabhängigen ein Opiatentzugssy. präzipitieren, muss aber nicht. Daher sollte Buprenorphin erst gegeben werden, wenn das Opiatentzugssy. objektivierbar manifest ist. Dann wird Buprenorphin in 2- bis 4-mg-Schritten und 2-h-Abständen aufdosiert, bis das Entzugssy. sistiert, anschließend wird mit tägl. Dosisreduktion abdosiert, bis nach 5–10 d die letzte Buprenorphingabe erfolgt. Alternativ kann nach Beginn des objektivierbaren Entzugssy. 8–16 mg Buprenorphin gegeben werden, das dann tägl. schrittweise abdosiert wird. Starker First-Pass-Effekt → sublinguale (oder transdermale) Applikation.

Wie beim Alkoholentzug können auch Opiate symptomgetriggert entzogen werden. Opioide werden hierbei nur dann gegeben, wenn das Opiatentzugssy. eine vorher festgelegte Stärke überschreitet. Die Dosis wird so gewählt, dass mit ihr die genannte Entzugsstärke gerade unterschritten wird. Zu erwartender Vorteil dieses Verfahrens ist eine kürzere Entzugsdauer. „Turbo"-Entzugsverfahren (hoch dosierte Opiatantagonisten unter tiefer Sedierung) kein nachweisbarer Benefit, jedoch Risiken.

Entzug bei Schwangeren

Der Opiatentzug kann Uteruskontraktionen auslösen und damit bei Schwangeren eine Frühgeburt auslösen. Schwangere Opiatabhängige können zwischen der 14. und 34. SSW entgiftet werden, da hier das Risiko einer Fehlgeburt gegenüber den übrigen SSW am geringsten ist. Schwangere sollten opioidgestützt entzogen werden. Neugeborene opiatabhängiger Mütter können postpartal ein Entzugssy. entwickeln, das sich in Unruhe, schrillem Schreien, vegetativen Sympt., Myoklonien, Krampfanfällen und Trinkschwäche äußert. Behandlung mit Tinctura opii, Morphin oder Phenobarbital.

6

Entwöhnungstherapie

Ziel der Behandlung ist ein drogenfreies, selbstständiges Leben. In der Ther. sollen die Pat. lernen, ihre Fähigkeiten und Defizite realistischer wahrzunehmen, sozial verantwortlich zu handeln, Frustrationstoleranz zu entwickeln, die Initiative für Verhaltensänderungen zu ergreifen und weitere Fähigkeiten auf der kognitiven, emotionalen und Verhaltensebene zu entwickeln, die eine Nachreifung der Persönlichkeit ermöglichen. Nach Entwöhnungsther. werden Abstinenzraten von ca. 30 % angegeben. Zur Abstinenzerhaltung kann auch unterstützend der lang wirkende Opiatantagonist Naltrexon, 50 mg einmal tägl. p. o. gegeben werden. Voraussetzung für ambulante und teilstationäre Behandlung sind soziale Integration und Unterstützung durch Angehörige sowie fester Wohnsitz, der nicht Anlaufstelle für Drogenkonsumenten ist. Alle anderen, bei Drogenabhängigen die Mehrzahl, benötigen eine stationäre Entwöhnungsther.

Substitutionsbehandlung (Z51.83)

Ziel: Schadensminimierung, wenn das Ziel einer Suchtmittelfreiheit unmittelbar und zeitnah nicht erreicht werden kann.

Rechtliche Rahmenbedingungen im § 5 der Betäubungsmittelverschreibungsverordnung und in § 135 SgB V (BUB-Richtlinien). Demnach können Opiatabhängige substituiert werden, wenn sie > 2 J. abhängig sind und Abstinenztherapieversuche unter ärztlicher Aufsicht frustran waren, wenn neben der Opiatabhängigkeit eine andere schwere Erkr. behandelt werden muss, und zur Verringerung der opiatbedingten Risiken einer Schwangerschaft. Jugendliche Opiatabhängige und solche, die < 2 J. abhängig sind und für die die beiden anderen Ind. nicht vorliegen, können in Ausnahmefällen auch, aber nur vorübergehend zum Übergang in eine drogenfreie Ther. substituiert werden.

Im klin. stationären Alltag stellt sich die Frage nach Substitution zumeist bei opiatabhängigen Pat., die wegen anderer Erkr. stationär behandelt werden müssen. Hier sollten bei solchen Pat., die schon vorher substituiert waren, nach Rücksprache mit dem substituierenden Arzt das Substitutionsmittel und die Dosis beibehalten werden. Bei Pat., die zuvor nicht substituiert waren, kann Polamidon/Methadon oder Buprenorphin gegeben werden, s. u.

In der vertragsärztlichen Versorgung dürfen nur Ärzte mit entsprechendem Befähigungsnachweis und Genehmigung durch die KV substituieren. Die Substitution muss Bestandteil eines mit dem Pat. per Vertrag zu vereinbarenden Gesamtkonzepts sein, das eine begleitende psychosoziale Betreuung beinhaltet. Die Substitutionsther. muss für jeden einzelnen Pat. beantragt und genehmigt und nach genauen Vorschriften dokumentiert werden. Einzelheiten über die Vorschriften können über die zuständigen Landesärztekammern und KVen erfragt werden.

Theoretisch ist jeder µ-Agonist zur Substitution geeignet, in Deutschland zur Substitution zugelassen sind aber nur: L-Polamidon, Methadonracemat, Buprenorphin und in begründeten Ausnahmefällen Codein bzw. Dihydrocodein. Diamorphin („Heroin") ist in der Schweiz, den Niederlanden und Dänemark zur Substitutionsbehandlung Schwerstabhängiger zugelassen. In Deutschland bisher nur in sieben Ambulanzen, die an einem 2006 ausgelaufenen Modellprojekt teilgenommen haben. Retardiertes Morphin wird in Österreich in Ausnahmefällen zur Substitution verschrieben.

6

Heroin, Diacetylmorphin, Diamorphin

Diacetylmorphin wird gastrointestinal wenig resorbiert, daher Konsum i. v. oder inhalativ. Rasche Spaltung in Monoacetylmorphin, das im Gehirn schnell anflutet, Metabolisierung zu Morphin. Trotz der geringen Bioverfügbarkeit bei gastrointestinaler Aufnahme großer Mengen (z. B. beim „Bodypacking") Gefahr des plötzlichen Atemstillstands. Diamorphinkonz. im Straßenheroin 5–20 %. Wirkdauer dosisabhängig 4–6 h. Bei Abhängigkeit Entzugsbeginn 8–12 h nach letztem Konsum, Entzugsmaximum nach 48 h, Entzugsdauer 5–7 d.

Dosierung Zur Substitution: Tageshöchstdosis 1.000 mg reines Diacetylmorphin, die höchste Einzeldosis 400 mg; mittlere Tagesdosis ca. 450 mg.

Methadon/Polamidon

Synthetisches Opioid. Methadon ist D-L-Polamidonracemat. Methadon wird in 1,0 % Lsg. konfektioniert. 1 ml dieser 1 %-Methadonlösung ist wirkungsäquivalent zu 1 ml 0,5 % L-Polamidonlösung. Gute Bioverfügbarkeit bei oraler Gabe, rasche Resorption, Eliminations-HWZ bei Einzelgabe 15 h, bei Dauerkonsum ca. 35 h. Akkumulation bei Niereninsuff. Metabolit Ethyliden-dimethyl-diphenylpyrrholid (EDDP) im Urin messbar.

Multiple Arzneimittelinteraktionen Wirkungsverstärkung bzw. Eliminationsverlangsamung u. a. mit Antimykotika und Kontrazeptiva, Wirkungsverminderung mit Antiepileptika, Rifampicin.

Nebenwirkungen Dosisabhängig. Atemdepression, QT-Zeit-Verlängerung (**cave:** bei L-Polamidon geringer), Dysphorie; bei chron. Konsum: Schwitzen, Impotenz, Obstipation.

Dosierung

- **L-Polamidon:** Dosis als Schmerzmittel max. 6 × 7,5 mg; Wirkdauer Schmerzmittel 4–8 h. Toxische Dosis unadaptiert: Kind ≥ 0,5 mg; Erw. nichttolerant ≥ 10 mg. Substitutionsdosis max. 60 mg (in Einzelfällen höher) sinnvoll (60 mg für Nichtadaptierte potenziell letal!). Zur Substitution zu Beginn Dosisfindung, um Überdosierung zu vermeiden, max. Einzeldosis 15 mg. Zielvorstellung: Vermeidung von Entzugserscheinungen. Weitere Gabe bei noch Vorhandensein von Opiatentzugserscheinungen frühestens nach 2 h, bis keine Opiatentzugserscheinungen mehr objektivierbar sind. Später kann die Tagesdosis auf einmal gegeben werden. Entzugsbeginn frühestens 36 h, meistens 2–5 d nach letzter Gabe. Entzug langwierig, aber oft mit wenig sichtbaren Sympt. Drogenfreiheit im Urin meistens nach ca. 7 d.
- **Methadon-Racemat:** L-Polamidondosis verdoppeln.

Diagnostik Wird in üblichen immunologischen Opiat-Testen nicht erfasst, Assays für Methadon und EDDP erhältlich.

Buprenorphin

Partieller µ-Agonist, κ-Antagonist. First-Pass-Effekt, daher s. l., i. v. oder transdermale Gabe.

Nebenwirkungen Atemdepression (bei Mischkonsum und bei Lungenkranken auch tödlich) auch beim lungengesunden Monokonsumenten, wegen Ceiling-Effekts aber große therap. Breite. Schwitzen, Kopfschmerzen, Schlaflosigkeit. QT-Zeit-Verlängerung. Kann bei Opiatabhängigen Entzugssy. auslösen, wenn nicht nach ausreichender Latenz gegeben. Daher Gabe erst, wenn Opiatentzugserscheinungen sichtbar, frühestens 48 h nach letzter Methadongabe. Der Buprenorphin-Entzug beginnt 24–48 h nach letzter Gabe, im Vergleich zu Heroin und anderen Opioiden mildes Entzugssy., Dauer 4–8 d.

Dosierung Analgetische Dosis 0,3 mg; analgetische Wirkung 4–8 h. Substitutionsdosis 2–8(–32) mg. Wirkdauer bei Substitutionsdosis 24–48 h.

Diagnostik Wird in üblichen immunologischen Opiat-Testen nicht erfasst, spezif. Assays aber erhältlich.

Dihydrocodein/Codein

Zur Substitution nur in Ausnahmefällen zugelassen.

Dosierung Analgetische Dosis max. 60 mg, Substitutionsdosis max. 250 mg, Wirkdauer 8–12 h. Letaldosis beim nicht adaptierten Erw. p. o. ab 300 mg. Entzugsbeginn nach 12 h, Entzugsdauer 5–8 d.

Missbräuchlich verwendete Opioid-Pharmaka

Tramadol

μ-κ-δ-Agonist mit zusätzlich serotonerger und noradrenerger Wirkung.

Nebenwirkungen Bei Prädisposition und bei Überdosis epileptische Anfälle. Abhängige empfinden oft anfangs eine anregende, antidepressive und euphorisierende Wirkung. Entzug: Beginn nach 12 h, Dauer 3–6 d, relativ mildes Opiatentzugsy.

Dosierung Analgetische Einzeldosis 100 mg, analgetische Wirkdauer 4–6 h.

Diagnostik Wird in üblichen immunologischen Opiat-Testen nicht erfasst.

Tilidin

Pro-Drug für Nortilidin, μ-Agonist.

Nebenwirkungen Wird, um i. v. Abusus vorzubeugen, zusammen mit Naloxon konfektioniert. Diese Mischung kann bei Opiatabhängigen nach i. v. Gabe ein Entzugssy. auslösen. Trotz Naloxonzusatz verursacht Überdosis Atemdepression.

Dosierung Einzeldosis 100 mg, Wirkdauer 3–4 h.

Diagnostik Wird in üblichen immunologischen Opiat-Testen nicht erfasst.

Fentanyl

Synthetisches, stark und kurz wirkendes Opioid. Abhängigkeit meist bei medizinischem Personal (oft Anästhesie, Intensivmedizin). Missbräuchliche Verwendung aufgelöster und i. v. injizierter Pflaster zur transdermalen Anwendung führt oft wegen Dosisfindungsschwierigkeiten zu Atemstillstand.

Diagnostik Wird in üblichen immunologischen Opiat-Testen nicht erfasst, verursacht falsch pos. Resultate bei manchen immunologischen LSD-Assays; immunologische Tests sind verfügbar.

6.4.2 Kokain

Hauptalkaloid der Blätter des südamerikanischen Kokastrauchs. Wirkt im ZNS als Wiederaufnahmehemmer von Noradrenalin und v. a. Dopamin; am

6

peripheren Nerv und im Herz als Na-Kanalblocker. Letzteres ist neben der vasokonstriktiven Wirkung für die Kardiotoxizität verantwortlich. Wesentliche Wirkung im ZNS: verstärkte Dopaminwirkung im mesolimbisch-mesokortikalen Belohnungssystem.

Missbräuchliche Anwendung

Kokain wird als wasserlösliches Salz geschnupft, i.v. konsumiert oder als „Freebase"-Alkaloid z. B. in Form von Crack geraucht und inhaliert. Typische Dosen: 20–100 mg nasal, 10–50 mg i.v., 50–200 mg geraucht (Verluste durch Pyrolyse). Wegen nicht abschätzbarer gastrointestinaler Resorption wird Kokain nicht oral konsumiert. Bodypacker und Bodystuffer haben aber ein erhebliches Risiko, bei Behälterleckage eine letale Kokainvergiftung zu erleiden. Wirkungseintritt bei i.v. und inhalativem Konsum praktisch sofort, bei nasalem Konsum nach 1–3 Min. Wirkdauer nasal 45–120 Min., i.v./inhalativ 5–20 Min.

Wirkung

Zunächst euphorisierend, aktivitätssteigernd, mit abklingender Wirkung, aber depressive Verstimmung, sog. „Crash". Wegen dieses Crashs häufig Mischkonsum, z. B. mit Heroin = „Speedball" oder mit Alkohol. Zusammen mit Alkohol bildet sich der hepatotoxische Kokainethylester. Auch wegen des Crashs häufiges Konsummuster „Binge"-Konsum, bei dem in kurzen Abständen Kokain konsumiert wird, bis nach 1–3 d der Kokainvorrat verbraucht, der Pat. erschöpft und möglicherweise auch psychotisch ist.

Intoxikation (F14.0)

(▶ 4.9.2). Agitiertheit, Angst, Paranoia, Manie, Panik, Halluzinationen, Krampfanfall, Bewegungsstereotypien, Dystonie „Crack-Dance". Begleitende physische Sympt. der sympathomimetischen Überstimulation: Schwitzen, Mydriasis, Tachykardie, Hypertonie, Vasospasmen mit lebensbedrohenden ischämischen Organschäden an Myokard, ZNS, Intestinum, Hyperthermie, Rhabdomyolyse, Multiorganversagen.

6

Therapie der Akutwirkung/Intoxikation

- **Leichte Fälle:** Sedieren mit Benzodiazepinen, Neuroleptika wegen des unter Kokain verstärkten Dyskinesierisikos meiden. Hypertonie, falls nach Sedierung noch bestehend: keine Betablocker isoliert, sondern kombiniert mit Alphablocker, z. B. Carvedilol, oder Urapidil.
- **Sonstige Ther.:** symptomatisch, ggf. intensivmedizinisch; bei maligner Hyperthermie rigoroses Kühlen.

Diagnostik Nachweisbarkeit im Urin mit Ak-Assay auch als Schnelltest: Abbauprodukt Benzoylecgonin, nach Einzelkonsum 2–4 d, bei Dauerkonsum bis 14 d. Im Blut bis 48 h.

Entzug (F14.3)

Abhängigkeit entwickelt sich rasch, wobei kaum objektivierbare Entzugssympt. mit medizinischem Handlungsbedarf auftreten. Im Vordergrund des Entzugs stehen Craving, Dysphorie, Depression bis hin zu Suizidalität, Reizbarkeit, Müdigkeit, Schlafstörung, meist Appetitverlust, aber auch Hyperphagie und Hypersomnie. Die Sympt. dauern bis zu 2 Wo. und erfordern bei Suizidalität und bei der oft starken Rückfallgefahr eine stationäre Behandlung. Eine effektive, spezifische medikamentöse Ther. zur Behandlung des Entzugs ist nicht bekannt. Bisher gibt es für Kokain auch keine Anticravingsubstanzen mit ausreichend gesicherter Wirkung. Die Entwöhnungsther. erfolgt in Einrichtungen der Suchthilfe.

6.4.3 Amphetamine (ohne Ecstasy)

Amphetamin „Speed“, Methamphetamin, „Crystal“, „Ice“ und verwandte Substanzen wirken ähnlich wie Kokain indirekt stimulierend auf noradrenerge und dopaminerge Neurone, aber zusätzlich auch auf Serotoninrezeptoren.

Missbräuchliche Anwendung

Konsum p.o. und i.v., nasal als Salz, „Freebase“ als Amin auch inhalativ. Einzeldosis 5–25 mg; Letaldosis beim Nichtadaptierten ≥ 100 mg; Toleranzentwicklung: Abhängige können bis 500 mg Reinsubstanz/d konsumieren. Wirkdauer 6–12 h.

Intoxikation (F15.0)

(▶ 4.9.2). Die Akutwirkung und Intox. ähnelt Kokain, nur überwiegend sympathomimetisch und zusätzlich serotonerg, gelegentlich mit Zeichen des Serotonin-Sy.: agitiertes Koma, Muskelrigidität, vegetative Entgleisung und Fieber.

Therapie Wie bei Kokainvergiftung. Bei schwerem Serotonin-Sy. zusätzlich Cyproheptadin 2–4 mg Einzeldosis 16–32 mg/d. Wie bei Kokain rascher und entschiedener Handlungsbedarf bei Hyperthermie. Bei Überdosis und nach Dauerkonsum oft Psychosen mit häufig paranoiden und drogenassoziierten Inhalten: Neurolcptika, Benzodiazepine.

Entzug (F15.3)

Entzugssy. ebenfalls ähnlich Kokain, aber mit geringerer depressiver Komponente.

Diagnostik Nachweisbarkeit mit Ak-Assays im Urin: 1–4 d nach Einmalkonsum, bis 10 d nach Dauerkonsum.

Kreuzreaktivität der Ak-Assays bei Amphetaminderivaten oft gering, eigene Assays für Methamphetamin und Ecstasy.

6.4.4 Ecstasy

Methylendioxyamphetamin (MDA), Methylendioxymethamphetamin (MDMA). Weitverbreitete „Partydrogen“, meist in Tablettenform. „Pillen“ mit Einzeldosen 50–100 mg. Wirkungseintritt nach 60–90 Min., Wirkdauer 4–6 h.

Wirkung

Euphorisierend, sozial stimulierend „entaktogen“, weniger sympathomimetisch als Amphetamin, aber stärker serotonerg. Durst- und appetitmindernd mit der Gefahr der Exsikkose. Zeichen der milden Serotoninwirkung sind Muskelrigidität, z. B. Bruxismus.

Intoxikation

(▸ 4.9.2). Erregungszustand, Hypertonie, Tachykardie, Schwitzen, Mydriasis, Hyperthermie, Multiorganversagen, Rhabdomyolyse, disseminierte intravasale Gerinnungsstörung, aber auch idiosynkratisches Leberversagen (ohne Überdosierung).

Therapie **Symptomatisch:** in leichten Fällen Sedierung, Flüssigkeitszufuhr, in schweren Fällen intensivmedizinisch, bei ausgeprägtem Serotoninsyndrom Cyproheptadin 2–4 mg Einzeldosis, 16–32 mg/d. Gelegentlich kommen Pat. mit Zeichen der Wasserintox., Hyponatriämie, Krampfanfall, Koma zur Aufnahme. Diese hatten zumeist in Kenntnis der dursthemmenden Wirkung von Ecstasy zu viel Wasser getrunken, seltener besteht ein Ecstasy-induziertes Symptom der inadäquaten ADH-Sekretion (SIADH): In leichten Fällen Flüssigkeitsrestriktion, in schweren Fällen intensivmedizinisch vorsichtige Natriumzufuhr und Diuretika.

Entzug

Abhängigkeit mit Entzugssy. meist bei Polytoxikomanie oder auch in Verbindung mit Cannabisabhängigkeit. Kein spezif. Entzugssy.

6.4.5 „Designer-Drogen"

Heterogene Gruppe: Unterschiedlich substituierte Cathinone (synthetische Analoga der in Kat-Blättern enthaltenen Alkaloide): Metcathinon, „CAT"; Mephedron, MDPV („Badesalz") unterschiedlich substituierte Amphetamine: z. B. DOM, MDEA; „FLY", unterschiedlich substituierte Benzylpiperazine: z. B. 1-BzP, „A2", MCPP. Gemeinsam ist diesen der Konsum als „Partydrogen" oder „Legal Highs" häufig von Drogenexperimentierern.

Wirkung

Ähnlich Ecstasy mit mehr oder weniger serotonerger Wirkkomponente, zusätzlich evtl. gering halluzinogen. Problem ist häufig die lang anhaltende und starke psychotomimetische
Wirkung, welche die Pat. manchmal > 24 h verwirrt sein lässt. Unfälle durch Verkennungen im Rahmen der Verwirrtheit kommen vor. Die serotonerge Komponente kann zum Serotonin-Sy. führen.

Therapie der Intoxikation

Symptomatisch, analog Ecstasy. Oft genügt Diazepam. Serotonin-Syndrom – siehe Ecstasy.

6.4.6 Drogen mit dissoziativer Wirkung

Heterogene Gruppe, die Phencyclidin (PCP), Ketamin und Dextromethorphan (DMX) umfasst. Gemeinsam ist ihnen die partialantagonistische Wirkung auf NMDA-Rezeptoren und agonistische Wirkung am Sigmarezeptor.

Missbräuchliche Anwendung

Von den meist männlichen jugendlichen Drogenexperimentierern gewünschte Wirkungen sind dissoziative Out-of-Body-Erlebnisse und Nahtoderfahrungen. Ketaminabhängige sind häufig auch Anästhesiepersonal, hier wird die Sedierung gewünscht.

Intoxikation

Gefahren bei Intox. sind Koma, Aspiration, Atemstillstand bei Mischintox. In Komb. mit MAO-Hemmern: Serotonin-Sy. Die dissoziativen Drogen können Psychosen in Form von „Horrortrips“ und „Flashbacks“ verursachen.

Therapie der Intoxikation

Symptomatisch. Bei Serotonin-Sy.: Cyproheptadin.

Entzug

Spezif. Entzugssy. sind nicht bekannt.

6.4.7 Halluzinogene

LSD und LSD-ähnliche Tryptaminverbindungen wie Psilocybin (enthalten in „Magic Mushrooms“), Alkaloide der Holzrose (Argyreia nervosa) und ähnlichen Windengewächsen (z. B. Qloliuhqui), Bufotenin (enthalten in Krötenhaut); alkoxysubstituierte Phenylethylamine wie Meskalin (enthalten in Peyote-Kaktus).

Missbräuchliche Anwendung

Gemeinsam ist ihnen die vorwiegend optisch halluzinogene Wirkung. Psilocin/Psilocybin wirken kurz, bis zu 4 h, der Rausch ist mild, LSD wirkt bis 24 h. Flashbacks kommen bei LSD häufiger vor als bei den anderen Substanzen. Gefahren bestehen bei Horrortrips und bei persistierenden Psychosen. Hier ist aber umstritten, ob diese durch die Substanz verursacht oder bei prädisponierten Personen präzipitiert werden. Therapie: Sedierung mit Benzodiazepinen, Neuroleptika. Bei „Magic Mushrooms“ besteht die Gefahr, dass die meist männlichen jugendlichen Drogenexperimentierer statt der einheimischen psilocybinhaltigen Pilze der Spezies Psilocybe oder Panaeolus giftige Pilze, z. B. nephrotoxische Cortinariusspezies, sammeln und verspeisen.

Entzug (F16.3)

Entzugssy. sind nicht bekannt.
Halluzinogen wirkende Anticholinergika ▶ 6.4.9 und dissoziative Drogen ▶ 6.4.6.

6.4.8 Cannabis

Missbräuchliche Anwendung

Cannabis wird vorwiegend inhalativ konsumiert und führt so innerhalb von 5–20 Min. zum Rausch. Oral eingenommen (z. B. in Form von Plätzchen oder

Kuchen) tritt die Wirkung später, manchmal erst nach Stunden auf. Der akute Cannabis-Rausch hat wenig somatische Sympt.: gerötete Konjunktiven, trockene Schleimhäute, orthostatische Hypotonie, Tachykardie und Motorikstörungen und in der Endphase des Rauschs gesteigerter Appetit. Vor allem bei peroralem Konsum: Übelkeit, Erbrechen. Psychische Sympt. sind: Euphorie mit konsekutiver Müdigkeit, Verlangsamung; emotionale Lockerung und Entspannung; kognitive Störungen im Sinne von Aufmerksamkeits-, Gedächtnis- und Konzentrationsstörungen sowie Denkverlangsamung; Wahrnehmungsstörungen, v. a. bezüglich Zeit, Berührungssensationen, Raum- und Farbensehen; formale Denkstörungen mit Weitschweifigkeit und assoziativer Lockerung; Depersonalisierungserleben. Bei sehr hohen Dosen kann es auch zum Delir mit Halluzinationen kommen. Selten sind akute und länger andauernde Psychosen (s. u.). Falls der Rausch unerwartet auftritt, z. B. nach unwissentlichem Verzehr von Haschischplätzchen, können ausgeprägte Panikreaktionen ausgelöst werden, die akutmedizinisch mit Sedierung (z. B. mit Benzodiazepinen) behandelt werden müssen. Sonst ist der akute Cannabis-Rausch außer bei psychotischen und deliranten KO kein medizinisches Problem. Der Rausch klingt i. d. R. nach 3–5 h ab, leichte kognitive Störungen, v. a. bezüglich Konzentration, können aber noch bis 48 h anhalten.

Folgeschäden

Körperliche langfristige Folgen des chron. Hochdosis-Cannabiskonsums: reversibel verminderte Spermiogenese, bei Haschischrauchern chron. Bronchitis und vermehrtes Bronchial-/Lungenkarzinomrisiko.

Bei den psychosozialen Folgeschäden des Hochdosiskonsums bei Cannabisabhängigen muss die hohe psychiatrische Komorbidität von ca. 70 % berücksichtigt werden. Als spezif. Folgeschaden wird das amotivationale Sy. gesehen, das als Komb. aus Lethargie, Anhedonie, Passivität und verflachtem Affekt beschrieben wird. Allerdings kann dieses Sy. auch als Symptom der chron. Intox. oder als Folge einer chron., den Cannabiskonsum begleitenden, psychischen Krankheit, z. B. Negativsympt. einer Schizophrenie oder Residuen einer Depression, interpretiert werden. Kognitive Störungen nach Dauerkonsum betreffend Konzentration, Gedächtnis und Aufmerksamkeit sind vereinzelt beschrieben.

Der akute – auch einmalige – Cannabiskonsum kann zu einer max. 48 h dauernden transienten psychotischen Störung führen.

Cannabiskonsum und Schizophrenie

Nach akutem, mehr aber nach chron. Hochdosiskonsum kann bis 2 Wo. nach Konsum eine länger andauernde cannabisassoziierte psychotische Episode auftreten, deren Abgrenzung aber gegen eine schizophrene Störung schwierig ist, zumal ein Zusammenhang zwischen Schizophrenie und Cannabiskonsum besteht: Unter Cannabiskonsumenten treten schizophrene Störungen bis zu 6-mal häufiger auf als in der Normalbevölkerung; an Schizophrenie Erkrankte konsumieren aber auch umgekehrt 5-mal so oft Cannabis wie Nichterkrankte. Bei Cannabis konsumierenden schizophrenen Pat. wird häufig eine Verstärkung des Cannabiskonsums bemerkt, wenn die Psychose exazerbiert. Was nun Ursache und was Wirkung ist, ist noch nicht entschieden, pragmatisch sollten aber an einer Schizophrenie Erkrankte Cannabis meiden.

Diagnostik

Die handelsüblichen, auf Antikörperreaktion basierenden Tests messen die Konz. des Metaboliten THC-COOH. Dieser ist im Urin nach einmaligem Konsum bis zu 3 d nachweisbar, bei chron. Gebrauch bis zu 20 d. Der Nachweis von glukuronidierter Muttersubstanz THC und dem glukuronidierten Metaboliten 11-OH-THC (beide werden nicht mit den üblichen Testkits erfasst) spricht für chron. Konsum.

Entzug (F12.3)

Etwa 7 % der Cannabiskonsumenten entwickeln eine Abhängigkeit, entsprechend ICD-10 mit drei gleichzeitig bestehenden Sympt.: Craving, Kontrollverlust, Toleranzentwicklung, soziale und berufliche Einschränkungen durch den Konsum, fortgesetzter Konsum trotz dem Pat. bekannter Schädigung.

Das Cannabis-Entzugssy. tritt 10 h nach dem letzten Konsum auf und besteht aus Craving, Appetitminderung, Schlafstörung, Schwitzen, Irritabilität, innerer Unruhe bis Aggressivität, Angst, Schmerzen und Dysphorie. Maximum nach 2–6 d, Dauer etwa 14 d.

Therapie

Behandlungsversuche mit etablierten Medikamenten waren in kontrollierten Studien bisher frustran bis sogar symptomverstärkend (z. B. Bupropion).

Langfristig verringert eine Komb. aus KVT, motivationsfördernder Gruppenther. und sozial unterstützender Ther. den Konsum.

Synthetische Cannabinoid-Rezeptor-(CB1-)Agonisten

Aktuell ständig wachsende Gruppe synthetischer Cannabinoidanaloga mit höheren Affinitäten zum Cannabinoid-1-Rezeptor als die Bezugssubstanz Δ-9-THC: zB JWH-018 4 ×, AM-2201 51 ×, JWH-210 90 × stärker affin. Vermarktet als z. B. Räucherduft, „Spice, Monkees go Bananas, Lava red usw." über Internet und Headshops. Konsum: geraucht. Wirkung wie Cannabis, nur wesentlich stärker, Intoxikationssympt.: Somnolenz bis Koma, Agitiertheit, Mydriasis, Hypertonie, Erbrechen, Tachykardie, gelegentlich Hypokaliämie, Hyperglykämie, selten epileptische Anfälle. Ther.: symptomatisch. Drogeninduzierte Psychosen bei stärkerer Wirkung möglicherweise relativ häufiger als durch Cannabis. Entzugssy. nach Dauerkonsum bekannt, ähnlich Cannabis.

6.4.9 Anticholinergika

Missbräuchliche Anwendung

Meistens werden Belladonna-Spezies wie Engelstrompete (Datura sp.) Tollkirsche (Atropa belladonna), Bilsenkraut (Hyoscyamus sp.) von zumeist männlichen jugendlichen Drogenexperimentierern überwiegend als Tee in Gruppen konsumiert.

Das rasch einsetzende anticholinerge Delir ist gekennzeichnet von trockener, heißer Haut, trockenen Schleimhäuten, Tachykardie, Mydriasis und einem Delir mit meistens optischen Halluzinationen und Verkennung der Situation. Das Delir dauert 12–48 h, die vegetative und okuläre Sympt. kann bis 1 Wo. anhalten. Oft besteht eine Amnesie. Neuroleptika sind wirkungslos, bei eigener anticholinerger

Wirkung verstärken sie die Sympt. Gelegentlich werden auch anticholinerg wirkende Antihistaminika und Neuroleptika mit der Absicht, ein anticholinerges Delir zu erzielen, konsumiert. Eine spezif. Abhängigkeit oder ein spezif. Entzugssy. sind nicht bekannt.

Therapie des anticholinergen Delirs

(▶ 4.5.4). Spezif. Antidot Physostigmin 2 mg langsam i. v., unter Monitorkontrolle, ggf. wiederholen.

6.4.10 Pflanzliche Drogen

Zusätzlich zu den schon erwähnten gibt es eine unüberschaubare Zahl an psychoaktiven Pflanzen, die Drogenexperimentierer konsumieren und über das Internet beziehen können. Im Internet finden sich auch meistens schon Erfahrungsberichte, ehe die medizinische Öffentlichkeit von deren Missbrauchspotenzial weiß, z. B.: www.erowid.org, www.land-der-traeume.de. Aktuell am häufigsten konsumiert werden: Kratom, Salvia divinorum, harmalinhaltige Pflanzen wie z. B. Ayuhuasca oder Fliegenpilze (Amanita muskaria). Spezif. Abhängigkeits- oder Entzugssy. sind nicht bekannt. Ther. bei Intox. jeweils symptomatisch.

6.4.11 Schnüffelstoffe, Lösungsmittel

Vor allem unter Jugendlichen in der Dritten Welt verbreitet, aber auch vereinzelt in Deutschland. Geschnüffelt werden Lösungsmittel (Toluol, Methylethylketon), Ether (vorwiegend Erw.), Treibgas von Sprühdosen (Butan, Propan). Diese Kohlenwasserstoffe wirken narkotisierend. Todesfälle kommen vor durch Hypoxie, aber auch durch Herzrhythmusstörungen. Dauergebrauch kann irreversible Hirnschäden und PNP verursachen. Ein spezif. Entzugssy. ist nicht bekannt.

6

Lachgas

Stickoxydul wird als Rauschmittel meist aus Schlagrahmerzeugerpatronen verwendet. Verursacht einen 30 Sek. bis 2 Min. dauernden euphorisierenden Rausch. Gefahr v. a. beim Dauergebrauch durch Vit.-B_{12}-Mangel mit entsprechenden neuropsychologischen Folgen. Kein spezif. Entzugssy.

6.5 Nikotin

Rupert Müller

6.5.1 Epidemiologie

- Etwa 14,7 Mio. Menschen in Deutschland rauchen (2009). Es kommt zu ca. 110.000 tabakassoziierten Todesfällen und ca. 3.300 Todesfällen durch Passivrauchen.
- In Deutschland rauchen 30,5 % der Männer und 21,2 % der Frauen im Alter von 25 bis 74 J. (2009).

- Raucher konsumieren in einem höheren Maß als Nichtraucher andere Substanzen. 80–90 % der Alkoholabhängigen sind starke Raucher. Psychiatrische Pat. sind häufig starke Raucher.

50 % aller regelmäßigen Raucher sterben an den Folgen des Rauchens, davon 50 % vor dem 70. Lj.

6.5.2 Pharmakologie des Rauchens

- Hauptwirkstoff des Tabaks ist das Tabakalkaloid Nikotin. Es bindet sehr schnell an nikotinerge Acetylcholinrezeptoren des Gehirns.
- Es steigen die Konz. von Acetylcholin, Adrenalin, Noradrenalin, β-Endorphin, Dopamin und Vasopressin. Ebenso wird die Bioverfügbarkeit von Serotonin gesteigert. Führt zur Steigerung des Wohlbefindens, einer besseren Gedächtnisleistung, gesteigerter Aufmerksamkeit und einer besseren psychomotorischen Leistungsfähigkeit. Die Stresstoleranz nimmt zu, Angst, Anspannung und Aggressivität gehen zurück. Muskelrelaxation und Verringerung des Hungergefühls sind ebenfalls erwünschte Effekte.
- **Rauchen macht abhängig.** Nikotin hat auf der pharmakologischen und der Verhaltensebene Ähnlichkeit mit suchtauslösenden Substanzen wie Heroin und Kokain.

6.5.3 Nikotinintoxikation

- Häufig bei Kindern und Jugendlichen. Sympt.: Nausea, Bauchschmerzen, Erbrechen, Diarrhö, Hypersalivation, Kopfschmerzen, Benommenheit und Kaltschweißigkeit. Verwirrtheit, Wahrnehmungsstörungen, Tachykardie und starke Hypertonie bei hohen Dosen.
- Sympt. bis zum Atemstillstand.

6.5.4 Nikotinentzugssyndrom

Innerhalb von 24 h nach abruptem Absetzen: Dysphorie, depressive Verstimmung, Schlafstörungen, vermehrte Irritierbarkeit, Frustrierbarkeit und Ärger, Angst, Störungen der Konzentration, Unruhe, verminderter Puls und verstärkter Appetit.

6.5.5 Folgeschäden

Abhängig macht das Nikotin. Es bewirkt jedoch kaum Zellschäden! Ausgenommen während der Schwangerschaft. Regelmäßig zu beobachten sind Verzögerungen in der Entwicklung verschiedener Organe und der geistigen Entwicklung. Rate der Fehlgeburten ist erhöht, Geburtsgewicht und Körpergröße um 8 % reduziert.

Tumorrisiko

Größte Schäden durch die im Tabakrauch befindlichen Substanzen insb. in der Krebsentstehung (▶ Tab. 6.12).

Tab. 6.12 Steigerung des Tumorrisikos bei Rauchern

	Männer	Frauen
Mundhöhle	27,5fach	5,6fach
Lunge	22fach	11,9fach
Kehlkopf	10,5fach	17,8fach
Speiseröhre	7,6fach	10,3fach

Das Risiko steigt um ein Vielfaches, wenn gleichzeitig Alkohol konsumiert wird.

Die Mortalität bei Rauchern liegt bei 92 % Mundhöhlentumoren, 90 % Lungentumoren, 81 % Kehlkopftumoren. In den USA stehen 25 % aller vorzeitigen Todesfälle mit dem Rauchen im Zusammenhang. Weniger als 30 % der Bevölkerung verursachen 60 % der Kosten.

6.5.6 Diagnostik der Abhängigkeit

▸ Abb. 6.1

6.5.7 Entwöhnungstherapie

Die Abstinenzraten von 10 und 30 % nach 1 J. liegen zwischen den Resultaten bei Alkoholabhängigkeit und denen bei Opiatabhängigkeit.
Depressive scheinen besondere Schwierigkeiten zu haben, mit dem Rauchen aufzuhören.

6

Therapieansatz: „Die Fünf A"
Ask – Pat. auf Rauchen ansprechen.
Assess – Diagnostik (Abhängigkeit, Motivation).
Advise – Entscheidung, Festlegen einer Strategie.
Assist – Unterstützung durch Medikation, Coaching.
Arrange – Folgekontakt vereinbaren, Vermittlung (Helpline, Beratungsstellen).

Kurzinterventionen

Der Rat eines Arztes, das Rauchen aufzuhören, hat einen Effekt von 5 %.

- **Vorgehen nach Schlusspunktmethode:** häufigste Methode, die Raucher selbst anwenden.
  - Nach Entschluss wird das Rauchen abrupt beendet.
  - Langsames Reduzieren ist deutlich weniger erfolgreich!
  - Erfolge sind am besten bei Rauchern, die nicht körperlich abhängig sind und die noch nicht zu häufig einen Misserfolg erlebt haben.

In welcher Zeitspanne nach dem Aufwachen rauchen Sie Ihre erste Zigarette?

Innerhalb von 5 Min.	3
6 bis 30 Min.	2
31 bis 60 Min.	1
Über 60 Min.	0

Wie viele Zigaretten rauchen Sie pro Tag?

10 oder weniger	0
11 bis 20	1
21 bis 30	2
31 oder mehr	3

Empfinden Sie es als schwierig, an Orten, an denen das Rauchen verboten ist, nicht zu rauchen?

Ja	1
Nein	0

Welche Zigarette möchten Sie am allerwenigsten aufgeben?

Die erste am Morgen	1
Die anderen	0

Rauchen Sie in den ersten Stunden nach dem Aufwachen oft mehr als am Rest des Tages?

Ja	1
Nein	0

Rauchen Sie, wenn Sie so krank sind, dass Sie die meiste Zeit des Tages im Bett verbringen?

Ja	1
Nein	0

Stärke der Nikotinabhängigkeit

Sehr gering	0–2	Punkte
Gering	3–4	Punkte
Mittelschwer	5	Punkte
Schwer	6–7	Punkte
Sehr schwer	8–10	Punkte

Abb. 6.1 Fagerström-Test [L157]

6

- **Bibliotherapie:** Vermittlung von Inhalten über therap. Manuale. Abstinenzrate von 10–15 %, gilt als eine erfolgreiche Kurzzeitther.
- **Quit Line:** z. B. Rauchertelefon der BZgA: 0 12 05–3 13 1 31.
- **Suggestive Methoden:** z. B. Hypnose, erfolgreich, jedoch nicht von Dauer. Besser als Heterohypnose sind autohypnoide Verfahren, z. B. autogenes Training in Komb. mit anderen Verfahren. Neben entspannendem Effekt kann durch formelhaftes Vorsatzbilden kognitive Umstrukturierung erzielt werden. Günstig innere Distanz zu schaffen z. B. mit der Formel „Rauchen in jeder Situation gleichgültig."
- **Akupunktur:** durchaus beträchtliche Erfolge. Spezif. Wirkung unklar, sicher suggestive Elemente.

Verhaltenstherapie

- Aversive Ther. hat sich nicht bewährt.
- Moderner Ansatz mit Löschung der alten Verhaltensmuster und die Verstärkung neu erlernter Verhaltensweisen, kognitive Umstrukturierungen. Motivation zu Abstinenz muss erhalten und verstärkt werden. Vermittlung von Fertigkeiten des Selbstmanagements, Selbstinstruktion und Selbstkontrolle haben sich bewährt. Strichlisten, Erfolgskurven, Tagesprotokolle, Rauchertagebücher.

Medikamentöse Verfahren

- Mecamylamin: zentraler Nikotinantagonist.
- Zyban® (Bupropion): Antidepressivum.
- Champix® (Varencilin): Nikotinacetylcholin-Rezeptoragonist.
- Substitutionsbehandlung zur Milderung des Cravings:
  - Nikotinkaugummis. Konnten sich nicht durchsetzen.
  - Nikotinpflaster.
  - Nikotinnasenspray.

7 Schizophrene Psychosen, schizoaffektive, schizotype und wahnhafte Störungen

Michael Rentrop und Rupert Müller

7.1 Schizophrene Psychosen

Definition

(ICD-10 F20). Formenkreis psychischer Störungen mit charakteristischen Veränderungen von Denken, Wahrnehmung, Willen, Leistungsfähigkeit, Psychomotorik und Affekt, die insg. ein solches Ausmaß erreichen, dass die Fähigkeit zu adäquatem Realitätsbezug und sozialer Lebensbewältigung beeinträchtigt ist. In der Regel keine Störung intellektueller Fähigkeiten, jedoch im Verlauf Entwicklung kognitiver Defizite möglich; keine Bewusstseinsstörungen.

Epidemiologie

- Lebenszeitprävalenz kultur- und geschlechtsunabhängig ca. 1 %. M und F gleich häufig betroffen.
- Ersterkr. meist zwischen 15. und 35. Lj., M bei Ersterkr. 3–4 J. jünger als F, bei F 2., niedrigerer Ersterkrankungspeak nach Menopause; Anteil der Ersterkr. < 40. Lj. etwa 65 %, < 15. Lj. etwa 3–4 %; Erstauftreten > 40. Lj. = Spätschizophrenie.
- Erhöhte Prävalenz in Städten sowie bei Immigranten.
- Sozioökonomischer Status und Bildungsstand der Betroffenen schlechter als Allgemeinbevölkerung (sozialer Abstieg durch Erkr. vs. fehlender sozialer Aufstieg durch Prodromalsympt.).
- Komorbidität: höhere Rate somatischer und psychischer Begleiterkr., Unfälle und Suizide; Lebenserwartung insg. ca. 15 J. unter dem Bevölkerungsdurchschnitt. Bei Substanzmissbrauch etwa 2- bis 4fach erhöhte Lebenszeitprävalenz.

Stigmatisierung

Weiterhin erhebliche neg. soziale Folgen für Betroffene und Angehörige; soziale Isolation, Benachteiligung in allen relevanten Lebensbereichen. Stigmatisierung auch durch sichtbare Begleiterscheinungen der Behandlung möglich, etwa extrapyramidal-motorische NW (z. B. tardive Dyskinesien).

Fremdaggressivität

Selten fremdaggressive Handlungen; im Vergleich zur Allgemeinbevölkerung jedoch erhöhtes Risiko (überwiegend von Aggression betroffen: Angehörige, Behandler). Risikofaktoren: Fremdaggressivität in Anamnese, schlecht oder nicht behandelte Erkr., Komorbidität, Substanzmissbrauch.

Behandlungskosten

Direkte Behandlungskosten bei 14.000 €/J./Pat. Kosten für langfristig stationär behandelte Pat. deutlich höher; indirekte Kosten etwa 5-mal so hoch.

Ätiologie

Bis heute ungeklärt, eine multifaktorielle Genese im Sinne des „Vulnerabilitäts-Stress-Coping-Modells“ erscheint wahrscheinlich: Die individuelle Prädisposition (Vulnerabilität) führt in Verbindung mit auslösenden Belastungen (Stressoren) zur Manifestation. Protektive individuelle Eigenschaften oder Ergebnisse einer multimodalen Ther. (Coping) verhindern Wiedererkr.

Biologische Faktoren

- **Genetische Disposition:** polygene Vererbung, familiäre Häufung mit 10 % Risiko bei Verwandten 1. Grades, etwa 40 %, falls beide Eltern erkrankt sind. Höhere Konkordanz bei eineiigen Zwillingen (ca. 50 %) gegenüber zweieiigen (ca. 17 %).
- **Biochemisch:**
  - **Dopamin-Hypothese:** Dopamin im mesolimbischen System ↑ (produktiv psychotische Sympt.); möglicherweise Dopamin im mesokortikalen System ↓ (Negativsympt., katatone Sympt.)
  - **Glutamat-Hypothese:** Unterfunktion des glutamatergen Systems, vermutlich durch enge Kopplung an Dopaminsystem für die o. g. Veränderungen verantwortlich. Weitere mögliche Einflüsse durch GABA und serotonerges System.
- **Neuropathologisch:** Hinweise auf Schädigungen in zentralen limbischen Strukturen des Temporalhirns (prä-, perinatal) im Sinne eines „minimalen Hirndefekts". Diskutiert wird u. a. eine Virusinf. der Mutter um den 5. Schwangerschaftsmonat (Virushypothese). Mit Folgen für die Funktion i. S. einer reduzierten Informationsverarbeitungskapazität.
- **Neuropsychologisch:** Komplexe Störungen der Wahrnehmung und Informationsverarbeitung; Schwäche der selektiven, filternden Wahrnehmung führt zur „Systemüberlastung" Ausfall der gezielten Decodierung aus dem Langzeitspeicher: Verschiedene Reaktionsweisen können nicht mehr geordnet und die am besten angemessene ausgewählt werden (Verlust von Gewohnheitshierarchien).

Psychologische Faktoren

- **Schizotype Störung** (▶ 7.3): Paranoide Primärpersönlichkeit (▶ 11.1.1) mit emotionaler Zurückgezogenheit, Kontaktstörung, evtl. Misstrauen.
- **Ich-Entwicklungsstörung:** Ich-Schwäche, ungelöster Nähe-Distanz-Konflikt.
- **Situative Faktoren:**
  - Soziale Isolation vor Erkrankungsausbruch.
  - Lebensereignisse oder Entwicklungsschritte mit starker emotionaler Beteiligung als Auslöser.
  - Konsum halluzinogener Substanzen (Cannabis, LSD, Ecstasy u. a.).
  - Rezidiv: „High-Expressed-Emotion"-Familien (HEE) mit kritischer oder überprotektiver Haltung gegenüber dem Erkrankten erhöhen das Risiko.

7

Psychopathologie

(▶ 1.2.3).

Krankheitserleben

Tief greifende Störung des Denkens, Fühlens, Wahrnehmens und Handelns. Für den Betroffenen häufig erlebt als Beeinträchtigung des Gefühls von Individualität, Einzigartigkeit und Autonomie. Der Umgebung imponiert zumeist eine Störung des Realitätsbezugs und der zwischenmenschlichen Kommunikation.

Leitsymptome

Plus- und Minussymptomatik, Basisstörungen

Unterschieden wird eine Plussympt., die durch ein „Mehr" an psychischen Wahrnehmungs- und Erlebensmöglichkeiten gekennzeichnet ist, von einer Minussympt. mit einer Verminderung oder einem Verlust früher vorhandener Persönlichkeitsmerkmale.

- **Plussympt.:** Halluzinationen, Wahnphänomene, Ich-Störungen, pos. Denkstörungen (insb. Zerfahrenheit), bizarres oder desorganisiertes Verhalten.
- **Minussympt.:** Alogie (Sprachverarmung), Affektverarmung, Apathie, Anhedonie und Assozialität (einschl. Vernachlässigung der Körperpflege), Aufmerksamkeitsstörungen.

Basisstörungen sind die Veränderungen, die auch in den schubfreien Phasen der Psychose zu Sympt. führen, z. B. als Residuum (Ausprägung ▶ 7.1.4).

Formale Denkstörungen

(▶ 3.1.3). Häufig finden sich Störungen der Gedankenassoziation bis hin zur Zerfahrenheit, Danebenreden und Sprachauffälligkeiten. Letztere reichen von Manierismen und grammatischen Auffälligkeiten über die Verwendung von Neologismen bis hin zum Sprachzerfall (Schizophasie). Die Sprache kann verarmt sein, bis hin zu Verbigerationen. Der Rededrang kann Auffälligkeiten vom Mutismus bis zur Logorrhö aufweisen.

Inhaltliche Denkstörungen

(▶ 3.1.3). Im Vordergrund steht das wahnhafte Erleben; es umfasst schwer greifbare Phänomene wie die Wahnstimmung bis hin zum meist gut identifizierbaren systematisierten Wahn. Häufige Wahnthemen stellen das Beziehungs-, Beeinträchtigungs- und Verfolgungserleben dar; daneben finden sich auch Größen- oder Liebeswahn. Charakteristisch ist das Auftreten von Wahnwahrnehmungen.

Ich-Störungen

(▶ 3.1.7). Von unspezif. Veränderungen wie Depersonalisation und Derealisation hin zu schizophrenietypischen Erlebnissen von Gedankenentzug, -eingebung, -ausbreitung und -lautwerden. Fremdkontrolle des Willens und leibliche Beeinflussung sowie ein Gefühl des Gemachten ebenfalls ganz überwiegend bei schizophrenen Krankheitsbildern.

Wahrnehmungsstörungen

(▶ 3.1.6). Am häufigsten akustische und Leibhalluzinationen, seltener optische, olfaktorische oder gustatorische Trugwahrnehmungen.

Störungen der Affektivität

(▶ 3.1.8). Typisch für schizophrene Erkr. Parathymie, Ratlosigkeit sowie Ambivalenz und Autismus. Im Krankheitsverlauf häufig Affektverflachung, in akuten Krankheitsstadien Reizbarkeit und Gespanntheit. Manisch-depressive Stimmungslagen v. a. bei schizoaffektiven Störungen. Nach akuten Krankheitsepisoden gelegentlich länger andauernde depressive Verstimmungen (postschizophrene Depression).

Störungen der Psychomotorik

(▶ 3.1.9). Insb. bei katatonen Verlaufsformen Bewegungsverarmung bis hin zum katatonen Stupor oder motorische Erregung (Bewegungssturm). Hier auch Negativismus und Befehlsautomatismus, Echolalie und Echopraxie. Andere Unterformen schizophrener Psychosen zeigen gelegentlich Manierismen, Grimassieren oder Bewegungsstereotypien.

Suizidalität und Fremdgefährdung

- Suizidgefahr durch imperative Stimmen, Gefühl der Ausweglosigkeit in psychotischer Angst oder im Verfolgungswahn; auch in postschizophrener Depression. Suizidrate im Krankheitsverlauf bis zu 20 %!
- Fremdgefährdung, z. B. durch Angriff auf vermeintliche Verfolger.

Operationalisierte Diagnosekriterien nach ICD-10 und Differenzialdiagnosen

Zur Diagnosestellung mindestens erforderlich:

- ein eindeutiges Symptom der folgenden Gruppen 1–4 **oder**
- zwei weniger eindeutige Sympt. der Gruppen 5–8

wenn diese über mindestens 1 Mon. ständig oder an der überwiegenden Anzahl von Tagen vorgelegen haben. Bei Zeitraum < 1 Mon. ▶ 7.5.
Zur Diagn. einer Schizophrenia simplex (ICD-10 F20.6; ▶ 7.1.4) sollen Sympt. der Gruppe 9 über mindestens 1 J. bestanden haben (Diagnosestellung nicht empfohlen).

Symptomgruppen nach ICD-10

1. Gedankenlautwerden, -eingebung, -entzug oder -ausbreitung.
2. Kontroll- oder Beeinflussungswahn, Gefühl des Gemachten, deutlich bezogen auf Körper- oder Gliederbewegungen, bestimmte Gedanken oder Empfindungen; Wahnwahrnehmungen.
3. Kommentierende oder dialogisierende Stimmen oder Stimmen, die als aus einem anderen Teil des Körpers kommend wahrgenommen werden.
4. Anhaltender kulturell unangemessener oder bizarrer Wahn.
5. Anhaltende Halluzinationen jeder Sinnesmodalität, begleitet von Wahngedanken, überwertigen Ideen ohne deutliche affektive Beteiligung über Wo. und Mon. tägl. auftretend.
6. Gedankenabreißen oder Einschiebungen in den Gedankenfluss, Zerfahrenheit, Danebenreden, Neologismen.
7. Katatone Sympt.
8. Negativsympt.
9. Eindeutige und durchgängige Veränderungen des Verhaltens einer Person (Ziellosigkeit, Trägheit, selbstverlorene Haltung, sozialer Rückzug).

Immer Ausschluss „exogener" Ursachen, d. h., obligat sind internistische und neurologische Untersuchung, Drogenscreening, Labor, EEG, bei Ersterkrankten zerebrale Bildgebung, evtl. Liquoruntersuchung.

Differenzialdiagnosen

Nichtorganische psychische Störungen

Affektive Störungen (▶ 8), depressive oder manische Stimmungslage, Persönlichkeitsstörungen (▶ 11), paranoid, schizoid, emotional instabil vom Borderline-Typ, Zwangsstörungen (▶ 9.2), dissoziative Störungen (▶ 9.4), wahnhafte Störungen (▶ 7.4).

Organische Krankheitsbilder

Etwa 5 % der akuten schizophreniformen Sy. liegt eine prim. oder sek. Erkr. des Gehirns zugrunde.

- **Erkr. des Gehirns:** alkoholtoxische Enzephalopathien (▶ 6.2.3), Alkoholentzugsdelir, Alkoholhalluzinose, Wernicke-Korsakow-Sy. (▶ 6.2.3), Epilepsien, Enzephalitis, Neurolues, Neuroborreliose, HIV-Enzephalopathie, Creutzfeldt-Jakob-Krankheit, SHT, zerebrale Systemerkr., Parkinson-Krankheit (▶ 5.6.3), MS (▶ 5.6.2), Chorea Huntington, zerebrale Raumforderung, zerebrale Gefäßerkr.
- **Erkr. mit sek. Hirnbeteiligung:** endokrine und Stoffwechselstörungen, Schilddrüsenstörung, Glukosestoffwechselstörung, Kortisolstoffwechselstörung; Porphyrien, hepatische Enzephalopathien, hirnorganisches Psychosy. (F07.2) z. B. postop., periinfektiös, E'lytentgleisungen, Autoimmunerkr., Lupus erythematodes, Vitaminmangelerkr., Vit.-B_{12}-Mangel, Folsäuremangel, Speicherkrankheiten (Wilson-, Niemann-Pick-, Gaucher-, Tay-Sachs-Krankheit), metachromatische Leukodystrophie.

Medikamente und Substanzen, die ein schizophreniformes Syndrom verursachen können (Auswahl)

- **Medikamente:** Anticholinergika, Barbiturate, Chloroquin, Gyrasehemmer, Isoniazid, Kortison, L-Dopa in der Parkinsonther., Mefloquin, Procain-Penicillin, TZA.
- **Rauschmittel:** Alkohol, Amphetamine, Designerdrogen (z. B. Ecstasy), Halluzinogene (Cannabis, LSD, Psylocibin), Kokain, organische Lösemittel, Phencyclidin (PCP, „Angel-Dust").

Syndromatische Ausprägungen

- **Paranoide Schizophrenie** (ICD-10 F20.0): häufigste Unterform. Vorherrschen von Wahn und akustischen Halluzinationen. Oft akuter Beginn, Minussympt., katatone Sympt. nicht vorhanden oder weniger ausgeprägt (s. u.). Progn.: eher günstig.
- **Hebephrene Schizophrenie** (ICD-10 F20.1): Beginn meist 15.–25. Lj. Vorwiegend affektive Störungen (Parathymie; inadäquate Heiterkeit; Gleichgültigkeit; läppischer, flacher Affekt), formale Denkstörungen; Störungen des Sozialverhaltens; Minussympt. Wahn und Halluzinationen nur flüchtig und fragmentarisch. Progn.: eher ungünstig.
- **Katatone Schizophrenie** (ICD-10 F20.2): v. a. psychomotorische Störungen wie Mutismus oder Stupor; Hyperkinesien, Erregungszustände; Rigidität; Haltungsstereotypien, -verharren (Katalepsie), prüfbar als wächserne Biegsamkeit (Flexibilitas cerea) der Extremitäten. In Industrieländern selten geworden. Progn.: eher günstig. **Cave:** Gefahr einer lebensbedrohlichen (perniziösen) Katatonie mit Stupor, Hyperthermie, E'lytentgleisung. DD: MNS (▶ 4.5.3).
- **Undifferenzierte Schizophrenie** (ICD-10 F20.3): Zustandsbild, das die Kriterien einer Schizophrenie erfüllt, ohne den Kategorien F20.0, -.1, -.2, -.4, -.5 zu entsprechen oder mehreren Kategorien zugehört.

- **Postschizophrene Depression** (ICD-10 F20.4): im Vordergrund quälende depressive Sympt. und zusätzlich schizophrene Restsympt. bei schizophrener Störung in den letzten 12 Mon.
- **Schizophrenes Residuum** (ICD-10 F20.5): auffallende neg. schizophrene Sympt. nach früherer akuter Episode, geprägt von emotionaler Abstumpfung, sozialem Rückzug, Passivität und Antriebsverlust; allenfalls geringe produktive Sympt.
- **Schizophrenia simplex** (ICD-10 F20.6): symptomarme Form ohne produktive Sympt. mit schleichendem Beginn und chron. Verlauf; überwiegend Minussympt. Progn.: ungünstig; Stellung dieser Diagn. äußerst problematisch!

Stadieneinteilung und Verlauf

Stadien

Häufig zeigt der Verlauf einer schizophrenen Erkr. bestimmte Stadien (▶ Tab. 7.1):

- **Prodromalphase:** häufig bereits Jahre vor Beginn der floriden Phase unspezif. neg. Sympt. wie Absinken des Leistungsniveaus, sozialer Rückzug, Kommunikationsstörung, Angst oder Depressivität. Im Durchschnitt 2 J. vor Indexaufnahme bereits schizophrenietypische (pos. und neg.) Sympt. (Psychopathologie s. o.). Unmittelbar vor Übergang in floride Psychose häufig Frühsympt. wie Schlafstörungen, Geräuschempfindlichkeit, Unruhe.
- **Floride Phase:** akute Psychose, meist rasches Aufblühen, Psychopathologie s. o. Dauer auch bei sofortiger Behandlung Tage bis Wo. Im Langzeitverlauf auch als akute Reexazerbation.
- **Postremissive Phase:** Wo. bis Mon. anhaltender postpsychotischer Erschöpfungszustand mit Antriebsverlust und depressiver Verstimmung. Zeit der Auseinandersetzung mit der Krankheit.
- **Residuum:** im Krankheitsverlauf nach Abklingen der Akutsympt. Entwicklung einer anhaltenden Minussympt. möglich (v. a. kognitive Störungen, Erschöpfbarkeit, Affektabflachung), häufig zudem geringe produktive Sympt., Beeinträchtigung der allg. Leistungsfähigkeit und der sozialen Integration (Syndromatische Ausprägungen s. o.).

Tab. 7.1 Verlaufskodierung nach ICD-10

Kodierung in der ICD-10	Verlaufsbild
F20.x0	Kontinuierlich
F20.x1	Episodisch, mit kontinuierlichem Residuum
F20.x2	Episodisch, mit stabilem Residuum
F20.x3	Episodisch remittierend
F20.x4	Unvollständige Remission
F20.x5	Vollständige Remission
F20.x6	Sonstige
F20.x7	Beobachtungszeitraum < 1 J.

Verlauf und Prognose

Weiterer Verlauf

- In bis zu ⅓ günstiger Verlauf mit wenigen oder in 10–15 % keinen Rezidiven, keine Residualsympt.; bedingt durch Vollremission nach Ersterkr., Compliance der Pat., Umweltfaktoren.
- Zu ca. ⅓ chron. schubförmig mit häufigen Rezidiven; unterschiedliche Ausprägung von Residualsympt.; Wiedererkr. häufig durch Absetzen der Medikation.
- Zu ca. ⅓ ungünstiger Verlauf mit mangelnder Remission und dauerhafter Residualstörung. Dabei auch nach Jahren Besserungen möglich!

Prognose

- **Günstiger:** bei Erstmanifestation in höherem Alter, akutem Beginn, frühzeitiger Behandlung, unauffälliger prämorbider Persönlichkeit, abgeschlossener Ausbildung und guter sozialer Integration.
- **Ungünstiger:** bei Erstmanifestation in jugendlichem Alter, niedrigem sozialem Entwicklungsniveau, männlichem Geschlecht, schleichendem Beginn, fehlender oder inkonsequenter Behandlung, überwiegender Minussympt.

Wiedererkrankungsrisiko im 1. J. nach schizophrener Psychose ohne neuroleptische Medikation bei 80 %!

Allgemeine Maßnahmen

! Eine stationär psychiatrische Behandlung ist bei akuten schizophrenen Störungen dringend indiziert. **Cave:** Selbst- oder Fremdgefährdung. Rasche Einleitung der Ther. verbessert Progn.

Zunächst immer versuchen, den Pat. zu einer Behandlung zu motivieren, ruhige Gesprächssituation herstellen, Zeit nehmen, u. U. Angehörige einbeziehen. Der überwiegende Teil der stationär psychiatrisch versorgten Pat. begibt sich freiwillig in Behandlung. Viele Pat. werden ambulant oder teilstationär behandelt; dies sollte erfahrenen Ärzten vorbehalten bleiben.

7

Einweisung Pat. können gegen ihren Willen durch polizeiliche Unterbringung nach den entsprechenden Ländergesetzen (z. B. PsychKG ▶ 1.8.6) oder gerichtlich verfügte Einweisung bei bestehender Betreuung, bei Selbst- oder Fremdgefährdung einer psychiatrischen Behandlung zugeführt werden. Dies erfolgt auf ärztliches Attest. Pat. muss aufgeklärt werden, hat ein Recht auf einen Rechtsanwalt. Der Verbleib eines Pat. auf einer geschlossenen Station ist durch § 1846 BGB geregelt bei akut bedrohlicher Situation („Gefahr im Verzug", rechtfertigender Notstand). Genaue Dokumentation, bei nächster Gelegenheit („ohne schuldhaftes Zögern") schriftlicher Antrag beim Vormundschaftsgericht auf sofortige, vorläufige Unterbringung. Vormundschaftsrichter sollte innerhalb von 24 h nach Anhörung des Pat. über Unterbringung bzw. erforderliche medizinische Maßnahmen entscheiden (▶ 1.8.6).

Betreuung
Einrichtung einer Betreuung bei fehlender akuter Selbst- oder Fremdgefährdung durch Arzt oder Angehörige beim Vormundschaftsgericht (zeitaufwendig). Voraussetzung: Pat. ist nicht in der Lage, wichtige Bereiche, z. B. eine erforderliche ärztliche Behandlung, selber zu gewährleisten (▶ 1.8.5).

Umgang mit Patienten auf der Station

- Ruhige Umgebung ohne gefährliche Gegenstände.
- Klare, einfache, beruhigende Sprache, eindeutiges Verhalten, zielorientierte, eher direktive Gesprächsführung.
- Produktive Sympt. (Wahn, Halluzination) als subjektives Erleben des Pat. ernst nehmen, ohne diese zu bestätigen. Soweit möglich, dem Pat. entgegenkommen, z. B. Vergiftungsängste: Nahrung aus verschlossenen Packungen anbieten, Flaschen erst beim Pat. öffnen.
- Intensive Überwachung, konstante Bezugspersonen.
- Ausgangswunsch: Gefahr durch Suizidalität oder Entweichen abschätzen. Bei geordnetem Verhalten zunächst einzeln in Begleitung von mindestens einem Mitglied des Stationsteams, später auch in der Patientengruppe. Oft auch mit Familie möglich.
- Nur im Notfall Injektion von Antipsychotika gegen den Willen des Pat. Körperliche Fixierung als Mittel der letzten Wahl anordnen. Bei Selbst- oder Fremdgefährdung, Überwachung durch geschultes Pflegepersonal (Gründe, Notwendigkeit und Zeitdauer protokollieren).

Medikamentöse Behandlung

Wirksame medikamentöse Behandlung schizophrener Erkr. seit Anfang der 1950er-Jahre etabliert. Erste Substanz: Chlorpromazin. Die im weiteren Verlauf entwickelten chemisch unterschiedlichen Substanzen wurden „Neuroleptika“ genannt. In den letzten Jahren Ablösung des Begriffs durch die Sammelbezeichnung „Antipsychotika“.

Allgemeine Grundsätze

- Information des Pat. über Ziel und mögliche NW der Behandlung. Aufklärung dem jeweiligen Einsichtsvermögen anpassen bzw. nachholen. Schriftliche Einverständniserklärung (z. B. Perimed®-Bogen) im Laufe der Behandlung empfehlenswert. Mindeststandard ist die Dokumentation über die Medikamentenaufklärung in der Krankenakte.
- Compliance einschätzen, tatsächliche Einnahme kontrollieren (Tr. gegenüber Tbl. bevorzugen!), in der Akutphase die Gabe schnell löslicher Tbl. erwägen (z. B. Risperdal Quicklet®, Zyprexa Velotab®), u. U. Plasmaspiegel kontrollieren.
- Routineuntersuchungen unter Antipsychotika (▶ 17.5).
- Bei Gabe älterer Substanzen: mögliche NW gegenüber Nutzen abwägen. Besonders sorgfältige Aufklärung des Pat., unbedingt Frühdyskinesien erwähnen, da subjektiv oft als besonders bedrohlich empfunden!
- Bezüglich Dosierung niedrigstmögliche Dosis wählen, keine Überlegenheit von Hochdosisther.!

- Soweit möglich Monother. gegenüber Komb. von Antipsychotika bevorzugen. Praktisch keine Evidenz für Sinnhaftigkeit einer Kombinationsther. Ausnahme: Clozapin-Komb., bei intolerablen Clozapin-NW.
- Bei Notwendigkeit einer Umstellung von Antipsychotika: „Crossover"-Vorgehen (Reduktion des einen, Aufdosieren des anderen Medikaments) gegenüber „Start-Stopp"-Strategie bevorzugen.
- Risiken von Interaktionen, Rezeptorprofil, Abbauwege und Empfehlungen bei besonderen gesundheitlichen Risiken (▶ 17.4).

Befundabhängige Therapie

Schwerste Erregungszustände

- **Olanzapin** (Zyprexa®): 10–20 mg p. o., als Schmelztbl., alternativ 10 mg i. m. (max. 20 mg/d i. m.). **Cave:** Komb. Olanzapin i. m. mit Benzodiazepinen (s. u.).
- **Haloperidol** (z. B. Haldol®): 5–10 mg p. o., ggf. auch i. m. oder i. v. (**cave**: i. v. nur unter EKG-Monitoring) (Wiederholung jeweils nach 1–2 h bis zur Tageshöchstdosis von 50 mg) **und** Benzodiazepine, z. B. Lorazepam 2,5 mg, Tageshöchstdosis 10 mg (z. B. Tavor® expidet) **oder** Levomepromazin 25–50 mg p. o. oder i. m. (Neurocil®) **alternativ.**
- **Chlorprothixen:** 25–50 mg i. v. als Kurzinfusion in 250 ml NaCl 0,9 % (z. B. Truxal®).
- **Zuclopenthixol** (z. B. Ciatyl-Z-Acuphase®): bei länger anhaltender schwerer Erregung mit antipsychotischer und sedierender Wirkung, als 2–3-Tage-Depot; 50–150 mg i. m., Reservepräparat.

- Soweit möglich, atypische Antipsychotika bevorzugen (geringere Rate extrapyramidal-motorischer NW, überlegene Wirksamkeit bei Negativsympt.).
- Keine parenterale Benzodiazepingabe bei Olanzapin i. m., Gefahr hypotensiver Krisen, orale Benzodiazepine nur stationär und unter Überwachung.
- Insb. nach Gabe von niedrigpotenten Antipsychotika (Neurocil®, Truxal®) ständige Kontrolle der Vitalfunktionen, Bettruhe, ggf. Fixierung zur Sturzverhinderung notwendig!
- Bei i. v. Gabe von Benzodiazepinen Atemsuppression möglich; u. U. auch paradoxe Reaktionen (Unruhe und Erregung ↑). Antidot: Flumazenil (Anexate®).

7

Akuter Beginn mit Plussymptomatik im Vordergrund

Atypische, NW-arme Präparate, z. B. Olanzapin 15–20 mg/d p. o. (z. B. Zyprexa®). Alternativ Risperidon (Risperdal®) 4–8 mg/d p. o., schrittweise aufdosieren! Schnell lösliche Tablettenform wählen (Zyprexa Velotab®, Risperdal Quicklet®) Monother. bevorzugen (bessere Wirkungskontrolle, geringere NW). Bei Sedierungsbedarf Komb. mit Benzodiazepin, z. B. Lorazepam. **Cave:** Kreislaufüberwachung in Initialphase!

Traditionelle Behandlungsmethode mit klassischen hochpotenten Antipsychotika, z. B. Haloperidol 10–15 mg/d p. o. (z. B. Haldol®); alternativ Flupentixol

(Fluanxol®) 10–20 mg/d p. o.; bei zusätzlich notwendiger Sedierung Benzodiazepine (z. B. Tavor®) oder niedrigpotentes Neuroleptikum, z. B. Levomepromazin 3 × 30–50(–100) mg (Neurocil®).

Subakuter Beginn, Syndrom mit Plus- und Minussymptomatik

Einschleichende niedrige Dosierung, auf NW achten, atypische Antipsychotika, z. B. Olanzapin 10–15 mg/d p. o. (z. B. Zyprexa®), Amisulprid 400–800 mg/d p. o. (Solian®), Risperidon (Risperdal®) 2–6 mg/d p. o., Ziprasidon (Zeldox®) 40–160 mg/d p. o., Aripiprazol (Abilify®) 10–30 mg/d p. o.
Traditionelle Behandlung möglich, z. B. Haloperidol 3–5 mg (z. B. Haldol®) **oder** mittelpotente Antipsychotika, z. B. Perazin 100–200 mg/d p. o. (z. B. Taxilan®).
Bei fehlendem therap. Effekt Dosiserhöhung nach 1–2 Wo., Präparatewechsel nach 4–6 Wo. **Cave:** Bei älteren Pat. vorsichtiger dosieren, oft genügt schon ⅓–½ der Normaldosis (Gefahr von Delir oder Kollaps)!

Akute Katatonie

Initial schnell wirksames Benzodiazepin, z. B. Lorazepam 2,5 mg p. o. (z. B. Tavor® expidet), bei Ansprechen bis max. 10 mg/d. Zusätzlich hochpotentes Antipsychotikum, z. B. Haloperidol 3 × 5–10(–20 mg) i. m. oder langsam i. v. **Cave:** Nur unter EKG Monitoring (z. B. Haldol®) in Komb. mit Biperiden 2 × 4 mg/d i. v. (z. B. Akineton®), um Überlagerung der katatonen Sympt. durch extrapyramidal-motorische NW (s. u.) zu vermeiden. Gegebenenfalls intensivmedizinische Versorgung. Bei Wirkungslosigkeit nach 2 d oder vitaler Gefährdung (perniziöse Katatonie) EKT als Mittel der Wahl.

Postakute Phase

Bei deutlichem therap. Effekt vorsichtige Dosisreduktion im Verlauf einiger Wo. orientiert an NW. Entscheidung über Langzeitprophylaxe (s. u.).

Therapieresistenz

Therapieresistenz meint Nichtansprechen auf ausreichende Therapieversuche über einen Zeitraum von 5 J., jedoch keine einheitliche Begriffsbestimmung; klin. häufig eine Partialresponse, seltener eine komplette Nonresponse (bezogen auf ein einzelnes Medikament jedoch ca. 20 % aller Pat.). Bei Pat., die in Vergangenheit respondiert haben, gelegentlich Therapieresistenz gegenüber Antipsychotika im Allg., insb. bei häufigem vorzeitigem Absetzen der Medikation.

- Maßnahmen der individuellen Problematik anpassen: Bei ruhigem Pat. mit persistierender Positiv- und Negativsympt. zunächst abwarten; bei Unruhe, Selbst- oder Fremdgefährdung Komb. z. B. mit Benzodiazepinen, z. B. Diazepam 3 × 5–10 mg/d p. o., bevorzugt als Tr. (z. B. Valiquid®); bei Hinweisen auf schizoaffektive Störung Komb. mit stimmungsstabilisierendem Medikament erwägen (z. B. Valproinsäure oder Lithium).
- Kritische Kontrolle der Diagn.: Ausschluss organisch bedingter Störung, Ausschluss von fortgesetztem Substanzmissbrauch.
- Einschränkung von Kaffee- und Zigarettenkonsum wegen Plasmaspiegelreduktion der Medikamente.
- Komb. mit Psychother. anstreben (beste Erfolge: KVT).

- Wechsel des Antipsychotikums frühestens nach 6–8 Wo. sinnvoll (Wirklatenz!). **Cave:** Gefahr der Reexazerbation bei Partialresponse in der Umstellungsphase; „Crossover"-Umstellung!
- Plasmaspiegelkontrollen, zur Beurteilung der Compliance.
- Ausschluss individueller Besonderheiten der Resorption/Metabolisierung (z. B. CypP450 ▶ 17.3.2).
- Atypische Medikamente: z. B. Olanzapin (z. B. Zyprexa®) Dosissteigerung auf 30–40 mg/d p. o. möglich.
- Haloperidol: Dosissteigerung auf z. B. 15–20 mg/d, bei unsicherer Compliance evtl. Übergang auf parenterale Applikation (z. B. 10–15 mg/d i. m.).
- Bei Auftreten intolerabler NW und gleichzeitig nicht zufriedenstellender Wirksamkeit: Kombinationsther. zweier Antipsychotika unterschiedlicher Wirkstoffklassen erwägen, z. B. Olanzapin mit Haloperidol oder Risperidon. **Cave:** Komb. machen Entwicklung schwerwiegender NW potenziell unvorhersagbar.
- Bei weiterer Therapieresistenz: Umstellung auf Clozapin, initial 12,5–25 mg p. o. (z. B. Leponex®), vorsichtige Erhöhung um 25 mg/d bis auf 400–500 mg/d (bis max. 700 mg). Beurteilung des Ansprechens auf Clozapin nicht vor Ablauf von 6 Mon. (NW/Vorsichtsmaßnahmen der Clozapinther. s. u.).

Antipsychotika

Wirkmechanismus

Antipsychotika greifen in unterschiedlicher Intensität und Verteilung in den Stoffwechsel einer Vielzahl zerebraler Transmittersysteme (insb. Dopamin-, Serotonin- und Glutamatsystem) ein. Entscheidende Wirkungen und NW erklären sich durch Dopaminantagonismus (Blockade postsynaptischer, mesolimbischer D_2-Rezeptoren). Prim. Wirkung auf Plussympt. (Erregung, Wahn, Halluzinationen); Reduktion der Minussympt. trotz Fortschritten der Pharmakother. weiter unbefriedigend.

Nebenwirkungen

Bewegungsstörungen

Syn.: extrapyramidal-motorische Sympt. (EPS).

- **Frühdyskinesie:** Auftreten Std. bis wenige Tage nach Behandlungsbeginn; v. a. bei hochpotenten klassischen Antipsychotika. Häufigkeit um 15 %. Klinik: Gesichtsspasmen, Zungen-, Schlund- oder Blickkrämpfe. Ther.: Biperiden 2,5–5 mg langsam i. v. (z. B. Akineton®), anschließend 3 × 2 mg oder 1–2 × 4 mg/d ret. p. o. Keine prophylaktische Gabe von Biperiden! Auftreten von Frühdyskinesien Prädiktor für eine hohe individuelle Empfindlichkeit gegenüber hochpotenten Antipsychotika.
- **Parkinsonoid:** Auftreten nach Tagen bis Wo., v. a. bei hochpotenten klassischen Antipsychotika. Häufigkeit um 20 %. Klinik: Rigor, Tremor, Akinese. Ther.: Biperiden (z. B. Akineton ret.®) 4 mg/d p. o., Wechsel auf atypische Antipsychotika.

- **Akathisie:** Auftreten nach Tagen bis Wo.; bei allen Antipsychotika möglich. Häufigkeit etwa 20 %. Klinik: Sitz- und Bewegungsunruhe, innere Spannung, große individuelle Belastung möglich, bis hin zur Selbstgefährdung! Ther.: Dosisreduktion, Wechsel auf atypische Antipsychotika, vorübergehende niedrig dosierte Gabe von Benzodiazepinen wie Diazepam 3 × 2 mg/d p. o. (z. B. Valium®), oder Betablockern wie Propranolol 3 × 10–20 mg/d p. o. (z. B. Dociton®).
- **Spätdyskinesie:** (▶ 17.4) Auftreten Mon. bis Jahre nach der Behandlung. Häufigkeit bis 20 %, besonderes Risiko bei klassischen hochpotenten Antipsychotika, weiblichem Geschlecht, höherem Lebensalter, zerebralen Vorschädigungen, Diab. mell. Klinik: stereotype orofaziale Rumpf- oder Extremitäten-Hyperkinesien; in 30–50 % der Fälle irreversibel. Zur Prophylaxe strenge Indikationsstellung zur Antipsychotikather., vorsichtige Dos., Anwendung relativ risikoarmer, atypischer Präparate. Ther.: unbefriedigend; Dosisreduktion, Umstellung auf atypische Antipsychotika, z. B. Olanzapin (Zyprexa®) oder Clozapin (z. B. Leponex®). Alternativ Tiaprid 300–600 mg/d p. o. (z. B. Tiapridex®).

Malignes neuroleptisches Syndrom

Inzidenz 0,07–0,5 %, meist in den ersten 10 Behandlungstagen, aber auch nach jahrelanger Antipsychotikather; rel. häufig vor Auftreten massive Dosissteigerung in Anamnese.

- **Klinik:** Hauptsympt. Fieber > 40 °C, Rigor, CK ↑ ↑. Außerdem schwere Akinese, Tachykardie, Blutdrucklabilität, Tachypnoe, Schwitzen, Leukozytose, Bewusstseinstrübung.
- **Diagn.:** Es sollte ein klarer zeitlicher Zusammenhang mit der Einnahme von Antipsychotika bestehen!
- **Ther.:** sofortiges Absetzen aller Antipsychotika, intensivmedizinische Behandlung, Dantrolen 2,5 mg/kg i. v. (▶ 4.5.3).
- **Progn.:** Letalität 20 %!

Kreislaufregulation/anticholinerge Nebenwirkungen

Ähnlich trizyklischen Antidepressiva (TZA), anticholinerger Effekt: vegetative, kardiovaskuläre (Hypotonie, Tachykardie), orthostatische Störungen. Besonderes Risiko unter niedrigpotenten klassischen Antipsychotika, besondere Vorsicht bei älteren Pat. (**cave:** Stürze, zerebrovaskuläre Ereignisse). Ebenso möglich: Obstipation, Miktionsstörungen, Glaukomanfall, medikamentöses Delir; bei entsprechendem Risikoprofil auf anticholinerg wirksame Substanzen verzichten (Alternative zur Sedierung: Pipamperon [Dipiperon®], z. B. als Saft, 20–40 mg p. o.).

- **Ther.:** Tachykardie: Propranolol niedrig dosiert. Orthostase: Physikalische Maßnahmen, Dihydroergotamin, Etilefrin. Medikamentöses Delir: Absetzen der delirogenen Substanz, ggf. hochpotentes klassisches Antipsychotikum (z. B. Haloperidol).
- Risiken Clozapin s. u.

Lebensbedrohlicher Notfall: Zentrales anticholinerges Syndrom (▶ 4.5.4).

- **Klinik:** Hyperthermie, trockene Haut/Schleimhaut, Mydriasis, Obstipation, Tachykardie, Verwirrtheit, Halluzinationen, Unruhe, Dysarthrie, zerebrale Krampfanfälle.

- **Ther.:** Absetzen anticholinerger Substanz, bei Unruhe Benzodiazepine (z. B. Diazepam 10 mg p. o. oder i. m.); alternativ Haloperidol (5–10 mg p. o. oder i. v. unter EKG-Monitoring). Bei Persistenz: Verlegung auf Intensivstation, Physiostigmin unter Intubationsbereitschaft und Herz-, Atmungs-, Kreislauf-Monitoring, als Dauerinfusion.

Endokrine Nebenwirkungen

Anstieg des Prolaktinspiegels unter konventionellen Antipsychotika, Amisulprid, Sulpirid sowie etwas geringer unter Risperidon; es besteht Dosisabhängigkeit.

- **Klinik:** allg. sexuelle Funktionsstörungen, Frauen: Brustschmerzen, Milcheinschuss, Amenorrhö; Männer: Gynäkomastie; Langzeitfolgen bislang unklar.
- **Ther.:** Dosisreduktion soweit möglich, ggf. Präparatewechsel (geringes Risiko: Aripiprazol, Olanzapin, Quetiapin, Clozapin).

Hämatopoetisches System

Agranulozytose, besonderes Risiko unter Clozapin (s. dort), Einzelfälle unter Olanzapin, Quetiapin, Risperidon.

- **Klinik:** Temperatur ↑, entzündliche Prozesse insb. der Mundschleimhaut.
- **Ther.:** ab Granulozyten < 1.500 mm^3 oder Leukozyten < 3.000 mm^3 Medikation absetzen; Ther. umstellen auf Präparate ohne bisher nachgewiesenen Effekt auf hämatopoetisches System.

Gewichtszunahme, Stoffwechselstörungen

Teils massive Gewichtszunahme über fehlendes Sättigungsgefühl, Veränderungen des Leptinstoffwechsels, mit erhöhtem Risiko zur Entwicklung eines metabolischen Sy. Besonderes Risiko unter Clozapin, Olanzapin, Quetiapin und eingeschränkt auch unter Risperidon. Aripiprazol, Ziprasidon scheinen den Appetit nicht zu beeinflussen.

- **Klinik:** Veränderung des BMI (Körpergewicht in kg/[Körpergröße in $m]^2$), path. bei BMI > 30. Zusätzlich Lipidstoffwechselstörung, pathologische Glukosetoleranz, Veränderung des Blutdrucks.
- **Ther.:** soweit toleriert Ergänzung der Medikation mit Topiramat, Fluoxetin, Fluvoxamin (**cave:** Komb. mit Clozapin); Olanzapin Umstellung auf schnell lösliche Form (z. B. Zyprexa Velotab®); Ernährungsberatung, diätetische Maßnahmen; bei Erfolglosigkeit Umstellung der Medikation.

7

Zerebrovaskuläre Ereignisse

Schizophrene Pat. zeigen erhöhtes Risiko zur Entwicklung kardialer und zerebrovaskulärer Erkr. Bei älteren Pat. mit demenziellen Krankheitsbildern und vaskulären Risikofaktoren erhöhte Schlaganfallmortalität unter Antipsychotikather. nachgewiesen. Daher bei Risikopat. strenge Indikationsstellung und Auswahl einer möglichst niedrigen Dosierung, um Risiko zu minimieren, Dosiserhöhungen in den kleinstmöglichen Schritten!

Kardiale Nebenwirkungen

Störung der Erregungsrückbildung am Herzen, mit Verlängerung der QT-Zeit (▶ 2.2.1) und Möglichkeit einer vorzeitigen Kammeraktivität, u. U. schwere Herzrhythmusstörung (Torsade de pointes) bis zum plötzlichen Herztod (Präparate mit erhöhtem Risiko: z. B. Thioridazin, Sertindol, Ziprasidon, Haloperidol i. v.). EKG-Kontrollen vor Ansetzen eines Antipsychotikums und im Verlauf. Als auffällig gelten bei Frauen QT_c > 450 ms, Männer > 440 ms; medikamentös bedingte QT_c-Verlängerung > 60 ms, unabhängig vom Ausgangswert. Risiko zudem abhängig von Kofaktoren (E'lythaushalt, genetische Prädisposition, Bradykardie, linksventrikuläre Hypertrophie, Herzinsuff.).

- **Ther.:** Präparatewechsel und ausführliche kardiologische Untersuchung.
- **Cave:** Haldol i. v.: nur unter EKG-Monitoring verabreichen.

Psychische Nebenwirkungen
Adynamie, depressives Sy. (sog. sek. Minussympt.), Risiko besteht v. a. bei klassischen hochpotenten Antipsychotika. Unter stark anticholinerg wirksamen Präparaten u. U. Reduktion der kognitiven Leistungsfähigkeit.
Ther.: Präparatewechsel.

Allergische Reaktionen
Selten: schwere allergische Sy. bis zum Stevens-Johnson-Sy., mildere Formen eines generalisierten Arzneimittelexanthems häufiger, vielfach erhöhte Fotosensibilität der Haut (**cave:** Sonnenbäder).

Muskulatur
Gelegentlich Myalgien mit Erhöhung der Kreatinkinase meist ohne klin. Bedeutung (**cave:** Rhabdomyolyse, z. B. bei MNS). DD: katatone Verlaufsform einer Schizophrenie, Z. n. zerebralem Anfall, Immobilisierung oder Intox. mit tiefer Bewusstlosigkeit, i. m. Injektion, Fixierung, körperlicher Auseinandersetzung, Sturz.

Zerebrale Krampfanfälle
EEG-Veränderungen mit Verlangsamung der Grundaktivität oder Auftreten von Spike-Wave-Komplexen bei bis zu 35 % aller mit Antipsychotika behandelten Pat. (abhängig von Präparat und Plasmaspiegel), manifeste epileptische Anfallsereignisse < 1 %.
Ther.: wenn möglich Präparatewechsel oder Dosisreduktion, falls nicht möglich Komedikation, z. B. Valproat, Einstellung in wirksamen Plasmaspiegelbereich.

Leber
Leberenzymerhöhung innerhalb der ersten 4 Behandlungswo. (meist mäßig ohne klin. Konsequenz, andernfalls Umstellung auf anderes Präparat); selten cholestatischer Ikterus, dann sofortiges Absetzen des Präparats. Unter Clozapin, Olanzapin, Quetiapin in Einzelfällen schwere Leberfunktionsstörung bis Leberversagen, insb. nach Intox.

Schwangerschaft und Stillzeit
Alle Antipsychotika sind plazentagängig und werden auch mit der Muttermilch ausgeschieden; teratogene NW sind nicht sicher nachgewiesen (Medikation in Schwangerschaft und Stillzeit ▶ 17.4).

Klassische Antipsychotika

▶ Tab. 7.2

Tab. 7.2 Wichtige klassische Antipsychotika

	Substanz	Handelsname (z. B.)	Mittlere Tagesdosis (mg)	Sedierende und anticholinerge Wirkung	Antipsychotische Wirkung und EPS
Hochpotent	Benperidol	Glianimon®	1–10	↑	↑↑↑↑
	Haloperidol	Haldol®	3–15	↑	↑↑↑
	Fluphenazin	Dapotum®	3–15	↑	↑↑↑
	Flupentixol	Fluanxol®	3–15	↑	↑↑↑
Mittelpotent	Perazin	Taxilan®	50–500	↑↑	↑↑
	Zuclopenthixol	Ciatyl-Z®	2–150	↑↑	↑↑
	Pipamperon	Dipiperon®	10–360	↑↑, keine relevante anticholinerge Wirkung	↑
Niedrigpotent	Chlorprothixen	Truxal®	25–500	↑↑↑	(↑)
	Levomepromazin	Neurocil®	10–200	↑↑↑↑	(↑)
	Promethazin	Atosil®	25–150	↑↑	0

* Übliche Dosierung. Fachinformation beachten, bei verschiedenen Präparaten langsame Aufdosierung notwendig.

Atypische Antipsychotika

Definition Antipsychotika, die (wenig bis) keine extrapyramidal-motorischen NW haben, insb. keine Spätdyskinesien hervorrufen sollen, keine Prolaktinspiegelerhöhung verursachen und bei ansonsten therapieresistenten Pat. eine therap. Wirkung haben. Modellsubstanz ist Clozapin (z. B. Leponex®). Die in ▶ Tab. 7.3 atypischen Antipsychotika erfüllen diese Anforderungen nur z. T.

Die Präparate Risperdal® und Zyprexa® sind auch als schnell lösliche Tbl. verfügbar, die unmittelbar im Mund schmelzen und so die Behandlungscompliance sicherstellen. Risperdal® und Solian® liegen darüber hinaus in Tropfenform vor. Zyprexa® und Zeldox® können auch parenteral als i. m. Injektion verabreicht werden.

Clozapin

Wichtige Behandlungsalternative bei Akut- und Langzeitther.

!

- Vor der 1. Gabe muss ein unauffälliges Diff-BB vorliegen! Leukozyten > 3.500/mm³.
- Wegen besonderer Gefahr lebensbedrohlicher Agranulozytose (1–2 % aller Behandelten) nur kontrollierte Anwendung; Ausgabe an bei der Herstellerfirma registrierte Ärzte. **Cave:** Wegen dieser besonderen Situation vor erster Anwendung sorgfältig aktualisierte Anwendungsvorschriften beachten.

7

- Besondere Aufklärung und Einwilligung des Pat. (bei mangelnder Einsichtsfähigkeit im Akutzustand später nachholen), Ausstellen eines Therapieausweises.

Tab. 7.3 Atypische Antipsychotika

Substanz	Handelsname (z. B.)	Mittlere Tagesdosis (mg)	Nebenwirkungen (Auswahl)	Besondere Hinweise
Clozapin	Leponex®	200–400	• BB-Veränderungen • Sedierende und anticholinerge NW • Speichelfluss ↑ • Fieber • Krampfschwelle ↓ • Gewicht ↑, Hyperglykämie • Pankreatitis • Kardiomyopathie	• Schrittweise aufdosieren! Einstiegsdosis 12,5–25 mg • Besondere Verordnungsvorschriften! • **Cave:** Parenterale Gabe von Benzodiazepinen
Olanzapin	Zyprexa velotab®	10–30	• Gewicht ↑, Transaminasen ↑, Hyperglykämie • Sedierende und anticholinerge NW Gewichtzunahme unter Schmelztbl. geringer!	Initial Gabe einer wirksamen Dosis möglich; je nach Alter und Konstitution des Pat. 5–10–15 mg als Einzeldosis wählen
Quetiapin	Seroquel® Seroquel prolong® (retardierte Zubereitung)	50–max. 1.200; 400–800	• Mundtrockenheit, GIT-NW • Orthostase, Hypotonie, Tachykardie • Gewicht ↑, Transaminasen ↑ • Reversible Leukopenie	Schrittweise aufdosieren, initial je nach Alter und Konstitution 12,5–25 bis max. 200 mg Prolong:1. Tag: 300 mg 2. Tag: 600 mg
Risperidon	Risperdal®	4–8	• Dosisabhängige EPMS möglich, Akathisie • Prolaktinspiegel ↑ • Schlaflosigkeit, Agitation	Schrittweise aufdosieren
Wirksamer Metabolit: Paliperidon	Invega®	3–12		Seit Festbetragsentscheidung 2009 wird das Präparat nur zu einem geringen Teil von den Krankenkassen erstattet. In besonderen Problemkonstellationen: Einzelfallantrag bei Krankenversicherung

Tab. 7.3 Atypische Antipsychotika *(Forts.)*

Substanz	Handelsname (z. B.)	Mittlere Tagesdosis (mg)	Nebenwirkungen (Auswahl)	Besondere Hinweise
Amisulprid	Solian®	50–800	• EPMS in höherer Dosierung möglich, Hyperkinesien • Angst • Gewicht ↑ • Prolaktinspiegel ↑	Initial Gabe einer wirksamen Dosis möglich; je nach Alter und Konstitution des Pat. 50–200 mg als Einzeldosis wählen
Aripiprazol	Abilify®	15–30	• Kopfschmerzen • Erregung, Schlaflosigkeit • Tachykardie • Akathisie • Müdigkeit, Schwäche • GIT-NW	• Besonderheit: partieller Dopaminagonist • Schrittweise Aufdosieren
Ziprasidon	Zeldox®	40–160	• QT-Intervall ↑, **EKG-Kontrollen** • Benommenheit • Unruhe • EPS möglich, gelegentlich Athetose	**Cave:** Antiarrhythmika der Klassen IA und III **Einnahme** mit der Nahrung (Verfügbarkeit 100 % erhöht)
Sertindol	Serdolect®	Erhaltungsdosis 12–20	• QT-Intervall ↑ mit Reentry-Tachykardie, vereinzelt Todesfälle → **EKG-Kontrollen** vor und während Behandlung • Periphere Ödeme • Orthostase • Rhinitis • Dyspnoe • Mundtrockenheit • Ejakulationsstörungen • Gewichtszunahme • Urintest: Ery/Leuko pos.	• **Cave:** Antiarrhythmika der Klassen IA und III • Zulassung der Substanz über Jahre zurückgenommen, derzeit als **Reservepräparat** zugelassen • Schrittweise Aufdosierung, Beginn mit 4 mg, alle 4 d ↑ um 4 mg

7

- **Präparat:** z. B. Leponex®.
- **Ind.:** strenge Indikationsstellung. Unwirksamkeit oder Unverträglichkeit anderer Antipsychotika, schweres EPM-Sy., Spätdyskinesien, notwendige weitere Behandlung. **Cave:** Nur bei Pat. mit guter Compliance!
- **DOS:** einschleichend 12,5–25 mg initial, Erhöhung um 25 bis max. 50 mg/d bis auf 200–400 mg, max. 600 mg/d, in Einzelfällen bis 900 mg/d.
- **Monitoring:** zunächst tägl. RR-, Puls- und Temperaturkontrolle. In den ersten 18 Behandlungswo. wöchentliche Diff-BB, danach alle 4 Wo. **Cave:** Bei Leukozyten < 3.000/mm³ oder Neutrophilen < 1.500/mm³ oder Eosinophilie

> 3.000/mm³ oder Thrombozyten < 50.000/mm³ Clozapin sofort absetzen! Nach Absetzen von Clozapin weitere Diff-BB-Kontrolle für 4 Wo.

- **NW:** besondere Beachtung von Mundschleimhautentzündungen, Halsschmerzen, unklarem Fieber (V.a. Leukopenie!). Sedierung/Müdigkeit (evtl. Gesamtdosis abends geben); Hypotonie (ggf. Dihydergot®); vermehrte Speichelsekretion (ggf. Atropinum sulfuricum® oder Pirenzepin 25–50 mg/d p.o.), massive Gewichtszunahme, Diab. mell. (regelmäßiges Monitoring: BZ, HbA_{1c}). EEG-Veränderungen, u.U. epileptische Anfälle (Anfallsprophylaxe Valproinsäure). Bei Behandlungsbeginn häufig vorübergehender Temperaturanstieg, Leukozytose, Kreislauflabilität (vorübergehende Dosisreduktion, dann vorsichtig wieder erhöhen); selten Arrhythmien, Myokarditis, Kardiomyopathie (EKG-Kontrollen), Blasenentleerungsstörung, Enuresis nocturna; massiver Transaminasenanstieg, Lebernekrosen, Pankreatitiden; Muskelschmerzen bis Rhabdomyolyse; Priapismus.
- **WW:**
  - Keine Komb. mit trizyklischen Depotantipsychotika, NSAID oder Carbamazepin (Agranulozytosegefahr ↑).
  - Keine Komb. mit TZA oder Biperiden (Risiko für anticholinerges Delir ↑↑).
  - Keine Komb. mit Medikamenten, die über Cytochrom P450 (1A2, 3A4, 2D6) metabolisiert werden (z.B. SSRI wie Fluvoxamin, Fluoxetin), da Plasmaspiegel und NW ↑.
  - Besondere Vorsicht bei Komb. mit Risperidon, Plasmaspiegel und NW ↑.
  - Keine Komb. mit Erythromycin oder Cimetidin.
  - Komb. mit Benzodiazepinen nur unter strenger Indikationsstellung, keine parenterale Gabe von Benzodiazepinen (Atemstillstand, Synkopen).

Medikamentöse Rezidivprophylaxe

Reduktion des hohen Rückfallrisikos (Stadieneinteilung und Verlauf s.o.) auf etwa 20 %. Im Einzelfall sorgfältige Abwägung von Nutzen bzw. Risiko, Compliance und Lebensqualität. Als Leitlinie werden 1–2 J. Antipsychotikagabe bei Ersterkr., 3–5 J. bei Mehrfacherkr. empfohlen.

Vorgehen

- Information und Aufklärung des Pat.
- Medikation zunächst fortführen, nach Stabilisierung des Pat. in seinem Lebensumfeld vorsichtige und schrittweise Dosisreduktion möglich, Minimaldosis nicht unterschreiten (z.B. Olanzapin 2,5 mg/d).
- Regelmäßige Laborkontrollen.
- Konstante psychotherap. und psychoedukative Begleitung.

7

Depotpräparate

Verabreichung von Antipsychotika als i.m. Injektion, je nach Präparat im Abstand von 1–4 Wo. Vorteile bei pos. Erfahrungen des Pat. (▶ Tab. 7.4); bevorzugte Anwendung bei Pat. mit Complianceproblemen. Umsetzen der oralen Remissionsdosis auf das Depot-Äquivalent: Letzte orale Tagesdosis (mg) mit einem Umrechnungsfaktor multiplizieren, z.B. Haloperidol 5 mg p.o. × 15 → 75 mg Haloperidol-Dekanoat i.m. alle 4 Wo. **oder** Flupentixol 5 mg p.o. × 3 → 15 mg Flupentixol-Dekanoat 2 % i.m. alle 2 Wo. Dabei im Allg. für einige Tage noch überlappend orale Medikation in niedriger Dosierung.

Tab. 7.4 Depot-Antipsychotika (Auswahl)

Substanz (z. B.)	Mittlere Wirkdauer in Wo.	Mittlere Dosis i. m. (mg)
Fluphenazin-(Dapotum®-) Dekanoat	2–3	25–50
Flupentixol-(Fluanxol®-) Dekanoat 2 %	2	20–60
Fluspirilen (Imap®)	1–2	2–10
Haloperidol-(Haldol®-) Dekanoat	4	50–300

Risperidon in Depotform (Risperdal Consta®)

- Depotform als Suspension von Risperidon-getränkten Milchsäurepolymeren.
- Gegenüber oraler Medikation verbesserte Verträglichkeit durch Vermeidung von Plasmakonzentrationsspitzen; anstelle einer an- und abschwellenden Plasmakonzentration tritt ein konstanter Verbleib im therap. Bereich.
- Darreichungsformen: Injektionslsg. zu 25 mg (≅ 3–4 mg/d p. o.), 37,5 mg (≅ 5–6 mg/d p. o.) und 50 mg (≅ 7–8 mg/d p. o.). Besonderheit: ununterbrochene Kühlung des Wirkstoffs notwendig!
- **Anfangsdosis:** 25 mg i. m.
- Vor erster Injektion probatorische Gabe von Risperidon oral, um allergische Reaktionen auszuschließen.
- Immer die komplette Ampulle injizieren, da der Wirkstoff in Teilmengen nicht gleichmäßig verteilt ist.
- **Dosisintervall:** 14 d.
- Orale Medikation erst nach der 2. Depotinjektion schrittweise reduzieren.

Paliperidon in Depotform (Xeplion®)

- Wirksamer Metabolit des Risperidon, keine extensive Leberverstoffwechselung, keine Transformation über CYP-System. Gegenüber oraler Medikation verbesserte Verträglichkeit durch Vermeidung von Plasmakonzentrationsspitzen.
- Keine Kühlung des Wirkstoffs notwendig.
- Darreichungsformen: Injektionslsg. zu 150 mg, 100 mg, 75 mg und 50 mg.
- **Anfangsdosis:** 150 mg i. m., deltoidal oder gluteal.
- Vor erster Injektion probatorische Gabe von Risperidon oder Paliperidon oral, um allergische Reaktionen auszuschließen.
- Empfohlenes Vorgehen: erste Injektion 150 mg i. m., Tag 8 zweite Injektion 100 mg i. m., in Folge gerechnet ab Tag 8, 1× monatl. 75 mg i. m. Im Einzelfall Dosis im Bereich zwischen 25 und 100 mg anpassen.
- **Dosisintervall:** 1/Mon.
- Orale Medikation kann i. d. R. sofort beendet werden.

Olanzapin in Depotform (Zypadhera®)

Depotform als

- Pamoatsalz; Suspension von Olanzapinpamoat.
- Darreichungsform: 210 mg, 300 mg und 405 mg Pulver und Lösungsmittel zur Herstellung einer Suspension.

- **Anfangsdosis:**
  - 210 mg oder 300 mg i. m. alle 2 Wo.
  - 405 mg i. m. alle 4 Wo.
  - Orales Antipsychotikum kann direkt abgesetzt werden (kein überlappendes Ausschleichen erforderlich).
- **Erhaltungsdosis:**
  - 150 mg, 210 mg (≅ 10 mg/d p. o.) oder 300 mg (≅ 15 mg/d p. o.) i. m. alle 2 Wo.
  - 405 mg i. m. alle 4 Wo.
- **Dosisintervall:** 2 oder 4 Wo.
- **Cave:** Postinjektionssy., Auftreten innerhalb von 1–3 h nach Injektion. Sympt. von leichter Sedierung bis Koma und/oder delirantem Sy. Daher mindestens 3 h nach Injektion ärztliche Überwachung des Pat. in Praxis/Klinik(ambulanz) vorgeschrieben.
- **In Vorbereitung: Aripiprazol-Depot.**

Intervalltherapie

Ausschleichen des Neuroleptikums nach Vollremission und Wiederansetzen bei erneut auftretenden Sympt. **nicht empfehlenswert.** Mittel der letzten Wahl bei ansonsten mangelnder Compliance unter der Voraussetzung einer gesicherten fortlaufenden ärztlichen Betreuung.

Problemfälle der Antipsychotikatherapie

Postschizophrene Depression

(ICD-10 F20.4) Syndromatische Ausprägungen s. o.

- Antipsychotika reduzieren (evtl. pharmakogene Depression!).
- **Biperiden:** bei starker Bewegungs- und Antriebshemmung 4–8 mg/d p. o. (z. B. Akineton® retard).
- **Atypische Antipsychotika:** Umstellung z. B. auf Olanzapin 10–20 mg/d p. o. (Zyprexa®), alternativ Clozapin 150–400 mg/d p. o. (z. B. Leponex®), alternativ Amisulpirid 50–800 mg/d p. o. (Solian®), alternativ Ziprasidon 40–160 mg/d p. o. (Zeldox®).
- **Antidepressiva:** bei ausbleibendem Erfolg bevorzugt zusätzlich SSRI mit geringer HWZ und geringem Interaktionspotenzial mit anderen Pharmaka, z. B. Escitalopram 10–20 mg/d p. o. (Cipralex®). Alternativ bei stark eingeschränktem Antrieb SNRI, z. B. Venlafaxin (Trevilor ret®) 75–150 mg/d p. o. **Cave:** Ohne Antipsychotikaschutz können AD einen Rückfall provozieren.

Schizophrenes Residuum

(ICD-10 F20.5) Syndromatische Ausprägungen s. o. Pharmakologisch nur beschränkt behandelbar; Versuch mit atypischen Antipsychotika, z. B. Aripiprazol (Abilify®), Ziprasidon (Zeldox®), Olanzapin (Zyprexa®), Clozapin (Leponex®), evtl. zusätzlich AD (s. postschizophrene Depression). Dabei möglichst niedrige Antipsychotikadosierung. **Cave:** Suizidalität.

Ausgeprägte Minussymptomatik

Mäßige Beeinflussbarkeit, dem schizophrenen Residuum entsprechendes medikamentöses Therapieregime. Behandlungsversuch mit atypischen Antipsychotika in niedriger Dosierung, in der Literatur Hinweise auf gute Erfolge mit Amisulpirid 50–200 mg p. o. (Solian®).

Nichtmedikamentöse Behandlung

Die alleinige medikamentöse Ther. wird dem Pat. nicht gerecht. Für eine erfolgreiche Behandlung sind ein vertrauensvoller Kontakt und psychotherap. orientiertes Handeln notwendig (Allgemeine Maßnahmen s. o.).

Psychotherapeutisch orientierte Behandlungsmaßnahmen

- **Supportive Maßnahmen:** Ich-stützende Gesprächsführung, entlastende, verständnisvolle, patientenzentrierte Grundhaltung. Hilfe beim Umgang mit der Krankheit, konkrete Schritte zur Aktivierung, sozialen Rehabilitation und Konfliktbewältigung; möglichst konstante, u. U. jahrelange Betreuung. Grundlage für den Erfolg aller prophylaktischen und rehabilitativen Bemühungen.
- **Kognitives Training:** Training der Reiz- und Informationsverarbeitung, Verbesserung kognitiver Fertigkeiten.
- **Psychoedukative Verfahren:** umfassende Aufklärung des Pat. und der Angehörigen über Ursachen, Auslöser, Frühwarnzeichen, Behandlung und Rückfallverhütung zur Förderung selbstverantwortlichen Umgangs mit der Erkr. (▶ 18.4.3).
- **Kunst-, Musikther.:** Förderung des Gefühls- und Erlebnisausdrucks durch nonverbale Kommunikationsformen. Dabei ist die Kunstther. in vielen Kliniken der erste psychotherap. Zugang bei Akuterkrankten.
- **Gymnastik, Sport:** Aktivierung, körperlicher Ausgleich, Gruppenerleben.

Soziotherapie

Definition

Längerfristig orientierte Gestaltung des Milieus, Ordnung der Lebensverhältnisse, rehabilitative Maßnahmen. Ziele sind Übernahme von Eigenverantwortung und möglichst autonome Lebensführung.

7

Vermeiden von Über- oder Unterforderung des Pat.: Rezidivgefahr bei Überstimulation, erhöhte Minussympt. bei Unterstimulation! Eine eher zurückgezogene, reizarme Lebensweise kann auch einen notwendigen Schutz vor krankheitsfördernden Belastungen darstellen.

Verfahren

- **Milieuther.:** tolerante, offene Gestaltung des Stationsklimas mit nachvollziehbarer Tagesstruktur und transparenten Regeln.
- **Tagesstrukturierung:** Planung der tägl. Aktivitäten wirkt Antriebs- und Initiativlosigkeit entgegen. Bei Pat. mit deutlicher Negativsympt. Vereinbarung konkreter Tagespläne.
- **Beschäftigungs-, Arbeitsther.:** stufenweise steigende Anforderungen zum Training von Konzentration, Ausdauer, Kooperation. Förderung einer sinnvollen Tagesstruktur.

Vor Entlassung

- Einschalten des sozialpädagogischen Dienstes der Klinik: Vermittlung gemeindenaher Behandlungsinstitutionen wie Tag- und Nachtklinik, Übergangseinrichtungen, Dauerwohnheime, therap. Wohngemeinschaften, sozialpsychiatrische Dienste.
- Erstellung eines Krisenplans zur Vorbereitung auf mögliche Krankheitsrezidive (Bedarfsmedikation, Adressen, Handlungsanweisungen). Bei Mehrfacherkrankten gemeinsames Erstellen eines Krisenpasses oder einer Behandlungsvereinbarung erwägen. Information über Selbsthilfeorganisationen geben (z. B. Münchener Psychiatrie Erfahrene, MÜPE).
- Soziale und berufliche Rehabilitation: Hilfe bei Wohnungsfragen; Vermittlung geeigneter Arbeitsplätze (stufenweise Reintegration z. B. über beschützende Werkstätten, Teil- bis Vollzeitarbeit); Planung von Freizeitaktivitäten.

> ! Keine Frühentlassung ohne Einleitung einer Nachbetreuung. Während eines postremissiven Erschöpfungssy. besteht erhöhte Suizidgefahr!

Psychotherapie im engeren Sinne

> Nähe-Distanz-Problem beachten: Zu weit gehendes persönliches Engagement ist wegen der Furcht vieler Pat. vor zu großer Nähe ebenso zu vermeiden wie distanzierende Abgrenzung!

- **KVT** (einzeln oder in der Gruppe): Veränderung ungünstiger krankheitsbezogener und sonstiger Bewertungs- und Verhaltensmuster; Förderung von Strategien zur Krankheits-, Stress- und Problembewältigung (z. B. auch Umgang mit persistierenden Plussympt.); Bearbeitung neg. Emotionen; ressourcenorientierte Förderung von Aktivitäten; Training sozialer Kompetenz (z. B. mit Rollenspielverfahren).
- **Psychodynamische Ther.:** modifizierte analytische Ther., konfliktzentriert; analytischen Therapeuten mit Zusatzqualifikation vorbehalten.
- **Familienther.:** verhaltenstherap., tiefenpsychologisch oder systemisch orientierte Behandlung. Einbeziehung der Angehörigen mit dem Ziel der Verringerung familiärer Spannungen, Modifikation ungünstiger Beziehungsmuster.

Hinweise für den Umgang mit Angehörigen

> Ziel sollte zunächst die Entlastung der Angehörigen sein: Selbstvorwürfe und Schuldgefühle reduzieren, darüber hinaus Informationen und Verständnis für die Situation des Pat. vermitteln.

- Aufklärung über Ursachen der Erkr. bzw. von Rezidiven, v. a. „Vulnerabilitäts-Stress-Modell".
- Notwendigkeit der medikamentösen Rückfallprophylaxe erläutern.
- Hinweis auf Vermeidung von Spannungen, übermäßiger Kritik und Überforderung des Pat.
- Empfehlung klarer Vereinbarungen im gemeinsamen Umgang und Alltag.

- Frühwarnzeichen erläutern: Nervosität, innere Unruhe, Gereiztheit, Schlafstörungen, auffälliger Rückzug, inadäquates Verhalten.
- Bei Rückfallanzeichen Aufsuchen des Arztes, Medikationserhöhung, stationäre Aufnahme.
- Bei akuter Psychose den Pat. nicht allein lassen, behutsam begleiten, (nerven-)ärztlichen Notdienst einschalten.
- Empfehlung von Angehörigengruppen unter ärztlicher oder psychologischer Leitung, meist an einer psychiatrischen Klinik.

7.2 Schizoaffektive Störungen

Definition (ICD-10 F25). Episodische Störungen mit affektiver (▶ 8) und schizophrener Sympt. (▶ 7.1) in einer Krankheitsepisode; in Beziehung stehend zu den affektiven (manisch-depressiven) und schizophrenen Störungen. Überwiegend vollständige Remission, nur selten Residualsympt., Progn. eher günstig.

> Schwierige Diagn., da schizophrene Störungen häufig mit affektiven Sympt. einhergehen und affektive Erkr. oft z. B. wahnhafte Sympt. zeigen können.

Diagnosekriterien nach ICD-10 Diagn. kann nur bei Auftreten eindeutig schizophrener (▶ 7.1; Symptomgruppen 1–4) und eindeutig affektiver Sympt. gestellt werden; diese sollen gleichzeitig bestehen oder nur durch wenige Tage getrennt sein. Alleiniges Auftreten vereinzelter parathymer Wahnideen oder Halluzinationen bei affektiven Störungen (F30.2, F31.2, F31.5, F32.2, F33.3) rechtfertigt die Diagnosestellung nicht. Sorgfältige Abgrenzung gegenüber affektiven Verstimmungen bei schizophrenen Erkr. (z. B. F20.4) notwendig.

Subtypen
- **Schizomanische Störung** (ICD-10 F25.0): floride Psychose mit schizophrenen Plussympt. (z. B. Beziehungs- oder Verfolgungswahn, Stimmenhören, Ich-Störungen) und manischen Sympt. (z. B. Größenwahn, Antriebssteigerung, gehobene Stimmung), häufig gereizt, aggressive Gestimmtheit. Meist floride Psychose mit akutem Beginn. Meist innerhalb weniger Wo. abklingend. Progn.: günstig.
- **Schizodepressive Störung** (ICD-10 F25.1): depressive Sympt. mit stimmungsinkongruentem Wahn (z. B. Verfolgungsideen, die nicht in vermeintlicher eigener Schuld begründet sind oder sich bis zur Angst vor Ermordung steigern), kommentierenden oder dialogisierenden Stimmen. Eher längere Dauer. Progn.: weniger günstig.
- **Gemischte schizoaffektive Störung** (ICD-10 F25.2): Störung mit den Sympt. einer Schizophrenie und denen einer gemischten affektiven Störung (ICD-10 F31.6).

Therapie
- Antipsychotika ▶ 7.1. Atypische, stimmungsausgleichende Substanzen bevorzugen (z. B. Quetiapin, Olanzapin).
- **Akuttherapie schizomanischer Störungen:** Substanz der Wahl, ergänzend zu Antipsychotika, Valproat (z. B. Ergenyl®), rasch aufdosieren, Kontrolle der Plasmaspiegel. Alternativ bei Überwiegen bipolarer Sympt. Lithium (z. B.

7

Hypnorex ret.®), Plasmaspiegel von 1,0 mmol/l anstreben oder hoch dosiert Carbamazepin (z. B. Tegretal®). Häufig ist der Einsatz sedierender Substanzen notwendig, z. B. Benzodiazepine oder mittel- bzw. niedrigpotente Antipsychotika (Levomepromazin, z. B. Neurocil®).

- **Schizodepressive Störungen:** zusätzlich AD, z. B. SSRI mit geringer HWZ und geringem Interaktionspotenzial mit anderen Pharmaka, z. B. Citalopram 20–40 mg/d p. o. (z. B. Cipramil®).
- **Prophylaxe schizoaffektiver Störungen:** Lithium (z. B. Hypnorex ret.®), Plasmaspiegel von 0,6–0,8 mmol/l. Alternativ: Carbamazepin (z. B. Tegretal®), Plasmaspiegel von 4–10 μg/ml oder Valproat (z. B. Ergenyl®), Plasmaspiegel von 14–23 μg/ml.
- Nichtmedikamentöse Behandlung ▶ 7.1 und ▶ 18.5.1.

7.3 Schizotype Störung

Definition (ICD-10 F21). Störung mit exzentrischem Verhalten und Anomalien des Denkens und der Stimmung, die schizophren wirken, obwohl nie eindeutige und charakteristische schizophrene Sympt. aufgetreten sind. Die Störung zeigt einen chron. Verlauf.

Diagnosekriterien nach ICD-10 (gekürzt) Zur Diagn. sollen 3–4 der nachfolgenden Kriterien mindestens 2 J. kontinuierlich oder episodisch bestanden haben, Betroffene dürfen niemals die Kriterien einer Schizophrenie erfüllt haben:

- Inadäquater oder eingeschränkter Affekt.
- Seltsames, exzentrisches oder eigentümliches Verhalten, wenig soziale Bezüge.
- Seltsame Glaubensinhalte und magisches Denken, Misstrauen und paranoide Ideen, zwanghaftes Grübeln ohne inneren Widerstand.
- Ungewöhnliche Wahrnehmungserlebnisse mit Körpergefühlsstörungen, Illusionen, Depersonalisations- und Derealisationserleben.
- Denken und Sprache vage, gekünstelt, umständlich, metaphorisch.
- Gelegentliche quasipsychotische Episoden.

Die Diagnosestellung wird nicht allg. empfohlen, da eine besondere Schwierigkeit in der Abgrenzung schizoider bzw. paranoider Persönlichkeitsstörungen und der Schizophrenia simplex besteht.

Therapie Versuch einer neuroleptischen Behandlung (▶ 7.1), häufig wenig beeinflussbar.

7.4 Anhaltende wahnhafte Störungen

Definition (ICD-10 F22). Gruppe von Störungen, bei denen ein anhaltender, „alltäglich" wirkender Wahn das einzige oder das hervorstechende Symptom ist. Eine Zuordnung zu den organischen, affektiven oder schizophrenen Störungen ist nicht möglich. Häufig chron. Verlauf.

Diagnosekriterien nach ICD-10

- Krankheitsbild durch eine einzelne Wahnidee oder einen systemischen Wahn geprägt.
- Alltägl., nicht bizarres Wahnthema (z. B. Verfolgungs-, Größen-, Eifersuchts-, Liebes- oder hypochondrischer Wahn).
- Bestehen über mindestens 3 Mon.
- **Ausschluss von:**
  - Weitergehenden formalen Denkstörungen.
  - Mehr als vereinzelt vorkommenden Halluzinationen jeglicher Sinnesmodalität.
  - Ich-Störungen.
  - Weitergehenden affektiven Verstimmungen.
  - Hirnorganischen oder substanzbedingten Störungen.

Therapie Versuch einer neuroleptischen Behandlung (▶ 7.1), häufig wenig beeinflussbar.

7.5 Akute vorübergehende psychotische Störungen

Definition (ICD-10 F23, F23.x1 mit akuter Belastung). Gruppe akut beginnender Störungen mit einem schnell wechselnden (polymorphen) oder schizophren anmutendem Sy., das innerhalb von 3 Mon. vollständig remittiert. Die Sympt. entspricht nicht den Kriterien einer organischen oder affektiven Störung.

Diese Gruppe von Störungen ist im Sinne einer vorläufigen Diagn. zu betrachten. Sollte sich im Behandlungsverlauf zeigen, dass die Störung länger andauert, ist die Diagn. zu ändern.

Subtypen und Diagnosekriterien nach ICD-10

- **Akute polymorphe psychotische Störung ohne Sympt. einer Schizophrenie** (ICD-10 F23.0); Syn.: Bouffée delirante, zykloide Psychose, Angst-Glückspsychose. Akuter Beginn (innerhalb von 2 Wo.), mehrere, in Art und Ausprägung wechselnde Wahnphänomene oder Halluzinationen, wechselndes affektives Zustandsbild.
- **Akute polymorphe psychotische Störung mit den Sympt. einer Schizophrenie** (F23.1): Syn.: Bouffée delirante, zykloide Psychose. Es gelten die Kriterien für F23.0. Zusätzlich gelten während der überwiegenden Zeit die Kriterien für eine Schizophrenie (ICD-10 F20.X, ▶ 7.1).
- **Akute schizophreniforme Störung** (ICD-10 F23.2); Syn.: akute Schizophrenie, schizophrene Reaktion, Oneirophrenie. Akuter Beginn (innerhalb von 2 Wo.), schizophrene Sympt. (▶ 7.1) während der überwiegenden Zeit. Kriterien einer akuten polymorphen psychotischen Störung sind nicht erfüllt. Die Störung besteht weniger als 1 Mon.

Therapie Antipsychotische und nichtmedikamentöse Behandlung (▶ 7.1). Eine medikamentöse Rezidivprophylaxe ist allenfalls für den Zeitraum 1 J. indiziert.

7.6 Induzierte wahnhafte Störung

Definition (ICD-10 F24). Syn.: Folie à deux. Seltene wahnhafte Störung, die von zwei (oder mehreren) in engem emotionalem Kontakt stehenden Personen geteilt wird. Nur eine leidet unter einer echten psychotischen Störung, bei dem/den anderen sind die Wahnvorstellungen induziert und verschwinden nach Trennung der Personen meist. Es handelt sich um ein chron. Krankheitsgeschehen, Wahninhalte – häufig Verfolgungs- oder Größenwahn – werden nur unter besonderen Umständen preisgegeben.

Diagnosekriterien nach ICD-10

- Zwei oder mehr Personen teilen und bestärken sich in einem Wahn oder Wahnsystem.
- Die Personen sind durch eine außergewöhnlich enge, häufig von anderen isolierte Beziehung miteinander verbunden.
- Innerhalb der Beziehung ist ein dominierender von einem passiven Partner zu unterscheiden.
- Der Wahn des passiven Partners ist durch Kontakt induziert.
- Ausschluss: unabhängig voneinander bestehende psychotische Störungen.

Therapie Antipsychotische und nichtmedikamentöse Behandlung (▶ 7.1). Therapeutisch ist v. a. die Trennung der Partner notwendig.

8 Affektive Störungen

Rupert Müller, Herbert Pfeiffer und Michael Rentrop

8.1 Definition

Rupert Müller und Michael Rentrop

(ICD-10 F3). Affektive Störungen sind gekennzeichnet durch path. Veränderungen der Stimmung (Affekt). Diese kann gehoben (Manie) oder gedrückt (Depression) sein. Die Störung betrifft meist auch das Aktivitätsniveau und das Denken (geminderter Antrieb/Denkhemmung: Depression; vermehrter Antrieb/gesteigerter Ideenfluss: Manie). Die Störungen tendieren zum wiederholten Auftreten. Organische depressive und maniforme Störungen (ICD-10 F06.3) ▶ 5.4.6, Anpassungsstörung (ICD-10 F43.2) ▶ 9.3.3, Suizidalität ▶ 4.7, Stupor ▶ 4.6.2, Erregtheit ▶ 4.6.1.

8.2 Epidemiologie

Rupert Müller und Michael Rentrop

Depressionen und Angststörungen sind die häufigsten psychischen Erkr.:
- Punktprävalenz der depressiven Störung und Dysthymia 5–10 %, die Lebenszeitprävalenz bei 16 % (M 10,4 und F 20,4 %), Dysthymia 6 %.
- Punktprävalenz der Major Depression 2–7 %, davon 25 % mit somatischen Sympt. (Melancholie).
- Evtl. Zunahme insb. der leichten depressiven Störungen, Vorverlagerung des Ersterkrankungsalters (Kohorteneffekt).
- 65 % der Fälle unipolar depressiver Verlauf, etwa 30 % der Fälle bipolar.
- Ersterkr. der unipolaren Depression: 30.–45. Lj.
- Ersterkr. der bipolaren Störung: 20.–35. Lj.
- Lebenszeitrisiko bipolare affektive Störung 1–2 %.
- Lebenszeitprävalenz der Zyklothymia 0,4–1 %.
- Altersdepression bei 10 % der über 65-Jährigen.
- Die **Nichtbehandlungsquote** liegt bei 61 %.

8.3 Ätiologie

Rupert Müller und Michael Rentrop

Das Wissen um die Entstehung ist lückenhaft. Es wird eine multifaktorielle/multikausale Ätiopathogenese angenommen. Das aktuelle „Vulnerabilitäts-Stress-Modell“ geht von einer anlagebedingten Verletzlichkeit, depressiogenen oder Manie provozierenden Lebensereignissen (Stressoren) und einer aminerg-cholinergen Imbalance als gemeinsamer Endstrecke von affektiven Störungen aus.

8.3.1 Biologische Faktoren

- **Genetische Disposition:** Bei allen affektiven Störungen Hinweise auf genetische Disposition, vermutlich Alterationen auf verschiedenen Genen, u. a. funktioneller Polymorphismus in der Promotorregion des Serotonintransporter-Gens (5-HTTPR).
  - Major Depression: Risiko bei Verwandten 1. Grades 20 %.

- Bipolare Störungen: Risiko bei Verwandten 1. Grades 15–20 %, bei Erkr. beider Eltern etwa 55 %, Konkordanzrate eineiige Zwillinge 80 %, zweieiige 15–20 %. Erhöhte Vulnerabilität vermitteln Chromosom 4p, 16p, 18q, 18 perizentrometrisch, Xq, 21q.
- **Neurochemische Befunde:**
  - Katecholaminmangel-Hypothese: funktionales Defizit von Noradrenalin (NA) in zentralen noradrenergen Funktionssystemen.
  - Monoaminmangel-Hypothese: Mangel an NA, Serotonin (5HT), Dopamin (DA).
  - Störungen des GABAergen, glutamatergen (antidepressive Wirksamkeit von Ketamin durch Blockade des NMDA-Rezeptors) und dopaminergen Systems.
  - β-Downregulation: erhöhte Sensitivität insb. der noradrenergen β-Rezeptoren während der Depression, Downregulation durch AD.
  - Störung der α_2-Rezeptoren: verminderte Ausschüttung des somatotropen Hormons (STH) im Clonidin-Test als Hinweis auf Störung der α_2-Rezeptoren.
  - Cholinerg-noradrenerge Imbalance-Hypothese: Überwiegen des cholinergen Systems bei der Depression, relativer aminerger Überschuss bei der Manie.
  - Second-Messenger-Systeme: Rolle in der Balance der Erregungsweiterleitung, Signaltransmission ins Zellinnere, intrazelluläre Modulation. Hemmende Wirkung durch Lithium und Carbamazepin auf das Phosphoinositol-System und intrazelluläre Kaliumfreisetzung.
  - Veränderungen langkettiger Fettsäuren (PUFA).
  - Störungen der neuronalen Plastizität.
- **Neuroendokrinologie:**
  - Hyperkortisolismus: Hyperaktivität der HHA-Achse. Bidirektionalität: durch Depression bedingt und/oder Depression aufrechterhaltend oder gar ursächlich für Depression. Führt zu verminderter Wachstumshormonausschüttung (STH), inhibierende Wirkung auf Schilddrüsenachse (TRH-Test: TSH-Antwort ↓).
  - Evtl. Störung der Feedback-Mechanismen der HHA-Achse durch stressinduzierte Glukokortikoide.
  - Hormonelle Veränderungen im Wochenbett.
- **Schlaf:**
  - REM-Schlaf-Dysregulation: Vorverlagerung und Verlängerung.
  - Überaktivität cholinerger Transmission: evtl. Korrektur durch Schlafentzug.
- **Somatische Erkrankungen und Pharmaka:** häufig Ursache, Auslöser oder Kofaktoren affektiver Störungen.
- **Chronobiologische Faktoren:** saisonale Rhythmik, Häufung im Frühjahr und Herbst.

8.3.2 Psychosoziale Faktoren

- **Typus melancholicus:** Persönlichkeitsfaktoren: ordentlich, gewissenhaft, akkurat, empfindlich.

- **Psychodynamische Aspekte:** Ich-Schwäche durch Verlust des Selbstwertgefühls (narzisstische Krise). Verlust wichtiger Bezugspersonen. Frühkindliche Mangelerfahrungen und Verlustängste führen zu dem Gefühl des „existenziellen Zuwenig" (Zuwenig-Sein, Nichts-wert-Sein, Nicht-Können). Gegen sich selbst gerichtete Aggression oder hypersoziales Verhalten.
- **Life Events:** psychoreaktive Auslösung durch kritische Lebensereignisse im Sinne einer Stressreaktion. Häufig Verlust wichtiger Bezugspersonen, Scheidung, Trennung. Verluste mit z. T. langen sozialen Folgen. Länger dauernde Überlastung mit Rückzug.
- **Lerntheoretische und kognitive Aspekte:**
  - Verstärkerverlust: insb. Verlust von Bindungen.
  - „Gelernte Hilflosigkeit": hilfloses Ausgeliefertsein gegenüber aversiven Reizen.
  - Internale Attribution: Gefühl der selbstverschuldeten Hilflosigkeit.
  - Wechselwirkung zwischen kognitiven und affektiven Prozessen: neg. Sicht von eigener Person, Vergangenheit, Zukunft und Umwelt (kognitive Triade). Kognitiv dysfunktionale Wahrnehmung unterhält Depression.

8.4 Psychopathologie

Rupert Müller und Michael Rentrop

▶ Tab. 8.1 fasst die wichtigsten Krankheitssymptome von Depression und Manie zusammen.

Tab. 8.1 Gegenüberstellung der wichtigsten Krankheitssymptome der Depression und Manie

Symptomencluster	Depression	Hypomanie/Manie
Stimmung	Gedrückte/depressive Stimmung, im Extrem Gefühl der Gefühllosigkeit, Verlust der emotionalen Resonanz auf Ereignisse im Lebensumfeld	Gehobene (euphorische) oder dysphorische Stimmung (Reizbarkeit)
Motivationale Sympt.	Interessenverlust	Schnell wechselnde Interessen, mangelnde Ausdauer in der Beschäftigung mit einer Angelegenheit
Antrieb	Häufig: Verminderung der Energie und des Antriebs mit erhöhter Ermüdbarkeit, Aktivitätseinschränkung, im Extrem depressiver Stupor Andere syndromale Ausprägung; agitierte, ungerichtete Unruhe und vielfaches Klagen	Erleben einer ungeheuren eigenen Vitalität, Antriebssteigerung (v. a. sozial, beruflich, sexuell)

Tab. 8.1 Gegenüberstellung der wichtigsten Krankheitssymptome der Depression und Manie *(Forts.)*

Symptomencluster	Depression	Hypomanie/Manie
Formaler Gedankengang, Konzentration, Auffassung, kognitive Sympt.	Verminderte Konzentration und Aufmerksamkeit bei geringem Ideenzufluss, bis hin zur depressiven Pseudodemenz	Verminderte Konzentration und Aufmerksamkeit bei Ideenflucht oder subjektivem Gefühl von Gedankenrasen; bis hin zur verworrenen Manie mit schwersten formalen Denkstörungen
	Negative und pessimistische subjektive Zukunftsperspektiven, pos. Leistungen werden nicht der eigenen Person zugeschrieben	Überaus pos. Einschätzung eigener Möglichkeiten und Zukunftsperspektiven
Gedankeninhalte, inhaltliche Denkstörung	Vermindertes Selbstwertgefühl und Selbstvertrauen, Schuldgefühle und Gefühle von Wertlosigkeit bis hin zu Schuld-, Versündigungs- oder nihilistischem Wahn	Überhöhte Selbsteinschätzung bis hin zur Entwicklung eines Größenwahns
Suizidalität/ Fremdgefährdung	Suizidgedanken, Selbstverletzungen oder Suizidhandlungen	Bei Überwiegen der Reizbarkeit stellenweise fremdgefährliche, aggressive Handlungen; Suizidalität kann gegeben sein
Schlaf	Schlafstörungen im Sinne von Ein- und Durchschlafstörung oder morgendlichem Früherwachen	Geringes oder fehlendes Schlafbedürfnis
Somatische Beschwerden	Verminderter Appetit, Gewichtsverlust (5 % des KG innerhalb von 1 Mon.), somatisches Sy. mit Gefühl eines Rings um die Brust, Kloß im Hals	–
Krankheitseinsicht	Teilweise Fehlen einer angemessenen Krankheitseinsicht, Erkr. wird als gerechte Strafe aufgefasst. Fehlende Hoffnung auf ein Ende der Depression	Überwiegend fehlende Krankheitseinsicht. Pat. erleben sich häufig als vollkommen gesund
Verhalten	Sozialer Rückzug, vielfach wird die Zeit allein verbracht, Verlust externer Verstärker	Tollkühnes oder leichtsinniges Verhalten, dessen Risiken die Betroffenen nicht erkennen (übertriebene Einkäufe, rücksichtsloses Fahren)
	Verlust innerer Themen, mangelnde Fähigkeit zur zwischenmenschlichen Kommunikation, Entwicklung sozialer Hemmungen und Kontaktstörungen	Erhöhte Kontaktfreudigkeit, vermehrte Gesprächigkeit, Rededrang (Logorrhö) Verlust des sozialen Feingefühls bis hin zum völligen Fehlen von Hemmungen

Tab. 8.1 Gegenüberstellung der wichtigsten Krankheitssymptome der Depression und Manie *(Forts.)*

Symptomencluster	Depression	Hypomanie/Manie
Verhalten	Deutlicher Libidoverlust	Erheblich erhöhte Libido, bis hin zum Eingehen flüchtiger sexueller Kontakte
Tagesverlauf	Zirkadiane Rhythmik überwiegend mit Morgentief und relativer Besserung am Abend	–

8.5 Differenzialdiagnosen

Rupert Müller und Michael Rentrop

Eine exakte DD mit Ausschluss anderer psychischer Krankheiten und organischer Ursachen ist für die Diagnosestellung unumgänglich. Zahlreiche psychiatrische Krankheitsbilder gehen mit depressiven Sy. einher. Eine Vielzahl körperlicher Krankheiten und psychotrope Substanzen verursachen depressive und manische Zustandsbilder.

Bis zu 40 % der „depressiven" Pat. leiden an einer bislang nicht erkannten somatischen Erkr.

Obligate Untersuchungen

- Somatische Anamnese, Medikamentenanamnese.
- Neurologische und internistische Untersuchung.
- Labor, EEG, EKG.
- Bei Ersterkr. zerebrale Bildgebung, evtl. Liquordiagn.
- Ein Drogenscreening ist insb. bei manischen Pat. erforderlich.

8.5.1 Psychische Krankheiten mit affektiven Symptomen

- Schizophrenien, postschizophrene Depression (ICD-10 F20.4) ▶ 7.1.
- Schizoaffektive Störungen (ICD-10 F25) ▶ 7.2.
- Angst (▶ 9.1) und depressive Störung gemischt (ICD-10 F41.3).
- Anpassungsstörungen (und Trauerreaktion).
- Kurze depressive Reaktion (ICD-10 F43.20).
- Länger dauernde depressive Reaktion (ICD-10 F43.21).
- Persönlichkeitsstörungen, insb. emotional instabile PS (ICD-10 F60.3) ▶ 11.1.4.

8

8.5.2 Somatische Erkrankungen als mögliche Ursachen für affektive Erkrankungen

Organische affektive Störungen (ICD-10 F06.3) ▶ 5.4.6. Vor allem depressive Störungen, seltener manische Sympt.:

- **Gehirnerkr.:** z. B. Parkinson-Krankheit (▶ 5.6.3), zerebrovaskuläre Erkr., Apoplex, ZNS-Traumen, amyotrophe Lateralsklerose (AMS), Chorea Huntington, Myasthenia gravis, Encephalomyelitis disseminata (▶ 5.1.10), Alzheimer-Krankheit (▶ 5.1.6), Epilepsien (▶ 5.6.1), Hirntumoren.
- **Endokrinologische Erkr.:** z. B. Schilddrüsenstörungen, Glukosestoffwechselstörungen, Addison-Krankheit, Cushing-Sy., Hyperparathyreoidismus, Hypoparathyreoidismus.
- **Stoffwechselstörungen:** z. B. hepatische Enzephalopathien, Niereninsuff., Dialysepat., Vit.-B_{12}-Mangel, Folsäuremangel, Wilson-Krankheit, Porphyrie.
- **Autoimmunerkr.:** z. B. Lupus erythematodes, Polymyalgia rheumatica, Panarteriitis nodosa.
- **Infektionserkr.:** z. B. Mononukleose, Neurolues, Neuroborreliose, HIV-Enzephalopathie, Viruspneumonie, Influenza.
- **Kardiovaskuläre Erkr.:** z. B. Herzinfarkt, Herzinsuff., Arrhythmien.
- **Pulmonologische Erkr.:** chron. obstruktive Bronchitis, Asthma bronchiale, Schlafapnoe, Z. n. Herz-OP.
- **GIT-Erkr.:** z. B. Enteritis Crohn, Colitis ulcerosa, Whipple-Krankheit, Pankreatitis; Pankreas-Ca, Meulengracht-Krankheit.
- **Sonstiges:** z. B. Strahlenther.

8.5.3 Medikamente und Substanzen, die affektive Störungen verursachen können (Auswahl)

Substanzinduzierte depressive oder manische Sympt. (ICD-10 F1x.54/55) durch:

- Antihypertonika: z. B. Reserpin, α-Methyldopa, hirngängige Betablocker (z. B. Propranolol), Clonidin, Prazosin.
- Antibiotika: z. B. Gyrasehemmer, Isoniazid.
- Antirheumatika, Analgetika: Gold, Chloroquin, Indometazin, Phenazetin, Ibuprofen, Opiate.
- Parkinsonmittel: z. B. L-Dopa, Amantadin, Bromocriptin.
- Psychopharmaka: Antipsychotika (insb. klassische hochpotente Antipsychotika), Barbiturate.
- Andere: Acetazolamid, Disulfiram, Glukokortikoide, Interferon, orale Kontrazeptiva. Mefloquin.
- Genussmittel/illegale Drogen: Koffein, Nikotin, Alkohol, Amphetamine, Kokain, Opiate.

8.6 Klinische Subtypen

Rupert Müller und Michael Rentrop

8

Die Subtypisierung der affektiven Störungen erfolgt nach deskriptiven Merkmalen. Es wird zwischen leichten, mittelgradigen und schweren Formen der affektiven Störung, nach dem Vorliegen von somatischen Sympt., stimmungskongruenter und stimmungsinkongruenter psychotischer Sympt. unterschieden. Weitere wesentliche Merkmale sind der Verlauf, einmalig vs. rezid., monopolar vs. bipolar und die Dauer der Sympt. sowie die saisonale Rhythmik.

8.6.1 Manische Episode

Definition (ICD-10 F30.x). Gemeinsames Charakteristikum ist die gehobene Stimmung, gesteigerte Aktivität. Unterteilt in drei Schweregrade: Hypomanie, Manie ohne psychotische Sympt., Manie mit psychotischen Sympt. Die isolierte manische Episode ist selten. Ätiologisch ist die manische Episode zu einem hohen Anteil genetisch determiniert. Pathophysiologisch ist von einer regionalen Hyperaktivität des noradrenergen und dopaminergen Systems auszugehen (▶ 8.3.1). Gefunden wurden auch Veränderungen im GABA-System.

Klassifizierung nach ICD-10
F30: Manische Episode:
- F30.0: Hypomanie.
- F30.1: Manie ohne psychotische Sympt.
- F30.2: Manie mit psychotischen Sympt.
  - .20: Synthyme psychotische Sympt.
  - .21: Parathyme psychotische Sympt.
- F30.8: Sonstige manische Episoden.
- F30.9: Nicht näher bezeichnete manische Episode.

Diagnostik
- Bei vorbekannter depressiver Phase muss eine bipolare affektive Störung (▶ 8.6.2) diagnostiziert werden.
- Bei schwerer oder vollständiger Ausprägung mit schwerer Einschränkung der persönlichen Lebensführung Diagn. einer Manie, ansonsten Hypomanie.
- Rezid. hypomanische oder manische Episoden werden unter bipolaren affektiven Störungen F31 diagnostiziert, da sie diesen ätiologisch nahestehen.

Abzugrenzen sind exogene psychische Störungen und organische Ursachen → Drogenscreening, internistische und neurologische Abklärung, ggf. zerebrale Bildgebung.

Für die Diagnose erforderlich sind mind. für einige Tage durchgehend Merkmal 1 und mind. drei der unter 2 genannten Merkmale
1. Gehobene (oder euphorische) oder dysphorische Stimmung (Reizbarkeit).
2. Antriebssteigerung (v. a. sozial, beruflich, sexuell), vermehrte Gesprächigkeit, Rededrang (Logorrhö).
   - Ideenflucht oder subjektives Gefühl von Gedankenrasen.
   - Ablenkbarkeit oder andauernder Wechsel von Aktivitäten oder Plänen.
   - Vermindertes Schlafbedürfnis.
   - Gesteigerte Libido.
   - Überhöhte Selbsteinschätzung oder Größenwahn.
   - Verlust normaler sozialer Hemmungen.

- Tollkühnes oder leichtsinniges Verhalten, dessen Risiken die Betroffenen nicht erkennen (übertriebene Einkäufe, rücksichtsloses Fahren).
- Gesteigerte Geselligkeit oder übermäßige Vertraulichkeit.

Komplikationen

- Finanzielle Probleme mit Verschuldung, Beziehungsprobleme, Scheidung, Trennung, Promiskuität, berufliche Probleme mit Kündigung.
- Straftaten, Aggressivität.
- Drogen- und Alkoholmissbrauch.
- Körperliche Erschöpfung, Schäden durch Leichtsinn, Überanstrengung.
- **Cave:** erhöhtes Suizidrisiko bei Ende der Manie (Scham und Schulderleben, Depression).
- Schwere Krisen nach Ende der Manie bei Bilanzierung der durch die Manie entstandenen materiellen und sozialen Schäden.

Differenzialdiagnosen

- Schizophrenie (ICD-10 F20.0), schizoaffektive Störung (ICD-10 F25.0).
- Organische psychische Störungen (ICD-10 F06.30).
- Psychische Störungen durch psychotrope Substanzen (Alkohol F10, Kokain/Amphetamine F14, Cannabis F12).
- Anhaltende affektive Störungen, Zyklothymia (ICD-10 F34.0).
- Agitierte Depression (ICD-10 F32.11), Zwangsstörung (ICD-10 F42), Anorexia nervosa (ICD-10 F50.0).
- Emotional instabile Persönlichkeitsstörung (ICD-10 F60.3).

Therapie ▶ 8.7.1.

Verlauf und Prognose Manien entwickeln sich nach langen hypomanen Vorstadien, jedoch ebenso akut innerhalb weniger Tage. Manchmal nur hypomane Sympt. Abklingen über hypomane Zustandsbilder oder abrupt. Bis zu 70 % der Pat. haben vor oder nach der manischen eine depressive Episode (bipolare affektive Störung ICD-10 F31.x). Dauer sehr unterschiedlich zwischen einigen Tagen (selten) bis zu Wo. und Mon. Progn. der einzelnen Phasen fast immer gut. Allerdings sind einmalige Episoden selten!

8.6.2 Bipolare affektive Störung

(ICD-10 F31.x). Sehr gut belegter genetischer Faktor. Lebenszeitrisiko 1–2 %.

Klinik Die Episoden sind gekennzeichnet durch einen Wechsel zu einer Episode mit entgegengesetzter Stimmung oder mit gemischter Sympt. und können durch eine Remission voneinander abgegrenzt sein. 20 % der Pat. mit einer depressiven Episode und 50–70 % der Pat. mit einer Manie gehen in eine bipolare affektive Störung über. Im Gegensatz zur Depression keine Geschlechtsunterschiede und früherer Beginn in Adoleszenz bzw. frühem Erwachsenenalter. Wiederkehrende Manien werden hier ebenfalls klassifiziert.

Bei seit der Jugend auftretender, wenig ausgeprägter, nicht episodisch verlaufender hypomaner und depressiver Sympt. Diagn. einer Zyklothymia (F34.0).

Klassifizierung nach ICD-10

F31 bipolare affektive Störung:

- F31.0: Bipolare affektive Störung, gegenwärtig hypomanische Episode.
- F31.1: Bipolare affektive Störung, gegenwärtig manische Episode ohne psychotische Sympt.
- F31.2: Bipolare affektive Störung, gegenwärtig manische Episode mit psychotischen Sympt.
- F31.3: Bipolare affektive Störung, gegenwärtig leichte oder mittelgradige depressive Episode.
  - .30: Ohne somatisches Sy.
  - .31: Mit somatischem Sy.
- F31.4: Bipolare affektive Störung, gegenwärtig schwere depressive Episode, mit psychotischen Sympt.
- F31.7: Bipolare affektive Störung, gegenwärtig remittiert.
- F31.8: Sonstige bipolare affektive Störung.
  - .80: Bipolar II.
  - .81: Bipolare Störung mit schnellem Phasenwechsel (Rapid Cycler).
  - .82: Monopolare Manie.
- F31.9: Nicht näher bezeichnete bipolare affektive Störung.

Diagnostik Eine durch Antidepressivather. bedingte Hypomanie wird als medikamentös induzierte hypomane Störung diagnostiziert (ICD-10 F06.8).

Für die Diagnose erforderlich sind folgende Symptome:

1. Gegenwärtig manische (ICD-10 F30.1) oder hypomanische (ICD-10 F30.0) Episode **und**
2. in der Anamnese mindestens eine andere affektive Episode, welche die Kriterien für eine hypomanische oder manische Episode, eine depressive oder gemischte affektive Störung* erfüllt.

Oder:

3. Gegenwärtig depressive Episode. Dann Klassifizierung der gegenwärtigen depressiven Episode nach den Kriterien der depressiven Episode (ICD-10 F32): leicht, mittel, schwer, mit oder ohne somatisches Sy., mit oder ohne psychotische Sympt. **und**
4. in der Anamnese mindestens eine andere affektive Episode, welche die Kriterien für eine hypomanische oder manische Episode, eine depressive oder gemischte affektive Störung* erfüllt.

Oder:

5. Gegenwärtig gemischte affektive Episode **und**
6. in der Anamnese mindestens eine andere affektive Episode, welche die Kriterien für eine hypomanische oder manische Episode, eine depressive oder gemischte affektive Störung* erfüllt.

* Gemischte Episode: zeitgleiches Auftreten oder schneller Wechsel (innerhalb von Stunden) von hypomanischen, manischen und depressiven Sympt., die über einen Zeitraum von 2 Wo. die meiste Zeit vorhanden sind.

Komplikationen

- KO der Manie bei manischer Episode beachten (▶ 8.6.1).
- KO der Depression bei depressiver Episode beachten, hier insb. die Suizidalität.
- Rascher Wechsel von manischer zu depressiver Sympt. mit Suizidalität.
- Wechsel von Depression zur Manie nicht zuletzt medikamentengetriggert (Switch-Phänomen).
- Zunehmende Phasenhäufigkeit und zunehmende Dauer der Phasen im Verlauf der Erkr. evtl. durch inkonsequente Phasenprophylaxe getriggert.
- Verlust der phasenprophylaktischen Wirkung der Medikation durch Absetzen (Incompliance).

> **!** Höchstes Suizidrisiko aller affektiven Erkr. Suizidmortalität 15 %! Nach Ende der Manie Gefahr der Suizidalität durch beginnende Depression oder Bilanzierung. Besondere Gefährdung besteht auch in affektiven Mischzuständen!

Differenzialdiagnosen ▶ 8.5.

Therapie ▶ 8.7.

Verlauf und Prognose

- Pat. mit nur manischen Episoden sind selten (ICD-10 F31.82). Manische Episoden dauern zwischen Tagen bis zu Mon. (Mittel 4 Mon.). Depressionen meist länger (etwa 6 Mon.). Verläufe bis zu 1 J. sind möglich. Gelegentlich Übergänge in dauerhafte depressive Episoden sind bekannt. Episoden entstehen häufig nach Belastungen. Krankheitsbeginn in jedem Lebensalter. Tendenz zur Zunahme der Episoden und Episodendauer im höheren Lebensalter.
- Unterschieden wird in Krankheitsverläufe mit Depression und Manie (Bipolar I) und Depression mit ausschl. Hypomanie (Bipolar II ICD-10 F31.80). Ein schneller Wechsel zwischen den Phasen (> 4 innerhalb 1 J.) wird als Rapid Cycling bezeichnet (ICD-10 F31.81).

8.6.3 Depressive Episode

(ICD-10 F32.X).

> **Klassifizierung nach ICD-10**
>
> **F32 depressive Episode:**
>
> - F32.0: Leichte depressive Episode.
>   - .00: Ohne somatisches Sy.
>   - .01: Mit somatischem Sy.
> - F32.1: Mittelgradige depressive Episode.
>   - .10: Ohne somatisches Sy.
>   - .01: Mit somatischem Sy.
> - F32.2: Schwere depressive Episode, ohne psychotische Sympt.
> - F32.3: Schwere depressive Episode, mit psychotischen Sympt.
>   - .30: Synthyme psychotische Sympt.
>   - .31: Parathyme psychotische Sympt.
> - F32.8: Sonstige depressive Episode.
> - F32.9: Nicht näher bezeichnete depressive Episode.

8

Diagnostik

Abzugrenzen sind exogene psychische Störungen und organische Ursachen → Drogenscreening, internistische und neurologische Abklärung, ggf. zerebrale Bildgebung.

Die deskriptive Klassifizierung der affektiven Störungen erfordert zur genauen Diagnosestellung und zur Abgrenzung von anderen affektiven Störungen neben einer Einteilung des Schweregrads die Identifikation typischer Sympt., anderer häufiger Sympt., explizit die Suche nach einem somatischen Sy., psychotischen Sympt., weiteren Merkmalen (z. B. Dauer und Verlauf).

Für die Diagnose relevante Symptome:

1. **Typische Symptome:**
   a. Gedrückte/depressive Stimmung.
   b. Interessenverlust oder Freudlosigkeit.
   c. Verminderung der Energie mit erhöhter Ermüdbarkeit (nach kleinen Anstrengungen), Aktivitätseinschränkung, Verminderung des Antriebs.
2. **Andere häufige Symptome:**
   a. Verminderte Konzentration und Aufmerksamkeit.
   b. Vermindertes Selbstwertgefühl und Selbstvertrauen.
   c. Schuldgefühle und Gefühle von Wertlosigkeit.
   d. Neg. und pessimistische Zukunftsperspektiven.
   e. Suizidgedanken, Selbstverletzungen oder Suizidhandlungen.
   f. Schlafstörungen.
   g. Verminderter Appetit.

Die Stimmung ändert sich wenig von Tag zu Tag, jedoch sind Tagesschwankungen charakteristisch. Angst, Gequältsein, Reizbarkeit, histrionische Sympt., phobische/zwanghafte Sympt., Hypochondrie und motorische Unruhe (Agitiertheit) können klin. im Vordergrund stehen.

- **Schweregrade:**
  - **Leichte depressive Episode:** zwei Sympt. von 1a–c (depressive Stimmung, Verlust von Interesse/Freude, erhöhte Ermüdbarkeit) und zwei Sympt. von 2a–g. Die Sympt. sind nicht besonders ausgeprägt. Nur teilweise Einschränkung von tägl. Aktivitäten/sozialen Kontakten/Beruf.
  - **Mittelgradige depressive Episode:** Zwei Sympt. von 1a–c (depressive Stimmung, Verlust von Interesse/Freude, erhöhte Ermüdbarkeit). Drei (besser vier) Sympt. von 2a–g. Einige Sympt. besonders ausgeprägt oder eine Vielzahl von Sympt. durchgängig vorhanden. Erhebliche Einschränkungen von häuslichen Aktivitäten/sozialen Kontakten/Beruf.
  - **Schwere depressive Episode** (Melancholie): alle drei Sympt. von 1a–c (depressive Stimmung, Verlust von Interesse/Freude, erhöhte Ermüdbarkeit). Dabei wird die Stimmung oft mit Gefühllosigkeit umschrieben. Vier Sympt. von 2a–g, einige besonders ausgeprägt. Somatisches Sy. praktisch immer vorhanden. Nicht mehr (allenfalls begrenzt) in der Lage, häusliche Aktivitäten/soziale Kontakte/Beruf fortzuführen.

- **Somatisches Syndrom:** Bei leichter oder mittelgradiger depressiver Episode fakultativ, bei schwerer depressiver Episode immer vorhanden. Mindestens vier Sympt. erforderlich oder einige besonders ausgeprägt:
  - Deutlicher Interessenverlust oder Verlust der Freude an normalerweise angenehmen Aktivitäten.
  - Mangelnde Fähigkeit zur emotionalen Resonanz auf Ereignisse oder Aktivitäten.
  - Früherwachen mindestens 2 h vor üblicher Zeit.
  - Morgentief.
  - Psychomotorische Hemmung (Antriebshemmung) oder Agitiertheit.
  - Deutlicher Appetitverlust.
  - Gewichtsverlust (5 % des KG innerhalb von 1 Mon.).
  - Deutlicher Libidoverlust.
- **Zusätzlich psychotische Symptome:**
  - Ausschließlich bei schwerer depressiver Episode!
  - Wahnideen: häufig Ideen der Versündigung, der Verarmung oder einer bevorstehenden Katastrophe, gelegentlich nihilistischer Wahn („Ich bin schon tot, lebe nicht mehr, habe nie existiert"). In synthym/parathym (▸ 3.1.8) unterteilbar.
  - Halluzinationen: selten, wenn vorhanden, dann diffamierende anklagende Stimmen, olfaktorische Halluzinationen (Fäulnis/verwesendes Fleisch).
  - Depressiver Stupor: schwere psychomotorische Hemmung.
- **Weitere Merkmale:**
  - Zur Diagnosestellung soll die depressive Episode mindestens 2 Wo. an der Mehrzahl der Tage andauern. Falls ungewöhnlich schwer oder rasch auftretend, kann eine depressive Episode auch bei kürzerer Dauer klassifiziert werden.
  - In der Anamnese keine manischen oder hypomanischen Sympt., welche die ICD-10-Kriterien F30 erfüllen, ansonsten Diagn. einer bipolaren affektiven Störung (▸ 8.6.2).
  - Keine weitere depressive Episode in der Anamnese, sonst Diagn. einer rezid. depressiven Störung.
  - Ausschluss des Missbrauchs psychotroper Substanzen oder einer organisch psychischen Störung (ICD-10 F0).

Komplikationen

> **!** 15 % der Pat. mit einer depressiven Episode unternehmen einen Suizidversuch. 50 % aller Suizide geschehen im Rahmen einer Depression.

- Bei langem Verlauf oder nur teilweiser Besserung häufig soziale Folgen wie Verlust des Arbeitsplatzes, finanzielle Probleme, Beziehungsprobleme, Scheidung, Trennung.
- Somatische Probleme, v. a. kardiovaskuläre Erkr.

Differenzialdiagnosen ▸ 8.5.

Therapie

- Bei schwerer depressiver Episode, bei Suizidalität, häufig bei Komorbidität stationäre Behandlung erforderlich, ggf. Zwangseinweisung (▸ 1.7) wegen Suizidalität.

- Die Ther. kann die Phasen verkürzen.
- Eine fachgerechte Behandlung erfordert eine Komb. aus pharmako- und psychotherap. Elementen (▶ 8.7.3).

Verlauf und Prognose

- Meist selbstlimitierende Krankheitsphasen. Etwa 60 % komplette Remission, etwa 30 % Teilremission, etwa 15 % ungünstiger Verlauf, d. h. Dauer > 12 Mon. oder Chronifizierung. Leichte depressive Störungen haben eine hohe Spontanheilungstendenz. Ohne Medikation Phasendauer 6–8 Mon. Prognostisch ungünstig sind Komorbidität mit Substanzmissbrauch, PS, Dysthymia (Double Depression) und Essstörungen.
- Bei etwa der Hälfte der Pat. kommt es zu mindestens einer weiteren depressiven Episode, bei schwerer depressiver Episode (ICD-10 F33.x) 75 % Rezidive. ⅔ bleiben unipolar, bei 10 % kommt es zu einer hypomanen Nachschwankung (Bipolar II F31.80). Durchschnittliche Dauer bis zum erneuten Auftreten einer Phase (Zykluslänge) 4 J. bei individuell sehr großer Bandbreite.

8.6.4 Rezidivierende depressive Störung

Definition (ICD-10 F33). Klassifiziert werden wiederkehrende depressive Störungen, deren Unterscheidung nach den Kriterien der depressiven Episode erfolgt. Keine hypomanen oder manischen Episoden in der Vorgeschichte, ansonsten bipolare Störung (ICD-10 F31.x). Alter bei Beginn der Störung häufig im 5. Lebensjahrzehnt. Episodendauer im Mittel 6 Mon. (3–12 Mon.). Im Allg. völlige Remission. Rückfälle seltener als bei bipolaren Störungen. Häufig ausgelöst durch neg. Lebensereignisse. F : M = 2 : 1. Gelegentlich entwickelt sich eine anhaltende depressive Störung (ebenfalls als F33 zu klassifizieren).

Diagnostik Für die Diagn. erforderlich sind folgende Kriterien:

- Kriterien für rezid. depressive Störung müssen erfüllt sein, d. h. wiederholte depressive Episode und keine hypomanen oder manischen Episoden im Vorfeld. Dann Klassifizierung der gegenwärtigen depressiven Episode entsprechend den Kriterien der depressiven Episode F32 (leicht, mittelschwer, mit oder ohne somatisches Sy., mit oder ohne psychotische Sympt.).
- Mindestens zwei Episoden sollten 2 Wo. gedauert haben und mehrere Mon. weitgehend symptomfrei voneinander getrennt sein. Ansonsten F38.1.

Der vorherrschende Typ der vorangegangenen Episoden kann bezeichnet werden.

8

Klassifizierung nach ICD-10

F33 Rezid. depressive Störung:

- F33.0: Rezid. depressive Störung, gegenwärtig leichte Episode.
  - .00: Ohne somatisches Sy.
  - .01: Mit somatischem Sy.
- F33.1: Rezid. depressive Störung, gegenwärtig mittelgradige Episode.
  - .10: Ohne somatisches Sy.
  - .01: Mit somatischem Sy.

- F33.2: Rezid. depressive Störung, gegenwärtig schwere Episode, ohne psychotische Sympt.
- F33.3: Rezid. depressive Störung, gegenwärtig schwere Episode, mit psychotischen Sympt.
  - .30: Synthyme psychotische Sympt.
  - .31: Parathyme psychotische Sympt.
- F33.4: Rezid. depressive Störung, gegenwärtig remittiert.

Therapie ▶ 8.7. Rezidivprophylaxe s. auch bipolare affektive Störung (▶ 8.6.2).

8.6.5 Anhaltende affektive Störungen

Definition (ICD-10 F34.x). Jahrelang andauernde affektive Störung, die in ihrem Schweregrad und/oder den Verlaufskriterien nicht oder nur selten die Voraussetzungen zur Diagn. einer depressiven oder hypomanischen/manischen Episode erfüllt. Unter diese Klassifikation fallen die früher als depressive PS diagnostizierten Störungen. Zusätzliche depressive Episoden (in 10–25 % der Fälle) möglich (Double Depression).

Klinik Häufig Beginn in der späten Adoleszenz oder dem frühen Erwachsenenleben. Zyklothyme Störungen können aufgrund der gehobenen Stimmung, Aktivität und Appetenz als angenehm erlebt werden, und häufig bleiben sie ohne ärztliche Behandlung. Folge der Dysthymia sind ein beträchtliches subjektives Leiden und Beeinträchtigung.

Diagnostik Für die Diagn. erforderlich sind folgende Sympt.:
- **Zyklothymia**
  - Anhaltende Stimmungsinstabilität.
  - Zahlreiche Perioden leicht depressiver und leicht gehobener Stimmung, davon keine ausreichend schwer oder lang genug andauernd, um die Kriterien einer bipolaren affektiven oder einer rezid. depressiven Störung zu erfüllen.
- **Dysthymia**
  - Lang andauernde depressive Verstimmung, die nie oder selten die Kriterien der rezid. leichten oder mittelgradigen depressiven Episode erfüllt.
  - Beginn gewöhnlich im frühen Erwachsenenalter. Dauer mindestens einige Jahre oder lebenslang.
  - Bei Auftreten im höheren Lebensalter meist nach einer depressiven Episode oder Trauerfall.

- **Dysthymia:** keine Geschlechtsunterschiede. Tendenz zur Chronizität. Häufig Suizidversuche und selbst verschuldete Unfälle.
- **Zyklothymia:** keine Geschlechtsunterschiede. In hypomaner Phase sozial/beruflich erfolgreich, durch Umschlagen in depressive Gestimmtheit launisch wirkend. Alkohol-, Drogen-, Medikamentenmissbrauch häufig. In 15–50 % Übergang in Bipolar I oder Bipolar II.

Klassifizierung nach ICD-10
F34 Anhaltende affektive Störungen:
- F34.0: Zyklothymia.
- F34.1: Dysthymia.
- F34.8: Sonstige anhaltende affektive Störung.
- F34.9: Nicht näher bezeichnete anhaltende affektive Störung.

Therapie
- **Dysthymia:** AD bewirken bei 50 % eine deutliche Besserung. Daneben interpersonelle Psychother. (IPT) und KVT erfolgreich (40–50 %). Komb. Medikation/Psychother. sinnvoll.
- **Zyklothymia:**
  - Lithium, Carbamazepin und Valproat. Dosierung wie zur Rezidivprophylaxe bipolarer Störungen (▸ 8.7.2).
  - AD können in 40–50 % hypomanische oder manische Sy. auslösen.
  - Keine Untersuchungen zur Wirksamkeit einer Psychother.

8.6.6 Sonstige affektive Störungen

Definition (ICD-10 F38.x). Von Bedeutung ist v. a. die rezid. kurze depressive Störung, die zwar nicht die Zeitkriterien (mindestens 2 Wo.), aber die anderen Kriterien einer depressiven Episode erfüllt, und die saisonale affektive Störung.

Diagnostik Für die Diagn. erforderlich sind folgende Sympt.:
- **Gemischte affektive Episode:** mindestens 2 Wo. Dauer, Mischung oder rascher Wechsel (innerhalb von Stunden) von hypomanischen, manischen oder depressiven Sympt.
- **Rezid. kurze depressive Störung:** im vergangenen Jahr etwa 1/Mon. rezid. depressive Episoden, alle kürzer als 2 Wo. (typischerweise 2–3 d, vollständige Erholung). Andere Kriterien für leichte, mittelgradige oder schwere depressive Episode werden erfüllt.
- **Saisonale affektive Störung:** in mehreren Jahren hintereinander auftretende affektive Störung, immer in derselben Jahreszeit, d. h. innerhalb eines Zeitraums von 90 d.

Klassifizierung nach ICD-10
F38. Sonstige affektive Störungen:
- F38.0: Sonstige einzelne affektive Störung.
  - .00: Gemischte affektive Episode.
- F38.1: Sonstige rezid. affektive Störungen.
  - .10: Rezid. kurze depressive Störung.
- F38.8: Sonstige affektive Störungen.
  - .80: Saisonale affektive Störung.

Therapie
- Rezid. kurze depressive Störung: Moclobemid (Aurorix® ▸ Tab. 17.5).
- Saisonale affektive Störung: AD (▸ 8.7.3), Lichtther. (▸ Tab. 8.10).

8.6.7 Nicht näher bezeichnete affektive Störung

Definition Restkategorie. Als letzte Möglichkeit zu betrachten.

Klassifizierung nach ICD-10
F39: Anhaltende affektive Störungen.

8.7 Therapie

Rupert Müller, Michael Rentrop und Herbert Pfeiffer

Die Ther. affektiver Störungen umfasst neben den pharmakologischen weitere biologische und verschiedene psychotherap. Verfahren. Die pharmakologische Behandlung wird in eine Akut-, eine Erhaltungs- und eine rezidivprophylaktische Ther. eingeteilt.
Eine Pharmakother. allein wird keinem Pat. mit einer affektiven Störung gerecht. Vielmehr gehört eine ärztlich-psychotherap. Grundversorgung ebenso wie eine psychoedukative Aufklärung des Betroffenen über sein Krankheitsbild zu den Mindestanforderungen einer fachgerechten Behandlung.

! Eine stationär psychiatrische Behandlung ist bei akuter Selbst- oder Fremdgefährdung dringend indiziert.

Bei der inzwischen guten Behandelbarkeit der affektiven Störungen und der guten Führbarkeit insb. depressiver Pat. wird die überwiegende Mehrheit der Pat. ambulant behandelt. Bei akuter Suizidgefährdung, Gefahr großer sozialer Schäden oder Fremdgefährdung (insb. bei manischen Pat.) kann auch eine stationäre Ther., ggf. gegen den Willen des Pat., erforderlich sein (▶ 1.7).

8.7.1 Therapie der Manie

Rupert Müller und Michael Rentrop

Grundlagen

Gesamtbehandlungskonzept aus medikamentöser Ther. und psychotherap. Grundversorgung. Dabei ist eine psychoedukative Aufklärung über das Krankheitsbild sowie eine taktvolle Auseinandersetzung mit den sozialen und wirtschaftlichen Folgen notwendig.
Im Umgang mit manischen Pat. ist eine in der Grundhaltung konsequente und gleichzeitig im Detail kompromissbereite flexible Haltung erforderlich. **Beispiel:** Es besteht eine psychische Störung, ein Klinikaufenthalt ist erforderlich, eine medikamentöse Ther. unumgänglich (Grundhaltung). Kompromisse über die Wahl eines Antipsychotikums, das Lithiumpräparat, Dauer eines Ausgangs mit Angehörigen etc. möglich.

- Krankheitsbedingt fehlt den Pat. häufig die Therapiemotivation, deshalb oft fremdmotiviert oder nicht freiwillig in Klinik.
- Hyperaktivität und Aggressivität können Zwangsmaßnahmen als Ultima Ratio erforderlich machen (parenterale Medikamentenapplikation, ggf. Fixierung).
- Einrichtung einer Betreuung bei fehlender Krankheits- und Behandlungseinsicht, nicht zuletzt zur Ordnung der finanziellen Angelegenheiten. Manische Pat. sind nicht geschäftsfähig!
- Die Ther. kann die Phasen verkürzen.

Arzneimitteltherapie

- **Lithium:** z. B. Hypnorex ret.®. Antimanische Wirkung bei 1,0–1,2 mmol/l. Mittel der Wahl.
- **Antipsychotika:** Zu bevorzugen sind atypische Antipsychotika (▶ 7.1, ▶ 17.4) in schizophrenieüblicher Dosierung: Olanzapin 20–40 mg/d p. o. (Zyprexa®) oder Quetiapin (Seroquel®) 200–800 mg/d p. o.; weitere Optionen: Risperidon (Risperdal ®) 2–6 mg/d, Asenapin (Syncrest®), Ziprasidon (Zeldox®), Aripriprazol (Abilify®); daher nur in Ausnahmefällen auf ältere Therapiestrategien wie Haloperidol 10–15 mg/d p. o. zurückgreifen (z. B. Haldol®); im Einzelfall Clozapin erwägen 200–600 mg/d p. o. (z. B. Leponex®). **Cave:** Anwendungsvorschriften beachten! Kein Medikament der 1. Wahl!
- **Antikonvulsiva:**
  - Valproat (z. B. Ergenyl chrono®): Zulassung der retardierten Form des Präparats für Akutther. und Phasenprophylaxe. Langsames Aufdosieren erforderlich. Dosierung nach Medikamentenspiegel. Zieldosis 600–900 mg/d p. o. Bei Notwendigkeit eines schnellen Wirkeintritts i. v. Gabe erwägen; Komb. mit atypischen Antipsychotika gegenüber Valproat-Monother. überlegen.
  - Carbamazepin (z. B. Tegretal ret.®): **keine Zulassung in dieser Ind.** Langsames Aufdosieren erforderlich. Dosierung nach Medikamentenspiegel. Zieldosis 400–600 mg/d p. o.
- **Sedierung und Schlafinduktion:** atypische Antipsychotika wie Quetiapin (Seroquel®), ggf. auch niederpotente Antipsychotika wie Levomepromazin (z. B. Neurocil®) erwägen, alternativ Benzodiazepine wie Diazepam (z. B. Valiquid®).

- Häufig Kombinationsbehandlung und hohe Dosierung erforderlich.
- Bei Wirkungslosigkeit medikamentöser Ther. ist eine Elektrokrampfbehandlung möglich.
- Mit Abklingen der manischen Episode schrittweise Medikamentenreduktion und langfristige phasenprophylaktische Gabe von atypischen Antipsychotika, Lithium bzw. Moodstabilizern.
- Eine beginnende Depression muss rechtzeitig erkannt und bei schwerer Ausprägung eine antidepressive Behandlung eingeleitet werden (bipolare affektive Störung F31.x).

Rezidivprophylaxe

Bereits nach der ersten schweren manischen Episode indiziert. Bevorzugt mit Lithium oder Stimmungsstabilisierern (SST) in Monother. Alternativ Gabe atypischer Antipsychotika möglich (▶ 7.1, ▶ 17.4).

Psychotherapie

Während der akuten manischen Phase häufig wirkungslos. Nach Abklingen aufgrund der psychosozialen KO sinnvoll.

8.7.2 Therapie der bipolaren affektiven Störung

Rupert Müller und Michael Rentrop

Ther. der manischen Episode ▶ 8.7.1.
Ther. der depressiven Episode und Psychother. ▶ 8.7.3.
Psychother. bei Depression ▶ 18.4.1.

Erhaltungstherapie

Es empfiehlt sich, die manische Sympt. mit der Ther., unter der die Remission eingetreten ist (Lithium, Antikonvulsivum, Neuroleptikum), über Mon. weiterzubehandeln.

Rezidivprophylaxe

Bei zwei Episoden innerhalb von 4 J. einschl. der Indexepisode, aber auch bei der ersten manischen Episode wird eine rezidivprophylaktische Ther. empfohlen.

- **Lithium:** Mittel der Wahl, Zieldosis: 0,6–1,0 mmol/l. Vollständiges Sistieren der Phasen bei etwa 50 % der Pat., teilweise Besserung bei 25 %, unzureichende Wirkung bei 25 %. Weniger geeignet bei Rapid Cycling und Mischzuständen. Studien weisen auf eine spezif. suizidprophylaktische Wirkung hin.
- **Antiepileptika: alternativ** zu Lithium. Carbamazepin (z. B. Tegretal®), Valproat insb. bei Rapid Cycling (z. B. Ergenyl®), Lamotrigin (Lamictal®) mit guter Wirksamkeit gegen weitere depressive Episoden, unterlegen bei der Prophylaxe manischer Episoden. **Cave:** Schrittweise aufdosieren, Carbamazepin und Valproat bis in therap. Spiegel aufdosieren.
- Bei Wirkungslosigkeit einer Monother. Kombinationsbehandlung (z. B. Lithium und Carbamazepin).
- Derzeit in der Prüfung befindliche Alternativen: Oxcarbazepin, Topiramat, Nimodipin.

- Die Wirksamkeit kann erst nach 2 J. beurteilt werden.
- Dauer der Rezidivprophylaxe ist umstritten, möglicherweise lebenslang. Bei Absetzen Gefahr eines Rebound-Effekts, u. U. dann Verlust des rezidivprophylaktischen Effekts.

8.7.3 Psychopharmakotherapie der Depression

Herbert Pfeiffer

Therapiebeginn

Eine erfolgreiche antidepressive Ther. dauert Wo. bis Mon. (Schritte vor Einleitung der Therapie ▶ Tab. 8.2). Deutliche Besserung ist frühestens nach 14 d zu erwarten. Akute Beschwerden wie Unruhe, Angst oder gar Suizidalität erfordern eigene Unterstützungsmaßnahmen, ggf. die stationäre Einweisung. Der Therapieerfolg kann zumindest in Teilen garantiert werden, die u. U. lange Zeit bis dahin wird durch die fortwährenden Überprüfungsintervalle von 2–4 Wo. für den Pat. überschaubar unterteilt.

Tab. 8.2 Schritte vor Therapie

Vorbehandlungen	Müssen nach Substanzgruppe (z. B. SSRI), Dauer (2 Wo.), Dosierung und Erfolg als ggf. korrekt durchgeführt bewertet und dokumentiert werden
Komorbiditäten	PTBS, Sucht, Somatisierungsstörung, Schmerz, Angst/Panik, Zwang benötigen entweder parallel oder im Verlauf zusätzlich Spezialther. Bei florider Sucht muss vor einer antidepressiven Ther. eine Entgiftung durchgeführt werden
Therapierisiken	Psychose, Angst, Unruhe und Suizidalität müssen im Hinblick auf Hauptstrategie, Begleitmedikation und ggf. stationäre Behandlung abgeklärt werden
Schwere soziale Probleme	Hohe Schulden, Arbeitslosigkeit, Obdachlosigkeit, soziale Isolierung oder schwerste Konflikte können einen Therapieversuch unmöglich machen, wenn nicht effektive sozialpädagogische Mitbetreuung erfolgt
Aufklärung	• Dauer bis zum Erleben der Besserung • Nebenwirkungen • Neu auftretende Suizidalität • Fahrtauglichkeit

Stufenplan

Nur ein systematischer Stufenplan kann zum Erfolg führen (▶ Tab. 8.3, ▶ Tab. 8.5, ▶ Tab. 8.6). Klin. Intuition und Erfahrung können ihn modifizieren. Als Grundlage dienen die nationalen S3-Leitlinien unter www.versorgungsleitlinien.de. Für Patienten und Angehörige gibt es Entscheidungshilfen und Patienteninformation unter www.depression-leitlinien.de.

Tab. 8.3 Therapiemanagement

Substanzauswahl	Es gibt kaum klin. verwendbare **Prädiktoren der Response.** Orientierung an „erwünschten" NW wie Sedierung oder „zu vermeidenden" NW wie EKG-Veränderungen, Unruhe/Angst. Zu beachten sind absehbare pharmakokinetische und -dynamische Interaktionen
Zeitkriterium	Teilresponse nach 14 d ist ein Prädiktor für eine Response nach 4–6 Wo. Eine weitgehende Remission ist dann nach ca. 8 Wo. zu erwarten. Im ambulanten Setting können bei entspannter Gesamtsituation ggf. längere Zeiträume in Kauf genommen werden, da in ca. 20–30 % eine falsch negative Wirkbeurteilung bei dieser Methodik möglich ist

Tab. 8.3 Therapiemanagement *(Forts.)*

Response-kriterium (▶ Tab. 8.4)	Ist anhand von Fremd- und Selbstratingskalen wie HAMD, MADRS, CGI 3, BDI vorher festzulegen. Therapieziel ist grundsätzlich eine Vollremission. Bei sehr schweren chron. Verläufen kann oft nur eine Teilremission angestrebt werden

Tab. 8.4 Beispiel für Responsekriterien

	CGI 3, 1. Ziffer	HAMD-21	Patient, z. B.
Unverändert, schlechter	5	1–2 Punkte Schwankung	Mir geht es eher schlechter
Kaum Besserung	4	< 20–30 % gebessert	Mir geht es ein wenig besser
Teilresponse	3	≤ 16 Punkte oder≥ 30 % gebessert	Ich fühle mich deutlich wohler
Response	2	> 50 % gebessert	Mir geht es sehr viel besser
Remission	1	≤ 7 Punkte	Ich bin (fast) völlig gesund

Tab. 8.5 Dosierung

Empfohlene Dosierung	Ein ausreichender Plasmaspiegel sollte wahrscheinlich sein. Unbegründete Unterdosierungen vergeuden oft Zeit, im Normalfall Aufdosierung in wenigen Tagen möglich. Einschleichen wegen NW ist im Einzelfall sinnvoll
Plasmaspiegel	**TZA** nach ca. 1 Wo. (= Steady State) Andere Substanzen: bei Therapieresistenz in Einzelfällen oder starken NW (SSRI, NSRI). Primär weist jedoch nicht der Plasmaspiegel die Richtung, sondern die Klinik
Tranylcypromin	Hochdosierung bis z. B. 120 mg sinnvoll, wenn auch nur für Erfahrene zu empfehlen
Venlafaxin	In höheren Dosen bis 375 mg soll der noradrenerge Effekt besser zum Tragen kommen

Tab. 8.6 Wechsel versus Augmentation und Kombination

Teilremission nach 2 Wo.	Es muss/darf weiter **abgewartet** werden
Keine Wirkung nach 2 Wo.	**Wechsel**
Teilremission nach 4 Wo.	Man will einen erreichten Teilerfolg evtl. nicht aufgeben und mit **Augmentationsstrategien** oder weniger gut belegten **Komb.** zur Remission kommen. Entscheidung zum **Wechsel** kann durch Schwere der Erkr. und Risikofaktoren beschleunigt werden

Tab. 8.6 Wechsel versus Augmentation und Kombination *(Forts.)*

Variabilität der Zeiträume	Geduld des Pat., NW, evtl. Life Events spielen von Visite zu Visite eine entscheidende, oft schwer objektivierbare Rolle
Feinbeobachtung	**Problem** • Schwankungen im Verlauf von Tagen und Wo. • Dissoziation des Grades der Besserung, z. B. zwischen Antrieb und Stimmung • Divergenzen zwischen Fremd- und Selbstbeobachtung **Hilfestellung** • Fremdanamnesen von Angehörigen • Wegweiser basale Depressionssympt. (Freudlosigkeit, Antriebsarmut) • Kann sich der Pat. eine leistungsorientierte Tätigkeit vorstellen? • Einfache, vom Pat. täglich ausgefüllte Stimmungsbarometer
Kombination von Anfang an	**Schwer depressiv Kranke brauchen:** • Schlafregulierung • Angstreduktion • Atypika gegen starkes Grübeln bis Wahn • Lithium bei Suizidalität • SST bei Bipolarität

Psychotherapie

Grundsätzlich ist ab einer mittelschweren Depression eine Komb. von Pharmako- und Psychother. anzustreben. Der Arzt-Pat.-Kontakt impliziert automatisch eine unsystematische Psychother. Jeder Depression gehen psychosoziale Probleme voran oder folgen ihr nach. Systematische Psychother. bei schwerer Depression setzt ein gewisses Maß an Besserung in Konzentration, Antrieb und emotionaler Anregbarkeit voraus. Hier müssen die AD den Weg für die systematische Psychother. vorbereiten (▶ 18.5.1).

Stufenplan ohne Ende

Aufgrund der Notwendigkeit von Auslassungen, NW und Zeitdruck gibt es niemals einen Pat., der schon alles bekommen hat. Es gibt auch immer neue Möglichkeiten durch aktuelle Entwicklungen oder Erkenntnisse. Man kann dem Pat. guten Gewissens versprechen, dass man nie aufhören wird, gemeinsam weiter zu behandeln, ggf. einfach vorn wieder anzufangen. Die Aussicht auf ein Ende des Stufenplans würde das Suizidrisiko stark aktualisieren. **Geduld und Beharrlichkeit sind in der Depressionsther. die wichtigsten Voraussetzungen.**

Stufeneinteilung/Eskalation

Der Begriff der Stufe/Eskalation bedeutet die sequenzielle Anwendung klassischer AD, anderer Substanzen mit antidepressiver Wirkung wie Atypika oder Lithium und einer wachsenden Auswahl an Add-on-Strategien von Benzodiazepinen bis Nahrungsergänzungsmitteln. Von Stufe zu Stufe gilt:

1. Systematische Anwendung verschiedener klassisch antidepressiver Substanzgruppen.
2. Eskalation im Hinblick auf Wirkstärke, Tolerierung von NW und Polypharmazie mit nach oben offenem Ende.
3. Beachtung und Hilfestellung bei pathogenen sozialen Umständen, somatischer Erkr. und Traumen.

4. Monitoring von Suizidalität.
5. Antizipation und Gegensteuern bzgl. sozialer und beruflicher Sekundärschäden.

Geduld und Beharrlichkeit sind die wichtigsten Voraussetzungen in der Depressionsther.

Substanzauswahl

▶ Tab. 8.7 teilt die verfügbaren AD in Gruppen ein, aus deren Pool jeweils ein Vertreter ausgewählt werden kann. Unterschiede innerhalb einer Gruppe ergeben sich aus pharmakokinetischen Gesichtspunkten wie Wechselwirkungspotenzial und HWZ sowie unterschiedlichen Rezeptoraffinitäten. **Eine vollständige Auflistung der Risiken und NW würde den Rahmen eines Leitfadens sprengen. Ausreichende Vorkenntnisse und Erfahrungen müssen vorausgesetzt werden.**
▶ Tab. 8.8

Tab. 8.7 Antidepressiva

Substanzen	Wichtigste Navigation
SSRI	• Alle **nicht sedierend** • Unruhe und Angst als NW
Citalopram Paroxetin Fluvoxamin	• Vorsicht bei Agitiertheit, Suizidalität, mindestens sedierende Komedikation nötig. • **Keine Gewichtszunahme** • **Cave:** Gefahr der QT_c-Zeit-Verlängerung bei Citalopram/ Escitalopram
Fluoxetin	• HWZ einschl. Metabolit 1–2 Wo. • starke Interaktion im CYP450-System
Escitalopram Sertralin	• Interaktionspotenzial im CYP450-System gering • **Cave:** Gefahr der QT_c-Zeit-Verlängerung
NSRI	• NW Harnverhalt • Noradrenerge Wirkung: Duloxetin > Venlafaxin
Venlafaxin	Retardierung ist günstig bei Übelkeit
Duloxetin	Zulassung für die Schmerztherapie
NaSSA	
Mirtazapin	• Pos. NW: Sedierung, erholsamer Schlaf • Neg. NW: Gewichtszunahme • Weniger sexuelle Funktionsstörungen
NDRI	
Bupropion	• Nicht sedierend • Einmaliges Wirkprinzip Dopamin-Wiederaufnahme • Fraglich: geringes Switch-Risiko bei bipolarer Störung • Weniger sexuelle Funktionsstörungen
TZA	• **Wechselnd serotonerg, noradrenerg** • **unterschiedlich auch an Muskarin- und Histaminrezeptoren**
Maprotilin	• AD-Wirkprinzip fast nur noradrenerg • Am wenigsten muskarinerg

Tab. 8.7 Antidepressiva *(Forts.)*	
Substanzen	**Wichtigste Navigation**
Desipramin	AD-Wirkprinzip stark nordadrenerg, kaum serotonerg
Imipramin	• Gute neuere systematische Vergleichsstudien aus den USA • Metabolit Desipramin
Amitriptylin Doxepin	Deutlich sedierend durch Muskarin- und Histaminrezeptorblockade
Clomipramin	AD-Wirkprinzip überwiegend serotonerg, daher als einziges TZA **nicht** mit MAOH kombinieren
Trimipramin	• Wirkmechanismus unklar • Einziges AD, das die Schlafarchitektur nicht beeinflusst
Andere TZA	Beachte Rezeptorprofile, ggf. Reservemittel
MAOI	
Tranylcypromin	• Sehr gute Wirksamkeit bei Therapieresistenz • NW und Diät setzen praktische Erfahrung voraus • Bei Umsetzen und Kombinieren Fachinfo und Literatur genau beachten
RIMA	
Moclobemid	• Deutlich weniger wirksam als Tranylcypromin • Keine Diät nötig. Dennoch keine Komb. mit serotonergen Mitteln ratsam • Weniger sexuelle Funktionsstörungen
Agomelatin	• Melatoninagonist und 5-HT2-Agonist • Schlafförderung und Beruhigung, antidepressive Wirkung evtl. analog Mirtazapin und Olanzapin bzgl. 5-HT2

Tab. 8.8 Sondergruppe	
Substanzen (Wirkmechanismus)	**Antidepressive Wirkung Wichtigster Einsatz bei Depression**
Johanniskraut Hypericum-Extrakte Förderung Noradrenalin, Serotonin, Dopamin, GABA, Glutamat	Fragliche Ind. bei leichter bis mäßiger Depression Beliebtes „pflanzliches" Einstiegsmittel, Gefahr des Stehenbleibens im Stufenplan. Beachte Interaktionsgefahr
Opipramol Sigma-Ligand, Antagonismus an H1-Histamin-, Dopamin- und 5-HT2A-Rezeptoren	Kein AD, Zulassung bei generalisierter Angststörung und somatoformer Störung
Atomoxetin Selektiv noradrenerg	Noch kaum Studien zur Depressionsther. Zugelassen bei ADHS. Gefahr der Blutdruckerhöhung.

Tab. 8.9 Stimmungsstabilisierer	
Substanzen	**Antidepressive Wirkung Wichtigster Einsatz bei Depression**
Lithium	Sehr gute Evidenz für Augmentation bei uni- und bipolarer Störung Bis 50 % Response bei Depression, untere Spiegelgrenze ca. 0,6 mmol/l Protektion vor Suizidimpulsen unabhängig von Depression
Valproat	Wenig Evidenz für **akute antidepressive Wirkung**. Ind. bei **Gereiztheit, Unruhe, Dysphorie** oder Vollbild eines **Mischzustands**
Lamotrigin	Zulassung zur **Prophylaxe depressiver Episoden bei bipolarer Störung.** Nicht genügend Evidenz für akute antidepressive Wirkung bei unipolarer Störung
Olanzapin	Studien zur **akuten Wirkverstärkung von AD** (Fluoxetin) bei Depression, Zulassung zur **Prophylaxe** bipolarer Störungen Weiteres ▸ Tab. 8.10
Quetiapin	Zugelassen als Add-on auch bei unipolarer Depression und als Monotherapie der bipolaren Depression

Tab. 8.10 Augmentation	
Standardverfahren	**Antidepressive Wirkung**
Benzodiazepine	Angstlösend, sedierend, schlaffördernd Unentbehrlich bei starker Angst, Agitiertheit, Suizidalität, Komb. mit nichtsedierenden AD Beachte Abhängigkeitspotenzial bei längerem Gebrauch
Lithium	Beste Evidenz für Augmentation (▸ Tab. 8.9)
Atypika	D2-Blockade wirksam gegen • **inhaltliche und formale Denkstörungen** wie Wahn und • exzessives Grübeln mit Suizidgedanken 5-HT2-Blockade womöglich Mechanismus einer AD-Wirkung Wohl indiziert zur **Sedierung, Angstlösung, bei Ein- und Durchschlafstörungen**
Buspiron	Wirkt am 5-HT1A-Rezeptor, Zulassung für Angststörungen, Ind. bei Komorbidität
Experimentelle Verfahren	**Antidepressive Wirkung**
Modafinil	Via Hypokretin, Orexin im Hypothalamus, Zulassung bei Narkolepsie, ggf. Komorbidität, Schlaflaborabklärung Einige Studien z. B. zur residualen Müdigkeit, Antriebsarmut bei Depression. Beachte Gefahr gefährlicher allergischer Hautauschläge
Amphetamin	Wenige Studien, Versuch bei Antriebsresiduum ADHS-Komorbidität
T_3	Viele gute Studien, naturalistische Effektivität nicht so eindeutig NW: Unruhe
Thyroxin-Hochdosis	Deutliche Hinweise aus Fallberichten und Studien bei Therapieresistenz **Cave:** Herzrhythmusstörungen

Tab. 8.10 Augmentation *(Forts.)*

Experimentelle Verfahren	**Antidepressive Wirkung**
Pramipexol	Dopaminagonist Pos. Studien auch bei bipolarer Störung Ind.: Depression bei M. Parkinson, Anhedonie als Zielsymptom **Cave:** Spielsuchtauslösung möglich
Nahrungsergänzungsmittel Omega-3, SAM-e, Folsäure	Pos. Studien für Omega-3, beachte Dosisempfehlung, z. B. > 1 g/d Gesichert ist Protektion durch Omega-3 in der Sekundärprophylaxe der KHK Hinweise für Wirkung von Folsäure und S-Adenosyl-Methionin (SAM-e)
Testosteron, Östrogen	Substitution nur bei Mangel
Nichtmedikamentöse Verfahren	**Antidepressive Wirkung**
Weißes Licht	Wirkung belegt bei saisonaler Depression (SAD), Hinweise auf Wirksamkeit bei Nicht-SAD
Partieller Schlafentzug	Meist nur vorübergehend, wenn nicht mit Schlafphasenvorverlagerung angewandt Adjuvant immer möglich, Switch-Risiko bei bipolarer Störung
Stimulationsverfahren	**Antidepressive Wirkung**
Elektrokonvulsionsther. (EKT)	Wirkungsvollstes Verfahren überhaupt bei Therapieresistenz 9–12 Sitzungen meist unilateral re in Narkose Kaum absolute KI
Repetitive (> 2 Hz) transkranielle Magnetstimulation (rTMS)	Wirkung in Studien belegt, aber noch keine Zulassung Studien zu Tinnitus
Vagusnervstimulation (VNS)	In USA zugelassen, in Deutschland noch experimentelles Verfahren bei Therapieresistenz, Medikamentenunverträglichkeit
Tiefenhirnstimulation (DBS)	Belegte Wirkung, experimentelles Verfahren
Akupunktur	Eine Metaanalyse, zu wenig Evidenz

Behandlung depressionsbedingter Schlafstörungen

Alle AD außer Trimipramin verändern die Schlafarchitektur. So können z. B. SSRI und MAOI Albträume hervorrufen. Niedrigdosierte TZA können Albträume allerdings durch Erhöhung der REM-Latenz bessern. Bei der differenziellen Behandlung von Ein- und Durchschlafstörungen müssen die HWZ beachtet werden. Prothipendyl und Zolpidem z. B. haben eine HWZ von nur wenigen Stunden. Das Durchschlafen kann durch die Linderung innerer Anspannung und starker formaler Denkstörungen mit Atypika oder durch Reduktion von Albträumen mithilfe von TZA, Pregabalin oder Gabapentin gebessert werden. Beachte ggf. auch eine unabdingbare effiziente Schmerzther.

▶ Tab. 8.11

Tab. 8.11 Behandlung von Schlafstörungen bei Depression

Leichte Depression	Schlafhygiene Nicht-Benzodiazepin (Zolpidem, Zopiclon) Mittelpotentes Neuroleptikum (Prothipendyl, Melperon) Trimipramin und andere TZA niedrig dosiert (z. B. 25–50 mg) Mirtazapin als AD
Mäßige bis schwere Depression ohne Risikofaktoren	**Wie „leichte Depression" plus:** Kurzfristig Benzodiazepin Sedierendes TZA als AD Bei starker Grübelneigung Atypika, ggf. sedierend wie Olanzapin, Quetiapin
Schwere Depression mit Risikofaktoren	**Wie „mäßige bis schwere Depression" plus:** Komb. nach HWZ für Ein- und/oder Durchschlafstörung Beachte Vermeidung zu starker Sedierung mit Einschlafneigung tagsüber
Albträume PTBS-Träume	Pregabalin, Gabapentin, TZA Weniger gut belegt: Clonidin, Prazosin, Topiramat

Gefahrenquellen

Nebenwirkungen

Bezüglich der Standardnebenwirkungen wird auf psychopharmakologische Lehrbücher verwiesen. In ▶ Tab. 8.12 sollen einige klin. bedeutsame NW behandelt werden. Um Wechselwirkungen z. B. im CYP450-System handhaben zu können, muss auf aktuelle Datenbanken oder die i. Allg. gut dargestellte Fachinformation zurückgegriffen werden.

Tab. 8.12 Gefahrenquellen der Nebenwirkungen durch Antidepressiva (AD)

AD	NW	Maßnahme
SSRI	**Asthenie** = schlappe Lustlosigkeit, bei guter Stimmung	Dosisreduktion
	Absetzsy.: Angst, Unruhe, Kopfweh, Übelkeit, Schlafstörungen, Schwitzen	Vorübergehend wieder ansetzen
	Serotonin-Sy.: Auch leichte Formen beachten: Hyperreflexie, Myoklonie, Tremor, Schwitzen, Durchfall, Unruhe	Komb. überprüfen, ggf. Reduktion, absetzen
	Neu auftretende **Suizidalität**	Bis 24. Lj. eher möglich Pat. **vorher** aufklären!
	Beachte neonatale Absetzsy.	Dosisreduktion vor Geburt

Tab. 8.12 Gefahrenquellen der Nebenwirkungen durch Antidepressiva *(Forts.)*

AD	NW	Maßnahme
SSRI	Thromboserisiko erniedrigt, aber **Blutungsrisiko** möglich durch Beeinflussung der Thrombozyten	Risiko mit Internist abwägen
	Sexuelle Störung	Umsetzen beinhaltet Rezidivrisiko Versuch Komb. oder umsetzen Mirtazapin, Bupropion Gegenmittel bei Männern: Sildenafil, Tadalafil
	QT_c-Zeit	Beachte Gefahr der QT_c-Zeit-Verlängerung bei Citalopram/Escitalopram, v. a. in Komb. mit anderen Medikamenten
NSRI	Hohes Risiko von starken **Absetzerscheinungen**	Sehr langsam ausschleichen
	Verschlechterung **Hypertonie**	Risiko abwägen, Blutdruckeinstellung anpassen
NaSSA	Sehr individuelle Empfindlichkeit für **Sedierung** von gar nicht bis zu stark prolongiertem Schlaf	Ggf. Testdosis am Wochenende
TZA	**EKG** vorher Pflicht, wegen NW AV-Block, QT_c-Zeit-Verlängerung	Komb. überprüfen, ggf. absetzen
	Subklin. Delire Wechselnde Kognition, Orientierung	Beachte Plasmaspiegel, Auslassversuch
	Stottern, selten, dann aber sehr verwirrend	Dosisreduktion, ggf. absetzen
MAOI Tranylcypromin	**Frösteln**	Keine Maßnahme erforderlich
	Dauerndes Kopfweh	Falls hypertone Krise ausgeschlossen, weitere Abklärung und abwarten, manchmal Absetzen nötig
	Unerträgliche **bleierne Müdigkeit,** eher dosisunabhängig	Leider gelegentlich Absetzgrund, pos. Wirkung nicht spürbar
	WW Marcumar	INR steigt, häufige Kontrolle
	Bedenkliche Komb. Triptane wegen serotonerger Wirkung und Abbauhemmung durch MAOH	Bei Triptanen beachte ZNS-Gängigkeit (Sumatriptan < Zolmi* = Riza* < Nara* < Eli*) und Abbauweg durch MAO; u. E. am ehesten Zolmitriptan (Ascotop) 2,5 mg

Tab. 8.12 Gefahrenquellen der Nebenwirkungen durch Antidepressiva *(Forts.)*		
AD	**NW**	**Maßnahme**
MAOI Tranylcypromin	**Komb. Morphine** wegen residualer serotonerger Wirkung, siehe v. a. **Notfall-OP und Schmerzther.**	• **Unbedenklich bzgl. SSRI-Wirkung:** Morphin, Codein, Buprenorphin, Oxycodon • **Fraglich bedenklich:** Fentanyl, Remifentanyl, Pentazocin • **Gefährlich:** Dextromethorphan, Petidin, Tramadol, Methadon, Propoxyphen, Tilidin (Gillmann et al. Br J Anaesthesia 2005; 95: 434–441)
	Komb. Carbamazepin	Vorsicht wegen Verwandtschaft zu TZA
Stimmungsstabilisierer	**NW**	**Maßnahme**
Lithium	**Diuretika-Komb.** **ACE-Hemmer** **NSAID**	Erhebliches Risiko der Li-Intox.
	Metallgeschmack	Versuch Dosisreduktion
	Psoriasis-Erstmanifestation	Absetzen
	Erhebliche Gewichtszunahme	Frühzeitig Monitoring, z. B. Hüftumfang. Versuch umfassender Ernährungsberatung
	Gefahr Hyperparathyreoidismus	Ca^{++}-Kontrolle mindestens jährlich
	Hinweise auf zunehmenden Kreatininanstieg („**creeping creatinine") um 20 % nach 4–30 J.**	Kontrolle fortlaufend. Aufklärung, Abwägen des Rückfallrisikos
	Lithiumersatz	Kein vergleichbarer Wirkmechanismus Bei Bipolar II Wechselversuch zu Lamotrigin
Valproat	Valproat-Enzephalopathie (Somnolenz, Apathie, kognitive Verschlechterung)	Spiegelkontrolle, ggf. absetzen
	Hepatopathie/Pankreatitis: Frühzeichen wie Übelkeit, Bauchschmerzen und Apathie	Laborkontrolle Leber, Pankreas, ggf. sofort absetzen, Lebensgefahr
Lamotrigin	**Stevens-Johnson-Sy.** (SJS) und toxische epidermale Nekrolyse (TEN)	Aufdosierung langsam wie in Fachinfo, Vorsicht bei Komb. mit Valproat

Tab. 8.12 Gefahrenquellen der Nebenwirkungen durch Antidepressiva *(Forts.)*		
AD	**NW**	**Maßnahme**
Atypische Neuroleptika	**Komb. TZA und Neuroleptika**	Beachte QT_c-Zeit, v. a. bei Ziprasidon, Sertindol, aber auch bei allen anderen
	Metabolisches Sy.	Beachte Kontrolle, Blutzucker, Blutfette, BMI, Hüftumfang
* = -triptan		

Teratogenität

Datenbanken wie www.reprotox.de oder www.embryotox.de ermöglichen aktuelle Beratung bei schon eingetretener oder erwünschter Schwangerschaft. Besonders risikoreich ist Valproat. Im Einzelfall ist immer eine „Notmedikation" während der Organogenese im ersten Trimenon möglich, um andererseits ein ebenfalls schädliches Erkrankungsrezidiv zu verhindern. Auch in der Stillzeit sind die Pharmakokinetik des Übertritts in die Muttermilch und potenzielle NW zu bedenken.

Fahrtauglichkeit

Maßgeblich sind die Fahrerlaubnisverordnung (FeV; www.fahrtipps.de/recht/fev.php) und die Begutachtungsleitlinien zur Kraftfahrereignung der Bundesanstalt für Straßenwesen.

- Die Fahrerlaubnis nach Stabilisierung der Krankheit ist generell möglich. Beachte die Liste der Führerscheine v. a. bzgl. Personenbeförderung und die Liste der Krankheiten in der Anlage der FeV.
- Stabil eingestellte und nicht kognitiv beeinträchtigende Medikamente können sogar die Voraussetzung für Fahrtauglichkeit sein. Problematisch sind insb. Benzodiazepine.
- Die kognitive Beeinträchtigung durch Medikamente ist jedoch schwer bestimmbar. Laut Studien sind 16 % der entlassenen Pat. fahruntauglich und 60 % mäßig beeinträchtigt. Eine Karenz von 1–2 Wo. nach Beginn der medikamentösen Behandlung ist zu empfehlen. Im Zweifelsfall ist eine verkehrspsychologische Begutachtung notwendig. Bei objektiv feststellbaren Beeinträchtigungen würde analog §§ 315c und 316 StGB der Tatbestand einer strafbaren Trunkenheitsfahrt vorliegen, deshalb eingehende Beratung des Pat. und Dokumentation, insb. Anregung zur Selbstüberprüfung.

Suizidalität

Entscheidend für die Risikobeurteilung sind:

- Suizidversuche in der Vorgeschichte.
- Impulsivität, Sucht.
- Soziale Desaster.
- Mangelnde Remission.
- Als Auslöser aktuelle, subjektiv dramatisch erlebte Probleme.

AD vermindern das Suizidrisiko, indem sie zur Remission führen. Gegen Suizidimpulse wirksam sind potenziell nur Lithium und Clozapin. Eine de novo unter AD auftretende Suizidalität ist bei Erw. > 24 J. selten.

Spezielle Situationen

Posttraumatische Belastungsstörung

PTBS sind üblicherweise therapieresistent gegen antidepressive Strategien, wenn nicht lege artis eine Traumather. mit behutsamer anamnestischer Bestandsaufnahme, Vertrauensbildung und ersten Schritten der Veränderung initiiert wird. Unabdingbar ist die Beendigung von Täter-/Tatortkontakt als einem tatsächlichen praktisch umgesetzten Schritt. Das wiederholte Fragen nach Traumen erfolgt im Verlauf zu wenig und zu selten.

Wiederaufbau

Die Depression ist mit einem Mangel an allen sozialen Ressourcen verbunden. Im Endzustand hat der Pat.

- Keine Freunde.
- Keine Beziehung.
- Kein Geld.
- Keine Arbeit.
- Keine Wohnung.

Antidepressive Ther. kann die Tatkraft, Probleme anzugehen, verbessern; aber ohne **pos. Life Events** wie Schuldenerlass, Betreuer und Wohnungsklärung, Anbindung an eine Tagesstätte ist eine medikamentöse Ther. in der Effektivität eingeschränkt. Die Zusammenarbeit mit Sozialpädagogen bzw. sozialpsychiatrischen Diensten im ambulant-komplementären Bereich ist unerlässlich.

Bipolare Störung

Bipolare Störungen sind oft unterdiagnostiziert, v. a. die Bipolar-II-Störung ist nur fremdanamnestisch verifizierbar. Die Höhe des Switch-Risikos beträgt 18,2 % in Akutstudien, 35,6 % in Erhaltungsstudien. Bei den Substanzgruppen werden TZA und Venlafaxin mit höherem Risiko bewertet, Bupropion weniger. Ein Dosiseffekt ist nicht geklärt. Risikofaktoren sind:

- Anamnestisch AD-induzierte Manie.
- Mehrere antidepressive Behandlungen.
- Pos. Familienanamnese für bipolare Störungen.

Dennoch:

- AD wirken bei bipolarer Störung und sind kaum vermeidbar, aber immer in Komb. mit einem SST anzusetzen.
- Bei schwerer Depression ist die Komb. AD + SST akut wirkungsvoller als ein zweiter SST.
- Unterschiede zwischen Akutther. und Prophylaxe:
  - Nur Untergruppe profitiert von AD-Prophylaxe.
  - Evtl. Verschlechterung in Richtung irritable Dysphorie, dann Absetzen des AD und ggf. weiterer SST.

Prophylaxe

- Nach einer ersten unipolaren Depression kann nach ½ Jahr an das Ausschleichen der Medikation gedacht werden. Da die Wahrscheinlichkeit weiterer depressiver Episoden aber über 50 % liegt, sollte dies nur geschehen, wenn der Pat. im Beobachtungszeitraum völlig symptomfrei ist und keine aktuellen Belastungen wie beruflicher (Karriereschritte, Arbeitsplatzkonflikt) und familiärer Stress (Partnerkonflikt, intensive Kinderbetreuung) vorliegen.

- Die Prophylaxezeit sollte verlängert werden:
  - Spätestens bei der 3. Episode.
  - Nach einer 2. Episode mit Risikofaktoren wie Suizidalität, Psychose.
  - Im Weiteren zu befürchtenden schweren sozialen Folgeschäden.
- Der Begriff der zeitlich „unbegrenzten" Prophylaxe ist hierbei wohl keinem Pat. zu vermitteln; es muss behutsam in 5-Jahres-Plänen gedacht werden.
- Antipsychotika bei psychotischen Depressionen und SST bei bipolaren Störungen bilden einen wichtigen bzw. den wichtigsten Teil der Prophylaxe.
- NW, Wirkungsverlust oder der starke Wunsch des Pat. nach Selbstbestimmung bilden unberechenbare modifizierende Faktoren. Die Arzt-Pat.-Partnerschaft bei depressiv Kranken muss davon unbeschadet stabil sein.

9 Neurotische, Belastungs- und somatoforme Störungen

Markus Reicherzer

Definition Neurosen sind psychische Störungsbilder ohne wesentliche Beeinträchtigung des Realitätsbezugs, am ehesten im Sinne einer Verformung der Erlebens-, Reaktions- und Verhaltensmuster.

Ätiologie Einerseits traumatische Kindheitserlebnisse, die durch belastende Lebensumstände aktiviert werden, oder überfordernde, ohne fremde Hilfe nicht „lösbare" Alltagskonflikte. Außerdem wurden genetische Faktoren und Veränderungen der Transmitterchemie des Hirnstoffwechsels nachgewiesen.

9.1 Angststörungen

Definition (ICD-10: F40 und F41). Angststörungen zählen zu den häufigsten psychischen Problemen. 15–20 % der Bevölkerung sind betroffen. Angst ist ein lebensnotwendiger Affekt (Warnsignal). Als biosoziales Signal trägt Angst entscheidend zu einer sicheren zwischenmenschlichen Bindung und risikobewussten Auseinandersetzung mit der Umwelt bei. Im Rahmen einer Angststörung nimmt der sonst im seelischen Erleben auftretende Gefühlszustand der Angst path. Ausprägungen an. Intensität und Dauer der Angst nehmen zu, entsprechend auch physische Begleiterscheinungen. Angst verliert ihre situationsbezogene Zweckmäßigkeit. Häufig beobachtet man eine komplexe Angstsympt., die diagnost. nicht nur einer spezif. Angststörung zugeordnet werden kann. Unbehandelt Neigung zu ausgeprägter Chronifizierung. Es dauert derzeit zwischen 3 und 5 J., bis eine Angststörung zutreffend diagnostiziert wird. Frauen erkranken doppelt so häufig an Angststörungen wie Männer.

Ätiologie
- Multifaktorielle Genese, in der psychologische, psychodynamische, psychosoziale, neurobiologische und genetische Einflüsse aufeinander verweisen.
- **Auslösende Lebensereignisse:** Trennungserlebnisse, biografische Schwellensituationen, traumatische Ereignisse, psychosoziale Probleme, körperliche Erkr.

Pathogenese Überaktivität der HPA-Achse und damit einhergehend erhöhte Glukokortikoidspiegel als physiologisches Korrelat; allg. Übererregbarkeit von angstregulierenden Strukturen im Bereich des limbischen Systems und Stammhirns; verminderte oder gestörte Funktion des GABA-Benzodiazepin-Rezeptorsystems; genetische Disposition.

Leitsymptome Unerwartet auftretende Angst (▶ Tab. 9.1) mit Beklemmungsgefühlen, Schwitzen, Zittern; Unvermögen, bestimmte oder situationsgebundene, angstbesetzte Alltagsaktivitäten auszuführen, z. B. einkaufen, zur Bank gehen, öffentliche Verkehrsmittel benutzen. Wenn nur körperliche Sympt. im Vordergrund stehen, ohne dass die ursächlich zugrunde liegende Angst vom Pat. empfunden wird, bezeichnet man dies als **somatisches Angstäquivalent.**

Tab. 9.1 Die wichtigsten Angststörungen und ihre wesentlichen Merkmale

Störung	Wesentliche Merkmale
Spezif. Phobien	Übermäßige Angst vor klar umgrenzten Objekten bzw. Objektklassen, z. B. Tiere, Höhen etc.
Panikstörung	Unerwartet auftretende intensive Angstzustände („Panikattacken"), die mit intensivem Unbehagen und körperlichen Sympt. wie Herzklopfen, Zittern, Schwitzen und Atemnot einhergehen

Tab. 9.1 Die wichtigsten Angststörungen und ihre wesentlichen Merkmale *(Forts.)*

Störung	Wesentliche Merkmale
Agoraphobie	Intensive Angst, an Orten zu sein, an denen eine Panikattacke auftreten könnte oder von denen eine „Flucht" schwierig oder keine Hilfe zu erwarten ist; Vermeidung einer Vielzahl von Situationen
Soziale Phobie	Übermäßige Angst oder Unbehagen vor Leistungs- oder sozialen Situationen, insb. davor, im Zentrum der Aufmerksamkeit zu stehen und sich peinlich oder beschämend zu verhalten
Generalisierte Angststörung	Übermäßige Angst vor verschiedenen Ereignissen oder Tätigkeiten, verbunden mit intensiven Sorgen, die als nicht kontrollierbar erlebt werden, körperliche Sympt. wie Ruhelosigkeit, Verspannungen etc.
Hypochondrie/ Gesundheitsangst	Übertriebene und unkorrigierbare Befürchtung, an einer körperlichen Krankheit zu leiden, bei höchstens minimaler körperlicher Beeinträchtigung. Kleinste Schwankungen der Körperfunktionen werden unaufhörlich und irrtümlich als Anzeichen einer schweren Erkr. gedeutet
Zwangsstörungen	Wiederkehrende Gedanken, Impulse oder Bilder (Zwangsgedanken), die als unsinnig bewertet werden können, sich ins Bewusstsein drängen und Angst hervorrufen. Sie führen oft zu stereotypen und rigiden Handlungsweisen (Zwangshandlungen), zu denen eine Person sich gezwungen fühlt, um Angst oder Qual zu verhindern bzw. abzuschwächen
Posttraumatische Belastungsstörung	Ungewolltes Wiedererleben von Aspekten traumatischer Erlebnisse in Form von Flashbacks oder Albträumen mit den gleichen gefühlsmäßigen und körperlichen Reaktionen wie während des Ereignisses. Einhergehend mit erhöhter Erregung, Schreckhaftigkeit und Schlafstörungen, Vermeidung von Situationen und anderen Reizen, die an das Trauma erinnern, sowie Sympt. einer emotionalen Taubheit

Differenzialdiagnosen

- **Endokrine und metabolische Störungen:** M. Cushing mit Hyperkortisolismus, Hypo- und Hyperthyreose, Hyperparathyreoidismus mit Hypokalzämie, Hypoglykämie, Diab. mell., Karzinoidsy., Phäochromozytom, intermittierende Porphyrie.
- **Gastrointestinale Erkr.:** Colitis ulcerosa, M. Crohn, Magen- und Duodenalulzera.
- **Kardiovaskuläre Erkr.:** Mitralklappenprolaps, Kardiomyopathie, Koronarinsuff., koronare Herzkrankheit, Myokardinfarkt, Lungenödem, kardiale Rhythmusstörungen.
- **Pulmonale Erkr.:** Asthma bronchiale, chron. obstruktive Lungenerkr., Lungenembolie, Pneumothorax.
- **Zentralnervöse Erkr.:** Anfallsleiden, Chorea Huntington, Encephalomyelitis disseminata, AIDS-Enzephalopathie, demenzielle Erkr., M. Parkinson, zerebrale Vaskulitiden, vestibuläre Störungen, M. Wilson.
- **Medikamente und Suchtstoffe:** Koffein, Amphetamin, Halluzinogene, Entzug von Benzodiazepinen oder Barbituraten, Delir.

Diagnostik Fachärztliche Behandlung meist erst nach hausärztlicher Vorstellung und Klärung organischer Ursachen.

Diagnostischer Prozess
- Beziehungsaufbau und allg. Eindruck.
- Ausschluss somatischer Ursachen und Komplikationen.
- Klassifikatorische Diagn.
- Analyse des spezif. Problemverhaltens und der Konfliktsituation.
- Einleitung einer angemessenen Behandlung.

- **Exploration und Anamnese:** Fragen nach Bedingungen für das Auftreten von Angst, psychischen und körperlichen Störungen im Rahmen der Angst, Art und Ausmaß des Vermeidungsverhaltens. Medikamentenanamnese. Beruhigende, stützende, empathische Explorationstechnik. Klärung internistischer und neurologischer Erkr. (BB, Elektrolyte, Blutzucker, Schilddrüsenwerte, EKG, EEG).
- **Psychodiagn. Verfahren:** Beck-Angstinventar (BAI), Hamilton-Angstskala (HAMA; ▸ 1.2.3), Panik- und Agoraphobieskala (PAS) etc.

Therapie Sowohl die verhaltenstherapeutischen als auch die psychodynamischen Psychotherapieformen gelten als effizient. Eine Integration der Methoden (einschl. Psychopharmakother.) wird zunehmend diskutiert. Die Ther. der Angsterkr. muss vielgestaltig sein.

Stationäre Aufnahme indiziert bei schwerem subjektivem Leiden und der Unfähigkeit, gewöhnliche berufliche und soziale Anforderungen im Alltag zu bewältigen.

- **Verhaltenstherapie (VT):**
  - **Psychoedukation:** Aufklärung über Erscheinungsformen und Ursachen von Angststörungen, ggf. unter Einbeziehung von Familienangehörigen.
  - **Kognitive/Metakognitive Ther.:** Identifizierung, Bewertung und Korrektur der mit der Panik verbundenen irrationalen Annahmen und Gedanken des Pat. (v. a. bei Panikstörung, generalisierter Angststörung).
  - **Desensibilisierung:** Pat. setzt sich nach dem Erlernen einer Entspannungstechnik (progressive Muskelrelaxation oder autogenes Training) in systematischer und hierarchisch abgestufter Weise dem Angstauslöser in vivo aus (sog. gestufte Exposition). Allmähliche Löschung des Verhaltensmusters der Angst. Ind.: nur sinnvoll, wenn ein „path." Verhalten, also ein Vermeidungsverhalten, vorliegt (bei Phobie).
- **Psychoanalytische Verfahren:** abhängig von Persönlichkeitsstruktur und Introspektionsfähigkeit psychoanalytisches Standardsetting bis zu niederfrequenter Ther. Klare Settingabsprache wegen z. T. ängstlichen Verhaltensweisen der Pat. Bei Ich-schwachen Pat. mit ubiquitärer Angstsympt. (v. a. generalisierte Angststörung) vorrangig Anstreben von Ich-Stärkung und erhöhter Angsttoleranz, nicht von vornherein Konfliktaufdeckung. Bei Vermeidungsverhalten den Pat. anhalten, sich begleitend zur Ther. den betreffenden Situationen auszusetzen (▸ 18.3).

9

- **Soziotherapeutische Ansätze:** bei chron. Verläufen mit psychosozialen Folgeerscheinungen (gesellschaftliche Isolierung, berufliches Scheitern). Reintegrationsmaßnahmen. Gruppenangebote, v. a. Selbsthilfegruppen. Reha-Beratung über Arbeitsamt.
- **Medikamentöse Therapie:**
  - AD (▶ 17.5): wegen Wirklatenz von 10–20 d initial Komb. mit Anxiolytika (Benzodiazepinen).
  - Benzodiazepine (▶ 17.7): Um keine Abhängigkeit zu erzeugen, in absteigender Dosierung geben, spätestens nach 3 Wo. absetzen. KI: Angststörung durch Benzodiazepinabusus.
  - Pflanzliche Anxiolytika: vergleichsweise geringere Wirkung, sehr gut verträglich, keine Abhängigkeit. Sie können unterstützend eingesetzt werden.
  - Andere Anxiolytika wie Buspiron (Bespar®).

9.1.1 Phobie

Definition Objekt- oder situationsgebundene Angst, wobei der (meist ungefährliche) angstauslösende Stimulus außerhalb der betroffenen Person liegt. Der Stimulus wird gemieden; häufig besteht Angst vor der Angst (Erwartungsangst = Phobophobie). Erstauftreten i. d. R. Kindheit und frühe Adoleszenz (spezif. Phobie), mittlere und späte Adoleszenz (soziale Phobie), soziale Phobie ca. 2 %, spezif. (isolierte) Phobien ca. 6 %.

> Phobien können zu schwerstem Vermeidungsverhalten führen: Unfähigkeit zur Ausübung der beruflichen Tätigkeit, länger dauernde völlige Isolierung mit unzureichender Ernährung und sek. Gesundheitsstörungen.

Soziale Phobien

(ICD-10 F40.1).

Klinik Bei der sozialen Phobie bezieht sich die Angst i. d. R. auf eine oder mehrere umschriebene soziale Situationen. Der Betroffene befürchtet, sein Verhalten könne demütigend oder peinlich bewertet werden. Schleichender Beginn. Hohe Chronizität bei fluktuierender Intensität.

- **Inhalte der Angst:** prüfend durch andere Menschen in verhältnismäßig kleinen Gruppen betrachtet werden, Essen und Sprechen in der Öffentlichkeit, Treffen mit anderem Geschlecht, Furcht zu erröten oder auch zu erbrechen, vor anderen schreiben oder eine öffentliche Toilette aufsuchen.
- Oft Persönlichkeiten mit niedrigem Selbstwertgefühl und Furcht vor Kritik.
- Vegetative Sympt.
- Bei ausgeprägter Störung soziale Isolation.

Differenzialdiagnosen Ängstlich-vermeidende PS, Agoraphobie. Körperdysmorphe Störung. Bei einer Reihe von schwerwiegenden psychiatrischen Störungen wie z. B. schizophrenen Psychosen, aber auch bei bestehenden neurologischen Erkr. wie M. Parkinson sind sek. soziale Phobien möglich.

Therapie

- **Antidepressiva:** SSRI wie Paroxetin 20–40 mg/d p. o. (z. B. Seroxat®) **oder** SNRI wie Venlafaxin (Trevilor ret®), 150–225 mg, alternativ MAO-Hemmer,

wie Moclobemid 300–600 mg/d p. o. (Aurorix®). Trizyklika sind weniger effizient; evtl. Betablocker.
- **Psychother.:** KVT (komplexe Therapiepakete: Konfrontation, kognitive Reattribuierung, Selbstsicherheitstraining, Rollenspiele, Hausaufgaben, Entspannungsverfahren); evtl. psychodynamisches Vorgehen.

Spezifische (isolierte) Phobien

(ICD-10 F40.2).

Klinik Inhalte der ausgeprägten und persistierenden Furcht sind eng umgrenzte Situationen und zahlreiche Objekte. Das Individuum hat Einsicht in die Übertriebenheit oder Unbegründetheit seiner Angst. Vermeidungsverhalten. Selten vegetative Sympt.; häufiger Bewusstseinsverlust.

Beispiele:
- Zoophobie: Angst vor Tieren.
- Klaustrophobie: Angst vor geschlossenen Räumen.
- Anblick von Blut, Höhenangst, Examensangst, Flugangst.
- Ängste vor zahnärztlichen Interventionen.
- Selten: Angst vor dem Schlucken oder vor bestimmten Speisen.

Differenzialdiagnosen Karzinophobie und AIDS-Phobie sind meist der hypochondrischen Störung zuzuordnen. Bei Zwangsstörungen gehen die Ängste meist mit ritualisierten Verhaltensweisen einher. Selten: Temporallappenepilepsie (iktale Angst vor z. B. Schlangen).

Therapie
- KVT, insb. Konfrontation in vivo.
- Adjuvant: Entspannungsmethoden, systematische Desensibilisierung (▶ 18.3).
- **Antidepressiva:** SSRI wie Fluoxetin 20–40 mg/d p. o. (Fluctin®), Paroxetin 20–40 mg/d p. o. (z. B. Seroxat®), SNRI wie Venlafaxin (Trevilor ret®) 150–225 mg; alternativ TZA, wie Imipramin 150 mg/d p. o. (Tofranil®), Clomipramin 150 mg/d p. o. (Anafranil®) **oder** MAO-Hemmer wie Tranylcypromin 5–20 mg/d p. o. (Jatrosom®) (**cave:** nebenwirkungsreiche Ther., besondere Vorsichtsmaßnahmen), Moclobemid 300–600 mg/d p. o. (Aurorix®).
- **Benzodiazepine:** z. B. Alprazolam 2–4 mg/d p. o. (z. B. Tafil®) **oder** Clonazepam 0,5–1 mg/d p. o. (z. B. Rivotril®).

> Etwa 50 % aller phobischen Störungen persistieren.

9.1.2 Panikstörung

Synonym (ICD-10 F41.0). Episodisch paroxysmale Angst.

Definition Wiederkehrende anfallsartig auftretende Angst mit plötzlichem Beginn und eskalierender, subjektiv schließlich als unkontrollierbar erlebter Intensität. Die Angstanfälle sind nicht auf bekannte oder vorhersagbare Situationen begrenzt. Nach wenigen Angstanfällen ausgeprägte Erwartungsangst und Vermeidungsverhalten. Häufigkeitsgipfel: junges Erwachsenenalter. Der Beginn ist häufig mit belastenden Lebensumständen verbunden. Häufigkeit: ca. 2 % der Bevölkerung. Risikofaktoren sind genetische Einflüsse (Vater und/oder Mutter betroffen) und Depressionen.

Klinik

- Angstattacken (bis zu 30 Min.) mit angstfreien Intervallen.
- Angst, „wahnsinnig“ zu werden, zu kollabieren oder zu sterben.
- Vermeidung von Situationen, in denen im Fall des befürchteten Angstanfalls kein Entkommen möglich oder keine Hilfe verfügbar wäre.
- Vegetative Sympt. wie Herzklopfen, Schwindel, Atemnot, Engegefühl in der Brust etc.

Diagnostik Eindeutige Diagn. nur nach mehreren Angstattacken zu stellen. Eine Attacke ist gefolgt von einer mindestens einmonatigen Zeitperiode mit antizipatorischer Angst vor dem Wiederkehren einer Attacke. Ausschluss eines kausalen Zusammenhangs mit einer körperlichen Krankheit oder der Wirkung psychotroper Substanzen.
Häufig ist eine hypochondrische Verarbeitung der erlebten Körperbeschwerden. Die Hypochondrie kann im Verlauf eine zugrunde liegende Panikstörung völlig überlagern.

Therapie

- **Verhaltenstherapie (VT):** Bei angestrebter zügiger Symptomreduktion bevorzugtes Behandlungsverfahren (▶ 18.2). Gestufte Exposition in vivo bei sek. Vermeidungsverhalten, kognitive Ther. bei Angstattacken ohne Vermeidungsverhalten.
- **Psychoanalytische Behandlungsverfahren:** Kernkonflikt ist häufig ein Zyklus aus bedrohter Bindung, Verlassenheitsangst, Gefühlen der Hilflosigkeit und Ohnmacht. Hier z. B. psychodynamische Kurzzeitther.▶ 18.3.
  Mögliche Kombination von verhaltensorientierter Exposition und psychodynamischer Einsichtsarbeit (manualgestützte Fokalther.).
- **Medikamentöse Ther.:**
  - **Antidepressiva:** SSRI wie Escitalopram 5–20 mg/d p. o. (Cipralex®), Fluoxetin 20–40 mg/d p. o. (Fluctin®), Paroxetin 20–40 mg/d p. o. (z. B. Seroxat®), SNRI wie Venlafaxin (Trevilor ret®) 150–225 mg; alternativ TZA wie Imipramin 75–150 mg/d p. o. (z. B. Tofranil®) **oder** MAO-Hemmer, z. B. Tranylcypromin 20–40 mg/d p. o. (z. B. Jatrosom®) (**cave:** nebenwirkungsreiche Ther., besondere Vorsichtsmaßnahmen) bzw. Moclobemid 300–600 mg/d p. o. (z. B. Aurorix®).
  - **Anxiolytika:** initial zur sofortigen Symptomreduktion, z. B. Lorazepam 1–3 mg/d p. o. (z. B. Tavor expidet®) oder Alprazolam 2–4 mg/d p. o. (z. B. Tafil®).

Prognose Chronizität wie bei Phobien. Anteil freier Intervalle (u. U. Jahre) ist mit 40 % am höchsten unter den Angststörungen. Kontinuierliche Anbindung in der Behandlung, um möglichst langfristig Beschwerdefreiheit zu erreichen.

9.1.3 Agoraphobie

(ohne Panikstörung ICD-10 F40.00, mit Panikstörung F40.01).

Klinik Bei der Agoraphobie richtet sich die Angst auf menschenüberfüllte oder räumlich begrenzte Orte wie Kaufhäuser, Theater usw. Sie impliziert stets das Bewusstsein, auf wichtige, sicherheitsstiftende Personen nicht zurückgreifen zu können und dadurch in eine hilflose Bedrängnis zu geraten. Einengung des alltägl. Aktivitätsradius. 7 % der Bevölkerung, F > M.

- Inhalte der Angst: das eigene Haus verlassen, Geschäfte betreten, sich in eine Menschenmenge begeben oder selbstständig in Zügen, Bussen oder Flugzeugen reisen (für die Diagn. müssen Ängste in mindestens zwei dieser Situationen bestehen).
- Vermeidung der phobischen Situation als entscheidendes Symptom.
- Oft Isolation, Depressivität, Insuffizienzgefühle und Unfähigkeit, Alltagsaufgaben zu erledigen. Das Fehlen eines jederzeit nutzbaren Fluchtwegs wird als besonders fatal erlebt.

Therapie ▶ 9.1.2.

9.1.4 Generalisierte Angststörung (Angstneurose)

Definition (ICD-10 F41.1). Anhaltende Form der Angst ohne auslösenden Stimulus und ohne spezif. Vermeidungsverhalten. Es imponiert kognitiv eine path. Besorgnis in der Einschätzung der persönlichen Situation und der allg. Umweltbezüge. Hypervigilante Haltung. Einschlafstörungen und schmerzhafte Verspannungen sind häufig begleitende somatische Sympt. Allg. ängstliche Zurückhaltung vor ungewohnten Situationen und Sozialkontakten. Häufigkeitsgipfel in der 2. Lebensdekade. Schleichender Beginn. F > M. Oft chron. fluktuierend verlaufende Erkr. Spezielle Auslöser sind nicht immer eruierbar, schwierige Lebensumstände häufig.

Klinik

- Unerwartet auftretende und wieder abklingende Angstzustände, ohne dass die Pat. jemals ganz frei von Befürchtungen oder Ängsten sind.
- Situations- und objektungebundene Ängste (frei flottierend). Ständige Ängstlichkeit und Erwartungsangst (Hypervigilanz); ständig befürchtete Katastrophen. Inhalte der Ängste v. a. an Alltagsbereiche geknüpft (Gesundheit, Arbeit, Familie und Finanzen).
- Vegetative Sympt., psychomotorische Anspannung, auch Schlafstörungen.
- Pat. weisen Sympt. der Angst an den meisten Tagen über mehrere Wo., meist mehrere Mon. auf.

Therapie

- VT, v. a. kognitive Behandlungsverfahren (▶ 18.3), psychodynamische Behandlungsverfahren (▶ 18.4), Entspannungsverfahren zum adjuvanten Einsatz.
- **Medikamentöse Therapie:**
  - **Antidepressiva:** SSRI wie Escitalopram 5–20 mg/d p. o. (Cipralex®), Paroxetin 20–40 mg/d p. o. (z. B. Seroxat®), SNRI wie Venlafaxin (Trevilor ret®) 150–225 mg; Duloxetin (Cymbalta®) 30–60 mg, alternativ TZA wie Amitriptylin 150 mg/d p. o. (z. B. Saroten®).
  - **Anxiolytika:** Benzodiazepine (▶ 17.7). Alternativ Buspiron 15–30 mg/d p. o. (Bespar®), vergleichbar angstlösend wie Benzodiazepine, volle Wirksamkeitsentfaltung erst nach einigen Wo. Pflanzliche Anxiolytika.
  - **Betablocker:** zusätzlich bei ausgeprägten kardiovaskulären und vegetativen Sympt. oder starkem Tremor, z. B. Propranolol bis 80 mg/d p. o. (z. B. Dociton®).
  - **Antikonvulsiva:** Pregabalin (Lyrica®) um 150–600 mg/d p. o.

Prognose Insgesamt häufig chronifizierende psychische Störung, auch bei sorgfältiger Behandlung (Erfolgsquote 20–30 %).

9.2 Zwangsstörung (Zwangsneurose)

Definition (ICD-10 F42). Die Zwangsstörung ist gekennzeichnet durch wiederkehrende, auf den Pat. im Inhalt quälend oder sinnlos erscheinende Zwangsgedanken und Zwangsimpulse und durch stereotyp wiederholte Zwangshandlungen. Beginn in der Adoleszenz oder im frühen Erwachsenenalter, höchste Prävalenz zwischen dem 30. und 44. Lj., Häufigkeit rund 2 % der Bevölkerung. Zwischen dem Beginn der Zwangskrankheit und einer spezif. Ther. vergehen im Durchschnitt 10 J.

Klinik

- **Zwangsvorstellungen** (zwanghaftes Zweifeln, zwanghaftes Denken, Zwangsbilder, Zwangsimpulse, Zwangsbefürchtungen). Inhalte: Schmutz und Kontamination (Keime, Samen, Menstruationsblut etc.), Aggression, Sexualität (inzestuöse Impulse usw.), Religion, unbelebt-immateriell (Zahlen, Figuren). Pat. verspüren z. B. den Zwang, Gott öffentlich beschimpfen oder auf andere Personen mit einem Messer losgehen zu müssen, um sie schwer zu verletzen. Immer besteht Einsicht in die Unsinnigkeit und Ich-Fremdheit der Gedankeninhalte, daher auch der quälende Charakter für die Betroffenen, verbunden mit innerer Anspannung. Häufig depressive Verstimmungen.
- **Zwangshandlungen**, meist wiederholt oder ritualartig (häufigste Formen: Reinigen, Wiederholen, Kontrollieren) werden als Vorbeugung gegen ein objektiv unwahrscheinliches Ereignis erlebt, das Schaden zufügt oder Unheil anrichtet.
- Fast immer Versuch des Vermeidungsverhaltens, um befürchtete Folgen der Zwangsgedanken zu vermeiden. Eine nach außen nicht erkennbare Form des Vermeidungsverhaltens: Gegendenken, d. h. bewusstes Ablenken der Gedanken, um Zwangsgedanken zu verdrängen.
- In ⅔ der Fälle treten Zwangsgedanken und -handlungen kombiniert auf.

Ätiopathogenese Ursache und Entstehung sind multifaktoriell bedingt. Diverse psychodynamische und lerntheoretische Modelle. Neurochemische, genetische und neuroanatomische Faktoren werden diskutiert.

Diagnostik

- Internistische und neurologische Diagn. (EEG, MRT, Anti-Streptolysin-Titer)
- Sowohl Zwangsgedanken als auch -handlungen, die zu einem bedeutsamen emotionalen Disstress oder einer merklichen psychosozialen Behinderung führen, müssen über mindestens 2 Wo. bestehen, damit die Diagn. gestellt werden kann.
- Neben Exploration auch Einsatz psychodiagn. Verfahren, z. B. Hamburger Zwangsinventar (▶ 1.2.3), Yale Brown Obsessive Compulsive Scale (Y-BOCS).

Differenzialdiagnosen

- Zwanghafte (anankastische) PS (▶ 11.1.6): Zwanghafte Menschen empfinden ihre Überkorrektheit und ihr Kontrollbedürfnis als sinnvoll und berechtigt (Ich-synton).
  Anankastische Depression: Zwangssympt. im Rahmen einer (meist schweren) depressiven Episode (▶ 8).

- Schizophrene Psychose: z. B. paranoide Sympt. mit Zwängen, die als von außen gemacht erlebt werden, oder mit imperativ auftretenden Stimmen.
- **Neurologische Krankheiten:** Erkr. der Basalganglien, z. B. Gilles-de-la-Tourette-Sy., häufig komorbides Auftreten von Zwangssympt. Tic-Störungen. Entwicklungsstörungen.
- **Auslösung durch Medikamente:** L-Dopa, Amphetamine, Kokain.

Therapie

- **Medikamentöse Therapie:**
  - **Serotonerge Antidepressiva:** selektiv serotonerge AD, z. B. Fluoxetin 20–60 mg/d p. o. (z. B. Fluctin®), Paroxetin 20–60 mg/d p. o. (z. B. Seroxat®) oder Sertralin 50–200 mg/d p. o. (z. B. Zoloft®); SNRI, z. B. Venlafaxin (Trevilor®) 225–300 mg; alternativ TZA, z. B. Clomipramin 150 mg/d p. o. (z. B. Anafranil®). Wichtig ist eine genügend hohe Dosierung. Erfolg einer medikamentösen Behandlung erst nach 2–3 Mon. zu erwarten, dabei überwiegend graduelle Besserung der Sympt. um 40–50 % zu erreichen. Langfristige Erhaltungsther. von 12–24 Mon. erforderlich.
  - **Neuroleptika:** bei Therapieresistenz oder schwerwiegender klin. Ausprägung bzw. Nähe der Sympt. zum schizophrenen Formenkreis, z. B. im Rahmen einer schizotypen Störung, ggf. Neuroleptika als Add-on-Ther., z. B. Risperidon (Risperdal®) 3–6 mg, alternativ Quetiapin (Seroquel®) 300–800 mg.
- **Verhaltenstherapie** (▶ 18.3):
  - Neue Behandlungsleitlinie (AWMF) wird 2012 veröffentlicht.
  - Multimodale Behandlung:
    - Einleitende Beratung.
    - Intensive Motivierung des Pat.
    - Familienzentrierte Interventionen.
    - Expositionsbehandlung und Reaktionsverhinderung.
    - Kognitive Ther.

Ausheilung nur in 10–15 % der Fälle, meist chron. Verlauf. Ausgeprägte psychiatrische Komorbidität und psychosoziale Behinderung. Behandlungsziel i. d. R. symptomatische Besserung.

9.3 Reaktionen auf schwere Belastungen und Anpassungsstörungen

Definition (ICD-10 F43). Psychische Beeinträchtigungen als Folge eines außergewöhnlich belastenden Lebensereignisses oder einer besonderen Veränderung im Leben, die zu einer anhaltend belastenden Situation geführt hat.

Leitsymptome

- **Psychische Störungen:** depressive Verstimmung, evtl. Suizidgedanken, Angst, Ängstlichkeit, Besorgnis, Bewusstseinseinengung („Betäubung"), Desorientiertheit, Rückzugsverhalten, Teilnahmslosigkeit, Depersonalisation.

- **Vegetative Sympt.:** Tachykardie, Erröten, Schwitzen, vegetative Übererregtheit. Schlaflosigkeit.

Ätiopathogenese Es darf keine Linearität zwischen Stressfaktor und Symptom angenommen werden. Ein vielschichtiges Wechselspiel intervenierender Variablen ist zu diskutieren.

- Natur des Stressors als Dimension für die äußere Belastung.
- Subjektive Bedeutungsattribution des betroffenen Individuums. Diese kann bewusste und unbewusste Aspekte besitzen.
- Widerstandsfähigkeit einer Person vor dem Hintergrund einer individuellen Lerngeschichte. Verfügbare Ich-Stärke, Begabungen, Copingfertigkeiten und Abwehrmechanismen.
- Soziales Netz und Unterstützungssysteme.

Daneben existieren diverse psychodynamische, entwicklungspsychologische, behaviorale und kognitive Modelle zur Genese. Insb. bei der PTBS spielen neurobiologische Modelle für das Verständnis der psychobiologischen Veränderungen und therapeutische Implikationen eine wesentliche Rolle.

Diagnostik

- **Ein- bzw. Überweisungsgrund:** häufig Verdachtsdiagn. Depression. Zunächst Beobachtung und symptomorientierte Behandlung; evtl. später bei kooperativen Pat. Durchführung von Persönlichkeitstests.
- **Anamnese, Medikamenten- und Familienanamnese:** hinsichtlich psychischer Veränderungen meist unauffällige Vorgeschichte. **Traumatisierende Ereignisse in der Anamnese:**
  - Ernsthafte Bedrohung für die Sicherheit oder körperliche Unversehrtheit des Betroffenen oder einer geliebten Person, z. B. Naturkatastrophe, Unfall, Verbrechen, Vergewaltigung.
  - Entscheidende Lebensveränderungen (z. B. Emigration), belastende Ereignisse (z. B. Todesfall, Trennungserlebnisse), körperliche Krankheit (z. B. Krebserkrankung).
  - Plötzliche, unerwartete, bedrohliche Veränderung der sozialen Stellung, z. B. Verluste durch Todesfälle, Besitzverlust, Emigration.
  - Kampfhandlungen im Krieg, z. B. gewaltsamer Tod anderer oder selbst Opfer von Folterung, Terrorismus, Vergewaltigung.

> Die zeitliche Kopplung des Auftretens von Sympt. mit dem belastenden Ereignis ist diagnostisch wichtig!

Differenzialdiagnosen

- **Schizophrene Psychose:** akute Exazerbation mit Mutismus, Teilnahmslosigkeit, Erstarrung (Katatonie), Klärung durch Anamnese und Verlauf.
- **Depressiver Stupor:** Depressivität, suizidale Gedanken; affektive Regungslosigkeit, Mutismus. Klärung durch Anamnese und Verlauf.
- **Persönlichkeitsstörungen:** z. B. dependente, ängstlich depressive, emotional instabile PS. Sympt. länger bestehend, kein spezif. auslösendes Ereignis.

Therapie

Psychother.: KVT, Gesprächspsychother., Entspannungsverfahren.
Medikamentös: AD (▶ 17.5) und/oder Anxiolytika (▶ 17.7).

9.3.1 Akute Belastungsreaktion

Definition (ICD-10 F43.0). Psychische Reaktion auf massive Traumatisierung. Vorübergehende (Stunden bis mehrere Tage andauernde), meist wenige Min. nach einem belastenden Ereignis auftretende psychische Störung bei einer bislang psychisch unauffälligen Person. Wird in der ICD-10 unter neurotischen Störungen geführt, ist aber im engeren Sinne nicht zu diesen zu rechnen.

Klinik Zeichnet sich syndromal durch ein intrusives Wiedererleben der Traumaerfahrung, traumabezogenes Vermeidungsverhalten sowie eine typische autonome Hyperaktivität aus.
Klagen der Pat. lassen i. d. R. das belastende Ereignis sofort erkennen. Typische Sympt. sind ängstlich depressiver Affekt und die vorübergehende Unfähigkeit zur Reizverarbeitung („fühle mich wie im Schock, wie gelähmt").
Fluktuierendes Symptombild mit Depression, Angst, Verzweiflung, Überaktivität, Rückzug, auch Stupor, Bewusstseinseinengung, eingeschränkte Aufmerksamkeit, Unfähigkeit, Reize zu verarbeiten, vegetativen Störungen, somatisierenden Sympt., Desorientiertheit, dissoziativer Sympt.

Ätiopathogenese Trotz der zentralen pathogenetischen Bedeutung einer Realtraumatisierung müssen multifaktorielle Einflüsse berücksichtigt werden.

Therapie Psychotherapeutische Interventionen stehen im Mittelpunkt der Behandlung.

- **Medikamentöse Therapie:**
  - **Antidepressiva:** kurz- bis mittelfristige Gabe z. B. eines SSRI wie etwa Escitalopram (Cipralex®) 10 mg p. o., bei gestörtem Nachtschlaf Mirtazapin (Remergil®), 15–30 mg p. o.; SNRI, z. B. Venlafaxin (Trevilor®) 150–225 mg bei gestörtem Antrieb; alternativ TZA, z. B. Amitriptylin (z. B. Saroten®) (**cave:** Nebenwirkungsprofil!) bis zur Standarddosis von 150 mg/d.
  - **Anxiolytika:** z. B. Lorazepam 0,5–1 mg/d p. o. (z. B. Tavor®), nur zur kurzfristigen Erleichterung und Entspannung.
- **Psychotherapie:**
  - Stützende Gespräche im Sinne einer Krisenintervention (Suizidalität ▶ 4.7).
  - Kognitive Ther. (▶ 18.3) v. a. bei vorbestehenden PS.
  - Psychoanalytische Fokalther. (▶ 18.4.2).
  - Selbstsicherheitstraining, Erlernen von Entspannungstechniken.

9.3.2 Posttraumatische Belastungsstörung (PTBS)

Definition (ICD-10 F43.1). Verzögerte Reaktion (Latenz von Wo. bis 6 Mon. auf eine außergewöhnliche Bedrohung oder Katastrophe, die i. d. R. bei jeden Menschen eine psychische Beeinträchtigung hervorruft (keine neurotische Störung im engeren Sinne). Die akute Belastungsreaktion geht häufig in eine PTB über.

Klinik Wiederkehrende, eindringliche Erinnerung an das Ereignis. Besonde häufig Gefühl der emotionalen Stumpfheit, Starrheit des Affekts und Desinteress an den gewohnten Lebensabläufen. Träume, Albträume mit Nachhallerinnerungen („Flashbacks"). Vegetative Übererregtheit mit Vigilanzsteigerung, Schlaflosigkeit. Gleichgültigkeit gegenüber anderen Menschen, Rückzugsverhalten. Ve meiden von Aktivitäten, Orten oder Menschen, die an das Trauma erinnern. Seltener Ausbrüche von Angst, Panik oder Aggressivität. Suizidgedanken.

Häufige Phasen einer psychopathologischen Reaktion:

- Emotionaler Ausnahmezustand.
- Panik oder Erschöpfung.
- Extreme Vermeidung (in diesem Zusammenhang Konsum von Drogen, Alkohol).
- Überflutungszustände (Flashbacks).
- Psychosomatische Reaktionen.
- Persönlichkeitswandel (z. B. Alexithymie oder andauernde Persönlichkeitsänderung nach Extrembelastung).

Zwischen 50 und über 90 % der Pat. mit einer chron. PTBS (Symptomdauer > 3 Mon.) weisen zusätzlich noch eine weitere psychische Störung in ihrer Lebenszeitprävalenz auf.

Therapie Grundsätzlich ist von einer prim. pharmakologischen und psychotherapeutischen Kombinationsbehandlung zunächst abzuraten.

- **Medikamentöse Ther.:** Die Pharmakother. ist vielmehr an einer bestimmten Symptomkonstellation zu orientieren (▶ Tab. 9.2):
  - Wiederkehrende und belastende, sich aufdrängende Erinnerungen.
  - Flashback-Episoden, Albträume.
  - Schlafstörungen.
  - Depressionen.
  - Panikattacken, Angstzustände.
  - Erhöhtes Arousal (Übererregtheit).
  - Psychotisches Erleben (Wahn, Halluzinationen).

Tab. 9.2 Medikamentöse Therapie bei posttraumatischer Belastungsstörung

Substanzgruppe	Beispiele (Generika)	Tagesdosis, Dauer	Indikationen
Antidepressiva			
SSRI	Citalopram, Fluoxetin, Paroxetin, Sertralin	10–60 mg, mindestens 8–12 Wo. (Sertralin 50–150 mg; Citalopram 10–40 mg)	Depression, Panikattacken, Angst
Trizyklika	Amitriptylin, Clomipramin, Doxepin	100–250 mg, mindestens 8–12 Wo.	Depression
MAO-Hemmer	Moclobemid, Tranylcypramin	10–40 mg, mindestens 8–12 Wo.	Depression, Panikattacken, Angst
„Moodstabilizer"	Carbamazepin, Lamotrigin, Lithiumcarbonat, Valproinsäure	Dosierung nach Serumspiegel; Ausnahme Lamotrigin: 200–400 mg, mindestens 8–12 Wo.	Depression, Panikattacken, Angst
Tranquilizer/Anxiolytika			
Benzodiazepine	Alprazolam, Lorazepam	1–4 mg, nur kurzzeitige Anwendung (4–8 Wo.)	Panikattacken, Schlafstörungen
Azapirone	Buspiron	15–60 mg, mindestens 6–8 Wo.	Panikattacken, Angst

9

Tab. 9.2 Medikamentöse Therapie bei posttraumatischer Belastungsstörung *(Forts.)*

Substanzgruppe	Beispiele (Generika)	Tagesdosis, Dauer	Indikationen
Tranquilizer/Anxiolytika			
Antipsychotika	Perazin, Quetiapin	50–500 mg	Schlafstörungen, Aggressivität
	Haloperidol, Olanzapin, Risperidon, Ziprasidon	2–15 mg, bei Ziprasidon 20–40 mg	Psychotisches Erleben

! Auf keinen Fall sollten Pat., die gegenwärtig oder in der Vorgeschichte einen Substanzmissbrauch oder eine Substanzabhängigkeit aufweisen oder zu einer Risikogruppe für Abhängigkeitsentwicklung gehören (z. B. Alkohol- oder Drogenabhängigkeit in der Familie) mit Benzodiazepinen behandelt werden.

- **Psychotherapie:** Die kognitiv-verhaltenstherapeutischen Techniken stellen innerhalb der psychosozialen Verfahren die am besten untersuchten Behandlungsprogramme dar. Gute Ergebnisse konnten gezeigt werden für: Konfrontationsther., Angstbewältigungstraining („Stressimpfung"), kognitive Ther., Augenbewegungsther. [Eye Movement Desensitization and Reprocessing (EMDR) nach Shapiro] und Kombinationsprogramme.
  Bei Traumafolgestörungen durch komplexe Traumatisierungen in der Kindheit kommen multimodale Ansätze zur Anwendung.

Prognose Bei 80–90 % Remission. Chron. Verlauf möglich mit Übergang zu einer andauernden Persönlichkeitsänderung (ICD-10 F62.0).

9.3.3 Anpassungsstörungen

Definition (ICD-10 F43.2). Zählen zu den am häufigsten gestellten psychiatrischen Diagn. Sie bilden maladaptive Auseinandersetzungen mit belastenden Lebensereignissen oder einschneidenden Veränderungen ab. Subjektives Leiden und emotionale Beeinträchtigung mit Einschränkung der sozialen Funktionen und Leistungen nach entscheidenden Lebensveränderungen (z. B. Emigration) oder belastenden Ereignissen (z. B. Todesfall, Trennungserlebnisse). Sympt. beinhalten meist Angst oder depressive Verstimmung leichter bis mittlerer Intensität. Individuelle Disposition bzw. Vulnerabilität; v. a. selbstunsichere, dependente Persönlichkeiten. Meist innerhalb von 1 Mon. nach dem belastenden Ereignis auftretend. Dauer meist nicht länger als 6 Mon.

Klinik

- Auf Suizidalität achten (▶ 4.7).
- Depressive Verstimmungen, Ängstlichkeit; Besorgnis, die Zukunft nicht bewältigen zu können. Schwierigkeiten mit der Bewältigung der Alltagsaufgaben.
- Bei Jugendlichen häufiger gereizt aggressives Verhalten, bei Kindern häufig regressives Rückzugsverhalten und gemischte emotionale Auffälligkeiten.

Therapie Supportive Psychother. in jedem Fall indiziert. Initial kognitive Klärung der jeweiligen Belastungssituation und Entlastung von bedrängenden Gefühlszuständen. Bei erheblichem Leidensdruck oder ausgeprägter Sympt. Anxiolytika (▶ 17.7) und AD (▶ 17.5) nur kurzfristig einsetzen, v. a. bei Suizidalität und starker Angst. Psychother. (▶ 18.5.2) bei auffälliger Persönlichkeit stützende Gespräche, kognitive Ther., Selbstsicherheitstraining, soziales Kompetenztraining, evtl. ergänzend Entspannungstechniken.

Prognose Bei 20 % muss ein chron. Verlaufstypus festgestellt werden, meist stellt sich eine Besserung der Sympt. rasch ein.

9.4 Dissoziative Störungen (Konversionsstörungen)

Definition (ICD-10 F44). Klin. sehr heterogene Bilder. Beeinträchtigungen in diversen psychischen Funktionen (Bewusstsein, Identität, Gedächtnis, Selbst- und Welterleben). Häufig Komorbidität mit anderen psychischen Störungen. Betroffene zeigen häufig ein somatisches Krankheitskonzept.

Ätiologie Psychoanalytisch gesehen ist Dissoziation ein Antwortmodus auf innerseelische und interpersonelle Konflikte. Kognitionspsychologische Modelle erklären Dissoziation als Diskrepanz zwischen den Aufmerksamkeitsgraden für äußere bzw. innere Stimuli. Daneben finden sich neurobiologische Hypothesen: gesteigerte Aktivität des medialen präfrontalen Kortex, endogenes Opioidsystem.

Leitsymptome Erinnerungen an die Vergangenheit, Identitätsbewusstsein, unmittelbare Sinnesempfindungen und Kontrolle von Körperbewegungen gehen ganz oder teilweise verloren, ohne dass sich körperliche Ursachen finden lassen, z. B. psychogene Blindheit, Lähmungen, Gefühlsstörungen oder Amnesie. Verlauf ist wechselhaft in Intensität und Dauer: Beginn meist plötzlich (auch im Zusammenhang mit einem belastenden Ereignis), häufig abrupte Symptomremission nach Wo. bis Mon. Bei bleibendem Auslöseereignis auch chron. Formen über Jahre möglich, dann häufig therapieresistent. Oft ersichtlicher sek. Krankheitsgewinn (Aufmerksamkeit, Konflikt- und Belastungsvermeidung).

Phänomenologische Unterscheidung zwischen
- dissoziativen Bewusstseinsstörungen (Dissoziation rein auf psychischer Ebene) und
- Konversionsstörungen (Dissoziation auf Körperebene).

Diagnostik
- Anamnese: Eine psychogene Verursachung, d. h. ein zeitlicher Zusammenhang mit einer psychosozialen Belastung, muss nachgewiesen sein, und zwar auch, wenn dies vom Pat. selbst geleugnet wird.
- Vorhandensein der für die einzelnen Störungen (▶ Tab. 9.3) typischen klin. Charakteristika.
- Ausschluss einer körperlichen Erkr., welche die Sympt. ausreichend erklären könnte.

Tab. 9.3 Übersicht über die dissoziativen Störungen in der ICD-10

Dissoziative Bewusstseinsstörung	Konversionsstörung
Dissoziative Amnesie (F44.0)	Dissoziative Bewegungsstörung (F44.4)
Dissoziative Fugue (F44.1)	Dissoziative Krampfanfälle (F44.5)
Dissoziativer Stupor (F44.2)	Dissoziative Sensibilitäts- und Empfindungsstörungen (F44.6)
Trance- und Besessenheitszustände (F44.3)	
Ganser-Sy. (F44.80)	
Multiple Persönlichkeitsstörung (F44.81)	
Dissoziative Störung, gemischt (F44.7)	

Differenzialdiagnostik Ausschluss somatischer Erkr.

Therapie Systematische kontrollierte Therapiestudien liegen bisher nicht vor. Psychother. zeigt generell die besten Effekte.

- **Medikamentöse Therapie:** v. a. bei komorbiden psychischen Störungen. AD bei starker Ausprägung depressiv ängstlicher Sympt. bis zur tägl. Standarddosis, z. B. SSRI, SNRI, alternativ evtl. auch TZA (▶ 17.5). Dissoziation korreliert eng mit Anspannung. Hier können unterschiedliche Substanzen versucht werden (**cave:** immer „Off-Label Use", daher Pat. in Behandlungsentscheidung aktiv einbinden und medikamentösen Behandlungsversuch individuell vereinbaren; Shared Decision Making): Clonidin (Catapresan®) 0,075–0,3 mg bei Bedarf, Naltrexon (Nemexin®) 25–75 mg/d p. o.; evtl. atypische Antipsychotika, z. B. Quetiapin (Seroquel®) 25–200 mg/d p. o.
- **Psychotherapie:** Mittel der Wahl.

> **!** Pat. mit Konversionsstörungen stellen ein besonderes Problem für die Einleitung einer Psychother. dar, weil sie aufgrund ihrer körperlichen Funktionsausfälle häufig ein somatisches Krankheitskonzept haben, was bei der Therapieplanung berücksichtigt werden muss.

  - Vorsichtige Aufklärung und Vermittlung eines Krankheitsmodells. Psychologische Faktoren als verlaufsmodifizierend oder (teil-)ursächlich darstellen.
  - Validierung des Leidensdrucks in Verbindung mit der Sympt. und den daraus resultierenden psychosozialen Konsequenzen.
  - Einleitung einer symptomorientierten Behandlung (z. B. Krankengymnastik bei motorischen Störungen).
  - Suggestiv-hypnotherapeutische Verfahren (autogenes Training, progressive Muskelentspannung nach Jacobson).
  - Therapiefortführung auf der Grundlage der gewonnenen Behandlungserfahrungen und differenzielle Therapieind.

Behandlungsplanung in Abhängigkeit davon, ob Störung als Reaktion auf ein Krise, als neurotische Erkr. oder aber als „Epiphänomen" einer komplexeren (Per

sönlichkeits-)Störung zu werten ist. Wann immer eine Realtraumatisierung zu identifizieren ist, sollte diese im Vordergrund der Behandlung stehen.
Lösung von sozialen und Alltagskonflikten. Möglichst frühzeitiger Beginn. Bei vorausbestehender neurotischer Grundstruktur bzw. Persönlichkeitsstörungen ggf. umfassenderen Therapieansatz (psychodynamische Psychother., kognitive Ther. ▶ 18.3).
Behandlungsphasen:
- Stabilisierung und Symptomreduktion.
- Auseinandersetzung mit den traumatischen Erlebnissen.
- Persönlichkeitsintegration und ggf. Rehabilitation.

In der **Stabilisierungsphase** können imaginative Techniken sehr hilfreich sein. Die Vermittlung von Fertigkeiten der Stresstoleranz, Übungen der Achtsamkeit (Reizdiskrimination) und der Einsatz des EMDR werden empfohlen. Ziel ist eine genügende Affektkontrolle und Fähigkeit zur Selbststeuerung.
Bei Pat. mit dissoziativen Bewusstseins- und Konversionsstörungen können sich ambulante und stationäre Behandlungen zur Intervallther. ergänzen.

9.4.1 Dissoziative Amnesie

Definition (ICD-10 F44.0). Defizitäre Erinnerung an persönlich relevante Informationen wie die eigene Identität, wichtige Lebensereignisse oder -abschnitte. Vergessene Inhalte sind überwiegend traumatisch oder zumindest stark belastend. Die Amnesie ist i. d. R. unvollständig und selektiv. Sie kann im Verlauf unterschiedlich ausgeprägt sein, übersteigt jedoch immer das Ausmaß natürlicher Vergesslichkeit. Häufig Remission. Häufig bei jungen Erw., M > F.

Ätiopathogenese Der Einfluss von Traumaerfahrungen auf das Gedächtnissystem mit den unterschiedlichen mnestischen Funktionen kann in den Mittelpunkt kausaler Betrachtungen gerückt werden.
Trauma und dissoziative Amnesie:
- Zwischen dem Auftreten einer dissoziativen Amnesie scheint es in vielen Fällen eine Beziehung zur „Dosis“ (Häufigkeit und Schwere) der auslösenden Traumatisierung zu geben.
- Traumatisierungen in der Kindheit scheinen eher zu dissoziativen Amnesien zu führen als Traumatisierungen im Erwachsenenalter.
- Eine dissoziative Amnesie lässt sich weder durch einen besonderen Test noch eine bestimmte Untersuchung beweisen. Die differenzialdiagnost. Überlegungen sollten entsprechend breit angelegt sein.

Diagnostische Kriterien nach ICD-10
1. Die allg. Kriterien für eine dissoziative Störung müssen erfüllt sein.
2. Entweder teilweise oder vollständige Amnesie für vergangene Ereignisse oder Probleme, die traumatisch oder belastend waren oder noch sind.
3. Die Amnesie ist zu ausgeprägt und zu lange anhaltend, um mit normaler Vergesslichkeit oder durch eine gewollte Simulation erklärbar zu sein (die Schwere und das Ausmaß der Amnesie können allerdings von einer Untersuchung zur anderen wechseln).

Differenzialdiagnosen
- **Andere dissoziative Störungen:** Symptom anderer psychischer Störungen (dissoziative Fugue ▶ 9.4.2, dissoziative Identitätsstörung, PTBS ▶ 9.3.2, emotional instabile Persönlichkeitsstörung ▶ 11.1.4).

- **Simulation:** Abgrenzung schwierig. Im Rahmen einer Simulation oder als artifizielle Störung. Diagn.: genaue Untersuchung von Motivation, prämorbider Persönlichkeit und gegenwärtiger Lebenssituation (simulierte Amnesie bei finanziellen Problemen, Lebensgefahr in Kriegszeiten, drohender Gefängnisstrafe).
- **Extreme Erschöpfung:** kognitive Leistungen global beeinträchtigt. Diagn.: charakteristische Vorgeschichte mit körperlicher und/oder seelischer Belastung.
- **Intox.** (▶ 4.9): zusätzlich Minderung der Wachheit und Aufmerksamkeit. Diagn.: auslösendes Agens mit evtl. körperlichen Begleiterscheinungen, v. a. massiver Alkoholkonsum, Einnahme von Barbituraten, Benzodiazepinen, Phencyclidin, LSD und Steroiden.
- **Metabolische Störungen:** z. B. Urämie, Hypoglykämie, Porphyrie.
- **Chron. subdurales Hämatom:** Störung weiterer kognitiver Leistungen; chron. progrediente Sympt. Diagn.: Bildgebung (cCT).
- **Organisch bedingte psychische Störungen** (▶ 5): i. d. R. zusätzlich andere kognitive Störungen. Diagn.: kein Zusammenhang mit belastenden Lebensereignissen.
- **Schädel-Hirn-Trauma:** Amnesie zwar retrograd, wie bei dissoziativer Amnesie, mitunter aber auch anterograd. Diagn.: Unfallereignis.
- **Transiente ischämische Attacke (TIA):** z. B. Amaurosis fugax, Paresen etc., ggf. zusätzlich Bewusstseinsminderung. Diagn.: akute neurologische Defizite.
- **Transiente globale Amnesie (TGA):** globale, meist anterograde Amnesie; v. a. Pat. der 2. Lebenshälfte. Diagn.: wach, ratlos, perseverierend, Routinetätigkeiten möglich; Ätiol. unklar, u. a. im Zusammenhang mit Migräneanamnese, sowie plötzlichen physischen und psychischen Belastungen.
- **Epileptischer Dämmerzustand:** iktal bzw. postiktal, Bewusstseinsminderung, evtl. stuporös, Erregungszustand, automatisierte Tätigkeit meist möglich, ungezieltes Weglaufen. Diagn.: EEG; Anfallsanamnese.
- **Komplex-partielle Anfälle:** Bewusstseinsminderung, Automatismen, evtl. iktale Sprachstörung, tonische Sympt. Diagn.: EEG; Anfallsanamnese.

9.4.2 Dissoziative Fugue

Definition (ICD-10 F44.1). Es kommt zu einer zielgerichteten Ortsveränderung die über die gewöhnliche Alltagsaktivität des Betroffenen hinausgeht. Obwohl fü die Zeit der Fugue eine Amnesie besteht, sind die sonstigen psychosozialen Kom petenzen wie die Selbstversorgung weitgehend erhalten, sodass der Betroffene au Außenstehende unauffällig wirkt. Insgesamt selten.

Klinik Während der Fuguezustände erscheint das Verhalten des Pat. durchau geordnet und zielgerichtet. Ortsveränderungen über den tägl. üblichen Aktions bereich hinaus („psychogenes Weglaufen“). Mitunter Annahme neuer Identitä mit Reise zu früher vertrauten Plätzen und Orten. Aufrechterhalten der einfache Selbstversorgung (z. B. Essen, Waschen) und einfacher sozialer Interaktionen m Fremden (z. B. Kauf von Fahrkarten, Tanken, Einholen von Auskünften). Kenn zeichen der dissoziativen Amnesie (▶ 9.4.1), d. h., die Betroffenen erinnern sic später nicht mehr an ihr „Weglaufen“, sie „wachen“ irgendwo auf und wisse nicht, wie sie dorthin gekommen sind.

Vier klinische Typen der dissoziativen Fugue nach C. Fisher (1976)

1. Einfache dissoziative Fugue (DF) von variabler Dauer; Gedächtnisverlust für ein zurückliegendes Ereignis. Es wird oft durch eine Intox. ausgelöst, nicht verursacht.
2. DF mit retrograder Amnesie: Hier besteht weder das Gefühl des Verlusts der eigenen noch die Annahme einer fremden Identität. Rückkehr zu einer früheren Periode im eigenen Leben mit Amnesie für die Zwischenzeit bis zur Gegenwart.
3. DF mit einem Wechsel der persönlichen Identität. Der Pat. nimmt einen falschen Namen an.
4. DF mit bewusst erlebtem Verlust der persönlichen Identität: schwerste Form.

Ätiopathogenese Wie dissoziative Amnesie (▶ 9.4.1).

Verlauf und Prognose Beginn und Ende einer dissoziativen Fugue i. d. R. plötzlich. Die Remission setzt nicht selten nach einem vorausgegangenen Schlaf ein. Die Prognose ist meist günstig.

Differenzialdiagnosen ▶ 9.4.1, v. a. transiente globale Amnesie, Dämmerzustände, komplex partielle Anfälle.

9.4.3 Dissoziativer Stupor

Definition Charakterisiert durch eine (fast) vollständige Bewegungslosigkeit der (meist) mutistischen Betroffenen und eine damit assoziierte Einschränkung der Reizaufnahme und Reaktion bei wachem Bewusstsein. Der Zustand wird ausschließlich durch den Untersucher festgestellt. Identifikationsmechanismen bzw. Modellfunktionen relevanter Dritter spielen für die Symptomwahl eine wichtige Rolle. Geringe Prävalenz. Altersgipfel zwischen 15. und 30. Lj. F > M.

Klinik Deutliche Verringerung bis hin zum Fehlen der willkürlichen Bewegungen und Aktivitäten, kombiniert mit einer Sprachverarmung bis hin zum Mutismus. Muskeltonus, Haltung, Atmung und koordinierte Augenbewegungen verraten, dass der Pat. weder schläft noch bewusstlos ist. Er reagiert nur geringfügig oder gar nicht auf Umgebungsreize wie Berührung, Geräusche, Licht oder Schmerz. In schweren Fällen besteht Harninkontinenz. Nach Remission des Stupors besteht meist eine partielle oder komplette Amnesie für die Erkrankungsperiode bzw. die Auslösesituation.

Ätiopathogenese Vielfältige Belastungsfaktoren (Unfälle, Dialysebehandlung, Schulschwierigkeiten, Traumata im engeren Sinn). Evtl. phylogenetische Parallele zum Totstellreflex mancher Tiere (Verteidigungsverhalten).

Diagnostische Kriterien nach ICD-10

1. Die allg. Kriterien für eine dissoziative Störung müssen erfüllt sein.
2. Eine beträchtliche Verringerung oder das Fehlen willkürlicher Bewegungen und der Sprache sowie der normalen Reaktion auf Licht, Geräusche und Berührung.
3. Normaler Muskeltonus, aufrechte Haltung und Atmung sind erhalten (indes häufig eingeschränkte Koordination der Augenbewegungen – um Blickkontakt zu vermeiden).

(Fremd-)Anamnestische Hinweise und klinische Merkmale

- Plötzlicher Beginn der Sympt. mit anschließend fluktuierendem Verlauf.
- Auftreten des Stupors nach einem traumatischen Ereignis oder in Zusammenhang mit einer schweren Krise bzw. einem Konflikt.
- Frühere dissoziative Phänomene, insb. stuporöse Episoden.
- Andere psychische Erkr.; Selbstverletzungen; Suizidalität.
- Relevante Dritte mit einem Stupor in der Anamnese.
- Leere somatische, v. a. neurologische Vorgeschichte.
- Regelrechter internistischer und neurologischer Status, abgesehen von fehlender Reaktion auf Schmerzreize; ggf. Blickdeviation.
- Unauffällige Zusatzdiagn. Das EEG entspricht einem Wach-EEG.

Differenzialdiagnostik

- **Psychische Störungen:** affektive Erkr. (z. B. depressiver Stupor); schizophrene Störungen (katatoner Stupor); hirnorganisch bedingte katatoniforme Störungen (z. B. im Rahmen einer Demenz); artifizielle Störung.
- **Neurologische Erkr.:** vaskulär (v. a. intrazerebrale Blutung); Entzündungen (z. B. Meningoenzephalitis); Epilepsien (nonkonvulsiver Status, postiktaler Dämmerzustand); Raumforderungen (intrakranielle).
- **Internistische Erkr.:** diabetische Ketoazidose; Porphyrie; Addison-Krankheit; hepatische oder renale Enzephalopathie.
- **Pharmakogene bzw. toxikologische Verursachung:** malignes neuroleptisches Sy. (MNS); Drogen- oder Alkoholintox.; Glukokortikoide.

Therapie Eindeutig empirisch begründete Behandlungsrichtlinien lassen sich nicht formulieren. In der Mehrzahl der beschriebenen Fälle kommt es zu einer Spontanremission. Zunächst stationäre Aufnahme empfohlen.
Unmittelbarer Kontakt:

- Wahrung eines angemessenen Abstands.
- Vermeidung von Reizüberflutung.
- Abschirmung.
- Ausdrückliche Ankündigung und Erklärung aller geplanten diagnost. und therap. Interventionen.
- Reaktionen sollten nicht mit Gewalt erzwungen werden (**cave:** Symptomverschiebung).

Pharmakother.: evtl. kurz wirksames anxiolytisches Benzodiazepin, z. B. Lorazepam (Tavor expidet®) 1,0–2,5 mg p. o.

9.4.4 Besessenheits- und Trancezustände

Definition (ICD-10 F44.3). Störungen, bei denen ein zeitweiliger Verlust de persönlichen Identität und der vollständigen Wahrnehmung der Umgebung auf tritt; einerseits kommt es zu tranceartigen Bildern mit Bewusstseinseinengun und eingeschränkter Psychomotorik. Andererseits gibt es Zustände, bei denen di Betroffenen überzeugt sind, sie würden von einer Gottheit, einem Geist oder eine unheimlichen Kraft beherrscht, und sich dementsprechend verhalten. Sie werde überwiegend in Ländern der Dritten Welt beobachtet.

Ätiopathogenese

- Sozialer und kultureller Kontext.
- Dissoziativität und/oder Hypnotisierbarkeit.

- Religiöse Vorstellungen und Praktiken.
- Iatrogenes „Enactment“ (Hypnose, Exorzismen).
- Path. Persönlichkeit.
- Neuropsychologische Prozesse.
- Aufrechterhaltende psychische Faktoren (Konfliktvermeidung, positive Verstärker etc.).

Cave: Besessenheitstrance ohne Krankheitswert. Die Inbesitznahme durch Geister findet sich in vielen Kulturen. Diese kulturellen Handlungen dienen oft zur Einstellung von Veränderungen (Beschwörungen) oder werden zur Heilung Kranker eingesetzt.

Die Subsumierung der Trance- und Besessenheitszustände unter die dissoziativen Störungen erscheint vorläufig.

Differenzialdiagnostik

- **Organische Störungen:** Intox. mit psychoaktiven Substanzen, Epilepsie, Kopfverletzungen oder ZNS-Malformationen.
- **Schizophrene und wahnhafte Störungen:** „mediumistische Psychosen“. Psychische Störungen infolge okkulter Erlebnis- oder Verhaltensweisen oder spiritistischer Einflüsse auf psychiatrische Pat.
- **Kurz dauernde reaktive Psychosen:** Häufig liegen „hysterische“ Persönlichkeitsmerkmale vor. Die Pat. sind manchmal von ihrer Wahnvorstellung mehr fasziniert als beunruhigt.
- **Andere dissoziative Störungen:** dissoziative Identitätsstörung (die Persönlichkeit ist fragmentiert).

Therapie Bei der Behandlung müssen kulturelle Aspekte berücksichtigt werden. Den psychotherapeutischen Strategien wird – bei unsicherer Datenlage – eine eindeutige Vorrangstellung vor biologischen Ansätzen eingeräumt. Angesichts der Bedeutung von schwerwiegenden Traumata in der Ätiopathogenese wird einhellig auf die mögliche Gefahr einer durch Therapiemaßnahmen induzierten Retraumatisierung hingewiesen. Die Ther. sollte in einem hohen Maß individualisiert erfolgen.

- VT (Verstärkerentzug).
- Psychodynamische, konfliktzentrierte Ther. mit situativ stabilisierenden, beziehungsorientierten und konfrontativen Elementen.

9.4.5 Bewegungs- und Empfindungsstörung

Definition (ICD-10 F44.4 und F44.6). Verlust oder Veränderung von Bewegungsfunktionen oder Empfindungen (meist der Haut) ohne Nachweis einer körperlichen Ursache. F > M.

Klinik Einschränkung der Bewegungsfähigkeit oder Störung der Empfindung, z. B. Lähmung, Gangstörungen, Blindheit, Anfallssympt., Sprechstörungen, Schluckstörungen, Schiefhals, Schreibkrampf, Sensibilitätsstörungen, auch nichtorganische Geruchs- und Geschmacksstörungen. Prämorbide Auffälligkeiten der Persönlichkeit: selbstunsicher, dependent. Diskrepanz zwischen physiologischen oder anatomischen Gegebenheiten und den Vorstellungen des Pat. von Körperfunktionen.

Dissoziative Bewegungsstörung

Definition (ICD-10 F44.4). Vollständiger oder teilweiser Verlust der Bewegungsfähigkeit. Klin. können die Ausfälle imponieren als Ataxie, Astasie, Abasie, Apraxie, Akinesie, Aphonie, Dysarthrie, Dyskinesie oder Paresen.

Therapie

- Begleitende KG zur Prophylaxe von Atrophien oder Kontrakturen.
- Benzodiazepine vermeiden, da sie Lähmungsgefühle des Pat. durch ihre Muskelrelaxation verstärken können und die Gefahr der Abhängigkeit besteht.

Dissoziative Krampfanfälle

Definition (ICD-10 F44.5). Ein pseudoepileptischer Anfall (PEA) kann als ein paroxysmales, unfreiwilliges Verhaltensmuster definiert werden, das epileptische Anfälle nachahmt und durch eine plötzliche zeitlich begrenzte Störung der Kontrolle motorischer, sensorischer, autonomer, kognitiver, emotionaler und Verhaltensfunktionen charakterisiert ist. Er wird durch psychische Faktoren vermittelt. Ganz unterschiedliche Verhaltensmuster und Bewusstseinsstörungen können bei pseudoepileptischen Anfällen vorkommen.

Klinik

- Augen meist geschlossen; bei dem Versuch des Untersuchers, diese zu öffnen, wird Widerstand deutlich.
- Pupillen sind **nicht** lichtstarr; selten besteht Blickdeviation.
- Es fehlen oft ausgeprägte vegetative Dysregulationen (z. B. Blutdruckspitzen, Zyanose, Hypersalivation).
- Zungenbiss, Einnässen oder Einkoten sind nur selten zu beobachten.
- Verletzungen kommen nur gelegentlich vor.
- Die Bewegungen im dissoziativen Anfall sind häufig dysrhythmisch und bizarr.
- PEA treten selten aus dem echten Schlaf heraus auf und eher selten, wenn die Betroffenen allein sind.

> Serologische Parameter (Prolaktin, Kreatinkinase und neuronenspezif. Enolase) besitzen bzgl. differenzialdiagnost. Überlegungen nur eine begrenzte Aussagekraft.

Anamnese

- Psychosoziale Belastungen oder Konflikte.
- Hinweise auf aktuelle Traumatisierung oder solche in Kindheit oder Jugend.
- Anfallsanamnese.
- Spezif. Auslöser.
- Bisherige Befunde diagnost. Maßnahmen.
- Familienanamnese („Modell-Lernen“).
- Andere dissoziative Störungen, andere psychische Erkr.
- Neurologische Krankheitsgeschichte.
- Hinweise für sek. Krankheitsgewinn.
- Regulierende Funktion im interpersonellen Kontext.

Differenzialdiagnostik

- **Epileptische Anfälle:** typische EEG-Veränderungen. Zungenbiss, schwere Hämatome oder Verletzungen aufgrund eines Sturzes, Urininkontinenz.

- **Synkopale Anfälle:** kardiologische Diagn. (EKG, Langzeit- und Belastungs-EKG, Langzeitblutdruckmessung, Kipptischuntersuchung).
- **Endokrinologische Erkr.:** Labor.
- **Toxische Zustände:** Drogen, Medikamente, Alkohol.
- **Narkolepsie** (▶ 10.2).
- **Komplizierte Migräne-Erkr.:** typische Migräneanamnese (Kopfschmerz im Sinne einer Attacke > 3 h Dauer, mit vegetativen und visuellen Begleitsympt.). Zusätzlich neurologische Sympt., z. B. Hemiplegie, Ophthalmoplegie, Verwirrtheit, länger als 30 Min.
- **Gilles-de-la-Tourette-Sy.**
- **Andere psychische Störungen:** Angsterkr., Hyperventilation, andere dissoziative Bewusstseinsstörungen, artifizielle Störungen und die Simulation.

Besondere **differenzialdiagnost. Probleme** bereitet die Koexistenz von „echten" epileptischen und dissoziativen Krampfanfällen.

Therapie Eine antikonvulsive medikamentöse Behandlung sollte bei gesicherten PEA vermieden bzw. im Verlauf immer wieder überprüft werden.
Phasenorientierte Behandlung ▶ 9.4 (Einleitung).

Dissoziative Sensibilitäts- und Empfindungsstörungen

Definition (ICD-10 F44.6). Die Grenzen anästhetischer Hautareale entsprechen oft eher den Vorstellungen des Pat. über Körperfunktionen als medizinischem Wissen. Sensorische Verluste können von Klagen über Parästhesien begleitet sein. Visuelle Störungen bestehen häufig im Verlust der Sehschärfe, im allg. Verschwommen- oder „Tunnelsehen". Trotz Sehverlust sind die allg. Beweglichkeit und die motorischen Leistungen der Betroffenen oft überraschend gut erhalten. Dissoziative Taubheit und Anosmie sind weit weniger häufig als Empfindungs- und Sehstörungen.

Differenzialdiagnosen

- **MS:** im Frühstadium bei entsprechenden Klagen manchmal schwierig. Diagn.: Klärung durch Verlauf.
- **Depression:** larvierte Form der Depression mit Klagen über körperliche Funktionsstörungen; zusätzlich typische affektive Sympt. (▶ 3.1.8).
- **PNP:** sensible Ausfallsympt., ggf. Paresen, vegetativ trophische Störungen. Diagn.: klin. Untersuchungsstatus, Reflexstatus, NLG, EMG etc.; Anamnese (zugrunde liegende Stoffwechselerkr., Toxine).
- **Zerebraler Insult, zerebelläre Störungen:** Parese entsprechend zerebralem Infarktgebiet. Diagn.: klin. Status; Bildgebung (cCT, MRT).
- **Simulation:** willentlich gesteuert, vorgetäuschte Störung (z. B. Rentenbegehren).
- **Belastungs- und Anpassungsstörung:** Anamnese mit auslösenden Ereignissen.
- **Somatisierungsstörung:** meist multiple, wechselnde somatische Beschwerden.

Therapie

- Medikamentös: symptomorientiert: z. B. angstlösende Behandlung, z. B. mit Opipramol 50–150 mg/d p. o. (z. B. Insidon®).
- Psychother. (▶ 18), ggf. Einsatz von Suggestivmaßnahmen und Hypnoseverfahren.

9.4.6 Ganser-Syndrom

Definition (ICD-10 F44.80). Von S. Ganser 1897 beschriebene komplexe Störung, insb. gekennzeichnet durch „haarscharfes Vorbeiantworten" oder Vorbeihandeln (z. B. 3 + 4 = 8; Farbe der Sonne = grün). Gewöhnlich begleitet von mehreren anderen dissoziativen Sympt. Insgesamt selten. Nosologischer Status umstritten, Ätiopathogenese ungeklärt. Hirnorganische Abklärung erforderlich.

Klinik
- Ungefähres Antworten.
- Qualitative Bewusstseinstrübung.
- Konversionssympt.
- Visuelle und/oder akustische Pseudohalluzinationen.

Diagnostik
- Häufigeres Auftreten bei Männern.
- Plötzlicher Beginn und plötzliches Ende.
- Kurze Dauer (Std. bis – selten – wenige Tage).
- Kein Nachweis einer bewussten Täuschung.
- Häufig Schädel-Hirn-Trauma in der Vorgeschichte.
- Meist Auftreten einer retrograden Amnesie nach der Episode.
- Bevorzugtes Auftreten unter Haftbedingungen.

Differenzialdiagnosen Schizophrenie, hirnorganische Erkr.: anderer zeitlicher Verlauf.

Therapie Stationäre Behandlung, um während der Phase beruhigt, geschützt und orientiert zu werden. Nach Abklingen des Störungsbilds: sorgfältige Analyse von Auslösebedingungen, Konfliktsituationen etc. Zumeist keine weiterführende psychopharmakologische oder psychotherapeutische Behandlung notwendig.
Begleitende Angstzustände können anxiolytisch mit Benzodiazepinen behandelt werden [z. B. Alprazolam (Tafil®) 0,5–1 mg p. o.].

> **!** Bei akuter Störung rasch behandeln, fortschreitende Konditionierung (z. B. soziale Verstärkung) verschlechtert die Therapierbarkeit und begünstigt organische Folgeschäden.

Prognose Vorübergehende Störungen (bis 6 Mon.) in der Jugend häufig. Längere Verläufe (viele Jahre) im frühen Erwachsenenalter. Bei Reexazerbationen häufig sich wiederholendes Symptommuster.

9.4.7 Multiple Persönlichkeitsstörung (MPS)

Definition und Klinik (ICD-10 F44.81). Auch: dissoziative Identitätsstörung (DIS; dieser Begriff ist zu bevorzugen). Offensichtliches Vorhandensein von zwei oder mehr unterscheidbaren Persönlichkeiten bei einem Individuum. Dabei ist zu einem gegebenen Zeitpunkt jeweils nur eine sichtbar. Jede Persönlichkeit ist vollständig, mit ihren eigenen Erinnerungen, Verhaltensweisen und Vorlieben, die in deutlichem Kontrast zur prämorbiden Persönlichkeit stehen können. Bei der häufigsten Form mit zwei Persönlichkeiten ist meist eine von beiden dominant, keine hat Zugang zu den Erinnerungen der anderen, und die eine ist sich der Existenz

der anderen fast niemals bewusst. Der Wechsel von der einen Persönlichkeit zur anderen vollzieht sich beim ersten Mal gewöhnlich plötzlich und ist eng mit traumatischen Erlebnissen verbunden. Professionelle Skepsis gegenüber der Störung. Unbestritten ist die klin. Erfahrung, dass bei bestimmten Pat. unterschiedliche Persönlichkeitskonfigurationen (wechselnde Ich-Zustände) vorkommen.
In 90 % der Fälle werden traumatische Erfahrungen in der Kindheit in Form von schwerer Vernachlässigung sowie seelischer, körperlicher und sexueller Misshandlung angegeben. Sexuelle Gewalt ist die häufigste Art, meist in Form von Inzest.

Differenzialdiagnosen

- **Vorgetäuschte DIS:** v. a. im forensischen Kontext.
- **Temporallappenepilepsie:** EEG, neurologische Anamnese.
- **Medikamenten- und drogeninduzierte dissoziative Sympt.:** Labor.
- **Hohe Komorbidität bzw. Symptomüberlappung:** Borderline-PS; Depressionen; Angst- und Panikstörungen; Substanzmissbrauch; somatoforme Störungen; Essstörungen; psychotische Störungen.

Therapie Bei gesicherter Diagn. kann der ansonsten chron. Verlauf durch moderne Behandlungstechniken abgewendet werden.

9.5 Somatoforme Störungen

(ICD-10 F45).

Definition Gruppe sehr heterogener Störungen, denen als führende klin. Beschwerden körperliche Sympt. ohne eine ausreichende organmedizinische Erklärung gemeinsam ist.

Klinik Über lange Zeit wiederholte Darbietung körperlicher Sympt. in Verbindung mit hartnäckigen Forderungen nach medizinischen Untersuchungen trotz wiederholt negativer Ergebnisse und entsprechender ärztlicher Aufklärung. Häufig Widerstand gegen den Versuch, die Möglichkeit einer psychischen Ursache zu diskutieren. Ursache, Entstehung und Aufrechterhaltung von somatoformen Störungen werden multifaktoriell vermittelt. Akute und chron. psychosoziale Stressoren spielen eine entscheidende Rolle. Im Unterschied zu vorgetäuschten (artifiziellen) Störungen oder zur Simulation liegt bei ihnen aber keine willentliche Kontrolle der körperlichen Sympt. vor.
Meist chron. Verlauf mit fluktuierender Ausprägung der Sympt.

Ätiopathogenese Multifaktoriell:

- Genetische Aspekte: familiäre Assoziation zwischen antisozialer Persönlichkeit, Alkoholismus und Somatisierung.
- Persönlichkeitsaspekte: exzessive Gesundheitssorgen, hypochondrische Einstellungen oder eine ausgeprägte negative Affektivität.
- Entwicklungsaspekte des sozialen Lernens: mangelnde elterliche Fürsorge und eigene schwerwiegende Krankheiten in der Kindheit scheinen zu prädisponieren.
- Aspekte des Krankheitswissens und der Krankheitserfahrung: Der aktuelle Wissensstand beeinflusst die perzeptiv-evaluativen Einstellungen gegenüber eigenen körperlichen Sensationen.

- Aspekte pathophysiologischer Mechanismen: z. B. erhöhtes autonomes und hormonelles Arousal, physiologische Folgen von Diät, Alkohol etc.
- Umgang mit akuten und chron. Belastungen: individuelle Copingfertigkeiten.
- Soziale Verstärkersysteme: Reaktionsweisen von Familienmitgliedern, Lebenspartnern, medizinischem Fachpersonal.
- Psychiatrische Störungen: körperliche Sympt. als integraler Bestandteil zahlreicher psychiatrischer Störungen.

Diagnostik Simultandiagn. (Berücksichtigung organischer wie auch psychosozialer Faktoren). Inanspruchnahmeverhalten (bereits erfolgte Primärdiagn. etc.). Umgang des Pat. mit Beschwerden und subjektives Störungsmodell. Traumaanamnese.
DD: Somatisierungsstörung (▶ 9.5.1).

Therapie Es existieren differenzierte störungsbezogene psychotherapeutische Ansätze. Die Behandlung muss sich an folgenden formalen Zielen orientieren:
- Reduktion der Sympt.
- Reduktion des psychosozialen Stresses.
- Reduktion der psychosozialen Behinderung.
- Begrenzung einer inadäquaten Inanspruchnahme medizinischer Ressourcen.

Allg. Behandlungsprinzipien:
- Erkennen einer somatoformen Störung.
- Aufbau einer tragfähigen therapeutischen Beziehung.
- Übernahme der medizinischen Verantwortung durch einen Arzt.
- Psychoedukation.
- Offene und tolerante Diskussion der „Laienätiologie".
- Ernstnehmen der körperlichen Beschwerden bei Betonung möglicher psychologischer Faktoren.
- Identifikation von psychosozialen Problemen und Erprobung alternativer Lösungsstrategien.
- Keine medizinische Behandlung nicht vorhandener Störungen.

Pharmakotherapeutische Interventionen sind v. a. bei koexistenten psychiatrischen Störungen (z. B. Angst- oder depressive Störungen) syndromorientiert indiziert.

9.5.1 Somatisierungsstörung

Definition (ICD-10 F45.0) Multiple, wiederholt auftretende, häufig wechselnde körperliche Sympt., für die keine ausreichende medizinische Erklärung gefunden wird. Oft langjähriges Bestehen vor psychiatrischer Erstvorstellung. Plötzlicher Beginn meist in der Spätadoleszenz und im jungen Erwachsenenalter. Hohe Krankenhausbehandlungsrate, oft wiederholte OP, Gebrauch diverser Medikamente. Fast ausschließlich bei Frauen. Verlauf: oft chron. mit fluktuierender Intensität.

Ätiopathogenese Komplexe Interaktionen zwischen genetischen und peristatischen Faktoren. Familiäre Häufung. Assoziation mit Achse-I-Diagn. (DSM) bis zu 80 %. Gehäuft traumatische Ereignisse in der Vorgeschichte. Hohe Koexistenz zu PS (70 %). Erlernte Fehldeutung körperlicher Signale. Mangelnder Ausdruck von und Umgang mit Emotionen (Alexithymie-Konzept). Suggestibilität. Im Vergleich zu Gesunden labilere physiologische Systeme. Einfluss des medizinischen Versorgungssystems und soziokulturelle Einflüsse.

Klinik

- Klagen der Pat. über oft wechselnde Beschwerden, die „noch kein Arzt zutreffend zugeordnet hätte, manche Ärzte auch nicht ernst nähmen. Keiner könne helfen, das ginge schon seit Jahren so".
- Mindestens 2 J. anhaltende multiple und unterschiedliche körperliche Sympt. ohne Nachweis somatischer Verursachung: GIT-Beschwerden (Meteorismus, Rumination, Übelkeit, Erbrechen), Schmerzen in den Gelenken, Rückenschmerzen, Hautmissempfindungen (Jucken, Brennen, Taubheitsgefühl, Ausschlag), sexuelle und menstruelle Störungen.
- Depressive Verstimmungen, Angst. Hartnäckige Weigerung, nichtorganische Ursachen in ärztlichen Aufklärungsgesprächen anzunehmen. Beeinträchtigung familiärer und sozialer Funktionen durch die Art der Sympt.

Differenzialdiagnosen

- **Simulation:** häufig weniger anhaltende Auffälligkeiten. Meist entsprechen Sympt. der individuellen Vorstellung von einer bestimmten Erkr.; oft an einen sozialen oder finanziellen Vorteil geknüpft.
- **Psychosomatische Störungen:** i. d. R. weniger vielgestaltig; eingehende körperliche Untersuchung und Diagn. erbringen auffällige Befunde.
- **Hypochondrische Störung** ▶ 9.5.2.
- **Somatoforme Schmerzstörung:** charakterisiert durch gleichförmig auftretende, bestimmte, oft sehr quälende Schmerzen.
- **Dissoziative Störungen** (▶ 9.4): Sympt. weniger fluktuierend und abwechslungsreich.
- **Wahnhafte Störungen:** z. B. hypochondrischer Wahn: wahnhafte Fehlinterpretation an einer bestimmten Erkr. zu leiden, gleichförmige Beschwerden, paranoider Umgang mit Ärzten (z. B. Arzt hat eine klare, gegen den Betroffenen gerichtete Absicht, die Diagn. einer Krebserkr. nicht mitzuteilen), Schizophrenie mit somatischem Wahn („von außen gemacht" oder Leibeshalluzinationen [Zönästhesien], z. T. bizarre Beschwerdekomplexe).
- **Depressive Episode** (▶ 8.6.3): vorherrschende affektive Störung, i. Allg. kürzerer Verlauf, somatoforme Beschwerden weniger vielgestaltig.
- **Organische Erkr.:** z. B. Encephalomyelitis disseminata, Lupus erythematodes, akute intermittierende Porphyrie.

Hilfreich für die differenzialdiagnost. Entscheidung für eine Somatisierungsstörung sind:

- Ein früher Beginn.
- Ein mehrjähriger Verlauf von Sympt. in unterschiedlichen Organsystemen.
- Kein Nachweis struktureller Veränderungen.
- Fehlende auffällige Laborparameter trotz persistierender Beschwerden.

Therapie

- Spezielle Ther. nicht bekannt. Notwendigkeit eines interkollegialen Austauschs.
- Antidepressiva: z. B. SSRI, z. B. Escitalopram (Cipralex®) 10–20 mg/d morgens p. o., SNRI, z. B. Duloxetin (Cymbalta®) 30–60 mg/d morgens p. o. (besondere Eignung bei Schmerzzuständen, Hinweise auf Wirksamkeit bei „Fibromyalgie-Sy."); nur in Ausnahmefällen TZA erwägen, z. B. Amitriptylin 75–150 mg/d p. o. (z. B. Saroten®).

- Stets begleitende körperliche Erkr. (z. B. Herzerkr.) behandeln, da deren Linderung zur Besserung der Somatisierungsstörung beitragen kann.
- Psychother.: Distanzierung von den Beschwerden und vermeintlichen Sympt. und normale Lebensbewältigung möglichst weitgehend wiederherstellen. Im Allg. supportive Führung. Fokusorientiert. Im Einzelfall bei neurotischer Grundstörung und Introspektionsfähigkeit aufdeckende psychother. Verfahren (Psychoanalyse, VT mit kognitivem Ansatz; ▶ 18.3). Entspannungsverfahren.
- Ggf. physikalische Therapiemaßnahmen.

Prognose Die Erfolgsaussichten der Ther. sind gering. Meist chron. fluktuierender Verlauf. Früher Behandlungsbeginn empfohlen.

9.5.2 Hypochondrische Störung

Definition (ICD-10 F45.2). Inhaltlich definierbare, unbegründete quälende Angst oder Besorgnis, an einer schweren körperlichen Erkr. zu leiden. Die Pat. zeichnen sich durch eine besondere Wahrnehmungssensibilität gegenüber normalen körperlichen Sensationen aus, die sie als Anzeichen von befürchteten schwerwiegenden Erkr. interpretieren. Keine eindeutige Geschlechtsdifferenzierung. Beginn: mittleres bis höheres Lebensalter.

Klinik Beharrliche Beschäftigung mit der Möglichkeit, an einer oder mehreren schweren und fortschreitenden körperlichen Erkr. zu leiden. Anhaltende körperliche Beschwerden, normale Empfindungen werden als abnorm interpretiert. Fokussierung der Aufmerksamkeit auf bestimmte Organe oder Organsysteme. Depressive Verstimmungen, Ängstlichkeit. Ständige Weigerung, auch nach Untersuchung und ärztlicher Aufklärung, das Fehlen somatischer Auffälligkeiten zu akzeptieren.

Ätiopathogenese Prägende elterliche Einstellungen zu Krankheit und Gesundheit, persönliche Erfahrungen mit eigenen Erkr. und denen von Familienmitgliedern, Zugehörigkeit zu einer niedrigen sozialen Klasse. Traumatisierung, schwache Konstitution in der Kindheit, mütterliche Überprotektivität. Erhöhte perzeptive Sensibilität.

Diagnostik Die Diagn. kann nur als gesichert gelten, wenn eine somatische Ursache ausgeschlossen wurde. Eine gründliche körperliche Diagn. der jeweils bestehenden Beschwerden ist unabdingbar.

Differenzialdiagnosen

- **Somatisierungsstörung** (▶ 9.5.1): v. a. körperliche Beschwerden ohne bestimmte Krankheitsbefürchtungen, oft fluktuierend und abwechslungsreich.
- **Depression:** affektive Störung führend, bei schwerer Depression ggf. wahnhafte hypochondrische Ideen.
- **Schizophrenie** (▶ 7, Zönästhesien): abnorme Leibgefühle als Empfindungen, nicht Befürchtungen. Oft ist die Qualität dieser Empfindungen nicht nachvollziehbar und widerspricht dem natürlichen Organaufbau.

Therapie

- **Medikamentöse Ther.:** keine spezif. Behandlung bekannt; ggf. je nach symptomatischer Ausprägung und/oder Komorbidität: Anxiolytika, AD, im Einzelfall niedrig dosierte atypische Antipsychotika.

- **Psychother.** (frühzeitige Einleitung wegen chronifizierender Tendenz): Versuch, dem Pat. zunächst die Sicherheit zu vermitteln, dass kein ernsthaftes Leiden vorliegt. Anschließend wird versucht, seine Einstellung gegenüber den als Krankheitsbeweis gedeuteten Wahrnehmungen zu ändern. Wichtig: Identifikation von Lebensproblemen und Hilfe bei deren Bewältigung. Bei tragfähiger Motivation des Pat. längerfristige Psychother. (▶ 18), v. a. kognitive Therapieverfahren und VT (Expositionsverfahren). Vernetzung, Austausch zwischen behandelnden Ärzten anstreben. Psychodynamische Ansätze sollten nur bei einer sehr eng definierten Patientengruppe die Ther. der 1. Wahl sein.
- **Bei älteren Pat.:** Überwindung von sozialer Isolation und Aufbau befriedigender Aktivitäten wie bei der Behandlung der Depression.

Verlauf meist chronisch.

9.5.3 Somatoforme Schmerzstörung

Definition (ICD-10 F45.4). Kann in jedem Alter einsetzen, Häufigkeitsgipfel der Schmerzbeschwerden in der 4. und 5. Lebensdekade. Keine klaren geschlechtsspezif. Unterschiede.

Beim chron. Schmerzsy. ist es meist nicht möglich, eine eindeutige organische, psychische, soziale oder soziokulturelle Ursache zu finden.

Epidemiologie Je nach Einschlusskriterien stark schwankende Zahlen. Insgesamt sind in Deutschland etwa 5–6 Mio. Menschen betroffen, davon etwa 500.000 mit Bedarf an ständiger ärztlicher Behandlung. Bedeutender volkswirtschaftlicher Kostenfaktor durch Arbeitsausfälle, Diagnostik- und Therapiekosten, Rehabilitationsmaßnahmen und vorzeitige Renten.

Ätiopathogenese Bislang existieren unterschiedliche Modelle: Konversion, Äquivalent einer depressiven Störung, neurophysiologische Dysbalance, sek. Verstärkersysteme, multikonditional.

Klinik Leitsymptom ist ein andauernder und schwerer Schmerz, der medizinisch nicht vollständig erklärt werden kann und in Verbindung mit Lebensproblemen auftritt („Psychalgie").

Diagnostik Länger als 6 Mon. anhaltende Schmerzen sowohl psychischer als auch körperlicher Ursachenkomplexe (▶ Tab. 9.4). Ein andauernder schwerer und quälender Schmerz, der durch einen physiologischen Prozess oder eine körperliche Störung nicht vollständig erklärt werden kann, gilt als überwiegend psychogenes Schmerzgeschehen.

Schmerzdiagnostik:

- Schmerzanamnese (s. u.), biografische und soziale Anamnese.
- Erklärungsmodell des Pat. (Kausalattribution des Schmerzes).
- Bisherige Ther. einschl. genauer Medikamentenanamnese (Dosierung, Abhängigkeit?).
- Erwartungen an die Ther. und den Therapeuten, Bereitschaft zu aktiver Mitarbeit.

- Wissensstand hinsichtlich psychophysiologischer Grundlagen von Schmerzentstehung und -modulation.
- Schmerzfragebogen zur subjektiven Bewertung des Schmerzes auf sensorischer, affektiver und kognitiver Ebene, Schmerztagebücher einschl. Bewertung von Schmerzintensität und -erträglichkeit (Schmerz-Messskalen).
- **Psychophysiologische Messungen:** bei Rentenbegehren z. B. EMG-Aktivität, Hauttemperatur und -widerstand, ereigniskorrelierte EP, EKG.
- **Ursachenanalyse:** Auslöser oder mit beeinflussende organische Ursachen. Was hält das Schmerzverhalten aufrecht?

Tab. 9.4 Richtungweisende Merkmale „organischer" und „nichtorganischer" Schmerzen

Merkmal	Organisch	Nichtorganisch
Lokalisation	Eindeutig umschrieben	Vage, unklar, wechselnd
Affekt	Passend	Inadäquat
Zeitdimension	Eindeutige Phasen	Dauernd
Bewegungsabhängigkeit	Vorhanden	Fehlt
Schmerzschilderung	Adäquat	Dramatisch
Mitmenschliche Beziehung	Unabhängig davon	Damit verbunden
Sprache	Einfach, klar, nüchtern	Umständlich, Ärztejargon
Medikamentenwirkung	Plausibel	Nicht verständlich
Gegenübertragung	Einfühlsamkeit, Ruhe, Aufmerksamkeit	Ärger, Wut, Langeweile, Ungeduld, Hilflosigkeit, Verwirrung

Differenzialdiagnosen Organische Erkr., v. a. bei prim. psychogenen Schmerzsy nicht übersehen! Schmerzen als untergeordnetes Symptom bei prim. psychiatrischen Erkr. wie Depression (▶ 8), Angsterkr., auch in Form der Herzneurose (▶ 9.5.4), Schizophrenie (▶ 7). Rentenbegehren.

Therapie

- **Psychosomatisch-psychotherapeutisch:** Die multimodalen ambulanten oder stationären Therapieprogramme (▶ 18) sind erfolgversprechend, weil sie der nicht mehr auflösbaren Verflechtung von organischen, psychischen und soziokulturellen Ursachen am ehesten gerecht werden.
- **Medikamentöse Ther.:** Analgetika, AD [z. B. SNRI Duloxetin (Cymbalta®) 30–60 mg morgens p. o., alternativ TZA erwägen, Amitriptylin (z. B. Saroten®)], niedrig potente Neuroleptika, bei schwersten therapieresistenten Schmerzen Komb. mit Carbamazepin (z. B. Tegretal®). **Cave:** Vor Beginn einer Ther. den Anteil der organischen Ursachen am Schmerzgeschehen klären und evtl. Medikamentenabusus beenden!

Ziele multimodaler Therapieprogramme
- Modifikation von Schmerzwahrnehmung, -bewertung und -empfindung.
- Einflussnahme auf physiologische Vorgänge mit Bezug auf Schmerzen.
- Wahrnehmung der kognitiven Seite des Stresserlebens und der Stressbewältigung.
- Förderung des „gesunden Verhaltens" einschl. Verbesserung sozialer Aktivitäten.
- Veränderung von Konfliktverhalten, das disponierende oder stabilisierende Bedeutung für die Schmerzen hat.

Methoden multimodaler Therapieprogramme
„Der Pat. wird zum Experten seines eigenen Schmerzes."
- Vermittlung von Basisinformationen (günstig in Gruppen!) über Pathophysiologie der Schmerzentstehung bzw. -verarbeitung und das Spektrum auslösender Bedingungen (körperliche, situative und psychologische Faktoren).
- Einführung in die systematische Selbstbeobachtung in Bezug auf Schmerzverlauf und auslösende Situationen.
- Schmerztagebücher, Schmerzskalen erstellen lassen.
- Strategien individueller Schmerzbewältigung aufzeigen.

Prognose Bei komb. Programmen (operantes Konditionieren, Physiother. und Entspannungstraining) Behandlungserfolge bei 60–70 % der Pat.

Die beste Methode allein oder in Komb. ersetzt nicht eine tragfähige Arzt-Pat.-Beziehung.

9.5.4 Somatoforme autonome Funktionsstörung

Definition (ICD-10 F45.3). Beschwerden und Befürchtungen des Pat. beziehen sich auf ein weitgehend oder vollständig vegetativ innerviertes Organ. Typische organbezogene Symptomenkomplexe im kardiovaskulären (früher „Herzneurose"), oberen („Magenneurose") und unteren GIT- (Colon irritabile), respiratorischen (psychogene Hyperventilation) sowie urogenitalen System (Dysurie). F > M. Häufigkeitsgipfel in der 3. und 4. Dekade.

Ätiopathogenese Erhöhte allg. psychovegetative Labilität. Biopsychosoziales Konzept.

Verlauf Als Reaktion auf akute Belastung kurz dauernd und spontane Ausheilung (ca. 30 %). Häufiger chron. Verlauf.

Differenzialdiagnosen Siehe Somatisierungsstörung (▶ 9.5.1).

Therapie
- **Pharmakotherapie:** syndromorientierter Einsatz von AD.
- **Psychotherapie:** VT (Exposition, übende Verfahren und kognitive Umstrukturierung); Entspannungsverfahren; Biofeedback-Training; Stressmanagement; psychodynamische Ansätze unter Betonung von psychoedukativen und problemlösenden Elementen.

9.6 Neurasthenie

Definition (ICD-10 F48.0). Psychische Symptombilder mit einem generellen Nachlassen von körperlicher Kraft und Ausdauer mit Ablenkbarkeit und Einbußen bei der Alltagsbewältigung. Keine Geschlechtsbevorzugung. Weitgehend synonym mit Chronic-Fatigue-Sy. Meist akuter Beginn, sehr variabler Verlauf. Mittlere Verlaufsdauer > 50 Mon.

Ätiopathogenese Multifaktoriell.

Klinik Anhaltende, quälende Klagen über gesteigerte Ermüdbarkeit und über körperliche Schwäche und Erschöpfung nach geringsten Anstrengungen, Sorge über abnehmendes geistiges und körperliches Wohlbefinden. Freudlosigkeit, depressive Verstimmungen. Vermehrtes Schlafbedürfnis, fluktuierende Konzentrationsstörungen, muskuläre Schwächen, lokalisierte und generalisierte Muskelschmerzen und andere körperliche Missempfindungen.

Diagnostik

- Mindestens zwei der folgenden Sympt. sind zur Diagnosestellung wichtig: Muskelschmerzen und -beschwerden, Schwindelgefühle, Spannungskopfschmerz, Schlafstörungen, Reizbarkeit, Dyspepsie. Dauer der Erschöpfung mindestens 3 Mon.
- Zusatzuntersuchungen:
  - Obligat: großes BB, Blutsenkung, CRP, Elektrolyte, Kreatinin, Leberenzyme, Eiweiß und Glukose im Urin.
  - Hilfreich: HIV, EBV, CMV, Toxoplasmose, Lues-Serologie, Lyme-Borreliose, antinukleäre Antikörper, Rheumafaktoren, TSH, Thorax-Röntgenaufnahme.

Klassifikation Diagnose wird in Ländern der westlichen Hemisphäre nur selten gestellt (im DSM-IV aufgegeben). Häufig in der vormaligen Sowjetunion sowie in ostasiatischen Ländern wie China. Breite Überschneidung zum Chronic-Fatigue-Sy.

Differenzialdiagnosen

- Körperliche Erkr.: Karzinomleiden mit Reduktion des körperlichen und psychischen AZ; chron. Viruserkr. etc., akute virale Inf.; Herzkrankheiten; Lungenkrankheiten; rheumatologische Erkr. und andere Autoimmunerkr.; Hypothyreoidismus; M. Addison; Anämien.
- Entzündliche/metabolische Myopathien; Myasthenia gravis; Verletzungen des ZNS; Encephalomyelitis disseminata; Lyme-Borreliose; Schlafapnoe-Sy.; Narkolepsie.
- Medikamente: Antihistaminika, Betablocker, Diuretika, Kalziumkanalblocker, Benzodiazepine, Trizyklika, Neuroleptika, Lithium, Narkotika, Alkohol und andere Drogen.
- Schwermetalle, chemische Lösungsmittel, Pestizide.
- Depressive Störung (▶ 8.6): schwerere depressive Verstimmungen; Anamnese hilfreich.
- Angststörung (▶ 9.1): Leitsymptom Angst, attackenartiges Auftreten, häufig Objektgebundenheit (phobische Störung).

Therapie Insgesamt gilt die Behandlung als schwierig. Bei einem organisch fixierten Krankheitskonzept mit strikter Ablehnung jeglicher psychosozialer Einflüsse deuten auf eine negative Prognose hin.

- **Medikamentöse Ther.:** Müdigkeit und Arbeitsfähigkeit lassen sich kaum beeinflussen. Bei deutlichen depressiven oder ängstlichen Sympt. mit erheblichem Leidensdruck vorübergehender Einsatz von antidepressiv wirkenden Substanzen wie SSRI, SNRI oder reversiblen MAO-Hemmern (Aurorix®). TZA nur in Ausnahmefällen erwägen.
- **Psychother.:** Erkennung und Beseitigung tatsächlicher Überforderungen im Alltag, autogenes Training, kognitive Ther. mit Exploration vorhandener Konflikte, Förderung der Einsicht in den Zusammenhang von Ereignis und Sympt., Bearbeitung des Konflikts.
- **Physikalische Maßnahmen:** regelmäßig roborierende körperliche (sportliche) Betätigung.

9.7 Depersonalisations- und Derealisationssyndrom

Definition (ICD-10 F48.1). Depersonalisation bezeichnet die veränderte Wahrnehmung der eigenen Person, Derealisation die der Umgebung. Seltene Störung, eher jüngere Menschen (< 40 J.), F > M. Erstauftreten meist nach der Pubertät. Milde Formen und vorübergehende Episoden (Tage, Wo.), häufig in Verbindung mit traumatisierenden und/oder deprivierenden Ereignissen. Bei chron. rezid. Sympt. oft kein Zusammenhang mit Auslösebedingungen herstellbar. In mehr als 50 % der Fälle chron. Verlauf.
Gegenwärtig werden sie den dissoziativen Störungen (▶ 9.4) zugeordnet. Der wesentliche Unterschied gegenüber anderen dissoziativen Bewusstseinsstörungen liegt darin, dass bei der Depersonalisation/Derealisation das Realitätsgefühl gestört ist, aber die Realitätsprüfung erhalten bleibt. Es besteht keine Amnesie für den Zustand, sondern dieser wird bewusst wahrgenommen.

Klinik Eigene Gefühle und Erfahrungen werden als unvertraut, fremd, fern erlebt (Depersonalisation). Objekte und Menschen werden als unwirklich, künstlich, leblos erlebt (Derealisation). Gefühl, sich selbst mit Abstand zuzuschauen oder tot zu sein, Gefühl der „Leere im Kopf". Subjektives Erkennen dieses Gefühls- und Erlebniswandels (Krankheitseinsicht), klares Bewusstsein.
Viele Menschen reagieren auf die Sympt. mit Angst, z. B. den Verstand zu verlieren. Sie trauen sich oft nicht darüber zu sprechen, weil sie befürchten, für „verrückt" gehalten zu werden. Nicht selten kommt es zu Selbstmedikationen oder Alkoholkonsum. Selbstverletzende Verhaltensweisen stehen oft in einem engen Zusammenhang mit Depersonalisations- und Derealisationszuständen; sie werden eingesetzt, um diese Zustände zu beenden.

Diagnostik Ausschluss körperlicher Ursachen. Anamnese bzgl. Auslösebedingungen. Psychodiagn. mit strukturiertem Interview für DSM-IV dissoziative Störungen (SCID-D).

Differenzialdiagnosen
- Temporallappenepilepsie: Krampfanfälle, EEG-Auffälligkeiten, Vorgeschichte.
- Akutes Delir (▶ 5.3): stark fluktuierende kognitive und affektive Störungen, Vorgeschichte.

- Schizophrenie (▶ 7): Ich-Störungen, Beeinflussungserleben, Gedanken und Wünsche werden als von außen gemacht erlebt, in Verknüpfung mit paranoiden Ängsten.
- Depressionen (▶ 8): Entfremdungserlebnisse, manchmal verbunden mit nihilistischem Wahn (Pat. glaubt, nicht mehr zu existieren).
- Angst- und Panikstörung (▶ 9.1), Intox. (▶ 4.9).
- Zwangsstörung.
- Persönlichkeitsstörung: z. B. emotional instabile PS, Entfremdungserlebnisse im Zusammenhang mit emotionaler Instabilität, mangelnder Impulskontrolle.
- Drogenintox.: Anamnese, Labor.

Therapie

- **Medikamentöse Therapie:** Eine spezif. Ther. ist nicht bekannt. Empfehlenswert ist ein Versuch mit SSRI wie z. B. Fluoxetin 20–40 mg/d p. o. über 3–6 Wo. (z. B. Fluctin®). Evtl. Versuch mit Opiat-Antagonisten Naltrexon (Nemexin®) 25–75 mg/d p. o.
- **Psychotherapie:**
  - Psychoedukative Aufklärung über die Natur der häufig sehr beunruhigenden Sympt.
  - Wahrnehmungsschulung gegenüber möglichen Auslösereizen (Selbstbeobachtung durch Wochenprotokolle, Verhaltensanalysen, Spannungsprotokolle etc.).
  - Information über verfügbare Behandlungsansätze:
    – Techniken zur Symptomerleichterung (Reorientierungstechniken, Ablenkungstechniken, kreative Visualisierung).
    – VT mit aversiven Techniken oder forcierter Exposition.
    – Kognitive Strategien: Bearbeitung kognitiver Verzerrungen.
    – Modifizierte psychodynamische Psychother.: Depersonalisation als Symptom einer path. Abwehr, die zu einer fragmentierten Selbst- und Objektwahrnehmung führt. Eine selbstpsychologisch und objektbeziehungstheoretisch geleitete Haltung erscheint vorteilhaft.

10 Verhaltensauffälligkeiten mit körperlichen Störungen oder Faktoren

Gwendolyn Böhm, Werner Ettmeier, Florentina Landry, Martin Rieger, Ruth Vukovich und Michael H. Wiegand

10

10.1 Essstörungen

Martin Rieger

10.1.1 Ätiologie

Multifaktoriell: Neurobiologische Resultate weisen u. a. auf eine Dysregulation im serotonergen System und der Steuerung der Neuropeptide hin. Auf der neurobiologischen und genetischen Ebene scheinen Anorexie und Bulimie gemeinsame ätiologische Faktoren zu teilen. Einfluss von Temperamentsfaktoren, frühen Umwelteinflüssen und familiären Interaktionsmustern in der Entstehung von Essstörungen ist anzunehmen. Ein erhöhtes Vorkommen früherer sexueller Traumata ist nicht belegt.

10.1.2 Epidemiologie

- Anorexia nervosa: Prävalenz 0,3–0,5 %, bezogen auf 14- bis 24-jährige Frauen; mittleres Ersterkrankungsalter 14.–15. Lj.
- Bulimia nervosa: Prävalenz 1–1,5 %, bezogen auf 16- bis 35-jährige Frauen; mittleres Ersterkrankungsalter 16.–19. Lj.
- Anteil der betroffenen Männer jeweils gering, ca. 1 : 10.
- 30–40 % der von Anorexie Betroffenen nehmen eine Behandlung auf, hingegen nur 5–10 % der Bulimiker.
- Atypische Essstörungen sind wesentlich häufiger, ca. 3–5 %.
- Binge-Eating-Störung : Prävalenz noch unbekannt; 5–10 % von Adipösen, die Behandlung aufsuchen; Altersgruppe v. a. 30.–50. Lj., aber auch jüngere Manifestation möglich; in ca. ¼ der Fälle Männer betroffen.

10.1.3 Klassifikation und Leitsymptome

Anorexie (F50.0). Diagnostische Kriterien:

- Körpergewicht mindestens 15 % unterhalb der Norm bzw. BMI < 17,5. **Definition BMI [kg/m^2]:** Körpergewicht [kg] : Quadrat der Körpergröße [m^2].
- Selbst herbeigeführter Gewichtsverlust.
- Körperschemastörung.
- Endokrine Störung: Amenorrhö.
- Bei Beginn vor der Pubertät: Verzögerung der pubertären Entwicklung, Wachstumsverzögerung und prim. Amenorrhö.

Bulimie (F50.2). Diagnostische Kriterien:

- Andauernde Beschäftigung mit Essen. Heißhungerattacken, in denen große Mengen Nahrung in kurzer Zeit konsumiert werden.
- Maßnahmen, um dem gewichtssteigernden Effekt der Nahrung entgegenzuwirken: selbstinduziertes Erbrechen, Laxanzien, Hungerperioden, Appetitzügler etc.
- Path. Furcht, an Gewicht zuzunehmen. Unzufriedenheit mit Gewicht und Körpergestalt.
- Häufig anorektische Episode in der Vorgeschichte.

Atypische Essstörung (F50.1/F50.3/F50.8). Syn.: partielle Essstörung, subklinische Essstörung.

- Andauernde Störung des Essverhaltens und des gewichtskontrollierenden Verhaltens, die nicht oder nur partiell die Kriterien der Anorexie oder Bulimie erfüllt. Die Störung ist so ausgeprägt, dass sie die körperliche Gesundheit und/oder psychosoziale Funktion beeinträchtigt.
  - Partielles anorektisches Sy. (F50.1), z. B. deutlich restriktives Essverhalten, aber BMI > 17,5.
  - Partielles bulimisches Sy. (F50.3), z. B. niedrigere Frequenz an Ess-/Brechattacken.
  - Binge-Eating-Störung, d. h. Essattacken ohne gewichtsreduzierende Maßnahmen.
- Typische Präokkupation mit Thema Essen/Gewicht und Figur.
- Häufig: chron. diätartige Einschränkung der Nahrungsaufnahme, Laxanziengebrauch, übermäßige Bewegung.
- Prämorbid häufiger internalisierende Störungen (Depression, Angststörung) nachweisbar.

Exkurs: Binge-Eating-Störung

- Rezid. Essattacken ohne ausgeprägtes gewichtskontrollierendes Verhalten.
- Nach DSM-IV geforderte Häufigkeit von 2 ×/Wo. über mindestens 6 Mon.
- Essattacken ähnlich wie bei Bulimie, aber vor dem Hintergrund einer generellen Tendenz, zu viel zu essen.
- Strenge Assoziation mit Adipositas (bei ca. 50 % zugleich Adipositas vorliegend).
- Erbrechen, Laxanzienabusus etc. allenfalls selten.
- Deutliche Präokkupation mit Thema Essen/Gewicht und Figur.
- Psychisch: erhöhte Depressivität, Unzufriedenheit mit Körpergestalt (insg. aber weniger ausgeprägt als bei Bulimie).

10.1.4 Diagnostik (Checkliste Essstörung)

Exploration

- Beginn der Veränderung des Essverhaltens.
- Ausgangsgewicht.
- Minimales/maximales und aktuelles Gewicht im Verlauf (BMI: kg/m²).
- Eigene Gewichtsvorstellung/subjektive (Un-)Zufriedenheit mit dem Gewicht.
- Furcht vor unkontrollierter Gewichtszunahme: Ja/Nein/Ausprägung.
- Präokkupation mit Thema Essen/Gewicht/Figur.
- Körperschemastörung.
- Aktuelle Nahrungszufuhr (normaler Wochentag): detailliertes Tagesprofil.
- Flüssigkeitszufuhr.
- Essattacken: Ja/Nein/Häufigkeit/situative Umstände.
- Erbrechen: Ja/Nein/Häufigkeit/auslösende Bedingungen.
- Andere gewichtsreduzierende Maßnahmen (Laxanzien, andere Medikamente, exzessiver Sport etc.).
- Subjektive körperliche Beschwerden.
- Amenorrhö: Zeitpunkt/prim./sek.
- Frühere Episoden einer Essstörung.
- Bisherige Interventionen und deren Effekt.

- Fremdanamnese, v. a. bei unzuverlässigen Eigenangaben.
- Assoziierte familiäre und soziale Bedingungen.
- Familienanamnese bzgl. Essstörungen und anderer psychischer Störungen.
- **Psychopathologie und Komorbidität:**
  - Emotional (Belastungen, emotionale Regulation, Ängste, Zwänge, Rituale, Impulsivität, Empathie).
  - Affektiv (Depressivität, Affektlabilität, Suizidalität, Selbstverletzung).
  - Temperament und Persönlichkeitsentwicklung.
  - Kognitiv (Präokkupation, gedankliche Einengung und Korrigierbarkeit, irrationale Annahmen, kognitive Defizite und Konzentrationsschwäche).
  - Sozial (innerfamiliäre Kommunikation, soziale Kompetenz, Konfliktbereiche, Rückzugstendenz, Funktionsniveau).
  - Substanzabusus.

Körperlicher Status

- Komplette internistische Untersuchung mit Einschätzung der Kachexie und der Kreislaufstabilität.
- Labor: BB, BZ, E'lyte, Nierenparameter, Transaminasen, Amylase, Schilddrüsenwerte, gynäkologische Hormone (Östradiol, FSH, LH).
- EKG, ggf. kardiologisches Konsil, Langzeit-EKG und Echokardiografie.
- MRT Schädel.
- Ggf. gastroenterologisches Konsil.
- Ggf. zahnärztlicher Status.

Mit Essstörungen assoziierte somatische Symptome

- Elektrolytstörungen: Hypokaliämie, bedingt durch Erbrechen oder Laxanzien- bzw. Diuretikaabusus; gelegentlich auch Hypomagnesiämie und Hypokalzämie. Chron. Hypokaliämie kann zu Nephropathie führen.
- Hypovolämie: bei Flüssigkeitsrestriktion, Erbrechen, Laxanzien- bzw. Diuretikaabusus.
- Bradykardie: v. a. bei kachektischen Stadien der Anorexie.
- Myokarditis, Kardiomyopathie und Perikarderguss: selten im Rahmen der Kachexie.
- Orthostatische Hypotonie.
- Kardiale Rhythmusstörungen: v. a. infolge der Hypokaliämie.
- Gastrointestinale Sympt.: Ösophagitis und gastrale Dilatation bei Bulimie sowie Motilitätsstörungen.
- Amenorrhö.
- Erhöhte Kortisolspiegel ohne klin. Sympt., erhöhtes hypophysäres Wachstumshormon bei Anorexie.
- Erniedrigte Trijodthyronin-Werte (T_3): bei Anorexie.
- Osteoporose: infolge erniedrigter Östrogenspiegel bei Anorexie.
- Kortikale Atrophie: infolge der Kachexie; überwiegend reversibel nach Gewichtsnormalisierung.
- Akrozyanose: bei Anorexie.
- Speicheldrüsenschwellung, Zahnschmelzdefekte und Karies: bei Bulimie.
- Blutbildveränderungen: Anämie, Leukopenie und Thrombozytopenie bei Anorexie.

10.1.5 Komorbidität

Anorexie Häufig treten begleitend Zwangssy. mit Essritualen, Perfektionismus und Ordnungszwängen auf. Gehäuft Angstsy., insb. soziale Phobie. Depressivität manifestiert sich oft begleitend zum Krankheitsverlauf, teilweise bedingt durch die Starvation (Hungerzustand). Im Langzeitverlauf sind in ca. 50 % komorbide psychiatrische Diagn. nachweisbar: Neben den genannten Sy. zusätzlich Persönlichkeitsstörungen (ängstlich-vermeidend, zwanghaft, histrionisch), teilweise sind auch Verläufe mit autistoiden-empathiegeminderten Merkmalen beschrieben.

Bulimie Gehäuft treten depressive Sy. und Angststörungen auf. Im Langzeitverlauf sind Cluster-B-PS in erhöhtem Maße nachweisbar. Auch besteht ein vermehrtes Auftreten von Suchtstörungen. Psychopathologisch ist auf Affektlage, emotionale Labilität, sensitive Einstellungen und Impulsivität sowie selbstaggressive Handlungsansätze zu achten.

10.1.6 Differenzialdiagnose

Essstörungen sind klinisch mit hoher Wahrscheinlichkeit diagnostisch richtig zuzuordnen. Schwierigkeiten stellen sich im diagnost. Prozess allenfalls, wenn aufgrund von fehlender Mitarbeit oder Dissimulation zu wenige Informationen zur Verfügung stehen.

Bei Anorexie

- **Somatische DD:** Malabsorption, M. Crohn, Colitis ulcerosa, M. Addison, Hypophyseninsuff., Hypothalamustumoren, Medikamente mit appetitmindernder NW.
- **Psychiatrische DD:** Schizophrenien (z. B. mit wahnhafter Einschränkung der Nahrungsaufnahme), affektive Störungen (z. B. Appetitminderung in depressiven Phasen, aber auch Manien mit hohem Aktivitätsniveau), Zwangsstörungen (z. B. durch Zwangsgedanken eingeschränkte Essvorgänge).

10.1.7 Therapie

Setting

Anorexie Primär Ind. für stationäre Behandlung prüfen. Faktoren: BMI < 15; forcierter restriktiver Verlauf; pathogene innerfamiliäre Interaktionsmuster, welche die Wirksamkeit einer ambulanten Ther. aufheben. In ausgeprägten kachektischen Zuständen kann initial gelegentlich auch eine intensivmedizinische Versorgung notwendig sein.

Bulimie Meist ambulante Psychother. Stationäre oder teilstationäre Angebote kommen bei massiver Ausprägung der Sympt., zunehmendem Kontrollverlust und drohenden somatischen KO in Betracht.

Psychotherapie

Verhaltenstherapie Schwerpunkte sind die Normalisierung des Essverhaltens und der Gewichtsentwicklung. Operante Ansätze und Psychoedukation bzgl. der Entstehungszusammenhänge von Essstörungen sind wichtige Therapiebausteine. Kognitive Techniken zielen auf den Abbau verzerrter Einstellungen zu Ernährung, Gewicht und Körper. Mit zunehmendem Therapieverlauf rücken zudem

Selbstwertdefizite, Interaktionsprobleme und Probleme der emotionalen Regulation in den Mittelpunkt. Teilweise werden Übungen zur Verbesserung der Körperwahrnehmung eingesetzt. Bei Essstörungen mit aktiven Maßnahmen der Gewichtsregulation werden zusätzlich Methoden der Stimuluskontrolle und Reaktionsverhinderung angewendet.

Psychodynamische Psychotherapie Tiefenpsychologische Verfahren, wenn initial eine Stabilisierung der Gewichtsentwicklung erreicht ist und eine Bereitschaft zur Bearbeitung innerpsychischer Konflikte besteht. Frühe Traumatisierungen, Ablösungskonflikte, Abwehr sexueller Wünsche und Defizite in der Affektregulation und Ich-Entwicklung sind häufig wichtige Aspekte der Ther. Im Bereich des Affektgeschehens spielen meist ausgeprägte und wenig modulierte Schamgefühle eine besondere Rolle. Die Entwicklung der Übertragungsbeziehung zum Therapeuten korreliert häufig mit Änderungen in der Symptomausprägung der Essstörung.

Sonstige Verfahren Insbesondere im Rahmen stationärer Behandlung kommen zusätzlich Familienther., körperorientierte und kreative Verfahren (z. B. Tanz-, Musik- und Kunstther.) zum Einsatz. Auch Ernährungsberatung oder therap. begleitete Kochgruppen können sinnvoll sein.

Renutrition/Essensmanagement

Anorexie

- Die Renutrition soll nicht forciert erfolgen. Anzustreben ist bei Untergewichtigkeit eine Zunahme von 500–700 g/Wo.
- Das angepeilte Zielgewicht sollte sich am prämorbiden Gewicht orientieren, mindestens einen BMI-Wert von 18 haben oder bei jüngeren Pat. der 25. Altersperzentile entsprechen.
- Überwiegend gelingt die Renutrition von Anorexien auf oralem Wege. Sondenzufuhr ist nur im Ausnahmefall erforderlich.
- Im Fall ausgeprägter Anorexie und stationärer Behandlung ist die Begleitung durch auf die Behandlung von Essstörungen geschultes und therap. supervidiertes Pflegepersonal essenziell.
- Empfehlenswert ist die Aufstellung eines Essplans mit einheitlichen Portionen, die sich auf 3 Haupt- und 2–3 Zwischenmahlzeiten verteilen. Die Erfahrungen und Reaktionen im Umgang mit dem Essensregime sollen thematisiert werden, ggf. ist das Vorgehen anzupassen.
- Sukzessive sollten gemiedene Nahrungsmittel aufgenommen werden.
- Die Anbindung des Essens an Alltagsrhythmen und die Wiederherstellung von sozialen Essenssituationen ist sinnvoll.
- Dysfunktionale Essrituale sollten thematisiert und schrittweise abgebaut werden.
- Empfohlen ist eine regelmäßige, nicht allzu hochfrequente Gewichtskontrolle (ca. 2–3 ×/Wo.). Günstig ist das Anlegen von Gewichtskurven zur Selbstkontrolle.
- Bei Erreichen des Zielgewichts das Aufrechterhalten des Gewichts innerhalb eines Korridors anvisieren, mit Übergang in zunehmend normale, nicht außengesteuerte Essabläufe.
- Bei Anorexien sind häufig auch Absprachen bzgl. des Bewegungsumfangs einzubeziehen. Einschränkungen der Aktivität wirken oft aversiv auf die Pat. und müssen gut vermittelt werden.

Bulimie

- Eine regelmäßige Nahrungsaufnahme, u. U. gestützt auf Esspläne, sollte angestrebt werden. Längere Nüchternphasen sollten vermieden werden, z. B. durch Zwischenmahlzeiten.
- Die Nahrungszusammenstellung sollte ausgeglichen sein. Gemiedene Produkte können sukzessive hinzugenommen werden.
- Essattacken anreizende Nahrungsmittel sollten nur in geringen Mengen verfügbar sein; evtl. Absprachen bzgl. des Einkaufverhaltens.
- Zu den Mahlzeiten nicht übermäßig viel Flüssigkeit zu sich nehmen.
- Die Anbindung des Essens an Alltagsrhythmen und die Wiederherstellung von sozialen Essenssituationen ist sinnvoll.
- Planung der postprandialen Szenarien, günstig mit sozialer Einbindung.
- Regelmäßige, nicht hochfrequente Gewichtskontrollen. Auswertung der Gewichtsentwicklung und Herstellen von Zusammenhängen mit dem Essverhalten. Aufbau günstigerer Eigensteuerung. Anvisieren der Balance des Gewichts in einem angemessenen Korridor.

Somatische Therapie

- Nach Maßgabe der internistischen Befundlage.
- Substitution von Elektrolytstörungen, v. a. Hypokaliämie.
- Das Low-T_3-Sy. bedarf keiner Substitution. Die Werte normalisieren sich mit der Gewichtszunahme.
- Die Amenorrhö bedarf keiner spezif. Behandlung, solange eine Untergewichtigkeit besteht.
- Inwieweit zur Verhinderung von Osteoporose eine Östrogensubstitution erfolgen sollte, ist umstritten.

Pharmakotherapie

Anorexie Psychopharmaka spielen in der Behandlung der Anorexie eine geringe Rolle. Sedierende Medikation kann im Fall extremer Bewegungsunruhe adjuvant eingesetzt werden. Höherpotente Neuroleptika evtl. bei komorbiden PS. SSRI-Präparate sind im untergewichtigen Zustand eher nicht wirksam. Ein pos. Effekt von Fluoxetin bei remittierten Pat. zur Rückfallprävention ist beschrieben.

Bulimie Die Wirksamkeit von Fluoxetin ist belegt. Der Effekt zeigte sich unabhängig vom affektiven Status der Pat., konnte also nicht einer möglichen antidepressiven Wirkung zugeordnet werden. Die effektiven Tagesdosen lagen allerdings wesentlich höher als bei antidepressiver Behandlung, ca. 60 mg/d. Medikamentöse Behandlung erreicht nicht den Bereich der Effektstärke von Psychother., sodass die Medikation bei schweren und komplexen Verläufen adjuvant sinnvoll ist.

10.1.8 Prognose

Anorexie Ungefähr die Hälfte der Pat. remittiert und zeigt im Langzeitverlauf keine weitere Essstörung. In 10–25 % persistiert die Störung, z. T. in partieller Ausprägung. Bei weiteren 10–20 % findet ein Wechsel zu einer Bulimie statt. 5–10 % sterben an den Folgen der Anorexie.

Bulimie Ungefähr ⅔ der Pat. remittieren im Langzeitverlauf. In ca. 10 % persistiert die Störung in voller Ausprägung, etwa doppelt so viel zeigen weiterhin par-

tiell bulimische Sympt. Nur in einem geringen Teil findet ein Wechsel zur Anorexie statt. Im Vergleich zur Anorexie deutlich geringere Mortalität (ca. 1 %).
Zur Prognose der atypischen Essstörungen und der Binge-Eating-Störung liegen nur wenige verlässliche Daten vor.

10.2 Schlafstörungen

Michael H. Wiegand und Gwendolyn Böhm

10.2.1 Normaler Schlaf

Schlaf: periodisch auftretende physiologische Veränderung des Bewusstseins mit Erlöschen der zielgerichteten Motorik und Herabsetzung vegetativer Funktionen. Im Allg. sind die Augen geschlossen, und die Empfänglichkeit für äußere Reize ist vermindert; es besteht jedoch Wahrnehmungsbereitschaft für Weckreize. Der Schlaf folgt einer zirkadianen Rhythmik und dient der Erholung des Organismus.

Hypnogramm

Definition Grafische Darstellung des Schlafverlaufs einer gesamten Nacht (▶ Abb. 10.1), die auf den im Verlauf einer Schlafableitung gewonnenen Daten beruht (Ganznacht-Polysomnografie) (▶ 10.2.2).

Wesentliche Merkmale normalen Schlafs

- Periodisches Alternieren zwischen „NREM-Schlaf" (Stadien 1–4) und REM-Schlaf; im Verlauf einer Nacht etwa 4–5 NREM-/REM-Zyklen.
- Zu Beginn der Nacht viel Tiefschlaf (Stadien 3 und 4), später weniger Tiefschlaf und längere REM-Phasen.
- Gelegentliches kurzes Aufwachen (Erreichen des „Schlafstadiums W") auch bei jungen Schläfern normal.

Varianten des normalen Schlafs

Abweichungen vom dargestellten „Normalschlaf" hinsichtlich Dauer und zirkadianer Positionierung; nicht per se krankhaft, aber häufig Ausgangspunkt von Störungen, wenn Konflikte mit sozialen Rahmenbedingungen:

- Monophasischer Schlaf (eine einzige nächtliche Schlafperiode) vs. polyphasischer Schlaf (Haupt- und eine oder mehrere Nebenschlafperioden).
- Kurzschläfer (ausreichende Schlafdauer 5 h und weniger) vs. Langschläfer (ausreichende Schlafdauer 10 h und mehr).
- Morgentypen vs. Abendtypen (im Extremfall: „Nachtmenschen").

10.2.2 Diagnostik und Klassifikation

Polysomnografie (Schlaflabor)

Definition

Zentrale Methode der Schlafdiagn. mit kontinuierlicher apparativer Erfassung verschiedener Messgrößen, mit denen sich die Schlaftiefe messen und bestimmte Arten von Schlafstörungen erkennen lassen.

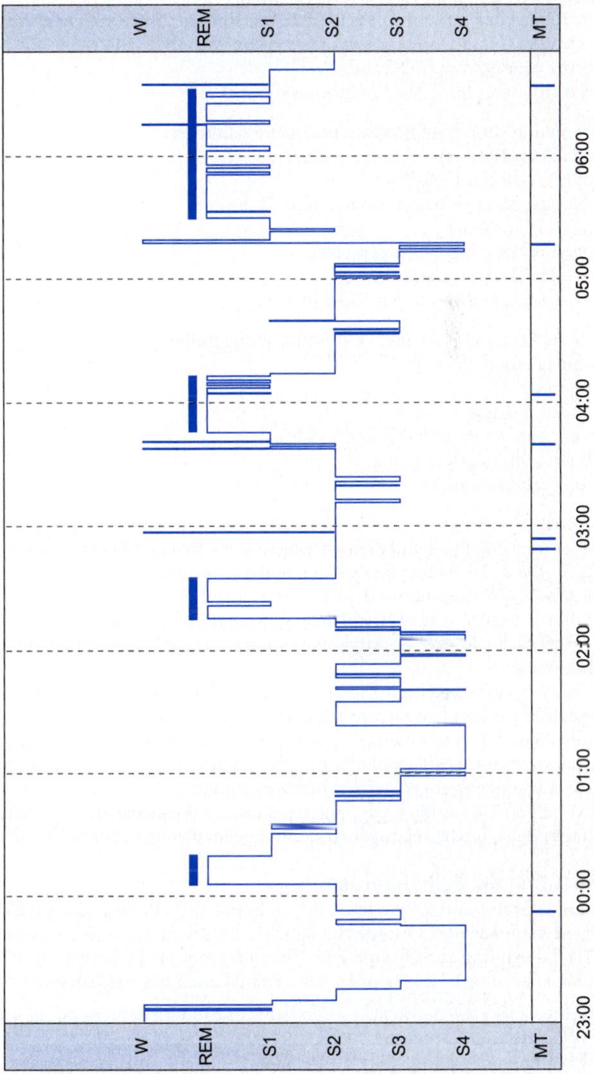

Abb. 10.1 Hypnogramm eines gesunden jungen Schläfers. Schlafstadien: W = Wach; REM = Rapid Eye Movement (REM) Sleep; S1–S4: Schlafstadien 1–4; MT = Movement Time (Körperbewegungen ≥ 15 Sek.). Abszisse: Uhrzeit [L157]

Basisparameter zur Schlafstadienbestimmung

- Elektroenzephalogramm (EEG), i. d. R. beschränkt auf die zwei zentralen Elektroden C3 und C4 gegen das jeweils kontralaterale Ohr.
- Elektrookulogramm (EOG) bds.
- Elektromyogramm (EMG) (Kinnmuskulatur).

Weitere in der klinischen Routine erfasste Parameter

- Elektrokardiogramm (EKG), einkanalig.
- Luftfluss an Mund und Nase.
- Atmungsexkursionen von Thorax und Abdomen.
- Schnarchgeräusche.
- Sauerstoffsättigung (Pulsoxymeter).
- EMG der Tibiamuskulatur.
- Verhaltensbeobachtung per Videometrie.

Zusätzliche Parameter (je nach klinischer Fragestellung)

- Ösophagusmanometrie.
- Körperlage.
- Beatmungsdruck.
- Körperkerntemperatur (rektale Sonde).
- Langzeit-Blutdruckmessung.
- Penis-Plethysmografie.

Auswertung

Der Schlaf wird entsprechend dem jeweiligen EEG, EOG und EMG „epochenweise" (i. d. R. jeweils 30 Sek. umfassend) in Stadien klassifiziert.

- Stadium W (Wach): > 50 % Alpha-Aktivität im EEG.
- Stadium 1: meist kurzes Einschlafstadium; Zerfall der Alpha-Aktivität, überwiegend flache langsame Aktivität, langsame Augenbewegungen, noch hoher Muskeltonus.
- Stadium 2: Typische Graphoelemente im EEG: Schlafspindeln und K-Komplexe. Keine Augenbewegungen, tonische Muskelaktivität.
- Stadien 3 und 4: zusammengefasst als „Tiefschlaf" bezeichnet. Mehr als 20 % hochamplitudige Delta-Aktivität im EEG (Stadium 4: > 50 % Delta-Aktivität), keine Augenbewegungen, schwacher Muskeltonus.
- REM-Schlaf: EEG ähnlich wie Schlafstadium 1; sakkadenartige, in Clustern auftretende Augenbewegungen; fast durchgehend aufgehobener Muskeltonus.

Klassifikation der Schlafstörungen

Definition Große und heterogene, nur teilweise dem Bereich der psychischen Störungen zuzuordnende Gruppe von Krankheitsbildern. ICD-10: teilweise wenig plausible Zuordnung zur Gruppe F51 („nichtorganische Schlafstörungen") oder G47 („Schlafstörungen" im Rahmen von „Krankheiten des Nervensystems").

Klassifikation der Schlafstörungen nach ICD-10

- **F51: Nichtorganische Schlafstörungen:**
  - F51.0: Nichtorganische Insomnie.
  - F51.1: Nichtorganische Hypersomnie.
  - F51.2: Nichtorganische Störung des Schlaf-Wach-Rhythmus.

- F51.3: Schlafwandeln.
- F51.4: Pavor nocturnus.
- F51.5: Albträume (Angstträume).
- F51.8: Andere nichtorganische Schlafstörungen.
- F51.9: Nichtorganische Schlafstörung, nicht näher bezeichnet.

- **G47: Schlafstörungen:**
  - G47.0: Ein- und Durchschlafstörungen.
  - G47.1: Krankhaft gesteigertes Schlafbedürfnis.
  - G47.2: Störungen des Schlaf-Wach-Rhythmus.
  - G47.3: Schlafapnoe.
  - G47.4: Narkolepsie und Kataplexie.
  - G47.8: Sonstige Schlafstörungen.
  - G47.9: Schlafstörungen, nicht näher bezeichnet.

Sinnvoller und praktisch nützlicher ist die Klassifikation der Schlafstörungen nach ICSD-2 (International Classification of Sleep Disorders, 2nd ed.). Es liegt bisher keine autorisierte Übersetzung ins Deutsche vor; die im Folgenden gewählten, vorläufigen Begriffe orientieren sich an bestehenden Konventionen.

Klassifikation der Schlafstörungen nach ICSD-2
- Insomnien.
- Schlafbezogene Atmungsstörungen.
- Hypersomnien zentralnervösen Ursprungs.
- Zirkadiane Rhythmusstörungen.
- Parasomnien.
- Schlafbezogene Bewegungsstörungen.
- Isolierte Sympt., offensichtliche Normvarianten, ungeklärte Probleme.
- Andere Schlafstörungen.

10.2.3 Insomnien

Gestörtes Einschlafen und/oder gestörtes Durchschlafen und/oder unerholsamer Schlaf bei eigentlich ausreichender Schlafmenge, in Komb. mit beeinträchtigter Tagesbefindlichkeit und/oder beeinträchtigter Leistungsfähigkeit am Tag.

Akute (situativ oder reaktiv bedingte) Insomnie

Definition Eine situative oder reaktive Form der Insomnie, die nicht länger als 4 Wo. in mehr als 3 Nächten/Wo. auftritt. ICD-10: F43 (Anpassungsstörungen); ICSD-2: adjustment insomnia (acute insomnia).

Epidemiologie Prävalenz: häufig; keine zuverlässigen Zahlenangaben verfügbar.

Ätiologie Externe psychische oder physische Belastungen (z. B. Krankenhausaufenthalt), physikalische Einflüsse (Lärm, Temperatur) etc.

Klinik Interindividuell und je nach Art der auslösenden Ursache sehr variabel. Kernsy., entsprechend der oben gegebenen allg. Insomnie-Definition: gestörtes Einschlafen und/oder gestörtes Durchschlafen und/oder unerholsamer Schlaf bei eigentlich ausreichender Schlafmenge, in Komb. mit beeinträchtigter Tagesbefindlichkeit und/oder beeinträchtigter Leistungsfähigkeit am Tag.

Diagnostik Erhebung von Anamnese (ggf. einschl. Schlafprotokoll), aktuellem körperlichem, schlafmedizinischem und psychopathologischem Befund; darüber hinaus i. d. R. keine Diagn. erforderlich.

Therapie

- Kausale Ther.: Beseitigung oder Linderung der auslösenden Ursachen (falls möglich).
- Verhaltensmedizinische Ther.: stützend-psychotherap. Intervention, Vermittlung schlafhygienischer Regeln (▶ 10.2.9).
- Medikamentöse Ther.: kurzfristig Hypnotika (Schlafmittel, ▶ Tab. 10.1 und ▶ Tab. 10.2).

Tab. 10.1 Benzodiazepin-Rezeptoragonisten („Non-Benzodiazepine", „Z-Substanzen")

Substanz	Handelsname (z. B.)	Übliche Tagesdosis (mg), p. o.	Maximale Verfügbarkeit (T_{max}) nach h	Halbwertszeit ($t_{1/2}$) (h)
Zopiclon	Ximovan®	7,5–15	1,5–2	≅ 5 **Cave:** bei Leberinsuff. ≤ 11
Zolpidem	Stilnox®	10–20	2	1–3,5 **Cave:** bei Leberinsuff. ≤ 10
Bewertung: Hypnotika der 1. Wahl bei unkomplizierten akuten Insomnien, da günstigere Nutzen-Risiko-Relation gegenüber Benzodiazepinen: Geringeres Abhängigkeitspotenzial, minimale Muskelrelaxation, kaum atemdepressorische Wirkung.				

Tab. 10.2 Benzodiazepin-Hypnotika (BZD)

Substanz	Handelsname (z. B.)	Übliche Tagesdosis (mg), p. o.	Maximale Verfügbarkeit (T_{max}) nach h	Halbwertszeit ($t_{1/2}$) (h)
Kurze Halbwertszeit				
Triazolam	Halcion®	0,125–0,250	0,7–2,4	1,5–5 h Im Vgl. zu anderen BZD höhere Rate an NW
Mittellange Halbwertszeit				
Brotizolam	Lendormin®	0,125–0,250	0,8–1	4–7 ältere Pat. ≤ 9
Loprazolam	Sonin®	1–2	2,5	≤ 8 ältere Pat ≤ 20
Lormetazepam	Noctamid®	0,5–2	2	8–15 keine aktiven Metaboliten
Temazepam	Remestan®	10–30	1	5–14

Tab. 10.2 Benzodiazepin-Hypnotika (BZD) *(Forts.)*

Substanz	Handelsname (z. B.)	Übliche Tagesdosis (mg), p. o.	Maximale Verfügbarkeit (T_{max}) nach h	Halbwertszeit ($t_{1/2}$) (h)
Lange Halbwertszeit				
Flurazepam	Dalmadorm®	15–30	1–3	Vorstufe eines aktiven Metaboliten mit $t_{1/2}$ bis zu 250 h!
Flunitrazepam	Rohypnol®	0,5–1 mg	0,75–2	10–30 h! Aktiver Metabolit mit $t_{1/2}$ von 20–30 h
Nitrazepam	Mogadan®	2,5–10 mg	0,5–2	15–30
Bewertung: gegenüber den oben genannten Benzodiazepin-Rezeptoragonisten (▶ Tab. 10.1) ungünstigeres Nutzen-Risiko-Profil, v. a. wegen Gefahr der Abhängigkeitsentwicklung, Muskelrelaxation, Atemdepression etc. Bei kurzer HWZ zusätzlich anterograde Amnesien möglich; bei langer HWZ unerwünschte Überhangeffekte tagsüber. Zudem supprimierende Wirkung auf die körpereigene, für die zirkadiane Schlaf-Wach-Regulation sehr wichtige Melatoninsekretion, deren Erniedrigung durch Benzodiazepine zeigt, dass die Substanzen zwar schlaffördernd wirken, die zirkadiane Rhythmik jedoch stören.				

Weitere Hypnotika: Zur Behandlung der akuten (situativ/reaktiv bedingten) Insomnie kommt auch ein Teil der Medikamente infrage, die zur Behandlung chron. Insomnieformen beschrieben sind.

! Die genannten Medikamente sind aufgrund des Abhängigkeitsrisikos **ausschließlich** zur Kurzzeitbehandlung (bis max. 4 Wo.) zugelassen.

Primäre Insomnie

Definition Eine Form der chron. Insomnie (die geschilderten Beschwerden treten länger als 4 Wo. in jeweils mehr als 3 Nächten auf), der keine erkennbare körperliche oder seelische Grunderkr. zugrunde liegt, die auch nicht durch Gebrauch oder Absetzen von Substanzen (Medikamenten/Drogen) erklärbar ist.
ICD-10: F51.0.
ICSD-2:

- **Psychophysiologische Insomnie** (psychophysiological insomnia): eine situativ ausgelöste Insomnie, die durch psychische und physiologische aufrechterhaltende Bedingungen chronifiziert ist („Teufelskreismodell"); dazu gehören eine durchgehend erhöhte psychische und physiologische Anspannung sowie erlernte schlafverhindernde Assoziationen.
- **Paradoxe Insomnie** (paradoxical insomnia), die durch extreme Diskrepanz zwischen guten objektiven Schlafbefunden und schlechten subjektiven Bewertungen des Schlafs gekennzeichnet ist.
- **Idiopathische Insomnie** (idiopathic insomnia), eine seit Kindheit bestehende Insomnie ohne erkennbare Ursachen oder aufrechterhaltende Faktoren.

Epidemiologie Prävalenz in der Bevölkerung: stark variierende Angaben; in schlafmedizinischen Zentren etwa 15 % der Pat.

Ätiologie Vermutlich heterogen; eine Rolle spielen möglicherweise auch genetische Faktoren. Speziell bei der psychophysiologischen Insomnie spielen die ätiologischen, oft lange zurückliegenden Bedingungen eine untergeordnete Rolle im Vergleich zu aktuell bestehenden psychologischen und physiologischen chronifizierenden Bedingungen; zu Letzteren gehören chron. neuroendokrinologische Störungen sowie ein auch im Schlaf konstant erhöhtes „Arousal"-Niveau subkortikaler Hirnareale.

Klinik

- Einschlafstörung: verlängerte Einschlaflatenz (> 30 Min.). Häufig verbunden mit Grübeln, schlafbezogenen neg. Kognitionen, vegetativer Sympt.
- Durchschlafstörung: häufiges Aufwachen nach dem ersten Einschlafen, mit anschließendem kurzem, meist jedoch längerem Wachliegen und dadurch reduzierter Schlafeffizienz, erneutem Grübeln. Oft nach frühmorgendlichem Erwachen kein erneutes Einschlafen trotz weiter bestehender Müdigkeit.
- Als oberflächlich erlebter, wenig erholsamer Schlaf (u. U. trotz normaler Schlafdauer).
- Am Tag Beeinträchtigung von Befindlichkeit und Leistungsfähigkeit (physisch: Müdigkeit, Muskelschmerzen; psychisch: Konzentrationsstörungen, depressive Verstimmung).
- Häufig Diskrepanz zwischen subjektiven Beschwerden des Pat. und polysomnografisch erfasster Schlafqualität (besonders extrem bei der „paradoxen Insomnie").

Diagnostik

- Schlafmedizinische, körperliche und psychiatrische Anamneseerhebung (einschl. Fremdanamnese durch den Bettpartner, falls möglich); dabei möglichst Einbeziehung eines vom Pat. über 1–2 Wo. geführten Schlafprotokolls.
- Körperliche und psychiatrische Untersuchung.
- Zur Ausschlussdiagn.: EKG, Routine-Labor.
- Ggf. insomniespezif. Fragebögen.
- Schlaflabor-Untersuchung (Polysomnografie): bei V. a. somatische Ursache der Insomnie (Ausschlussdiagn.) oder bei Therapieresistenz.

Therapie

- **Verhaltensmedizinische, nichtmedikamentöse Ther.:**
  - Entspannungsverfahren (v. a. bei Einschlafstörungen; Muskelrelaxation nach Jacobson besser geeignet als autogenes Training).
  - Vermittlung „schlafhygienischer" Regeln (Verhaltensweisen, die einem guten Schlaf förderlich vs. abträglich sind) ▶ 10.2.9.
  - Psychoedukation: Information über normalen Schlaf und seine normalen individuellen Varianten; Widerlegung sog. „Schlafmythen" (z. B. der „Schlaf vor Mitternacht ist der beste").
  - Schlafspezif. Verhaltensther.:
    - Stimuluskontrolle.
    - Schlafrestriktionsther.
  - Über die Schlafproblematik hinausgehende psychotherap. Verfahren.
- **Medikamentöse Ther.:** Die medikamentöse Behandlung der prim. Insomnie (wie auch anderer chron. Formen der Insomnie) sollte nur im Rahmen eines Gesamtbehandlungsplans erfolgen, bei dem verhaltensmedizinische Maßnahmen (s. o.) im Vordergrund stehen. Wichtig: Identifizierung etwaiger körper-

licher oder psychischer Grunderkr., um nicht die Möglichkeit einer kausalen Ther. zu verpassen. Pharmakother. orientiert sich an der Symptomkonstellation, organischen und/oder psychiatrischen Begleiterkr., der Persönlichkeit und der Medikamentenvorgeschichte des Pat.

Bei der prim. Insomnie (wie auch bei anderen Formen chron. Insomnien) ist der Einsatz aller Substanzen, die über den Benzodiazepin-Rezeptor wirken, i. d. R. kontraindiziert, da meist eine Behandlungsdauer über 4 Wo. erforderlich ist und damit die angesichts des Abhängigkeitsrisikos erlaubte Höchstverordnungsdauer für diese Substanzen überschritten wird. Die im Folgenden (▶ Tab. 10.3, ▶ Tab. 10.4 und ▶ Tab. 10.5) dargestellten Substanzen haben dieses Risiko nicht und können somit auch über einen längeren Zeitraum gegeben werden.

Tab. 10.3 Antihistaminika

Substanz	Handelsname (z. B.)	Übliche Tagesdosis (mg), p. o.	Maximale Verfügbarkeit (T_{max}) nach h	Halbwertszeit ($t_{1/2}$) (h)
Diphenhydramin	Vivinox®	50	1	4–6
Doxylamin	Gittalun®	25	1–2	8–10

Bewertung: in erster Linie sedierende, nicht unmittelbar schlafanstoßende Medikamente; anticholinerge NW, **cave** bei älteren oder verwirrten Pat. (evtl. delirogen).

Tab. 10.4 Sedierende Antidepressiva

Substanz	Handelsname (z. B.)	Übliche Tagesdosis (mg), p. o.	Maximale Verfügbarkeit (T_{max}) nach h	Halbwertszeit ($t_{1/2}$) (h)
Trimipramin	Stangyl®	25–100	2–3	23–24
Doxepin	Aponal®	10–50	2–4 (aktiver Metabolit ≤ 10 h)	15–20 (aktiver Metabolit ≤ 80 h)
Amitriptylin	Saroten®	10–50	1–5	10–28
Opipramol	Insidon®	50–100	2–4	6–9
Trazodon	Thombran®	25–100	4	9
Mirtazapin	Remergil®	7,5–30	2	20–40

Bewertung:
- Günstig: fehlendes Abhängigkeitsrisiko und gleichzeitiger Effekt auf etwaige depressive Begleitsympt.
- Ungünstig: Wirkung bei prim. Insomnie nur für wenige Substanzen nachgewiesen; vergleichsweise hohes WW- und NW-Spektrum.

10

Tab. 10.5 Sedierende Neuroleptika

Substanz	Handelsname (z. B.)	Übliche Tagesdosis (mg), p. o.	Maximale Verfügbarkeit (T_{max}) nach h	Halbwertszeit ($t_{1/2}$) (h)
Melperon	Eunerpan®	25–75	1–1,5	4–6
Pipamperon	Dipiperon®	20–80	≤ 4	3–4
Chlorprothixen	Truxal®	15–100	2–3	8–12
Levomepromazin	Neurocil®	25–75	2–3	24
Promethazin	Atosil®	10–50	1,5–3	10–12
Prothipendyl	Dominal®	20–80	Keine zuverlässigen Angaben	
Quetiapin	Seroquel®	12,5–75	1,5	7

Bewertung: Chlorprothixen, Levomepromazin, Promethazin und Prothipendyl zeigen erhebliche anticholinerge NW, sind damit für ältere, verwirrte oder körperlich schwer kranke Pat. nicht zu empfehlen. Melperon, Pipamperon und Quetiapin sind deutlich besser verträglich, bei guter Wirksamkeit sowohl schlafanstoßend als auch durchschlaffördernd. Für alle Substanzen gilt: kein Abhängigkeitsrisiko, gleichzeitiger Effekt auf etwaige psychotische Begleitsympt.; allerdings kaum klin. Studien, welche die Wirkung bei prim. Insomnie belegen, vergleichsweise hohes WW- und NW-Spektrum.

Sekundäre Insomnie

Definition Insomnie als Symptom einer zugrunde liegenden körperlichen oder seelischen Erkr. oder Folge des Gebrauchs oder des Absetzens von Substanzen (Medikamenten, Genussmitteln, Drogen). Syn.: symptomat. oder komorbide Insomnie.
ICD-10: Klassifizierung entsprechend der Grunderkr.
ICSD-2: Insomnia due to Mental Disorder; Insomnia due to drug or substance; Insomnia due to medical condition.

Epidemiologie Prävalenz: sehr häufig; bei manchen Grunderkr. fast obligatorische Begleiterscheinung (z. B. bei Depressionen). Keine zuverlässigen Zahlenangaben verfügbar.

Ätiologie

- **Körperliche Grunderkr.** (Auswahl):
  - Herz-Kreislauf-Erkr.
  - Erkr. der Atemwege.
  - Mit Schmerzen einhergehende Erkr.
  - Degenerative Erkr. des ZNS.
  - Zerebrovaskuläre Erkr.
- **Gebrauch oder Absetzen eines Medikaments** (Auswahl):
  - Antihypertensiva (z. B. Betarezeptorenblocker).
  - Hormonpräparate (z. B. Schilddrüsenhormone, Kortison).
  - Zentralnervös wirksame Antibiotika (z. B. Gyrasehemmer).
  - Bestimmte Antidepressiva (z. B. SSRI, SNRI, NaRI).
- **Gebrauch oder Absetzen von Genussmitteln oder Drogen** (Auswahl): Koffein, Alkohol, Kokain, Halluzinogene, Nikotin.

- **Psychische Grunderkr.** (Auswahl):
  - Depression.
  - Schizophrene Psychosen.
  - Demenzielle Erkr.
- **Andere Formen von Schlafstörungen:**
  - Periodische Beinbewegungen im Schlaf.
  - Schlafapnoe-Sy.

Vorzeitiges, frühmorgendliches Erwachen ist oft erstes Symptom einer beginnenden Depression, noch vor Auftreten der eigentlichen depressiven Kernsympt. (insb. wenn mit deutlicher Stimmungsbeeinträchtigung verbunden), die sich im weiteren Verlauf des Tages aufhellt.

Klinik Ein-, Durchschlafstörungen oder unerholsamer Schlaf (wie im Abschnitt zur prim. Insomnie beschrieben), zeitlich koinzidierend mit einer der erwähnten Grunderkr. oder der Einnahme bzw. dem Absetzen von Medikamenten, Genussmitteln oder Drogen.

Diagnostik Allg., psychiatrische und schlafmedizinische Anamneseerhebung, Führen eines Schlafprotokolls. Schlaflabordiagn. (Polysomnografie) i. d. R. ohne zusätzlichen Erkenntnisgewinn (Ausnahme: V. a. schlafbezogene Atmungsstörung, V. a. Restless-Legs-Sy. mit oder ohne periodische Beinbewegungen im Schlaf).

Therapie
- Kausale oder symptomat. Behandlung der Grunderkr.
- Elemente verhaltensmedizinischer Behandlung (s. o. Ther. der prim. Insomnie).
- Symptomat. pharmakologische Ther. (s. o. Ther. der prim. Insomnie).

10.2.4 Schlafbezogene Atmungsstörungen

Für alle Erkr. dieser Gruppe gelten die Definitionen der American Academy of Sleep Medicine (AASM):
- **Apnoe:** poly(somno)grafisch gemessene Reduktion im Atemfluss um mindestens 90 %, über zumindest 10 Sek.
  - Obstruktive Apnoe: fortgesetzte thorakale/abdominale Atemanstrengung bei reduziertem Luftfluss.
  - Zentrale Apnoe: Atempause aufgrund fehlenden zentralen Atemantriebs.
  - Gemischte Apnoe: Atempause mit initial fehlendem, dann (frustran) auftretendem Atemantrieb.
- **Hypopnoe:** Reduktion im Atemfluss um mindestens 50 % für mindestens 10 Sek., dabei Sauerstoffentsättigung um mindestens 3–4 %.

Obstruktives Schlafapnoe-Syndrom (OSAS)

Definition Wiederholt im Schlaf auftretende Atemflussminderungen durch Verlegung der oberen Atemwege in Komb. mit typischen Sympt. wie Tagesmüdigkeit. ICD-10: G47.31; ICSD-2: „Obstructive sleep apnea syndrome".

Epidemiologie Männer 4 %, Frauen 2 %.

Ätiologie Durch Erschlaffung der Pharynxmuskulatur kommt es zu einer (partiellen) Verlegung der oberen Atemwege und somit zu reduziertem Atemfluss oder

Atemstillstand bei erhaltenem Atemantrieb. Risikofaktoren: Adipositas, großer Halsumfang, anatomische Engstellen in den oberen Atemwegen.

Klinik Schnarchen, Atempausen, vermehrtes Schlafbedürfnis, erhöhte Tagesmüdigkeit mit Einschlafneigung, Durchschlafstörungen, morgendliche Kopfschmerzen und Mundtrockenheit, Potenzstörungen, Nykturie, fehlende nächtliche Blutdruckreduktion (sog. „Non-Dipper").

Diagnostik

- Kardiorespiratorische Polygrafie („Schlafapnoe-Screening"): ambulante Aufzeichnung von Atemfluss, Atemexkursionen, EKG und perkutaner Sauerstoffsättigung.
- Polysomnografie, evtl. einschl. Kapnometrie, Ösophagusmanometrie. Neuropsychologische Untersuchung der Vigilanz, insb. bei Risikopat. (Berufskraftfahrer etc.).

Therapie

- **Allg. Maßnahmen:** Gewichtsreduktion, Alkohol- und Nikotinverzicht, Schlaf- und Beruhigungsmittelkarenz, Vermeidung von Rückenlage im Schlaf.
- **CPAP** (Continuous Positive Airway Pressure): Standardther. Kontinuierliche Luftdruckerhöhung in den oberen Atemwegen auf 5–15 cm H_2O über Nasenmaske.
- **Unterkieferprotrusionsschiene** (bei milder Schlafapnoe und Versagen von CPAP): Vorschieben des Unterkiefers und Fixierung in Aufbissstellung über Nacht.
- **Operative Methoden:** Beseitigung von Stenosen im Nasen-Rachen-Raum. Nur gelegentlich bei leicht- bis mittelgradiger Schlafapnoe indiziert.
- **Medikamentöse Behandlung:** keine bekannt. Modafinil ist nach einer Neuprüfung durch die European Medicine Agency (EMA) seit 2011 nicht mehr zur Behandlung der Tagesschläfrigkeit unter bestehender CPAP-Behandlung zugelassen.

Zentrale Schlafapnoe

Definition Häufig im Schlaf auftretende Atempausen als Folge einer zentralnervös bedingten Atemregulationsstörung. ICD-10: G47.30; ICSD-2: „primary central sleep apnea" sowie weitere Unterkategorien.

Epidemiologie Prävalenz: unbekannt (oft asymptomatisch).

Ätiologie Insbesondere Herzinsuff., zentral wirksame Medikamente wie Opioide, Störung und Läsionen des zentralen Atemantriebs auf Hirnstammebene u. v. m.

Klinik Subjektive Beschwerden ähnlich OSAS; aber weniger Schnarchen und Tagesmüdigkeit. Evtl. Cheyne-Stokes-Atemmuster (spindelförmig an- und abschwellende Atmung).

Diagnostik Polysomnografie. Ursachenforschung.

Therapie

- Optimierung ursächlicher Faktoren, z. B. einer Herzinsuff.
- Versuch mit CPAP, falls nicht effektiv nichtinvasive Beatmung, z. B. Bilevel-CPAP, nächtliche adaptive Servoventilation (ASV) oder Sauerstoffapplikation.

- Medikamentös (selten indiziert): Theophyllin oder Acetazolamid.
- **Behandlungsbedürftigkeit individuell abwägen!**

Nächtliche Hypoventilation

Definition Länger anhaltende, im Schlaf auftretende Hypoventilationszustände mit Hypoxämie und Hyperkapnie (Anstieg des pCO_2 um mehr als 10 mmHg). ICD-10: G47.32; ICSD-2: „sleep related hypoventilation/hypoxemic syndromes".

Epidemiologie Prävalenz unbekannt; prim. Variante selten.

Ätiologie Primär bei Läsion des zentralen Atemantriebs auf Hirnstammebene, „Undines-Fluch-Sy.". Sekundär bei restriktiven Ventilationsstörungen wie Adipositas, Kyphoskoliose sowie bei neuromuskulären und pulmonalen Erkr.

Klinik Belastungsdyspnoe, durch nächtliche Hyperkapnien morgendliche Kopfschmerzen, gerötete Konjunktiven. Subjektive Beschwerden ähnlich wie bei OSAS.

Diagnostik Polysomnografie einschl. Kapnografie. Internistisch/pneumologisch/neurologische Diagn.

Therapie Ursachenbehandlung falls möglich. Bilevel-CPAP, nächtliche Heimbeatmung, evtl. zusätzlich Sauerstoffapplikation.

10.2.5 Hypersomnien zentralnervösen Ursprungs

Vermehrtes Schlafbedürfnis und/oder erhöhte Tagesmüdigkeit, im Extremfall „Einschlafattacken" bei normaler oder insgesamt verlängerter Schlafzeit (Excessive Daytime Sleepiness, EDS). Nach ICSD-2 werden hier nicht solche Hypersomnien klassifiziert, die durch zirkadiane Rhythmusstörungen, schlafbezogene Atmungsstörungen oder gestörten Nachtschlaf bedingt sind.

Narkolepsie mit Kataplexie

Definition Erkr., die prim. durch übermäßige Tagesschläfrigkeit und/oder imperative Einschlafattacken, im weiteren Verlauf auch durch Kataplexien gekennzeichnet ist. Entsprechend aktuellem Forschungsstand ist die Narkolepsie ohne Kataplexie als pathogenetisch/pathophysiologisch eigenständiges Krankheitsbild zu betrachten. ICD-10: G47.4; ICSD-2: „narcolepsy with cataplexy".

Epidemiologie Prävalenz 0,05–0,1 %.

Ätiologie Durch Mangel an Hypocretin (= Orexin) sowie Störungen im cholinergen und noradrenergen System ausgelöste Fehlfunktion der Schlaf-Wach-Regulation mit Einbrüchen von Elementen des NREM- und REM-Schlafs in Wachphasen. Ursache des Niedergangs der hypocretinbildenden hypothalamischen Kerngebiete noch unklar: Krankheit mit der höchsten HLA-Assoziation, zudem auch Assoziation mit Inf. durch Streptococcus pyogenes und Influenza A H1N1 sowie auch H1N1-Vakzination.

Klinik

- **Übermäßige Tagesschläfrigkeit mit Einschlafneigung** überwiegend in monotonen Situationen, entweder mit Vorboten wie Gähnen, aber auch als „imperative Schlafattacken". Dauer der Tagschlafepisode bis zu 25 Min., danach ist Pat. wieder für 2–3 h leistungsfähig.

10

- **Kataplexie:** sehr spezif. Symptom! Plötzlicher, meist bilateraler Verlust des Muskeltonus, ausgelöst durch intensive Gefühlsregung: Weichwerden in den Knien, Erschlaffen der Gesichtszüge, Verschwommensehen etc. Keine Einschränkung des Bewusstseins oder der Vitalfunktionen. Dauer i. d. R. Sek. bis Min. Manifestation meist innerhalb von 2 J. nach Auftreten der Tagesschläfrigkeit, vereinzelt auch davor.
- **Schlaflähmung:** bei ca. 50 % der Pat. Wenige Sek. bis zu mehreren Min. andauernde schlaffe Lähmung nach Erwachen oder vor Einschlafen, bei vollem Bewusstsein.
- **Hypnagoge und hypnopompe Halluzinationen:** bei ca. 50 % der Pat. Oft angstbesetzte visuelle Sinnestäuschungen (fremde Person im Raum), auch akustische, taktile oder kinetische Halluzinationen in Übergangsphasen zwischen Wachzustand und Schlaf.
- **Gestörter Nachtschlaf:** bei ca. 50 % der Pat. Leichter Schlaf, häufiges Erwachen, längere Wachliegezeiten, außerdem motorische Unruhe und Parasomnien.
- **Automatisches Verhalten:** bei ca. 40 % der Pat. Automatisches Weiterführen monotoner Tätigkeiten im Halbschlaf (NREM-Schlaf-assoziiert) mit Amnesie.

Diagnostik

- **Obligatorisch:**
  - **Anamnese und Fremdanamnese,** unterstützt durch Schlaftagebücher und Fragebögen.
  - **Neurologische Untersuchung:** Hinweis auf symptomatische Genese?
  - **Polysomnografische Nachtschlaf-Ableitung:** kurze Einschlaflatenz und verfrühter REM-Schlaf, vermehrtes Aufwachen und Wachphasen, verkürzte Schlafeffizienz, vermehrte motorische Aktivität im Schlaf.
  - **Tagschlaftest** (multipler Schlaflatenz-Test, MSLT): 5-maliger, jeweils 30-minütiger Tagschlaf im Schlaflabor in 2-stündigen Abständen zur Diagn. einer path. erniedrigten mittleren Einschlaflatenz (< 5 Min.) sowie des Auftretens von Einschlaf-REM-Episoden.
- **Fakultativ:**
  - **Nachweis des HLA-DR2-Antigens:** besonders hohe Assoziation von HLA DQB1*0602 mit Narkolepsie mit Kataplexien, daneben andere Suszeptibilitätsgene.
  - Bestimmung von **Hypocretin-1** (= Orexin) im Liquor (in Speziallabors): bei Narkolepsie mit Kataplexie in 90 % erniedrigt oder fehlend, bei Narkolepsie ohne Kataplexie meist niedrig, aber nicht unterhalb der Normgrenze liegend. Hohe Spezifität! Mangels Laborkapazität noch keine klin. Routineuntersuchung; bei eindeutiger Diagn. auch nicht erforderlich.
  - Bei V. a. sek./symptomatische Narkolepsie: **zerebrale Bildgebung.**

Differenzialdiagnose der Kataplexien

- Epileptische Anfälle (v. a. psychomotorische Anfälle).
- Nichtepileptische anfallsartige Phänomene: Sturzanfälle, psychogene Anfälle, Synkopen, paroxysmale hypo-/hyperkaliämische Lähmungen.

10

Therapie

- **Allg.:** dem individuellen Rhythmus angepasster Nachtschlaf, gezielt geplante („strategische") kurze Tagschlafepisoden, Gewichtsabnahme, sportliche Aktivität. Beratung über sinnvolle lebens- und berufspraktische adaptive Maßnahmen.
- **Medikamentöse Ther.:**
  - **Ther. der 1. Wahl bei Tageschläfrigkeit:**
    - Modafinil (Vigil®) 100–400 mg/d p. o.: nicht über dopaminerges System wirkendes Stimulans mit nicht restlos geklärtem Wirkmechanismus; keine Toleranzentwicklung, kein Abhängigkeitsrisiko im Gegensatz zu „klassischen" Stimulanzien. Nicht BtM-rezeptpflichtig.
    - Natriumoxybat (Xyrem®) 2 × 1,5–4,5 g pro Nacht: $GABA_B$-Rezeptoragonist. Antikataplektische Wirkung, Besserung des Nachtschlafs und vigilanzsteigernder Effekt. Bei bestimmungsgemäßem Gebrauch kaum Toleranz- oder Abhängigkeitsentwicklung. Absetzphänomene und psychiatrische NW auch bei bestimmungsgemäßem Gebrauch beschrieben. Additive Wirkung in Komb. mit Modafinil.
    - Methylphenidat (z. B. Ritalin®) 10–60 mg/d: „klassisches", über Dopaminsystem wirksames, amphetaminähnliches Stimulans. Nachteil: Toleranzentwicklung mit allmählicher Dosissteigerung. Abhängigkeitsrisiko bei Narkolepsie-Pat. begrenzt.
  - **Bei dominanter „REM"-Sympt.** (Kataplexien, Schlaflähmung, hypnagogen Halluzinationen):
    - Natriumoxybat (Xyrem®) 2 × 1,5–4,5 g pro Nacht (s. o.).
    - Serotonerg und noradrenerg wirksame Präparate: Fluoxetin (z. B. Fluctin®) bis 60 mg, Venlafaxin (z. B. Trevilor®) 37,5–300 mg.
    - Clomipramin (z. B. Anafranil®) 20–150 mg.
    - TZA oder MAO-Hemmer: Moclobemid (z. B. Aurorix®), Imipramin (z. B. Tofranil®), Desipramin (z. B. Pertofran®).

> Bei unbehandelter Narkolepsie ist Fahrtauglichkeit meist nicht gegeben. Unter adäquater Behandlung kann Fahrtauglichkeit gegeben sein. In jedem Fall individuelle Untersuchung und Beurteilung vor Ausstellung einer entsprechenden Bescheinigung!

Narkolepsie ohne Kataplexie

Definition Erkr., die prim. durch übermäßige Tagesschläfrigkeit und/oder imperative Einschlafattacken gekennzeichnet ist, bei der jedoch keine kataplektischen Episoden auftreten. ICD-10: G47.4; ICSD-2: „narcolepsy without cataplexy".

Epidemiologie Prävalenz deutlich seltener als Narkolepsie mit Kataplexie, keine zuverlässigen Zahlenangaben verfügbar.

Ätiologie Unbekannt. Im Gegensatz zur Narkolepsie mit Kataplexie (s. o.) selten Hypocretin-/Orexinmangel.

Klinik Übermäßige Tagesschläfrigkeit und/oder imperative Einschlafattacken. Keine weiteren Sympt., die für die Narkolepsie mit Kataplexie typisch sind (s. o.).

Diagnostik Wie bei Narkolepsie mit Kataplexie (s. o.). Allerdings geringere Assoziation zum HLA-DR2-Antigen; Hypocretin im Liquor nur in 10 % der Fälle reduziert.

10

Therapie Entsprechend der Narkolepsie mit Kataplexie mit dominierender Tagesschläfrigkeit (s. o.).

Narkolepsie im Rahmen einer organischen Erkrankung

Definition Eine klinisch der Narkolepsie ähnelnde Erkr., die durch eine Hirnerkr. ausgelöst wird. Syn.: sek. Narkolepsie, symptomat. Narkolepsie; ICD-10: entsprechend Grunderkr.; ICSD-2: „narcolepsy, due to medical condition".

Ätiologie SHT, Enzephalitis, endokrine Erkr., Myopathien, Encephalomyelitis disseminata.

Idiopathische Hypersomnie

Definition Erkr., die durch ein chron. übermäßiges Schlafbedürfnis gekennzeichnet ist; die Nachtschlafdauer kann dabei verlängert oder normal sein. ICD-10: G47.1; ICSD-2: „idiopathic hypersomnia (with long sleep time/without long sleep time) ".

Epidemiologie Prävalenz in der Bevölkerung unbekannt. In schlafmedizinischen Zentren 5–10 % der Pat. mit Hypersomnie.

Ätiologie Unbekannt, bei ca. 30 % familiär. Selten viraler Inf. mit Symptombeginn.

Klinik Übermäßige Tagesschläfrigkeit mit Einschlafneigung, Monotonieintoleranz und lang dauernden Schlafepisoden ohne Erholungsfunktion über mindestens 6 Mon. Dabei normale (< 10 h) oder verlängerte (> 10 h) Hauptschlafperiode. Bei etwa 50 % Zustände von Schlaftrunkenheit, erschwertem Erwachen und automatischem Verhalten möglich.

Diagnostik

- Anamnese, Fremdanamnese, Schlaftagebuch.
- Polysomnografie ohne morgendliche Weckung (Möglichkeit zum Ausschlafen): kurze Einschlaflatenz, hohe Schlafeffizienz und verlängerte Schlafperiode.
- Tagschlaftest (MSLT): Einschlaflatenz < 8 Min., weniger als zwei Einschlaf-REM-Episoden.
- Immungenetisch: erhöhte Inzidenz für HLA-Cw2.

Therapie Analog zur Tagesschläfrigkeit bei Narkolepsie; Ansprechen auf Medikation variabel.

Periodische Hypersomnie

Definition Seltene (vermutlich unter- und oft fehldiagnostizierte) Erkr. mit periodisch auftretenden, oft mehrere Tage andauernden Episoden von ausgeprägter Hypersomnie, begleitet von Verhaltensauffälligkeiten, Hyperphagie sowie affektiven und kognitiven Veränderungen. Syn.: Kleine-Levin-Sy. ICD-10: G47.8; ICSD-2: „recurrent hypersomnia".

> Die überwiegend jungen Pat. werden nicht selten unter der Fehldiagn. einer akuten Erkr. aus dem schizophrenen Formenkreis stationär aufgenommen und frustran neuroleptisch behandelt.

Epidemiologie Prävalenz unbekannt.

Ätiologie Unbekannt. Überwiegend junge Männer (M : F = 4 : 1, im Mittel 23 J.), vorausgehend häufig Inf. oder Fieber. Hypothalamische/Autoimmunerkr. vermutet. Bei Frauen häufig zeitlicher Zusammenhang mit Menses. Sekundär nach zerebralem Insult, MS oder Hydrozephalus: Dann höhere Frequenz und längere Dauer der Episoden.

Klinik
- Hypersomnie mit Schlafdauer 12–24 h, daraus stets erweckbar. Pat. stehen spontan zum Essen und Toilettengang auf.
- Kognitive und emotionale Auffälligkeiten: Verwirrtheit, Halluzinationen, Derealisationen, Reizbarkeit, Aggressivität, Depression bis hin zur Suizidaliät, Hypersexualität und inadäquates sexuelles Verhalten, Zwangshandlungen.
- Auffälligkeiten in der Nahrungsaufnahme: Polyphagie, Polydipsie.
- Dauer der hypersomnischen Episoden im Durchschnitt 12 Tage. Im asymptomatischen Intervall völlig unauffällig.
- Spontanremission nach median 4 Krankheitsjahren und durchschnittlich 12 Episoden.

Diagnostik
- Polysomnografie über zumindest 24 h, zusätzlich multipler Schlaflatenz-Test (MSLT, Tagschlafuntersuchung mit Unterbrechungen). In der Episode: Einschlaflatenz < 10 Min., kurze REM-Latenz, hohe Schlafeffizienz; im Intervall unauffällig.
- EEG: Bei 70 % diffuse Verlangsamung der Grundaktivität im Wachzustand, sonst unauffällig. Keine epileptische Aktivität!
- Liquordiagn. i. d. R. unauffällig.
- Neurologische Untersuchung und zerebrale Bildgebung i. d. R. unauffällig.

Therapie
- Lithium zur Phasenprophylaxe, kann vereinzelt auch Episoden unterbrechen. Carbamazepin Mittel der 2. Wahl.
- Während Episode evtl. Stimulanzien, Effekt jedoch nur auf Hypersomnie, nicht auf problematische kognitive, emotionale und behaviorale Auffälligkeiten, gelegentlich dadurch Zunahme der Hypersexualität.
- Meist wirkungslos: Antipsychotika, AD, EKT.

Posttraumatische Hypersomnie

Definition Übermäßige Tagesschläfrigkeit als Folge eines zerebralen Traumas. ICD-10: G47.1; ICSD-2: „hypersomnia due to medical condition".

Epidemiologie Prävalenz unbekannt.

Ätiologie Traumatische zerebrale Läsionen jeder Art, vor allem subkortikale Traumata.

Klinik Vermehrte Tagesmüdigkeit mit Monotonieintoleranz und Tagschlafepisoden; tritt auf bei etwa 30 % der Pat. Beginn unmittelbar posttraumatisch, manchmal aber auch erst 18 Mon. nach dem Ereignis.

Diagnostik Neurologische Untersuchung, Polysomnografie zum Ausschluss anderer Faktoren, MSLT (Einschlaflatenz < 10 Min.), neuropsychologische Untersuchung.

Therapie Entsprechend der Grunderkr., Sedativa meiden, evtl. antriebssteigernde Medikamente wie SSRI, SNRI.

10

Zusammenfassung: Differenzialdiagnose der Hypersomnien

- Langschläfer (Normvariante mit Schlafbedürfnis anhaltend > 10 h/24 h).
- Schlafbezogene Atmungsstörungen.
- Periodische Beinbewegungen im Schlaf.
- Inadäquate Schlafhygiene (ausgedehnte Zeiten im Bett, lange Tagschlafepisoden).
- Umweltbedingte Schlafstörung (z. B. Lärm, unangenehme Umgebungstemperatur).
- Affektive Erkr. und Schizophrenien (jeweils in 10–20 % mit Tagesmüdigkeit einhergehend): normale Schlaflatenzen im MSLT.
- Chronic-Fatigue-Sy. (chron. Erschöpfung **ohne Hypersomnie,** somit nicht in den Bereich der schlafmedizinischen Störungen fallend); Ursachen und nosologischer Status sind umstritten.
- Neurologische Erkr. (degenerative Hirnerkr., M. Parkinson, Prader-Willi-Sy., zerebrale Raumforderungen, Kompressionssy., Hydrozephalus etc.).
- Medizinische und infektiöse Erkr., z. B. metabolische und endokrinologische Erkr., Schlafkrankheit (gambiensische Trypanosomiasis).
- Medikamenten- und drogeninduzierte Hypersomnie (u. a. Anxiolytika, Antikonvulsiva, TZA, Dopamin-Rezeptoragonisten).

10.2.6 Zirkadiane Schlafrhythmusstörungen

Bei diesen Störungen ist der Schlaf selber ungestört, hat jedoch eine mit den Anforderungen der Umgebung in Konflikt geratende zirkadiane Positionierung; diese kann endogen sein (durch eine andersartige Phasenlage des individuellen zirkadianen Systems bedingt, z. B. beim verzögerten oder vorverlagerten Schlafphasensy.) oder durch äußere Umstände aufgezwungen (z. B. beim Jetlag oder beim Schichtarbeitersy.).

Verzögertes Schlafphasensyndrom

Definition Eine Störung, bei der die Hauptschlafperiode bzgl. der gewünschten Uhrzeit nach hinten verschoben ist. Dies führt zu Sympt. einer Einschlafstörung oder zu Schwierigkeiten, zur gewünschten Zeit aufzuwachen. Syn.: Extremvariante eines „Abendtyps". ICD-10: G47.2; ICSD-2: „circadian rhythm disorder", „delayed sleep phase type".

Epidemiologie Prävalenz in der Bevölkerung unbekannt (schwer bestimmbar, da Betroffene oft in Berufen tätig sind, die ihrem individuellen Schlaf-Wach-Muster entgegenkommen). Bei Adoleszenten etwa 7 %. In schlafmedizinischen Zentren etwa 5–10 % der Pat. mit Insomnie-Beschwerden.

Ätiologie Vermutlich genetisch bedingte abweichende Phasenlage des zirkadianen Hauptzeitgebers im Ncl. suprachiasmaticus (in Richtung auf eine „Verspätung" gegenüber der Umgebung), begünstigt durch zusätzliche Verhaltensfaktoren.

Klinik Einschlafen erst im Verlauf der Nachtstunden möglich, morgendliches Aufstehen zu gesellschaftlich üblichen Zeiten extrem erschwert; erhebliche „Anlaufschwierigkeiten" während des gesamten Vormittags. Im Verlauf einer Schul- oder Arbeitswoche kumulierendes Schlafdefizit, am Wochenende dann oft dramatische Verlängerung und Verschiebung der Schlafzeiten.

Diagnostik Anamnese, Fremdanamnese, Führen eines Schlaf-Wach-Protokolls, Aktometrie-Untersuchung über mehrere Wochen (kontinuierliche Erfassung des Ruhe-Aktivitäts-Musters durch einen am Handgelenk getragenen Bewegungsaufnehmer), kontinuierliche Aufzeichnung der Körperkerntemperatur (rektaler Temperaturfühler) über 2–3 d, Polysomnografie mit Wahl des Schlafintervalls durch den Pat. Im Rahmen wissenschaftlicher Untersuchungen: Bestimmung der Tages- und Nachtprofile von Kortisol und Melatonin.

Therapie Aufgrund enger Verbindung zwischen Retina, Epiphyse und Ncl. suprachiasmaticus: Lichtexposition am frühen Morgen wirksamstes Verfahren; Wirksamkeit lässt sich auch in verschiedenen Parametern (Körpertemperatur, Plasmakortisol, Zeitpunkt der abendlichen Melatonin-Ausschüttung [DLMO]) objektivieren. Wirksam ebenfalls die abendliche Gabe von Melatonin oder einem Melatonin-Agonisten. In Ausnahmesituationen können kurzzeitig Hypnotika gegeben werden, Benzodiazepine sind wegen ihrer melatoninsupprimierenden Wirkung jedoch zu meiden. In Betracht zu ziehen sind allenfalls die für die prim. Insomnie aufgeführten Alternativen (Antihistaminika, sedierende AD und Antipsychotika, z. B. Quetiapin in Niedrigdosierung). **Prophylaxe:** Wahl geeigneter Umgebungsbedingungen (auch Partnerschaft und Beruf betreffend), die nicht mit dem eigenen Schlaf-Wach-Rhythmus interferieren.

Vorverlagertes Schlafphasensyndrom

Definition Eine Störung, bei der die Hauptschlafperiode bezüglich der gewünschten Uhrzeit vorverlagert ist. Die Störung zeigt sich in Sympt. wie zwingender Schläfrigkeit am Abend, frühem Schlafbeginn und verfrühtem morgendlichem Erwachen. ICD-10: G47.2; ICSD-2: „circadian rhythm disorder", „advanced sleep phase type".

Epidemiologie Prävalenz: selten; genaue Zahlenangaben nicht verfügbar.

Ätiologie Vermutlich (und durch erste empirische Befunde belegt) genetisch bedingte abweichende Phasenlage des zirkadianen Hauptzeitgebers im Ncl. suprachiasmaticus (in Richtung auf eine „Verfrühung" gegenüber der Umgebung), begünstigt durch zusätzliche Verhaltensfaktoren.

Klinik Frühzeitiges abendliches Müdewerden, vorzeitiges frühmorgendliches Erwachen ohne Zeichen von Schlafdefizit oder depressiver Verstimmung.

Diagnostik Wie verzögertes Schlafphasensy.

Therapie Vorübergehende Verschiebung des zirkadianen Rhythmus durch abendliche Lichtexposition. Prophylaxe: Wahl geeigneter Umgebungsbedingungen (auch Partnerschaft und Beruf betreffend), die nicht mit dem eigenen Schlaf-Wach-Rhythmus interferieren.

Schlafstörung bei Jetlag

Definition Eine durch schnelles Überqueren mehrerer Zeitzonen verursachte vorübergehende Form der Schlafstörung mit Sympt. der Insomnie und Hypersomnie. ICD-10: G47.2; ICSD-2: „circadian rhythm disorder", „jet lag type".

Ätiologie Das zirkadiane System kann sich pro Tag um 1,5 h adaptieren; bei einer schnellen Überquerung mehrerer Zeitzonen kommt es für mehrere Tage zu einer Diskrepanz zwischen äußerer und innerer Zeit.

Klinik Für einige Tage unangemessene Müdigkeit am Tag und Insomnie in der Nacht.

Therapie
- Rasche Anpassung an Tag-Nacht-Rhythmus des Zielorts.
- Tagsüber möglichst viel Lichtexposition.
- Prophylaktisch schon vor der Reise die Bettzeit allmählich verschieben in Richtung auf die Bettzeit am Zielort.
- Nicht bei jedem wirksam: Melatonin 3–5 mg etwa 1 h vor dem Schlafengehen nach Ankunft am Zielort.

Schichtarbeitersyndrom

Definition Eine durch Schichtarbeit hervorgerufene chron. Störung des Schlafens und Wachens mit Sympt. der Insomnie und Hypersomnie. ICD-10: F51.2; ICSD-2: „circadian rhythm disorder, shift work type".

Epidemiologie Prävalenz: sehr variabel je nach Land (unterschiedliche Verbreitung von Schichtarbeit) und Berufsgruppe. Insgesamt belaufen sich Schätzungen auf 2–5 % der Bevölkerung; deutlich höher bei bestimmten Berufsgruppen (z. B. bis zu 20 % bei Krankenhausmitarbeitern im Schichtdienst).

Ätiologie Die Fähigkeit der Schlafen und Wachen regulierenden Systeme, sich an Wechselschichtarbeit anzupassen, ist begrenzt und nimmt mit steigendem Lebensalter ab. Das Schichtarbeitersy. entsteht, wenn die Grenze der Anpassungsfähigkeit überschritten wird.

Klinik Hauptsympt. sind übermäßige Müdigkeit (Hypersomnie) während der Wachzeiten, dadurch Neigung zu Unkonzentriertheit und Einschlafen während der Arbeit und Unfähigkeit, am Tag (z. B. vormittags nach einer Nachtschicht) ausreichend lange und tief zu schlafen. Dies führt zu einem chron. Schlafmangel und diversen körperlichen und psychischen Folgeerkr.

Diagnostik Anamnese, Fremdanamnese, Schlafprotokoll, Aktometrie.

Therapie
- **Arbeitsplatzbezogen:** Herausnehmen aus der Schichtarbeit, falls möglich; Optimierung des Schichtplans; helle Beleuchtung des Arbeitsplatzes; Ermöglichung von Arbeitspausen mit Kurzschlaf.
- **Individuell:** Im Einzelfall Gabe schlaffördernder Medikamente zu Beginn des Erholungsschlafs (möglichst keine Benzodiazepine oder Benzodiazepin-Rezeptoragonisten). Verteilung des Tagschlafs auf zwei Perioden (z. B. unmittelbar nach Ende der Nachtschicht, zweite Schlafperiode abends vor Beginn der nächsten Nachtschicht; muss individuell erprobt werden).

10.2.7 Parasomnien

Parasomnien sind gekennzeichnet durch während des Schlafs oder aus dem Schlaf heraus auftretende Verhaltensauffälligkeiten. Abgrenzung gegenüber nächtlichen epileptischen Anfällen ist gelegentlich nur mittels Video-EEG-Monitoring/Polysomnografie möglich.

Schlafwandeln

Definition Durch zentralnervöse Aktivierung im Tiefschlaf verursachte Verhaltensmuster, die im Einzelfall sehr komplex sein können. Syn.: Somnambulismus. ICD-10: F51.3; ICSD-2: „sleep walking".

Epidemiologie Prävalenz 1–15 %, bei Kindern deutlich höher (hohe Dunkelziffer, da sehr oft unbemerkt).

Ätiologie Unbekannt; V. a. genetischen Faktor wegen familiärer Häufung. Auslösung durch Fieber, Schlafentzug, Alkohol, einige Medikamente (u. a. Chlorpromazin, Lithium, TZA, Betarezeptorenblocker). Meist auf das Kindesalter beschränkt.

Klinik Klin. Spektrum der Episoden reicht von kurzzeitigem Aufsetzen im Bett bis zu komplexen Verhaltensmustern. Augen sind geöffnet, Pat. schwer erweckbar; wenn geweckt, Verwirrtheit und Amnesie; i. d. R. keine erinnerbaren Trauminhalte. Auftreten meist während des 1. Nachtdrittels.

Diagnostik

- Fremdanamnese.
- Polysomnografie mit simultaner Videometrie: Im 1. Nachtdrittel wiederholte Arousals aus Schlafstadium 4 heraus ohne erkennbare externe auslösende Reize, unmittelbar vorangehend häufig hypersynchrone Delta-Aktivität. Oft ohne beobachtbare Verhaltenskorrelate (Aufsetzen, Aufstehen etc.).

Therapie

- Präventive Maßnahmen: „sichere" Gestaltung der Schlafumgebung.
- Schlafhygienische Maßnahmen, insb. Meiden von Schlafentzug und Alkoholkonsum.
- Bei Kindern meist keine medikamentöse Behandlung erforderlich, Aufklärung der Eltern über die harmlose und transiente Natur der Störung.
- Bei Erw. mit häufigem Auftreten und Beeinträchtigung der Schlafqualität: Clonazepam 0,5–2 mg (z. B. Rivotril®) z. N.
- Psychother., Entspannungs- und suggestive Verfahren, insb. bei erstmaligem oder erneutem Auftreten im Erwachsenenalter im Zusammenhang mit psychischer Belastung bzw. Krisensituationen.

Pavor nocturnus

Definition Partielles Erwachen aus Tiefschlaf mit Zeichen der Angst und Aktivierung des autonomen Nervensystems. Syn.: Nachtangst. ICD-10: F51.4; ICSD-2: „sleep terrors".

Epidemiologie Prävalenz: Kinder 3 %; Erw. < 1 %.

Ätiologie Ätiologische Hypothesen und auslösende Faktoren wie beim Schlafwandeln.

Klinik Plötzliches Erwachen aus dem Tiefschlaf heraus, initial meist lauter Schrei, Aufrichten im Bett, Zeichen autonomer Aktivierung wie Tachykardie, Tachypnoe, Hautrötung und Mydriasis. Verletzungsgefahr! Nach Aufwachen Amnesie.

Diagnostik Wie beim Schlafwandeln.

Therapie Ähnlich wie beim Schlafwandeln: v. a. Beruhigung der Eltern und Aufklärung über die harmlose und transiente Natur der Störung. Nur in ausgeprägten Fällen Behandlung mit L-5-Hydroxytryptophan über 20 d oder Clonazepam (Rivotril®) 0,5–2 mg.

REM-Schlaf-Verhaltensstörung

Definition Komplexe motorische Verhaltensweisen im REM-Schlaf, hervorgerufen durch die Aufhebung der physiologischen Muskelatonie in diesem Schlafstadium. Syn.: REM-Schlaf-Parasomnie; Schenck-Sy. ICD-10: G47.8; ICSD-2: „REM sleep behavior disorder".

Epidemiologie Prävalenz: keine zuverlässigen Zahlen verfügbar.

Ätiologie Idiopathisch (ca. 50 %). Symptomatisch bei neurologischen Erkr., insb. Synucleinopathien (Parkinson-Sy., Multisystematrophie, Lewy-Body-Demenz), medikamentös getriggert besonders durch AD (v. a. Clomipramin, Selegilin, SSRI, TZA, Noradrenalin-Rezeptorantagonisten), Vorkommen auch im Rahmen von Entzugssy.

Klinik Wiederholter Verlust der Muskelatonie im REM-Schlaf, dadurch komplexe motorische Ausgestaltung von Trauminhalten (meist bedrohlichen Charakters): heftige Bewegungen, Treten, Schlagen, Sprechen und Schreien, Aufstehen, Eigen- und Fremdverletzung, Sachbeschädigung. Teilweise nach Erwachen bedrohliche Trauminhalte erinnerlich. Entsprechend der physiologischen REM-Schlafverteilung eher in der 2. Hälfte der Nacht.

Diagnostik
- Fremdanamnese.
- Polysomnografie mit simultaner Videometrie: während des REM-Schlafs abnorm hoher Muskeltonus im Oberflächen-EMG des M. mentalis und des M. tib. ant., evtl. auch M. flexor dig. superficialis ableiten.

Therapie Clonazepam 0,5–2 mg z. N. (z. B. Rivotril®). Alternativ (z. B. bei zusätzlicher Schlafapnoe) Melatonin 3(–12) mg als Mono- oder Kombinationsther. Andere Substanzen ohne sicheren Effekt.

Albträume

Definition Häufige furchterregende Träume, die den Schläfer gewöhnlich aus dem REM-Schlaf wecken. ICD-10: F51.5; ICSD-2: „nightmare disorder".

Epidemiologie Bei Kindern von 5–12 J. 20–30 %, bei Erw. seltener (> 8 %).

Ätiologie Vermutlich genetischer Faktor mitbeteiligt. Ätiol. und Pathophysiologie weitgehend unklar. Frühere Hypothese: Atemnot; konnte durch Untersuchungen an Schlafapnoe-Pat. nicht bestätigt werden. Erhöhtes zerebrales Erregungsniveau erst kurz vor dem Aufwachen aus einem Albtraum, nicht zu dessen Beginn. Möglicherweise verschiedene pathogenetische Mechanismen: relative Unterfunktion zentraler Noradrenalin- und/oder Serotoninsysteme; relatives Übergewicht zentralnervöser Dopamin- und/oder Acetylcholin-Systeme. Prädisponierende Faktoren: psychiatrische und körperliche Erkr. sowie deren medikamentöse Behandlung. Albtraumauslösende Medikamente: Sedativa/Hypnotika Betarezeptorenblocker, Amphetamine, katecholaminerge Medikamente, Antipsychotika, AD. Intensive Albträume auch unter Entzug von Alkohol und anderer Substanzen (einhergehend mit REM-Schlaf-Rebound); im Entzugsdelir fließen der Übergang von Albträumen in halluzinatorische Sympt. Sonderfall: rezid. Albträume bei der PTBS; diese treten auch aus NREM-Schlafstadien (Stadien 1–4 heraus auf (normalerweise sind Albträume auf REM-Schlaf beschränkt).

Klinik Meist zum Ende der Schlafphase auftretend; Inhalt: meist Angst, auch Traurigkeit, Abscheu, Ärger. Wenn Gefühle unerträglich werden, erfolgt meist

Erwachen (im Zustand vegetativer Erregung), seltener: kein Erwachen, aber Erinnerung an den Traum am nächsten Tag. Bei rezid. Albträumen im Rahmen einer PTBS meist stereotype Wiederholung der traumatisierenden Situation (ähnlich wie bei Flashback-Phänomenen).

Diagnostik Anamnese, Fremdanamnese, Schlafprotokolle, Polysomnografie (falls differenzialdiagnost. unklar: Abgrenzung zu Pavor nocturnus, REM-Schlaf-Verhaltensstörung, Epilepsie, nächtliche Panikattacken).

Therapie Falls zutreffend, Behandlung der Grunderkr. Falls pharmakogen: Um- oder Absetzen der betreffenden Medikation. Jede medikamentöse Behandlung ist problematisch, da alle in Frage kommenden Medikamente selbst Albträume auslösen oder verstärken können. Deshalb nur in schweren Fällen versuchsweise REM-Schlaf-unterdrückende AD, niedrig dosiert (z. B. Amitriptylin 10–50 mg); alternativ Carbamazepin 100–400 mg oder Clonazepam 0,25–1 mg (z. B. Rivotril®).
Therapie der Wahl: **verhaltensmedizinische Verfahren** (von denen allerdings bislang keines auf gutem Evidenzniveau gesichert ist):
- Desensibilisierung und Entspannung.
- Imaginative Verfahren mit Umgestaltung der Trauminhalte.
- Luzides Träumen (Bewusstwerden im Traum, ohne aufzuwachen).
- „EMDR“ (Eye Movement Desensitization and Reprocessing).
- Hypnose.

Zusammenfassung:
Differenzialdiagnose nächtlicher Verhaltensauffälligkeiten
- **Schlafwandeln/Pavor nocturnus:** 1. Nachtdrittel, Dauer meist > 5 Min., 1–4 Attacken/Mon., keine Cluster.
- **REM-Schlaf-Verhaltensstörung:** bevorzugt Erw. oder ältere Menschen. Oft bedrohlich-aggressive Inhalte. 2. Nachthälfte. In Polysomnografie Verlust der Muskelatonie im REM-Schlaf.
- **Psychische Erkr.:** dissoziative Störungen, Delir, Verwirrtheitszustände bei Demenz: Auftreten aus Wachphasen, psychiatrische Anamnese, psychopath. Befund.
- **Schlafbezogene rhythmische Bewegungsstörungen:** Einschlafphase (▶ 10.2.8).
- **Epilepsiesyndrom:**
  - Nächtliche Frontallappenanfälle: hohe Anfallsfrequenz pro Nacht/Mon., Auftreten in Clustern, Anfälle von kurzer Dauer (10–30 Sek.), am häufigsten aus Schlafstadium 2, reduzierte Erholsamkeit des Schlafs. Motorische Muster z. T. stereotyp, z. T. auch hypermotorisch, daher kein sicheres diagnost. Kriterium. **Cave:** EEG kann hier auch iktual ohne sichere epilepsietypische Aktivität sein!
  - Grand-Mal-Anfälle (CK- und Prolaktinanstieg), Temporallappenanfälle, tonische Anfälle (z. B. bei Lennox-Gastaut-Sy.), Epilepsien des Kindesalters (z. B. Lennox-Gastaut-Sy., Rolando-Epilepsie), elektrischer Status epilepticus im Schlaf, Landau-Kleffner-Sy.: Diagnosestellung mittels Video-EEG-Monitoring.

10.2.8 Schlafbezogene Bewegungsstörungen

Restless-Legs-Syndrom (RLS)

Definition Unwiderstehlicher Bewegungsdrang und unangenehme Sensationen im Bereich der Beine; Linderung nur durch Bewegung möglich. Syn.: Syndrom der unruhigen Beine. ICD-10: G25.8; ICSD-2: „restless legs syndrome".

Epidemiologie Prävalenz: 10–15 % der Erw., ca. 2,5 % mit ernsthafter Beeinträchtigung der Lebensqualität.

Ätiologie

- **Idiopathisches RLS:**
  - Hinweise auf Dysfunktionen in zentralnervösen dopaminergen und opioiden Systemen, daneben scheint Eisenmangel eine Rolle zu spielen.
  - Möglicherweise genetisch (mit)bedingt: in ca. 60 % pos. Familienanamnese. Beim prim. RLS wurden bisher 6 Genlozi auf verschiedenen Chromosomen identifiziert.
- **Sek. RLS:**
  - Eisenmangel, Schwangerschaft, Niereninsuff., periphere Neuropathie und Radikulopathie, rheumatoide Arthritis, Fibromyalgie, MS, Hypo- bzw. Hyperthyreose; Folsäure- und Vit.-B_{12}-Mangel.
  - Angststörungen, Depression, ADHS.
- **Medikamentös induziertes/verstärktes RLS (häufig!):**
  - Antipsychotika, insb. Olanzapin (DD Akathisie!), AD (insb. Escitalopram, Mianserin und Mirtazapin), L-Thyroxin, Kalziumantagonisten, Antihistaminika, Topiramat.
  - Koffeinhaltige Medikamente.

Klinik

- Bewegungsdrang der Extremitäten, i. d. R. assoziiert mit unangenehmen Missempfindungen in den Beinen (Dysästhesien, spontane Parästhesien, Schmerzen).
- Der Bewegungsdrang beginnt oder verstärkt sich während Ruheperioden oder während Inaktivität wie im Liegen oder Sitzen.
- Der Bewegungsdrang wird durch Bewegung (wie Umherlaufen, Dehnen) zumindest vorübergehend gebessert oder aufgehoben.
- Verschlechterung der Sympt. am Abend oder in der Nacht.
- Nichtobligate Nebenkriterien: Schlafstörungen, periodische Beinbewegungen pos. Familienanamnese, unauffälliger neurologischer Untersuchungsbefund.

Diagnostik

- Untersuchung im Hinblick auf mögliche Ursachen eines sek. bzw. medikamentös induzierten RLS: Anamnese, neurologische Untersuchung, Laboruntersuchung (Eisen, Ferritin, Folsäure, Vit. B_{12}, Krea etc.).
- Polysomnografie: Nachweis von periodischen Beinbewegungen im Schlaf als zusätzliche Unterstützung der Diagn., v. a. bei nicht eindeutiger Anamnese bzw. Beschwerdeschilderung.
- Schweregradeinteilung, z. B. durch International Restless Legs Severity Scale (IRLSS)
- Wichtigste DD: Akathisie, PNP mit „burning feet", Krampi, „painful legs and moving toes", Sy. mit Myalgie, vaskuläre Störungen: venöse Insuff., arterielle Verschlusskrankheit.

Therapie des idiopathischen RLS

- **Dopaminerge Substanzen: Cave:** NW wie Schwindel, Tagesmüdigkeit, Schlafattacken mit Effekt auf **Fahrtauglichkeit.** Auch (selten) psychotische Sympt.
  - Levodopa (L-Dopa 100 mg + Benserazid 25 mg, z. B. Restex®) nur bei leichten Formen, bei Bedarf Komb. mit retardierter Zubereitungsform. Empfohlene Dosis bis 200 mg/d (Gefahr der Augmentation!).
  - Bei mittelschwerem und schwerem RLS: Dopamin-Rezeptoragonisten. Zugelassen sind in dieser Ind. Pramipexol 0,09–0,54 mg/d (Sifrol®), Ropinirol (Adartrel®), Rotigotin TTS (Neupro®). Vorteile: längere HWZ, geringere Gefahr der Augmentation.

Problematik der Augmentation

- Augmentation (insb. unter dopaminerger Behandlung beschrieben) = Auftreten der Sympt. zu einem zunehmend früheren Zeitpunkt im Tagesverlauf, Ausdehnung auf andere Körperregionen, Zunahme der Frequenz oder Intensität der Beschwerden.
- **Prävention der Augmentation:**
  - Kontrolle des Ferritin-Serumspiegels (stets > 50 µg/l!).
  - Dosen so gering wie möglich halten.
  - Andere, das RLS verstärkende Medikamente nach Möglichkeit absetzen.
- Behandlung: keine Steigerung der bestehenden dopaminergen Medikation! Evtl. Umsetzen auf anderen Dopamin-Rezeptoragonisten oder Ausweichen auf Opioidpräparate.

- **Opioide:** Tilidin 50–100 mg (in Komb. mit Naloxon als Valoron N®), Dihydrocodein retard 40 mg (DHC 60® Mundi pharma®), Oxycodon (Oxygesic®) ca. 15 mg, Tramadol 50–100 mg (Tramal®), Methadon bis zu 20 mg für schwere, therapieresistente Fälle, jeweils in geteilten Dosen.
- **Gabapentin:** bis zu 3.000 mg/d.
- **Benzodiazepine:** v. a. Clonazepam (z. B. Rivotril®), 0,5–4,0 mg, Diazepam (Valium®).
- **Eisensubstitution:** bei Serumferritin < 50 µg/l (in Komb. mit anderen, schneller wirksamen Substanzen).

Therapie des sekundären RLS Ursachenorientierte Behandlung (s. o.), in der Schwangerschaft Folsäure- und Eisensubstitution.

Depression und Restless-Legs-Syndrom (RLS)

- Risiko für Depression 2- bis 4fach erhöht bei RLS.
- Eine milde Depression bessert sich häufig durch Behandlung eines RLS mit einem Dopamin-Agonisten, sodass das RLS initial behandelt werden sollte.
- Die Behandlung einer mittelgradigen bis schweren Depression sollte parallel bzw. kurz nach Initiierung einer dopaminergen Behandlung beginnen.
- Serotonerge Substanzen können ein RLS verstärken bzw. auslösen, daher Medikamente mit noradrenergen Wirkmechanismen bevorzugen.
- Bupropion scheint sich pos. auf ein RLS auszuwirken.
- Neutral bzgl. eines RLS erscheinen bisher folgende AD: Amitriptylin, Nortriptylin, Doxepin, Trazodon, Agomelatin.

10

- Bei persistierenden Schlafstörungen zusätzliche Medikation mit Benzodiazepin-Agonisten möglich.

Periodische Bewegungsstörung der Gliedmaßen (PLM)

Definition Periodische Bewegungen der Gliedmaßen im Schlaf mit resultierender Hypersomnie oder Insomnie. ICD-10: G25.8; ICSD-2: „periodic limb movement disorder" (PLMD).

Epidemiologie Prävalenz mit dem Alter zunehmend, meist ohne klin. Bedeutung (d.h. ohne Beeinträchtigung der Schlafqualität); bei Schlafgesunden > 50 J.: 25–44 %.

Ätiologie Ähnlich dem RLS, zentralnervöse Funktionsstörung dopaminerger Systeme; bei RLS fast obligatorische Komorbidität.
Bei anderen Schlafstörungen und neurologisch/internistischen Erkr. (z. B. Schlafapnoe-Sy., Narkolepsie, REM-Schlaf-Verhaltensstörung, M. Parkinson, ADHS, Radikulo- und Neuropathien, u. v. m.).
Häufig medikamentös induziert (z. B. Clomipramin, Imipramin, vermutlich auch SSRI und Venlafaxin).

Klinik
- Periodic Limb Movements (PLM): periodische stereotype Bewegungen meist der unteren, seltener der oberen Extremitäten.
- Dauer der Bewegungen 0,5–10 Sek., Intervall max. 90 Sek.
- Langsamer Bewegungsablauf mit Extension der Zehen, Dorsalflexion im Sprunggelenk, Flexion in Knie und/oder Hüfte.
- Die PLM werden häufig von einer Weckreaktion begleitet.
- Verminderte Erholsamkeit des Schlafs, Ein- und Durchschlafstörungen, Tagesmüdigkeit.

Diagnostik
- PLM werden meist im Rahmen der Abklärung einer Insomnie oder Hypersomnie in der polysomnografischen Untersuchung aufgezeichnet.
- Nur wenn die PLM als ursächlich für die Beschwerden eingeschätzt werden, liegt eine periodische Bewegungsstörung der Gliedmaßen vor.

! Periodische Bewegungen ohne subjektive Beschwerden haben keinen Krankheitswert.

- PLM werden häufig weder vom Pat. noch vom Bettpartner bemerkt.
- PLMS-Index: durchschnittliche Anzahl der PLM pro Stunde Schlaf.
- PLMS-Arousal-Index: assoziierte Weckreaktionen im EEG pro Stunde Schlaf („Arousal")
- Screeningmethode: ambulante Aufzeichnung von Beinbewegungen durch Aktometrie.

Therapie Analog zu RLS mit dopaminergen Substanzen wie L-Dopa oder Dopamin-Rezeptoragonisten; bislang wenig untersucht, vermutlich ebenfalls Augmentationsproblematik (s. o. bei RLS).

Bruxismus

Definition Dysfunktionelles Pressen und Mahlen zwischen Ober- und Unterkiefer im Schlaf. ICD-10: F45.8; ICSD-2: „sleep related bruxism".

Epidemiologie Prävalenz: bis zu 50 % bei Kindern, 6–8 % bei Erw.

Ätiologie Zahn-/Kieferfehlstellungen, erhöhtes psychophysiologisches Arousal in Belastungssituationen.

Klinik
- Nächtliche Knirschgeräusche, Erschöpfung und Schmerzen in der Kiefermuskulatur, evtl. unerholsamer Schlaf.
- Als Folge übermäßige Abnutzung der Kauflächen, keilförmige Zahnfrakturen, Schmelzfrakturen, Parodontopathien, Zahnlockerung.

Diagnose
- Anamnese und Fremdanamnese.
- Evtl. Polysomnografie mit Oberflächen-EMG der Kinn- und Kiefermuskulatur.

Therapie
- Verhaltensther. und Biofeedback.
- Transkutane elektrische Nervenstimulation (TENS).
- Genussmittelkarenz (Kaffee, Alkohol, Nikotin).
- Zahnschutzschienen (z. B. Michigan-Schiene).
- Medikamentös: bislang keine überzeugende empirische Evidenz.

Schlafbezogene rhythmische Bewegungsstörung

Definition Rhythmisches Kopf- und Körperrollen oder -werfen beim Einschlafen; Syn.: Jactatio capitis; Jactatio capitis et corporis. ICD-10: R25.0; ICSD-2: „sleep related rhythmic movement disorder".

Epidemiologie Prävalenz: Im 1. Lj. > 50 %; mit 4 J. 8 %, später zunehmend seltener.

Ätiologie Ungeklärt. Hypothesen: „Selbststimulation" mit beruhigender Wirkung bei fehlender externer Stimulation bei geistig behinderten, autistischen oder emotional gestörten Kindern. Operant konditioniertes Verhalten.

Klinik Kopfrollen (lateral), Kopfwerfen (anterior-posterior), Körperschaukeln in Ellenbogen-Knielage (Bodyrocking), Körperrollen in Bauchlage (Bodyrolling), gelegentlich begleitet von Summen oder Singen.

Diagnostik
- Anamnese, Fremdanamnese, insb. Entwicklungsanamnese.
- EEG zum Ausschluss iktualer Aktivität; zerebrale Bildgebung.
- Polysomnografie mit Videometrie: charakterisiert durch rhythmische Bewegungsartefakte von 0,5–2 Hz. Auftreten überwiegend im Wachzustand und im NREM 1 + 2, seltener im Tiefschlaf und REM-Schlaf. Dauer bis zu mehreren Stunden.

Therapie Bei Kindern meist Spontanremission, bei Erw. bei klin. Beeinträchtigung (Verletzungen) evtl. Antipsychotika oder Benzodiazepine. Soweit möglich: KVT.

10.2.9 Regeln zur „Schlafhygiene"

Regelmäßiger Schlaf-Wach-Rhythmus:
- Konstante, individuelle Zubettgehzeit (Zeitpunkt der „Bettschwere").

  - Konstante Aufstehzeiten (unabhängig von Einschlafzeiten, Wochenende, Urlaub).
  - Kein oder nur sehr kurzer (< 20 Min.) Tagesschlaf.
- **Essen und Trinken:**
  - Vermeiden von Kaffee, Alkohol und Nikotin am Abend.
  - Kein schweres Essen nach 21 Uhr.
- **Verhalten am Abend:**
  - Nur bei Müdigkeit zu Bett gehen/Müdigkeitssignale am Abend beachten.
  - Kein Sport am späten Abend (< 4 h vor Schlafengehen), sportliche Aktivität am Tag/Vormittag.
  - Anstrengende „geistige" Tätigkeit langsam ausklingen lassen, Erholungsphase vor Zubettgehen zwischenschalten.
  - Unmittelbar vor dem Schlafen: Entspannungsübung (z. B. Muskelrelaxation).
- **Einschlafrituale:** z. B. warme Milch trinken, Kräutertee, Entspannungsbad.
- **Temperatur im Schlafraum:** um 16–17 °C.
- **Schlafanstoßende Medikamente:** nur ausnahmsweise, z. B. in akuten Krisensituationen.
- **Verhalten in der Nacht:**
  - Bei quälender Schlaflosigkeit: vorübergehend aufstehen und eine nicht belastende Tätigkeit aufnehmen (z. B. Lesen, Fernsehen).
  - Nachts nicht auf die Uhr schauen.
- **Verhalten am Morgen:**
  - Aufstehen so vorbereiten, dass ein entspanntes Frühstück möglich ist.
  - Sich für das Aufstehen etwas „Schönes" vornehmen.

10.3 Nichtorganische sexuelle Funktionsstörungen

Werner Ettmeier

10.3.1 Ätiologie

> Jede sexuelle Funktionsstörung erfordert eine eingehende organische Abklärung (urologisch, gynäkologisch, internistisch). Psychiatrische Erkr. und die Dynamik der Paarbeziehung sind in die differenzialdiagnost. Überlegungen einzubeziehen.

Auslösende Bedingungen

Ungestörtes Sexualverhalten beruht auf einer Reaktionskette, die durch einen po[s]: Selbstverstärkungsmechanismus aufrechterhalten wird (erotische Situation, Erre[gung], sexueller Kontakt, Orgasmus, Entspannung). Wird diese gestört (z. B. durc[h] Partnerprobleme, Konflikte, berufliche Belastung, Erkr., psychosexuelles Traum[a] etc.), kann es auf jeder Ebene zu Funktionsstörungen kommen.

Störungsaufrechterhaltende Bedingungen

- Persönlichkeitseigenschaften (hoher Leistungsanspruch an sich selbst, geringe Selbstsicherheit, neg. sexuelle Lerngeschichte).

- Erwartungs- und Versagensängste.
- Gesteigerte Selbstbeobachtung.

Die sexuelle Funktionsstörung ist die gemeinsame symptomatische Endstrecke, der ganz unterschiedliche Ursachen zugrunde liegen können.

10.3.2 Sexualtherapie

Sexualther. zielt auf die Wiederherstellung des ungestörten Ablaufs sexueller Begegnungen ab.

- Erste Stufe: eingehende **Diagnostik** und störungsspezifische **Beratung.**
- Zweite Stufe: **Sexualtherapie** nach Masters und Johnson, inzwischen weiterentwickelt, Paarther., ambulant, konkrete Verhaltensanleitungen als Hausaufgabe, gestuftes Vorgehen beim Sensualitätstraining (Sensate Focus), individuelle Abstimmung der Interventionen auf die jeweilige Problematik, insg. gute Erfolgsaussichten, Anwendung v. a. bei Erregungs- und Orgasmusstörungen.

Modifikationen: Einzelübungen zur Selbsterfahrung des Körpers und ggf. Verwendung von Hilfsmitteln (Vaginismus ▶ 10.3.4, Anorgasmie, ▶ 10.3.5), Ergänzung um spezielle Techniken (Ejaculatio praecox ▶ 10.3.5), Förderung der Fantasiefähigkeit.

Immer Partner(in) einbeziehen. Einzelpsychother. nur, wenn keine Partnerschaft besteht, v. a. zur Verbesserung der Selbstsicherheit und der Beziehungsfähigkeit.

10.3.3 Störungen der Appetenz

Definition (ICD-10 F52.0).

- Mangel oder Verlust von sexuellem Verlangen: Libidoverminderung; sexuelle Aktivitäten werden selten initiiert; sexuelle Erregung und Befriedigung sind möglich.
- (ICD-10 F52.10). Sexuelle Aversion: neg. Gefühle im Zusammenhang mit partnerschaftlicher Sexualität, sodass sexuelle Aktivitäten vermieden werden.
- (ICD-10 F52.11). Mangelnde sexuelle Befriedigung: Sexuelle Reaktionen verlaufen normal, aber der Orgasmus wird nicht lustvoll erlebt; häufiger bei Frauen.

Differenzialdiagnose

- Schwerwiegende Allgemeinerkr. → Behandlung der Grunderkr.
- Nicht erkannte (larvierte) Depression oder Angststörung → AD und störungsspezif. Psychother.
- Schizophrenes Residualsy. → wenn vertretbar Einsatz eines weniger D_2-antagonistischen Neuroleptikums.
- Anhaltende Stress- und Erschöpfungszustände → Krisenbewältigung, psychotherap. Unterstützung beim Ressourcenmanagement.
  Psychopharmakologische Behandlung → Umstellung der Medikation, evtl. Yohimbin.
  Freizeitdrogen (Amphetamine, Kokain, Cannabinoide) und Alkohol: initial Libidosteigerung und Enthemmung, bei chron. Konsum Burnout-Sy. mit Libidoverlust → eingehende Beratung und Abstinenz.

10

Psychotherapie Einsichtsorientierte Psychother. (psychodynamisch oder kognitiv-verhaltenstherap.) zur Erforschung der biografischen Hintergründe, Veränderung der lusthemmenden Gedankenprozesse und Einstellungen, ggf. lustfördernde Verhaltensanleitungen, ggf. Entpathologisierung der Appetenzstörung (jeder hat ein Recht auf Asexualität!), ggf. Einbeziehung des Partners. Appetenzstörungen sind oft schwieriger zu behandeln als andere sexuelle Funktionsstörungen.

10.3.4 Störungen der Erregungsphase

Erektionsstörung

(ICD-10 F52.2). Wenn die Erektion im Schlaf, bei der Masturbation oder bei einer anderen Partnerin normal verläuft, ist eine psychogene Störung anzunehmen.

Therapie

> Das „weibliche Pendant“ (Störung der Lubrikation) ist fast immer auf einen Östrogenmangel oder auf eine lokale Inf. zurückzuführen.

- **Medikamentöse Ther. der erektilen Dysfunktion:**
  - **Zentral wirksame Substanzen:**
    – Yohimbin (α_2-Rezeptorantagonist) 3 × 5 bis 3 × 10 mg/d, NW: Nervosität, Händezittern.
    – Trazodon (z. B. Thombran®) zeigt als NW eine erhöhte erektile Aktivität, Einsatz bei depressiven Pat., bei Nichtdepressiven kein eindeutiger Vorteil gegenüber Placebo.
  - **Peripher wirksame Substanzen:**
    – Phentolamin (α_2-Blocker) sublingual, Überlegenheit gegenüber Placebo nicht sicher.
    – Phosphodiesterase-5-Inhibitoren: Sildenafil (Viagra®), Tadalafil (Cialis®) und Vardenafil (Levitra®) setzen sexuelle Erregung voraus. KI: KHK und nitrathaltige Blutdrucksenker. Häufigste NW: Kopfschmerzen, Flush, Magenbeschwerden, Rhinitis, bei Viagra® visuelle Wahrnehmungsstörungen und Priapismus. Cialis® und Levitra® haben eine längere Wirkdauer als Viagra®. PDE-5-Inhibitoren gibt es **nicht auf Kassenrezept.**
  - **Lokal applizierbare Substanzen:**
    – Schwellkörper-Autoinjektionsther. (SKAT): Injektion vasoaktiver Substanzen direkt in den Schwellkörper, Alprostadil = Prostaglandin E1 (Caverject®, Viridal®), hohe lokale Wirkstoffkomb., geringe systemische Belastung, wichtig zur differenzialdiagnost. Abklärung.
    – Intraurethrale Applikation von Alprostadil = Prostaglandin E1 in Pelletform: Medicated Urethral System for Erection (MUSE). NW: penile Schmerzen, Hämaturie durch Mikroverletzungen.
- **Elektromyostimulation des Corpus cavernosum:** experimentelle Methode.
- **Sexualther.:** nach **Masters und Johnson** bei Pat. in einer Partnerschaft hochwirksam.

Vaginismus

Definition (ICD-10 F52.5). Spasmus der Beckenbodenmuskulatur, sodass d Immissio penis nicht möglich ist; sehr schmerzhaft.

Therapie Domäne der Sexualther. Auflösung der Penetrationsangst durch Reduktion des Muskeltonus während gestufter häuslicher Übungen, bei denen unter entspannten Bedingungen Hegarstifte verschiedener Größe intravaginal eingeführt werden; ggf. Paarther. nach Masters und Johnson. Gute Erfolgsaussichten.

Dyspareunie

Definition (ICD-10 F52.6). Schmerzen während des Geschlechtsverkehrs bei Frauen und Männern; meist bei lokalem Krankheitsgeschehen, abhängig von emotionalen Faktoren; manchmal keine eindeutige organische Ursache.

Therapie
- **Pragmatische Behandlung:** Verwendung von Gleitcremes, Veränderungen der Stellung beim Geschlechtsakt, Überprüfung der Hygienemaßnahmen (evtl. zu viel?) und der Bekleidungsgewohnheiten (zu eng?), Beratung mit dem Ziel der Verbesserung sexueller Fertigkeiten.
- **Polypragmatische Psychotherapie:** Entspannungsverfahren, systemat. Desensibilisierung, vorübergehendes Koitusverbot, KVT zur Korrektur sexueller Fehleinstellungen, Übungen aus der Paarther. nach Masters und Johnson.

10.3.5 Störungen der Orgasmusphase

Psychogene Anorgasmie

Definition (ICD-10 F52.3). Orgasmus tritt nicht oder nur verzögert ein; häufiger bei Frauen, bei Männern als Ejaculatio retardata.

Therapie Sexualther. bei Frauen: **Einzelther.** zum Abbau von unbewussten Orgasmushemmungen, Ängsten und Schuldgefühlen; vorbereitend Abbau von Vorurteilen gegenüber der Selbstbefriedigung; häusliche Übungen zur systematischen Erkundung des Körpers und zum Erlernen einer optimalen Stimulation; ggf. Einsatz mechanischer Hilfsmittel (Vibrator); ggf. **Paarther.** nach Masters und Johnson.

Ejaculatio praecox

Definition (ICD-10 F52.4). Mangelnde Kontrolle über die Ejakulation, die oft noch vor der Immissio penis erfolgt; selten organisch bedingt.

Therapie
- Einsatz von Kondomen oder anästhesierender Salben zur Reizreduktion.
- Anticholinerge Psychopharmaka: Thioridazin (Melleril®) und Clomipramin (Anafranil®) bedarfsweise ca. 2–4 h in niedriger Dosis vor dem Sexualkontakt, limitiert durch NW.
- SSRI in kontinuierlicher Dosierung, Wirkmechanismus unbekannt, NW-Rate insg. gering.

! Neuroleptika und AD sind **nicht** für diese Ind. zugelassen: Off-Label-Use.

- Im Rahmen einer **Sexualther.** nach Masters und Johnson Einsatz von speziellen Techniken zur Unterbindung der Ejakulation (Start-Stopp- oder Squeeze-Technik).

10.4 Psychische und Verhaltensstörungen in der Schwangerschaft und im Wochenbett

Ruth Vukovich

10.4.1 Gestationspsychose

Synonym Schwangerschaftspsychose, Graviditätspsychose.

Epidemiologie Insg. selten, steigendes Risiko im 2. und 3. Trimenon. Postpartale Erkr. dagegen ca. zehnmal häufiger.

Ätiologie Hormonelle und psychosoziale Anpassungsprozesse, genetische Disposition. Erstmanifestation oder Rezidiv einer schwangerschaftsassozierten Psychose (ICD-10 F53) oder Reaktivierung einer vorbekannten psychotischen Erkr. oder latenten Psychose (Rezidivrisiko erhöht bei Anpassung der prophylaktischen Medikation bei ungeplanter Schwangerschaft).

Klinik Depressive Verstimmung, Unruhe, Erregung, erhöhtes Suizidrisiko, schizophreniforme Sympt. mit Antriebsstörung, Halluzinationen. Schizoaffektive Mischformen.

Diagnostik Psychiatrische Untersuchung, gynäkologisches Konsil (Ausschluss Präeklampsie, akute Infektion). Endokrinologische Abklärung (TSH, T_3/T_4), Ausschluss Hypovitaminosen (B_1, B_6, B_9, $B1_2$) infolge von Hyperemesis gravidarum!

Differenzialdiagnose Anpassungsproblematik, affektive Störung, prim. psychotische oder schizoaffektive Erkr.

Therapie

- Bei Suizidrisiko stationäre Einweisung, ggf. Unterbringung. Supportive Psychother., Soziother. und Tagesstrukturierung.
- Medikamentöse Ther. abhängig vom Gestationsalter: im 1. Trimenon möglichst auf Medikation verzichten, in Notfällen Haloperidol 3–10 mg/d p. o. (z. B. Haldol®).
- Im weiteren Verlauf der Schwangerschaft ist, in strenger Risikoabwägung, der Einsatz von Antipsychotika (z. B. Haloperidol, Olanzapin, Quetiapin) möglich. Auf Benzodiazepine möglichst verzichten.
- Bei depressiver Verstimmung Citalopram, Sertralin und Amitriptylin unter strenger Indikationsstellung.
- Unter strenger Indikationsstellung EKT (z. B. bei medikamentöser Nonresponse).
- **Beratungszentrum für Embryonaltoxikologie:** www.embryotox.de.
- Institut für Reproduktionstoxikologie: Reprotox; paulus@reprotox.de.

Prognose Gut, wenn frühzeitige Diagnosestellung und Einleitung einer angemessenen Ther. Häufig An-/Abfluten der Sympt., z. T. unberechenbare Suizidalität Post partum deutl. Besserung, selten postpartaler Übergang in affektive Störung.

10.4.2 Postpartale Psychose

Definition (ICD-10 F53.0–1). Psychotische Störungen, die in zeitlichem Zusammenhang mit der Postpartalperiode auftreten, meist innerhalb der ersten beiden Wo. postpartal. Laktationspsychose innerhalb des 1. Quartals nach der Geburt

Überwiegend affektive und schizoaffektive, seltener schizophrene und organisch bedingte Psychosen. Syn.: Wochenbettpsychose, Puerperalpsychose, Post-partum-Psychose.

Epidemiologie Selten, Inzidenz 0,1–0,3 %, höher bei Erstgebärenden. 60–80 % affektive und schizoaffektive Erkr. Wiederholungsrisiko bei weiterer Geburt 30 %. Besonders hohes Rezidivrisiko bei Frauen mit Wochenbettpsychose, die auch Krankheitsphasen ohne zeitlichen Zusammenhang zur Postpartalperiode erleben. Nach Rezidiv im späteren Wochenbett kommt es in etwa 40 % zu einer psychotischen Erkr. unabhängig von Schwangerschaft und Geburt. Hohes Erkrankungsrisiko in den ersten 4–6 Wo. nach und ½–1 J. post partum, Normalisierung des Risikos im 2. J. nach der Geburt.

> **!** Manifestation je nach Art der Störung (s. u.) oft erst nach Entlassung aus der Wochenbettstation!

Ätiologie Ungeklärt. Reduzierte Östrogen-, Progesteron- und Tryptophanspiegel postpartal, Rolle von Prolaktin, genetische Disposition.
Psychosoziale und familiäre Stressoren, ambivalente Einstellung der Frau zu ihrem Kind und ihrer Rolle als Mutter, neue Position innerhalb der Partnerschaft. Psychoreaktive Entstehungsbedingungen.

Prädisposition Erstmanifestation oder Rezidiv bei postpartaler Psychose in vorangegangener Schwangerschaft, vorbekannte affektive, schizophrene und schizoaffektive Störung bei Pat., pos. Familienanamnese. Depressive Sympt. in der Schwangerschaft gelten als Prädiktor für postpartale depressive Verstimmungen.

Klinik Akute, abrupt beginnende psychotische Störung mit dem Vollbild einer schizophreniformen, schizoaffektiven oder affektiven Störung mit ausgesprochener Fluktuation und Variabilität der psychopath. Sympt.

- Delirantes Zustandsbild mit herabgesetzter Vigilanz und gestörter Orientierung, Desorganisiertheit.
- Emotionale Labilität mit starken Stimmungsschwankungen auch gegenüber dem Kind, Desinteresse am Neugeborenen.
- Wechsel zwischen extremen, rasch wechselnden Affektzuständen von Depression bis Manie mit psychomotorischer Erregtheit und auch Stupor.
- Ideenflucht.
- Wahnhafte Erlebnisse und synthyme Wahnvorstellungen mit Bezug auf das Kind, Schuld- und Versündigungswahn, ausgeprägte Wahndynamik.
- Realitätsverlust.
- Halluzinationen.
- Katatone Zustandsbilder.
- Anhaltende panikartige Ängste.
- Ein- und Durchschlafstörungen.

Erhöhte Suizidgefahr, z. T. infantizide Vorstellungen.

> Ind. zur stationären Einweisung großzügig stellen.
> - Suizidgefährdung und Gefahr eines erweiterten Suizids (mit Tötung des Kindes) durch wahnhaft-aggressive Impulse!

- Neg. Gefühle gegenüber dem Kind können zu ungünstiger Mutter-Kind-Beziehung führen, besonders wenn aufgrund des Zustands der Mutter anfängliche Trennung notwendig ist.

Diagnostik Psychiatrische Untersuchung.

Differenzialdiagnose Abgrenzung der körperlich begründbaren Psychosen von den affektiven, schizophrenen, schizoaffektiven Erkr. Abklärung des Zusammenhangs mit Postpartalsituation. Post-partum-Blues („Baby Blues", Heultage): 50–70 % aller Wöchnerinnen am 3.–5. Tag nach der Geburt. Dauer: 3–5 d, bei Nichtabklingen an postpartale Depression denken!

Klinik Reizbarkeit, Affektlabilität, erhöhte Empfindlichkeit, rascher Wechsel zwischen Euphorie und Weinen, Konzentrationsstörungen, Antriebslosigkeit. Keine spezif. Ther. notwendig.

Therapie Evtl. stationäre psychiatrische Einweisung.

- **Medikamentöse Ther.** kann durchgeführt werden, sofern abgestillt wird; hierbei strenge „Kosten-Nutzen-Abwägung", dabei immer die Sicherheit von Mutter und Kind in den Vordergrund der Überlegungen stellen. Benzodiazepine zur Sedierung, AD in den allg. empfohlenen Tagesdosen. Bei Notwendigkeit zur **Antipsychotikather.:** atypische Antipsychotika bevorzugen, z. B. Olanzapin (z. B. Zyprexa® 5–15 mg/d p. o.). Alternativ klassische Antipsychotika, z. B. Haloperidol 3–10 mg/d p. o. (z. B. Haldol®). Dabei jedoch möglichst alle Substanzen vermeiden, die zu einer Erhöhung des Prolaktinspiegels führen (klassische Antipsychotika, Risperidon, Amisulprid), da dies das Abstillen erheblich erschweren kann.
- Bei maniformen Zustandsbildern Lithium (Plasmaspiegel bis 1,2 mmol/l).
- **Nichtmedikamentöse Ther.:** supportive Psychother., Weiterführung nach Akutsituation, wenn innerpsych. oder innerfamiliäre Konflikte deutl. werden.
- Im Akutfall EKT.
- Vorsorge für Entlastung der Mutter: ambulante Hilfe über Krankenkasse, engmaschige Begleitung durch Hebamme und/oder Kinderschwester; soweit verfügbar spezialisierte ambulante Hilfen für Mütter mit psychischen Erkr. Vorübergehende stationäre Weiterbehandlung in Mutter-Kind-Einrichtung erwägen; ggf. bei Gefahr für das Kindeswohl enge ambulante Betreuung durch Psychiater, im Notfall bei bekannten Schwierigkeiten vorangegangener Geburten evtl. vorübergehende gesetzliche Betreuung einrichten.

Prognose Beginn 1–4 Wo. post partum, bei erster Episode gute Progn., aber hohe Rezidivgefahr bei nächster Geburtssituation. Bei organisch bedingten Psychosen im Wochenbett tritt niemals außerhalb der Post-partum-Zeit eine ähnliche Problematik auf!
Ungünstiger bei vorbekannten affektiven und schizoaffektiven Störungen, deren Episoden meist nach 4–6 Wo. nach der Geburt abgeklungen sind, mit hoher Rezidivgefahr und auch Auftreten außerhalb der Post-partum-Periode.

10.4.3 Postpartale neurotische Störung

Epidemiologie Etwa 15 % der Mütter.

Prädisposition Erstgebärende (v. a. < 20 J.), präpartale Depression, Schwangerschaftskonflikte (v. a. während der Frühschwangerschaft), ohne stabile Partnerb ziehung, > 6 Geschwister im Elternhaus, Trennung von einem Elternteil (Broken Home), Partnerschafts- oder finanzielle Probleme, Unzufriedenheit mit Beruf.

Klinik Inkompetenzgefühl bzgl. der Kindesversorgung, Weinen, starke Müdigkeit, Anorexie, Schlafstörungen, Ambivalenz gegenüber dem Kind, Hypochondrie.

Diagnostik Psychiatrische Untersuchung.

Differenzialdiagnosen Neurotische Störungen anderer Genese (▶ 9).

Therapie Supportive Psychother., soziale Unterstützung, ggf. Pflegemutter für Säugling, bei schwerer depressiver Störung stationäre Aufnahme und Behandlung entsprechend den Richtlinien bei affektiver Störung.

Prognose Beginn innerhalb von 6 Wo. bis zu 1 J. post partum, individuell unterschiedlicher Verlauf in Abhängigkeit von den psychodynamischen Ursachen.

10.5 Missbrauch von nicht abhängigkeitserzeugenden Substanzen

Florentina Landry

Definition (F55). Unnötiger, oft exzessiver Konsum diverser Substanzen trotz Hinweisen auf mögliche körperliche Folgeschäden; teilweise nach initialer Verordnung durch einen Arzt. Starkes Verlangen nach weiterer Einnahme, ohne Entwicklung von Abhängigkeits- oder Entzugssympt.

Diagnoseverschlüsselung
F55.0 Antidepressiva (tri-, tetrazyklische und MAO-Hemmer).
F55.1 Laxanzien.
F55.2 Analgetika.
F55.3 Antazida.
F55.4 Vitamine.
F55.5 Steroide oder Hormone.
F55.6 Bestimmte Pflanzen oder Naturheilmittel.
F55.8 Sonstige nicht abhängigkeitserzeugende Substanzen (z. B. Diuretika).
F55.9 Nicht näher bezeichnete nicht abhängigkeitserzeugende Substanzen.

Typische Substanzen Anticholinergika (z. B. Atropin, Skopolamin; ▶ 6.4.9), tri- und tetrazyklische AD (▶ 17.5), Analgetika (z. B. Acetylsalicylsäure, Ibuprofen, Metamizol, Paracetamol; ▶ 6.3.2), Antihypotonika (z. B. Ergotamin, Dihydroergotamin), Antazida, Vit., anabole Steroide, Hormone (z. B. Schilddrüsenpräparate), Laxanzien, Diuretika, Pflanzen- oder Naturheilmittel.

Ursachen Unklar, vermutlich ähnlich anderen Störungen im Feld des Substanzmissbrauchs, multimodale individuelle Gefährdung. Häufig steht hinter dem Missbrauch zunächst ein überwertiges individuelles Interesse (z. B. Muskelaufbau bei Einnahme von Steroiden, Gewichtsreduktion bei Schilddrüsenhormonen, Laxanzien und Diuretika), teilweise soll ein Rauscherlebnis erzeugt oder die Wirkung anderer Substanzen antagonisiert werden (TZA: anticholinerger Rausch, „Downer"). Substanzmissbrauch kann auch der Stimmungsverbesserung dienen

(z. B. Schmerzmittelabusus) oder ist Ausdruck eines fehlgeleiteten medizinischen Verständnisses (verlängerte, überdosierte Einnahme eines ärztlich verordneten Medikaments). Bei Schmerzmittelmissbrauch (▶ 6.3.2) meist Pat. mit chron. Schmerzen betroffen, oft jahrelang anhaltender Konsum von Schmerzmedikamenten, überwiegend Mischpräparate. Nebenbefundlich weisen Pat. mit schweren psychischen Störungen in bis zu 25 % einen komorbiden Schmerzmittelmissbrauch (nichtopiat- und -barbiturathaltige Medikamente) auf.

Klinik Missbrauch für Außenstehende oft schwer erkennbar, Substanzbeschaffung meist unproblematisch. Sympt. umfasst allg. unspezif. Beschwerden, z. B. chron. Schmerzen, neurologische Sympt., Schwindel, Dysarthrie, Schlafstörungen, Leistungsabfall, ängstlich-depressive Verstimmtheit.
Darüber hinaus treten unterschiedliche psychische und physische Probleme je nach Substanzgruppe auf. Besonders bedeutend sind die körperlichen Folgen des Missbrauchs anaboler Steroide, z. B. Virilisierung betroffener Frauen; Herz-Kreislauf-Störungen teils mit Todesfolge bei Leistungssportlern. Psychisch können bei Steroidmissbrauch depressive Sy. entstehen, aber auch organisch bedingte schizophrenieforme Störungen sowie schwere Verhaltensänderungen (Aggressivität, Ruhelosigkeit). Hinsichtlich des Missbrauchs nicht abhängigkeitserzeugender Schmerzmittel sind v. a. Nierenfolgeschäden und analgetikabedingte Kopfschmerzen zu nennen. Zudem sind stoffbezogene Absetzphänomene wie rheumatoide Gliederschmerzen nach missbräuchlicher Einnahme von analgetischen Mischpräparaten bekannt geworden.

Therapie Zunächst Karenz bzgl. der missbrauchten Substanz, bei Zweifeln an der Zuverlässigkeit der Betroffenen:
- Urinkontrollen vereinbaren (Urinabgabe unter „Aufsicht").
- Ggf. Absetzen unter kontrollierten stationären Bedingungen.
- Ausschluss von Folgeschäden (z. B. Darmspiegelung bei fortgesetztem Laxanzienabusus).

Bei jahrelanger Problematik: „Vier Phasen der Suchttherapie":
- Motivationsphase.
- Entgiftung.
- Entwöhnung.
- Nachsorge mit Streben nach Autonomie, Abstinenz, Verbesserung der psychosozialen Integration, Verbesserung der Frustrationstoleranz, Stabilisierung des psychischen und physischen Zustands.

Prävention Vermeidung von ärztlicher „Beihilfe":
- Gewissenhafte Diagn., Indikationssicherung und Aufklärung vor der Verordnung potenziell riskanter Substanzen.
- Rezeptierung insb. von Analgetika soweit möglich als Monosubstanz in kleinen Packungseinheiten.
- Sorgfältige Substanzauswahl auch unter Berücksichtigung potenzieller Gefahren (Suizidalität, Toxizität).
- Erkennung der individuellen Missbrauchsdisposition eines Pat. (z. B. einseitig auf Arzneimittel fixierte Besserungserwartungen körperl. Beschwerden, passiver, auf Versorgung konzentrierter Umgangsstil mit körperl. Problemen).
- Kein Rezept allein auf Wunsch oder Druck des Pat.
- Ausreichend persönl. Kontakte im Behandlungsverlauf (ärztliches Gespräch!
- Interdisziplinäre Zusammenarbeit (Psychiater, Schmerztherapeut etc.).

11 Persönlichkeits- und Verhaltensstörungen

Werner Ettmeier, Florentina Landry und Markus Reicherzer

11.1 Persönlichkeitsstörungen

Markus Reicherzer

Persönlichkeit und Persönlichkeitseigenschaften eines Menschen sind Ausdruck der für ihn charakteristischen Verhaltensweisen und Interaktionsmuster, mit denen er gesellschaftlich-kulturellen Anforderungen und Erwartungen zu entsprechen versucht und seine zwischenmenschlichen Beziehungen auf der Suche nach einer persönlichen Identität mit Sinn füllt.

Definition (ICD-10 F60-F62). Persönlichkeitsstörungen (PS) sind gekennzeichnet durch charakteristische, überdauernde innere Erfahrens- oder Verhaltensmuster des Betroffenen, die deutlich von den kulturell erwarteten Normen abweichen. Es finden sich erhebliche Abweichungen gegenüber der Mehrheit der betreffenden Bevölkerung in den Bereichen Wahrnehmen, Denken, Fühlen und in Beziehungen zu anderen. Die Verhaltensmuster sind meist stabil und beziehen sich auf vielfältige Bereiche von Verhalten und psychischen Funktionen. Durch das Verhalten kommt es zu Leidensdruck des Betroffenen und/oder nachteiligem Einfluss auf die soziale Umwelt. PS unterscheiden sich von Persönlichkeitsänderungen durch den Zeitpunkt sowie die Art und Weise ihres Auftretens. Sie beginnen in Kindheit oder Adoleszenz und dauern ins Erwachsenenalter an. Sie beruhen nicht auf einer anderen psychischen Störung oder einer Hirnerkr. Persönlichkeitsänderungen werden im Erwachsenenalter erworben, infolge von schweren oder anhaltenden Belastungen, extremer, umweltbedingter Deprivation, schwerwiegenden psychiatrischen Störungen und Hirnerkr.

Epidemiologie Unsichere Datenlage. Bislang nur eine repräsentative Studie verfügbar (Torgerson et al. 2001); Prävalenz 13,4 % (10–20 %). Leichtes Überwiegen des Frauenanteils. PS machen im klin.-psychiatrischen Setting und in der Allgemeinpraxis einen wesentlichen Anteil der behandlungsbedürftigen Klientel aus.

Ätiopathogenese Multifaktoriell:

- **Genetische Faktoren:** Bestimmte Typen relativ stabiler Temperamente und Verhaltensmuster sind bereits bei der Geburt gegeben.
- **Umwelteinflüsse:** Typ und Temperament werden durch Erfahrungen akzentuiert oder abgebaut und stehen in permanenter Interaktion mit der Umwelt. Die Gewichtung von Prädisposition und Umwelteinflüssen ist noch unsicher. Die Bedeutung frühkindlicher Faktoren, insb. aus dem familiären Binnenraum, gilt als gesichert. Der Einfluss von Peergroups ist nicht zu unterschätzen.

Historische Entwicklung Der Begriff der Persönlichkeitsstörung löste den der Psychopathie ab, der wegen seiner neg. Konnotation aufgegeben wurde. Der Klassifikationswandel im Laufe der Zeit dokumentiert die Schwierigkeiten eines Persönlichkeitskonstrukts und seine Kontextabhängigkeit.

- **Frühe psychoanalytische Modelle:** Aufgreifen philosophischer Überlegungen zu den Unterschieden im Erleben und Verhalten der Menschen und ihrem Charakter; Versuch einer systematischen Ordnung und Formulieren von Hypothesen über die Entstehung von extremen Ausprägungen von Charaktereigenschaften, sog. „Charakterneurosen" (Freud, Reich, Ferenczi, Fenichel). Beispiele:

  - Phallisch-narzisstischer Charakter: W. Reich.
  - Marketing Character: E. Fromm.
  - Authoritarian Personality (rückgratloser Untertan): T. Adorno.
- **Persönlichkeitsstörungstypologie in Anlehnung an das Psychopathiekonzept von K. Schneider, gültig bis DSM-III (1980):** Abgrenzung der „abnormen Spielarten seelischen Lebens" (z. B. abnorme Persönlichkeiten) von organischen und „psychotischen Krankheitsbildern". Beschreibung und Typisierung nach den hervorstechenden Eigenschaften (zurückgehend auf E. Kraepelin 1896). Beispiele:
  - Hyperthyme Psychopathen: Menschen im Spannungsbogen von fröhlich, gütig, hilfsbereit, aber ohne Tiefe bis zu haltlosen, streitsüchtigen Charakteren.
  - Fanatische Psychopathen: von bestimmten Ideen beherrschte expansive Persönlichkeiten.
  - Willenlose Psychopathen: allen äußeren Einflüssen gegenüber willenlos erscheinende Menschen mit dem sozialen Bild der Haltlosigkeit.
  - Gemütlose Psychopathen: kalt, finster, triebhaft, brutal.
  - Stimmungslabile Psychopathen: gekennzeichnet durch unvermutet reizbar-depressive Launen und daraus entspringende Handlungen wie Weglaufen, Trinkexzesse, Nachgeben gegenüber inneren Trieben.

Nach heutiger Auffassung stehen „moralisierende", die Betroffenen abwertende Klassifikationen im Gegensatz zu menschlichen Grundrechten. Daher sind gerade im Umgang mit dem Begriff Persönlichkeitsstörung folgende Voraussetzungen zu beachten:

- PS-Diagn. dürfen nur vergeben werden, wenn die betreffende Person selbst unter ihrer Persönlichkeit leidet, und/oder
- wenn das Risiko der Entwicklung oder Exazerbation einer psychischen Störung (z. B. affektive Störung, Suizidalität, Dissoziationsneigung) beinhaltet ist
- oder eindeutig ein Zusammenhang zwischen Persönlichkeit und psychischem Leid besteht (therapiebedeutsame Aufklärungspflicht gegenüber dem Pat.), und/oder
- wenn die Betroffenen wegen ihrer Persönlichkeitsarten, z. B. aufgrund erheblich eingeschränkten psychosozialen Funktionsniveaus, ihre existenziellen Verpflichtungen nicht mehr erfüllen. Dies heißt zumeist, dass sie mit Ethik, Recht oder Gesetz in Konflikt geraten sind. In diesem Fall brauchen die Pat. selbst die Angemessenheit der Diagnosevergabe **nicht** zwingend zu teilen.

Klinik

Die charakteristischen und dauerhaften inneren Erfahrungs- und Verhaltensmuster des Betroffenen weichen insgesamt deutlich von kulturell erwarteten und akzeptierten Vorgaben („Normen") ab. Diese Abweichung äußert sich in mehr als einem der folgenden Bereiche:

- Kognition.
- Affektivität.
- Zwischenmenschliche Beziehungen und die Art des Umgangs mit ihnen.

- Die Abweichung ist so ausgeprägt, dass das daraus resultierende Verhalten in vielen persönlichen und sozialen Situationen unflexibel, unangepasst oder auch auf andere Weise unzweckmäßig ist (nicht begrenzt auf einen speziellen „triggernden“ Stimulus oder eine bestimmte Situation).
- Persönlicher Leidensdruck, nachteiliger Einfluss auf die soziale Umwelt oder beides sind deutlich dem oben beschriebenen Verhalten zuzuschreiben.
- Nachweis, dass die Abweichung stabil, von langer Dauer ist und im späten Kindesalter oder in der Adoleszenz begonnen hat.
- Die Abweichung kann nicht durch das Vorliegen oder die Folge einer anderen psychischen Störung des Erwachsenenalters erklärt werden. Es können aber episodische oder chron. Zustandsbilder der anderen Störungsgruppen (F1–F7 nach ICD) existieren oder sie überlagern.
- Eine organische Erkr., Verletzung oder deutliche Funktionsstörung des Gehirns müssen als mögliche Ursachen für die Abweichung ausgeschlossen werden.
- **Drei-Cluster-Einteilung:** Persönlichkeitsstörungen kann man, wie von der American Psychiatric Association empfohlen, in drei Hauptgruppen ordnen:
  - **Gruppe A** (Cluster A) beinhaltet die paranoide, schizoide und schizotypische PS. Personen mit diesen Störungen zeigen sich häufig sonderbar und exzentrisch.
  - **Gruppe B** (Cluster B) beinhaltet die histrionische, narzisstische, antisoziale und Borderline-PS. Personen mit solchen Störungen werden häufig als dramatisch, emotional oder launisch erlebt.
  - **Gruppe C** (Cluster C) beinhaltet die selbstunsichere, abhängige, zwanghafte und passiv-aggressive PS. Diese Menschen zeigen sich oft ängstlich oder furchtsam.

  Dem Cluster-Konzept stehen Konzepte einer dimensionalen Erfassung gegenüber. Aufgrund der großen Überlappung von PS und den nahezu willkürlichen „Cut-off Points“ für die Definition von PS sind dimensionale Modelle von PS entwickelt worden, z. B. das Circumplex-Modell nach Kiesler oder Loranger (IPDE).

Diagnostik Das klin. Interview sollte sich bei der Erfassung der Gesamtgruppe der PS an den nachfolgenden Merkmalen orientieren:

- **Charakteristische Merkmale der paranoiden und schizoiden PS:**
  - Seltsames exzentrisches Verhalten.
  - Ausgesprochene Affektarmut, Gefühlskälte.
  - Bei vermeintlichen Kränkungen und Bedrohungen schnelles Umkippen der Stimmung in Wut und Zorn, u. U. auch Gewalttätigkeit.
  - Misstrauen bis hin zum Gefühl der Bedrohung und paranoiden Vorstellungen.
  - Fehlender zwischenmenschlicher Kontakt.
- **Charakteristische Merkmale der dissozialen, emotional instabilen, histrionischen und narzisstischen PS:**
  - Impulsivität im affektiven Bereich aus mehr oder minder gravierenden Anlässen.
  - Übermäßig starke Wut und Unfähigkeit, Wut zu kontrollieren.
  - Tendenzen zur Selbstschädigung bzw. zu Suizidversuchen.
  - Tendenzen zur Fremdgefährdung, v. a. bei der dissozialen und narzisstischen PS.

- Wenig ausgeprägtes Selbstwertgefühl mit Gefühlen von Wut, Scham und Demütigung bei berechtigter und unberechtigter Kritik.
- Schneller Wechsel von Idealisierung und Entwertung nahestehender Personen.
- Probleme in der Regulierung von Nähe und Distanz zu anderen Menschen.

- **Charakteristische Merkmale der ängstlichen, abhängigen, anankastischen und passiv-aggressiven PS:**
  - Leichte Verletzbarkeit durch Kritik und Ablehnung.
  - Übertreibung potenzieller Probleme, körperlicher Gebrechen oder Risiken.
  - Andauerndes Angespannt- und Besorgtsein.
  - Gefühl der Hilflosigkeit und Abhängigkeit.
  - Massive Trennungsängste.
  - Übermäßige Gewissenhaftigkeit und fehlende Flexibilität.
  - Passive Aggressivität.

Zusätzlich kommt der Fremdanamnese eine wesentliche Bedeutung zu. Zyklothymia und schizotype Störung werden aufgrund ihrer Nähe zu anderen Störungsbilder in den Kapiteln „Affektive Störungen" (▶ 8.6.5) bzw. „Schizophrene Psychosen" (▶ 7.3) aufgeführt.

Die alleinige klin. Diagn. einer PS, etwa im Rahmen einer psychiatrischen Untersuchung, ist wenig valide; erst der Einsatz von strukturierten Instrumenten ermöglicht eine reliable Diagn. (Beispiele für Untersuchungsinstrumente ▶ 1.2.4).

! Keine Diagn. einer PS bei Kindern und Jugendlichen vor dem 18. Lj. Charakteristische Befundkonstellationen bei 16- bis 18-jährigen Pat. beschreiben und einer angemessenen Behandlung zuführen, jedoch vorsichtiger Umgang mit „definitiver" diagnost. Zuordnung.

Differenzialdiagnosen

- Neurotische Störungen (z. B. phobische Störung ▶ 9.1.1, Zwangsstörung ▶ 9.2): Störung erfasst nur einen Teil der Persönlichkeit, Leidensgefühl um ein Symptom zentriert.
- Organisch bedingte Persönlichkeits- und Verhaltensstörung, z. B. Frontalhirnsy., posttraumatisches Psychosy.: unauffällige prämorbide Persönlichkeit.
- Anpassungsstörungen (z. B. posttraumatisch) und Belastungsreaktionen (z. B. Depression mit Störung des Sozialverhaltens): im Vordergrund Trauma, Belastung. Sympt. meist nicht länger als 6 Mon.
- Affektive (▶ 8) und schizophrene Psychosen (▶ 7).
- Weitere PS: Pat. erfüllen häufig die diagn. Kriterien mehrerer PS. Möglich ist die Diagn. einer kombinierten PS unter Nennung der Hauptcharakteristika (ICD-10 F61.0) oder die diagn. Festlegung auf eine klin. führende PS.
- Persönlichkeitsänderung: muss ausgeschlossen werden. Auftreten z. B. infolge einer hirnorganischen Erkr., Abhängigkeitserkr. oder chronifiziert verlaufenden anderen psychischen Störung. Diese erworbenen Änderungen der Persönlichkeit werden unter den entsprechenden Grunderkr. klassifiziert.

- Persönlichkeitsakzentuierung: akzentuierte Persönlichkeitszüge, die nicht die Kriterien einer PS erfüllen, können unter Z73.1 in der ICD-10 festgehalten werden.

Therapie

- **Medikamentöse Therapie:** Als alleinige Behandlung ohne Psychother. nicht ausreichend. Keine eigentlich medikamentöse Ther. der Persönlichkeitsproblematik möglich, daher symptom- oder syndromorientiert (Angst, Depression, Schlafstörungen, kurze psychotische Episoden etc.). Wichtige Rolle in der konsequenten Behandlung komorbider psychischer Störungen.
- **Psychotherapie:** Führende Therapieoption; aufgrund der Vielfalt und Komplexität der PS lassen sich grundsätzliche Therapierichtlinien für die Gesamtheit der PS nicht formulieren.
  Es ist zweckmäßig, bei der Ther. **unterschiedliche Konzepte** voneinander abzugrenzen:
  - Krisenintervention.
  - Psychiatrisch-psychotherap. Behandlung (einschl. Pharmakother.).
  - Psychother. im eigentlichen Sinne.
  - Soziotherap. Maßnahmen.
  - Ambulante Therapiekonzepte.
  - Stationäre Ther.

  Diese kommen teils parallel, teils je nach Notwendigkeit, Schwere der Störung und Therapiemotivation der Betroffenen zum Einsatz.
  Nachhaltige Therapieerfolge versprechen dabei praktisch ausschließlich über einen Zeitraum von mindestens 1 J. durchgeführte psychotherap. Behandlungen. Nachdem gerade in der Behandlung von PS vermehrt charakteristische Schwierigkeiten wie etwa vorzeitige Therapieabbrüche, aber auch hohe Belastungen auf Therapeutenseite aufgetreten sind, haben sich in den letzten 20 J. spezialisierte Therapieangebote für diese Patientengruppe etabliert.
  Folgende **übergreifende Therapieverfahren** können neben einem theoretischen Konzept ein ätiopathogenetisches Modell sowie spezif. Psychotherapietechniken aufweisen:
  - Dialektisch-behaviorale Therapie (DBT nach Linehan).
  - Schematherapie (CBT nach Young et al.).
  - Interpersonelle Therapie (Sullivan, Benjamin).
  - Übertragungsfokussierte Psychotherapie (TFP nach Kernberg et al.).
  - Kognitive Therapie (Beck).
  - Mentalisierungsgestützte Behandlung (MBT nach Bateman und Fonagy).

> Grundsätzlich herrscht Einigkeit, dass den störungsspezif. Ther. in einer manualisierten Form der Vorzug gegenüber allg. angewandten Formen von Psychother. zu geben ist.

11.1.1 Paranoide Persönlichkeitsstörung

Definition (ICD-10 F60.0). Die paranoide PS imponiert durch ihr misstrauisches rechthaberisches und manchmal querulatorisches Verhalten. Störung selten diagnostiziert, da Pat. selten therap. Hilfe sucht. Häufigkeit ca. 1,4 % der Bevölkerung. M > F

Differenzialdiagnosen Akute Manifestation einer paranoiden Psychose. Paranoides Sy. bei organischen Psychosen (v.a. path. Rausch, Intox. mit Amphetaminen oder Halluzinogenen oder Delir).

Klinik Path. Eifersucht, Streitsucht, situationsunangemessenes Beharren auf eigenen Rechten, übertriebene Empfindlichkeit gegenüber Zurückweisung, Tendenz zu überhöhtem Selbstwertgefühl und Selbstbezogenheit. Gedanken an Verschwörungen als Erklärung für Ereignisse in der Umgebung und der ferneren Welt: Pat. glaubt z.B., dass der Nachbar seinen Müll am frühen Morgen herausstellt, nur um ihn zu ärgern. Sie übertreiben Schwierigkeiten, machen „aus einer Mücke einen Elefanten". Paranoide Persönlichkeiten fühlen sich von anderen extrem ausgenutzt oder benachteiligt.

Therapie Extrem fragile Autonomie der Pat. Keine Provokation des projektiven Selbstschutzes. Aufbau einer stabilen Therapiebeziehung (ruhige, sachliche und respektvolle Haltung). Die Transparenz sollte, um Misstrauen zu verhindern, möglichst umfassend sein. Stützende (supportive) Psychother. Psychosoziales Konfliktmanagement. Entspannungsverfahren (z.B. progressive Relaxation nach Jacobson); übende Verfahren (z.B. Rollenspiele), ggf. Einsatz atypischer Antipsychotika, z.B. Quetiapin (Seroquel®) 50–200 mg tägl. p.o. (▶ 17.4). Grundsätzlich gilt die paranoide PS als schwierig zu behandeln.

> **!** Beim Umgang mit diesen Pat. ist zu beachten, dass ihre Stimmung mitunter aus geringfügigem Anlass in Wut und Zorn „umkippt" und es dann zu gewalttätigen Entgleisungen kommen kann. Evtl. Sicherheitsvorkehrungen bei der Exploration treffen. Provokationen vermeiden.

11.1.2 Schizoide Persönlichkeitsstörung

Definition (ICD-10 F60.1). Die schizoide PS tritt in der Klinik und Praxis nur selten auf. Durch flache Affektivität und soziale Kontaktschwäche gekennzeichnete Persönlichkeit. Insgesamt unsichere Datenlage. Prävalenz in der Gesamtbevölkerung unter 1 %.

Klinik Zentral ist eine Distanziertheit in sozialen Beziehungen und eine eingeschränkte Bandbreite des Gefühlsausdrucks im zwischenmenschlichen Erleben. Mangel an vertrauensvollen Beziehungen, Unvermögen, Gefühle oder Ärger zu zeigen, Einzelgängertum, exzentrisches Verhalten, Mangel im Erkennen und Befolgen gesellschaftlicher Regeln, schwache Reaktion auf Lob oder Kritik, Vorliebe für Fantasie. Werden Betroffene in ihrer Neigung zur Zurückgezogenheit heftig kritisiert oder angegriffen, kann es zu Wutausbrüchen und Gegenangriffen kommen.

Differenzialdiagnosen Schizophrenie, schizotype Störung (▶ 7) mit Verlust des Strukturzusammenhangs der Persönlichkeit. Inhaltliche und formale Denkstörungen. Affektabflachung. Genaue Abgrenzung gegenüber der schizotypischen (stärkeres Unbehagen, ungewöhnliches Auftreten, Argwohn, Zurückhaltung gegenüber interpersonellen Festlegungen, Mitteilungen über seltsam anmutende Glaubensinhalte, magisches Denken, eigenartige Sprachgepflogenheiten), der selbstunsicheren (soziale Isolierung bedingt durch soziale Unsicherheit und Überempfindlichkeit gegenüber Ablehnung) und der paranoiden PS (Empfindlichkeit oder offene Feindseligkeit gegenüber Kritik). Autistisches Sy. bei Erw., insb. im Sinne eines Asperger-Autismus: Auffälligkeiten bereits seit der frühen Kindheit/Schulzeit; auffälliger Gebrauch von Sprache, Sonderinteressen.

Therapie Die Ther. muss die Patienteneigenarten berücksichtigen, z. B. Kooperationsformen, die den Isolationstendenzen der Pat. entsprechen (Tagesprotokolle, briefliche Kontakte akzeptieren). Ist der Betroffene einverstanden, an Beziehungen mit anderen zu arbeiten, kann eine Gruppenther. von besonderem Nutzen sein. Soziotherap. Hilfestellung, in ausgewählten Einzelfällen analytische Psychother.

11.1.3 Dissoziale Persönlichkeitsstörung

Definition (ICD-10 F60.2). Durch Missachtung sozialer Normen gekennzeichnete Persönlichkeit. Eine hohe Risikobereitschaft korrespondiert mit einem Mangel an Angst.
Häufig sind zusätzlich gesundheitliche oder soziale Probleme durch Missbrauch von Alkohol und Drogen vorhanden. Geschätzte Häufigkeit: M ca. 3 %, F < 1 %. Am häufigsten in den unteren Bevölkerungsschichten. Prädisposition in der Präpubertät: Aufmerksamkeitsstörung und hyperkinetisches Sy. (▶ 14.1) Störungen des Sozialverhaltens im Kindes- und Jugendalter.

Klinik

- Mangel an Empathie, Verantwortungslosigkeit.
- Unvermögen, aus neg. Erfahrungen (insb. Bestrafung) zu lernen.
- Fehlen von Schuldbewusstsein und Reue.
- Neigung, andere zu beschuldigen oder vordergründige Rationalisierungen für das eigene Verhalten, durch das Konflikte in der Gesellschaft entstehen, anzubieten.
- Andauernde Reizbarkeit mit geringer Frustrationstoleranz und niedriger Schwelle zu gewalttätigem Verhalten.
- Unvermögen zu längerfristigen Beziehungen, häufiger Partnerwechsel.
- Neigung zur Delinquenz (Straftaten in der Anamnese!).
- Missbrauch von Tabak, Alkohol und Drogen.
- Ab der 2. Lebenshälfte deutliche Stabilisierung der Lebensverhältnisse.

Es kann zu schweren Gewaltdelikten und Rechtsverletzungen kommen. Auch depressive Störungen können auftreten, zumeist weil innere Leere und Langeweile schwer ertragen werden. Das Suizidrisiko ist deutlich erhöht.
Typisch ist eine geringe Frustrationstoleranz und ein ungestümes, manchmal planlos erscheinendes Handeln, das von kurzfristig zu erreichenden Vorteilen oder Vergnügungen gesteuert wird.

Differenzialdiagnosen Überlappung bzw. Komorbidität mit anderen PS und/oder psychischen Störungen (Borderline-, narzisstische, histrionische und passiv aggressive PS). Folge von chron. Drogen- und/oder Alkoholkonsum (dissoziales Verhalten nicht im Kindesalter).

Diagnostik Diagn. wird erst gestellt, wenn Pat. > 18 J. und die Störung bereits vor dem 15. Lj. beobachtet wurde!

Therapie Der weitverbreitete Therapiepessimismus sollte kritisch beleuchtet werden.

- **Günstige Prädiktoren für einen Therapieversuch:**
  - Geringe Zahl vorausgehender Hospitalisierungen.
  - Geringere Anzahl früherer krimineller Vergehen und fehlende Institutionalisierung in Kindheit und Jugend (z. B. Heimunterbringung, Jugendarrest).
  - Gezielte Betreuung und Nachsorge durch professionelle (Bewährungs-) Helfer und/oder Therapeuten.
- **Therap. Grundzüge:** Wahrheitsgehalt der Informationen überprüfen. Psychother. mit vielen psychoedukativ-stützenden Komponenten und Struktursetzung. Verhaltenstherap. Ausrichtung. Gruppenther., auch Selbsthilfegruppen, soziotherap. Maßnahmen. Beteiligung von Angehörigen und Bezugspersonen, Verlagerung therap. Initiativen in den Lebenskontext, Sicherstellung einer gezielten Nachbetreuung und Nachsorge.

> **!** Bei der stationären Aufnahme von Pat. mit ausgeprägt antisozialen Zügen ist im Hinblick auf eine mögliche Gefährdung anderer Pat. Vorsicht geboten. Daher von Anfang an klare Regeln mit eindeutigen Konsequenzen vereinbaren. Unbedingt individuellen Erfahrungshintergrund des Betroffenen berücksichtigen; z. B. im Rahmen der Ausarbeitung einer Behandlungsvereinbarung. Hintergrund des Scheiterns einer früheren Behandlung minutiös aufarbeiten.

11.1.4 Emotional instabile Persönlichkeitsstörung

Definition (ICD-10 F60.3). Die emotional instabile (Borderline-)PS manifestiert sich als eine schwerwiegende generalisierte Störung der Emotionsregulation und der Impulskontrolle, begleitet von tief greifenden Störungen des Selbstbildes und der zwischenmenschlichen Interaktion. Das Leitsymptom sind einschießende Zustände intensiver emotionaler Erregung, häufig gekoppelt mit dissoziativer Sympt., sowie passageren Einschränkungen der Kognitionen und der Planungsfähigkeit. Beginn meist in der Adoleszenz. Absolute Häufigkeit: ca. 3 %, F ≅ M. Die Prävalenz von Borderline-Pat. in psychiatrischen Einrichtungen beträgt laut NIMH-Erhebung bei ambulanten Pat. 11 %, bei stationären ca. 19 %. In der Anamnese dieser Patientengruppen finden sich gehäuft eigene Erfahrungen bzw. Miterleben körperlicher oder sexueller Gewalt sowie emotionale Deprivation.

Ätiopathogenese Zusammenwirken von psychosozialen [v. a. schweren kindlichen Traumatisierungen wie sexuellen Missbrauchs- (70 %) und körperlichen Gewalterfahrungen (60 %)] und neurobiologischen/genetischen Faktoren.

Klinik Schwerwiegendes psychiatrisches Störungsbild. Tendenz, Impulse auszuagieren ohne Rücksicht auf die Konsequenzen, wechselhafte, launenhafte Stimmung, häufige depressive Einbrüche; aggressive Verhaltensweisen, wiederholte Auseinandersetzungen mit anderen im Lebensumfeld, eingeschränkte Fähigkeit vorauszuplanen, Suizidalität (Suizidrate ca. 5–10 %) und selbstschädigendes Verhalten; vielfach Komorbidität mit anderen somatischen und psychischen Störungen (z. B. affektive Störungen, Essstörungen, Substanzabhängigkeit). Dadurch wird die Diagn. häufig nicht gestellt.

Diagnosekriterien

- Verzweifeltes Bemühen, ein reales oder imaginäres Alleinsein zu verhindern.
- Ein Muster von instabilen und intensiven zwischenmenschlichen Beziehungen, das sich durch einen Wechsel zwischen extremer Idealisierung und Abwertung auszeichnet.
- Identitätsstörung: ausgeprägte und andauernde Instabilität des Selbstbildes oder des Gefühls für sich selbst.
- Impulsivität in mindestens zwei potenziell selbstschädigenden Bereichen (z. B. Geldausgeben, Sex, Substanzmissbrauch, rücksichtsloses Fahren, Fressanfälle).
- Wiederkehrende Suiziddrohungen, -andeutungen oder -versuche oder selbstschädigendes Verhalten.
- Affektive Instabilität, die durch eine ausgeprägte Orientierung an der aktuellen Stimmung gekennzeichnet ist, z. B. starke episodische Niedergeschlagenheit, Reizbarkeit oder Angst (üblicherweise wenige Stunden und nur selten länger als einige Tage andauernd).
- Chron. Gefühl der Leere.
- Unangemessene, starke Wut oder Schwierigkeiten, Wut oder Ärger zu kontrollieren (z. B. häufige Wutausbrüche, andauernder Ärger, wiederholte Prügeleien).
- Vorübergehende, **stressabhängige** paranoide Vorstellungen oder schwere dissoziative Sympt.

Einteilung

- **Impulsiver Typus** (ICD-10 F60.30): Die wesentlichen Charakterzüge sind emotionale Instabilität und mangelnde Impulskontrolle. In Konfliktsituationen, v. a. bei Kritik durch andere, Neigung zu aggressiven Durchbrüchen mit gewalttätigem Verhalten.
- **Borderline-Typus** (ICD-10 F60.31): Einige Kennzeichen der emotionalen Instabilität sind vorhanden, zusätzlich sind oft das eigene Selbstbild, Ziele und „innere Präferenzen" (einschl. der sexuellen) unklar und gestört.

Komorbidität

(bezogen auf die Lebenszeit):

- Depressive Erkr.: 96 %.
- Angststörungen: 88,5 %.
- Substanzmissbrauch oder -abhängigkeit: 64 %.
- Essstörungen: 53 %.
- Schlafstörungen.
- Trinkstörungen mit Tagesflüssigkeitsaufnahme < 400 ml.

Borderline-Pat. erfüllen häufig zeitgleich die Kriterien für andere PS: dependente PS (50 %), ängstlich vermeidende PS (40 %), paranoide PS (ca. 40 %) und antisoziale PS (25 %).

Von hoher klin. Relevanz sind die relativ häufig auftretenden Störungen der Aufmerksamkeit und Hyperaktivität (ADHS).

Therapie

- **Psychotherapie:** Die Basis einer Behandlung stellt die Erarbeitung einer gemeinsamen Informationsplattform über das Störungsbild (Krankheitsbezeichnung, Sympt., Ursachen, biologische Faktoren, Einfluss der Soziobiografie, Behandlungsmöglichkeiten, Notfallvereinbarung, Selbsthilfemöglichkeiten) dar. Idealerweise als Gruppenverfahren im Sinne einer geleiteten Psychoedukation. Ein entsprechendes Programm liegt manualisiert vor.

In den letzten Jahren Entwicklung von vier störungsspezif., manualisierten Psychotherapieverfahren. Allen Therapieformen gemeinsam sind klare Regeln und Vereinbarungen bezüglich des Umgangs mit Suizidalität, Kriseninterventionen und Störungen der therap. Rahmenbedingungen. Sie verfügen über eine Hierarchisierung der Behandlungsziele. Eine kollegiale Supervision sollte integraler Bestandteil jedweder Ther. sein.

- **Dialektisch-behaviorale Therapie (DBT)** nach Marsha Linehan: verhaltenstherap. Behandlung aus Einzelther., gruppentherap. Fertigkeitentraining (Skills) und Telefonberatung. Vermittelt werden Informationen zum Krankheitsbild, Techniken der Symptombewältigung, kognitive Umstrukturierung, Möglichkeiten der differenzierten Selbstwahrnehmung.
- **Übertragungsfokussierte Psychotherapie (TFP)** nach Kernberg: analytische Behandlung in Einzelther. mit einer Frequenz von 2 h/Wo. über mindestens 1 J. Fokussiert werden insb. die mit neg. Affekten beladenen Probleme, Verhaltensweisen und interpersonellen Konflikte, die in der Übertragungssituation aktualisiert werden. Mittels Konfrontation, Klärung und Deutung soll eine Integration der widersprüchlichen inneren Vorstellungen von sich und anderen erreicht werden.
- **Mentalisation Based Treatment (MBT)** nach Bateman und Fonagy: Im Mittelpunkt steht die Entwicklung bzw. Förderung der Mentalisierungsfähigkeit der Pat. Verbesserung der interpersonellen Kompetenz auf emotionaler Ebene.
- **Schema Focused Therapy** nach Young: Ebenfalls integrativer Behandlungsansatz mit kognitiven und verhaltenstherap. Techniken. Erlernen von Fertigkeiten und „partiellem Nachbeeltern“.

Für Pat., die aufgrund fehlender Verfügbarkeit spezif. Verfahren oder fehlender Therapiemotivation nicht für o. g. Ther. infrage kommen, bietet sich die Möglichkeit einer niederfrequenten supportiven Psychother./Psychoedukation.

- **Medikamentöse Therapie:** v. a. Behandlung komorbider psychischer Störungen. Behandlung der Borderline-Sympt. (Dissoziation, Stimmungsschwankungen etc.) immer „Off-Label-Use“(▶ Tab. 11.1). **Grundsätze:**
  - ! Vermeidung von Polypharmazie.
  - Vermeidung nebenwirkungsreicher Substanzen.
  - Vermeidung potenziell toxischer Substanzen.
  - Vermeidung von Substanzen mit Abhängigkeitspotenzial (Behandlungsind. für Benzodiazepine).
  - So kurz wie möglich.
  - Konzentration auf Krisensituationen und die Anfangsphase der Psychother.

Tab. 11.1 Auswahl sinnvoll einsetzbarer Psychopharmaka bei der Borderline-Störung

Medikament	Wirkspektrum
Stimmungsstabilisierende Substanzen („Moodstabilizer“)	
Valproinsäure	Aggressivität, Wut, interpersonelle Schwierigkeiten und komorbide bipolare Störungen
Topiramat	Wut und Ärger, Gewichtsabnahme
Lamotrigin	Wut und Ärger

11

Tab. 11.1 Auswahl sinnvoll einsetzbarer Psychopharmaka bei der Borderline-Störung *(Forts.)*

Medikament	Wirkspektrum
Antipsychotika	
Olanzapin	Wiederkehrende Wahnsympt. und Halluzinationen, neg. Affekte, Aggressivität, interpersonelle Schwierigkeiten, Impulsivität, allg. erniedrigtes Funktionsniveau
Quetiapin	Hartnäckige Schlafstörungen, quälende Unruhezustände, Depressivität
Aripiprazol	Angst, Depressivität, Ärger
Antidepressiva	
SSRI (Paroxetin, Fluoxetin, Citalopram etc.), SNRI (z. B. Venlafaxin, Duloxetin), NaRI (Reboxetin)	Starke Stimmungsschwankungen, Impulsivität, Angst, Wut; Sonderind. Fluoxetin: Bulimie Sonderind. Reboxetin: andauernde Störung des Antriebs
Sonstige Präparate	
Omega-3-Fettsäuren	Aggressivität und Depression
Naltrexon	Dissoziation
Clonidin	Anspannungszustände

Prognose Insgesamt handelt es sich um eine überwiegend chron. verlaufende Erkr. mit schwieriger Progn. Als prognostisch günstig gelten hohe Intelligenz, Integration, soziale Kompetenz, Zuverlässigkeit. Als prognostisch ungünstig zu werten sind Substanzabhängigkeit und PTBS. Viele Pat. sind trotz „Remission" in ihrem Wohlbefinden und in den sozialen Funktionsfertigkeiten stark beeinträchtigt. Die Behandlungskompetenz hat sich in den letzten Jahren deutlich erweitert.

Besondere Vorsicht gilt bei der Bearbeitung früher Traumatisierungen. Häufig bedeutet die Auseinandersetzung mit dieser Thematik für diese Patientenklientel eine emotionale Retraumatisierung. Vor einer Traumather. ist eine ausreichende Stabilisierung zu fordern und die innere Möglichkeit für den Pat., den Prozess der Erinnerung zu steuern.

11.1.5 Histrionische Persönlichkeitsstörung

Definition (ICD-10 F60.4). Oberflächliche, labile Affektivität. Sehr häufig finde sich eine übertriebene Emotionalität und ein übermäßiges Verlangen nach Auf merksamkeit. Personen mit dieser PS fordern ständig Bestätigung, Anerkennun und Lob. Die Betroffenen fühlen sich unwohl, wenn sie nicht im Mittelpunkt de Aufmerksamkeit stehen, erscheinen als übertrieben attraktiv oder verführerisc und drücken sich sprachlich vage aus. Zu wenig substanzielle Forschungsarbeiten zur Prävalenz. Wahrscheinlich kein Geschlechtsunterschied.

Ätiopathogenese Häufig bei Familien, in denen die Väter eine antisoziale PS aufweisen. Frühkindliche Erfahrungen familiärer Gewalt und des Missbrauchs. Den kindlichen Sozialisationsbedingungen kommt bei der Ausformung dieser PS eine besondere Bedeutung zu. Erwerben einer scheinbar passenden Interaktionsroutine. Negation von Bewusstheit.

Klinik Dramatisierung bezüglich der eigenen Person. Aktivitäten, bei denen die betreffende Person im Mittelpunkt steht, erhöhte Kränkbarkeit, theatralisches Verhalten, übertriebener Ausdruck von Gefühlen. Egozentrik, manipulatives Verhalten zur Befriedigung eigener Bedürfnisse, leichte Beeinflussbarkeit durch andere. Oberflächliche und labile Affektivität. Unangemessen verführerisch in Erscheinung und Verhalten. Gleichzeitig zumeist subjektiv unbefriedigendes sexuelles Erleben. Übermäßiges Interesse an körperlicher Attraktivität.

Differenzialdiagnosen Borderline-PS mit Identitätsstörungen und psychotisch anmutenden Episoden. Manisches Sy. (▶ 8.6.1) mit Euphorie, Affekt- und Triebenthemmung, Uneinsichtigkeit und Witzelsucht. Somatisierungsstörung (▶ 9.5.1), dissoziative Störungen (▶ 9.4).

Therapie Langfristige Therapieperspektive. Analytische Psychother. mit ausgesprochen stützend-psychoedukativen und konfrontativen (Interaktionswirklichkeit) Elementen. Verhaltensther. mit kognitiver Umstrukturierung und dem Angebot neuer Problemlösungsstrategien. Klar strukturiertes Vorgehen, Förderung der Selbstbeobachtung und Selbstkontrolle. Aufbau dauerhafter Beziehungen. Erproben von Möglichkeiten, etwas allein zu unternehmen.

11.1.6 Anankastische Persönlichkeitsstörung

Definition (ICD-10 F60.5). Die dieser Persönlichkeitsstörung zugrunde liegende Sorgfalt ist durch Gründlichkeit und Genauigkeit in der Ausführung aller Tätigkeiten gekennzeichnet. Ein solcher Stil wäre erst im Übergang zum rigiden Bemühen um Perfektionismus bis hin zur Erstarrung als PS zu kennzeichnen, wenn beides dazu führt, dass, z. B. berufliche Vorhaben nicht mehr realisiert werden. Arbeit wird dann zwanghaft jedem Vergnügen bzw. zwischenmenschlichen Kontakten übergeordnet.

Ätiopathogenese Bis heute kaum substanzielle empirische Daten.

Klinik Übermäßiger Zweifel und Vorsicht. Inadäquat große Gewissenhaftigkeit und Leistungsbezogenheit, Vernachlässigung von Vergnügen und zwischenmenschlichen Beziehungen, Rigidität und Eigensinn. Pat. bestehen anderen gegenüber auf Unterordnung unter eigene Gewohnheiten, eingeschränkte Fähigkeit zum Ausdruck pos. Gefühle. Andrängen beharrlicher sowie unerwünschter Gedanken und Impulse, tiefe innere Unsicherheit, Bedürfnis nach ständiger Kontrolle.

Differenzialdiagnosen Zwangsstörung (Zwangshandlungen, Zwangsgedanken), Zwangssy. bei Schizophrenie (▶ 7), anankastische Form der endogenen Depression (▶ 8).

Therapie Genaue Analyse der Lebens- und Arbeitsbedingungen. Beachtung kontextueller Rahmenbedingungen. Kognitive Ther., evtl. klassische Psychoanalyse.

11.1.7 Ängstlich vermeidende Persönlichkeitsstörung

11

Definition (ICD-10 F60.6). Die ängstlich vermeidende PS wird in der deutschsprachigen Übersetzung des DSM-IV auch als selbstunsichere PS bezeichnet. Sie ist durch grundlegende Ängste vor neg. Beurteilung, durch Schüchternheit und ein durchgängiges soziales Unbehagen bestimmt, das sich in Verlegenheit, leichtem Erröten, Vermeiden sozialer und beruflicher Herausforderungen zeigt. Ausgeprägte Minderwertigkeitsgefühle und Vermeidung im sozialen Kontakt führen über längere Zeit zu gravierenden Einschränkungen der sozialen Kompetenz. Prävalenz (ca. 0,5–1 % der Bevölkerung), F = M. Beginn meist im Kleinkindesalter oder in der Kindheit.

Klinik

- Andauernde und umfassende Gefühle von Anspannung und Besorgtheit.
- Überzeugung, im Vergleich zu anderen selbst sozial unbeholfen, unattraktiv und minderwertig zu sein.
- Ausgeprägte Sorge, in sozialen Situationen kritisiert oder abgelehnt zu werden.
- Befangenheit gegenüber anderen, eingeschränkte persönliche Bindungen, andauernde Sehnsucht nach Akzeptiertwerden und Zuneigung, verbunden mit Überempfindlichkeit gegenüber Kritik und Zurückweisung. Soziale Gehemmtheit.
- Zurückstellen eigener Bedürfnisse, Überbetonung potenzieller Gefahren in alltäglichen Situationen bis hin zur Vermeidung von Aktivitäten.

Differenzialdiagnosen

- **Phobische Störung** (▶ 9.1.1): v. a. soziale Phobie (evtl. unterschiedliche Konzepte ein und derselben Störung; Phobien eher eng umschrieben), Panikstörung mit Agoraphobie (vermeidendes Verhalten tritt nach einer Panikattacke erstmals auf).
- **Schizoide Persönlichkeit** (▶ 11.1.2): Pat. sind ebenfalls isoliert, sie haben jedoch weniger Verlangen nach sozialen Kontakten. Sind mit der Situation „zufrieden", haben keine interpersonelle Angst.
- **Paranoide Persönlichkeitsstörung:** Furcht vor böswilligen Absichten anderer Menschen.
- **Dependente Persönlichkeitsstörung:** Schwerpunkt liegt auf dem „Umsorgtwerden".
- **Vermeidungsverhalten in Kindheit oder Adoleszenz:** ähnliches klin. Bild, jedoch auf ein Entwicklungsstadium begrenzt.

Therapie

- VT, soziales Kompetenztraining.
- Bei schweren Formen stützende Psychother. kombiniert mit SSRI, z. B. Paroxetin (Seroxat®) 20–40 mg/d p. o. oder SNRI, z. B. Venlafaxin (Trevilor®) 75–150 mg/d p. o.
- Themenzentrierte Gruppenther. zur Stärkung der Selbstverantwortung.

> Die Pat. profitieren oft sehr gut von behavioralen Ther., berichten aber von persistierenden Gefühlen der Einsamkeit und des Alleingelassenseins.

11.1.8 Abhängige Persönlichkeitsstörung

Definition (ICD-10 F60.7). Asthenische PS. In der PS mündet eine anhänglich-loyale und zumeist aufopfernde Haltung nicht selten in ein extrem unterwürfiges Verhalten ein. Im Kernbereich der Störung findet sich schließlich die völlige Unfähigkeit, eigene Entscheidungen zu treffen und umzusetzen. Bei Kindern und Adoleszenten kann eine chron. körperliche Krankheit prädisponierend sein. Die abhängige PS zählt zu den in psychiatrischen Kliniken am häufigsten diagnostizierten PS. Eher kein Geschlechtsunterschied.

Klinik Selbstwahrnehmung als hilflos, inkompetent und schwach, Neigung, bei Missgeschicken die Verantwortung anderen zuzuschieben. Die Verantwortung für wichtige Bereiche des eigenen Lebens wird anderen überlassen. Unterordnung eigener Bedürfnisse unter die andere Person. Dieses Verhalten wird von anderen oft schamlos ausgenutzt. Häufige Ängste vor Verlassenwerden und Alleinsein mit ständigem Bedürfnis, sich des Gegenteils zu versichern. Abhängigkeit ökonomisch oder/und sozial. Erleben von innerer Zerstörtheit und Hilflosigkeit, nachdem eine enge Beziehung beendet wurde. Plötzliches Verlassenwerden durch Trennung oder Tod eines Partners kann gelegentlich in suizidale Handlungen münden. Erhöhtes Risiko für die Entwicklung einer Depression oder einer somatoformen Störung.

Differenzialdiagnosen Abhängigkeit als Folge einer anderen belangvollen psychischen Störung (affektive Störung, schizophrener Formenkreis) oder als Folge eines medizinischen Krankheitsfaktors (späterer Beginn, nur während Bestehens der Krankheitssympt. der anderen psychischen Erkr.). Eine Dependenz kann Nebenmerkmal einer anderen PS (Borderline-, ängstliche PS, histrionische PS) sein.

Therapie

- **Psychotherapie:** Pat. kommen häufig nach Trennung vom Partner in die Ther. In der Regel werden Abhängigkeitswünsche sehr bald auf die Ther. und den Therapeuten übertragen. Zu Beginn der Behandlung zeigt sich oft eine hohe Bereitschaft der Pat. zur Kooperation, was nicht selten eine Wiederholung der gewohnheitsmäßigen Dependenz darstellt, indem er den Instruktionen des Therapeuten folgt. Ein zu hohes Maß an Veränderungsstrategien in Richtung Autonomie des Pat. kann die Ther. gefährden (ambivalente Eingangsbedingungen). Erarbeiten einer Einsicht in die Dependenz. Psychoedukation. Verhaltensther. (einzeln und/oder Gruppe) aufgrund der geringeren Gefahr der Regression des Pat. als Verfahren erster Wahl empfohlen; Selbstbehauptungs- und Selbstsicherheitstraining, Psychodrama, Rollenspiel.
- **Medikamentöse Therapie:** Symptomatisch oder syndromal orientiert (suizidales Verhalten, affektive Störung, Angstzustände, v. a. Panikattacken sowie kognitive Verzerrungen oder Beeinträchtigungen).

11.1.9 Narzisstische Persönlichkeitsstörung

Definition (ICD-10 F60.8 „Sonstige spezif. Persönlichkeitsstörung"). Ein tief greifendes Muster von Großartigkeit (in Fantasie oder Verhalten), Bedürfnis nach Bewunderung und Mangel an Empathie. Überempfindlichkeit gegenüber Kritik und Einschätzung durch andere. Narzisstische Persönlichkeiten sind in ihrer Außendarstellung in übertriebenem Maße von ihrer Bedeutung überzeugt. Sie übertreiben eigene Fähigkeiten und erwarten bevorzugte Behandlung, auch wenn keine besonderen Leistungen beobachtbar sind. Das innere Selbstbild ist im Gegensatz dazu oft brüchig und fragil. Eine ausgeprägte Kränkbarkeit trägt zu einem erhöhten Suizidrisiko bei und kann zu depressiven Krisen führen. Der Beginn liegt im frühen Erwachsenenalter und zeigt sich in verschiedenen Situationen (z. B. kompetitives Verhalten im Beruf; Partnerwahl, Verhalten in Partnerbeziehungen). M > F, Prävalenz in der Bevölkerung < 1 %.

Der Begriff **Narzissmus** wird sehr unterschiedlich eingesetzt. In der ICD-10 besteht keine eigenständig definierte Form dieser PS. Wesentliche diagnost. Merkmale sind im DSM-IV niedergelegt.
Viele äußerst erfolgreiche Menschen (z. B. in Politik, Führungspersönlichkeiten in der Industrie, Medizin etc.) weisen narzisstische Persönlichkeitszüge auf. Hier wird der dimensionale Charakter von Persönlichkeitsakzentuierungen besonders anschaulich. Praktisch jeder Persönlichkeitsstil enthält ihm eigene Chancen. Nur wenn die Eigenschaften unflexibel, unangepasst und überdauernd sind und in bedeutsamer Weise funktionelle Beeinträchtigungen oder subjektives Leiden verursachen, stellen sie (in diesem Fall) eine narzisstische PS dar.

Klinik

- Hat ein grandioses Gefühl der eigenen Wichtigkeit (übertreibt z. B. die eigenen Leistungen und Talente; erwartet, ohne entsprechende Leistungen als überlegen anerkannt zu werden) – Abwertung der Beiträge anderer.
- Ist stark eingenommen von Fantasien grenzenlosen Erfolgs, von Macht, Glanz, Schönheit oder idealer Liebe.
- Glaubt von sich, „besonders“ und einzigartig zu sein und nur von anderen besonderen oder angesehenen Personen (oder Institutionen) verstanden zu werden oder nur mit diesen verkehren zu können.
- Verlangt nach übermäßiger Bewunderung.
- Legt ein Anspruchsdenken an den Tag, d. h. übertriebene Erwartung an eine besonders bevorzugte Behandlung oder automatisches Eingehen auf die eigenen Erwartungen.
- Ist in zwischenmenschlichen Beziehungen ausbeuterisch, d. h. zieht Nutzen aus anderen, um die eigenen Ziele zu erreichen.
- Zeigt einen Mangel an Empathie; ist nicht willens, die Gefühle und Bedürfnisse anderer zu erkennen oder sich mit ihnen zu identifizieren.
- Ist häufig neidisch auf andere oder glaubt, andere seien neidisch auf ihn/sie.
- Zeigt arrogante, überhebliche Verhaltensweisen oder Haltungen.

Zugehörige Merkmale:

- Die Verletzlichkeit des Selbstwertgefühls lässt Menschen mit narzisstischer PS sehr sensibel auf „Verletzungen“ durch Kritik oder Niederlagen reagieren.
- Kritik kann quälende Gefühle der Wertlosigkeit und Leere zurücklassen.
- Reaktion auf Kritik häufig geprägt von Verachtung, Wut oder trotzigen Gegenangriffen, bis hin zum völligen gesellschaftlichen Rückzug.
- Die berufliche Leistungsfähigkeit kann manchmal aus Angst vor Kritik und Niederlagen sehr niedrig sein.
- Sie wird mit der Anorexia nervosa und Störungen durch psychotrope Substanzen (v. a. Kokain) in Verbindung gebracht.

Differenzialdiagnosen

- Persönlichkeitsstörungen: histrionische PS (Koketterie), antisoziale PS (Herzlosigkeit), Borderline-PS (Bedürftigkeit, Verlangen nach Bindung, wirken abhängig, hilflos, verzweifelt, minderwertig, selbstschädigendes Verhalten, Suizidalität, schnellerer Wechsel von Idealisierung und Entwertung, Schwarz-Weiß-Denken).
- Manische und hypomanische Episoden (Stimmungswechsel, Funktionsbeeinträchtigung).

Therapie

- **Psychother.:** Die Ther. dient manchmal dazu, sich verleugnend weiter der Illusion hingeben zu können, dass alles in Ordnung sei. Der Therapeut wird schnell idealisiert, aber eigentlich entwertet, ohne dass er es merkt. Tendenz zur „Trivialisierung". Lediglich der Eindruck einer reflexiven Introspektion entsteht beim Therapeuten. Viele Therapieabbrüche bei Schaminduktion.
  Methoden der Wahl:
  - Modifizierte analytische Langzeitpsychother. (Kohut).
  - Übertragungsfokussierte Psychother. (TFP; Kernberg).
  - Kohut und Kernberg vertreten zwei unterschiedliche Konzepte (Selbst- bzw. Objektpsychologie) mit entsprechend differenzierten therap. Implikationen.
  - VT, kognitive Ther.: Rollenspiele, Psychoedukation. Insb. zu Beginn sollten narzisstisch getönte Konstruktionen der Pat. nicht moralistisch interpretiert werden.
  - Stationäre Behandlung sollte kritisch beleuchtet werden: schwere depressive Episoden, Suizidalität, Komorbidität (Sucht etc.).
  - Schemather. (Young).
- **Medikamentöse Ther.:** beim Auftreten depressiver Krisen oder phasenhafter depressiver Störung Depressionsbehandlung (▶ 8.7.3).

11.2 Abnorme Gewohnheiten und Störungen der Impulskontrolle

Florentina Landry

(ICD-10 F63). Unfähigkeit, Impulse und Triebe zu kontrollieren, mit schädigenden Folgen für die eigene oder fremde Personen; verbunden mit gleichzeitig vorhandener Anspannung und Erregung im Vorfeld der Handlung bzw. Erleichterung, Bestätigung oder Lust beim Ausführen der Handlung. Als psychische Störung erstmals ab 1980 im DSM-III konzipiert, 1991 in die ICD-10 übernommen. Frühe Beschreibungen bereits aus der 1. Hälfte des 19. Jh. Eigene diagnost. Kategorie strittig. Alternativ wird Zuordnung zu affektiven Störungen, Zwangserkr., Abhängigkeitssy. und PS vorgeschlagen.
Psychische Komorbidität: häufig, im Einzelnen:

- Essstörungen.
- Schizophrenien und affektive Störungen.
- Substanzmissbrauch.
- ADHS.

- Persönlichkeitsstörungen, insb. narzisstisch, dissozial, emotional instabil; im Sinne eines „sensation seeking" mit „Spiel" als Überbrückung der inneren Leere, Langeweile.

11.2.1 Pathologisches Glücksspiel

Definition (ICD-10 F63.0). Episodenhaftes Glücksspiel, den Alltag des Pat. dominierend, mit der Konsequenz eines Verfalls sozialer, materieller und familiärer Werte.

Epidemiologie Prävalenz: 0,2–3,4 %, Manifestation vorwiegend während Adoleszenz (18–30 J.), ⅓ Frauen, ⅔ Männer. Zusammenhang mit Bildungsstand und Verfügbarkeit von Glücksspiel.

Ätiologie und Pathogenese

- Unmittelbare Wirkung eines Spiels verstärkt als Trigger die Motivation, Spiel fortzusetzen; v. a. Spiele mit rascher Spielabfolge, z. B. Roulette, Spielautomaten.
- Krisensituationen (belastende Lebensereignisse, z. B. Tod eines Elternteils, Scheidung der Eltern, aber auch Geburt des ersten Kindes).
- Unangemessene Bestrafungen in Elternhaus oder Schule.
- Früher Kontakt mit Glücksspiel.
- Familiäre Fokussierung auf materielle Werte.
- Persönliche Risikofaktoren (überdurchschnittliche Intelligenz; lebhaft risikosuchende energische Grundpersönlichkeit, Fehlen von Hobbys und Interessen, niedrige Schwelle für Langeweile, wiederkehrende Schlaflosigkeit, Workaholic).
- Biologische Variable im Sinne neurologischer Auffälligkeiten und EEG-Veränderungen sind beschrieben.
- Sonderform: Auslösung durch Dopaminagonisten im Rahmen einer Behandlung des Parkinson-Sy.

Diagnostik Klin. Diagn., Objektivierung über South Oaks Gambling Screen (SOGS), 20 Items, gesichert reliables und valides Untersuchungsinstrument.
Kernitems:

- Spielt der Betroffene mehr, als er beabsichtigt?
- Treten während des Spiels Schuldgefühle auf?
- Besteht Unfähigkeit, das Spiel zu beenden?
- Haben andere das Spielen kritisiert?

Klinik Ausgesprochen heterogene Gruppe von Pat. mit sehr unterschiedlichem Leidensdruck und damit verbunden unterschiedlicher Therapiemotivation. Allg. häufigere Versuche, das Spielen aufzugeben, wenn finanzielle Ressourcen begrenzt sind, bei wohlhabenden Betroffenen größere Bereitschaft, unterschiedliche Formen des Glücksspiels auszuprobieren, häufiger Kritik von außen, häufiger Versuche, Geld über Pfandleiher oder riskante Wertpapierspekulation zu beschaffen.

Verlauf Beschrieben sind im Krankheitsverlauf drei Phasen:

- **Gewinnphase:** Ausgleich von Verlusten, während Freizeit, Risikobereitschaft steigt, Gewinn erzeugt Euphorie und Steigerung des Selbstwertgefühls.
- **Verlustphase:** höhere Einsätze, Bezug zum Geld geht verloren, teilweise Verheimlichung finanzieller Probleme, neg. Auswirkungen auf soziales Umfeld, Restkontrolle vorhanden.

- **Verzweiflungsphase:** Kontrollverlust, teilweise Straftaten zur Geldbeschaffung, Zunahme von Reizbarkeit und Schuldgefühlen, Verlust des Arbeitsplatzes, Zerbrechen von Partnerschaften; Stimulierung durch Spiel im Vordergrund, Geldgewinn nicht entscheidend. Um gleiches Erregungsniveau zu erreichen, werden zunehmend höhere Einsätze nötig, Veränderung des Spielverhaltens im Sinne von Risikoerhöhung (Kick), Spiel als Stimmungsstimulator, Gewinn nicht relevant. „Entzugserscheinungen" wie Unruhe, Reizbarkeit, Depression.

Therapie

- **Allg.:** VT (Verhaltensanalyse, Affektregulation, Identifizierung auslösender Stimuli, Verbesserung der Impulskontrolle, Aufbau alternativer Verhaltensstrategien, Expositionstraining).
- **Pharmakologisch:** SSRI über mehrere Mon., meist Höchstdosis erforderlich, vereinzelt auch Lithium, Clomipramin.

In der spezif. **Psychotherapie** haben sich je nach Problematik zwei Foki etabliert:

- Spiel mit Suchtdynamik (Kontrollverlust, Dosissteigerung, Entzugserscheinungen, missglückten Abstinenzversuchen): suchtspezif. Methoden (Kontakt- und Motivationsphase durch Selbsthilfegruppe, Suchtberatungsstelle, Schuldnerberatung – Entwöhnungsphase – Nachsorge).
- Spiel als Konfliktlöseversuch basierend auf psychischer Störung: spezif. Ther. der zugrunde liegenden Störung.

Differenzialdiagnosen

- **Cave:** fließende Übergänge von sozial akzeptiertem zu path. Glücksspiel.
- Professionelle Spieler.
- Path. Glücksspiel im Rahmen anderer psychischer Störungen: Schizophrenien, schizoaffektive Störungen, manische Episoden, Persönlichkeitsstörungen, ADHS.

11.2.2 Pathologische Brandstiftung

Definition (ICD-10 F63.1). Intensive Beschäftigung mit dem Thema Feuer, übermäßiges Interesse für Brandbekämpfung und Löschfahrzeuge und wiederholte Brandstiftungen ohne erkennbare Motive oder materiellen Gewinn.

Epidemiologie Insgesamt sehr selten, oft episodischer Verlauf.

Ätiologie Weitgehend unklar, jedoch Faszination durch Feuer und intensive Beschäftigung mit dem Thema Brand, Brandschutz, Löschfahrzeugen. Typisch ist wiederholte Brandstiftung ohne Motiv in Komb. mit Anspannung, Lust, Euphorie vor der Tat und als angenehm empfundenem Spannungsrückgang nach Legen des Feuers. Gegenüber entstehenden Personen- oder Sachschäden besteht ein hohes Maß an Indifferenz.

Therapie

- Grafische Interviewtechnik: Analyse der mit der Brandstiftung assoziierten Verhaltensweisen anhand einer bildlichen Darstellung und Entwicklung von Copingstrategien.
- Psychosoziale Programme: Einbindung in Tätigkeiten der Feuerwehr.

Differenzialdiagnosen

- Vorsätzliche Brandstiftung (Motiv!).
- Brandstiftung von jugendlichen Personen mit Störung des Sozialverhaltens und Vorliegen anderer Verhaltensstörungen (▶ 14.3; F91.1). Hier vorwiegend männliche Jugendliche, aus sozial niedrigen Schichten betroffen; i. d. R. Komorbidität mit anderen psychischen Störungen (z. B. Lern- und Schulschwierigkeiten, ADHS, Enuresis, niedriger IQ, andere Störungen der Impulskontrolle).
- Akzidentelle Brandstiftung.
- Wunsch nach Aufmerksamkeit.
- Brandstiftung im Rahmen anderer psychischer Störungen: Schizophrenie, organisch bedingte psychische Störung, Intox. mit psychotropen Substanzen.

11.2.3 Pathologisches Stehlen

Definition (ICD-10 F63.2). Unfähigkeit, Impulsen zu widerstehen Dinge zu stehlen, die nicht dem persönlichen Gebrauch bzw. der Bereicherung dienen. Motiv liegt in der Vermeidung eines als aversiv erlebten psychischen Zustands. Historisch seit dem frühen 19. Jh. als psychische Störung beschrieben. Syn.: Kleptomanie.

Epidemiologie Keine klaren epidemiologischen Daten, aus Strafverfolgung ergibt sich, dass < 5 % der Ladendiebstähle aufgrund einer Kleptomanie begangen werden. Auftreten gehäuft in Zusammenhang mit anderen psychischen Störungen (Depression, Essstörung, Angstsympt., Zwangsstörungen, dissoziative Störungen). F > M, Beginn meist < 20. Lj.

Klinik Ansteigende Spannung vor der Tat, die nachlässt, sobald der Diebstahl begangen wird. Lediglich kurze Phase der Befriedigung während oder nach der Tat; gestohlene Gegenstände werden im Verlauf weggeworfen oder gehortet; keine Komplizen; zwischen den einzelnen Diebstählen teilweise Gefühle von Schuld und Reue, die jedoch eine erneute Tat nicht verhindern.

Verlaufsformen

- Intermittierend: kurze Episoden, lange symptomfreie Intervalle.
- Intermittierend: lange Episoden, kurze symptomfreie Intervalle.
- Chron. mit fluktuierender Intensität.

Ätiologische Modelle Psychoanalytische Modelle gehen von einer Regression auf Omnipotenzfantasien des frühen Kindesalters aus. Lerntheoretisch Suche nach risikobehafteten Handlungen, Konditionierungsprozesse.

Therapie

- VT (Kontingenzmanagement, Desensitivierung, Prävention der Reizantwort).
- Selbstkontrolltechniken.
- Antidepressiva v. a. bei Pat. mit affektiven Begleitsympt.

11.2.4 Trichotillomanie

Definition (ICD-10 F63.3). Sichtbarer Haarverlust, weil Impulsen, sich die Haare auszureißen, kein Widerstand entgegengebracht werden kann. Vor der Handlung ansteigende Spannung, Entspannung oder Befriedigung durch die Handlung. Meist Verleugnung des Verhaltens, teilweise anschließendes Essen der Haare (Trichophagie). Intermittierende sowie chron. Verläufe möglich.

Epidemiologie Lebenszeitprävalenz: 0,6–2 %. Kinder: M = J. Erw.: F > M. Beginn meist im Kindesalter (zwei Erkrankungsgipfel: 5–8 J. und 13 J.).

Ätiologie Möglich ist die Verselbstständigung des beruhigenden Spielens mit den Haaren im Sinne einer unangepassten Gewohnheit mit Persistenz bis ins Erwachsenenalter. Aufrechterhaltung durch die Reduktion neg. Affekte. Einzelne Befunde einer Korrelation mit Zwangsstörungen: Perfusionsstörung des anterioren singulären sowie orbitofrontalen Kortex, Zusammenhänge zum serotonergen, dopaminergen und Opioidsystem liegen nahe.

Differenzialdiagnosen Ausschluss organischer Ursachen und anderer psychischer Krankheitsbilder; daher Diagn. nicht stellen, wenn Hautentzündungen bestehen oder Haareausreißen im Rahmen wahnhafter Denkstörungen auftritt.

Therapie VT (Selbstwahrnehmung, Selbstkontrolle, Reduktion der Auslöser); medikamentöser Versuch mit Clomipramin; SSRI scheinen wirkungsvoller als NaRI zu sein, Hinweise auf Wirksamkeit von Lithium und Pimozid.

11.2.5 Sonstige abnorme Gewohnheiten der Impulskontrolle

Definition (ICD-10 F63.8). Andere Arten eines sich dauernd wiederholenden, schlecht angepassten Verhaltens, das nicht durch andere psychische Störungen erklärt werden kann. Auch hier können Impulse nicht unterdrückt werden, der Handlung geht eine Anspannung voraus, der während der Handlung eine Erleichterung folgt.

Klinik Von psychiatrischer Relevanz sind folgende abnorme Gewohnheiten:

- **Zwanghaftes Kaufen:** unwiderstehlicher Drang zu kaufen oder andauernde Beschäftigung mit dem Thema Kaufen. Meist keine Planung zur Anschaffung bestimmter Gegenstände im Vorfeld. Kaufen von „mehr“, als es die finanziellen Ressourcen erlauben, mit erheblich nachteiligen finanziellen und sozialen Folgen. Ther.: keine größeren Studien verfügbar, Einzelfallberichte über Psychother. und Antidepressivabehandlung.
- **Zwanghaftes Fitnesstraining:** Unterschiedlich definiertes, in den 1980er-Jahren erstmals beschriebenes Phänomen aus exzessivem Fitnesstraining und kognitiven Verzerrungen in Bezug auf Körper, Training, Gesundheit und Fitness. Häufige Assoziation mit Essstörungen; biologisches Modell, das Zusammenhang zwischen trainingsbedingter Freisetzung körpereigener Endorphine und Entstehung einer quasi physiologischen Abhängigkeit postuliert.
- **Zwanghaftes sexuelles Verhalten:** Verhaltensweisen normativer und paraphiler Sexualität, die überwiegend durch Angstreduktion anstelle von Bedürfnisbefriedigung bestimmt sind (u. a. beschrieben: zwanghafter Partnertausch, multiple Liebesbeziehungen, Autoerotismus, Fixierung auf nicht erreichbaren Partner). Unklare Prävalenz, geschätzt werden 5 % der Erwachsenenbevölkerung. Ther.: Einzelfallberichte mit Lithiumbehandlungen, antidepressiver und antiandrogener Behandlung sowie VT.
- **Zwanghaftes Computerspielen und Internetnutzen:** exzessive Beschäftigung mit virtueller Realität und virtuellen Kontakten unter Aufgabe sozialer, beruf-

licher und anderer Freizeitaktivitäten sowie Inkaufnahme körperlicher, psychischer und beruflicher Folgeprobleme. Epidemiologisch spielen etwa 9 % aller Schulkinder > 30 h/Wo. Computerspiele. Bei Internetnutzern insb. dramatischer Rückgang tatsächlicher zwischenmenschlicher Kontakte, auch bedingt durch den Verlust des Zeitgefühls, wenn „online“. Ther.: KVT.

11.3 Störungen der Geschlechtsidentität

Werner Ettmeier

(ICD-10 F64). Beständige oder zeitweilige Schwierigkeit oder Unfähigkeit, sich mit dem anatomisch vorgegebenen Geschlecht zu identifizieren. Oberbegriff: **Transgenderismus.**

11.3.1 Transsexualismus

Definition (ICD-10 F64.0). Wunsch, als Angehöriger des anderen Geschlechts zu leben und anerkannt zu werden, Gefühl des Unbehagens oder der Nichtzugehörigkeit zum Geburtsgeschlecht, durchgehend über mindestens 2 Jahre, Wunsch nach hormoneller und chirurgischer Behandlung.
Syn.: **Transidentität**, was die Problematik besser beschreibt, jedoch als Begriff weniger verbreitet ist.

Ätiologie Ungeklärt; psychoanalytische und entwicklungspsychologische Hypothesen empirisch nicht belegt; kausal nicht durch den Erziehungsstil der Eltern verursacht; genetische oder andere biologische Ursachen möglich, aber nicht bewiesen.

Klinik Beginn meist in der Kindheit, fast immer kritische Zuspitzung in der Pubertät, Gefühl, im falschen Körper zu stecken, hohes Anspannungsniveau, gedankliche Einengung, starker Leidensdruck aufgrund der vorhandenen Geschlechtsmerkmale, Crossdressing, Verbergen prim. Geschlechtsmerkmale (z. B. bei Frau-Mann-Transsexualismus [F-M-TS] weite Kleidung, Abbinden der Brüste), bei M-F-TS Selbstkastrationsversuche möglich. Oft jahre- bis jahrzehntelanges „Doppelleben“. Häufung von Depressionen, psychosomatischen Störungen, Alkohol- bzw. Drogenmissbrauch und Suizidversuchen.

> Eine Komorbidität mit Persönlichkeitsstörungen kann, muss aber nicht bestehen.

Diagnostik
- Eingehende Persönlichkeitsdiagn. und Ausschluss psychiatrischer DD.
- Prüfung der Lebbarkeit sowie der inneren Stimmigkeit und Konstanz der transsexuellen Identität durch Verlaufsbeurteilung während der Alltagserprobung in der gegengeschlechtlichen Rolle.
- Endokrinologische, chromosomale und bei F-M-TS ggf. gynäkologische Abklärung.

Differenzialdiagnosen
- Wahnhaftes Erleben im Rahmen einer Schizophrenie.
- Fluktuierende Identitätsstörung im Rahmen einer PS.

- Fetischistischer Transvestitismus ▶ 11.4.1 (kann auch ein Zwischenstadium im Rahmen einer transsexuellen Entwicklung sein).
- Sexuelle Reifungskrise (ICD-10 F66.0) eines Heranwachsenden (▶ 11.3.4).
- Bisher nicht diagnostizierte Intersexualität.
- Abgewehrte Homosexualität (z. B. wenn Pat. aus einem homosexualitätsfeindlichen Umfeld oder einer anderen Kultur kommen).

Therapie

- Affirmative **Psychother.** zur Exploration der transsexuellen Identität, zur Förderung der Selbstakzeptanz, zum Abbau von Schamgefühlen und Ängsten, zur Erarbeitung einer realistischen Lebensperspektive und Unterstützung beim Geschlechtsrollenwechsel; Informationsvermittlung über die medizinischen und juristischen Möglichkeiten.

> Eine Psychother. mit dem Ziel, den Wunsch nach einem Geschlechtsrollenwechsel rückgängig zu machen, ist i. d. R. erfolglos.

- **Somatische Behandlungen:**
  - Orientiert an den „Behandlungsstandards" der Fachgesellschaften (aus 1997).
  - Bei gesicherter Diagn. und erfolgreicher Alltagserprobung Einleitung einer gegengeschlechtlichen Hormonbehandlung, bei M-F-TS auch Bartepilation.
  - Geschlechtsangleichende Operationen erst nach 18-monatigem Alltagstest und mindestens 6-monatiger Hormonbehandlung möglich.
  - Hormonsubstitution ist postop. auf Dauer notwendig.

Rechtliche Bedingungen

- Personenstandsänderung nach dem Transsexuellengesetz (TSG) ist nicht mehr an die Ehescheidung, an die dauerhafte Fortpflanzungsunfähigkeit oder an geschlechtsangleichende Operationen gekoppelt. Entscheidung des Amtsgerichts, zwei Gutachten erforderlich.
- Das Bundessozialgericht erkennt eine Leistungspflicht der gesetzlichen Krankenkasse für die operative Behandlung nur für den Fall an, dass der Leidensdruck krankheitswertig und die psychiatrisch-psychotherap. bzw. hormonelle Behandlung nicht ausreichend ist. Stets Einzelfallprüfung notwendig.

Prognose Abhängig vom Erfolg des Geschlechtsrollenwechsels, konstitutionellen Faktoren, psychiatrischer Komorbidität (v. a. Persönlichkeitsstörungen), Stabilität des sozialen Netzes, Kontinuität der psychotherapeut. Behandlung, Wirksamkeit der Hormonbehandlung, Ergebnis der Transformationschirurgie.

11.3.2 Transvestitismus unter Beibehaltung beider Geschlechtsrollen

Definition (ICD-10 F64.1). Wunsch, zeitweilig die gegengeschlechtliche Identität zu erleben, ohne dass hormonelle bzw. chirurgische Behandlungen angestrebt werden.

Klinik Zeitweiliges Crossdressing, das zu innerer Entspannung führt, jedoch nicht mit der Intention der sexuellen Erregung verbunden ist (▶ 11.4.1). Häufigkeit nicht genau bekannt, da die Betroffenen meist keinen Grund sehen, sich in Behandlung zu begeben. Selbstbeschreibung als „Crossdresser" oder „Transgender".

Therapie Psychother. kann bei Konflikten mit dem Umfeld oder bei mangelnder Akzeptanz in der Familie notwendig werden. Somatische Behandlungen werden von den Betroffenen nicht angestrebt.

Prognose Ungewiss, da zum Verlauf nur wenig Daten vorliegen; vermutlich lebenslange Problematik; bei verständnisvollem Umfeld durchaus befriedigende Lebensführung möglich.

11.3.3 Störung der Geschlechtsidentität im Kindesalter

Definition (ICD-10 F64.2). Anhaltendes und starkes Unbehagen über das angeborene Geschlecht; Wunsch oder Beteuerung, dem anderen Geschlecht anzugehören, bis hin zur Verleugnung der eigenen Geschlechtsanatomie; tief greifende Störung des normalen Gefühls für Männlichkeit und Weiblichkeit.

Ätiologie Vielgestaltig (z. B. schwerwiegende Kontaktschwierigkeiten, Mangel an gleichgeschlechtlichen Spielgefährten, traumatische Lebensereignisse, Folge von Besorgnissen der Eltern), evtl. Vorstufe einer späteren homosexuellen, seltener einer transsexuellen Entwicklung.

Klinik Beginn im Vorschulalter; beständige Vorliebe für die Kleidung und Beschäftigung mit den Interessen des anderen Geschlechts; gegengeschlechtliches Spiel- und Rollenverhalten; vorwiegend gegengeschlechtliche Spielgefährten; Kontaktschwierigkeiten; Konflikte mit der Familie; häufig soziale Ausgrenzung oder Ächtung in der Schule.

> Es ist immer zu klären, ob das nicht geschlechtskonforme Verhalten des Kindes in einer ansonsten stabilen Entwicklung aufgetreten ist und vorwiegend die Eltern irritiert sind oder ob in erster Linie das Kind selbst unter seinem abweichenden Interesse leidet.

Therapie
- Orientiert an den vorherrschenden ätiologischen Faktoren.
- Einbeziehung der Eltern in eine Kinderther., bei der nicht die Pathologisierung des abweichenden Rollenverhaltens, sondern die Förderung einer gesunden Entwicklung im Mittelpunkt steht.
- Ob Eltern auf eine mögliche homosexuelle oder transsexuelle Entwicklung hingewiesen werden, ist im Einzelfall abzuwägen, wobei eine definitive Progn. nicht möglich ist.
- !Eine therap. Beeinflussung mit dem Ziel der Vermeidung einer homosexuellen oder transsexuellen Entwicklung erscheint wenig erfolgversprechend.

Prognose Rückbildung der Störung möglich; in ⅓–⅔ der Fälle homosexuelle Entwicklung; in ca. 10–20 % Entwicklung einer Transsexualität.

11.3.4 Sexuelle Reifungskrise

Definition (ICD-10 F66.0). Unsicherheit hinsichtlich der sexuellen Orientierung oder der Geschlechtsidentität, die zu Ängsten und depressiven Verstimmungen führt; meist bei Heranwachsenden oder bei Menschen, die nach einer Zeit scheinbar stabiler sexueller Orientierung die Erfahrung machen, dass sich ihre sexuelle Orientierung ändert.

Klinik Die Entdeckung einer homosexuellen Orientierung oder eines von den biologischen Gegebenheiten abweichenden Geschlechtszugehörigkeitsempfindens ist i. d. R. ein allmählicher Prozess, kann jedoch auch krisenhaft verlaufen und damit eine Behandlungsbedürftigkeit begründen.

Therapie Aufgabe der Psychother. ist die Unterstützung bei der Identitätsfindung und Integration der abweichenden Geschlechtsidentität bzw. der sexuellen Orientierung.

11.4 Störungen der Sexualpräferenz

Werner Ettmeier

(ICD-10 F65). Syn.: sexuelle Devianz, Paraphilie, Perversion (findet wegen der diskriminierenden Konnotation in der Fachwelt zunehmend weniger Verwendung).

> Manche Störungen der Sexualpräferenz können im Rahmen von psychischen Erkr. auftreten, die zu einer Abnahme von Urteilsvermögen und Impulskontrolle führen (geistige Behinderung, hirnorganische Erkr., Manie, Schizophrenie, path. Persönlichkeitsentwicklungen). Entscheidend ist dann die adäquate Behandlung der Grunderkr.

11.4.1 Nicht problematische Paraphilien

Fetischismus

Sexuelle Fixierung auf unbelebte Objekte (Kleidung, Schuhwerk, Sexspielzeuge oder Gegenstände aus Lack, Leder, Gummi etc.) oder auf Körperteile (Fuß, Gesäß) als Variante des Sexualverhaltens; teilweise als Partneräquivalent.

Eine psychiatrische Diagn. (ICD-10 F65.0) ist nur dann zu stellen, wenn der Fetisch die wichtigste Quelle der Erregung darstellt oder für die sexuelle Befriedigung unerlässlich ist.

Nachfrage nach **Psychother.** selten, v. a. dann, wenn zwingende und inakzeptable Rituale subjektives Leiden hervorrufen und die sexuelle Genussfähigkeit beeinträchtigen.

Fetischistischer Transvestitismus

(ICD-10 F65.1). Das Tragen von Kleidung und anderer Attribute des anderen Geschlechts (z. B. Perücken) ist mit Erregung und sexueller Befriedigung verbunden. **Psychother.:** v. a. bei Partnerschaftskonflikten als Paarther.; Einzelther. zur Selbstakzeptanz und zur Beeinflussung von Sekundärsympt. (Scham, Schuldgefühle, Depression und Suizidalität).

Ein fetischistischer Transvestitismus kann Zwischenstadium einer transsexuellen Entwicklung sein (▶ 11.3.1).

11.4.2 Störungen des sexuellen Werbeverhaltens

Diese Störungen kommen komorbid häufig bei der gleichen Person (i. d. R. Männern) vor und sind strafbar. Zur Anzeige gelangen v. a. exhibitionistische Verhaltensweisen. Behandlung: verhaltenstherap. Strategien zur Rückfallvermeidung.

Exhibitionismus

(ICD-10 F65.2). Wiederholte oder ständige Neigung, die eigenen Genitalien in der Öffentlichkeit vor Kindern oder Frauen zu entblößen, oft mit Masturbation verbunden. Die Tat wird meist als ichfremd erlebt. Täter sind Frauen gegenüber selbstunsicher, sonst oft unauffälliges Täterprofil, meist aus geordneten Verhältnissen. Steigerung der Erregung bei Angst oder Erschrecken des Opfers. Kein direkter Kontakt. Flucht bei Ansprache.

Voyeurismus

(ICD-10 F65.3). Sexuelle Erregung und Befriedigung durch heimliches Beobachten des Entkleidens oder sexueller Aktivitäten anderer.

Frotteurismus

(ICD-10 F65.8). Pressen oder Reiben des eigenen Körpers an anderen oder Berühren einer nicht einwilligenden Person, v. a. in Menschenansammlungen, öffentlichen Verkehrsmitteln oder Aufzügen.

11.4.3 Sadomasochismus

Spektrum von Praktiken zur sexuellen Stimulation, die sich auf das Zufügen oder Erleiden von Macht, Schmerzen, Demütigung und/oder Freiheitsbeschränkung ausrichten, ohne dass der Geschlechtsverkehr die zentrale Motivation der Handelnden sein muss. Vorkommen gleichermaßen bei hetero-, bi- und homosexuellen Personen.
Eine Diagn. (ICD-10 F65.5) ist nur dann zu stellen, wenn die SM-Betätigung die hauptsächliche Quelle der Erregung oder für die sexuelle Befriedigung unerlässlich ist.

Einvernehmlicher (inklinierender) Sadomasochismus

- Sexuelle Vorliebe bei meist sozial gut integrierten bis überangepassten, psychisch nicht gestörten Personen, die ihre Bedürfnisse als „normal" und bereichernd erleben.
- Nachfrage nach **Psychother.**, wenn die eigene Neigung nicht akzeptiert wird, wenn sich eine innere Abhängigkeit entwickelt oder Beeinträchtigungen in sozialen, beruflichen oder anderen Funktionsbereichen bestehen.

- Problematisch, wenn selbstverletzende Praktiken (Sauerstoffdeprivation, autoerotische Asphyxie, elektrische Stimulation oder Benutzung von Giftstoffen) angewandt werden.

Perikulärer Sadomasochismus

- Paraphil motivierte, sexuelle Übergriffe, Gewalttaten, Vergewaltigungen bis hin zu sexuell motivierten Tötungsdelikten.
- Multimodale **Psychother.** analog der Behandlung von Sexualstraftätern.
- **Somatische Behandlung:** Antiandrogene, operative Kastration.

Sexuelle Gewalttaten sind in den meisten Fällen nicht paraphil motiviert, sondern häufiger Ausdruck einer gestörten Persönlichkeitsentwicklung. Das Ausmaß der Gewalt sagt nichts über eine evtl. sadomasochistische Neigung aus.

11.4.4 Pädophilie

Definition Erotisch-sexuelle Neigung von Erw. zu präpubertierenden Kindern mit dranghaftem Verlangen nach Beobachten und Berührungen bis hin zu sexuellen Handlungen.
(ICD-10 F65.4). Sexuelle Präferenz für Kinder im Sinne einer anhaltenden oder vorherrschenden Veranlagung, vorwiegend bei Männern.

Differenzialdiagnosen

- Kernpädophilie: ausschließliche Fixierung auf präpubertierende Kinder.
- Nicht ausschließliche Pädophilie: auch erwachsene Partner/-innen werden als sexuell erregend erlebt.
- Homo-, hetero- oder bisexuelle Orientierung möglich.
- Hebephilie: sexuelle Präferenz für pubertierende Kinder (ca. 12–14 J.).
- Ephebophilie: sexuelle Präferenz für männliche Jugendliche bis ca. 17 J.
- Parthenophilie: sexuelle Präferenz für weibliche Jugendliche bis ca. 17 J.

Klinik Pädophilie ist ein Hauptrisikofaktor für sexuelle Missbrauchsdelikte an Kindern. Es ist jedoch nicht jeder Pädophile ein Täter. Für viele Übergriffe auf Kinder sind andere psychodynamische Faktoren maßgeblich (z. B. bei inzestuösen Verläufen oder Störungen der Impulskontrolle, Dissozialität). Prädisponierend für sexuelle Übergriffe sind Herkunft aus zerrütteten Familienverhältnissen, eigene Missbrauchserfahrungen, soziale Kompetenzdefizite, soziale Ängste, niedriges Selbstwertgefühl, Einsamkeit.
Typisch sind ein Mangel an Empathie für die Opfer, Rationalisierungen und kognitive Verzerrungen (das Kind gewinne selbst sexuelle Lust oder sei provozierend; die sexuelle Erfahrung nutze dem Kind oder habe erzieherischen Wert).
Betroffene sind oft in pädagogischen Berufen oder Ehrenämtern engagiert und geschätzt.

Therapie

- Psychother. zielt auf die Kontrolle der pädophilen Neigung ab.
- Präventionsprojekt www.kein-taeter-werden.de.

Rechtliche Situation

- Sexuelle Übergriffe sind strafbar; Freiheitsstrafen zwischen 6 Mon. und 10 J.
- Zum sexuellen Missbrauch zählen auch der Exhibitionismus und das Vorführen pornografischer Abbildungen bzw. Tonaufnahmen gegenüber Kindern.
- Schwerer sexueller Missbrauch (Beischlaf, von mehreren Tätern begangene Tat oder wenn das Kind in die Gefahr einer schweren Gesundheitsschädigung gebracht wurde) wird entsprechend härter bestraft.

12 Intelligenzminderung

Hans Willner

12

12.1 Definition

(ICD-10: F70–79; F84.4). Eine sich in der Entwicklung manifestierende, stehen gebliebene oder unvollständige Entwicklung der geistigen Fähigkeiten mit besonderer Beeinträchtigung von Fertigkeiten, die zum Intelligenzniveau beitragen (z. B. Kognition, Sprache, motorische und soziale Fähigkeiten). Auftreten allein oder zusammen mit einer anderen psychischen oder körperlichen Störung, dabei alle anderen psychiatrischen Störungen möglich. Größeres Risiko, ausgenutzt sowie körperlich und sexuell missbraucht zu werden. Stets beeinträchtigtes Anpassungsverhalten. Wenn Ursache der Intelligenzminderung bekannt, zusätzliche Kodierung mittels anderer ICD-10-Diagn.
Zunehmender Konsens, dass Intelligenzminderung ohne Komorbidität nicht, wie bisher in den psychiatrischen Diagnosesystemen ICD-10 oder DSM-IV, als klin. Störung oder Erkr. anzusehen ist, sondern als menschliche Existenzweise mit besonderem Förder- und Hilfebedarf sowie erhöhter Störanfälligkeit, insb. in psychischer und psychosozialer Hinsicht.

12.2 Epidemiologie

Prävalenz (Altersgruppe bis 18 J.) der leichten Intelligenzminderung 0,5–6 %, der schwereren Formen 0,3–0,7 %. Bis zum 3. Lebensjahrzehnt Anstieg der Prävalenzraten, danach Abfall; Ursachen wahrscheinlich bessere Erfassung im Kindes- und Jugendalter und geringere Lebenserwartung. Ebenfalls Beeinflussung durch die Wirksamkeit präventiver und rehabilitativer Maßnahmen. Bei leichten Formen Jungen bzw. Männer häufiger betroffen als Mädchen bzw. Frauen, bei schweren Formen kein signifikanter Geschlechtsunterschied. Lebenserwartung in Zusammenhang mit medizinischem Fortschritt verbessert.

12.3 Ätiologie

Multifaktorielle Genese mit starkem Einfluss genetischer Faktoren, aber auch mit wesentlichem Einfluss von Umweltfaktoren. Begrenzte Stabilität von IQ-Werten im Lebensverlauf. Zurzeit bei mehr als der Hälfte der Betroffenen Ursache der Intelligenzminderung unbekannt; wo eindeutige Zuordnung möglich, vielfältige Einflussfaktoren:

- Pränatal und hereditär:
  - Dysplasien des ZNS (z. B. Phakomatosen wie Neurofibromatose und tuberöse Hirnsklerose).
  - Stoffwechselstörungen, z. B. Kohlenhydratstoffwechsel (z. B. Galaktosämie), Aminosäurenstoffwechsel (z. B. Phenylketonurie), Fettstoffwechsel (z. B. metachromatische Leukodystrophie), Purinstoffwechsel (z. B. Lesch-Nyhan-Sy.), Kupferstoffwechsel (z. B. Wilson-Krankheit), lysosomale Störungen (Mukopolysaccharidosen, Gangliosidosen).
  - Mitochondriopathien.
  - Hormonelle Störungen.
  - Fehlbildungs- und Retardierungssy., z. B. Angelman-Sy., Cornelia-de-Lange-Sy., Prader-Willi-Sy., Williams-Beuren-Sy.

- Fehlbildungen des Nervensystems: Porenzephalie, Makro- und Mikrozephalie.
- Chromosomenanomalien:
  - Körperchromosomen (Autosomen), z. B. Trisomie 21, 18, 13.
  - Geschlechtschromosomen (Gonosomen), z. B. XXX-Konstitution.
  - Chromosomendeletionen, z. B. Cri-du-chat-Sy.
  - Translokationen.
- Exogene Ursachen:
  - Pränatal, z. B. Fetopathien durch Inf. (HIV, Röteln, Lues, Toxoplasmose, Zytomegalie), chemisch-toxisch verursachte Fetopathien (Alkohol, Medikamente, Blei), intrauterine Mangelernährung (Plazenta- und Nabelschnuranomalien, EPH-Gestose, Rhesus-Inkompatibilität).
  - Perinatal (zwischen 24. SSW und 1. Wo. nach Geburt), z. B. hypoxisch-ischämische Enzephalopathie, Hirnblutungen, Enzephalitiden.
  - Postnatal, z. B. entzündliche ZNS-Erkr. (postvakzinale Enzephalitis, Keuchhusten-Enzephalopathie), SHT, Hirntumoren, Intox., zerebrale Anfallsleiden.

Psychosoziale Faktoren wesentlich hinsichtlich des Niveaus der Intelligenzentwicklung bzw. dessen Beeinträchtigung (ungünstige ökonomische Faktoren, familiäre Stressoren, wie alleinerziehende Mutter, Familie mit vielen Kindern, Arbeitslosigkeit, psychische und somatische Erkr. der Eltern u. a.).

12.4 Psychopathologie und Komorbidität

12.4.1 Symptomatik

Beschreibung der Sympt. nach Schweregraden der Intelligenzminderung hinsichtlich verschiedener Kriterien, u. a.: Sprachentwicklung, Selbstversorgung, Schulbildung, berufliche Bildung, sozial-emotionale Entwicklung und begleitende Störungen. Die Sympt. reicht z. B. hinsichtlich der Sprachentwicklung von für das tägliche Leben ausreichenden Kommunikationsmöglichkeiten bei leichten Formen von Intelligenzminderung bis zu nahezu vollständiger Unmöglichkeit, sich sprachlich zu verständigen, bei schwerster Intelligenzminderung.

12.4.2 Somatische Komorbidität

Mit Beeinträchtigungen der Intelligenzentwicklung häufig auch somatische Anomalien, für bestimmte Sy. teilweise typisch und diagnoseleitend. Inzwischen ist eine Vielzahl von Sy. beschrieben.
In mehrfacher Hinsicht komorbide Störungen, z. B. organische Erkr. oder Fehlbildungen (z. B. Herzfehler), spezif. oder unspezif. Sy. sowie psychische Störungen. Häufige organische Erkr.: Epilepsie, Hörstörungen, Sehstörungen, Zerebralparesen, kardiologische Erkr. u. a.
Fehlbildungssy. als definierte Symptomkomplexe mit Rückschlussmöglichkeit auf Beeinträchtigungen der Intelligenzentwicklung, vielfach jedoch auch keine äußeren körperlichen Merkmale feststellbar.

12.4.3 Psychische Störungen

Erhöhtes Risiko von Menschen mit Intelligenzminderung für psychische Störungen bei gleichem Spektrum wie bei Menschen mit normaler Intelligenzentwicklung. Prävalenzschätzungen mit großer Schwankungsbreite; bei leichter geistiger Behinderung 30–50 %, bei schweren Formen 40–60 %.
Bei schwerem Grad von Intelligenzminderung zunehmend Selbstverletzungen, Fremdaggressivität, Stereotypien, autistische Sy.; bei leichteren Beeinträchtigungen im Vordergrund affektive und Angststörungen. Bei Intelligenzminderung und Epilepsie gehäuft psychotische und Impulskontrollstörungen.
Beispiele für charakteristische psychische Störungen bei genetisch begründeten Sy. mit Intelligenzminderung:

- Down-Sy.: soziale Anpassungsschwierigkeiten, Aufmerksamkeitsprobleme, psychomotorische Unruhe, Neigung zu sozialem Rückzug, depressive Entwicklungen und demenzielle Prozesse im Erwachsenenalter.
- Fragiles X-Sy.: soziale Phobien, Aufmerksamkeits- und Hyperaktivitätsstörungen, autistische Störungen, Neigung zu Depressivität vorrangig bei weiblichen Betroffenen.
- Williams-Beuren-Sy.: Angststörungen, Aufmerksamkeits- und Hyperaktivitätsstörungen, Probleme mit der sozialen Anpassung.

12.5 Diagnostik

Diagnosekriterien nach ICD-10

Leichte Intelligenzminderung	(IQ 50–69).
Mittelgradige Intelligenzminderung	(IQ 35–49).
Schwere Intelligenzminderung	(IQ 20–34).
Schwerste Intelligenzminderung	(IQ < 20).

Umfassende Diagn. hinsichtlich Sympt., störungsspezif. Entwicklungsgeschichte, Komorbidität und störungsrelevanten Rahmenbedingungen:

- Fremdanamnese, psychosoziale Umstände.
- Intelligenz-, Entwicklungs- und Leistungsdiagn., je nach Alter mit entsprechenden Verfahren unter Berücksichtigung evtl. spezif. Behinderungen (Sprachprobleme, Hörminderung, körperliche Beeinträchtigungen u. a.).
- Erfassung von Sprachentwicklung, Motorik, Verhalten und sozialer Anpassungsfähigkeit.
- Medizinische Diagn. je nach Sympt., z. B. mit Sprach- und Hörprüfung, EEG und evozierte Potenziale (EP), Bildgebung, zytogenetische und molekulargenetische Untersuchungen, biochemische, serologisch-immunologische und hormonelle Analysen, im Einzelfall auch Biopsien.
- Erfassung der Leitsympt. und der begleitenden Komorbidität bei Kindern und Jugendlichen im multiaxialen Klassifikationsschema MAS.

12.6 Therapie

Vorzug ist der **Ther. im Lebensumfeld** zu geben; nur bei ggf. nötigem Wechsel in einen anderen Lebensraum oder bei schweren und akuten Störungen zeitweise teilstationäre oder stationäre Ther. sinnvoll. Einbeziehung des psychosozialen Umfelds, insb. der prim. Bezugspersonen unerlässlich.

12.6.1 Therapieziele

- Information und Aufklärung über die Störung.
- Erlernen sozial angepasster Fertigkeiten.
- Anleitung zur Bewältigung des Lebensalltags.
- Verbesserung der sozialen Kontaktfähigkeit.
- Bewältigung emotionaler Vorgänge und Belastungen.

12.6.2 Spezifischer Behandlungsplan je nach individuellem Störungsbild

- Methoden der **Verhaltensmodifikation** (operante Methoden, allmähliche Hinführung, Generalisierung) unter Einbeziehung der Bezugspersonen bei gezieltem Training lebenspraktischer Fertigkeiten.
- **Spezif. Interventionen** bei autistischen Sy., stereotypem und selbstverletzendem Verhalten sowie psychomotorischer Unruhe, Erregungszuständen, Affektdurchbrüchen und hoher Impulsivität.
- **Medikamentöse Ther.:**
  - **Cave:** Beim Einsatz von Psychopharmaka besondere Vorsicht hinsichtlich entweder mangelnder, zu starker oder mit hoher Nebenwirkungsrate behafteter Wirkung.
  - Bei aggressivem, impulsivem und dissozialem Verhalten Risperidon Mittel der 1. Wahl (Evidenzgrad II), bis zu einer Dosis von 3 mg/d.
  - Bei hyperkinetischen Sy. evtl. Stimulanzien bzw. Komb. von Stimulanzien mit Risperidon (Dosierung individuell eintitrieren).
  - Bei Stereotypien signifikante Reduzierung durch Antipsychotika wie Risperidon, Tiaprid, Pimozid und Haloperidol.
  - Störungsspezif. Medikation bei entsprechenden komorbiden Erkr.

12.6.3 Spezifische Schwerpunkte nach Entwicklungs- und Lebensalter

- In der frühkindlichen Phase und im Vorschulalter Frühförderung mit Sensomotorik, Sprachther., sozialem Integrationstraining und Elternanleitung.
- Im mittleren Kindes- und Jugendalter v. a. sonderpädagogische Förderung und Förderung alltagspraktischer Fähigkeiten sowie Freizeitgestaltung und soziale Eingliederung.
- Ab dem Jugendalter berufliche Eingliederung v. a. in Werkstätten für behinderte Menschen mit spezif. Integrationsfachdiensten (seit 2001 gesetzlich in SGB IX festgeschrieben) unter Zuhilfenahme von Fördermaßnahmen gemäß SGB IX und beruflichen Fördermaßnahmen; Hilfen bei der Organisation von

Wohn- und Lebensverhältnissen einschl. Partnerschaft und Sexualität sowie der Betreuung von eigenen Kindern.

12.7 Verlauf und Prognose

Durch Fortschritte in Früherkennung, Prävention, Frühförderung, medizinischer und weiterer umfassender Betreuung Verbesserungen hinsichtlich Lebensqualität und Lebenserwartung erreicht; Verlauf abhängig vom Grad der Betreuung und Förderung, neben den Gegebenheiten der somatischen und psychischen Beeinträchtigung. Progn. ungünstig: Beeinträchtigungen des Sozialverhaltens und Sy. mit demenziellen Prozessen.

13 Entwicklungsstörungen

Hans Willner

Unter ICD-10 F8 sind v. a. die sog. **umschriebenen Entwicklungsstörungen** aufgeführt. Von Bedeutung sind diese Störungen v. a. in der Kindheit und Jugend. Das hierfür entwickelte multiaxiale Klassifikationsschema führt die umschriebenen Entwicklungsstörungen auf der zweiten Achse als **umschriebene Entwicklungsrückstände** auf. Die sog. **tief greifenden Entwicklungsstörungen,** unter F84 zusammengefasst, werden auf der ersten Achse, dem klin.-psychiatrischen Sy., verschlüsselt. Sie sind v. a. durch Abweichungen von einer normalen Entwicklung gekennzeichnet. Dennoch wurden sie in der ICD-10 unter F8 eingeordnet, weil sie ausnahmslos durch bestimmte Entwicklungsstörungen charakterisiert sind und vielfache Überschneidungen mit den umschriebenen Entwicklungsstörungen vorkommen.

13.1 Umschriebene Entwicklungsstörungen

13.1.1 Umschriebene Entwicklungsstörungen des Sprechens und der Sprache

(ICD-10 F80). Beeinträchtigungen des Spracherwerbs von frühen Stadien der Entwicklung an; in bestimmten vertrauten Situationen evtl. bessere Kommunikation möglich, jedoch situationsübergreifende Beeinträchtigung der Sprachfähigkeit.
Keine direkte Zuordnung zu spezif. neurologischen Veränderungen, sensorischen Beeinträchtigungen oder einer Intelligenzminderung. Keine alleinige Zurückführung auf Umweltfaktoren. Häufig Schwierigkeiten in der Unterscheidung von normalen Varianten in der Entwicklung.
Hilfreiche Hauptkriterien: Schweregrad, Verlauf, Muster, begleitende Probleme. Wegen der Folgen für viele Bereiche des Lernens, der Emotionalität, des Sozialverhaltens und der Interaktion und Kommunikation möglichst frühzeitige Diagn. zur genauen Einordnung und spezif. Förderung sehr wichtig!

Artikulationsstörung

Definition (ICD-10 F80.0). Artikulation (Lautbildung) unterhalb des Niveaus des Intelligenzalters, sprachliche Fertigkeiten jedoch im Normbereich. Prim. Lautbildungsstörungen werden auch als Dyslalie oder phonologische Entwicklungsstörungen bezeichnet. Je nach Anzahl der Lautbildungsfehler unterscheidet man eine partielle, multiple oder universelle Dyslalie.

Epidemiologie Im Vorschulalter 5–8 % klin. belangvolle Artikulationsstörungen; leichte Artikulationsstörungen wie Sigmatismus (Lispeln) noch häufiger. Prävalenz J : M = 3–4 : 1.

Ätiologie Ätiol. reiner Artikulationsstörungen ungeklärt. Zurzeit keine sichere Unterscheidung zwischen genetisch bedingten und anderweitig verursachten Sprachentwicklungsstörungen möglich, so auch bei Artikulationsstörungen. Wenn organische Erkr. feststellbar (z. B. Fehlbildungen wie Lippen-Kiefer-Gaumen-Spalte, Zahnfehlstellungen u. a.) keine Zuordnung zu den umschriebenen Entwicklungsstörungen, sondern Bezeichnung als Dysarthrie. Häufig leichtere myofunktionelle oral-motorische Störungen im Zusammenhang mit Artikulationsstörungen. Kontroverse Diskussion eines Kausalzusammenhangs. Familiäre

Häufungen werden beobachtet, bislang nur Hinweise aus familiären Einzelfallbeobachtungen auf bestimmte Genlozi. Falsche Sprachvorbilder sind v. a. bei partiellen Dyslalien mit als ursächlich anzusehen.

Psychopathologie

- **Leitsympt.:** Unfähigkeit, Laute oder Lautverbindungen altersentsprechend zu bilden; Lautauslassungen oder Ersetzen von Lauten durch andere; am häufigsten Artikulationsstörungen des „s“, des „sch“, des „k“ usw. (mögliche Beschreibung durch Anhängen der Endung „-ismus“ an den griech. Namen des betreffenden Lauts, z. B. Sigmatismus). Bei Ersetzen eines Lauts durch einen anderen Laut Beschreibung durch die Silbe „para“, vorangestellt vor die ersetzte Silbe. Mehr Lautbildungsfehler in der Spontansprache als beim bewussten Nachsprechen.
- **Entscheidend für die Diagn.:** Diskrepanz zur normalen altersentsprechenden Entwicklung, z. B. Entwicklung des Lauterwerbs bei Jungen etwas langsamer als bei Mädchen. Hinweis auf Störung des Lauterwerbs z. B. durch Ausbleiben des Lallens bis zum Ende des 1. Lj. Bei Schuleintritt i. d. R. korrekte Artikulation aller Laute und Lautverbindungen (bis auf schwierige in selten benutzten Wörtern) möglich.

13

Diagnostik

- **Anamnese:** Familiäre Häufungen von Artikulationsstörungen; in der Entwicklung Hinweise auf fehlende Phasen altersentsprechender regelrechter Artikulation.

Diagnosekriterien nach ICD-10 (Forschungskriterien)

1. Mit standardisiertem Test erfasste Artikulationsfertigkeiten unterhalb der Grenze von zwei Standardabweichungen für das Alter des Kindes.
2. Mit standardisiertem Test erfasste Artikulationsfertigkeiten mindestens eine Standardabweichung unter dem nonverbalen IQ.
3. Mit standardisiertem Test erfasster sprachlicher Ausdruck und Sprachverständnis innerhalb des Umfangs von zwei Standardabweichungen für das Alter des Kindes.
4. Keine neurologischen, sensorischen oder körperlichen Beeinträchtigungen mit direkter Auswirkung auf die Sprachklangproduktion, keine tief greifende Entwicklungsstörung (F84).
5. Häufigstes Ausschlusskriterium: nonverbaler IQ < 70 in einem standardisierten Test; weitere Ausschlusskriterien: Artikulationsstörungen durch nicht näher bezeichnete Aphasie (R47.0) in Verbindung mit einer Apraxie (R48.2), expressive oder rezeptive Sprachstörungen (F80.1 und F80.2); durch Folgen eines Hörverlusts (H90, H91); durch Gaumenspalte oder sonstige organische Störungen für das Sprechen notwendiger anatomischer Strukturen (Q35–38).

Psychische Folgesympt. nicht übersehen! Gezielt nach Umgang des sozialen Umfelds mit den Problemen des Kindes fragen.

- **Sprachdiagn.:** Spontansprache anregen, Aufnahme der Spontansprache und Analyse, bei Schulkindern Nachsprache und Lesen. Spezif. Artikulationstests, z. B. PDSS (Patholinguistische Diagn. bei Sprachentwicklungsstörungen, 2;0–6;11 J. u. ältere Kinder), PLAKSS (Psycholinguistische Analyse kindlicher Sprechstörungen, ab 2;5 J.).
- **Zusatzdiagn.:** allg. pädiatrische und kinderneurologische Untersuchungen mit Inspektion und Funktionsprüfung der Mundmotorik; HNO-ärztliche Untersuchung einschl. pädaudiologische Diagn.; Feststellung des allg. kognitiven Entwicklungsstands sowie der expressiven und rezeptiven Sprache; bei Hinweisen auf emotionale oder/und Verhaltensstörungen entsprechende weiterführende Diagn.

Therapie

- **Grundlegende Aspekte:** Logopädische Ther. möglichst frühzeitig beginnen und möglichst bis zur Einschulung abschließen. Intensive Einbeziehung der Eltern (Bedeutung von Sprachvorbildern, Anleitung zu Übungen mit dem Kind, zur pos. Verstärkung und zur Korrektur, je nach Alter auch in spielerischer Weise); in der Logopädie finden Artikulationsübungen bzw. -trainings, Lautdiskriminationsübungen und Übungen der oralmotorischen Fähigkeiten statt.
  Psychotherap. Behandlung zusätzlich bei sek. emotionalen oder/und Verhaltensstörungen.

13

EbM-Hinweise

Systematische Studien zur Evaluation der logopädischen Ther. und zur Einbeziehung der Eltern bislang unzureichend bzw. widersprüchlich. Bisherige Hinweise mit Evidenzgrad III: Frühzeitige logopädische Übungen zur Lautdifferenzierung und Lautbildung verbessern die Behandlungsfähigkeit. Allg. Sprachanregung ohne spezielles Lautierungstraining bislang ohne nachweisbaren Effekt auf die Lautbildungsfähigkeit.

- **Finanzierung:** Logopädische Behandlung i. d. R. durch die Krankenkassen; evtl. bei starker Ausprägung Betreuung im Rahmen eines Sprachheilkindergartens bzw. einer Sprachheilschule. Bei starker Beeinträchtigung der Kommunikationsfähigkeit Einstufung als körperlich wesentlich behindert, damit Anspruch auf Eingliederungshilfe nach SGB XII § 60.

Verlauf und Prognose Unbehandelt evtl. Fixierung von Lautbildungsfehlern und Persistenz bis ins Erwachsenenalter; multiple und universelle Dyslalien gelegentlich recht therapieresistent; bei Bestehen bis ins Schulalter eher ungünstige Progn. Bei frühzeitigem Therapiebeginn gute Progn.

Expressive und rezeptive Sprachstörungen

Definition (ICD-10 F80.1 und F80.2). Mangelnde Fähigkeit, die expressiv gesprochene (nicht geschriebene) Sprache zu verwenden bzw. deutlich unterhalb des dem Intelligenzalter angemessenen Niveaus liegendes Sprachverständnis.
Nach heutigem Kenntnisstand bei den meisten sprachentwicklungsgestörten Kindern sowohl in der expressiven als auch rezeptiven Sprache Schwächen, i. d. R. stärker in der expressiven Sprache.

Epidemiologie Deutschland: Umschriebene Störungen der Sprech- und Sprachentwicklung 2–20 %; Abhängigkeit der Daten von der Art der Störung, der Definition und den angewandten Verfahren. Im DSM-IV Angabe von 5 % expressiver und zusätzlich 3 % rezeptiver Sprachentwicklungsstörungen, J : M = 3 : 1. Kontroverse Diskussion, ob in den letzten Jahren Zunahme der Zahl von Kindern mit Sprachentwicklungsstörungen.

Ätiologie

- **Genetische Faktoren** sehr bedeutsam: Konkordanzrate bei monozygoten Zwillingen 70–90 %, damit fast doppelt so hoch wie bei heterozygoten (40–50 %) → familiäre Häufung ist nicht prim. Folge von Umwelteinflüssen. Mehrfach erhöhtes Risiko für Kinder aus Familien mit Sprachentwicklungsstörungen. Bislang unzureichend aufgeklärter Erbgang.
- **Umweltfaktoren:** Teilweise Kompensation durch förderndes Umfeld möglich, ebenso Gefahr der Manifestation oder Verschlimmerung durch ungünstige Bedingungen. Nur bei extremer Situation Umweltfaktoren allein ursächlich für Sprachentwicklungsstörungen.
- Zweisprachigkeit für Kinder mit guten verbalen Veranlagungen förderlich hinsichtlich kognitiver Fähigkeiten, bei Kindern mit sprachlichen Schwächen jedoch erschwerend in Bezug auf den Spracherwerb beider Sprachen.
- **Hirnorganische Faktoren** weniger bedeutsam: Bei prä-, peri- und postnatalen Hirnschädigungen manchmal verzögerte Sprachentwicklung, jedoch nicht als umschriebene Sprachentwicklungsstörungen.

In pathogenetischer Hinsicht häufig auditive Wahrnehmungsschwächen nachweisbar, z. B. bei der Analyse sequenzieller auditiver Reize (z. B. Erkennen von Rhythmen) oder beim Lösen phonematischer Aufgaben (z. B. Reime erkennen, Laute ersetzen). Bei Defiziten in der auditiven Merkfähigkeit in der Folge Probleme beim Erkennen grammatischer Strukturen. Defizite bei der Analyse zeitlicher Strukturen durch Probleme bei der Verarbeitungsgeschwindigkeit akustischer Reize. Schwächen in der oral-motorischen Koordinationsfähigkeit (oft in Verbindung mit allg. motorischer Ungeschicklichkeit). Hypothesen einer gestörten hemisphäriellen Dominanzentwicklung werden in den letzten Jahren zunehmend verlassen.

Psychopathologie

- **Expressive Sprachstörungen:** Altersabhängige Sprachauffälligkeiten; insgesamt Verzögerung der sprachlichen Entwicklung mit verspätetem Beginn bzw. stagnierendem Verlauf; danach v. a. Wortstellungs- und morphologische Fehler; große Schwierigkeiten bei Grammatikregeln. Bei älteren Kindern kurze unvollständige Sätze, wenig zusammenhängendes Erzählen, Vermeiden schwieriger grammatischer Strukturen. Eingeschränkter Wortschatz, Wortfindungsschwierigkeiten.
- **Rezeptive Sprachstörungen:** Im Alltag weniger auffällig; wenig Interesse an Vorlesen und Erzählen; Sinnentnahme von Sprache verstärkt aus Kontext und Erfahrungswissen, nicht aus syntaktisch-morphologischen Informationen; rasch nachlassende Aufmerksamkeit beim Zuhören; Missverständnisse bei verbal mitgeteilten Aufträgen, korrektes Reagieren bei Gestik.
- **Begleitstörungen und Komorbiditäten:** Bei ca. 50 % aller betroffenen Kinder psychische Auffälligkeiten auf der 1. Achse des MAS; am häufigsten ADHS, emotionale Störungen mit Rückzug, Ängstlichkeit, Tagträumen und Störung

des Sozialverhaltens; multiple Tics, Enuresis und Enkopresis häufig bei jüngeren Kindern; oft auch umschriebene Entwicklungsstörungen der Motorik, des Lesens, der Rechtschreibung und auch des Rechnens.
Insgesamt große Verunsicherung in der sozialen Interaktion, häufig Außenseiterposition, Probleme der sozialen Anpassung. Unabhängigkeit der beschriebenen Störungen von psychosozialen Faktoren.

Diagnostik

- **Anamnese:** Familiäre Häufungen von Sprachstörungen bzw. verspätetem Beginn des Sprechens oder Lese-Rechtschreib-Störung (LRS); Förderbedingungen bei der Sozialanamnese erheben! Detaillierte Anamnese bei Zweisprachigkeit. Allg. kognitive und motorische Entwicklung bei der Entwicklungsanamnese neben dem Verlauf des Spracherwerbs. Gezielt nach komorbiden psychischen Problemen fragen. Differenzialdiagn. auf den Verlust bereits erworbener Sprachfähigkeiten achten, ebenso auf Ohrerkr. und Hörstörungen.

Diagnosekriterien nach ICD-10 (Forschungskriterien)
Expressive Sprachstörung

1. Mit standardisiertem Test erfasste expressive Sprachfertigkeiten unterhalb der Grenze von zwei Standardabweichungen des Kindesalters.
2. Mit standardisiertem Test erfasste expressive Sprachfertigkeiten mindestens eine Standardabweichung unter dem nonverbalen IQ.
3. Mit standardisiertem Test erfasste rezeptive Sprachfertigkeiten innerhalb der Grenze von zwei Standardabweichungen für das Kindesalter.
4. Gebrauch und Verständnis nonverbaler Kommunikation und imaginative Sprache innerhalb des Normbereichs.
5. Fehlen neurologischer, sensorischer oder körperlicher Beeinträchtigungen, die den Gebrauch der gesprochenen Sprache betreffen; keine tief greifende Entwicklungsstörung (F84).
6. Häufigstes Ausschlusskriterium: nonverbaler IQ < 70 in standardisiertem Test.

Rezeptive Sprachstörung
(auch gemischte rezeptive/expressive Sprachstörung)

1. Mit standardisiertem Test erfasstes Sprachverständnis unterhalb der Grenze von zwei Standardabweichungen für das Kindesalter.
2. Mit standardisiertem Test erfasstes Sprachverständnis mindestens eine Standardabweichung unter dem nonverbalen IQ.
3. Fehlen neurologischer, sensorischer oder körperlicher Beeinträchtigungen den Gebrauch der gesprochenen Sprache betreffend; keine tief greifende Entwicklungsstörung (F84).
4. Häufigstes Ausschlusskriterium: nonverbaler IQ < 70 in standardisiertem Test.

- **Sprachdiagnostik:** Bei den Screeningverfahren im Zusammenhang der U8 und U9 keine zuverlässige Beurteilung der Sprachleistungen!
  - **Hilfreich:** ELFRA 1 und 2 (mit 12 bzw. 24 Mon.) – Elternfragebögen für die Früherkennung von Risikokindern.

  - **Normierte Sprachentwicklungstests:**
    SETK 2 (2;0–2;5 und 2;6–2;11 J.); SETK 3-5 (3;0–5;11 J.); PDSS (2;0–6;11 J.); weitere vertiefende Diagnostikverfahren auch für ältere Kinder wie WWT 6–10.
  - **Allg. Intelligenztest** zur Einordnung der Sprachentwicklungsstörung erforderlich; dabei Heranziehung von nonverbalen Skalen bzw. Tests nötig, z. B. Snijders-Oomen nonverbale Intelligenztestreihe (SON-R; 2½–7 und 5–17 J.); CFT-1 (5;3–9;5 J.) bzw. CFT-20-R (8;5–18;11 J.).
- **Zusatzdiagn.:** Weiterführende Untersuchungen ggf. zur differenzialdiagn. Abgrenzung: Medizinische Untersuchungen (allg. körperliche und neurologische Untersuchung, kinderpsychiatrische Untersuchung, pädaudiologische Untersuchung, ggf. EEG, EP, Bildgebung); weitere psychometrische Untersuchungen (LRS-Diagn., Überprüfung von Konzentration und Merkfähigkeit, Diagn. von Verhaltens- und emotionalen Störungen, umschriebene motorische Entwicklungsstörungen).
- **DD bzw. Ausschluss:** Autismusspektrumstörungen (F84), elektiver Mutismus (F94.0), erworbene Aphasie mit Epilepsie (Landau-Kleffner-Sy. F80.3), erworbene Aphasie, sonstige desintegrative Störung des Kindesalters (F84.3), Sprachentwicklungsverzögerung infolge von Hörverlust (H90–H91), Intelligenzminderung (F70–F79).

- Die sprachlichen Fähigkeiten eines Kindes werden im Spiel und Gespräch häufig überschätzt.
- Sprachverständnisstörungen werden häufig übersehen. Handlungen nach rein sprachlichen Anweisungen nachspielen lassen.

Therapie Möglichst frühzeitige logopädische Behandlung, bei ausgeprägten Störungen im Alter zwischen 2 und 3 J. beginnend; bei weniger ausgeprägten Störungen Anleitung der Eltern in der Förderung der Sprache im Alltag. Überwiegend ambulante Ther. möglich. Bei sehr schweren Störungen und ausgeprägten komorbiden Störungen ggf. teilstationäre oder stationäre Ther. unter Einbeziehung der Bezugspersonen nötig.

Grundsätzliche Therapieziele:

- Verbesserung der Kommunikation auch mit nichtsprachlichen Mitteln.
- Wecken von Sprechfreude.
- Verbesserung des Sprachverständnisses.
- Verbesserung der Verständlichkeit und des sprachlichen Ausdrucks.

Regelmäßig ist therapiebegleitend die Beratung und Anleitung der Bezugspersonen notwendig.

Spezif. Schwächen oder Störungen sowie komorbide Störungen müssen parallel mitbehandelt werden, z. B. bei Schwächen der auditiven Merk- und Differenzierungsfähigkeit, motorischen Entwicklungsstörungen, hyperkinetischen Störungen, ängstlichen oder depressiven Störungen usw.

EbM-Hinweise

Aktuelle wissenschaftliche Bewertung der zur Verfügung stehenden Diagn. Evidenzgrad III, Wirksamkeit der Ther. im Vorschulalter Evidenzgrad II.

Betreuung und Finanzierung: analog Artikulationsstörungen (s. o.).

Verlauf und Prognose Bei 80 % der Kinder mit deutlicher Sprachentwicklungsstörung im 3. Lj. Abklingen bis zum 5. bzw. 6. Lj. Bei ausgeprägter Sprachentwicklungsstörung noch im Vorschulalter unter Ther. eher ungünstige Progn. Auffälligkeiten in der Spontansprache nicht deutlich, da kompensatorisch kurze Sätze/ Vermeidung komplexer grammatischer Konstruktionen. Allg. kognitive Entwicklung bei der Progn. zu berücksichtigen.

> Etwa ⅓ der Kinder, bei denen im Vorschulalter (5–6 J.) eine deutliche Sprachentwicklungsstörung besteht, entwickeln eine LRS. Psychische Begleitstörungen, v. a. hyperkinetische Störungen, beeinflussen die Langzeitprogn. und müssen in der Ther. besonders beachtet werden.

13.1.2 Umschriebene Entwicklungsstörungen schulischer Fertigkeiten

(ICD-10 F81). Noch immer teils kontroverses Konzept dieser Störungen; umfasst spezif. und deutliche Beeinträchtigungen des Erlernens des Lesens, Rechtschreibens und Rechnens von frühen Entwicklungsstadien an. Beeinträchtigungen nicht einfach Folge eines Mangels an Gelegenheit zu lernen oder Folge erworbener Hirnschädigungen oder Erkr. J > M.

Allgemeine diagnostische Leitlinien

- Klin. eindeutige Beeinträchtigungen spezieller schulischer Fertigkeiten: niedrige schulische Bewertungen, vorangegangene Störungen in der Entwicklung, v. a. des Sprechens und der Sprache, begleitende Probleme wie Unaufmerksamkeit, Hyperaktivität, emotionale Störungen und Verhaltensschwierigkeiten, qualitative Störungsmuster, schwierige Beeinflussbarkeit.
- Spezif. Beeinträchtigung im Sinne einer nicht alleinigen Erklärbarkeit durch allg. intellektuelle Einschränkungen.
- Entwicklungsbezogene Beeinträchtigung von Schulbeginn an.
- Keine ausreichende Begründung durch äußere Faktoren für die spezif. Störungen.
- Keine Zurückführung der Schwierigkeiten auf visuelle oder akustische Beeinträchtigungen.
- Störungen keine Folge neurologischer, psychiatrischer oder anderer Erkr.

Lese- und Rechtschreibstörung und isolierte Rechtschreibstörung

Definition (ICD-10 F81.0; ICD-10 F81.1). Umschriebene und eindeutige Beeinträchtigung in der Entwicklung der Lese- und häufig auch Rechtschreibfertigkeiten, nicht allein durch das Entwicklungsalter, durch Visusprobleme oder unangemessene Beschulung erklärbar bzw. umschriebene und eindeutige Beeinträchtigung in der Entwicklung von Rechtschreibfertigkeiten ohne Vorgeschichte und ohne Auftreten einer umschriebenen Lesestörung. Bei der isolierten Rechtschreibstörung anders als bei den umschriebenen Lesestörungen meist phonetisch akkurate Rechtschreibfehler.

Epidemiologie Altersabhängigkeit! Prävalenz in repräsentativer epidemiologischer Studie bei 8-Jährigen 2,7 %, weitere Literaturangaben 4–8 %. Im Verlauf Wechsel im Erscheinungsbild: Häufig Abschwächung der Lesestörung, dann im Vordergrund Rechtschreibstörung, häufig wiederum abnehmend, jedoch oft bis ins Erwachsenenalter persistierend. Signifikante Häufung bei Verwandten 1. Grades. Unabhängigkeit des Auftretens von der sozialen Schicht, jedoch Einfluss von Milieu- und Unterrichtsbedingungen auf die Symptomausprägung und die psychosozialen Folgen.

Ätiologie Bedeutsamkeit genetischer Faktoren: familiäre Häufung, dabei große Variabilität der Erblichkeit beobachtet. Wahrscheinlich autosomal-dominanter Erbgang mit polygener Beeinflussung. Unterschiedliche Hirnfunktionen betroffen, sowohl in Strukturen und Funktionen der visuellen als auch sprachlichen zentralnervösen Informationsverarbeitung. Hinweise auf Kopplungen mit Chromosom 15 und Chromosom 6. Wechselwirkungen zwischen biologischen, kognitiven und Verhaltensfaktoren anzunehmen. Einflussfaktoren wahrscheinlich Intelligenz, Alter, Persönlichkeitsentwicklung sowie schriftsprachliche und sprachliche Förderung. Biologische Faktoren: z. B. beeinträchtigte sprachlich-akustische Wahrnehmung, Störungen der Hirnreifung, verlangsamte Informationsverarbeitung im visuellen Kortex. Kognitive Defizite: z. B. Defizite in der automatisierten Verbindung von Laut und Lautzeichen, Schwächen in der phonologischen Bewusstheit, d. h. im Erkennen des Lautcharakters einer Sprachäußerung. Probleme auf der Verhaltensebene: z. B. aus den o. g. Faktoren entstehende Verlangsamung, Auslassung und Verdrehung von Lauten bzw. Buchstaben.

Psychopathologie Beim Lesen Auslassen, Ersetzen, Verdrehen oder Hinzufügen von Worten oder Wortteilen; niedrige Lesegeschwindigkeit; Startschwierigkeiten beim Vorlesen, langes Zögern oder Verlieren der Zeile; ungenaues Phrasieren; Vertauschen von Wörtern im Satz oder von Buchstaben in den Wörtern; dazu Beeinträchtigungen im Leseverständnis. Beim Rechtschreiben Reversionen (Verdrehungen von Buchstaben im Wort), Reihenfolgefehler, Auslassungen von Buchstaben oder Wortteilen, Einfügen von falschen Buchstaben oder Wortteilen, Regelfehler wie z. B. Dehnungsfehler oder Fehler in der Groß- und Kleinschreibung, Verwechslungsfehler, Fehler in der Konstanz. Rechtschreibfehler vor allem beim Diktat und spontanen Schreiben, weniger beim Abschreiben.

Komorbidität und Begleitstörungen: Andere Entwicklungsstörungen, v. a. der motorischen Funktionen, des Sprechens und der Sprache, Rechenstörungen; Aktivitäts- und Aufmerksamkeitsstörungen; Anpassungsstörungen; Schulangst; psychosomatische Sympt. wie Kopf- und Bauchschmerzen, Übelkeit, Erbrechen; Störungen des Sozialverhaltens mit Aggressivität, Lügen, Kontaktstörungen, auch dissoziale Verhaltensauffälligkeiten; Selbstwertprobleme.

Diagnostik

- **Anamnese:** Normal motivierte Einschulungsphase, gefolgt von rasch einsetzender Enttäuschung wegen Versagens bzw. Problemen im Lesen und Rechtschreiben; Hausaufgabenkonflikte und lange Dauer der Hausaufgaben im Zusammenhang mit Lesen und Rechtschreiben; Diskrepanzen der Zeugnisnoten in Bezug auf die beeinträchtigten Lese- und Rechtschreibleistungen. Familienanamnese! Bisherige Fördersituation zu Hause, in der Schule und außerschulisch sowie Art und Schweregrad evtl. Begleitstörungen erfragen; Qualität kompensatorischer Begabungen und deren Förderung; schulische und berufliche Leistungserwartungen des Kindes und der Familie.

Diagnosekriterien nach ICD-10 (Forschungskriterien)
Lese- und Rechtschreibstörung

1. Entweder a oder b:
   a. Lesegenauigkeit und/oder Leseverständnis mindestens zwei Standardabweichungen unterhalb des Niveaus des chronologischen Alters und der allg. Intelligenz des Kindes, jeweils erfasst in standardisiertem Test.
   b. In der Vorgeschichte ernsthafte Leseschwierigkeiten oder Testwerte, die das Kriterium 1a erfüllten und Wert in standardisiertem Rechtschreibtest mindestens zwei Standardabweichungen unterhalb des Niveaus des chronologischen Alters und des IQ des Kindes.
2. Die unter 1 beschriebene Störung behindert die Schulausbildung oder alltägl. Tätigkeiten, die Lesefertigkeiten erfordern.
3. Seh- oder Hörstörungen oder neurologische Erkr. als Ursache ausgeschlossen.
4. Beschulung in zu erwartendem Rahmen.
5. Häufigstes Ausschlusskriterium: nonverbaler IQ < 70 in standardisiertem Test.

Isolierte Rechtschreibstörung

1. Rechtschreibleistung in standardisiertem Rechtschreibtest mindestens zwei Standardabweichungen unterhalb des Niveaus des chronologischen Alters und der allg. Intelligenz des Kindes.
2. Lesegenauigkeit, Leseverständnis und Rechnen im Normbereich (zwei Standardabweichungen vom Mittelwert).
3. Keine ausgeprägten Leseschwierigkeiten in der Vorgeschichte.
4. Beschulung in zu erwartendem Rahmen.
5. Rechtschreibstörungen seit den frühesten Anfängen des Rechtschreiblernens.
6. Die Rechtschreibstörung behindert eine Schulausbildung oder alltägl. Tätigkeiten.
7. Häufigstes Ausschlusskriterium: nonverbaler IQ < 70 in standardisiertem Test.

Spezifische Diagnostik

- **Standardisierte Leseprüfung:** Erfassung der Lesegeschwindigkeit und der Anzahl der Lesefehler, teilweise auch des Leseverständnisses. Gängige standardisierte Tests: Leseverständnistest für Erst- bis Sechstklässler (ELFE 1–6), Salzburger Lesescreening für die Klassenstufen 1–4 und 5–8 (SLS 1–4 bzw. 5–8), Salzburger Lese- und Rechtschreibtest II (SLRT-II), Lesegeschwindigkeits- und -verständnistest für die Klassen 6–12 (LGVT 6–12).
- **Standardisierte Rechtschreibprüfung:** teils nur quantitative Erfassung der Rechtschreibleistung, teils auch qualitative Auswertung möglich. Spezif. standardisierte Tests: Weingartener Grundwortschatz-Rechtschreib-Test für die Klassenstufen 1–5 in unterschiedlichen Versionen (WRT 1+ bis 4+), SLRT-II, Hamburger-Schreib-Probe in unterschiedlichen Versionen (HSP 1+, 2, 3, 4/5, 5–9).

- **Allg. Intelligenzdiagn.:** wichtig für die Erhebung des Diskrepanzkriteriums. **Cave:** Bei Vorliegen einer LRS kann der Verbalteil eines ausführlichen Testverfahrens zu niedrigeren Testergebnissen führen als der Handlungsteil (z. B. WISC IV) oder bei einem Verfahren ohne Verbalteil (z. B. CFT 1, CFT 20-R, SON-R 5½–17).
- Zusätzlich Buchstabenlesen, Buchstabendiktat, Abschreiben von Wörtern und Texten, Zahlenlesen. Sprachentwicklungsdiagn., orientierend Diagn. der motorischen Entwicklung, der Visuomotorik und der Konzentration. Internistische und neurologische Untersuchung einschl. EEG und orientierender Überprüfung von Seh- und Hörfunktionen sowie Ausschluss einer Zerebralparese. Kinderpsychiatrischer Status. Augenärztliche und pädaudiologische Diagn.

Zusammenfassung der Diagnosekriterien

- Richtungweisend: Prozentrang im Lesen/Rechtschreiben etwa ≤ 10 (in Abhängigkeit von der allg. Intelligenzleistung auch niedriger bzw. höher, s. u. Diskrepanzkriterium).
- IQ ≥ 70.
- Rechtschreib- bzw. Leseleistung mindestens 1,2 (laut aktuellen Leitlinien; vielerorts 1,5 verlangt) Standardabweichungen unterhalb der Leistungen, die aufgrund der Intelligenz zu erwarten sind (T-Wert-Diskrepanz zwischen höherem IQ und niedrigerem Lese-Rechtschreib-Testwert mindestens ≥ 12-T-Wert-Punkte).
- Beim Vorliegen der o. g. Kriterien im Lesen Diagn. einer LRS; eine Beeinträchtigung der Rechtschreibleistung kann vorliegen, ist aber nicht diagn. Kriterium.
- Bei Vorliegen der o. g. Kriterien für das Rechtschreiben und gleichzeitiger Nichterfüllung für das Lesen Diagn. einer isolierten Rechtschreibstörung.
- Ergänzend zu den Testergebnissen sollten die Leistungen des Kindes im schulischen Kontext herangezogen werden.

Differenzialdiagnosen Entsprechende Störungen aufgrund einer neurologischen Erkr. wie z. B. Epilepsie, Sinnesfunktionsstörung des Sehens und Hörens, erworbene zerebrale Schädigung, Hemmungen der Lese- und/oder Rechtschreibleistungen aufgrund emotionaler oder anderer psychiatrischer Störungen (z. B. ICD-10 F93) sowie Störungen infolge mangelnder Unterrichtung/Analphabetismus.

Therapie

- **Behandlungsziele:** Verbesserung des Lesens und Rechtschreibens durch funktionelle Behandlung, Unterstützung des Kindes bei der psychischen Bewältigung der Beeinträchtigungen, Unterstützung der Eltern und Lehrer bzw. Gewinnung von deren Kooperation, Behandlung evtl. auftretender begleitender psychischer Störungen.
- **Auswahl des Interventionssettings:** Meist ambulante Ther. ausreichend; teilstationäre oder stationäre Interventionen bei schwerer psychischer Begleitsympt. oder bei Nichtausreichen familiärer, schulischer oder ambulanter Hilfen entweder im Rahmen vorübergehender stationärer kinder- und jugendpsychiatrischer Behandlungen oder längerfristiger spezieller schulischer Einrichtungen.

- **Allg. Grundsätze der spezif. Übungsbehandlung:** Möglichst frühzeitige Behandlungseinleitung spätestens im 3. Grundschuljahr, mindestens eine wöchentl. Therapie-Einheit, möglichst als Einzelther., ergänzt durch tägl. Übungseinheiten im familiären Rahmen und verbunden mit schulischen Fördermaßnahmen. Stetige und systematische Ther. über 1–2 J., als entscheidender Ansatzpunkt Einübung von Lesen und Rechtschreiben. Training spezif. Teilleistungsfunktionen wie Gedächtnis, Aufmerksamkeit oder Visuomotorik, immer in unmittelbarem Bezug zum Lesen und Rechtschreiben. Einbeziehung von Eltern und Lehrern in Planung, Organisation und Durchführung der Ther.

EbM-Hinweise
Zu den nachweislich wirksamen Therapieansätzen (Evidenzgrad I–III) gehören: Schulung der Lautunterscheidung und der Fertigkeit, Laute den Buchstabenzeichen zuzuordnen, Lesen und Schreiben der sog. lauttreuen Wörter, Einübung von Silbenwahrnehmung, beim Rechtschreiben allmähliches Einüben der Regeln und ihrer Abweichungen, prinzipiell Aufgliedern des gesprochenen Worts in seine phonologischen Bestandteile usw. Verwendung von Symbolen, Handzeichen und Lautgebärden (Evidenzgrad V), Vermittlung von Lernstrategien als Trainingsergänzung (Evidenzgrad I), Erhöhung des Trainingserfolgs durch systematischen Aufbau eines Lernprogramms und Individualisierung der Durchführung (Evidenzgrad I und III), Ergänzung durch Übungsmaterialien in Form von Computerprogrammen (Evidenzgrad IV und V).
Prävention: Evidenzgrad I für die vorschulische Förderung der phonologischen Bewusstheit und der Buchstabenkenntnis!

- **Schulrechtliche und sozialrechtliche Regelungen:** „Länderspezif. Legasthenieerlasse"; bei „anerkannter Legasthenie" Berücksichtigung bei der Benotung schriftsprachlicher Fehler möglich.
  Eine Lese- und Rechtschreibstörung darf kein Grund für eine Nichtversetzung sein und darf den Übergang in eine weiterführende Schule nicht verhindern. Länderspezif. innerschulische Fördermaßnahmen. Anspruch auf Eingliederungshilfe nach § 35a SGB VIII, wenn infolge der Lese- und Rechtschreibstörung die Kriterien einer zumindest drohenden seelischen Behinderung erfüllt sind. Dazu Heranziehung der Globalbeurteilung der psychosozialen Anpassung (MAS-Achse VI).

Verlauf und Prognose Deutlich pos. Beeinflussung insb. der Leseleistungen durch schulische und außerschulische Fördermaßnahmen möglich. Bedeutsamkeit dieses Befunds wegen der erheblichen Beeinträchtigungen der schulischen und beruflichen Entwicklung sowie der sozialen Eingliederung durch Lese- und Rechtschreibstörungen.

Rechenstörung

Definition (ICD-10 F81.2). Umschriebene Beeinträchtigung von Rechenfertigkeiten, nicht allein durch eine allg. Intelligenzminderung oder eine eindeutig unangemessene Beschulung erklärbar; betroffen v. a. die Beherrschung grundlegender Rechenfertigkeiten wie Addition, Subtraktion, Multiplikation und Division.

Epidemiologie Häufigkeitsangaben in verschiedenen Ländern 3–6 %, davon ⅕–⅔ kombinierte Störungen des Lesens und Rechtschreibens und Rechnens. Im Unterschied zu Lese- und Rechtschreibstörungen Mädchen zumindest gleich häufig betroffen wie Jungen. Gründe hierfür vielschichtig und noch nicht hinreichend erklärbar.

Ätiologie Zusammenwirken von genetisch bedingten Hirnfunktionsstörungen und psychologischen, soziokulturellen und schulischen Faktoren. Neuropsychologische Modelle weisen auf verschiedene anatomische Repräsentationen unterschiedlicher mathematischer Funktionsvorgänge hin. Auch unterschiedliche entwicklungspsychologische Phasen lassen sich ansatzweise unterschiedlichen mathematischen Grundvorgängen zuweisen. Störungen in verschiedenen Altersphasen sind als wesentlich für die Ausbildung entsprechender Aspekte einer Rechenstörung anzusehen.
Insgesamt scheinen Kinder mit Störungen im Bereich der sensomotorischen und visuell-räumlichen Syntheseleistungen ein höheres Risiko für umschriebene Rechenstörungen zu haben. Bei diesen Kindern ist prim. die Zahlensemantik betroffen, d. h. die Fähigkeit, Zahlen- und Mengenrelationen zu visualisieren und mentale Schemata einfacher Rechenprozeduren zu erzeugen. Kinder mit Sprachentwicklungsstörungen und Störungen der Aufmerksamkeit und Merkfähigkeit haben eher Probleme, in angemessener Zeit Faktenwissen zu automatisieren und arithmetische Prozeduren anwenden zu lernen. Hier treten die Probleme prim. im sprachlichen Verständnis und/oder Symbolisierungscharakter arabischer Zahlen bzw. in der Merkfähigkeit für Zahlen auf. Bei diesen Kindern besteht ein erhöhtes Risiko von kombinierten schulischen Entwicklungsstörungen, die sowohl die Schriftsprache als auch die Zahlenverarbeitung betreffen.

Psychopathologie In folgenden Bereichen Störungen möglich:
- Zahlensemantik: kein ausreichendes Verständnis von Rechenoperationen bzw. den ihnen zugrunde liegenden Konzepten (z. B. mehr – weniger, ein Vielfaches, Teil – Ganzes); unzureichendes Erfassen der Größe einer Menge und des Vergleichens von Mengen; Vorstellungen von Zahlenstrahlen und Zahlenräumen erschwert, damit auch des Schätzens von Mengen und Rechenergebnissen.
- Sprachliche Verarbeitung von Zahlen, Erwerb der Zahlworte und ihrer Reihenfolge, Erwerb der Zählfertigkeiten, Speichern von Faktenwissen (z. B. Einmaleins).
- Arabische Zahlenkodierung, ihre syntaktischen Regeln und die auf ihr aufbauenden Rechenprozeduren.
- Übertragung von Zahlen aus einer Kodierung in eine andere (Zahlwort – arabische Ziffer – analoge Mengenrepräsentation).

Insgesamt akustische Wahrnehmung und verbale Fähigkeiten eher im Normbereich, visuell-räumliche Wahrnehmung vermehrt beeinträchtigt; Hinweise auf häufigere Schwierigkeiten in der sozialen Interaktion.

Komorbidität und Begleitstörungen: andere umschriebene Entwicklungsstörungen, z. B. der motorischen Funktionen, des Sprechens und der Sprache, des Lesens und Rechtschreibens (v. a. wenn die Rechenstörungen prim. im sprachlichen Bereich liegen, ferner beim Symbolisierungscharakter arabischer Zahlen und in der Merkfähigkeit für Zahlen); Aktivitäts- und Aufmerksamkeitsstörungen; ängstliche und/oder depressive Anpassungsstörungen; Schulangst mit psychosomatischen Sympt. wie Kopf- und Bauchschmerzen, Übelkeit und Erbrechen; verschiedene Störungen des Sozialverhaltens.

Diagnostik

- **Anamnese:** Rechenschwierigkeiten in der Familienanamnese; (chron.) Hausaufgabenkonflikte hinsichtlich des Rechnens; schulische Situation, evtl. Erfahrungen mit Bestrafung und Bloßstellung; Art und Schweregrad möglicher Begleitstörungen; familiäre und persönliche Leistungserwartungen, schulische und berufliche Zielvorstellungen.

Diagnosekriterien nach ICD-10 (Forschungskriterien)

1. In einem standardisierten Rechentest mindestens zwei Standardabweichungen unterhalb des aufgrund des chronologischen Alters und der allg. Intelligenz des Kindes zu erwartenden Niveaus.
2. Lesegenauigkeit, Leseverständnis und Rechtschreiben im Normbereich (zwei Standardabweichungen vom Mittelwert).
3. Beschulung in zu erwartendem Rahmen.
4. Rechenschwierigkeiten seit den frühesten Anfängen des Rechenlernens. Durch die Rechenschwierigkeiten Behinderung einer Schulausbildung oder alltägl. Tätigkeiten.
5. Häufigstes Ausschlusskriterium: nonverbaler IQ < 70 in standardisiertem Test.

Ergänzend: Heranziehung der schulischen Leistungen.

- **Spezif. Diagn.** (formal entsprechend dem Vorgehen bei Lese- und Rechtschreibstörungen):
  - Klin. Prüfung verschiedener rechnerischer Fertigkeiten.
  - Anwendung standardisierter Rechentests mit aktuellen Normen: DEMAT 1+, 2+, 3+, 4, 9 (Deutscher Mathematiktest 1.–4. u. 9. Kl.); Zareki-R (Neuropsychologische Testbatterie für Zahlenverarbeitung und Rechnen bei Kindern, revidiert; 1.–4. Kl); RZD (Rechenfertigkeiten- u. Zahlenverarbeitungsdiagnostikum; 2.–6. Kl.); BASIS-Math (Basisdiagn. Mathematik; 4.–8. Kl.).
  - Allg. Intelligenzdiagn., Zusammenfassung der Diagnosekriterien und Zusatzdiagn. bzw. DD: analog dem Vorgehen bei Lese- und Rechtschreibstörungen (s. o.).

Therapie Behandlungsziele und Interventionssetting analog der Behandlung von Lese- und Rechtschreibstörungen (s. o.).
Beispiele zur spezif. Übungsbehandlung:

- Aufbau in Stufen, beginnend auf derjenigen, die das Kind gerade noch beherrscht.
- Erlernen der Grundvoraussetzungen für das Rechnen, z. B. den Begriff der Menge, das Unterscheiden von größer und kleiner, mehr und weniger.
- Erarbeiten mathematischer Grundkenntnisse und Rechenoperationen mithilfe möglichst anschaulichen Materials; Schulung im Erfassen von Mengen.
- Analysieren der jeweiligen Fehlerschwerpunkte.
- Einüben einzelner Rechenoperationen und Untergliedern in kleinste Schritte mit Erarbeitung von dabei hilfreichen Strategien.
- Einüben der abstrakt-mathematischen Sprache.

- Einüben des Vorgehens beim schriftlichen Lösen von Rechenaufgaben.

Verstärkung durch Token-Programme hilfreich; enge Einbeziehung der Eltern im Sinne einer Aufklärung über die spezif. Probleme des Kindes; Beteiligung am Übungsprogramm manchmal jedoch gerade zur Förderung einer positiveren Eltern-Kind-Beziehung nicht sinnvoll.

Verlauf und Prognose Wenige gesicherte Daten vorliegend; Hinweise auf negativen Einfluss des Schweregrads der Rechenstörung und des Ausmaßes der familiären Belastung.

13.1.3 Umschriebene Entwicklungsstörungen motorischer Funktionen

Definition (ICD-10 F82). Schwerwiegende Beeinträchtigung der Entwicklung der motorischen Koordination, nicht allein durch eine Intelligenzminderung oder eine umschriebene angeborene oder erworbene neurologische Störung erklärbar, meist in Verbindung mit Beeinträchtigungen bei der Lösung visuell-räumlicher Aufgaben.

Epidemiologie J > M; wegen uneinheitlicher Störungskonzepte und deren Klassifikation epidemiologische Angaben unsicher.

13

Ätiologie Gehäuftes familiäres Auftreten; neben genetischen auch prä- und perinatale Risikofaktoren als ursächlich anzusehen. Einfluss von Umweltbedingungen auf den Ausprägungsgrad.

Psychopathologie Altersabhängigkeit der Störung; Verzögerung motorischer Entwicklungsschritte, Verlangsamung und Verzögerung grob- und feinmotorischer Muster und sensomotorischer Vorgänge; Fehler bei der Kraftdosierung; Gleichgewichtsschwierigkeiten, zunächst beim Laufenlernen, Hüpfen, Treppensteigen, später z. B. beim Radfahren. Tendenz, Dinge fallen zu lassen, zu stolpern, Schwierigkeiten etwas zu fangen, allg. Ungeschicklichkeit bei der Bewegungssteuerung und -dosierung. Schwierigkeiten beim Zeichnen, später beim Schreiben und auch beim Puzzeln. Bei anhaltenden Störungen im Verlauf des Schulalters häufig Akzeptanzprobleme durch Gleichaltrige, in der Folge Selbstwertprobleme. Emotionale Störungen aufgrund fehlender sozialer Anerkennung.

Bei der neurologischen Untersuchung Unreifezeichen, z. B. choreiforme Bewegungen frei gehaltener Gliedmaßen, Spiegelbewegungen. Zeichen einer mangelhaften fein- und/oder grobmotorischen Koordination, als „Soft-Signs" häufig bei jüngeren Kindern vorkommend, z. B. im Finger-Finger-, Finger-Nasen-, Knie-Hacken- und Romberg-Versuch, beim repetitiven Finger-Tapping, bei der Prüfung der Diadochokinese.

Diagnostik **Funktionsdiagn.** (Auswahl): MOT 4–6 (Motoriktest von Zimmer und Volkammer, 4–6 J.); KTK (Körperkoordinationstest von Schilling und Kiphart; 5–10 J.), M-ABC 2 (Movement ABC 2 von Henderson; 4–16 J.); Züricher Neuromotorik (5–18 J.); Feinmotorik z. B. GMT (Grafomotorische Testbatterie von Rudolf; 4–7 J.); visuelle Perzeption/Visuomotorik z. B. DTV-P2 u. DTV-P-A Developmental Test of Visual Perception 2 von Hammil, 5–11 J., bzw. Adolescent and Adult von Reynold, ab 12 J.).

Begleitende psychische Störungen sind durch entsprechende Untersuchungen zu erfassen.

Diagnosekriterien nach ICD-10 (Forschungskriterien)

1. In einem standardisierten Test für fein- und grobmotorische Koordination mindestens zwei Standardabweichungen unterhalb des Niveaus des chronologischen Alters des Kindes.
2. Behinderung alltägl. Tätigkeiten oder einer Schulausbildung durch die motorischen Funktionsstörungen.
3. Keine diagnostizierbare neurologische Störung.
4. Häufigstes Ausschlusskriterium: nonverbaler IQ < 70 in einem standardisierten Test.

Ausschluss: Haltungs- und Bewegungsstörungen (R26) und Koordinationsstörungen (R27) infolge einer Intelligenzminderung oder einer diagnostizierbaren neurologischen Erkr.

Therapie Psychomotorische Übungsbehandlung durch Motopäden oder durch Ergotherapeuten. Bei begleitenden emotionalen Störungen entsprechend psychotherap. bzw. sozialpädagogische oder pädagogische Hilfe.

Verlauf und Prognose Häufig deutliche Verbesserungen bis hin zu vollständigen Remissionen im Entwicklungsverlauf, jedoch auch bis ins Erwachsenenalter persistierende Störungen. Sowohl zur Minderung der Persistenz als auch zur Vermeidung sek. emotionaler Störungen frühzeitige Übungsbehandlung empfohlen.

13.2 Tief greifende Entwicklungsstörungen

Definition (ICD-10 F84). Wesentliche Merkmale sind qualitative Beeinträchtigungen in gegenseitigen sozialen Interaktionen und Kommunikationsmustern sowie Einschränkungen und Stereotypien eines sich wiederholenden Repertoires von Interessen und Aktivitäten. Situationsübergreifende Ausprägungen dieser qualitativen, im Ausprägungsgrad variierenden Abweichungen. Meistens auffällige Entwicklung von frühester Kindheit an. Häufig allg. kognitive Beeinträchtigungen. Definition des Störungsbildes jedoch durch die Beeinträchtigungen auf der Verhaltensebene. Manchmal Auftreten der tief greifenden Entwicklungsstörungen im Zusammenhang mit somat. Krankheitsbildern wie infantiler Zerebralparese, angeborenen Röteln, tuberöser Sklerose, zerebraler Lipoidose, Fragiles-X-Sy. u. a.; betrifft ca. 10 % aller autistischen Menschen. Diese Krankheitsbilder sind unter den jeweil. Kodierungen der ICD-10 separat zu verschlüsseln. Beeinträchtigungen der Intelligenz sind ebenfalls gesondert unter F70–F79 zu klassifizieren.

13.2.1 Frühkindlicher Autismus

Definition (ICD-10 F84.0). Abnorme oder beeinträchtigte Entwicklung, die vor dem 3. Lj. deutlich wird: Gestörte Funktionsfähigkeit in den Bereichen der sozialen Interaktion und Kommunikation sowie eingeschränktes repetitives Verhalten. Persistenz der Störungen während der gesamten Lebenszeit, evtl. mit Veränderungen im Ausprägungsgrad.

Epidemiologie Nach neueren Daten ca. 15/10.000.

Ätiologie Vielfältige Hinweise auf biologische Pathogenese mit insb. genetischen Ursachen. Wahrscheinlich polygene Vererbung, nach derzeitigem For schungsstand zwischen 6 und 10 Gene beteiligt. Risiko für Erkr. bei Geschwistern von Betroffenen 50- bis 100-mal höher als in der Durchschnittsbevölkerung; nicht nur Vollbild, sondern auch einzelne Merkmale treten bei Angehörigen gehäuft auf (z. B. ausgeprägte Kontaktstörungen, stereotype Verhaltensweisen, kognitive Einschränkungen).

Psychopathologie In der Regel schon vor dem 3. Lj. typische Auffälligkeiten: Beeinträchtigung von gegenseitigen sozialen Interaktionen, Kommunikation und Sprache, wiederholte und restriktive Verhaltensmuster (Diagnosekriterien). Weitere unspezif. Probleme wie Befürchtungen, Ängste, Schlaf- und Essstörungen, Wutausbrüche und Aggressionen, Selbstverletzungen u. a.; mangelnde Spontaneität, Initiative und Kreativität; Probleme, Entscheidungen zu treffen.

Komorbidität Überzufällig häufige Assoziationen mit anderen psychischen Störungen. Am häufigsten Überschneidungen mit Intelligenzminderung (25–50 %) und Epilepsie (etwa 20 %, gehäufter Beginn in der späten Adoleszenz oder im frühen Erwachsenenalter); noch häufiger Auffälligkeiten im EEG. Weitere häufige psychische Störungen: Hyperaktivität, Ticstörungen, affektive Störungen, Zwangsstörungen, autoaggressive Störungen.
Komorbidität mit organischen Sy. (s. o. Definition). Weitere evtl. assoziierte organische Sy.: Neurofibromatose, Williams-Beuren-Sy., Angelman-Sy., Prader-Willi-Sy., Moebius-Sy., Sotos-Sy. u. a.

Differenzialdiagnosen Andere tief greifende Entwicklungsstörungen, Intelligenzminderung mit Verhaltensstörungen ohne Autismus, Störungen im Zusammenhang mit umschriebenen Entwicklungsstörungen des Sprechens und der Sprache, Bindungs-, Deprivationsstörungen, sehr früh beginnende Schizophrenien, schizoide Persönlichkeitsstörung, mutistische Störungen, Angstsy.

Diagnostik

Diagnosekriterien nach ICD-10 (Forschungskriterien)

A. Vor dem 3. Lj. sich manifestierende Auffälligkeiten und beeinträchtigte Entwicklung in mindestens eines der folgenden Bereiche:

1. Rezeptive oder expressive in der sozialen Kommunikation verwandte Sprache.
2. Entwicklung selektiver oder reziproker sozialer Zuwendung und Interaktion.
3. Funktionales oder symbolisches Spielen.

B. Insgesamt mindestens sechs Sympt. von 1, 2 und 3, davon mindestens zwei von 1 und mindestens je eines von 2 und 3:

1. Qualitative Auffälligkeiten der gegenseitigen sozialen Interaktion:
   a. Unfähigkeit, Blickkontakt, Mimik, Körperhaltung und Gestik zur Regulation sozialer Interaktionen zu verwenden.
   b. Unfähigkeit, Beziehungen zu Gleichaltrigen aufzunehmen mit gemeinsamen Interessen, Aktivitäten und Gefühlen, in einer für das geistige Alter angemessenen Art und Weise, trotz hinreichender Möglichkeiten.
   c. Mangel an sozio-emotionaler Gegenseitigkeit, die sich in einer Beeinträchtigung oder abweichenden Reaktion auf die Emotionen anderer äußert; Mangel an Verhaltensmodulation entsprechend dem sozialen

Kontext; labile Integration sozialen, emotionalen und kommunikativen Verhaltens.
   d. Mangel, spontan Freude, Interessen, Tätigkeiten mit anderen zu teilen.
2. Qualitative Auffälligkeiten der Kommunikation:
   a. Verspätung oder vollständige Störung der Entwicklung der gesprochenen Sprache, dabei kein Kompensationsversuch durch Gestik oder Mimik.
   b. Unfähigkeit, einen sprachlichen Kontakt auf dem jeweiligen Sprachniveau zu beginnen oder aufrechtzuerhalten, bei dem es um gegenseitigen Kommunikationsaustausch geht.
   c. Stereotype, repetitive Verwendung von Sprache; idiosynkratischer Gebrauch von Wörtern oder Phrasen.
   d. Mangel an spontanen Als-ob-Spielen oder sozialen Imitationsspielen.
3. Begrenzte, repetitive und stereotype Verhaltensmuster, Interessen und Aktivitäten:
   a. Umfassende Beschäftigung mit oft mehreren stereotypen und begrenzten Interessen, die in Inhalt und Schwerpunkt abnorm, ungewöhnlich intensiv oder begrenzt sind.
   b. Offensichtlich zwanghafte Anhänglichkeit an spezif., nichtfunktionale Handlungen oder Rituale.
   c. Stereotype und repetitive motorische Manierismen mit Hand- und Fingerbewegungen oder Schlagen oder Verbiegen oder komplexe Bewegungen des ganzen Körpers.
   d. Vorherrschende Beschäftigung mit Teilobjekten oder nichtfunktionalen Elementen des Spielmaterials (z. B. ihr Geruch, ihre Oberflächenbeschaffenheit, von ihnen hervorgebrachte Geräusche u. a.).

C. Das klin. Bild kann nicht einer anderen psychischen Störung oder Entwicklungsstörung (s. o.) zugeordnet werden.

- **Spezif. Diagn.:** Diagnosestellung aufgrund der Vorgeschichte und der Beobachtung des Kindes in verschiedenen Situationen. Anwendung der beschriebenen Diagnosekriterien. Zusätzliche Hilfsmittel sind standardisierte Interviews mit Eltern oder Bezugspersonen oder Beobachtungsskalen:
  - ADOS (Diagn. Beobachtungsskala für autistische Störungen).
  - ADI-R (Diagn. Interview für Autismus – Revidiert; ab 2 J. Entwicklungsalter).
  - FSK (Fragebogen zur sozialen Kommunikation – Autismus Screening).
  - SRS (Skala zur Erfassung sozialer Reaktivität).
- **Allg. Diagn.:** Grundlegende kinder- und jugendpsychiatrische Diagn., ergänzt durch weitere Untersuchungen hinsichtlich psychiatrischer Komorbiditäten und Begleitstörungen, störungsrelevanter Rahmenbedingungen, möglicher assoziierter somatischer Sy. (s. o.) und zum Ausschluss von Beeinträchtigungen der Sinnesorgane. Eingehende pädiatrische Untersuchungen einschl. EEG, Bildgebung und chromosomaler und molekulargenetischer Tests.

Therapie Identifizierung der Leitsympt. der autistischen Störung, weiterer begleitender Sympt./komorbider Störungen und psychosozialer Belastungen.

- **Behandlungs-/Interventionsplanung:** kausale Behandlung der autistischen Kernsympt. bislang nicht möglich. Behandlung zielt auf Verbesserung der In-

teraktionsfähigkeit, zunehmende Selbstständigkeit, Verbesserung der sozialen Fertigkeiten und der Anpassung an die Anforderungen des Alltags. Grundprinzip: Möglichst früher Behandlungsbeginn, Behandlung und flankierende soziale Maßnahmen mit oft dauerhafter Perspektive. Eingehende Aufklärung der Bezugspersonen über die Art der Erkr., der begleitenden Entwicklungsstörungen und weiteren komorbiden Störungen. Im Verlauf ggf. verschiedene Interventionssettings notwendig (ambulant, teil- oder vollstationär, je nach aktueller Problematik, Art und Schweregrad der Störung). Entlastung und Unterstützung der Familie als wesentlicher Bestandteil des Ther.- und Unterstützungsplans. Gezielte Ther. hinsichtlich der Kernsympt. und der begleitenden Entwicklungs- und weiteren komorbiden Störungen.
- **Besondere Bedeutung:** Einsatz verhaltenstherap. Techniken hinsichtlich der Kernsympt.

EbM-Hinweise
Spezif. Therapieprogramme, z. B. TEA-Ch (aktuell unter www.teach.com; Evidenzgrad II), zur Förderung der Selbstständigkeit im lebenspraktischen Alltagsbereich unter Betonung von Interaktionselementen, Programme nach den Prinzipien von Lovaas bzw. der ABA-Ther. (zum Aufbau sozialer Kompetenzen und zum Abbau exzessiven störenden Verhaltens in kleinen Schritten mit operanter Verstärkung, Beobachtungslernen und Imitation über einen langen Zeitraum und in intensiven, möglichst hochfrequenten Einheiten; Evidenzgrad I) und weitere Therapieansätze s. Fachliteratur. Förderung des Sprachaufbaus (Evidenzgrad IV).

- **Ergänzende Pharmakother.:** Stimulanzien bei Hyperaktivität und Konzentrationsproblemen, atypische Neuroleptika zur Verringerung der Aggressivität, SSRI zur Verminderung von Impulsivität und Ritualisierungen, evtl. Stimmungsstabilisierer zum Stimmungsausgleich bzw. zur Verminderung von Aggressionszuständen, bei Anfallsleiden Antiepileptika.
- Krankengymnastik und weitere spezif., z. B. ergotherap., Behandlung möglicher motorischer Defizite.Ergänzung der durch die Krankenkassen finanzierten Behandlungen durch Maßnahmen der Jugend- und Sozialhilfe, beginnend mit Frühförderung; Eingliederungshilfe, oft bei Mehrfachbehinderung langfristig bzw. dauerhaft. Berufliche Eingliederung oft nicht möglich bzw. im Rahmen spezif. Werkstätten als rehabilitative Maßnahme. Häufig Aufnahme in beschützende Institutionen im Verlauf der Adoleszenz nötig, um Leben und Arbeiten in einer Gemeinschaft von Menschen mit ähnlichen Störungen und Behinderungen zu ermöglichen.

Verlauf und Prognose Qualitativ persistierende Störung. Soziale und kommunikative Fähigkeiten langfristig und auf Dauer beeinträchtigt. Im Laufe der Pubertät teils Verbesserungen der Verläufe, in Adoleszenz und Erwachsenenalter jedoch auch Verschlechterungen. Langfristig lebt ca. ½ der Betroffenen in beschützenden Institutionen; nach vorlieg. Daten sind nur ca. 1/10 als Erw. selbstständig.

13.2.2 Rett-Syndrom

Definition (ICD-10 F84.2). Bisher nur bei Mädchen beschrieben. Charakteristischer Beginn, Verlauf und Symptommuster. Nach (bis auf Hemmung der Sozial-

und Spielentwicklung in den ersten J.) weitgehend normaler frühkindlicher Entwicklung deutliche Störungen und teilweise erhebliche Verzögerungen und Rückschritte im weiteren Verlauf.

Epidemiologie Prävalenz etwa 1 : 10.000, eine der häufigsten neurodegenerativen Erkr. von Mädchen, weltweit bisher mehr als 2.000 gesicherte Erkrankungsfälle, in der Bundesrepublik etwa 300 Mädchen mit Rett-Sy. bekannt.

Ätiologie Mutation des auf dem X-Chromosom gelegenen MECP-2-Gens, infolgedessen Fehlregulation der Gene mit neg. Auswirkung auf die ZNS-Entwicklung während der Embryogenese. Schweregrad unterschiedlich.

Psychopathologie Krankheitsbeginn 7.–24. Lebensmon. **Typischstes Merkmal:** Verlust zielgerichteter Handbewegungen und erworbener feinmotorischer manueller Fertigkeiten. Des Weiteren teilweiser oder manchmal sogar vollständiger Verlust bzw. Verlangsamung der expressiven und rezeptiven Sprache. Charakteristische stereotype, wringende oder händewaschähnliche Bewegungen der Hände vor der Brust oder vor dem Kinn, mit Reiben, Benetzen mit Speichel, Ineinanderlegen, jeweils stereotyp. Mangelhaftes Kauen der Nahrung. Häufige Episoden von Hyperventilation. Fast immer Ausbleiben des Erwerbs von Blasen- und Darmkontrolle. Häufig exzessives Speicheln und Herausstrecken der Zunge. Verlust sozialen Interesses. Typischerweise Beibehalten einer Art sozialen Lächelns mit Blickkontakt, jedoch wie ein „Durch-andere-Menschen-Hindurchsehen". In der frühen Kindheit wenig Interaktion, sich im Verlauf der Adoleszenz manchmal jedoch entwickelnd. Neigung zu breitbeiniger Stellung, hypotone Muskulatur, wenig koordinierte Rumpfbewegungen, häufig Entwicklung von Skoliose oder Kyphoskoliose. Bei ca. 50 % spinale Atrophien mit schwerer motorischer Beeinträchtigung im Verlauf, mitunter bis hin zu starrer Spastik, v. a. an den unteren Extremitäten. Häufig epileptische Anfälle, gewöhnlich kleinere Anfälle, meist Beginn vor dem 18. Lj.

Diagnostik Klin. Diagnosestellung. Diagnosesicherung molekulargenetisch (Genlokus Xq 28). Meist Neumutation, dann Eltern selbst nicht betroffen und somit für weitere Kinder kein erhöhtes Wiederholungsrisiko.

Diagnosekriterien nach ICD-10 (Forschungskriterien)

1. Eindeutig normale pränatale und perinatale Periode, eindeutig normale psychomotorische Entwicklung während der ersten 5 Mon. und normaler Kopfumfang bei Geburt.
2. Abnahme des Kopfwachstums zwischen dem 5. Lebensmon. und dem 4. Lj.; Verlust erworbener zielgerichteter Handbewegungen zwischen dem 5. und 30. Lebensmon., verbunden mit gleichzeitiger Kommunikationsstörung, beeinträchtiger sozialer Interaktion und Auftreten von kaum koordiniertem, unsicherem Gang und/oder Rumpfbewegungen.
3. Entwicklung einer schwer gestörten expressiven und rezeptiven Sprache mit schweren psychomotorischen Verlangsamungen.
4. Stereotype Handbewegungen (Händewringen, Waschbewegungen) mit oder nach dem Verlust zielgerichteter Handbewegungen.

Therapie Bislang keine kausale Ther. möglich, Progn. tendenziell ungünstig Schwerpunkte der Behandlung: Beratung und Begleitung der betroffenen Fami lien, Einleitung von Frühfördermaßnahmen, flankierende pädagogische, heilpäda gogische, sympt. medikamentöse Behandlung. Vermittlung von Maßnahmen de

Eingliederungshilfe durch Sozial- und Jugendhilfe. Später intensive soziale rehabilitative, medizinisch-rehabilitative und krankengymnastische Maßnahmen.

Verlauf und Prognose Periodischer Verlauf mit vier typischen Stadien:

1. Frühe Stagnationsphase: Entwicklungsstillstand im Zeitraum von etwa 7–24 Mon. mit Abnahme des Schädelwachstums und Verlust des sinnvollen Gebrauchs der Hände.
2. Rasch progrediente Phase von mehreren Wo. bis Mon. im Zeitraum bis zum Alter von 4 J. mit Regression, Stereotypien, Verlust von Handfunktionen, zunehmend mangelnder sozialer Resonanz, Apraxie, Ataxie, Hyperventilation und zerebralen Anfällen.
3. Pseudostationäres Stadium im Schulalter über Jahre hinweg bei emotionaler Instabilität, anhaltender allg. Entwicklungsverzögerung und ausgeprägter Rumpfataxie sowie zerebralen Anfällen.
4. Späte motorische Regressionsphase im Alter von 5 bis etwa 25 J. mit starker Kyphoskoliose, sich entwickelnder Spastik, Abmagerung und multiplen Behinderungen sowie trophischen Störungen, Kleinwuchs bei normaler geschlechtlicher Entwicklung. Besserung der epileptischen Sympt. Paraplegische oder tetraplegische Sympt. Viele Betroffene erreichen das Erwachsenenalter. Varianten mit protrahiertem Verlauf und milderer Sympt. sind beschrieben.

13

13.2.3 Asperger-Syndrom

Definition (ICD-10 F84.5). Unsichere nosologische Validität; im Gegensatz zum frühkindlichen Autismus Fehlen einer allg. Entwicklungsverzögerung, kein Entwicklungsrückstand der Sprache oder der kognitiven Entwicklung; typischerweise Repertoire eingeschränkter, stereotyper, sich wiederholender Interessen und Aktivitäten sowie motorische Ungeschicklichkeit.

Epidemiologie Teils seltenes, teils häufigeres Vorkommen im Vergleich zum frühkindlichen Autismus in der Literatur angegeben. J > M, 3 : 1 bis 10 : 1. Prävalenzangaben sehr divergent, zwischen 8/10.000 und 50/10.000.

Ätiologie Wie beim frühkindl. Autismus genetische Faktoren bedeutsamer als Umweltfaktoren. Neuerdings Hinweise auf spezif. Funktionsstörungen bestimmter Regionen der Frontal- und Temporallappen im Vergleich zu Gesunden. Bisherige Genomanalysen ergaben Überschneidungen mit identifizierten Chromosomenregionen des frühkindl. Autismus, aber auch von schizophrenen Erkr.

Psychopathologie Markante Unterschiede im Vergleich zum frühkindl. Autismus:

- Im Allg. nicht verzögerte Sprach- und intellektuelle Entwicklung (Letztere jedoch mit der spezif. Eigenheit, sie nicht situationsadäquat einsetzen zu können, v. a. hinsichtlich sozialer Interaktion und Kommunikation); manchmal auffällig frühe Sprachentwicklung; altkluge Ausdrucksweise; auffallende ausgeprägte Sonderinteressen, die unbeirrt und sozial nicht integriert verfolgt werden, dadurch erscheinen Betroffene als Sonderling.
- Motorische Ungeschicklichkeit; häufig motorische Stereotypien und situationsunangemessene Bewegungsmuster. Keine fassbaren neurologischen Erkr. Im Gegensatz zum frühkindlichen Autismus keine überzufällig häufige Assoziation mit anderen Erkr. des ZNS.

- Komorbide Störungen: v. a. Hyperaktivität, depressive Störungen, Angst- und Zwangsstörungen.

Diagnostik Diagn. wie bei anderen tief greifenden Entwicklungsstörungen, insb. beim frühkindlichen Autismus. Zusätzliche spezif. Screeningverfahren z. B. Marburger Beurteilungsskala zum Asperger-Sy. (MBAS).

Diagnosekriterien nach ICD-10 (Forschungskriterien)

1. Fehlen einer klin. eindeutigen allg. Verzögerung der gesprochenen oder rezeptiven Sprache oder der kognitiven Entwicklung. Selbsthilfefertigkeiten, adaptives Verhalten und Neugier an der Umgebung in den ersten 3 Lj. entsprechen einer normalen intellektuellen Entwicklung. Häufig Meilensteine der motorischen Entwicklung etwas verspätet und motorische Ungeschicklichkeit (nicht notwendiges diagn. Merkmal).
2. Qualitative Beeinträchtigung der gegenseitigen sozialen Interaktion (entsprechend den Autismuskriterien).
3. Ungewöhnlich intensive umschriebene Interessen oder begrenzte, repetitive und stereotype Verhaltensmuster, Interessen und Aktivitäten.
4. Ausschluss einer anderen tief greifenden Entwicklungsstörung, einer schizotypen Störung (F21), einer Schizophrenie (F20), einer reaktiven Bindungsstörung des Kindesalters (F94.1) oder einer Bindungsstörung mit Enthemmung (F94.2), einer zwanghaften Persönlichkeitsstörung (F60.5), einer Zwangsstörung (F42).

Therapie Zwei wesentliche Ziele: Modifikation und Verminderung der Sympt. und Einstellung des psychosozialen Umfelds auf die Eigenarten des Betreffenden. Dies beinhaltet sorgfältige Aufklärung der Familien und weiterer Bezugspersonen (z. B. Lehrer, Klassenkameraden, usw.), frühzeitige Entlastung und Unterstützung der Hauptbezugspersonen, gezielte Förderung der sozialen Wahrnehmung und sozialer Fertigkeiten, Erweiterung und Anpassung der Interessensgebiete über die oft sozial störenden spezif. Neigungen hinaus, insb. hinsichtlich Realitätsnähe. Dabei Einsatz verschiedener verhaltenstherap. Techniken hilfreich.
Behandlung komorbider Störungen, auch medikamentös (z. B. Hyperaktivität mit Stimulanzien oder Atomoxetin, depressive Störungen, Angst- und Zwangsstörungen mit Antidepressiva).
Funktionelle Übungsbehandlung und Sport zur Ther. der dyspraktischen Störungen und zur Förderung der sozialen Integration.
Bei nicht ausreichender Beeinflussbarkeit sehr rigiden und zwanghaften Verhaltens sowie bei schweren aggressiven Reaktionen evtl. neuroleptische Behandlung indiziert.
Anspruch auf Leistungen der Jugendhilfe gemäß § 35a KJHG, ebenso Anspruch auf spezif. Integrations- und Fördermaßnahmen im Bereich der schulischen Bildung.

Verlauf und Prognose Grundsätzlich Persistenz der beschriebenen Auffälligkeiten; manchmal Abmilderung im Verlauf. Dauerhafte Einschränkung vor allem in der sozialen Anpassung, in der Fähigkeit zu warmherzigen oder dauerhaften sozialen Kontakten, in der beruflichen Integration. Auftreten von psychischen Erkr wie depressiven Störungen; mitunter Delinquenz im Zusammenhang mit Sonderinteressen/Vorlieben, manchmal schizophreniforme psychotische Episoden.

14 Verhaltens- und emotionale Störungen mit Beginn in der Kindheit und Jugend

Michael Rentrop, Martin Rieger und Hans Willner

14.1 Aufmerksamkeitsdefizit-/ Hyperaktivitätsstörung und erhöhte Impulsivität im Kindes- und Jugendalter

Martin Rieger und Hans Willner

Ätiologie

Multifaktorielles Entstehungsmodell mit hoher Heritabilität.

- Neuropsychologische Befunde: Defizite in Bereichen des Arbeitsgedächtnisses, der exekutiven Funktionen, der Planung und Inhibition von Handlungen und der motivationalen Abläufe.
- Genetische Studien: Kandidatengene DAT1 (Dopamin-Transportergen) und D1, D4, D5 (Dopamin-Rezeptorgene), aber auch Gene, die das noradrenerge System steuern.
- Neurobiologisch: Funktionsdefizite des präfrontalen Kortex, der kortikostriatalen Bahnen und des Striatums, aber auch anderer Bereiche (temporo-parietaler Kortex, thalamische Strukturen, aufsteigende Bahnen aus Locus coeruleus und Substantia nigra).
- Neurochemische Hypothesen: mangelnde bzw. fehlgesteuerte Freisetzung der Transmitter Dopamin und Noradrenalin; Einfluss serotonerger Systeme.
- Mögliche Umweltfaktoren mit Einfluss auf Ausprägung und Verlauf der Störung: Geburtskomplikationen, Reizüberflutung in früher Entwicklungsphase, Traumata, ungünstige soziale Interaktionen und Milieubedingungen u. a.

Epidemiologie

Eine der häufigsten Störungen im Kindesalter. Prävalenz 3–5 %, bis zu 50 % in das Jugend- und Erwachsenenalter persistierend. Jungen häufiger betroffen, M : W = 5 : 1 für hyperaktiv-impulsiven Subtyp, M : W = 2 : 1 für unaufmerksamen Subtyp.

Diagnostik

Klassifikation nach ICD-10 und Kardinalsymptome

F90.0: Einfache Aufmerksamkeits- und Aktivitätsstörung.
F90.8: Aufmerksamkeitsstörung ohne Hyperaktivität.
F90.1: Hyperkinetische Störung des Sozialverhaltens.

Diagnostische Kriterien nach ICD-10

Unaufmerksamkeit: mindestens 6 von 9 Sympt., > 6 Mon. bestehend:

1. Unaufmerksam gegenüber Details/Flüchtigkeitsfehler.
2. Mangelnde Daueraufmerksamkeit.
3. Nichtzuhören bei direkter Ansprache.
4. Nichtausführen von Anweisungen.
5. Unorganisiertsein.
6. Mangelndes Durchhaltevermögen.
7. Verlieren/Verlegen von Gegenständen/Arbeitsmaterialien.
8. Erhöhte Ablenkbarkeit.
9. Vergesslichkeit.

Hyperaktivität: mindestens 3 von 5 Sympt., > 6 Mon. bestehend:
1. Zappeln/Sitzunruhe.
2. Situationsunangemessenes Aufstehen.
3. Exzessives Herumlaufen und Klettern.
4. Laut und unruhig bei Spiel/Beschäftigung.
5. Nicht beeinflussbare exzessive motorische Aktivität.

Impulsivität: mindestens 1 von 4 Sympt., > 6 Mon. bestehend:
1. Herausplatzen mit Antworten.
2. Ungeduld/Nicht-Warten-Können.
3. Unterbrechen und Stören.
4. Exzessives Reden.

Zusätzliche Kriterien:
1. Mindestens seit 7. Lj. manifest.
2. Situationsübergreifende Auffälligkeit.
3. IQ > 70.

Hinweise

Sympt. ist in strukturierten Einzelsituationen oft weniger sichtbar, z. B. in Untersuchung/psycholog. Testung. Die Einschätzung sollte sich ausrichten an alltagsüblichen Situationen (Schule, Elternhaus, Freizeit, Spiel- und Gruppenaktivitäten).

Die ICD-10-Diagn. F90 setzt eine deutliche/komplette Syndromausprägung in allen Bereichen (Aufmerksamkeit, Aktivität, Impulsivität) voraus. Im Vergleich zur ADHS-Diagn. nach DSM-IV ist die Diagnoseschwelle wesentlich höher („underinclusive"). In der klin. Praxis hat sich andererseits eine Anlehnung an die DSM-IV-Subtypen unaufmerksam – hyperaktiv impulsiv – unaufmerksam-hyperaktiv-impulsiver Mischtyp bewährt.

14

Verlaufsaspekte

Im Übergang zum Jugendalter klingt Hyperaktivität häufig ab, während Aufmerksamkeitsdefizite und Impulsivität eher persistieren.

In einzelnen Fällen deutliche frühmanifeste Ausprägung ab 3 Lj., oft Kinder mit vorausgegangenen Regulationsstörungen (Schrei-, Ess- und Schlafverhalten) und belastetem psychosozialem Milieu.

Explorationsleitfaden

- Untersuchung des Kindes einzeln und in Interaktion mit Bezugsperson.
- Inhalte der Exploration: Art, Ausprägung und Frequenz der Sympt., Alter des Erstauftretens und Verlaufsprofil, Situationsabhängigkeit, bisherige Interventionen, Erziehungskonzepte, soziale Kontakte, Gruppenverhalten, emotionaler Status, Lernentwicklung, soziale Integration, Akzeptanz von Alltagsregeln.
- Entwicklungsanamnese: Medizinische Anamnese, Risiken bzw. Noxen während Schwangerschaft, Geburtskomplikationen, Eckdaten frühkindl. Entwicklung, Regulationsstörung als Säugling, Temperament, Teilleistungen (Motorik, Sprache, Lesen, Rechtschreiben, Rechnen), sozioemotionale Entwicklung, Risikoverhalten/Unfälle, belastende Lebensereignisse, soziale Risikofaktoren der Familie.

  Familienanamnese: ADHS, sonstige psychiatr. Störungen, Sucht, Dissozialität bzw. Kriminalität bei Familienangehörigen.

- Fremdanamnese einschl. Verhaltensbeschreibungen in Zeugnissen seit Einschulung; ggf. Videoaufnahmen.

Spezielle Diagnostik

- Neuropsychiatrische Basisdiagn. einschl. EEG.
- Standardisierte diagnost. Interviews, z. B. ADHS-Elterninterview (ADHS-EI), Explorationsschema für hyperkinetische und oppositionelle Verhaltensstörungen (ES-HOV), komprimiert in KIDS 1 (ADHS).
- Selbst- und Fremdbeurteilungsbögen: z. B. DISYPS-II ADHS, Conners 3TM.
- Neuropsychologische Diagn.: Aufmerksamkeit/Konzentration (▶ Tab. 14.1), Intelligenz, Teilleistungen (Sprache, Visuomotorik, Legasthenie, Dyskalkulie).

Tab. 14.1 Tests zur Aufmerksamkeitsdiagnostik

Testverfahren	Alter (J.)	Dauer (Min.)
Continuous Performance Test (CPT)	9–15	20
Continuous Attention Performance Test (CAPT)	bis 4. Kl.	20
Konzentrationstest f. 3. und 4. Kl. (KT 3–4 R)	8–12	25
Konzentrations-Handlungsverfahren für Vorschulkinder (KHV-VK)	3–6	10
Test of Everyday Attention for Children (TEA-Ch)	6–16	60
TEA-Ch für Vorschulkinder (TEA-Ch-K)	4–6	45
Aufmerksamkeits- und Konzentrationstest (d2-R)	9–60	5

Eine fundierte Diagn. sollte ein Fremdrating einbeziehen. **Cave:** Beurteilung der Eltern, Erzieher und Lehrer teilweise von Vorwissen und Einstellung bzgl. der Diagn. ADHS beeinflussbar! Ein situationsübergreifender Nachweis sollte vorhanden sein.

Differenzialdiagnose und relevante Unterscheidungskriterien

- Reaktive Hyperaktivität: Alter bei Beginn, auslösende Bedingung, zeitlich begrenzter Verlauf.
- Deprivationsstörungen: typische emotionale Sympt., Bindungsstörung, vernachlässigende Beziehungen und Milieubedingungen.
- Organisches Psychosy.: nach SHT, entzündlichen Erkr. u. a.
- In Verbindung mit meist erheblicher Intelligenzminderung.
- Autismus: tief greifende Entwicklungsdefizite, spezif. Kontaktstörung.
- Hyperaktivität als UAW von Medikamenten, z. B. Antikonvulsiva, Antiasthmatika u. a.
- Oppositionelle Störung ohne ADHS-Sympt.: dissoziale und oppositionelle Sympt. deutlich bestimmend.
- Unruhe und Ablenkbarkeit bei schulischer Über- oder Unterforderung: kontextabhängige Ausprägung der Sympt., Abklingen nach Änderung des Anforderungslevels.

Komorbidität

- Oppositionelle Störung: ca. 50 %, initial häufig innerfamiliär, später meist situationsübergreifend.
- Affektive Störungen und Angststörungen: ca. 20–30 %.
- Tics und Tourette-Sy.: ca. 10–20 %, Erstmanifestationsalter von ADHS niedriger, Tics/Tourette-Sy. meist hinzutretend.
- Umschriebene Entwicklungsstörungen: ca. 40–50 % Defizite in Sensorik/Perzeption, Koordination, Feinmotorik, sprachl. Entwicklung. Im Schulalter erhöhtes Vorkommen von Lese- und Rechtschreibstörungen sowie Dyskalkulie.
- Autismus: nach ICD-10 gleichzeitige Diagn. von ADHS und Autismus ausgeschlossen. In neueren Studien Hinweise auf Subgruppe, die durch eine kombinierte Diagn. am besten beschrieben wird. Pos. Effekt von Methylphenidat auf ADHS-artige Sympt. bei autistischen Kindern beschrieben.

Therapie

Standard: mehrdimensionale Ther. mit individueller Ausrichtung des Behandlungsplans. Neben der klin. Sympt. Ressourcen und Defizite auf dem sozialen Level mit einbeziehen. Hohe Effektivität der Komb. aus VT und medikamentöser Ther. mit Stimulanzien in Langzeitstudien nachgewiesen. Behandlungen meist über lange Zeiträume nötig, therap. Kontinuität von Vorteil. Langzeitprogn. ist deutlich abhängig vom sozialen Integrationsniveau.
Bei leicht- bis mäßiggradiger Ausprägung psychotherap. Behandlung im Vordergrund. Bei Verläufen mit schwerwiegender oder komplex-komorbider Sympt. meist kombinierte psychotherap. und medikamentöse Behandlung erforderlich. Zu Beginn Stimulanzien wegen schnellen Wirkungseintritts am effektivsten.

Übersicht Behandlungsmethoden

- Medikamentöse Ther.
- VT.
- Psychoedukation/Elternanleitung bzw. -training.
- Funktionelle Ther. bei komorbiden Teilleistungsstörungen.
- Heilpädagogische (Frühförderung) und sozialpädagogische Maßnahmen (insb. Eingliederungshilfe nach § 35a SGB VIII) je nach Integrationsrisiko.
- Verhaltensstrukturierende Konzepte im schulischen Kontext.

Medikamentöse Therapie

Methylphenidat (MPH)

Stimulans, Amphetaminderivat, **Mittel der 1. Wahl:** im Rahmen einer therap. Gesamtstrategie ab 6 J., wenn andere therap. Maßnahmen unzureichend waren; unter Aufsicht eines „Spezialisten für Verhaltensstörungen bei Kindern" und nach Diagn. anhand von DSM-IV- oder ICD-10-Kriterien, vollständiger Anamnese und Untersuchung (s. Fachinformationen). **Cave:** Bei Hinweis auf kardiales Risiko oder Anfallsleiden weitergehende Untersuchungen einleiten.

- **Wirkprinzip:** überwiegend dopaminerg, teilweise noradrenerg.
- **Darreichungsformen/Pharmakokinetik:** mit sofortigem (ca. 30 Min.), und verzögertem (bis zu 2 h) Wirkungseintritt; HWZ ca. 3–12 h, Ausscheidung überwiegend renal. Pos. Response in 70–80 % zu erwarten.
- **Dosierung:** individuelle Dosisgestaltung und Tagesverteilung je nach Ausprägung der Sympt. im Tagesablauf.

- Schrittweise Aufdosierung und Titration der Medikation mit sofort wirksamen oder retardierten Präparaten. Jüngere Kinder (< 30 kg KG) Beginn mit 5 mg/d, ältere Kinder (> 30 kg KG) mit 10 mg/d. Aufdosierung mit kurz wirksamem MPH (HWZ 2–3 h), meist 2-malige Gabe (morgens und mittags), mit Retardform 1-mal morgens. Max. Tagesdosis nach Aufdosierung: 1 mg/kg KG; meist 0,4–0,7 mg/kg KG ausreichend.
- Medikationseffekt meist nach 2–4 Wo. beurteilbar.
- Bei Auswahl des Präparats individuell passendes Wirkprofil berücksichtigen.

> Rebound möglich nach Abklingen der Medikationswirkung in der zweiten Nachmittagshälfte, dann u. U. überschießende Sympt. mit Impulsivität, Dysphorie, Opposition, ggf. Abpuffern des Rebounds durch zusätzliche Dosis MPH im Laufe des Nachmittags (**cave:** Einschlafstörung bei zu später Gabe des stimulierenden Präparats).

- Medikationspause in den Ferien und ggf. an Wochenenden möglich. Empfehlung, Medikation mindestens einmal pro Jahr abzusetzen, um den Nutzen erneut zu bewerten.
- Verschreibung über BtM-Rezept (Präparat mit Mengenangabe, Stückzahl, Dosierungsschema, max. Abgabe 2.000 mg MPH/Mon., bei Überschreitung Kennzeichnung A, Name und Adresse des Arztes, persönliche und vollständige Unterschrift, Rezepteinlösung innerhalb von 7 d); Rezeptvordrucke anfordern über Bundesopiumstelle, Kurt-Georg-Kiesinger-Allee 3, 53175 Bonn.
- Für Altersbereich 6–17;11 J. zugelassen.

- **Verlaufskontrolle und wichtige UAW:**
  - Untersuchungen vor Medikationsbeginn: BB, Routine-Serumwerte, EKG, EEG; neurologische und psychiatrische Begleiterkr., kardiale Erkr., auch in der Familie.
  - Verlaufskontrolle (in grafischer Darstellung): Gewicht (NW Appetitminderung!), Größe (diskrete Wachstumsminderung möglich), RR und Puls (häufig leichte Erhöhung um 5–10 mmHg bzw. 5–10 Schläge/Min.), Blutwerte und EKG 1×/J.
  - Psychopathologische Verlaufskontrolle: Effektivität bzgl. ADHS-Sympt. prüfen, ggf. mit Ratingskalen. Erfassung neuer bzw. Verschlechterung vorhandener neurologischer und psychiatrischer Störungen.
  - Mögliche UAW und Intervention:
    - Stimmungslabilisierung/Depressivität: Dosisminderung.
    - Sedierung/Antriebsminderung: Dosisminderung.
    - Tics: Dosisminderung, ggf. zusätzlich Tiaprid (Off-Label!), ggf. Umstellung auf Atomoxetin.
    - Schlafstörung: Dosisminderung oder Änderung der Tagesverteilung.
    - Appetitminderung und Gewichtsverlust: zirkadiane Umstellung/Verteilung, ggf. Präparatewechsel.
    - Wachstumsminderung: ggf. Umstellung auf Atomoxetin.
- **Anwendung im Kleinkindesalter** (3.–6. Lj.): Off-Label-Anwendung mit entsprechender Aufklärung. Nur bei ausgeprägten frühmanifesten Störungen, z. B. bei extremer Hyperaktivität und impulsiver Aggressivität mit erhebli-

chen Problemen, das Verhalten des Kindes im Alltag zu Hause und im Kindergarten zu steuern.
- **Präparate/Handelsnamen:** z. B. Ritalin, Equasym, Medikinet, einige Generika sofort wirksam; Ritalin LA (50/50), Equasym retard (30/70), Medikinet retard (50/50), Concerta (22/78) mit unterschiedlicher Pharmakokinetik/Anteilsfreisetzung zur individuellen Behandlung.

Atomoxetin (Strattera®)

Mittel der 2. Wahl: Verordnung nicht BtM-rezeptpflichtig!
Als Teil eines „umfassenden Behandlungsprogramms" mit psychologischen, erzieherischen und sozialen Maßnahmen (s. Fachinformation). Nach Behandlungsbeginn im Kindes- und Jugendalter (ab 6 J.) Fortsetzung ins Erwachsenenalter möglich.
Vor Behandlungsbeginn sorgfältige Anamnese und kardiovaskulärer und neurologischer Status wegen der Möglichkeit von bedeutsamer Herzfrequenz- und Blutdruckerhöhung bzw. Hypotonie und QT-Zeit-Verlängerung.
- **Wirkprinzip:** selektiver Noradrenalin-Wiederaufnahmehemmer (NARI).
- **Pharmakokinetik:** HWZ 5–21 h, Applikation 1×/d, hepatische Metabolisierung über CYP2D6 (keine Induktion oder Inhibition), Inhibition von CYP3A.
- **Ind.:**
  - Behandlung mit MPH nicht effektiv bzw. unverträglich.
  - Zirkadiane Wirkungsdauer von MPH nicht ausreichend.
  - Komorbide Angst- oder Ticstörung.
  - Gefahr von Substanzmissbrauch.
- **Dosierung:** langsame individuelle Aufdosierung verträglicher als festes Schema: 1. Wo.: 10 mg, 2. Wo. 18 mg, 3. Wo. 25 mg; ggf. dann weitere Dosissteigerung. Individuelle Zieldosis, bis höchstens 1,8 mg/kg KG/d.
  Allmählicher Wirkungseintritt; Response erst nach 3–6 Wo. erkennbar. Durchgängige Gabe, kein Absetzen in den Ferien oder am Wochenende möglich. Bei längerer stabiler Response ggf. Dosisreduktion möglich.
- **Verlaufskontrollen und wichtige UAW:**
  - Untersuchungen vor Medikationsbeginn: s. o.; BB, Routine-Serumwerte, EKG, EEG.
  - Verlaufskontrollen 6-monatl. und bei Dosisanpassungen: Gewicht, RR und Puls (häufig Erhöhung um 5–10/Min.), EKG nach Aufdosierung und 6 Mon. (insb. Kontrolle QT_c-Verlängerung), Transaminasen und Bilirubin nach 4 Wo., 3 und 12 Mon. (selten Leberfunktionsstörung).
  - Mögliche UAW und Intervention:
    - Somnolenz: Einnahme zur Nacht.
    - Appetitminderung: Dosisreduzierung.
    - Dysphorie: Dosisreduzierung; bei suizidalen Gedanken ggf. Umstellung auf MPH.
    - Abdominelle Beschwerden: Dosisreduzierung, ggf. Umstellung auf MPH.

KI: Engwinkelglaukom, gleichzeitige Einnahme von MAO-Hemmern.

Verhaltenstherapie

Relevante Therapiebausteine: eltern- und familienzentrierte, kindzentrierte und gruppenbezogene Verfahren. Zusätzlicher Schwerpunkt auf verhaltenstherap. Interaktionstrainings, um die soziale Integration als wichtigen Prognosefaktor zu fördern. Neben VT ist enge Kooperation und Psychoedukation mit bzw. von Lehrern und Erziehern ein wichtiger Baustein. Meist operante Methoden zum Aufbau kooperativen und adaptiven Verhaltens beim Kind.

- **Verhaltenstherap. Interaktionstraining:**
  - Bei ADHS im Bereich der sozialen Informationsverarbeitung geringere Wahrnehmung sozialer Hinweisreize, weniger Rücksichtnahme auf andere (schnelle Bedürfnisbefriedigung), vermehrt Unterstellen feindseligen Verhaltens beim anderen und häufig schnelle aggressive Reaktion.
  - Deshalb Förderung der sozialen Wahrnehmung und Verbesserung sozialer Konfliktlösefähigkeiten gegenüber Eltern und Erw. sowie anderen Kindern in Rollenspielen.
  - Wirksamkeit eines Kontingenzmanagements und Eltern-Kind-Kommunikationstrainings in der Reduktion expansiven Verhaltens gut belegt.
  - Meist Integration von ressourcenorientierten Erziehungs- und Kommunikationsregeln.
- **Elterntraining:**
  - Elterntraining mit Verhaltensübungen und Rollenspielen besonders wirksam.
  - Ziele des Elterntrainings: Kreislauf neg. Interaktionen zwischen Eltern und Kind unterbrechen, Wahrnehmung diskreter pos. Bemühungen des Kindes trainieren und gemeinsame pos. Interaktionen zwischen Eltern und Kind begleiten.
  - Instruktion über das Krankheitsbild und Behandlungsmöglichkeiten. Evtl. neg. Annahmen wie „Ich habe in der Erziehung versagt“ oder „Mein Kind ist nur böse“ aufgreifen.
  - Stressbewältigung für die Eltern und Integration des Kindes in strukturierte Kinder- und Jugendgruppen fördern.
- **Kontingenzprogramme, Selbstinstruktionen:** Nach dem Modell und der Anleitung eines Therapeuten lernen, sich besser zu steuern, z. B. Basisfertigkeiten wie genaues Hinschauen und Zuhören, Reaktionsverzögerung u. a.
- **Therapiemanuale:**
  - Döpfner M, Schürmann S, Frölich J. Therapieprogramm für Kinder mit hyperkinetischem und oppositionellem Problemverhalten THOP. 4. Aufl. Weinheim: Beltz PVU, 2007.
  - Lauth GW, Schlottke PF. Training mit aufmerksamkeitsgestörten Kindern. 6. Aufl. Weinheim: Beltz PVU, 2009.
  - Jacobs C, Petermann F. Training für Kinder mit Aufmerksamkeitsstörungen. 2. Aufl. Göttingen: Hogrefe, 2007.
  - Lauth GW, Heubeck B. Kompetenztraining für Eltern sozial auffälliger Kinder. Göttingen: Hogrefe, 2006.
  - Krowatschek D u. a. Marburger Konzentrationstraining in drei Bänden (für Kindergarten, Vorschule und Eingangsstufe; für Schulkinder und für Jugendliche), Borgmann Verlag sowie Marburger Verhaltenstraining für Diagnostik und Gruppentraining.
  - Diverse Ratgeber zur Förderung von Kindern v. a. in der Schule in den Verlagen Borgmann AOL, Patmos, Kohlhammer u. a.

Prognose

In 40–70 % der Fälle besteht Störung ins Jugendalter und in 25–50 % ins Erwachsenenalter fort. Entscheidend: frühe Diagn. und Behandlung, möglichst im Klein- kind- und Grundschulalter.
Neben der Symptomausprägung soziale Integration entscheidendes Verlaufskriterium (Schullaufbahn, Ausbildung, stabile Beziehungen und Freundschaften, Legalverhalten).
Ungünstigere Progn. bei folgenden **Risikofaktoren**: mehrere komorbide Auffälligkeiten, Intelligenzminderung, ausgeprägte Teilleistungsstörungen, ungünstige Milieu- und Förderbedingungen, inkonsistente Behandlung, ausgeprägte Störung des Sozialverhaltens.
Bei Jugendlichen, v. a. bei zusätzlicher Dissozialität, häufig Schwierigkeiten, stabile Therapiecompliance zu erreichen; viel Wert auf Beziehungsaufbau legen.

14.2 Aufmerksamkeitsdefizit-/ Hyperaktivitätsstörung im Erwachsenenalter

Michael Rentrop und Hans Willner

Nur wenige Störungsbilder haben im Bereich der Erwachsenenpsychiatrie in den letzten Jahren derart viel „Aufmerksamkeit" erfahren. Dabei scheint unverkennbar, dass an der Nahtstelle zwischen Kinder-/Jugendpsychiatrie und Erwachsenenpsychiatrie Pat. „verloren gegangen" sind und die Häufigkeit der Persistenz einer ADHS in das Erwachsenenalter unterschätzt wurde; andererseits zeichnet sich ab, dass gegenwärtig der Verdacht auf ADHS im Erwachsenenalter tendenziell zu häufig gestellt wird.

Epidemiologie Bislang wenig zuverlässige Untersuchungen. Schätzungsweise sind 2–7 % der Erwachsenenbevölkerung von einer ADHS betroffen. Untersuchungen mit betroffenen Kindern und Jugendlichen zeigten eine Abnahme der Diagn. über die Zeit; so erfüllten mit 18 J. 31 % der Kohorte die Diagnosekriterien, mit 25 J. dagegen nur noch 8 %.

Klinik Gegenüber der Sympt. bei Jugendlichen Gestaltwandel:

- **Motorik:** verliert meist an Bedeutung, dezentere Sympt.:
  - Abnahme der motorischen Hyperaktivität, vermehrtes Auftreten von innerer Anspannung, Rastlosigkeit, Schwierigkeiten Entspannung zu finden, Vermeidung von Situationen ohne Bewegungsmöglichkeit (Konzert, Kirche).
  - Wender-Zeichen: Anstelle von Zappeln und Umherlaufen treten Scharren mit den Füßen, ständige Positionsveränderungen, Gestikulieren, Spielen mit Gegenständen, Nägelkauen.
- **Aufmerksamkeit:** meist führend in der Sympt.: Aufmerksamkeitsspanne/ Konzentration ↓; Schwierigkeiten, Aktivitäten sinnvoll zu organisieren; vermehrt Fehler bei sich wiederholenden Aufgaben, Ablenkbarkeit und Tagträume ↑.
- **Affekt und Impulsivität:** häufig Kernzeichen einer impulsiven/emotional instabilen Persönlichkeit: Probleme in der sozialen Anpassung, Ungeduld, übermäßiger unangepasster Ärger mit der Folge sozialer Ausgrenzung. Ein-

14

gehen unkalkulierbarer Risiken (z. B. Autofahren, Sport); starke Stimmungsschwankungen, wenig Kompensationsmöglichkeiten für Frustrationen, Selbstwert ↓.
- **Komorbide psychische Störungen** häufig:
  - Persönlichkeitsstörungen: antisozialer, emotional instabiler, Borderline- und impulsiver Typ.
  - Affektive Störungen und Angststörungen.
  - Substanzmissbrauch.
  - Zwangsstörungen und Tic-Störungen.

Diagnostik ▶ 14.1.

Besonderheiten im Erwachsenenalter:
- Angaben des Pat. auch im Erwachsenenalter allein nicht ausreichend, immer Fremdanamnese, Einbezug der Schulzeugnisse.
- Zumindest ein Teil der Sympt. muss bereits in der Kindheit bestanden haben.
- Sympt. führt zu einer deutlichen Beeinträchtigung in mehr als einem Lebensbereich (z. B. Arbeit, Partnerschaft, soziale Einbindung).
- Probleme lassen sich durch eine andere psychische Störung nicht besser erklären.
- Einsatz von Fragebogeninstrumenten, z. B. Wenders-Utah Rating Scale (WURS); Connors Adult ADHD; Rating Scales (CAARS); für den deutschsprachigen Raum adaptiert: Rösler M, Retz-Junginger P, Retz W et al. HASE Homburger ADHS-Skalen für Erwachsene. Göttingen: Hogrefe, 2008.
- In unklaren Situationen: neuropsychologische Testuntersuchung empfohlen.
- Erfassung komorbider Störungen (SKID I und II).

Differenzialdiagnosen
- Persönlichkeitsstörungen (Borderline, antisozial).
- Substanzmissbrauch, insb. anhaltender Konsum von Kokain, Amphetaminen, THC.
- Affektive und schizophrene Störungsbilder.
- ZNS-Inf.: Lues, HIV, Neuroborreliose.
- Schädigungen des Gehirns nach SHT, Hypoxie, Anfallsleiden.
- Schilddrüsenüberfunktion.

Therapie
- Einbeziehung des sozialen Umfelds, Information über Störungsbild (Psychoedukation), verhaltenstherap. Behandlung mit Entwicklung von Lösungsstrategien für Überforderungssituationen, sozialpsychiatrische Beratung bzgl. Besserung der Ausbildungs-/beruflichen Situation (ggf. Maßnahmen zur Wiedereingliederung in den Arbeitsmarkt, Berufsfindung etc.).
- **Methylphenidat** (Medikinet adult®): zur medikamentösen Ther. seit 8/2011 zugelassen (gleiche Formulierung wie Medikinet retard), unter gleichen Voraussetzungen wie bei der Behandlung < 18 J.; zusätzlich strukturiertes Interview (z. B. WIR – Wender-Reimherr-Interview; ASRS-V1.1 – Screeningtest mit Selbstbeurteilungsskala für Erw.) einschl. Selbstbeurteilungsskalen vor Behandlungsbeginn verlangt (▶ 14.1). **Cave:** Komorbide Störungen mitbehandeln!
- **Atomoxetin** (Strattera®): für Erw. zugelassen, wenn Behandlung vor dem 18. Lj. begonnen wird (▶ 14.1).

- **Literatur:**
  - Safren SA, Perlman CA, Sprich A et al. Kognitive Verhaltenstherapie der ADHS des Erwachsenenalters. Berlin: Medizinisch Wissenschaftliche Verlagsgesellschaft, 2008.
  - D'Amelio R, Retz W, Philipsen A, Rösler M (Hrsg.). Psychoedukation und Coaching. ADHS im Erwachsenenalter. München: Elsevier, Urban & Fischer, 2009.

Pragmatischer Umgang mit Behandlungswunsch eines Patienten

- Bedingt durch Thematisierung in Presse, TV und Internet zuletzt vermehrt Nachfragen von Pat. bzgl. der Möglichkeit einer ADHS-Behandlung.
- Häufig sind bei den Betroffenen bereits psychische Störungen bekannt, z. B. Borderline-PS oder depressive Sy.
- Anliegen der Pat. in jedem Fall ernst nehmen, jedoch keine probatorische Stimulanzienther. allein aufgrund des Patientenwunsches.
- Sorgfältige Abklärung, wenn immer möglich Objektivierung durch neuropsychologische Untersuchung.
- Behandlungsversuch nach Diagnosesicherung lohnt auch bei komorbid erkrankten Pat. mit Borderline-PS; häufig durchgreifende Besserung von Impulsivität und Anspannung mit Rückgang der selbstschädigenden Handlungen und erheblich besserer Erreichbarkeit in der Psychother.

14

14.3 Störungen des Sozialverhaltens

Hans Willner

Einteilung nach ICD-10

F91.0: Auf den familiären Rahmen beschränkte Störung des Sozialverhaltens.
F91.1: Störung des Sozialverhaltens bei fehlenden sozialen Bindungen.
F91.2: Störung des Sozialverhaltens bei vorhandenen sozialen Bindungen.
F91.3: Störung des Sozialverhaltens mit oppositionellem, aufsässigem Verhalten.
F92.0: Störung des Sozialverhaltens mit depressiver Störung.
F92.8: Sonstige kombinierte Störung des Sozialverhaltens und der Emotionen, z. B. Angst, Furcht, Zwang u. a.

Definition Sich wiederholendes und grundlegendes Verhaltensmuster mit Verletzung der Rechte anderer sowie wesentlicher altersentsprechender sozialer Normen und Regeln. Ungünstiger Einfluss auf den weiteren Entwicklungsverlauf. Beeinträchtigungen in sozialer, schulischer, beruflicher und persönlicher Hinsicht. „Delinquenz" bezeichnet Straftat, ist also mit Begriff „Störung des Sozialverhaltens" nicht gleichzusetzen.

Epidemiologie Überwiegen von Jungen bei im Kindesalter beginnenden Störungen; Anstieg der Anzahl dissozialer Mädchen im Jugendalter; aggressive Verhaltensweisen v. a. bei Jungen, nichtaggressive Dissozialität hingegen bei Mädchen. Oppositionelles Trotzverhalten mit Häufigkeitsgipfel im frühen Jugendalter, körperliche aggressive Verhaltensweisen mit zunehmendem Alter rückläufig. Kerngruppe überwiegend männlicher Jugendlicher mit Anstieg körperlicher Gewaltbereitschaft in der Adoleszenz.

Ätiologie Wahrscheinlich Wechselwirkung von biologischen und psychosozialen Risiken. In Zwillingsstudien für aggressive Verhaltensweisen signifikante genetische Effekte, ebenso für oppositionelles und delinquentes Verhalten, v. a. im Kindes- und Jugendalter. Ungünstige Entwicklungsbedingungen in Familien mit Eltern mit eigener Disposition zu antisozialen Verhaltensweisen. Neg. Reaktionen der Umwelt auf Kinder und Jugendliche mit antisozialen Auffälligkeiten als verstärkender Faktor. Molekulargenetische Hinweise auf Polymorphismen bestimmter serotonerger und dopaminerger Gene.
Ungünstige Persönlichkeitsmerkmale wie Impulskontrollschwierigkeiten, „Novelty Seeking" u. a. als Risikofaktoren.
Psychosoziale Risikofaktoren: u. a. emotionale Distanzierung, psychische Erkr. und Delinquenz der Eltern, wiederholter Wechsel von prim. Bezugspersonen, Misshandlungen in der Familie, soziale Isolierung.

Psychopathologie und Komorbidität Leichte Formen im Zuge der Entwicklung nahezu durchgängig auftretend; erst die kontinuierliche Missachtung von Regeln des Zusammenlebens ergibt eine „Störung des Sozialverhaltens". Unterscheidung zwischen oppositionell aufsässigem Verhalten und dissozialem und/oder aggressivem Verhalten mit teils fließenden Übergängen. Auftreten von offenen und verdeckten Störungen des Sozialverhaltens. Unterscheidung von frühem Auftreten mit Tendenz zur Verschlechterung und Persistenz ins Erwachsenenalter und späten, in der Pubertät manifesten, teils episodenhaften Sozialverhaltensstörungen (häufiger). Am häufigsten hyperkinetische Störungen; depressive Störungen, Angststörungen, Persönlichkeits(entwicklungs)störungen, intellektuelle Beeinträchtigungen, Sprach- und Sprechstörungen, schädlicher Gebrauch und Abhängigkeitssy. von psychotropen Substanzen u. a.

Diagnostik

Diagnosekriterien nach ICD-10
Als Beispiele werden ein extremes Maß an Streiten, Tyrannisieren, Grausamkeit gegenüber anderen Menschen oder Tieren, erhebliche Destruktivität gegen Eigentum, Feuerlegen, Stehlen, häufiges Lügen, Schulschwänzen, Weglaufen von zu Hause, ungewöhnlich häufige oder schwere Wutausbrüche und Ungehorsam aufgeführt; bei erheblicher Ausprägung jedes der Beispiele ausreichend für die Diagn.; mindestens 6 Mon. anhaltendes, wiederholtes, persistierendes Verhaltensmuster gefordert.
Störung des Sozialverhaltens mit oppositionellem, aufsässigem Verhalten (ICD-10 F91.3) als besondere, im Kindesalter definierte Form mit Fehlen schwerer dissozialer oder aggressiver Handlungen bei deutlich aufsässigem, ungehorsamem und trotzigem Verhalten.

- Ausführliche kinder- und jugendpsychiatrische Diagn. unter besonderer Berücksichtigung des psychosozialen Umfelds und anamnestischer Daten:
  - Beachtung der störungsspezif. Entwicklungsgeschichte mit vorangegangenen und aktuellen Belastungen (s. o. Ätiol.).

- Medizinische Vorgeschichte hinsichtlich hirnorganischer Risiken wie z. B. zerebralen Anfallsleiden, Unfällen mit Folgeschäden.
- Aktueller Substanzgebrauch.
- Aktuelle oder zurückliegende Misshandlungs- und Missbrauchserfahrungen.
- Einbindung in dissoziale oder delinquente Peergroups.
- Entsprechende Verhaltensweisen der prim. Bezugspersonen, sozioökonomische Belastungen, Maß der Verfügbarkeit der prim. Bezugspersonen bzw. der Qualität ihres Erziehungs- und Zuwendungsverhaltens.
- Systematische Erfassung von Problemen mittels Standard-Screeningverfahren wie der Child-Behavior Checklist (CBCL), dem Youth-Self Report (YSR) und dem Lehrerfragebogen (TRF), alle nach Achenbach.

- Weitere spezif. Diagn. bei Verdacht auf entsprechende Komorbidität:
  - Laboruntersuchungen wie Drogenscreening im Urin bei V. a. Substanzgebrauch und apparative Diagn. bei V. a. hirnorganische Schädigungen.
  - Testpsychologische Untersuchungen im Hinblick auf intellektuelle Leistungsfähigkeit, Entwicklungsstörungen des Sprechens und der Sprache, motorische Entwicklungsstörungen, schulische Leistungsstörungen.

Therapie (mit EbM-Hinweisen)

- Breites Spektrum, je nach Intensität und Umfang des Störungsbildes, meist als komplexe, mehrdimensionale und multiprofessionelle Intervention. Häufig Zusammenarbeit von Jugendhilfe, Schule und Kinder- und Jugendpsychiatrie und -psychother. erforderlich. Ambulante und stationäre Settings je nach Problemlage. Interventionen in der Familie, beim Kind, beim Jugendlichen und in der Peergroup.
- Im ambulanten Setting Elterntraining (Evidenzgrad I), psychosoziale Interventionen beim Kind bzw. beim Jugendlichen in Verbindung mit verhaltenstherap. Ansätzen einzeln oder in der Gruppe (Evidenzgrad II bzw. V). Gegebenenfalls medikamentöse Ther., v. a. bei Beeinträchtigungen der intellektuellen Leistungsfähigkeit (Risperidon Evidenzgrad II, Stimulanzien und niederpotente Neuroleptika wie Pipamperon, auch bei Impulsivität ohne hyperkinetische Störung Evidenzgrad II, Valproat Evidenzgrad III, Lithium Evidenzgrad IV).
- Teilstationäre und stationäre Behandlung v. a. bei schwerer Komorbidität.
- Jugendhilfemaßnahmen nach § 35a SGB XIII in den meisten Fällen schwerer Sozialverhaltensstörungen nötig, u. a. familienaufsuchende Maßnahmen mit dem Ziel der Verhaltensmodifikation in der Familie, sozialpädagogische Einzelfallhilfe, soziale Gruppenarbeit. Bei schweren psychosozialen Problemverhältnissen teilstationäre oder vollstationäre Jugendhilfemaßnahmen in Verbindung mit spezif. schulischen Settings erforderlich.

Verlauf und Prognose Bei Störungen des Sozialverhaltens mit frühem Beginn erhöhtes Risiko für Persistenz; jedoch kein Determinismus, auch später Beginn kann zu chron. Verlauf führen. Besonders risikobehaftet: Jungen mit stabilen durchgängigen sozialen Verhaltensstörungen, vermehrten kognitiven, sprachlichen und motorischen Defiziten, komorbiden Aufmerksamkeitsstörungen, ausgeprägten aggressiven Verhaltensweisen, vermehrter Impulsivität, neg. elterlicher Erziehungshaltung und Herkunft aus sozial benachteiligten Familienverhältnissen.

14.4 Angststörungen im Kindes- und Jugendalter

Martin Rieger und Hans Willner

Ätiologie

- Ängste: Bestandteile der normalen Entwicklung eines Kindes.
- Angststörungen: wenn Ängste in Intensität und Dauer von der Norm abweichen, der Entwicklungsphase nicht angemessen sind und zu einer Beeinträchtigung der Alltagsfunktionen führen.
- Forschungsergebnisse: multifaktorielle Ätiol. mit genetischer Komponente und in teils größerem Maß Umwelteinflüssen.
- Risikofaktoren:
  - Gehemmtes Verhalten („behavioral inhibition" nach Kagan) in der frühen Kindheit.
  - Geringe Fähigkeit zur Emotionsregulation.
  - Angsterkr. oder depressive Störung eines Elternteils.
  - Auffälligkeiten in der Eltern-Kind-Interaktion: Überprotektion, rigide Erziehungspraktiken, emotionale und psychosoziale Vernachlässigung.
- Neurobiologische Forschung: abweichende Aktivierungsmuster in den Bereichen Amygdala, Striatum und ventraler präfrontaler Kortex.

Epidemiologie

Häufigste psychische Störung des Kindes- und Jugendalters; Prävalenz 5–10 %, Mädchen häufiger betroffen (W : M = 2 : 1). Angststörungen manifestieren sich ca. ab dem 5./6. Lj. In neueren Studien wird früherer Beginn ab dem 3. Lj. diskutiert.

Klinik, Leitsymptome

Einteilung nach ICD-10

F93.0: Emotionale Störung mit Trennungsangst des Kindesalters.
F93.1: Phobische Störung des Kindesalters (F40 Phobische Störung).
F93.2: Störung mit sozialer Ängstlichkeit des Kindesalters (F40.1 Soziale Phobie).
F93.8: Generalisierte Angststörung des Kindesalters.
F40.0: Agoraphobie.
F41.0: Panikstörung.

Beachte: Im Kindesalter finden überwiegend F93-Diagn. Anwendung. Ab dem Jugendalter sind meist die diagnost. Zuschreibungen unter F4 adäquater. Etwa die Hälfte weist kombinierte Angststörungen auf!

Emotionale Störung mit Trennungsangst des Kindesalters

- Ausgeprägte Angst vor Trennung von Bezugspersonen und unbegründete Sorge, dass Bezugsperson oder Kind bei Trennung etwas zustoßen; Beginn vor 6. Lj.
- Weigerung, allein ins Bett zu gehen, altersentsprechend allein zu Hause zu bleiben, in Kindergarten/Schule zu gehen (sog. „Schulphobie").

- Albträume mit Trennungsthemen.
- Somatische und vegetative Sympt., Schreien, Wut, Anklammern, Apathie und Rückzug in Trennungssituationen.

Phobische Störung des Kindesalters
- Übermäßig gesteigerte Furcht vor alterstypisch angstbesetzten Situationen und Objekten, z. B. Geräusche, Dunkelheit, Tiere, Gestalten; bei nicht altersentsprechenden Ängsten phobische Störung (F40).
- Bei Konfrontation: Angst, typische vegetative Sympt., Weinen, Schreien, Anklammern, Apathie.
- Vermeidungsverhalten.

Störung mit sozialer Ängstlichkeit des Kindesalters; soziale Phobie
- Anhaltende Furcht vor Fremden bzw. wenig vertrauten Personen (Erw. oder Gleichaltrige); Beginn vor 6. Lj.)
- Verlegenheit oder übertriebene Sorge, ob eigenes Verhalten gegenüber fremden Personen angemessen ist.
- Im Gegensatz dazu befriedigende Beziehungen zu Familienmitgliedern und vertrauten Gleichaltrigen.
- Ab Jugendalter v. a. Angst, sich in sozialen Situationen zu exponieren. Klassifikation unter soziale Phobie (F40.1). Jungen und Mädchen gleich häufig betroffen.
- Dem **elektiven Mutismus** (F94.0) liegt häufig soziale Ängstlichkeit zugrunde.

Generalisierte Angststörung des Kindesalters
- Intensive anhaltende Ängste und Sorgen, die nicht auf bestimmte Situationen und Objekte fokussiert sind, sondern sich auf eine Vielzahl von alltäglichen Ereignissen erstrecken („flottierende Ängste“).
- Angstthemen: Schule und Schulleistung, Erscheinungsbild, früheres Verhalten, Freundschaften, Familie, ungewohnte/neue Situationen, Zukunft.
- Häufig psychomotorische Anspannung, erhöhte vegetative Erregbarkeit, Vigilanzsteigerung, somatische Beschwerden, Schlafstörungen.
- Im Alltag bei ängstlicher Grundhaltung häufig überangepasst, rigide, z. T. perfektionistisch.
- Mindestdauer 6 Mon. und Beeinträchtigung der Alltagsfunktion; Altersbeginn noch wenig erforscht. Diagn. bei unter 8-Jährigen nicht empfohlen.

Agoraphobie
- Angst, Haus zu verlassen, sich in Menschenmengen/auf Plätze zu begeben oder allein öffentliche Verkehrsmittel zu benutzen (mindestens zwei angstbesetzte Situationen).
- Häufig zusätzliche Panikstörung mit Furcht, zu kollabieren, hilflos zu sein.
- Vermeidungsverhalten, häufig deutlicher sozialer Rückzug.
- In Kindheit eher selten; Beginn ab Jugendalter.

Panikstörung
- Auftreten wiederholter ausgeprägter Angstattacken ohne Bezug auf spezif. Situationen bzw. Objekte mit angstfreien Intervallen. Dauer meist nur wenige Min.
- Deutliches Crescendo vegetativer Sympt. im Angstanfall.

- Psychische Sympt.: Angst zu sterben, Kontrolle zu verlieren, verrückt zu werden; Derealisations- bzw. Depersonalisationsgefühle.
- Im Angstanfall: meist fluchtartiges Verlassen der Situation, hilfesuchendes Verhalten (z. B. Notarztkonsultation).
- Im Intervall: Vermeidungsverhalten (bzgl. Situationen, in denen Attacke auftrat), Erwartungsangst („Angst vor der Angst").
- In Kindheit selten; Beginn ab mittlerem Jugendalter.

Diagnostik

- **Explorationsleitfaden:** Aufgrund von Vermeidungsverhalten wird von den betroffenen Kindern und Jugendlichen u. U. nur wenig über Angstgefühle berichtet. Ebenso ist möglich, dass angstbestimmtes Verhalten von Kindern durch Bezugspersonen in anderer Weise gedeutet wird. Die Exploration sollte sowohl einzeln als auch zusammen mit der Bezugsperson stattfinden.
- **Inhalte der Exploration:** Art der Angstsympt., Frequenz, Dauer, situativer Kontext, zugehörige Gedankeninhalte, körperliche Sympt., freie Intervalle, Vermeidungsverhalten, Auswirkung auf Familie, Reaktionen von Eltern und Umfeld, bisherige Interventionen, psychosoziale Beeinträchtigungen, Leidensdruck.
- **Entwicklungsanamnese:** medizinische Anamnese, psychische Entwicklung, Temperamentsfaktoren, kognitive Entwicklung, Teilleistungsstörungen, psychosoziale Entwicklung (Selbstständigkeit, Kindergarten- und Schulbesuch, Kontaktverhalten, Risikoverhalten), belastende Lebensereignisse (Vernachlässigung, Trennungen, Missbrauch etc.).
- **Familienanamnese:** psychische Belastungen/Erkr. bei Familienmitgliedern, Angstmodelle in Familie, familiäre Interaktion, Erziehungsstil (überprotektiv/restriktiv), soziale Situation.
- **Fremdanamnese:** Fremdanamnese durch außerfamiliäre Personen, z. B. Kindergarten, Lehrkräfte, ggf. Protokoll der Angstsympt. mit Notiz auslösender Situationen.
- **Neuropädiatrische Routinediagnostik:** neuropädiatrischer Status, EEG, Labor einschl. Schilddrüsenwerte.
- **Testpsychologie:** testpsychologische Diagn. bzgl. Intelligenz und Teilleistungsstörungen, insb. bei verbundenen Schulproblemen.
- **Interviews, Ratingskalen und Verhaltensdiagnostik:** Angstsympt. Mithilfe von Interviews, Fragebögen oder einer Verhaltensdiagn. explorieren (▶ Tab. 14.2).

Tab. 14.2 Strukturierte Interview-, Beobachtungsverfahren und Fragebögen

Bezeichnung des Verfahrens	Dauer (Min.)	Psychometrische Eigenschaften des Verfahrens
DISYPS-ANG II (4–18 J.): Diagnosechecklisten nach ICD-10; Fremd-, Selbst- und klin. Beurteilung	ca. 5–10	Zufriedenstellende interne Konsistenz und gute Validität; schnelle Auswertung
KAT II: Kinder-Angst-Test (9–15 J.), Form R (retrospektiv), Form P (prospektiv)	5–15	Befriedigende bis gute Reliabilität, gut anwendbar bei differenzierten Jugendlichen

Tab. 14.2 Strukturierte Interview-, Beobachtungsverfahren und Fragebögen *(Forts.)*		
Bezeichnung des Verfahrens	**Dauer (Min.)**	**Psychometrische Eigenschaften des Verfahrens**
SPAIK: Sozialphobie- und -angstinventar für Kinder (8–16 J.)	20–30	Gute diskriminante Validität
AFS: Angstfragebogen für Schüler (9–17 J.)	10–25	Gut reliabel und valide
PHOKI: Phobiefragebogen für Kinder und Jugendliche (8–18 J.)	15	Befriedigende bis gute interne Konsistenz

- **Verhaltensanalyse:** Zusammenstellung eines individuellen Erklärungsmodells aus den Informationen der situativen und kontextuellen Verhaltensanalyse mit dem Pat., in dem die auslösenden und die aufrechterhaltenden Bedingungen der Angststörung erläutert werden.

Differenzialdiagnosen

- **Depressive Störung:** Angststörungen, v. a. soziale Phobie und generalisierte Angststörung, häufig von Depressivität begleitet; DD: von eigenständiger depressiver Störung ist auszugehen, wenn Diagnosekriterien nach ICD-10 (F31–39) erfüllt.
- **Zwangsstörung:** Zwangsgedanken, -befürchtungen und -handlungen als lästig, peinlich und schambesetzt erlebt und gerne verschwiegen; bei willentlicher Unterdrückung meist heftige Ängste.
- **Schizophrene und schizoaffektive Psychosen:** Angstsympt. im Prodromalstadium und im Rahmen wahnhafter, katatoner und desorganisierter Sympt. (ICD-10 F20–25).
- **Akute Belastungsreaktion, Anpassungsstörung:** Angst im Zusammenhang mit belastendem Ereignis von beträchtlichem Schweregrad (ICD-10 F43).
- **Intox. und Abusus psychotroper Substanzen:** Ängste in Zusammenhang mit abnormem Rausch, Entzugssympt., Flashback-Phänomenen, die durch psychotrope Substanzen induziert wurden.
- **Angstzustände bei körperlichen Grunderkr.:** Hyperthyreose, Hyperparathyreose, Cushing-Sy., vestibuläres Sy., Hypoglykämie, Phäochromozytom, epileptische Anfälle.

Angstmotivierte Aggression
Bei Angst Schutz durch Aggression erreichen wollen; Abgrenzung von dissozialen/oppositionellen Störungen/Verhaltensweisen notwendig.

Therapie

Multimodaler Ansatz

Behandlungskonzepte multimodal angelegt, d. h. aus mehreren Behandlungsinterventionen bestehend (Leitlinien DGKJP/BAG/BKJPP). Für den überwiegenden Teil von Angststörungen ambulante Ther. ausreichend. Teil- oder vollstationäre Behandlung dann in Betracht zu ziehen, wenn trotz ambulanter Behandlung Persistenz der Sympt. und erhebliche Beeinträchtigung der Alltagsfunktionen (sozialer Rückzug, kein Schulbesuch etc.).

Therapieforschung

In Metaanalysen deutliche Effektstärken kognitiv-verhaltenstherap. Interventionen. Kind- und familienzentrierte Behandlung sowie Einzel- und Gruppensetting wirksam.
Bei jüngeren Kindern und Eltern mit Angststörungen sind familienzentrierte Ansätze, bei überprotektiven Eltern kindzentrierte Ther. empfohlen. Wirksamkeitsnachweise auch von psychodynamischen, personzentrierten und systemischen Verfahren.

Therapiebausteine VT

- **Psychoedukation:** Mit dem Pat. ein Erklärungsmodell der Angststörung erarbeiten (auslösende und aufrechterhaltende Bedingungen). Manuale ▶ Tab. 14.3.
- **Kognitive Umstrukturierung:** Änderung der dysfunktionalen Gedanken von Eltern und Kind, z. B. „ich kann mein Kind nicht allein lassen, ich muss es schützen". Überprüfung des Realitätsgehalts, z. B. „das Bewältigen der Angst wird mein Kind stärken und selbstbewusster machen" (Selbstwirksamkeit nach Bandura).
- **Abbau des Vermeidungsverhaltens:** Schrittweise zu „Bewältigungserfolgen" führen und zeigen, dass die Angst in der Situation abnimmt, wenn die Angst ausgehalten wird. Annäherung an die Angstsituation in der Vorstellung einüben und in die Exposition überleiten.

Tab. 14.3 Verhaltenstherapeutische Manuale zur Behandlung von Angststörungen bei Kindern und Jugendlichen

Manuale	Ziele	Kommentar
THAZ Bd. 1 (Suhr-Dachs u. Döpfner 2005)	Bei Leistungsängsten; kind- und elternzentriert	Kognitiv-behaviorales Manual
TAFF (Schneider 2004)	Trennungsangstprogramm für Familien	Sitzungen mit Kind, Eltern und gemeinsam
Freunde (Barrett et al. 2003)	Prävention von Angst und depressiver Verstimmung	Gruppenprogramm aus Australien
Mutig werden mit Til Tiger (Ahrens-Eipper et al. 2010)	Trainingsprogramm für sozial unsichere Kinder (5–10 J.)	Gruppenprogramm
THAZ Bd. 2 (Büch und Döpfner 2012)	Soziale Ängste (8–14 J.)	Für Einzelsetting
Sei kein Frosch (Melfsen und Walitza 2012)	Behandlung sozialer Ängste bei Kindern (8–12 J.)	Für Einzelsetting
Soziale Ängste und Soziale Angststörung (Tuschen-Caffier et al. 2009)	Veränderung dysfunktionaler Kognitionen, Erlernen von Strategien (8–14 J.)	Gruppenprogramm

Neuere Forschungsarbeiten zur **sozialen Ängstlichkeit:**

- Kognitive Strategien verwenden, da meist die soziale Kompetenz vorhanden ist, jedoch aufgrund irrationaler Annahmen nicht angewandt werden kann.
- Ther. ist abhängig vom Ausprägungsgrad der sozialen Phobie:
  - Starke Ausprägung: Schwerpunkt Ressourcenaktivierung.
  - Mittlere Ausprägung: Verhaltensanalyse und Therapiemanuale.

Medikamentöse Therapie

Psychopharmaka bei Angststörungen im Kindes- und Jugendalter

- Keine Zulassung für die Ind. Angststörungen bei Kindern und Jugendlichen!
- Medikamentöse Ther. demzufolge nur bei sehr schweren Störungsbildern (Off-Label-Behandlung) oder in Verbindung mit depressiven Störungen; dann Ind. (▶ 14.5). Grundsätzlich in Komb. mit psychotherap. Maßnahmen.

Antidepressiva

Mittel der **1. Wahl** sind **selektive Serotonin-Wiederaufnahmehemmer** (SSRI; ▶ Tab. 14.4). Placebokontrollierte Studien mit pos. Effektnachweis im Kindesalter liegen vor zu Fluvoxamin und Fluoxetin (kombinierte Angststörungen) sowie Sertralin (generalisierte Angststörung).

Tab. 14.4 Dosierung von SSRI-Präparaten bei Kindern und Jugendlichen

	Dosis (mg/d)	
Medikament	**Kinder**	**Jugendliche**
Fluvoxamin	50–150	100–300
Fluoxetin	5–20	10–40
Sertralin	25–100	50–150

Häufige UAW: Übelkeit, Appetitminderung/-steigerung, Irritation, Aktivierung/Agitation, Benommenheit/Sedierung, Kopfschmerz, Tremor, sexuelle Dysfunktion (Complianceproblem bei Jugendlichen).

! Für das Kindes- und Jugendalter bei SSRI evtl. Auftreten suizidaler Gedanken. Aufklärung von Pat./Bezugsperson und kontinuierliche Exploration mit Dokumentation empfohlen.

Benzodiazepine

Wegen Abhängigkeitspotenzial nur kurzzeitiger Einsatz im Akutfall (z. B. paroxysmale Angst), z. B. Lorazepam (Tavor®).

Prognose

In den meisten Fällen Remission der Angststörung vor Eintritt ins Erwachsenenalter, dennoch zwei- bis vierfach erhöhtes Risiko für persistierende Angst- und depressive Störung.
Relativ stabile Verlaufsmuster für spezif. Phobien und soziale Phobien. Emotionale Störungen mit Trennungsangst mit erhöhtem Risiko für Entwicklung einer Panikstörung verbunden; erhöhtes Risiko bei generalisierten Angststörungen, in andere Angststörungen bzw. Depressionen überzugehen.
Nach Follow-up-Studien bei der Mehrzahl betroffener Kinder nach 3–4 J. nicht mehr die Kriterien der einstigen Angststörung, aber bei ca. einem Drittel eine andere psychische Störung, bei der Hälfte eine andere Angststörung.

14.5 Depressive Störungen im Kindes- und Jugendalter

Hans Willner

In der ICD-10 keine angemessene Klassifikation depressiver Störungen des Kindes- und Jugendalters. Abhängigkeit depressiver kindlicher und jugendlicher Sympt. von Entwicklungs- und Lebensalter. Bei einigen Erscheinungsformen Überschneidungen mit denen bei Erw.

14

Epidemiologie Prävalenz bei Schulkindern 2–3,5 %, bei Jugendlichen 3–9 %, in klin. Inanspruchnahmepopulationen 10–25 %.
Ab der Pubertät Zunahme von depressiven Störungen, dabei kürzere Dauer, jedoch latente Persistenz und hohe Rezidivrate.

Ätiologie Multifaktorielle Genese; genetische, somatische, psychosoziale Faktoren und Persönlichkeitsmerkmale von Bedeutung. Umweltfaktoren je bedeutender, je jünger die Betroffenen. Mangel an Serotonin in verschiedenen Hirnarealen, ebenso an Noradrenalin und eine verminderte Dopamintransmission sowie Störungen der Hypothalamus-Hypophysen-Nebennieren-Achse als neubiologische Ursache nachgewiesen bzw. diskutiert.
Wichtige psychosoziale Belastungsfaktoren: Verlust eines Elternteils, Streitbeziehung oder Trennung und Scheidung der Eltern, alleinerziehende Elternteile, psychische oder somatische Erkr. eines Elternteils, Deprivation, Mangel an zuverlässiger Fürsorge und Bindung in der ersten Lebensphase, niedriger Sozialstatus und Migration. Probleme in sozialen Beziehungen, Mangel an Freundschaften und Zuwendung, Gefühl der Ablehnung, schulische Leistungsprobleme, umschriebene Entwicklungsstörungen, Verlust eines vertrauten Umfelds u. a. depressionsauslösend bzw. -unterhaltend.

Psychopathologie und Komorbidität Depressionszeichen in Abhängigkeit vom Alter:

- **Kleinkindalter:** Desinteresse, Ausdrucksarmut, wenig Freude an Kontakt; beeinträchtigte Spiellust und reduzierte Kreativität und Ausdauer; erhöhte Irritabilität und psychomotorische Unruhe; vermehrtes Schreien, Weinen, Schlafstörungen; Selbststimulation.
- **Vorschulalter:** wenig Freude im Ausdruck, verminderte Mimik und Gestik, Introvertiertheit, leichte Reizbarkeit und Aggressivität, Traurigkeit, vermin-

dertes Interesse und verminderte motorische Aktivität, Aufmerksamkeitssuche, Selbststimulation, Schlafstörung mit Albträumen, Ein- und Durchschlafstörungen, mangelnder Appetit.
- **Schulkindalter:** reduzierter Antrieb, sozialer Rückzug, Konzentrationsprobleme, Leistungsprobleme, Traurigkeit und Weinen, Beschreibung von Gedrücktheit, suizidale Gedanken, Grübeln, Sorgen, Autoaggressionen, oppositionelles Verhalten, Suche nach Aufmerksamkeit, psychosomatische Beschwerden.
- **Jugendalter:** Selbstwertprobleme, Ängste, Leistungsschwierigkeiten, Zukunftsängste, sozialer Rückzug, zunehmende Gedanken von Sinnlosigkeit, suizidale Gedanken, psychosomatische Beschwerden, teilweise Überschneidungen mit den Kriterien für eine Dysthymia oder eine depressive Episode.

Hohe **Komorbidität** mit Angststörungen, Störungen des Sozialverhaltens, Substanzgebrauch, Essstörungen, Zwangsstörungen, Schizophrenie. Auch Infektionserkr. und hirnorganische Erkr. wie z. B. zerebrale Anfallsleiden sind von Bedeutung.

Diagnostik

Diagnosekriterien nach ICD-10
Einordnung in die vorhandenen Klassifikationen häufig nicht treffend möglich, daher näherungsweise vorzunehmen. Wichtigste F-Kategorien:
F31: Bipolare affektive Störung.
F32: Depressive Episode.
F33: Rezidivierende depressive Störung.
F34.0: Zyklothymia.
F34.1: Dysthymia.
F43.2: Anpassungsstörungen mit depressiver Reaktion.
F92.0: Störung des Sozialverhaltens mit depressiver Störung.

Nach Ausschluss bzw. Erwägung möglicher organischer Ursachen eingehende kinder- und jugendpsychiatrische Untersuchung mit Erfassung sämtlicher Achsen des multiaxialen Klassifikationsschemas (MAS). Ausschluss bzw. zusätzliche Diagn. von anderen affektiven Erkr., schizoaffektiven Störungen, emotionalen Störungen des Kindes- und Jugendalters.

Therapie (mit EbM-Hinweisen) Immer multimodale Ther., meistens ambulant, bei schwerer Ausprägung und Komorbidität teilstationäre oder stationäre Ther. Psychotherap., psychosoziale und bei Bedarf medikamentöse Behandlung. Bei leichten Formen v. a. pos. Einflussnahme auf das psychosoziale Umfeld und Selbstwertstärkung unter Beachtung zurückliegender und aktueller Belastungen, z. B. durch Lebensereignisse oder Leistungsanforderungen. Bei schwereren Formen zusätzlich medikamentöse Ther. erwägen, bei schweren depressiven Episoden frühzeitig medikamentöse Ther. Manuale ▶ Tab. 14.5.
Ziele einer **Psychother.** unabhängig von der Methode: Abbau belastender Faktoren, Aufbau eines pos. Selbstbildes, Förderung von Aktivitäten und körperlicher Bewegung, Betonung und Stärkung von Ressourcen, Ausbau sozialer Kompetenzen, Erwerb von Problemlösungsstrategien, Modifikation neg. (Selbst-)Überzeugungen, Strukturierung des Alltags. Nachweis der Wirksamkeit verhaltenstherap. Interventionen, bei Jugendlichen für KVT am höchsten (Evidenzgrad I), klin. Wirksamkeitshinweise für weitere Ther. (tiefenpsychologische, familientherap., personzentrierte und weitere Verfahren).

Tab. 14.5 Verhaltenstherapeutische Manuale zur Behandlung von depressiven Störungen bei Kindern und Jugendlichen

Manuale	Ziele	Kommentar
Kognitive Verhaltenstherapie bei depressiven Kindern und Jugendlichen (Harrington 2001)	Bei leichten bis mittelschweren depressiven Störungen (8–17 J.)	Kognitiv-behaviorales Manual für Einzelsetting
Stimmungsprobleme bewältigen (Ihle und Herrle 2011, 2 Bde.)	Kognitiv-verhaltensthe-rap. Gruppenprogramm (14–18 J.)	Arbeitsbuch für Teilnehmer und Manual für Kursleiter
Wie Kinder lernen, sich wertzuschätzen (Plummer und Müller 2009)	Trainingsprogramm zur Entwicklung eines stärkeren Selbstwertgefühls	Hinweise auf selbstwertstärkende Aktivitäten für Kinder

Medikamentöse Ther. Ist wegen folgender Risiken sorgfältig zu planen und zu überwachen:

- Trizyklische Antidepressiva mit Intoxikationsrisiko bei Überdosierung wegen kardialer Überleitungsstörungen mit möglichen letalen Folgen.
- Bei SSRI Risiko von Suizidgedanken ↑, ebenso Auftreten von verstärktem Antrieb und Aktivierung bei noch nicht ausreichender Stimmungsaufhellung.

Explizite Zulassung von Fluoxetin für mittelschwere und schwere Episoden einer Major Depression, wenn kein Ansprechen auf Psychother. (immer in Verbindung mit gleichzeitiger Psychother.) ab 8 J. Weitere Antidepressiva werden „Off-Label" eingesetzt; aktuell Hinweise für pos. Effekte von Escitalopram, Citalopram und Sertralin. Für Johanniskrautpräparate bisher Evidenzgrad III bzw. V bei leichten bis mittelschweren Depressionen.

Verlauf und Prognose Wie unter Epidemiologie beschrieben, hohes Risiko von Rezidiven und latenter Persistenz, damit häufig längerfristige Behandlung und Betreuung nötig.

14.6 Störungen sozialer Funktionen mit Beginn in der Kindheit und Jugend

Hans Willner

(ICD-10 F94). Entwicklungsbezogene heterogene Gruppe von Störungen; vielfach schwerwiegende Beeinträchtigungen des Milieus oder Deprivationen ätiologisch bedeutsam, keine spezif. Geschlechtsunterschiede.

14.6.1 Elektiver Mutismus

Definition (ICD-10 F94.0). Emotional bedingte Selektivität des Sprechens; Beginn meistens in der frühen Kindheit, häufig Verbindung mit sozialer Ängstlichkeit, Rückzug, Empfindsamkeit und Widerstand.

Epidemiologie Vorliegende Prävalenzdaten uneinheitlich, Stichproben überwiegend nicht repräsentativ; vorübergehende mutistische Phasen in für Kinder neuen Situationen (z. B. Einschulung) sind häufiger, jedoch passager; in klin. Populationen Mädchen etwas häufiger betroffen als Jungen. Sehr selten: totaler Mutismus.

Ätiologie Hinweise auf Bedingungsgefüge aus mehreren Bereichen: Entwicklungsverzögerungen, v. a. in sprachlicher Hinsicht, aber auch bzgl. der Kontrolle der Ausscheidungen; auffällige Temperaments- und Persönlichkeitsmerkmale mit Empfindsamkeit, Ängstlichkeit, Zurückgezogenheit, Scheu, übermäßig starke Bindungen v. a. an die Mutter mit Trennungsängstlichkeit; belastende psychosoziale Umstände in der Familie wie häufige psychische Erkr., Disharmonie, Kommunikationsschwierigkeiten u. a.

Psychopathologie Beginn meist im frühen Kindesalter; bei plötzlichem Auftreten meist Auslösung durch belastende Ereignisse, bei allmählichem Entstehen häufig ängstlich-gehemmte Persönlichkeitsmerkmale und Entwicklungsverzögerungen zu beobachten. Selektivität des Sprechens als Leitsymptom, Konsistenz bzgl. der Situationen, in denen gesprochen bzw. nicht gesprochen wird.

Komorbidität Sympt. anderer sozial-emotionaler Störungen bei den meisten Betroffenen, jedoch nicht für die Diagn. notwendig. Kein durchgängiges Muster komorbider Störungen, meistens (s. o.) soziale Überempfindlichkeit und Ängstlichkeit in Verbindung mit oppositionellem Verhalten.

Diagnostik Diagnosestellung durch Anamnese und Beobachtung des Kindes in verschiedenen sozialen Situationen.

Diagnosekriterien nach ICD-10 (Forschungskriterien)

1. Sprachausdruck und Sprachverständnis in standardisiertem Test innerhalb von zwei Standardabweichungen entsprechend dem Kindesalter.
2. Nachweisbar beständiges Unvermögen, in bestimmten sozialen Situationen zu sprechen, in denen dies erwartet werden kann (z. B. in der Schule), in anderen Situationen Sprechen möglich.
3. Dauer der Sympt. > 4 Wo.
4. Kein Vorliegen einer tief greifenden Entwicklungsstörung.
5. Keine Verursachung der Störung durch fehlende Kenntnisse der gesprochenen Sprache hinsichtlich der betroffenen sozialen Situationen.

Wesentliche Elemente:

- Beginn und mögliche Auslöser der Sympt.; genaues Erfassen der sozialen Situationen, in denen das Kind spricht und in denen es nicht spricht, mit Analyse möglicher aufrechterhaltender Bedingungen (z. B. pos. Verstärkung in Form vermehrter Zuwendung, neg. Verstärkung durch Vermeidung unangenehmer Situationen).
- Neben anamnestischen, insb. auch fremdanamnestischen Angaben (z. B. aus Kindergarten und Schule), eigene differenzierte Beobachtungen, z. B. Videoaufnahmen und deren Analyse.
- Sorgfältige familienanamnestische Exploration und Exploration möglicher außerfamiliärer Auslöser bzw. störungsaufrechterhaltender Bedingungen.
- Kinder- und jugendpsychiatrische Basisdiagn. mit körperlicher Untersuchung, insb. hinsichtlich neurologischer Störungen (v. a. der Sinnesfunktionen und der Motorik), testpsychologische Untersuchungen zur Erfassung der

allg. intellektuellen Leistungsfähigkeit, möglicher Entwicklungsstörungen, z. B. des Sprechens und der Sprache und emotionaler belastender Faktoren.

Differenzialdiagnose Passagerer Mutismus als Teil einer Störung mit Trennungsangst bei jungen Kindern (F93.0), schizophrene Störungen (F20), tief greifende Entwicklungsstörungen (F84), umschriebene Entwicklungsstörungen des Sprechens und der Sprache (F80). Zusätzlich Sympt., die mit Sprachabbau und Sprachverlust in Verbindung stehen (z. B. desintegrative Störung des Kindesalters, Landau-Kleffer-Sy. u. a.), Hörstummheit, Einschränkungen der Hörfähigkeit, depressive Störungen, Angststörungen.

Therapie Möglichst frühzeitige Interventionen. Mehrdimensionale Behandlung unerlässlich. Neben der Behandlung des Kindes Einbeziehung des sozialen Umfelds, insb. der Familie, notwendig.
Wichtige Elemente:

- Aufklärung und Beratung von Kind, Eltern und wesentlichen Bezugspersonen wie Erziehern und Lehrern.
- Aufbau einer vertrauensvollen Beziehung zum Kind und zu den Bezugspersonen.
- Grundsätzlich Ziel des Ausbaus der verbalen Kommunikation auf die bisher vermiedenen Bereiche. Dabei Einbeziehung von prim. Bezugspersonen zum allmählichen Ausbau der Kommunikation sinnvoll.
- Pos. Verstärkung und Verstärkerentzug als verhaltenstherap. Techniken als hilfreich beschrieben. Ergänzung durch KVT zur Bearbeitung angstauslösender Kognitionen.
- Arbeit mit den Bezugspersonen zum Abbau symptomverstärkender Verhaltensweisen sowie eigener sozialer Ängste und zum Aufbau sozialer Kompetenz. Gewinnung der Bezugspersonen zur gemeinsamen Vorgehensweise gegenüber dem Kind.
- Ggf. begleitende Psychopharmakother. bei deutlicher Beteiligung von Angst oder Depressivität bzw. bei ausbleibenden Behandlungserfolgen; Ind. von AD zurzeit bei Kindern nur für depressive, ängstliche und Zwangsstörungen, deswegen oft nur als individueller Heilversuch möglich. Pos. Angaben zum Einsatz von Fluoxetin, für andere Medikamente liegen noch keine ausreichenden Ergebnisse vor.
- Häufig stationäre bzw. teilstationäre Behandlung nötig, um erste symptomreduzierende Fortschritte zu erzielen.

Verlauf und Prognose Nur wenige katamnestische Daten; Hinweise auf Hartnäckigkeit der Störung; langfristige therap. und pädagogische Bemühungen notwendig, dennoch hohe Rate an bleibenden Problemen im Kontakt- und Sozialbereich. Wichtigster Prädiktor für ungünstige Entwicklung: Sprachverweigerung in der eigenen Familie. Ergänzende Jugendhilfemaßnahmen nach § 35a KJHG häufig notwendig.

14.6.2 Bindungsstörungen

In den letzten Jahren Forschung zu Bindung/Bindungsqualitäten im Vordergrund; deshalb zu Bindungsstörungen wenig empirisch gesichertes Wissen. In nosologischer Hinsicht Sonderstellung, da pathogene psychosoziale Umstände zur Diagnosestellung gefordert; einige Klassifikationsalternativen in der Diskussion. Unterscheidung von zwei Subtypen: gehemmte und ungehemmte Form.

Reaktive Bindungsstörung des Kindesalters

Definition (ICD-10 F94.1). Vorkommen bei Kleinkindern und jungen Kindern als anhaltende Auffälligkeiten im Muster der sozialen Beziehungen des Kindes; emotionale Störung mit Furchtsamkeit und Übervorsichtigkeit, v. a. bei Wechsel der Milieuverhältnisse mit Nichtansprechbarkeit auf Zuspruch.

Epidemiologie Keine Ergebnisse zu Inzidenz und Prävalenz vorliegend. Extrapolierte Schätzungen für beide Formen: Prävalenz ca. 1 %.

Ätiologie Schwerwiegende Milieuschäden mit ausgeprägter Vernachlässigung/ Deprivation, Missbrauch oder schwerer Misshandlung wahrscheinlich ursächlich. Deprivationsdauer in direktem Zusammenhang mit der Ausprägung und Fortdauer entsprechender Sympt.

Psychopathologie Stark widersprüchliche, ambivalente soziale Reaktionen mit einer Mischung aus Annäherung, Vermeidung und Widerstand gegen Zuspruch auf Betreuungspersonen; damit verbunden emotionale Störung mit Unglücklichsein, Mangel an emotionaler Ansprechbarkeit, Rückzugsreaktionen, Aggressivität gegen sich selbst oder andere, Apathie. Wesentlich: Beziehungsmuster unabhängig von bestimmten Personen.
Evtl. Auftreten einer Gedeihstörung und einer Wachstumsverzögerung.

Komorbidität Störungen des Sozialverhaltens, altersspezif. emotionale Störungen, Angststörungen, Intelligenzminderungen.

Diagnostik

Diagnosekriterien nach ICD-10 (Forschungskriterien)

1. Beginn vor dem 5. Lj.
2. Deutlich widersprüchliche oder ambivalente soziale Reaktionen in verschiedenen sozialen Situationen.
3. Emotionale Störung mit mangelnder emotionaler Ansprechbarkeit, sozialem Rückzug, aggressiven Reaktionen auf eigenes Unglücklichsein oder das anderer und/oder ängstlicher Überempfindlichkeit.
4. Nachweis, dass soziale Gegenseitigkeit und Ansprechbarkeit möglich.
5. Kriterien für tief greifende Entwicklungsstörung F84 nicht erfüllt.

- Exploration der Bezugspersonen, fremdanamnestische Angaben besonders bedeutsam (Kindergarten, Schule, Jugendamt, Ärzte, Betreuungspersonen wie Erzieher, Ärzte, u. a.).
- Interaktionsbeobachtung des Kindes mit verschiedenen Bezugspersonen hinsichtlich Qualität des Kontaktverhaltens, Reaktion auf Trennung, Reaktion auf neue Bezugspersonen.
- Erhebung der störungsspezif. Entwicklungsgeschichte, störungsrelevanter Rahmenbedingungen wie aktuelle Lebensbedingungen, Intelligenzniveau, evtl. Vorliegen von umschriebenen Entwicklungsstörungen und Komorbiditäten (s. o.).

14

- Entwicklungsneurologische Untersuchung; eingehende Leistungs- und projektive Diagn.; endokrinologische Abklärung bei Wachstumsstörungen.

Differenzialdiagnosen Autistische Störungen (F84), Entwicklungsstörungen des Sprechens und der Sprache (F80), akute Belastungsreaktionen, posttraumatische Belastungsstörung und Anpassungsstörungen (F43), Störungen mit sozialer Ängstlichkeit (F93).

Therapie Ausmaß des Schweregrads der Störung wesentlich für die Wahl des Interventionssettings; wenn Funktionsfähigkeit mehrerer Lebensbereiche betroffen: teilstationäre oder stationäre Behandlung indiziert, Letztere v. a., wenn Eingliederung in bindungsstabiles Milieu nicht unmittelbar möglich. Herstellung dieses bindungsstabilen Milieus als wichtigste Intervention (Familie, Pflegefamilie, stationäre Jugendhilfe). Evtl. Herausnahme aus symptomauslösendem bisherigem Milieu notwendig.
Wenn Veränderungen im Herkunftsgefüge möglich, dann gezielte und kontinuierliche therap. Arbeit, z. B. an der Veränderung von Wahrnehmungen und Einstellungen der prim. Bezugspersonen. Dazu Sicherstellung der Beendigung der symptomauslösenden Umstände absolut nötig; bei Missbrauch und Misshandlung häufig jedoch nicht möglich. Deshalb unter Federführung der Jugendhilfe Platzierung in geeigneten Pflegefamilien oder -einrichtungen mit intensiver pädagogischer sowie kinder- und jugendpsychiatrischer/-psychotherap. Begleitung. Evtl. Neuregelung der elterlichen Sorge durch Familiengericht nötig.
Manchmal Unterbindung des Umgangs mit den vormals misshandelnden und missbrauchenden Bezugspersonen im Sinne des Kindeswohls zumindest befristet nötig. Bei Vorliegen von Entwicklungsrückständen spezif. Therap. Maßnahmen erforderlich. Bei Gedeihstörungen ernährungsmedizinische Ther., ebenso bei psychosozialem Kleinwuchs.

Verlauf und Prognose Große Variabilität des Verlaufs in Abhängigkeit von der Vorschädigung sowie der Qualität und Wirksamkeit der Interventionen. Möglichst frühe Beendigung des schädigenden Kontextes günstig für die Progn. Risiko für spätere psychische, insb. internalisierende Auffälligkeiten erhöht.

Bindungsstörung des Kindesalters mit Enthemmung

Definition (ICD-10 F94.2). Besonderes Muster abnormer sozialer Funktionen (s. u.) in den ersten Lj. mit Tendenz zu persistieren, auch bei deutlichen Änderungen in den Milieubedingungen, im Gegensatz zur reaktiven Bindungsstörung des Kindesalters.

Epidemiologie Wie bei der reaktiven Bindungsstörung keine epidemiologischen Forschungsergebnisse vorliegend.

Ätiologie Bisher Identifizierung des Symptomenkomplexes v. a. bei in Institutionen aufgewachsenen kleinen Kindern; daher Annahme einer wesentlichen Mitbedingung durch Mangel an Gelegenheit zu persönlichen Bindungen an bestimmte Bezugspersonen.

Psychopathologie Im frühen Kleinkindalter anklammerndes, diffuses, nichtselektives Bindungsverhalten, im Vorschulalter aufmerksamkeitssuchendes, distanzloses, wahllos-freundliches Kontaktverhalten, ohne Situationsspezifität. In der mittleren und späteren Kindheit gelegentlich Entwicklung selektiver Bindungen bei Weiterbestehen besonders aufmerksamkeitssuchenden Verhaltens. Besondere Problematik in der Beziehung zu Gleichaltrigen; nur wenig altersentsprechende Interaktionen zu beobachten. Häufig selbst- und fremdaggressive Verhaltensweisen.

Komorbidität Hier stehen allg. und umschriebene Entwicklungsrückstände im Vordergrund; des Weiteren kommen wie bei der reaktiven Bindungsstörung depressive und Angststörungen, hyperkinetische Störungen und Störungen des Sozialverhaltens vor, meist als komplexes Störungsbild.

Diagnostik Diagnost. Maßnahmen vgl. reaktive Bindungsstörung (s. o.).

Diagnosekriterien nach ICD-10 (Forschungskriterien)

1. Diffuse, nichtselektive soziale Bindungen als anhaltendes Merkmal in den ersten 5 Lj. mit normaler Tendenz, bei Unglücklichsein Trost bei anderen zu suchen, dabei abnorme, relative Wahllosigkeit in der Auswahl der trostspendenden Personen.
2. Wenig modulierte soziale Interaktionen mit unvertrauten Personen.
3. Mindestens eines der folgenden Merkmale:
   a. Allg. Anklammerungsverhalten.
   b. Aufmerksamkeitssuchendes und unterschiedslos freundliches Verhalten im frühen oder mittleren Kindesalter.
4. Eindeutig keine Situationsspezifität der genannten Merkmale; die Merkmale 1 und 2 manifestieren sich in einem großen Bereich des sozialen Umfelds des Kindes.

14

Differenzialdiagnose Anpassungsstörungen (F43.2), hyperkinetische Störungen mit Störung des Sozialverhaltens (F90.1), Störungen des Sozialverhaltens ohne (F91) und mit emotionalen Störungen (F92), leichte Intelligenzminderung mit Verhaltensstörungen (F70.1).

Therapie Vgl. reaktive Bindungsstörung; Herstellung eines bindungsstabilen Umfelds steht an oberster Stelle. Im Vergleich zur reaktiven Bindungsstörung können hinsichtlich der Aggressivität psychopharmakologische Interventionen, z. B. mit niederpotenten Neuroleptika, erforderlich sein.

Verlauf und Prognose Vgl. reaktive Bindungsstörung; besondere Schwierigkeiten bereitet die Tendenz zum Persistieren trotz Änderungen in den Milieubedingungen. Prädisposition für externalisierende Störungen im weiteren Lebensverlauf.

14.7 Ticstörungen

Hans Willner

Definition (ICD-10-F95). Tics sind nichtrhythmische, weitgehend unwillkürliche Bewegungen (meist in funktionell umschriebenen Muskelgruppen) oder Lautäußerungen ohne offensichtlichen Zweck. Sie treten plötzlich und rasch ablaufend auf, wiederholen sich einzeln oder in Serien. Unterdrückung für unterschiedliche Zeiträume möglich; Initiierung manchmal aus innerem sensomotorischem Drang. Auftreten in einfacher oder komplexer Form, Verstärkung unter emotionaler Erregung (Freude oder Ärger). Tics in abgeschwächter Form in allen Schlafstadien beobachtbar. Variabilität im Zeitverlauf hinsichtlich Art, Intensität, Häufigkeit und Lokalisation. Klassifikation s. Diagnosekriterien.

Epidemiologie Prävalenzschätzungen: Bei 4–12 % der Kinder im Grundschulalter vorübergehende, bei 3–4 % chronische Ticstörungen; Prävalenz für das Tourette-Sy. geschätzt 0,5–3 %, durchschnittlich etwa 1 %.
Kinder und Jugendliche zehnmal häufiger betroffen als Erw., damit Hinweis auf Tendenz zur Spontanremission im Entwicklungsverlauf. Remissionsraten beim Tourette-Sy. deutlich niedriger als bei anderen Ticstörungen. Insgesamt deutliche Reduktion der globalen bzw. spezif. Beeinträchtigung im Entwicklungsverlauf. Familiäre Häufung, ebenso Häufung beim männlichen Geschlecht (M : F = 3–4,5 : 1).

Ätiologie Wechselwirkungen von genetischen, biologischen, psychologischen und Umwelteinflüssen im Entwicklungsverlauf. Genetische Faktoren durch Zwillings- und Familienuntersuchungen nachgewiesen. Konkordanzrate bei eineiigen Zwillingen ca. 90 %, bei zweieiigen Zwillingen 20 % für das Tourette-Sy. oder chronische Ticstörungen. Eventuell gemeinsame genetische Merkmale mit Zwangsstörungen. Wegen der großen Bandbreite der Penetranz und uneinheitlicher Studienergebnisse Annahme, dass auch biologische, nichtgenetische Faktoren mit maßgeblich für Art und Schwere der Klinik sind. Pathogenetisch wird ein inhibitorisches Funktionsdefizit in einem komplexen kortiko-subkortikalen Regulationssystem unter erhöhter dopaminerger Aktivität postuliert. Subkortikale Spontanentladungen können durch kortikale Kontrollinstanzen gegenreguliert werden, Tics können für unterschiedliche Zeiträume unterdrückt werden. Verminderte Schlafqualität kann zu Stressempfindlichkeit im Wachzustand mit Vermehrung und Intensivierung von Tics führen. Auch Angst, emotionale und soziale Belastungen können Tics verstärken.

Psychopathologie und Komorbidität

- Leitsymptome der **motorischen Tics**: Muskelzuckungen in Form von z. B. Blinzeln, Kopfrucken, Schulterrucken.
- Leitsymptome der **vokalen Tics**: Lautäußerungen in Form von z. B. Räuspern, Bellen, Quieken, Ausstoßen von Wörtern bis zu Koprolalie.
- **Beginn** i. d. R. im Alter von 2–15 J., im Mittel im Alter von 6–7 J. Leichte Tics werden v. a. von Bezugspersonen bemerkt; sowohl motorische als auch vokale Tics können als einfach oder komplex klassifiziert werden mit schlecht definierten Abgrenzungen. Anfangs häufig einfache motorische Tics im Gesichtsbereich, oft Ausbreitung zu Stamm und Extremitäten. Vokale Tics meist etwas später beginnend, als qualitativer Sprung. Zunehmende Selbstwahrnehmung der Störungen, auch zunehmend sensomotorische Vorgefühle, vorübergehende Erleichterung von innerer Unruhe und Anspannung durch Ausführung der Tics. Zunehmend bessere bewusste Verzögerung oder Unterdrückung der Tics für gewisse Zeiträume möglich. Erhöhtes Schamgefühl!
- Häufig **Komorbidität** mit vielfältigen sensomotorischen, kognitiven, emotionalen und/oder sozialen Auffälligkeiten, besonders bei familiärer Belastung mit Ticstörungen, bei früher und schwerer Ausprägung. Hyperkinetisches Sy. bei etwa der Hälfte der Kinder mit chron. Ticstörung oder Tourette-Sy., umgekehrt bei 20 % der Kinder mit hyperkinetischem Sy. auch Ticstörung. Enger Zusammenhang zwischen Tic- und Zwangsstörungen (s. Ätiol.), beim Tourette-Sy. 30–60 % Zwangsgedanken und -handlungen, etwa 30 % Erfüllung

der Kriterien einer Zwangsstörung. Differenzierung zwischen Zwangshandlungen und komplexen Tics oft schwierig. Häufige emotionale Störungen, v. a. depressive Störungen, Ängstlichkeit, Panikattacken, Phobien, selbst- und fremdaggressives Verhalten. Insgesamt Schwierigkeiten, Affekte zu regulieren. Häufig Schlafstörungen mit Ein- und Durchschlafproblemen, nächtlicher Trennungsangst, Parasomnien wie Schlafwandeln und Pavor nocturnus. Allg. und umschriebene Entwicklungsstörungen ebenfalls vermehrt auftretend.

Diagnostik

Diagnosekriterien nach ICD-10 (Forschungskriterien)
Gemeinsames diagnost. Kriterium: Ein Tic ist eine unwillkürliche, plötzliche, schnelle, wiederholte, nichtrhythmische stereotype Bewegung oder Vokalisation.

F95.0 Vorübergehende Ticstörung:
- Einzelne oder multiple motorische oder sprachliche Tics, die meiste Zeit des Tages auftretend, an den meisten Tagen in einem Zeitraum von mindestens 4 Wo.
- Dauer: 12 Mon. oder weniger.
- In der Anamnese kein Tourette-Sy., kein Hinweis auf organische Verursachung oder Medikamentenwirkung.
- Beginn vor dem 18. Lj.

F95.1 Chronische, motorische oder vokale Ticstörung:
- Motorische oder vokale Tics, die meiste Zeit des Tages auftretend, an den meisten Tagen in einem Zeitraum von mindestens 12 Mon.
- In diesem Zeitraum keine Remission, die länger als 2 Mon. andauert.
- In der Anamnese kein Tourette-Sy., kein Hinweis auf organische Verursachung oder Medikamentenwirkung.
- Beginn vor dem 18. Lj.

F95.2 Kombinierte vokale und multiple motorische Tics (Tourette-Sy.):
- Multiple motorische Tics und ein oder mehrere vokale Tics, nicht notwendigerweise unterbrochen.
- Auftreten der Tics viele Male am Tag, nahezu jeden Tag, für längere Zeit als 1 J., ohne Remission, die länger als 2 Mon. dauert.
- Beginn vor dem 18. Lj.

- Anamnese, klin. Beobachtung und neurologische Untersuchung; fremdanamnestische Angaben wichtig! Screeningverfahren wie Yale-Tourette-Sy.-Symptomliste oder Tourette-Sy.-Schweregradskala.

Unterdrückung der Tics während der Verhaltensbeobachtung evtl. möglich! Deshalb strukturierte Beobachtung, z. B. Videoaufnahmen durch Bezugspersonen.

- Testpsychologische Diagn. v. a. im Hinblick auf Entwicklungsrückstände, EEG bei Verdacht auf Epilepsie oder Herdbefunde, nur dann auch Bildgebung.

Differenzialdiagnosen Unter anderem Zwangsstörungen, hyperkinetische Störungen, Epilepsien, Konversionsstörungen, andere Bewegungsstörungen (Tortikollis, Chorea, Dystonien u. a. in Zusammenhang mit anderen Erkr. wie Chorea minor, Enzephalitiden u. a.), Stottern, emotionale Störungen u. a.

Therapie (mit EbM-Hinweisen) Meist ambulant möglich; bei besonders schwerer Ausprägung und schwerer komorbider Problematik, nicht erfolgreicher ambulanter Ther. oder schwieriger medikamentöser Einstellung teilstationäre oder stationäre Ther. indiziert.

- Aufklärung und Beratung der Bezugspersonen.
- Vermittlung von Bewältigungsstrategien mit Entspannungsverfahren.
- VT im Sinne eines Selbstmanagements zur Kontrolle der Häufigkeit und Intensität der Tics (Evidenzgrad IV). Reaktionsumkehr (motorische Gegenreaktion) als Training bei ausgeprägten Störungen zu empfehlen (Wahrnehmungstraining, Entspannungsverfahren, Training inkompatibler Reaktionen, Kontingenzmanagement und Generalisierungstraining, Evidenzgrad IV).
- Medikamentöse Ther.: Einzig offiziell zugelassenes Medikament ist Haloperidol. Wegen unerwünschter Arzneimittelwirkungen Mittel der 3. Wahl. Deshalb „Off-Label-Behandlung" notwendig mit strenger Indikationsstellung als individuellem Heilversuch. Deutliche Minderung der Ticsympt. möglich.
  - 1. Wahl: Tiaprid (Evidenzgrad II), in einschleichender Dosierung wochenweise Steigerung (2–5–10 mg/kg KG).
  - 2. Wahl: Risperidon (0,5–4 mg/d).
  - 3. Wahl: Haloperidol und Pimozid (Evidenzgrad II).
  - Komb. mit MPH (**cave:** kann Ticsympt. verstärken) oder Atomoxetin bei Komorbidität mit hyperkinetischen Störungen (Evidenzgrad III).
  - Bei Zwangssympt. Komb. mit SSRI, Sulpirid oder Clomipramin (Evidenzgrad IV).
- Medikamentöse Behandlung mindestens über 12 Mon., Überprüfung des Verlaufs und der Medikamentenverträglichkeit in regelmäßigen Abständen.
- Maßnahmen der Jugendhilfe nach § 35a KJHG manchmal ergänzend nötig, Leistungen des Versorgungsamts durch Feststellung des Grades der Behinderung.

Verlauf und Prognose Fluktuierende Sympt.! Bei etwa ⅔ der Kinder Tics im Erwachsenenalter deutlich gebessert oder fast völlig verschwunden; bei etwa 10–30 % der Tourette-Betroffenen auch im Erwachsenenalter chron. Beeinträchtigung.

Prognostisch günstig sind u. a. soziale Eingebundenheit mit Gleichaltrigen, gute kognitive Fähigkeiten, familiäre und schulische Unterstützung. Risikofaktoren sind u. a. genetische Belastungen, komorbide psychiatrische Erkr., emotionale Beeinträchtigungen.

14.8 Enuresis

Hans Willner

Definition (ICD-10 F98.0). Typische funktionelle Reifungs- und Entwicklungsstörung mit hoher spontaner Remissionsrate im Verlauf des Kindes- und Jugendalters. Differenzierte Betrachtung verschiedener Subformen nötig. Klassifikation nach ICD-10 mit wenig sinnvollen Einordnungen nach aktuellem Forschungsstand, z. B. keine Einteilung in prim. und sek. Formen sowie noch keine Differenzierung zwischen Enuresis und Harninkontinenz. Nach ICD-10 Diagnostizierbarkeit einer Enuresis bei Vorliegen anderer psychiatrischer Störungen und/oder Enkopresis noch nicht empfohlen.

Epidemiologie Enuresis nocturna zwei- bis dreimal häufiger als Enuresis diurna; Verhältnis J : M = 1,5–2 : 1. Spontane Remissionsrate ca. 15 %/J. Prävalenz im Kindes- und Jugendalter fallend, von ca. 20 % der 4-Jährigen bis zu 0,5–2 % der Jugendlichen und Erw. Bei Enuresis diurna Mädchen etwas häufiger betroffen als Jungen, idiopathische Dranginkontinenz häufigste Form des Einnässens tagsüber.

Ätiologie Heterogene Störungsgruppe, genetische und Umweltfaktoren unterschiedlich bedeutsam bei den verschiedenen Subformen. Genetische Belastung v. a. bei allen Formen der Enuresis nocturna, bei Drang- und Lachinkontinenz. Umweltfaktoren v. a. bedeutsam bei sek. Enuresis nocturna, Harninkontinenz mit Miktionsaufschub, aber auch Dranginkontinenz und Detrusor-Sphinkter-Dyskoordination, also den meisten Formen der Enuresis diurna.

Psychopathologie
- **Enuresis nocturna**
  - **Monosymptomatisch:** tiefer Schlaf, schwere Erweckbarkeit bei normaler Schlafarchitektur, hohe Einnässfrequenz, unauffällige Urodynamik ohne Miktionsauffälligkeiten tagsüber, geringe psychiatrische Komorbidität.
  - **Nichtmonosymptomatisch:** Miktionsauffälligkeiten mit Drangsympt., Aufschub oder Dyskoordination tagsüber.
- **Enuresis diurna bzw. Mischform aus täglichem und nächtlichem Einnässen**
  - **Idiopathische Dranginkontinenz:** ungewollter Harnabgang mit überstarkem Harndrang, Pollakisurie, verminderte Blasenkapazität, „Haltemanöver", urodynamisch Detrusorinstabilität mit nicht unterdrückbaren Detrusorkontraktionen während der Füllungsphase.
  - **Harninkontinenz bei Miktionsaufschub:** psychogenes Verweigern, Zurückhalten des Harns mit Einsatz von Haltemanövern.
  - **Detrusor-Sphinkter-Dyskoordination:** fehlende Relaxation und unkoordinierte Kontraktion des externen Sphinkters während der Miktion mit Verlängerung der Miktionszeit, Verminderung der max. Harnflussrate und ausgeprägten Kontraktionen des Beckenbodens; inkomplette Blasenleerung mit Pressen zu Beginn der Miktion und fraktionierten Miktionen.
  - **Seltene Formen:** Stressinkontinenz, z. B. bei Husten oder Niesen; Lachinkontinenz mit kompletter Blasenentleerung beim Lachen; Lazy-Bladder-Sy. mit seltenen Miktionen und großen Restharnmengen.

Komorbidität psychischer Störungen Bei Enuresis diurna höher als bei Enuresis nocturna, insb. bei der Harninkontinenz mit Miktionsaufschub und der Detrusor-Sphinkter-Dyskoordination.
- Bei der sek. Enuresis nocturna v. a. emotionale, introversive Störungen.
- Bei der Harninkontinenz bei Miktionsaufschub häufig oppositionelle Störungen des Sozialverhaltens.
- Bei prim. Enuresis nocturna häufig hyperkinetisches Sy. mit oder ohne Störung des Sozialverhaltens.

Insgesamt expansive Störungen häufiger als introversive.

Diagnostik

Diagnosekriterien nach ICD-10 (Forschungskriterien)
1. Lebensalter und geistiges Alter mindestens 5 J.
2. Unwillkürliche oder beabsichtigte Harnentleerung ins Bett oder in die Kleidung, mindestens 2×/Mon., mindestens 1×/Mon. bei 7-jährigen oder älteren Kindern.
3. Die Enuresis ist nicht Folge epileptischer Anfälle, einer neurologisch bedingten Inkontinenz, einer anatomischen Abweichung des Urogenitaltrakts oder Folge anderer nichtpsychiatrischer Erkr.
4. Keine psychiatrischen Störungen nach ICD-10 (s. Anmerkung in Definition).
5. Dauer mindestens 3 Mon.

- Störungsspezif. Exploration hinsichtlich der verschiedenen Untergruppen der Enuresis: Anamnese im Hinblick auf Enuresis und evtl. Begleitstörungen.
- Körperliche Untersuchung.
- Verhaltensbeobachtung.
- Urinstatus (bei V. a. HWI auch Urinbakteriologie).
- Sonografie von Nieren, ableitenden Harnwegen und Blase zum Ausschluss von strukturellen Fehlbildungen; Bestimmung von Blasenwanddicke und Resturin.
- 24-h-Miktionsprotokoll.
- Bei V. a. Detrusor-Sphinkter-Dyskoordination Uroflow mit Beckenboden-EMG.
- Bei V. a. strukturelle Veränderungen weitergehende Untersuchungen, z. B. Miktionszysturethrografie (MZU).
- Invasive Diagn. nur nach Ausschöpfung aller anderen Möglichkeiten.

14

Therapie (mit EbM-Hinweisen) Interventionssetting: meist ambulante Behandlung; teilstationäre oder stationäre Ther. bei bisheriger Therapieresistenz und wesentlicher psychiatrischer Begleitsympt.
- **Enuresis nocturna**
  - Bei Komorbidität mit Enkopresis zuerst diese behandeln, danach häufig Reduktion des Einnässens.
  - Bei Miktionsauffälligkeiten wie z. B. Drangsympt. zunächst diese behandeln.
  - Vor Beginn spezif. Ther. Baseline mit Beratung, pos. Verstärkung, Entlastung, Motivationsaufbau und Kalenderführung (Evidenzgrad III).
  - Mittel der 1. Wahl (Evidenzgrad I): Apparative Verhaltenstherapie (AVT) in Form von „Klingelhose“ oder „Klingelmatte“. Ziel ist komplette Trockenheit. Wichtig ist kindgerechte Instruktion, ggf. mit zusätzlicher pos. Verstärkung (Evidenzgrad II).
  - Bei hoher Einnässfrequenz und psychiatrischer Komorbidität evtl. Komb. mit medikamentöser Ther.: Desmopressin für einige Wo. (Evidenzgrad II), nach neueren Studien eher Oxybutynin oder anderes Anticholinergikum bei Hinweisen auf Detrusorinstabilität. Ind. zu pharmakologischer Langzeitther. bei therapieresistenten Jugendlichen. Aufgrund kardialer NW Ind. für das antidiuretisch wirkende Imipramin und andere Trizyklika zunehmend zurückhaltender stellen. Kardiale Risiken und Kontrolluntersuchungen unbedingt beachten!

- **Enuresis diurna**
  - **Idiopathische Dranginkontinenz:** symptomorientierte KVT (Evidenzgrad III) mit Motivationsaufbau, Wahrnehmungstraining, Verzicht auf Haltemanöver. Komb. mit Verstärkerplänen und evtl. medikamentöser Ther. mit Oxybutynin (Evidenzgrad II) über 3–6 Mon. oder Propiverin (Evidenzgrad III).
  - **Harninkontinenz bei Miktionsaufschub:** Beratung und Aufklärung von Kind und Eltern, Verstärkerpläne, Beachtung der Komorbidität.
  - **Detrusor-Sphinkter-Dyskoordination:** neben den beschriebenen Maßnahmen spezif. Biofeedback-Training (Evidenzgrad III) mittels Beckenboden-EMG.

Verlauf und Prognose Neben hoher Spontanremissionsrate günstige Progn. der Enuresis nocturna unter beschriebener spezif. Ther., am besten bei monosymptomatischer Enuresis nocturna. Daten zu den übrigen Formen der Enuresis teils unzureichend; günstige Progn. bei idiopathischer Dranginkontinenz unter der beschriebenen Ther. sowie bei der Detrusor-Sphinkter-Dyskoordination. Insgesamt kindliche Enuresis als Risikofaktor für Harninkontinenz und allg. Verhaltensauffälligkeiten im Erwachsenenalter.

14.9 Enkopresis

Hans Willner

Definition (ICD-10 F98.1). Diagnost. Einschränkungen der ICD-10 nach aktuellem Forschungsstand und klin. Erfahrung wenig sinnvoll. Enkopresis bei Vorhandensein anderer psychischer Störungen nur dann diagnostizieren, wenn Enkopresis dominierendes Phänomen. Bei Komorbidität von Enkopresis und Enuresis Kodierung der Enkopresis vorrangig. Wenn sowohl Enkopresis als auch Obstipation bestehen, ist nur die Enkopresis zu kodieren. Im Gegensatz zu diesen Einschränkungen: gleichzeitiges Auftreten mehrerer Störungen typisch für die Enkopresis, wobei häufig keine kausale Verknüpfung. Deshalb Aufführung jeder komorbiden Störung, somatisch oder psychisch bedingt, sinnvoll. Weiter keine Unterscheidung in der ICD-10 zwischen prim. und sek. Formen sowie zwischen Enkopresis mit und ohne Obstipation (im Gegensatz zum DSM-IV).

Epidemiologie Allmähliche Abnahme von ca. 3 % bei den 4-Jährigen bis ca. 1 % bei den 13-Jährigen, bei über 14-Jährigen kaum noch Auftreten einer Enkopresis. Jungen drei- bis viermal häufiger als Mädchen betroffen. Einkoten tagsüber häufiger als nachts, etwa 50 % als sek. Enkopresis.

Ätiologie Genetische Komponente zumindest bei der Enkopresis mit Obstipation. Wichtiger jedoch exogene somatische Auslöser wie schmerzhafte Defäkation oder/und psychische Faktoren wie z. B. belastende Lebensereignisse. Bei Enkopresis ohne Obstipation Ätiol. ungeklärt, wahrscheinlich Überwiegen unspezif. psychogener Faktoren. Hohe Komorbidität von Enkopresis und Enuresis.

Psychopathologie und Komorbidität Wichtigste Unterscheidung: Enkopresis mit oder ohne Obstipation und Stuhlretention/Überlaufenkopresis.

- **Enkopresis mit Obstipation:** seltener Stuhlgang, große Stuhlmengen mit unnormaler Stuhlkonsistenz, tastbare Kotballen, Schmerzen bei der Defäkation, hohe psychische Komorbidität u. a.

14

- **Enkopresis ohne Obstipation:** täglicher Stuhlgang, kleine Stuhlmengen mit normaler Stuhlkonsistenz, selteneres Einkoten, keine Kotballen und Schmerzen, Verschlechterung durch Laxanzien im Gegensatz zum Typ mit Obstipation, ebenfalls hohe psychische Komorbidität.
- Im Kleinkindalter **Toilettenverweigerungssy.** mit Verlangen nach der Windel für die Defäkation und Weigerung, auf der Toilette Stuhl abzusetzen, oft mit Störung des Sozialverhaltens und oppositionellem Verhalten assoziiert.
- **Toilettenphobie:** Vermeidung von Toilette für Miktion und Defäkation mit phobischen Sympt.

Die häufigsten Komorbiditäten sind begleitende unspezif. psychische Störungen sowie assoziiertes Einnässen.

Diagnostik

Diagnosekriterien nach ICD-10 (Forschungskriterien)

1. Wiederholtes willkürliches oder unwillkürliches Absetzen von Fäzes an dafür nicht vorgesehenen Stellen.
2. Chronologisches und geistiges Alter von mindestens 4 J.
3. Einkoten mindestens 1×/Mon.
4. Dauer von mindestens 6 Mon.
5. Fehlen organischer Ursachen [z. B. Megacolon congenitum (Q43.1), Spina bifida (Q05), weitere anatomische Besonderheiten, metabolische Erkr., endokrinologische Störungen, neurogene Erkr., Inf. sowie medikamentöse Nebenwirkungen].

- Ausschluss organisch bedingter Formen der Stuhlinkontinenz; wichtigste DD: Hirschsprung-Krankheit (kongenitale parasympathische Aganglionose des Dickdarms).
- Anamnese mit spezif. Fragebögen zur Erfassung der Sympt., allg. Fragebögen zu psychischen Problemen, wegen der hohen Komorbidität in Verbindung mit eingehender kinderpsychiatrischer Diagn.
- Pädiatrische Untersuchung.
- Exploration und Anamnese mit Fragen nach Einkothäufigkeit und Sympt., Rückfällen, Stuhlverhalten, Wahrnehmung und Reaktion auf das Einkoten, Verhalten von Eltern und Umwelt, Trink- und Essverhalten, bisherigen Therapieversuchen.
- Apparativ Sonografie von Niere und ableitenden Harnwegen sowie retrovesikalem Raum unabdingbar, weitere Diagn. fakultativ.

Therapie (mit EbM-Hinweisen) Im Vordergrund symptomatische Behandlung des Leitsympt. sowie separate Behandlung weiterer evtl. komorbider Störungen. Meist ambulant möglich, bei Therapieresistenz bzw. schwerer psychischer Begleitsympt. evtl. stationäre oder teilstationäre Aufnahme.

- **Enkopresis mit Obstipation:**
  - Psychoedukation (Evidenzgrad III), ggf. Diätänderungen (Evidenzgrad IV), mit genügend Flüssigkeitsaufnahme (Evidenzgrad V).
  - Initial Entleerung der intraabdominellen Stuhlmassen (Desimpaktion), in leichteren Fällen p. o. (Mittel der Wahl Polyethylenglykol, Evidenz-

grad V), in schwereren Fällen rektal (phosphathaltige Klistiere, Evidenzgrad III).
  - Erhaltungsther.:
    - Basisther. mit Stuhltraining (Evidenzgrad III), dabei Verlaufsprotokoll.
    - Pos. Verstärkerprogramme mit Tokensystemen (Evidenzgrad II).
    - Evtl. Gabe oraler Laxanzien (Evidenzgrad II–III).
- **Enkopresis ohne Obstipation:** bis auf die KI von Laxanzien wie bei Enkopresis mit Obstipation.
- **Toilettenverweigerungssyndrom:** Psychoedukation mit Entlastung und Motivationssteigerung der Eltern; bei leichten Formen Verzicht auf alle aktiven Aspekte eines Sauberkeitstrainings, bei schwereren Formen mit Stuhlretention nach dem Kleinkindalter, wie bei der Enkopresis mit Obstipation. Häufig Mitbehandlung der komorbiden Störung des Sozialverhaltens nötig.
- **Toilettenphobie:** VT mit systematischer Desensibilisierung (Evidenzgrad V).

Verlauf und Prognose Bei Kindern mit prim. Enkopresis und anamnestisch problematischer Sauberkeitserziehung im Verlauf des Kindesalters meist Sistieren bis zum Jugendalter. Bei Erw. Enkopresis im Zusammenhang mit geistiger Behinderung und schweren psychiatrischen Erkr. auftretend. Keine Verlaufsuntersuchungen von der kindlichen Enkopresis bis ins Erwachsenenalter vorliegend.

14.10 Fütterstörung und andere Regulationsstörungen im Säuglings- und Kleinkindalter

14

Hans Willner

Definition (ICD-10 F98.2 o.a.). In der ICD-10 wie auch im MAS unzureichende Klassifikationsmöglichkeiten; in den USA multiaxiales Klassifikationsschema für die ersten 3 Lj. DC 0–3 R in revidierter Fassung mit Einführung einer eigenen Achse zur Klassifikation der Eltern-Kind-Beziehung; Validierung und Kategorisierung jedoch noch unzureichend. Regulationsstörungen als alters- und entwicklungsphasentypische Störungen mit einer Komb. aus gestörter Regulation des kindlichen Verhaltens, assoziierten elterlichen psychischen und physischen Belastungen sowie daraus resultierender belastender oder gestörter Interaktion zwischen dem Säugling bzw. Kleinkind und seinen prim. Bezugspersonen.

Typische Regulationsstörungen:
- Exzessives Schreien im 1. Lebenshalbjahr (sog. 3-Mon.-Koliken).
- Schlafstörungen (Ein- und Durchschlafstörungen, Phasenverschiebungen der Schlaf-Wach-Phasen, Beeinträchtigung der Wachbefindlichkeit, Schlafstörungen jenseits des Säuglingsalters).
- Fütterstörungen im Säuglings- und Kleinkindalter.
- Spielunlust bzw. Unfähigkeit, sich altersentsprechend lange mit einem Spielzeug bzw. einer Sache zu beschäftigen.
- Übermäßige Ausprägung und Persistenz von Fremdeln mit Klammerverhalten.

- Ausgeprägte, für das Alter unangemessene Ängste.
- Exzessives Trotzverhalten.
- Aggressiv-oppositionelles Verhalten.
- Frühkindliche depressive Sympt.

Diagnostik

- Spezielle klin. Kenntnisse und Erfahrungen in der Entwicklungspsychopathologie der frühen Kindheit notwendig.
- Grundsätzliche Aspekte: pädiatrische Abklärung immer indiziert. Sicherstellung wesentlicher anamnestischer Hinweise wie frühkindliche Vernachlässigung, elterliche Trennungs- und Verlusterlebnisse, Gewalterfahrungen, ungelöste transgenerationale Beziehungskonflikte sowie traumatische Erfahrungen, wesentliche elterliche psychische Erkr. und Konflikte u. a. Entsprechende diagnost. Abklärung und Behandlung in die Wege leiten.

Therapie

- Entweder (bei Ausschluss solcher wesentlichen belastenden Faktoren) Entscheidung für **entwicklungspsychologisch fundierte, interaktionszentrierte Beratung** bei kurzzeitigen, max. 3 Mon. bestehenden, nicht kontextübergreifenden Regulationsstörungen ohne relevante Beziehungspathologie (oft nur wenige Sitzungen nötig) oder
- **Eltern-/Säuglings- und Kleinkindpsychother.** bei länger andauernden Regulationsstörungen, beginnendem Übergreifen auf andere Interaktionskontexte und offensichtlich dysfunktionalen, maladaptiven Interaktionsmustern und deutlicher Belastungsstörung der Eltern-Kind-Beziehungen. 5–10 Sitzungen, hier auch Einschluss von relevanten innerpsychischen und interpersonellen Beziehungskonflikten der Eltern bzw. der Eltern und ihres Kindes.
- **Teilstationäre Ther.** oder auch **stationäre Ther.**, beides möglichst mit Aufnahme einer Bezugsperson, bei besonders schweren Störungen wie Fütterstörung mit Gedeihstörungen, krisenhaften Zuspitzungen, verfestigten und chronifizierten Störungen erforderlich.

14.11 Stottern

Hans Willner

Definition (ICD-10 F98.5). Unterbrechung des Redeflusses durch Verspannungen der Sprechmuskulatur und/oder klonische Wiederholungen; in der ICD-10 hinter Stottern fälschlicherweise Stammeln angefügt (Übersetzungsfehler; Stammeln ist eine Lautbildungsstörung).

Epidemiologie Typischerweise Beginn 2–5 J., höchste Rate im 4. Lj. Prävalenz im Kindergarten ca. 2,5 %, im Schulalter und in der Gesamtbevölkerung ca. 1 %. Bei ca. ¾ der betroffenen Kinder vollständige Remission. M > W.

Ätiologie Genetische Komponente aufgrund familiärer Häufung angenommen; psychosoziale Faktoren werden heute als aufrechterhaltend bzw. teilweise auch als auslösend oder verstärkend angesehen.

Psychopathologie Häufige Wiederholung oder Dehnung von Lauten, Silben oder Wörtern; häufiges Zögern und Innehalten; nach vorherrschender Sympt.

Unterscheidung in klonisches, tonisches und klonisch-tonisches Stottern mit fließenden Übergängen.

Komorbidität Selbstwertprobleme, expansive Verhaltensstörungen, Vermeidungsverhalten mit sozialem Rückzug, psychosomatische Beschwerden; Entwicklungsstörungen des Sprechens und der Sprache.

Diagnostik

Diagnosekriterien nach ICD-10 (Forschungskriterien)

1. Anhaltendes oder wiederholtes Stottern von Lauten, Silben oder Wörtern; Zögern oder Pausen beim Sprechen mit deutlicher Unterbrechung des Sprachflusses.
2. Dauer von mindestens 3 Mon.

Exploration mit Beobachtung der Spontansprache in verschiedenen sozialen Situationen; Exploration der Eltern auch hinsichtlich familiärer Häufung; eingehende kinder- und jugendpsychiatrische, kinderneurologische und pädaudiologische Diagn., auch hinsichtlich psychosozialer Belastungsfaktoren; Sprachentwicklungsdiagn. im Zentrum.

Differenzialdiagnosen Vorübergehendes „Entwicklungsstottern" in der frühen Kindheit, Ticstörungen, Poltern, neurologische Erkr., Zwangsstörungen.

Therapie

- In der Regel ambulante Ther., ggf. Ergänzung hinsichtlich komorbider Störungen in verschiedenen Settings. Ziele: Besserung der Sprechstörung, Abbau sozialer Ängste, psychische Stabilisierung, Hinführung zur evtl. Akzeptanz einer Restsympt.
- Beste Erfolge durch Komb. von symptombezogener Ther. in Verbindung mit Abbau sozialer Ängste unter Einbeziehung von Bezugspersonen (Evidenzgrad III).
- Bei Persistenz ins Erwachsenenalter Hinführung zur Selbsthilfe, z. B. im Rahmen von Selbsthilfeorganisationen.

Verlauf und Prognose Abhängig von Art und Ausprägung der Störung sowie psychosozialen Belastungen und komorbiden Faktoren.

14.12 Poltern

Hans Willner

(ICD-10-F98.6). Redeflussstörung mit hoher Sprechgeschwindigkeit, ohne Wiederholungen oder Zögern, unregelmäßig, unrhythmisch, schnell und ruckartig. In der Folge fehlerhaftes Satzmuster mit Wechsel aus Pausen und raschen Wortgruppen. Häufige Komb. mit Entwicklungsstörungen des Sprechens und der Sprache, LRS, motorischen Entwicklungsstörungen, hyperkinetischen Störungen. Multifaktorielle Ätiol. Pathogenese ist in unzureichender gedanklicher Vorbereitung des Sprechvorgangs (zu rascher Beginn, bevor vollständige Sätze vorstrukturiert sind) zu sehen. Diagnost. Vorgehen und Ther. ähnlich wie beim Stottern, ebenso Behandlung der komorbiden Störungen; wesentlich ist ausreichende Therapiemotivation. Bisher keine Verlaufsstudien.

15 Konsiliarpsychiatrie

Michael Rentrop

15.1 Konzepte der Konsiliar- und Liaisonpsychiatrie

Konsiliar- und Liaisonpsychiatrie stellen die psychiatrische Versorgung in somatischen Abteilungen von Krankenhäusern und Alten- sowie Pflegeheimen sicher. Bindestelle der Psychiatrie zur übrigen Medizin. Konsiliarpsychiatrie: Der Psychiater wird von den ärztlichen Kollegen der jeweiligen Abteilung bei Bedarf beratend hinzugezogen. Liaisonpsychiater fester Bestandteil eines Versorgungsteams in somatischen Abteilungen; folglich sind Letztere von der Aufnahme an in die Versorgung somatisch erkrankter Pat. eingebunden, an Visiten und Fallbesprechungen beteiligt, zudem häufig beratende Funktion für somatische Teams.

15.1.1 Versorgungsstruktur in Deutschland

Im internationalen Vergleich Sonderstellung der deutschen Versorgungsstrukturen:

- Liaisonpsychiatrie ist wenig verbreitet, mit dem Nachteil der fehlenden fachspezif. Indikationsstellung/des fehlenden Patientenscreenings durch Psychiater.
- Konsiliarpsychiater arbeiten überwiegend krisenorientiert, eine längerfristige psychiatrisch-psychotherap. Betreuung der Pat. scheitert oft an knappen personellen Ressourcen.
- Bei langsam steigender Zahl psychiatrischer Abteilungen an Allgemeinkrankenhäusern Vernetzung von somatischer und psychiatrischer Versorgung weiterhin im Aufbau.
- Konsiliardienst häufig durch niedergelassene Kollegen gewährleistet, zusätzlich zur eigenen Praxis
- Die Aufteilung psychiatrischer Dienstleistungen in das psychiatrische und psychosomatische Fachgebiet führt bei Ärzten und Pat. hinsichtlich der jeweiligen Ind. und der Therapieangebote zu Verunsicherung.

15

> Zusammenfassend muss davon ausgegangen werden, dass, auch aufgrund der o. g. Versorgungsstruktur, nur ein kleiner Teil der behandlungsbedürftigen Pat. tatsächlich psychiatrische Hilfe erhält. Vor allem Verwirrtheitszustände, depressive Sy., Angst- und Somatisierungsstörungen werden in Allgemeinkrankenhäusern häufig nicht behandelt.

15.1.2 Konsiliarpsychiatrische Aufgaben

Diagnose und Therapie von Pat. mit:

- Bekannten psychischen Erkr. während einer Behandlung in somatischen Kliniken.
- Prim. somatischen Erkr., bei denen sich in der Krankheitsverarbeitung zusätzliche psychische Störungen entwickeln (z. B. Angst, Depression nach Diagnose einer schweren Erkr.).
- Organisch bedingten psychischen Folgeerkr. somatischer Behandlungen (z. B. Delir nach Operation, Antibiotika- oder Chemotherapeutikabehandlung).

- Somatischen Folgen psychischer Erkr. (z. B. nach langjähriger Alkohol- oder Substanzabhängigkeit).
- Somatischen Sympt. Prim. psychischer Störungen (z. B. Somatisierungsstörungen).
- Selbst zugefügten somatischen Problemen (z. B. Selbstverletzungen).
- Zustand nach Suizidversuch und suizidalen Krisen.

15.1.3 Abgrenzung psychiatrischer gegenüber psychosomatischen Arbeitsgebieten

Eine klare oder offizielle Aufgabenteilung existiert nicht. Teilweise ist nur jeweils eine Versorgungsmöglichkeit gegeben, die das gesamte Indikationsgebiet abdeckt. Bei Konsiliarangeboten beider Fachgebiete lässt sich folgende Aufgabenteilung darstellen:

- **Psychiatrie:**
  - Nacht-, Wochenend- und Notfallversorgung (24-h-Bereitschaft).
  - Organisch bedingte psychische Störungen, insb. postop. Delirien; Demenzerkr.
  - Schizophrene Psychosen; schwere affektive Störungen.
  - Schwere und akute Angst- und Erregungszustände.
  - Abhängigkeitserkr.
  - Selbst- und fremdgefährdende Pat.
  - Indikationsstellung für psychopharmakologische Behandlung.
  - Anregung von Betreuungs- und gesetzlichen Unterbringungsverfahren.
  - Feststellung der Einwilligungs- und Testierfähigkeit.
- **Psychosomatik:**
  - „Klassische" Psychosomatosen.
  - Neurotische Störungen.
  - Belastungsstörungen.
  - Somatoforme Störungen.
  - Psychotherap. Begleitung schwerer oder chron. körperlicher Erkr. (z. B. psychoonkologischer Dienst).
  - Beratungsfunktion hinsichtlich Krankheitsbewältigung und Compliance (z. B. Untersuchung und Beratung von Pat. vor Organtransplantation).

15.2 Epidemiologie psychischer Komorbidität bei körperlich kranken Menschen

Stationär behandelte Pat. sind deutlich häufiger von psychischen Störungen betroffen als die Allgemeinbevölkerung. Der Anteil somatisch stationär behandelter Pat. mit bedeutsamen psychischen Erkr. oder Beeinträchtigungen der Lebensqualität liegt bei mindestens 25 %. Dabei haben psychische Störungen teils erhebliche neg. Folgen für die Behandlung somatischer Erkr. Nachgewiesen wurden:

- Längere Krankenhausaufenthaltsdauer.
- Mehr Diagnostik (z. B. bei Somatisierungsstörung).
- Höhere Inanspruchnahme ambulanter und stationärer Einrichtungen (z. B. bei Angst, Depression).

15

- Höherer Anteil erfolgloser chirurgischer und internistischer Behandlungsmaßnahmen.
- Komplizierte Behandlung von Schmerzsy. durch veränderte Schmerzwahrnehmung und -verarbeitung.
- Höhere Morbidität und Mortalität, z. B. bei Depression für Herz-Kreislauf-Erkr.

15.3 Praxis der psychiatrischen Konsultation

15.3.1 Rahmenbedingungen

- **Aufseiten der Psychiatrie**
  - In der Klinik bekannte Anlaufstelle zur Anforderung psychiatrischer Konsile.
  - Eindeutige Regelung für Nachtstunden, Wochenenden und Feiertage.
  - Schriftliche Konsilanforderung (z. B. per Fax) ist einer telefonischen Anmeldung vorzuziehen.
  - Konsiliarpsychiatrie erfordert spezielle Kenntnisse und Erfahrung, daher Vorteile der Übernahme durch festen Personenkreis (z. B. Ambulanzteam) gegenüber rotierender Zuständigkeit (z. B. abwechselnde Zuständigkeit einzelner psychiatrischer Stationen).
  - Aufgrund der Vielzahl forensisch relevanter Entscheidungen und der Notwendigkeit unmittelbarer Supervision ist ein Facharzt im Konsiliarteam unerlässlich.
- **Aufseiten der somatischen Abteilungen**
  - Bereitschaft, die psychische Situation des Pat. neben der somatischen Erkr. in einen Gesamtbehandlungsplan einzubeziehen.
  - Bereitschaft, relevante Informationen zum Krankheitsbild des Pat. zu erläutern und Einblick in Unterlagen zu geben.
  - Rückmeldungen über Therapieverlauf.
  - Akzeptanz psychiatrisch notwendig erachteter Diagnostik (z. B. zerebrale Bildgebung), trotz Budgetierung.
  - Ruhiges Gesprächszimmer außerhalb von Mehrbettkrankenzimmern.

15.3.2 Gesprächstechnik

Für viele Menschen ist eine psychiatrische Konsiliaruntersuchung der erste Kontakt mit dem psychiatrischen Fachgebiet, häufig verbunden mit Unsicherheit, Misstrauen oder Beschämung.
Zunächst ruhige, vertrauensvolle Gesprächsatmosphäre herstellen (z. B. einen Stuhl neben das Bett stellen oder geeigneten Raum für das Gespräch aufsuchen).
Vorstellung mit Namen und Hinweis auf Fachgebiet sowie Anlass des Gesprächs (z. B.: „Guten Morgen, Frau …, mein Name ist …, ich komme von der Psychiatrischen Klinik…, die Kollegen haben mich hinzugezogen, weil …“).
Dabei allg. akzeptierte Probleme gegenüber schambesetzten Themen vorziehen (z. B.: „… weil Sie zuletzt so wenig geschlafen haben …“ anstatt: „… weil Sie in der Nacht randaliert haben …“).

Aller Erfahrung nach ist es besser, mit Pat. eine Diskussion über die Notwendigkeit einer psychiatrischen Untersuchung zu führen (Transparenz), als am Ende eines Gesprächs einen Pat. zu hinterlassen, der das Gefühl hat, getäuscht worden zu sein („… wenn ich gewusst hätte, dass Sie aus der Psychiatrie sind …").

Gesprächsführung wie bei der psychiatrischen Untersuchung (▸ 1.2). Dabei ist je nach körperlicher Verfassung des Pat. häufig gezielte und stringente Exploration notwendig. Soweit möglich, sollte der Erstkontakt die gesamte Thematik der Erstuntersuchung erfassen. Der Zeitaufwand für eine psychiatrische Konsiliaruntersuchung liegt durchschnittlich bei 30–45 Min. Die wenigsten Pat. kennen ein derartiges Maß an ärztlicher Aufmerksamkeit, daher gehören in der Rückschau psychiatrische Gespräche für viele körperlich schwer kranke Menschen zu den pos. konnotierten Erinnerungen.

15.3.3 Einsatz von Psychopharmaka

Medikamente bieten v. a. in Notfallsituationen die wichtigste und am schnellsten wirksame Behandlung. Dabei sind in Auswahl und Dosis folgende Risikobedingungen abzuschätzen:

- Alter des Pat., dabei allg. auf die Hälfte der Standarddosis reduzierte Gabe bei Alter deutlich > 65 J. oder schwergradig eingeschränktem AZ.
- Niereninsuff.: Auswahl von Substanzen mit überwiegend hepatischer Elimination; Dialyse: Medikamente mit hoher Plasmaeiweißbindung bevorzugen; Vermeidung von Substanzen mit Orthostaserisiko (▸ 17).
- Leberinsuff.: schweregradabhängig niedrigere Initial- und Zieldosis für fast alle Psychopharmaka wählen (▸ 17).
- Herz-Kreislauf-Erkr.: besondere Vorsicht bei vorbekannten Erregungsleitungsstörungen, Repolarisationsstörungen (QT_c-Zeit), Herzinsuff.; Blutdruckdysregulation. **Cave:** blutdrucksenkende Psychopharmaka bei Pat. mit erhöhtem Schlaganfallrisiko.
- Bei schwer körperlich erkrankten Pat. massive Sedierung auch aufgrund der Gefahr einer relativen respiratorischen Insuff. mit nachfolgender Entwicklung einer Pneumonie vermeiden.
- Pat. in der somatischen Medizin ähnlich vorsichtig auf Psychopharmaka einstellen wie ambulant behandelte Pat.; Konzepte schneller Aufdosierung, die für die stationäre Psychiatrie vertretbar erscheinen, sind aufgrund des fehlenden Erfahrungshintergrunds somatischer Abteilungen und des unberechenbaren Einflusses der körperlichen Erkr. nicht empfehlenswert.

Nähere Angaben ▸ 17.

15.3.4 Psychotherapie

Psychotherap. Techniken können in der Konsiliarpsychiatrie angewendet werden, um körperlich kranken Pat. bei folgenden psychischen Belastungen zu helfen:

- Bewältigung akuter Belastungssituationen.
- Annehmen der eigenen Erkr.
- Stärken der Krankheitsbewältigung.

- Auseinandersetzung mit Sterben und Tod.
- Konzentrieren auf verbliebene Ressourcen.
- Freilegen verdeckter Ressourcen.
- Entgegenwirken der Eintönigkeit eines langen Klinikaufenthalts.

Dabei sind supportiv Ich-stützende Strategien eher langfristig orientierten psychotherap. Methoden vorzuziehen. Im Einzelnen eignen sich folgende Ansätze besonders:

- **Techniken für die konsiliarpsychiatrische Basisversorgung:**
  - Elemente der Gesprächspsychother. (Echtheit, Empathie, Wertschätzung) als psychiatrische Grundhaltung.
  - Elemente/Verfahren aus dem Bereich der Entspannungsübungen (Achtsamkeit, Muskelrelaxation nach Jacobson; je nach Pat./Vorerfahrung auch autogenes Training). Soweit möglich Material (z. B. CD) zur Selbstinstruktion nach Phase der Anleitung vermitteln.
  - Imaginationsübungen (z. B. Fantasiereise, einen „sicheren inneren Ort" aufsuchen, dabei bevorzugt reale, dem Pat. vertraute Orte wählen und in der Anleitung alle Sinnesmodalitäten aktivieren; Übergang aus angeleiteter Übung in selbst durchzuführendes Verfahren).
  - Kunstther.: Bereitstellen von Material und ggf. Themenvorschlägen. Dabei entstehende Bilder geben auch dem kunsttherapeutisch wenig Erfahrenen Hinweise auf die „innere Welt" des Pat. Validierende Besprechung der entstandenen Bilder unerlässlich, kein Übermaß an „Deutungen". Im Zentrum steht, was der Pat. selbst in seinem Bild sieht, Erweiterung dieser Perspektiven soll vorsichtig, z. B. im Sinne einer fragenden Interpretation, geschehen (Auswahl möglicher Themen: Der Baum, das Haus, der Weg).
- **Techniken längerfristiger psychotherapeutischer Behandlung:**
  - KVT: zahlreiche gut validierte Interventionsmöglichkeiten, Einsatz v. a. in der Behandlung von Belastungsreaktionen, Angst, Depression und Somatisierung. Dabei Konfrontationsverfahren mit Desensibilisierung und Exposition zur Angstbewältigung; Selbstverstärkung und positiver Verstärkung zum Aktivitätenaufbau und Verhaltensmodifikation; Rollenspieltechniken zur Bewältigung von Konflikten mit Behandlungspersonal oder Angehörigen; Gedankenstopptechnik bei Grübelneigung; Analyse und Modifikation dysfunktionaler Gedanken im Rahmen einer kognitiven Umstrukturierung.
  - Tiefenpsychologisch fundierte Psychother.: Krisenintervention mit Förderung der Selbststeuerung, Symptomlinderung, Klärung aktueller Ereignisse; Ich-stützende Interventionen mit emotionaler Unterstützung, Förderung der Selbstreflexion, Stützen der förderlichen Anteile der Abwehr sowie Förderung sozialer Wahrnehmung und Kommunikation; einsichtszentrierte Interventionen mit Fokussierung auf Kernkonflikte, Modifikation starrer Abwehrmuster, Bearbeitung von Problemen der Bindung, z. B. Trennungsängste, Kontrollverlust.

15.3.5 Konsiliarbericht

Jedes psychiatrische Konsil wird schriftlich im Konsiliarbericht dokumentiert. Neben der eindeutigen Identifizierbarkeit des untersuchten Pat., des Untersuchungsdatums und evtl. der Uhrzeit sind der Name des untersuchenden Psychiaters (Unterschrift und Name in Druckbuchstaben) sowie eine Telefonnummer für

Rückfragen anzugeben. Alle nicht allg. bekannten Abkürzungen (z. B. MDE für Major-Depressive-Episode) sind zu vermeiden.

Inhalt des Konsiliarberichts

- Alle im Gespräch erfassten Bereiche.
- Kernstück: psychopath. Befund; immer mit Einschätzung der Suizidalität.
- Diagnose, Syndrom- bzw. Verdachtsdiagnose mit ICD-10-Schlüssel.
- Prozedere:
  - Name und Dosis der empfohlenen Medikation.
  - Zeitliche Angabe z. B. über Aufdosierungsschritte.
  - Empfehlung über die Dauer der Verordnung.
  - Zeitpunkt einer Wiedervorstellung.
  - Notfallmaßnahmen.
  - Bei Weiterverlegung: Name, Station und Ansprechpartner der aufnehmenden psychiatrischen Klinik.

> Aufgrund der allg. Möglichkeit, auch vom Pat. und anderen Fachabteilungen Einsicht in somatische Krankenakten zu nehmen, ist auf die sprachliche Form des Konsils zu achten: Wertende oder kränkende Aussagen sowie unwichtige Angaben zum Privatleben sind zu vermeiden. Der Konsiliarbericht soll nur die zu Diagnosestellung und Ind. therap. Maßnahmen relevanten Informationen enthalten.

Sofern eine Verlegung eines Pat. in eine auswärtige psychiatrische Klinik notwendig ist, wird die Problematik vom Konsiliarpsychiater mit dem aufnehmenden Kollegen telefonisch vorbesprochen, der Konsilbericht ist dem Kurzarztbrief hinzuzufügen. Rechtlich notwendige Regelungen (z. B. PsychKG ▶ 1.8) sind ebenfalls vom Konsiliarpsychiater zu erbringen.

15.3.6 Risiken und Grenzen

Psychiatrische Konsiliartätigkeit birgt eine Reihe von Risiken. Es werden schnelle Entscheidungen bei komplexen Problemen erwartet. Die wichtigsten Fragen sind dabei:

- Einwilligungsfähigkeit/autonome Willensbildung: Wann darf ein Pat. eine Behandlung ablehnen und die Klinik verlassen? Welche Promillegrenze ist mit der Zubilligung der Geschäftsfähigkeit vereinbar?
- Welche Pat. nach Suizidversuch oder parasuizidaler Handlung können ambulant weiterbehandelt werden oder bedürfen stationärer Behandlung?
- Wie viel Überwachung braucht ein deliranter Pat. (regelmäßige pflegerische Kontrollen oder Sitzwache)?
- Wann ist in einem Notfall die mechanische Beschränkung eines Menschen angemessen?
- In welchen Fällen kann bei nicht einwilligungsfähigen Pat. mit einem somatischen Eingriff gewartet werden, wann darf sofort gehandelt werden?

Als **Leitlinie** kann gelten:

- Alle forensisch relevanten Probleme schriftlich dokumentieren und fachärztlich absichern.

- In Zweifelsfällen, bei unklarer Vorgeschichte oder Tendenz des Pat. zu bagatellisieren Fremdanamnese erheben und dokumentieren.
- Entscheidungen im Konsiliarbericht begründen.
- Widersprüche der Inhalte des Berichts und der Entscheidung über das weitere Vorgehen unbedingt vermeiden (z. B. psychopath. Befund: akute suizidale Gefährdung …, Prozedere: Entlassung).
- Sofern möglich, im Einverständnis mit dem Pat. Entscheidungen mit nahen Angehörigen besprechen, notwendige Maßnahmen, auch Medikation transparent machen.
- Nach Suizidversuch oder parasuizidaler Handlung keine Entlassung ohne Vereinbarung eines Notfallplans (Anlaufstellen, Telefonnummern von Krisendiensten, psychiatrischen Ambulanzen, Adressen zur psychiatrischen/psychotherap. Weiterversorgung).

Die größte Gefahr konsiliarpsychiatrischer Tätigkeit besteht in der unkritischen Übernahme scheinbar kausaler Zusammenhänge. Genauso wie es zutrifft, dass psychische Probleme in der somatischen Medizin häufig übersehen werden, gibt es eine Tendenz, schwer zu erklärende Zustandsbilder einseitig psychischen Ursachen zuzuschreiben. Daher immer Durchsicht der somatischen Befunde und gezielte Ergänzung der Diagnostik. Letztlich gibt es keine psychische Phänomenologie, die nicht auch eine organische Ursache haben kann.

15.4 Diagnostik und Therapie ausgewählter konsiliarpsychiatrischer Probleme

15

15.4.1 Ängstlich-depressive Syndrome

Vorkommen Prävalenz bis zu 20 % somatisch kranker Pat., besonders häufig bei:

- Neurologischen Erkr. (z. B. Apoplex).
- Krebserkr. (z. B. Mamma-Ca, Pankreas-Ca).
- Koronarer Herzkrankheit.
- Chron. Lungenleiden.
- Diab. mell.
- Rheumatoider Arthritis.
- Infolge pharmakologischer Behandlungen.

Klinik Syndromale Ausprägung als:

- Akute Reaktionen auf Diagnosestellung, Krankheitsfortschreiten oder Scheitern somatischer Behandlungsversuche. Häufig dann angstdominiert, bis hin zu akuten Hyperventilationstetanien.
- Depressive Erschöpfungszustände bei lang andauernden Klinikbehandlungen, z. B. auch vielfach operierten Pat. oder langer Aufenthaltsdauer auf Intensivstationen.
- Unmittelbare psychische Reaktion auf Sympt. einer körperlichen Erkr., z. B. Angstsy. bei Luftnot.

- Psychische Entgleisung als NW somatischer Ther. (von unerwünschten Wirkungen bei Kortison-, Zytostatika-, Antibiotikabehandlung bis zu Extrembelastung bei perioperativen Wachzuständen).
- Auslösung depressiver Episoden bei entsprechender individueller Vulnerabilität.

Diagnostik
- Studium des Krankenblatts.
- Identifikation typisch depressiver Stimmung und Denkmuster; dabei immer Selbsteinschätzung der Gestimmtheit des Pat. erfragen und diese mit dem ersten eigenen Eindruck (Fremdeinschätzung) vergleichen.
- Relativierung somatischer Sympt. (entspricht das Ausmaß einer Antriebsstörung oder Erschöpfung dem für den Stand der somatischen Erkr. zu erwartenden Einschränkungen, oder geht dies darüber hinaus?).
- !Kardinalfehler ist die voreilige Relativierung durch somatische Grunderkr. (z. B. „Wer so eine schwere Krankheit hat, dem steht eine schwere Depression zu").
- Sorgfältige Exploration des Schlafverhaltens.

Therapie
- Im Allg. gelten die Therapierichtlinien für depressive Episoden im Rahmen affektiver Störungen (▶ 8.6.3).
- Anpassung der Dosis entsprechend der somatischen Komorbidität (z. B. reduzierte Dosis bei Leberinsuff., Kachexie), einschleichende Dosierung (z. B. Cipralex® 5 mg über 4 d, dann Erhöhung auf 10 mg).
- Bei Auswahl eines AD steht die Zielsymptomatik (Antriebsstörung, Schlafstörung, innere Unruhe) im Vordergrund.
- Verzicht auf NW-reiche TZA, bevorzugt werden SSRI, Mirtazapin, AD mit geringem Interaktionspotenzial.
- Ggf. ist initial der Einsatz von Benzodiazepinen notwendig (auf pulmonale Einschränkung achten).
- Supportive Gesprächstechnik.
- Abhängig vom Schweregrad der Depression Wiedervorstellung anbieten.
- Evaluierung der pharmakologischen Ther. bei Wiedervorstellung.
- Kurzes Briefing der behandelnden Kollegen, falls möglich, Vorschläge zur Minimierung depressiogener Faktoren diskutieren (Pharmakother. der somatischen Erkr., Informationsfluss über Diagnose, Therapieregime verbessern, Einbezug von Angehörigen).

15.4.2 Delir

Vorkommen Prävalenz bis zu 15 % somatisch kranker Pat. (> 65 Lj. mindestens 20 %), besonders häufig bei:
- Höherem Lebensalter.
- Delir in der Vorgeschichte.
- Vorbestehender Demenz.
- Postop. (insb. nach Eingriffen am offenen Herzen).
- Infekten (HWI, Pneumonie, Z. n. Verbrennungen).
- Exsikkose.
- Schweren Erkr. (mit Folge einer Leber-, Nieren-, Kreislaufinsuff.).

15

- Vergiftungen.
- Alkoholabhängigkeit.
- Infolge pharmakologischer Behandlung.

Klinik

- Leitsymptom: qualitative Bewusstseinsstörung.
- Häufig fluktuierende Sympt. mit nächtlicher Zunahme, Schlafstörungen.
- Desorientiertheit, Ängstlichkeit, motorische Unruhe, Gereiztheit bis Aggressivität.
- Gelegentlich auch Dämmerzustände.
- Situative Verkennung und Verkennung von Personen, wahnhafte Inhalte möglich (z. B. Vergiftungsängste, Verfolgungsbefürchtungen).
- Als Folge häufig selbstgefährdendes Verhalten.

Diagnostik

- Zielgerichtete Exploration, Ausschluss fokalneurologischer Sympt. bei körperlicher Untersuchung.
- Studium des Krankenblatts, somatische Diagn., Zeitpunkt einer stattgehabten Operation, aktuelle Laborwerte (u. a. E'lyte, Infektzeichen, Krea, Glukose, Leberwerte?), pharmakologische Ther. (delirogene Substanzen).
- Hinweise für zusätzliche selbstständige Einnahme von Medikamenten, Fremdanamnese bzgl. Substanzmissbrauchs.
- Ggf. ausstehende Untersuchungen empfehlen, evtl. EEG, zerebrale Bildgebung, insb. bei aphasischen Sprachstörungen oder unklarer Somnolenz.

Trotz unterschiedlicher Ätiol. sind delirante Sy. in ihrer psychopathologischen Ausprägung sehr ähnlich und bedürfen einer gründlichen somatischen Abklärung als Grundlage gezielter Behandlung. Unbehandelte Verwirrtheitszustände verlängern den Krankheitsverlauf und den stationären Aufenthalt, sie können lebensbedrohliche KO des Krankheitsverlaufs darstellen.

15

Therapie

- Möglichst kausale Behandlung auslösender Faktoren (Flüssigkeit bei Exsikkose, Einleitung einer Antibiose bei Infekt etc.).
- Je nach Ausprägungsgrad (Aggressivität, Selbstgefährdung, starke Unruhe, wahnhafte Sympt.) ist die Gabe hochpotenter (z. B. Haloperidol 2–5 mg p. o., ggf. auch i. v. **Cave:** EKG-Monitoring notwendig) und/oder niedrigpotenter Antipsychotika (z. B. Pipamperon 20–40 mg p. o.) erforderlich. **Cave:** Verzicht auf Antipsychotika mit stark anticholinergem Wirkprofil (z. B. Promethazin, Chlorprothixen, Levomepromazin), da diese die Problematik erheblich verschlechtern können. Soweit möglich, Verzicht auf Benzodiazepine wegen Gefahr der paradoxen Wirkung.
- Bei milder Ausprägung mit Symptomschwerpunkt „Störung des Tag-/Nachtrhythmus" medikamentöse Behandlung mit niedrig dosiertem, schlafanstoßendem Antipsychotikum häufig ausreichend (z. B. Quetiapin 12,5–25 mg).
- Ausschleichen und Absetzen der Antipsychotika bei Abklingen des Delirs im Konsiliarbericht empfehlen.
- Bei akuter Selbst- oder Fremdgefährdung im Rahmen des Delirs kann die kurzfristige mechanische Beschränkung (5-Punkt-Fixierung unter ständiger

Sichtkontrolle) als Notfallind. erforderlich sein, bei Notwendigkeit wiederholter Anwendung ist eine Rechtsgrundlage (▶ 1.7) erforderlich. Wichtig: detaillierte Dokumentation von Indikation und Maßnahme.
- Hilfreich sind Hinweise zur Orientierung (Namensschild am Zimmer), häufige Kontaktaufnahme mit Hinweisen zur Reorientierung durch das Pflegeteam, nächtlich kleine Lichtquelle.

15.4.3 Missbrauch psychotroper Substanzen

Vorkommen Prävalenz: Bis 25 % aller somatischen Pat. haben eine Missbrauchs- oder Abhängigkeitserkr. Überwiegend Probleme mit Alkohol, M > F.

Klinik
- 48–72 h nach letzter Alkoholzufuhr Auftreten von Entzugszeichen (Unruhe, vegetative Entgleisung; ▶ 6.2).
- Missbrauch anderer Substanzen; häufig mit „versteckten Symptomen" einhergehend:
  - Unruhe, Angst, Schlaflosigkeit bei Benzodiazepinabhängigkeit.
  - Auffinden unbekannter Medikamente durch das Pflegepersonal.
  - Antriebsstörung („Pat. arbeitet nicht mit").
  - Unerklärte Vigilanzstörung.
  - Anhaltende, „therapieresistente" Schmerzzustände bei Missbrauch von Analgetika, Konsum ungewöhnlicher Schmerzmitteldosierungen; Zeichen eines Opiatentzugs (▶ 6.4.1).
  - Kognitive Einschränkungen („Pat. versteht Behandlungsplan nicht").
  - Allg. vorgealterter, verbrauchter Eindruck, reduzierter AZ und EZ.
- Ungewöhnliches Maß an KO im Verlauf somatischer Behandlungen.
- Zahlreiche komorbide somatische und psychische Störungen (z. B. Leber-, gastrointestinale Störungen, depressive Sy. etc.).

Diagnostik
- Zielführend ist meist die exakte Anamneseerhebung hinsichtlich Substanzmittelkonsum (mit offener Frage, z. B. „Wie gehen Sie i. Allg. mit Alkohol um?" beginnen; Vertiefungsfragen: „Kommt es vor, dass Sie auch einmal mehr trinken?" oder „Gab es eine Zeit in Ihrem Leben, in der Sie regelmäßig Schlaf- oder Beruhigungsmittel eingenommen haben?"). Dabei beachten, dass bei fortgeschrittenem Abhängigkeitssy. die Mengen konsumierter Substanzen meist stark bagatellisiert werden. Fremdanamnese erheben, soweit möglich.
- Jeder Verwirrtheitszustand mit vegetativer Entgleisung ist verdächtig für ein substanzassoziiertes Krankheitsbild.
- Typische Laborkonstellation bei Alkoholkrankheit (Erhöhung von GPT, GOT, v. a. aber γ-GT in Komb. mit erhöhtem MCV der Erys; soweit verfügbar CDT, Hinweis auf länger bestehenden Alkoholkonsum) (▶ 6.2.3).
- Im Zweifel: Nachweis/Suche psychotroper Substanzen im Urin, Alkoholspiegel im Blut.

Therapie
- Einleitung einer angemessenen Behandlung nach den allg. Prinzipien der Behandlung von Abhängigkeitserkr.
- Soweit notwendig, Beratung bei Alkoholentzugsther. (▶ 6.2.7), die häufig von Internisten und Chirurgen in Eigenregie durchgeführt wird.

- Besondere Vorsicht und unmittelbare Einleitung einer Entzugsbehandlung in spezialisierter Station bei Komb. aus Alkohol- und Clomethiazolabhängigkeit.

Die auf manchen somatischen Stationen übliche schnelle postop. Substitution von Alkohol ist abzulehnen. Ein Delir ist durch derartige Maßnahmen nicht zuverlässig zu verhindern, die somatisch medikamentöse Behandlung unkalkulierbaren Risiken unterworfen.

- Hinsichtlich Benzodiazepinabhängigkeit zunächst Wiederansetzen der gewohnten Tagesdosis (Ausnahme: schwerste Abhängigkeitssy. mit exorbitant hoher Medikamentendosis; dann Überweisung in geeignete Entzugsstation); schrittweise, kontrollierte Reduktion in kleinen Schritten (z. B. 0,5 mg Lorazepam/Wo., letzte Schritte noch einmal langsamer). Dazu Therapievereinbarung mit Pat., Urinkontrollen, um „Beigebrauch" auszuschließen.
- Prophylaxe gegen entzugsbedingte Krampfanfälle, z. B. Valproinsäure (z. B. Ergenyl®), zügig aufdosieren.
- Bei Analgetikamissbrauch/-abhängigkeit spezialisierten Schmerzdienst hinzuziehen. Falls nicht verfügbar, Substitution mit Dosisfindung bis Sistieren der objektivierbaren entzugsbedingten Sympt.; wenn durchführbar, Analgetikagabe in gewohnter Dosierung; Weitervermittlung in Entzugsklinik nach Abschluss der somatischen Behandlung. Bei Missbrauch nicht abhängigkeitserzeugender Analgetika Therapieversuch mit AD, z. B. Doxepin 50–150 mg/d p. o. in 3 Einzelgaben über mehrere Tage eindosieren; alternativ niedrig dosierte Gabe atypischer Antipsychotika, z. B. Quetiapin 25–100 mg/d p. o. in 2–4 Einzelgaben.

15

Bezüglich Abhängigkeitssy. besteht die Aufgabe des Konsiliarpsychiaters einerseits oft darin, diese diagnost. Möglichkeit überhaupt in Erwägung zu ziehen. Andererseits brauchen betroffene Pat. nach Diagnosestellung häufig einen „Fürsprecher", der vermittelt, dass es sich auch bei Abhängigkeiten um Erkr. handelt.

15.4.4 Somatisierung

Vorkommen Bis 20 % aller somatischen Pat.

Ätiologie, Klinik, Therapie ▶ 9.5.1.

16 Forensische Psychiatrie

Martin Rieger und Cornelis Stadtland

16.1 Gutachter: Auftrag und Voraussetzungen

Cornelis Stadtland

- **Auftrag an Gutachter:**
  - Beantwortet Fragen von Gerichten und Behörden an Psychiater.
  - Beantwortet Fragen zur Begutachtung und Behandlung psychisch kranker Rechtsbrecher.
- **Besondere Voraussetzungen des Psychiaters als Gutachter:**
  - Juristisches Denken verstehen.
  - Gesetze und Vorschriften kennen.
  - Juristen Fachwissen in verständlicher Weise vermitteln.
  - Wissenschaftliche Standards beachten.
- **Besonderheiten und rechtliche Stellung des Gutachters:**
  - Direkte Verantwortung gegenüber der Öffentlichkeit.
  - Vertragsverhältnis zum Auftraggeber.
  - Proband ist nicht nur Subjekt, das autonom in eine Behandlung einwilligt, sondern auch Objekt, über das Befunde erhoben und an Dritte weitergegeben werden.
  - Verschiedene Interessenlagen von Auftraggeber und Untersuchten.
  - Rechnungslegungsvorschriften (Justizvergütungs- und Entschädigungsgesetz).
  - Begutachtungspflicht.
  - Beeidigung möglich.
  - Haftung für fehlerhafte Gutachten.

Aufklärung des Probanden über
- Rolle des Gutachters.
- Auftraggeber der Begutachtung.
- Verfahrensgang der Begutachtung.
- Abstrakte Konsequenzen der Begutachtung.
- Fehlen von Schweigepflicht und Schweigerecht für den Gutachter.
- Mitwirkungspflicht und Verweigerungsrecht bei der Begutachtung.
- Grenzen gutachterlicher Kompetenz.

16.2 Grundsätze der medizinischen Begutachtung der Schuldfähigkeit im Strafrecht

Cornelis Stadtland

- **Mehrstufiges Beantwortungsschema:**

!

- Psychiater benennt psychopath. Funktionseinschränkungen.
- Gericht zieht die juristischen Schlussfolgerungen.

- **Diagnose stellen** (ICD-10 oder DSM-IV-TR):
  - Ohne Diagnose keine Einschränkung der Einsichts- und Steuerungsfähigkeit (seltene Ausnahmen evtl. bei Affektdelikten).
  - Klin. Diagnose allein genügt nicht.
- **Ausmaß** der durch die klin. Diagnose beschriebenen Störung **beschreiben:** In aller Regel erst bei schwerer Ausprägung Zuordnung zu einem Eingangsmerkmal des § 20 StGB (s. u.).
- **Diagnose** bei entsprechender Ausprägung einem juristischen **Eingangsmerkmal zuordnen:**
  - Die durch die Störung bedingte Funktionseinschränkung beschreiben.
  - Den anzuwendenden juristischen Krankheitsbegriff mit der Störung inhaltlich ausfüllen.
  - Erst wenn der juristische Begriff pos. ausgefüllt wird, nächste Frage beantworten.
  - Welche durch Gesetz oder Rechtsprechung bestimmte Funktionsbeeinträchtigung wurde durch Störung bedingt?
  - Entwicklung einer Hypothese über störungsbedingte Funktionsbeeinträchtigung aufgrund des klin. Erfahrungswissens.

- Einschätzungen haben hypothetischen Charakter.
- Hypothesen beruhen auf klin. Erfahrung.
- Beantwortung, mit welcher Wahrscheinlichkeit Hypothesen zutreffen.

!

- Fragen beantworten, bzgl. derer der Gutachter besonders befähigt ist.
- Fragen an Gericht zurückgeben, die nach allg. Menschenverstand und Einfühlungsvermögen beantwortet werden können.
- Begriffe wie Schuldfähigkeit, Geschäftsfähigkeit, Verhandlungs- oder Prozessfähigkeit sind juristische Termini – Feststellung gehört nicht zu den eigentlichen Aufgaben des Sachverständigen.

- **Zeitraum:**
  - Psychopathologie zur Tatzeit ausschlaggebend.
  - Auch Befunde aus zurückliegenden Zeiträumen beurteilen.
- **Häufige Fehlerquellen:**
  - Meinung zu juristischen Problemen kundtun.
  - Zu Schuld, Absicht, Rechtmäßigkeit eines Geschäfts usw. Stellung nehmen.
- **Unscharfe Grenzen:**
  - Übergangsbereich zwischen psychiatrischer Befunddarlegung und juristischer Urteilsbildung.
  - Gepflogenheit des Gerichts und Selbstverständnis des Gutachters haben Einfluss.

16.3 Fragen im Strafrecht (erwachsene Täter)

Cornelis Stadtland

- Medizinische Voraussetzungen für aufgehobene oder verminderte Schuldfähigkeit (§§ 20, 21 StGB).
- Sozial- und Kriminalprognose psychisch kranker Rechtsbrecher vor Einweisung in Maßregel der Besserung und Sicherung oder vor Entlassung (§§ 63, 64, 66, 67d StGB).
- Kriminalprognose bei Entlassung aus Sicherungsverwahrung, lebenslanger Haft und bestimmten Delikten mit mehrjähriger Haftstrafe (§ 57, 57 Abs. 1 StGB).
- Glaubhaftigkeit von Zeugenaussagen.
- Behandlung psychisch kranker Rechtsbrecher.

16.3.1 § 20 StGB: Schuldunfähigkeit

§ 20 StGB: Schuldunfähigkeit
Ohne Schuld handelt, wer bei Begehung einer Tat wegen einer krankhaften seelischen Störung, wegen einer tief greifenden Bewusstseinsstörung oder wegen Schwachsinns oder einer schweren anderen seelischen Abartigkeit unfähig ist, das Unrecht einer Tat einzusehen oder nach dieser Einsicht zu handeln.

Bedeutung Täter ist schuldunfähig und wird nicht zu einer Strafe verurteilt. In der Praxis relativ selten.

Voraussetzung Siehe Gesetzestext. Täter war zum Tatzeitpunkt wegen Erkr. und Eingangsmerkmal unfähig, das Unrecht einer Tat einzusehen oder nach dieser Einsicht zu handeln, z. B. Wahn bei Schizophrenie oder schwere Demenz.

16.3.2 § 21 StGB: Verminderte Schuldfähigkeit

Eingangsmerkmale der Schuldunfähigkeit können auch verminderte Schuldfähigkeit bedingen.

§ 21 StGB: Verminderte Schuldfähigkeit
Ist die Fähigkeit des Täters, das Unrecht der Tat einzusehen oder nach dieser Einsicht zu handeln, aus einem der in § 20 bezeichneten Gründe bei Begehung der Tat erheblich vermindert, so kann die Strafe nach § 49 Abs. 1 gemildert werden.

Bedeutung Täter ist schuldfähig und wird in aller Regel auch zu einer Strafe verurteilt. Strafe kann gemildert werden. In der Praxis deutlich häufiger als § 20 StGB.

Voraussetzung Täter war bei Begehung der Tat in seiner Steuerungsfähigkeit **erheblich** vermindert, z. B. massive Intox. mit psychotropen Substanzen und Enthemmung oder psychotisches Residuum mit Beeinträchtigung der Impulskontrolle.

Therapie in Haft oder im Maßregelvollzugskrankenhaus

Beispiel Sexualstraftäter ▶ Abb. 16.1

- Schuldfähigkeit erhalten oder nicht ausschließbar vermindert → Haft (bzw. Bewährungsstrafe).
- Schuldfähigkeit vermindert oder aufgehoben und Zusammenhang mit Tat sowie weitere Gefährlichkeit → psychiatrisches Krankenhaus.

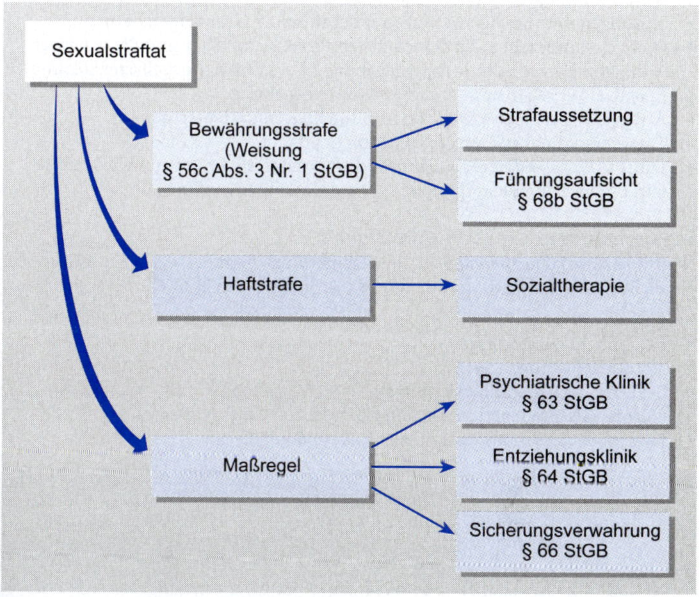

Abb. 16.1 Wege der Sexualstraftäterbehandlung [L157]

16.3.3 Eingangsmerkmale (1. Stufe der Beurteilung)

Krankhafte seelische Störung

Beispiele

- Erkr. und Störungen, bei denen nach traditioneller Auffassung eine organische Ursache bekannt ist oder vermutet wird.
- Körperlich begründbare (exogene) Psychosen.
- Endogene Psychosen (schizophrene und affektive Psychosen).
- Degenerative Gehirnerkr.
- Durchgangssy., toxisch oder traumatisch bedingt (z. B. Alkoholrausch oder Drogen- bzw. Medikamentenintox.).
- Epileptische Erkr., epileptische Dämmerzustände.
- Genetische Erkr., z. B. Trisomie 21 (Down-Sy.).

16

Tief greifende Bewusstseinsstörung

Bewusstseinsveränderungen, die bei einem ansonsten gesunden Menschen auftreten und zu einer erheblichen Beeinträchtigung seiner psychischen Funktionsfähigkeit führen. „Tief greifend" = schwerste Beeinträchtigung. Selten, meist Folge starker affektiver Belastung, z. B. Wut, Angst oder Verzweiflung.

Schwachsinn

- Störungen der Intelligenz, nicht auf organischen Grundlagen beruhend.
- Nicht darunter fallen die demenziellen Prozesse im Alter und die genetisch bedingten Formen der Minderbegabung (s. o. krankhafte seelische Störung).
- Erst ab einer relativ ausgeprägten Minderbegabung.
- Anwendung hängt nicht allein vom Intelligenzquotienten ab.
- Täterpersönlichkeit und Sozialisation beachten.
- Führt u. U. zu leichterer Verführbarkeit, verminderter Erregungskontrolle und unüberlegten Handlungen.

Schwere andere seelische Abartigkeit

Häufigstes und oft umstrittenes Eingangsmerkmal. Sammelbegriff für Störungen, die nicht den ersten drei Merkmalen zugeordnet werden können.

Beispiele

- Persönlichkeitsstörungen.
- Neurotische Störungen.
- Sexuelle Verhaltensabweichungen.
- Chron. Missbrauchsformen, ohne körperliche Abhängigkeit.
- Störungen der Impulskontrolle, z. B. das path. Spielen.

- Quantitative Begrenzung durch das Adjektiv „schwere".
- Nur bei sehr schweren Funktionsbeeinträchtigungen (Ausprägung so stark wie z. B. bei psychotischen Erkr.).
- Einbußen sozialer Kompetenz müssen ähnlich ausgeprägt sein wie z. B. bei psychotischen Erkr.
- Ausmaß ist nicht von Bedeutung, wenn keine Spezifität der Störung für die inkriminierte Tat vorliegt.

16.3.4 Funktionsbeeinträchtigungen (2. Stufe der Beurteilung)

- Normative Entscheidung, bis zu welchem Ausmaß Einsicht in das Unrecht einer Handlung erwartet werden kann und bis zu welchem Grad Steuerung von einem Menschen verlangt wird.
- Es ist mit empirischen Methoden nicht möglich, retrospektiv eindeutige Aussagen über das Ausmaß psychischer Beeinträchtigungen zu treffen.
- Hilfestellungen für diese normativen Entscheidungen anbieten.
- Letztendliche Entscheidung ist vom Gericht zu treffen.

Einsichtsunfähigkeit

- Kognitive Funktionen reichen nicht aus, das Unrecht eines Handelns zu erkennen.
- Wenn Einsichtsunfähigkeit besteht, erübrigen sich weitere Fragen.
- Wer Unrecht nicht einsehen kann, kann sich nicht entsprechend einer Rechtseinsicht steuern.
- Erst wenn Einsichtsfähigkeit vorliegt, Prüfung der Steuerungsfähigkeit vornehmen.

Beispiele

- Schwerwiegende intellektuelle Einbußen.
- Psychotische Realitätsverkennungen.

Steuerungsunfähigkeit

- Einbußen voluntativer Fähigkeiten, die zu einem Handlungsentwurf beitragen.

Beispiele

- Enthemmung.
- Beeinträchtigung innerer Freiheitsgrade und Handlungsspielräume.
- Unterbrechung der Kette zwischen antizipierender Planung, Vorbereitung und Handlung.
- Krankheitsbedingte Beeinträchtigung des Motivationsgefüges.

16.3.5 Mindestanforderungen bei Schuldfähigkeitsbegutachtung; Bundesgerichtshof (2005)

- **Formell:**
  - Auftraggeber und Fragestellung nennen.
  - Ort, Zeit und Umfang der Untersuchung beschreiben.
  - Aufklärung dokumentieren.
  - Untersuchungs- und Dokumentationsmethoden (z. B. Videoaufzeichnung, Tonbandaufzeichnung, Beobachtung durch anderes Personal, Einschaltung von Dolmetschern) erklären.
  - Erkenntnisquellen (Akten) und subjektive Darstellung des Untersuchten sowie Beobachtung und Untersuchung exakt angeben und getrennt wiedergeben.
  - Zusätzlich durchgeführte Untersuchungen (z. B. bildgebende Verfahren, psychologische Zusatzuntersuchung) trennen und erläutern.
  - Interpretierende und kommentierende Äußerungen kenntlich machen, Trennung von Wiedergabe der Informationen und Befunde.
  - Trennung von gesichertem medizinischem (psychiatrischem, psychopath., psychologischem) Wissen und subjektiver Meinung oder Vermutungen.
  - Offenlegung von Unklarheiten und Schwierigkeiten und den daraus abzuleitenden Konsequenzen.
  - Aufklärungsbedarf an Auftraggeber mitteilen.
  - Aufgaben- und Verantwortungsbereiche der beteiligten Mitarbeiter kenntlich machen.

- Übliche Zitierpraxis beachten.
- Klar und übersichtlich gliedern.
- Auf Vorläufigkeit des schriftlichen Gutachtens hinweisen.

- **Inhaltlich:**
  - Vollständigkeit der Exploration, insb. zu den delikt- und diagnosenspezif. Bereichen (z. B. ausführliche Sexualanamnese bei sexueller Devianz und Sexualdelikten, detaillierte Darlegung der Tatbegehung).
  - Untersuchungsmethoden benennen.
  - Bei nicht üblichen Methoden oder Instrumenten: Erläuterung der Erkenntnismöglichkeiten und deren Grenzen.
  - Diagnosen unter Bezug des zugrunde liegenden Diagnosesystems (ICD-10 oder DSM-IV-TR).
  - Differenzialdiagnose erläutern.
  - Funktionsbeeinträchtigungen darstellen.
  - Ausmaß dieser Funktionsbeeinträchtigungen beim Untersuchten bei Begehung der Tat prüfen.
  - Diagnose dem gesetzlichen Eingangsmerkmal korrekt zuordnen.
  - Schweregrad der Störung transparent darstellen.
  - Tatrelevante Funktionsbeeinträchtigung unter Differenzierung zwischen Einsichts- und Steuerungsfähigkeiten beschreiben.
  - Alternative Beurteilungsmöglichkeiten darstellen.

16.3.6 Ergänzende testpsychologische Persönlichkeitsdiagnostik

Hypothesengeleiteter Prozess: Hypothesen aufgrund der Fragestellung und Aktenanalyse aufstellen, Hypothesen mithilfe von Testverfahren und Verhaltensbeobachtung prüfen.

Testpsychologische Beurteilung von Persönlichkeitseigenschaften:

- Allg. Täterbeschreibung; für Straftat relevante Persönlichkeitsmerkmale beschreiben (z. B. bei Körperverletzung – Erregbarkeit).
- Bestimmte Persönlichkeitseigenschaften (§§ 20, 21 StGB):
  - z. B. Schwachsinn: bei IQ < 80 prüfen.
  - z. B. schwere andere seelische Abartigkeit: bei schwerer sexueller Deviation prüfen.

16.3.7 Maßregelvollzug

§ 63 StGB: Unterbringung in einem psychiatrischen Krankenhaus

§ 63 StGB: Unterbringung in einem psychiatrischen Krankenhaus
Hat jemand eine rechtswidrige Tat im Zustand der Schuldunfähigkeit (§ 20) oder der verminderten Schuldfähigkeit (§ 21) begangen, so ordnet das Gericht die Unterbringung in einem psychiatrischen Krankenhaus an, wenn die Gesamtwürdigung des Täters und seiner Tat ergibt, dass von ihm infolge seines Zustands erhebliche rechtswidrige Taten zu erwarten sind und er deshalb für die Allgemeinheit gefährlich ist.

- **Praktische Bedeutung:**
  - Ist Schuldfähigkeit aufgrund einer Erkr. oder Störung aufgehoben oder erheblich vermindert, hat das Gericht zu prüfen, ob aufgrund der Störung weitere erhebliche Delikte zu erwarten sind.
  - Wenn §§ 20 oder 21 StGB pos. vorliegen.
  - Wenn Störung, die zur Annahme der §§ 20/21 StGB nicht nur vorübergehend besteht.
  - Wenn Straftaten in einem engen Zusammenhang mit der Störung stehen.
  - Wenn Straftaten erheblich sind (u. a. Straftaten gegen Leib und Leben, aber auch schwerwiegende Vermögensdelikte).
- **Ziel der psychiatrischen Maßregel: Besserung und Sicherung:**
  - Sicherung = Behandlung, dass eine künftige Gefährdung der Allgemeinheit vermieden wird.
  - Auch bei therap. Erfolglosigkeit besteht Aufgabe der Sicherung.

§ 64 StGB: Unterbringung in einer Entziehungsanstalt

§ 64 StGB: Unterbringung in einer Entziehungsanstalt
Hat eine Person den Hang, alkoholische Getränke oder andere berauschende Mittel im Übermaß zu sich zu nehmen, und wird sie wegen einer rechtswidrigen Tat, die sie im Rausch begangen hat oder die auf ihren Hang zurückgeht, verurteilt oder nur deshalb nicht verurteilt, weil ihre Schuldunfähigkeit erwiesen oder nicht auszuschließen ist, so soll das Gericht die Unterbringung in einer Entziehungsanstalt anordnen, wenn die Gefahr besteht, dass sie infolge seines Hangs erhebliche rechtswidrige Taten begehen wird.

- **Eingangsvoraussetzungen:**
  - Hang und Übermaß sind juristische Begriffe.
  - Nicht abhängig von aufgehobener oder verminderten Schuldfähigkeit (§§ 20 und 21 StGB).
  - Auf 2 J. begrenzt.
  - Nur wenn hinreichend konkrete Aussichten auf Erfolg der Behandlung bestehen.
  - Konkrete Aussicht von Heilung oder Verhinderung eines Rückfalls mit dem Hang über eine erhebliche Zeit.
  - Nur wenn Täter von erheblichen rechtswidrigen Taten abgehalten wird, die auf den Hang zurückgehen.
  - Sonst wie bei Unterbringung in einem psychiatrischen Krankenhaus.

§ 126a StPO: Einstweilige Unterbringung

- Wenn die Voraussetzungen für die Unterbringung in einem psychiatrischen Krankenhaus oder in einer Entziehungsanstalt nach den §§ 63 oder 64 StGB vorliegen.
- Anordnung durch Haftrichter aufgrund eines psychiatrischen Gutachtens.
- Dauert bis Hauptverhandlung oder bis die Voraussetzungen entfallen.
- Ermöglicht frühzeitige Behandlung psychisch kranker Rechtsbrecher.

Entlassung aus der Maßregel

Wenn keine Höchstfrist im Gesetz festgesetzt ist (2 J. bei Unterbringung nach § 64 StGB), ist die Entlassung aus den Maßregeln nur von der Rückfallprognose abhängig.

§ 67d StGB: Dauer der Unterbringung

Ist keine Höchstfrist vorgesehen oder ist die Frist noch nicht abgelaufen, so setzt das Gericht die weitere Vollstreckung der Unterbringung zur Bewährung aus, wenn zu erwarten ist, dass der Untergebrachte außerhalb des Maßregelvollzugs keine rechtswidrigen Taten mehr begehen wird. Mit der Aussetzung tritt Führungsaufsicht ein.

Akteneinsicht des Patienten im Maßregelvollzug
- Alle patientenbezogenen Aufzeichnungen sind dem Pat. grundsätzlich zugänglich (BVerfG), auch Aufzeichnungen über hypothetische Therapiepläne, Gegenübertragungen, handschriftliche Notizen etc.
- Sorgfältige Dokumentation eingedenk des neu gestärkten Rechts auf uneingeschränkte Akteneinsicht des Pat. erforderlich.

16.3.8 Kriminalprognose

- Experimentelle Überprüfung der prognostischen Aussagen ist praktisch nicht möglich und in den meisten Fällen nicht zu verantworten.
- Ungünstige Prognose führt meist zwangsläufig zu einer weiteren Unterbringung.

Kernfrage bei Kriminalprognosen
„Wer wird wann unter welchen Umständen mit welchem Delikt rückfällig, und wie können wir es verhindern?"

Klassische Methoden zur Risikoabschätzung

16

- **Intuitive Methode:**
  - Aufgrund von theoretischem Allgemeinwissen und subjektiver Erfahrung.
  - Stark fehlerbehaftet.
  - Stark abhängig von der Erfahrung (auch der fehlerhaften!) des Untersuchers.
- **Statistische Methode:**
  - Basiert auf empirischen Untersuchungen.
  - Faktoren werden ermittelt, die statistisch mit hoher Rückfälligkeit korrelieren.
  - Hohe Genauigkeit für Gruppenvergleiche.
  - Oft für den individuellen Einzelfall nicht ausreichend.
- **Klinische Methode:**
  - Aufgrund biografischer Anamneseerhebung wird von Vergangenheit über die derzeitige Situation auf die Zukunft extrapoliert.
  - Stark abhängig von Erfahrung des Untersuchers.
  - Oft sehr ungenau.

Beispiele moderner Methoden zur Risikoabschätzung

- **Aktuarische Prognosen** (engl. actuarial predictions):
  - Anleihen aus der Versicherungsmathematik.
  - Weiterentwicklung der statistischen Methode.
  - National und international validierte Prognoseinstrumente.
  - Kriterienorientierte Vorhersagetechniken und Vorhersagemodelle.
  - Aufwendigste und in vielen Untersuchungen genaueste Methode.
  - Erfordert oft entsprechende Weiterbildung des Gutachters.
  - Bei entsprechender Voraussetzung des Gutachters wichtiger Baustein des Gutachtens.
- **EDV-gestützte Kombinationsansätze aus Risikofaktoren, Prognoseinstrumenten und Evaluationsmethoden:**
  - Stark umstrittene Verfahren.
  - Auch durch unerfahrene Gutachter anwendbar.
  - Fehlende Transparenz.
  - Vorhersagegenauigkeit bisher unklar.
  - Reliabilität und Validität kaum überprüfbar.
  - Ein sich nur auf solche Ansätze stützendes Gutachten ist zurzeit nicht zu empfehlen.

Risikofaktoren für Rückfälle bei Straftätern

Statische Risikofaktoren

- Anamnestische Daten.
- Persönlichkeitsgebundene Dispositionen.
- Kriminologische Faktoren.
- Grundlage der aktuarischen Risikoeinschätzung.

Kernfrage: „Um wen muss man sich Sorgen machen."

Dynamische Risikofaktoren

- **Fixierte dynamische Risikofaktoren:**
  - Fehlhaltungen und -einstellungen.
  - Risikoträchtige Reaktionsmuster.
  - Einschätzung der Behandlungsmöglichkeiten.

Kernfrage: „Bei wem sind Änderungen möglich und erreichbar?"

- **Aktuelle, sich ändernde Risikofaktoren:**
  - Klinische Symptomatik.
  - Einstellung und Verhalten in verschiedenen Situationen, z. B. dissoziales Verhalten in einer Einrichtung.
  - Beschwerden über Personal („Nicht ich bin das Problem, sondern die Institution").
  - Bestreiten oder Verleugnen früherer Gewalttaten.
  - Fehlen von Schuld und Reue.
  - Unrealistische Zukunftspläne.
  - Aktueller Alkoholmissbrauch.

– Aktuelle psychotische Symptomatik.
– Fehlende Compliance.

Kernfrage: „Wann muss man sich Sorgen machen?"

Mindestanforderungen bei Prognosebegutachtung; Bundesgerichtshof (2006)

Zu beantwortende Fragen:

- Wie groß ist die Wahrscheinlichkeit, dass die zu begutachtende Person erneute Straftaten begehen wird?
- Welcher Art werden diese Straftaten sein, welche Häufigkeit und welchen Schweregrad werden sie haben?
- Wer wird am wahrscheinlichsten das Opfer zukünftiger Straftaten sein?
- Mit welchen Maßnahmen kann das Risiko zukünftiger Straftaten beherrscht oder verringert werden?
- Welche Umstände können das Risiko von Straftaten steigern?

16.4 Forensische Kinder- und Jugendpsychiatrie

Martin Rieger

Forensische Fragestellungen

- Medizinische Voraussetzungen für aufgehobene oder verminderte Schuldfähigkeit (§§ 20, 21 StGB); ▶ 16.3.
- Strafrechtliche Verantwortungsreife (§ 3 JGG).
- Strafrechtliche Zuweisung für Heranwachsende (§ 105 JGG).
- Glaubhaftigkeit kindlicher Zeugen.
- Voraussetzungen zu sorgerechtlichen Eingriffen.

Häufige Gründe für Hinzuziehung des Sachverständigen in Strafverfahren

- Psychiatrische Vorerkrankung.
- Entwicklungsdefizite.
- Kapitaldelikte.
- Wiederholungstäter.
- Sexuelle Devianz.
- Intoxikation zur Tat/Sucht.

16

Schuldfähigkeit ▶ 16.3.

16.4.1 Strafrechtliche Verantwortungsreife (§ 3 JGG)

Ein Jugendlicher ist strafrechtlich verantwortlich, wenn er zur Zeit der Tat nach seiner sittlichen und geistigen Entwicklung reif genug ist, das Unrecht der Tat einzusehen und nach dieser Einsicht zu handeln. Zur Erziehung eines Jugendlichen, der mangels Reife strafrechtlich nicht verantwortlich ist, kann der

Richter dieselben Maßnahmen anordnen wie der Familien- oder Vormundschaftsrichter.

- Bejahung: Anwendung Jugendstrafrecht.
- Verneinung: Keine Verurteilung, ggf. Erziehungsmaßnahmen.

Die strafrechtliche Verantwortungsreife wird im Regelfall durch das Gericht ohne Hinzuziehung eines Gutachtens entschieden. Untersuchungen durch einen Sachverständigen zu § 3 JGG erfolgen i. d. R. in Verbindung mit einer Begutachtung zur Schuldfähigkeit.

!

- Sachverständiger benennt entwicklungspsychiatrische Funktionseinschränkungen.
- Gericht zieht die juristischen Schlussfolgerungen (normenorientierte Entscheidung)

Einsichtsunfähigkeit Kognitiver und werteorientierter Entwicklungsstand reicht nicht aus, um Unrecht der Tat zu erkennen. Wenn Einsichtsunfähigkeit vorliegt, erübrigt sich Beurteilung der Handlungskompetenz.

Handlungsunfähigkeit Entwicklungsstand auf der Handlungsebene und Integration von Normen in die Handlungsentwürfe reichen nicht aus, um entsprechend der Einsicht zu handeln. Insbes. entwicklungsbedingter Mangel an Verhaltenssteuerung und hemmenden Einflüssen auf die Handlungsabläufe.

Nicht aufholbare Entwicklungsdefizite, z. B. geistige Behinderung, tief greifende Entwicklungsstörung und Autismus, sind unter Eingangsmerkmale des §§ 20/21 StGB zu subsumieren.

16.4.2 Strafrechtliche Zuweisung für Heranwachsende (18.–20. Lj.) nach § 105 JGG

Anwendung des Jugendstrafrechts, wenn

1. die Gesamtwürdigung der Persönlichkeit des Täters bei Berücksichtigung auch der Umweltbedingungen ergibt, dass er zurzeit der Tat nach seiner sittlichen und geistigen Entwicklung noch einem Jugendlichen gleichstand, oder
2. es sich nach Art, den Umständen oder Beweggründen der Tat um eine Jugendverfehlung handelt.

Untersuchungsschritte:

- Längs- und querschnittliche Beurteilung der Entwicklung.
- Einschätzung der Umweltbedingungen und insb. der sozialen Bezüge.
- Beurteilung des Einflusses des Entwicklungsstands auf Entstehung und Ausgestaltung der Tat.
- Prüfung des Entwicklungspotenzials.

Wenn kein Entwicklungspotenzial mehr vorliegt, d. h., die Entwicklung des Heranwachsenden abgeschlossen ist, ist nach Rechtsprechung das Erwachsenenrecht anzuwenden.

Relevante Merkmale in der Beurteilung der Persönlichkeit des Probanden:

- Soziale Selbstständigkeit und autonome Lebensführung.
- Zwischenmenschliche Beziehungen.
- Norm/Werteorientierung.
- Emotionale Stabilität.
- Soziale Kompetenz.
- Leistungsorientierung.
- Realistische Lebensplanung.
- Reflexion über eigenes Handeln.

16.4.3 Kriminalprognose

Prognosegutachten im KJP-Bereich noch selten. Erforderlich bei Prüfung der §§ 63/64 StGB.

Methodische Aspekte der Kriminalprognose ▶ 16.3.8.

- **Nach Forschungsstand relevante Risikofaktoren für Rückfallkriminalität und Gewalttätigkeit von Jugendlichen:**
  - **Historische Faktoren:**
    - Mehrfache Gewaltdelikte.
    - Unterschiedliche Delikte (Versatilität).
    - Frühes Einsetzen der Aggression.
    - Sozialverhaltensstörung vor 10 Lj.
    - Vernachlässigung/Missbrauch.
    - Gewalt in Herkunftsfamilie.
    - Inkonsistente Erziehung.
    - Schulisches Versagen.
  - **Dynamische Faktoren:**
    - Anschluss an dissoziale Peers.
    - Dissoziale Einstellungen.
    - Geringe Empathie und Reue.
    - Impulsivität und Risikoverhalten.
    - ADHS-Diagnose.
    - Substanzmissbrauch.
    - Fehlende Compliance.
- **Nach Forschungsstand relevante Risikofaktoren für sexuelle Rückfallkriminalität Jugendlicher:**
  - Deviante sexuelle Interessen.
  - Mehrfache Übergriffe/Opfer.
  - Einsatz deutlicher Gewalt.
  - Übergriffe gegenüber wesentlich jüngeren Kindern.
  - Übergriffe mit männlichen Opfern.
  - Eigene Viktimisierung.
  - Dissoziale Orientierung.
  - Fehlende Impulskontrolle.
  - Selbstwertgefühl/Selbstbehauptung gering.
  - Empathiedefizite.
  - Problematische Aufwuchs-/Umgebungsbedingungen.
  - Keine spezifische Ther.
- Fehlende Compliance.

Skalen und Checklisten zur Risikoeinschätzung bei jugendlichen Straftätern zum **adjuvanten** Einsatz in der Begutachtung sind für den deutschen Sprachraum zurzeit in Validierung.

16.4.4 Begutachtung der Glaubhaftigkeit kindlicher Zeugen

Nur durch forensisch und klin.-therapeutisch erfahrene Psychologen oder Kinder- und Jugendpsychiater.

- Häufig als Zweitgutachten oder in Revisionsverfahren.
- Entwicklungspsychologisch ab Ende des 2./Anfang des 3. Lj. verwertbare Aussagen möglich, aber Berücksichtigung des Entwicklungsstands im Einzelfall.
- Vermeidung suggestiver Fragetechniken.
- Aussagepsychologische Auswertung (Konsistenz, Detailtreue usw.) wiederholter Befragung mit Einschätzung der Evidenz.
- Berücksichtigung motivationaler Aspekte der Aussage.

16.4.5 Gutachten zu Voraussetzungen von sorgerechtlichen Eingriffen

Gerichtliche Maßnahmen bei Gefährdung des Kindeswohls nach § 1666 BGB
Wird das körperliche, geistige oder seelische Wohl des Kindes oder sein Vermögen durch missbräuchliche Ausübung der elterlichen Sorge, durch Vernachlässigung des Kindes, durch unverschuldetes Versagen der Eltern oder durch das Verhalten eines Dritten gefährdet, so hat das Familiengericht, wenn die Eltern nicht gewillt oder nicht in der Lage sind, die Gefahr abzuwenden, die zur Abwendung der Gefahr erforderlichen Maßnahmen zu treffen.

- **Ergänzend § 1666a zur Verhältnismäßigkeit:** Maßnahmen, mit denen eine Trennung des Kindes von der elterlichen Familie verbunden ist, sind nur zulässig, wenn der Gefahr nicht auf andere Weise, auch nicht durch öffentliche Hilfen, begegnet werden kann.
- **Auftrag:** durch das zuständige Familiengericht.
- **Untersuchungsmethoden:**
  - Detaillierte Einzelexploration des Kindes (relevante Aussagen möglichst wörtlich festhalten).
  - Entwicklungsdiagnostik.
  - Exploration Eltern.
  - Interaktionsbeobachtung Eltern-Kind.
  - Untersuchungstermin im häuslichen Kontext.
  - Akkurate körperliche Untersuchung (genaue und nachvollziehbare Dokumentation auffälliger Befunde, ggf. Foto).

  - Einbezug früherer medizinischer Befunde (Haus-/Kinderarzt).
  - Sichtung/Erhebung fremdanamnestischer Daten.
- **Wichtige Beurteilungsaspekte:**
  - Seelischer, körperlicher und reifebezogener Entwicklungsstatus des Kindes.
  - Bindungsverhalten des Kindes.
  - Interaktionsverhalten der Eltern.
  - Hinweise auf spezif. Vernachlässigungs-/Missbrauchs- und Deprivationssy.
  - Einschätzung des psychischen Status, der geistigen Fähigkeiten und der Persönlichkeit der Eltern/Bezugspersonen.
  - ! **Cave:** Dissimulation bzgl. psychischer Erkr. und Sucht (ggf. Zusatzgutachten durch Erwachsenenpsychiater anregen).
  - Beurteilung der Erziehungskompetenz, der Ressourcen und des sozialen Umfelds.
  - Ansätze für eine risikoadjustierte Interventionsplanung.
  - Keine globale Einschätzung, sondern differenzierte Darstellung bzgl. jedes einzelnen Kindes und Elternteils (Umfang der Fragestellung beachten).

> **!** Erhebung **akut** gefährdender Momente für das Kind umgehend dem Familienrichter mitteilen, der ggf. Maßnahmen im Rahmen einstweiliger Anordnung trifft.

17 Psychopharmakotherapie

Michael Rentrop, Myga Brakebusch und Rupert Müller

Als Psychopharmaka werden alle Medikamente bezeichnet, die gezielt in der Behandlung psychischer Störungen eingesetzt werden können. An wesentlichen Substanzgruppen sind Antipsychotika von Antidepressiva (AD), Antidementiva, Anxiolytika und Hypnotika, stimmungsstabilisierenden Medikamenten („Moodstabilizer") sowie Psychostimulanzien abzugrenzen.

17.1 Allgemeine Therapieprinzipien

Trotz der insg. guten Verträglichkeit von Psychopharmaka handelt es sich um Substanzen mit Wirkungen und unerwünschten Wirkungen, deren Einsatz gegenüber einem möglichen „Schaden" abgewogen werden muss. Es gelten daher folgende Grundsätze:

- Syndromorientierter Einsatz von Medikamenten, soweit möglich evidenzbasiert.
- Monother. gegenüber polypharmazeutischen Konzepten bevorzugen (soweit die Störung dies zulässt).
- Bereits zu Behandlungsbeginn Überlegung zu Behandlungsdauer und Auseinandersetzung darüber mit dem Pat. (z. B. Delirbehandlung bei postop. Verwirrtheitszustand: i. Allg. wenige Tage; medikamentöse Ther. bei Ersterkr. an schizophrener Psychose: 1–2 J.).
- Sobald möglich, den Pat. in die Behandlungsentscheidung einbeziehen (z. B. Auswahl eines Medikaments bei gleichwertigen Behandlungsmöglichkeiten): partizipative Entscheidungsfindung (Shared Decision Making).
- Rationale Konzepte in Auswahl, Aufdosierung und ggf. Substanzwechsel beachten (z. B. AD: je nach Klinik Ind. für sedierenden, leicht oder deutlich antriebssteigernden Wirkstoff; Wirklatenz der Substanzen bedenken und schnelle Substanzwechsel vermeiden).
- Medikamente, v. a. in längerfristigen Ther., nach ihrer Verträglichkeit auswählen, nicht einseitig am Preis einer Substanz orientiert. Versuch einer nachhaltigen Therapieplanung (z. B. Antipsychotika: dauerhafte Verträglichkeit, erwiesene Wirksamkeit eines Präparats auf Positiv- und Negativsympt.).
- Vermeiden toxischer Substanzen: z. B. Gefährdungspotenzial in Auswahl eines AD einbeziehen und potenziell toxische Substanzen (wie TZA) nur dann wählen, wenn andere Behandlungsmöglichkeiten ausgeschöpft sind.
- Vermeidung der Entstehung von Abhängigkeitsproblemen (v. a. unkritisch langfristige Gabe von Benzodiazepinen, aber auch Z-Substanzen als Nicht-Benzodiazepin-Hypnotika).
- Bei V. a. Therapieresistenz sowohl Compliance überprüfen als auch individuell besondere Abbaubedingungen (z. B. Rapid Metabolizer oder massiver Nikotinabusus mit Absinken der Wirkstoffspiegel) ausschließen.
- Abklärung somatischer Basiswerte vor Behandlungsbeginn oder unmittelbar nach Ansetzen von Medikamenten. Neben allg. internistisch-neurologischer Untersuchung sind dies: EEG, EKG, Labor (Diff.-BB, E'lyte, Leber-, Nieren-, Pankreasparameter; Entzündungswerte).
- Abruptes Absetzen bestimmter Psychopharmaka (z. B. SSRI) vermeiden bzw. Karenzzeiten beim Wechsel der Substanz einhalten (**cave:** MAOH, Wechsel auf andere AD).

17.2 Auswahl der Darreichungsform

Psychopharmaka können oral (Tbl., Schmelztbl., Dragees, Kps., Tr., Saft) oder parenteral als Injektion (i. m., i. v.), Rektiole und transdermal verabreicht werden.

17.2.1 Standard: Orale Verabreichung

Vorteile

- Überwiegend gute Steuerungsfähigkeit, die eine rasche Reaktion auf unerwünschte Wirkungen ermöglicht. Einzelne Substanzen zeigen dabei jedoch außerordentlich lange Halbwertszeiten, oder haben Metaboliten mit langer Halbwertszeit, z. B. Fluoxetin/Norfluoxetin mit $t_{1/2}$ von 4–6 d bzw. bis 16 d. Darüber hinaus ist die biologische Wirksamkeit einer Substanz nach deren Nachweisbarkeit im Plasma nicht immer beendet (s. u.).
- Individuelle Dosisfindung und Anpassung an Krankheitsbild; z. B. auch sublinguale Gabe einzelner Präparate mit schnellem Wirkeintritt möglich.
- Aktive Einbindung/Mitverantwortung des Pat. in seine Behandlung.

Nachteile

- Teils erheblicher „First-Pass"-Effekt (s. u.).
- Unsicherheit in der Compliance, d. h. der Zuverlässigkeit der Einnahme. Noncompliance (= frühzeitiges Absetzen der Medikation) bei Menschen nach schizophrener Psychose bei etwa 50 %, mit Folge hoher Rückfallraten.

17.2.2 Parenterale Verabreichung

Intravenöse Gabe

Vorteile

- Rasches Anfluten einer Substanz mit unmittelbarer Wirkung, besonders geeignet für Notfallsituationen, ungeeignet zur Dauerbehandlung.
- Kein „First-Pass"-Effekt.

Nachteile

- Manche Substanzen mit erheblichen Risiken bei fehlerhafter (paravasaler oder arterieller) Injektion, z. B. bei Promethazin Nekrosen nach intraarterieller Injektion.
- Teils erhöhte Risiken für NW (z. B. Atemdepression und venöse Unverträglichkeit bei schneller i. v. Injektion von Diazepam).
- Nur für einen kleinen Teil aller Präparate verfügbar (z. B. nicht für atypische Antipsychotika).

Intramuskuläre Gabe

Vorteile

- Kein „First-Pass"-Effekt.
- Antipsychotika mit lang anhaltender Wirkung (bis 4 Wo.), um medikamentösen Schutz auch bei unsicherer Therapietreue zu sichern.
- Relativ rasches Eintreten der Wirkung, auch geeignet in Notfallsituationen, z. B. Olanzapin i. m.

Nachteile

- Risiken fehlerhafter Injektion (Inf., Nervenschädigung, Injektion in Unterhautfettgewebe mit Folge einer herabgesetzten Wirksamkeit, sterilen Abszessen).
- Pharmaka in öliger Lösung (z. B. klassische Depot-Antipsychotika) Gefahr von Fettembolien bei unsachgemäßer Injektion in das Gefäß.
- Steuerungsfähigkeit ↓; kaum Einflussmöglichkeiten bei NW.

Rektiole

Verfügbar für Diazepam, als Notfallmedikation, z. B. bei epileptischen Anfällen; rasche, gegenüber oraler Form weniger zuverlässige Resorption, kein „First-Pass"-Effekt.

Transdermale Applikation

Verfügbar für Rivastigmin, mit Vorteil der Vermeidung von Konzentrationsspitzen und verbesserter Verträglichkeit. Kontinuierliche, über 24 h anhaltende Wirkstofffreisetzung. Kein „First-Pass"-Effekt. Nachteil bei Unverträglichkeit von Pflastern.

17.3 Arzneimittelstoffwechsel und -interaktionen

17.3.1 Pharmakokinetik

Die Pharmakokinetik beschreibt die Freisetzung aus der Arzneiform, Aufnahme, Verteilung, Metabolisierung und Ausscheidung eines Arzneistoffs im Körper. Pharmakokinetische Messgrößen sind:

- **Zeit bis zur max. Wirkstoffkonz.** (t_{max}) einer Substanz.
- **Eliminationshalbwertszeit** ($t_{1/2}$) als Maß für die Zeit, bis zu der die Hälfte einer vorhandenen Plasmakonz. ausgeschieden ist. Dabei ist allerdings diese $t_{1/2}$ nicht immer übereinstimmend mit der Wirkdauer. (Beispiel: Tranylcypromin als irreversibler MAO-A- und -B-Hemmer hat eine Wirkdauer von ca. 14 d bei einer $t_{1/2}$ von max. 3 h).
- **Verteilungsvolumen.**
- Elimination: Die **Ausscheidung** eines Medikaments wird in zwei Phasen eingeteilt, eine α-Phase, welche durch die Umverteilung des Stoffs im Organismus definiert ist (kurz) und eine β-Phase, die überwiegend durch Elimination (s. u.) bestimmt wird (lang).
  - α-Phase: Konzentrationsverteilung zunächst v. a. abhängig von Durchblutung der Organe (z. B. ZNS), der folgende Konzentrationsausgleich ist abhängig von den Stoffeigenschaften (z. B. Grad der Lipophilie) der Substanz, Bindung an Plasmaproteine, Muskulatur oder Fettgewebe. Bei Nachlassen der Blutkonz. wird der Wirkstoff langsam aus den Speichern freigesetzt, erkennbar beim sog. „Hangover". Nur der ungebundene Wirkstoffanteil ist wirksam.
  - Therapeutischer Nutzen: Erreichen einer hohen Wirkstoffkonz. im Gehirn, Nachlassen der zentralen Wirkung ist aber von der weiteren Umverteilung etwa im Fettgewebe bestimmt und nicht von der sehr viel trägeren

eigentlichen Elimination (z. B. Benzodiazepin-Hypnotika: erwünschte Wirkung 6–8 h, Eliminations-$t_{1/2}$ z. B. Flunitrazepam bis 30 h).
- β-Phase: Eliminationsmechanismen (s. u.).

- **Therapeutischer Bereich:** Konzentrationsbereich zwischen minimaler und max. Wirkkonz., oberhalb derer die toxische Wirkung der Substanz überwiegt.
- Das **Fließgleichgewicht** („Steady State"), das in Abhängigkeit von der Eliminations-$t_{1/2}$ nach mehreren aufeinanderfolgenden Einnahmen entsteht.

17.3.2 Arzneimittelstoffwechsel

Oral verabreichte Psychopharmaka werden in unterschiedlichem Ausmaß hepatisch verstoffwechselt. Nur ein kleiner Teil der Medikamente (z. B. Lithium) wird unverändert renal ausgeschieden. Die Biotransformation in der Leber dient grundsätzlich der Umwandlung eines Pharmakons in ein „ausscheidbares" Produkt: In Phase I spielen Oxidation, Reduktion und Hydrolyse eine Rolle, in Phase II die Konjugation an Glukuron-, Schwefel-, Aminosäuren oder Glutathion. Häufig sind die Stoffwechselprodukte nicht weiter als Arznei wirksam. Teils entsteht durch Transformation aus einem Prodrug erst die eigentlich wirksame Substanz [z. B. Flurazepam (Dalmadorm®) wird zu Hydroxyethylflurazepam und anderen wirksamen Metaboliten]; teils gehen aus der Ursprungssubstanz weitere als Medikament aktive Metaboliten hervor [z. B. Fluoxetin (Fluctin®) wird zu Norfluoxetin mit eigener Wirkung und Pharmakokinetik]. An der Elimination können außerdem Transporterproteine beteiligt sein.

Cytochrom-P450-System

Das Cytochrom-P-450-System ist eine Gruppe von Enzymen, die sich in Untergruppen einteilen lässt. Die mikrosomalen Enzyme der Leber sind für die oxidative Metabolisierung von lipophilen Substanzen verantwortlich, die hierdurch wasserlöslicher werden. Es ist eine Reihe von Isoenzymen bekannt, von denen fünf eine wichtige Rolle im Arzneistoffwechsel spielen. Verschiedene Arzneistoffe sind Substrate eines oder mehrerer Isoenzyme. Die Enzymaktivität kann von manchen Substanzen beeinflusst und damit der Abbau einzelner Arzneistoffe beschleunigt oder gehemmt werden (Induktion/Inhibition).

- CYP-Inhibitoren erhöhen die Plasmaspiegel und Eliminations-$t_{1/2}$ aller über das gleiche Isoenzym verstoffwechselten Substanzen (▶ Tab. 17.1).
- CYP-Induktoren reduzieren Plasmaspiegel und Eliminations-$t_{1/2}$ (▶ Tab. 17.2).

Tab. 17.1 Inhibitoren der Cytochrom-P450-Isoenzyme

CYP-Isoenzym	Inhibitoren: Auswahl häufig verwendeter Substanzen
CYP1A2	**Antidepressiva:** Fluvoxamin **H_2-Rezeptorantagonisten:** Cimetidin **Antibiotika:** Ciprofloxacin, Levofloxacin, Norfloxacin, syn. Fluorchinolone **Antiarrhythmika:** Amiodaron, Mexiletin, Propafenon **Sonstige:** Ticlopidin, Koffein, Diclofenac

Tab. 17.1 Inhibitoren der Cytochrom-P450-Isoenzyme *(Forts.)*	
CYP-Isoenzym	**Inhibitoren: Auswahl häufig verwendeter Substanzen**
CYP2C9	**Antiarrhythmika:** Amiodaron **Antidepressiva:** Fluvoxamin, Paroxetin, Sertralin **Antiepileptika/Moodstabilizer:** Valproinsäure, Topiramat **Antimykotika:** Fluconazol **HIV-Protease-Inhibitoren:** Ritonavir **Lipidsenker:** Fluvastatin **Psychostimulanzien:** Modafinil **Thrombozytenaggregationshemmer:** Ticlopidin **Tuberkulostatika:** Isoniazid **NSAID:** Diclofenac, Ibuprofen
CYP2C19	**Antidepressiva:** Fluvoxamin, Fluoxetin, Paroxetin, Sertralin, Tranylcypromin **Antiepileptika:** Topiramat **Antimykotika:** Ketoconazol **Antirheumatika:** Indometacin **Protonenpumpenhemmer:** Omeprazol, Lansoprazol **Thrombozytenaggregationshemmer:** Ticlopidin
CYP2D6	**Antidepressiva:** Bupropion, Duloxetin, Fluoxetin, Paroxetin, Moclobemid, Clomipramin, Amitriptylin, Desipramin **Antipsychotika:** Thioridazin, Melperon, Levomepromazin, Promethazin, Haloperidol, Fluphenazin, Perphenazin **Substitutionsmittel:** Methadon **Betablocker:** Metoprolol, Propranolol **Antiarrhythmika:** Amiodaron, Chinidin **Antirheumatika:** Celecoxib **Antiemetika:** Metoclopramid **H_2-Rezeptorantagonisten:** Cimetidin **HIV-Protease-Inhibitoren:** Ritonavir **Sonstige:** Kokain
CYP2E1	**Tuberkulostatika:** Isoniazid **Alkoholentwöhnungsmittel:** Disulfiram
CYP3A4	**Antibiotika:** Ciprofloxacin, Norfloxacin, Clarithromycin, Erythromycin, Roxithromycin, Metronidazol **Antidepressiva:** Fluvoxamin, Fluoxetin, Nefazodon, Mirtazapin **Antimykotika:** Ketoconazol, Itraconazol, Fluconazol **Antipsychotika:** Haloperidol **H_2-Rezeptorantagonisten:** Cimetidin **HIV-Protease-Inhibitoren:** Ritonavir, Indinavir, Nelfinavir, Amprenavir, Saquinavir **Antihypertonika:** Diltiazem **Antiarrhythmika:** Amiodaron, Verapamil **Antiepileptika:** Flebamat **Lipidsenker:** Atorvastatin **Parkinsonmittel:** Bromocriptin **Protonenpumpenhemmer:** Omeprazol **Zytostatika:** Imatinib **Sonstige:** Grapefruitsaft **NSAID:** Diclofenac

Tab. 17.2 Induktoren der Cytochrom-P450-Isoenzyme

CYP-Isoenzym	Induktoren
CYP1A2	**Analgetika:** Morphin **Antidepressiva:** Johanniskraut **Antiepileptika/Moodstabilizer:** Carbamazepin, Primidon **Glukokortikoide:** Dexamethason **HIV-Protease-Inhibitoren:** Ritonavir **Psychostimulanzien:** Modafinil **Protonenpumpenhemmer:** Omeprazol, Lansoprazol **Tuberkulostatika:** Rifampicin **Sonstige:** Insulin, Interferon, Rauchen, Grillfleisch
CYP2C9	**Antiepileptika/Moodstabilizer:** Carbamazepin **Antiepileptika:** Phenobarbital, Phenytoin, Primidon **HIV-Protease-Inhibitoren:** Ritonavir **Tuberlukostatika:** Rifampicin **Zytostatika:** Cyclophosphamid, Ifosfamid
CYP2C19	**Antiepileptika/Moodstabilizer:** Carbamazepin **Glukokortikoide:** Prednison **Antiepileptika:** Phenytoin **Tuberkulostatika:** Rifampicin **NSAID:** Acetylsalicylsäure
CYP2D6	**Glukokortikoide:** Dexamethason **Tuberkulostatika:** Rifampicin
CYP2E1	Alkohol Rauchen Kortison
CYP3A4	**Antidepressiva:** Johanniskraut **Antiepileptika/Moodstabilizer:** Carbamazepin, Oxcarbazepin, Phenobarbital, Phenytoin, Topiramat **Tuberkulostatika:** Rifabutin, Rifampicin **Glukokortikoide:** Prednison, Prednisolon, Triamcinolon, Beclometason, Betametason, Budesonid, Hydrocortison **Protonenpumpenhemmer:** Omeprazol, Lansoprazol, Pantoprazol **Psychostimulanzien:** Modafinil **Zytostatika:** Bosentan, Paclitaxel **Vitamin-D-Derivat:** Calcitriol **HIV-Protease-Inhibitoren:** Efavirenz, Ritonavir **Hormone:** Estradiol **Sonstige:** Alkohol, Tabakrauch, Metamizol

Weitere Einflussfaktoren

17

- Genetische Unterschiede in individueller Enzymausstattung:
  - CYP2C19: reduzierte Enzymaktivität („Poor Metabolizer"), sehr häufig bei Amerikanern afrikanischer Abstammung, ca. 20 % bei Orientalen, selten bei Weißen < 3 %.
  - CYP2C9: Slow Metabolizer 20 % der Weißen.
  - CYP2D6: Slow Metabolizer 10 % der Weißen, Amerikaner afrikanischer Abstammung und Asiaten eher niedrige Aktivität.
  - „Ultrarapid Metabolizer" (z. B. CYP2D6 bis 5 % der Bevölkerung, erhöhte Enzymaktivität).

- Phase-I-Reaktionen verlangsamen sich im Alter erheblich.
- Oral aufgenommene Medikamente unterliegen in unterschiedlichem Ausmaß einem „First-Pass“-Effekt, d. h., sie werden vor systemischer Wirkung in der Leber in unwirksame Metaboliten verstoffwechselt. Substanzen mit einem hohen „First-Pass“-Effekt erfordern höhere Dosierungen, jedoch unterliegt auch dieser Abbau großen intra- und interindividuellen Schwankungen, sodass ein verlässlicher Dosierungsvorschlag problematisch werden kann.
- UDP-Glukuronosyltransferasen (UGT): Diese Enzyme übertragen aktivierte Glukuronsäure auf Substrate, die dadurch i. d. R. besser renal eliminiert werden können (Phase II). In Ausnahmefällen entstehen auch aktive oder sogar potentere Metaboliten. Wie die CYP-Isoenzyme lassen sich die UGT in mehrere Familien und Subfamilien aufteilen. Die UGT können in ihrer Aktivität durch Arzneistoffe beeinflusst werden.
- Transporter: Transporter ermöglichen den Durchtritt endogener oder exogen zugeführter Substanzen durch biologische Membranen. Sie sind an Vorgängen der Absorption, Metabolisierung und Elimination beteiligt. Zu den wichtigsten Transporterfamilien gehört der ATP-Binding Cassette (ABC) Transporter, zu denen z. B. das P-Glykoprotein gehört.
- Plasmaeiweißbindung (PEB): relevant bei Arzneistoffen, die zu > 95 % an Plasmaeiweiße gebunden sind. Bei Einnahme mehrerer Arzneistoffe mit hoher PEB kann der Arzneistoff mit der höheren Affinität den anderen aus der PEB verdrängen und damit dessen freie Serumkonz. erhöhen: z. B. Phenprocoumon (PEB 99 %) mit Phenytoin. Durch Zunahme der freien Konz. können Wirkung und Toxizität erhöht sein.
- Bei gleichzeitiger Anwendung mehrerer Pharmaka ist das Interaktionspotenzial über die Wirkung auf das Cytochromsystem hinaus von unterschiedlichen Faktoren abhängig:
  - Pharmakodynamische WW: Verstärkungseffekte durch Gabe von Substanzen mit gleichartiger Wirkung:
    – Gleicher Wirkmechanismus (z. B. gleichzeitige Gabe mehrerer Arzneistoffe mit anticholinerger Wirksamkeit).
    – Gleichgerichtete Endstrecke der Wirkung auf verschiedenen Wegen (z. B. serotonerges Syndrom nach Gabe von MAOH plus SSRI).
  - Pharmakokinetische WW: Einfluss einer Substanz auf Mechanismen der Medikamentenaufnahme (z. B. Verlangsamung der Magen-Darm-Motilität durch anticholinerge Substanzen), Verteilung im Körper, Metabolisierung oder Ausscheidung.

17.4 Antipsychotika

Indikationen Psychosen aus dem schizophrenen Formenkreis, wahnhafte und delirante Störungsbilder, Manien, Verhaltensstörungen bei demenziellen Erkr. (Second Line gegenüber Antidementiva), schwere depressive Störungen (ergänzend zu antidepressiver Behandlung), je nach Sympt. auch Persönlichkeitsstörungen.

Wirkstoffgruppen/Einteilung Unterschieden werden folgende chemische Wirkstoffklassen:

- Trizyklische Antipsychotika:
  - Phenothiazine (mit unterschiedlichen Seitenketten).
  - Thioxanthene (mit unterschiedlichen Seitenketten), Dibenzodiazepine, Dibenzothiepine, Thienobenzodiazepine.
- Butyrophenone.
- Benzamide.
- Dichlorphenyl-Piperazinyl-Chiloninon, Diphenylbutylpiperidine, Benzisoxazol(piperidine), Benzisothiazylpiperazine, Phenylindol(piperidine).

Bezüglich des Risikos für das Auftreten von Bewegungsstörungen (extrapyramidal-motorisches Sy., EPS), erfolgte eine Einteilung in sog. **klassische (typische) Antipsychotika** mit dem Risiko des Auftretens von Spätdyskinesien (s. u.) und **atypische Antipsychotika,** deren Risiko für tardive Dyskinesien deutlich geringer ist. Eine eindeutige Definition für den Begriff „atypisch" existiert nicht, subsumiert werden i. Allg. neben einem geringen Risiko für EPS die Wirkung auf Negativsympt., Überlegenheit der Wirkung bei Therapieresistenz gegenüber klassischen Präparaten, geringes Risiko für Prolaktinerhöhung. Die einzige Substanz, die diese Bedingungen tatsächlich erfüllt, ist das Clozapin.

Je nach **Wirkstärke** (Potenz) gegenüber Wahn und Halluzinationen erfolgt zudem eine Einteilung in hoch-, mittel und niederpotente Antipsychotika. Dabei haben niederpotente Antipsychotika praktisch keine Wirkung mehr auf diese Sympt., sondern ausgeprägt sedierende Eigenschaften; mittelpotente Antipsychotika zeigen sowohl antipsychotische Potenz als auch eine sedierende Wirkung. Der Versuch, auch atypische Neuroleptika in diesen Klassen zu unterscheiden, ist nicht sinnvoll.

Wirkmechanismen Hauptangriffspunkt der meisten Antipsychotika (▶ Tab. 17.3) sind Dopamin-D_2-Rezeptoren. Die antagonistische Wirkung auf das mesolimbisch-mesokortikale Dopaminsystem scheint den therap. Effekten gegenüber der Positivsympt. zu entsprechen. EPS-NW: Hemmung des nigrostriatalen Dopaminsystems; Prolaktinanstieg, Zyklus-, sexuelle Störung über Dopaminantagonismus im tuberoinfundibulären dopaminergen System.

Serotonin-Blockade ($5\text{-}HT_{2a}$) bewirkt fraglich Besserung der Negativsympt., $5\text{-}HT_{2c}$-Blockade: Gewichtszunahme; Histamin-H_1-Blockade: Sedierung; mACh (M1–M3): anticholinerge NW; α_1-adrenerge Blockade: Blutdruckabfall, Schwindel. Neuartig kommt in der nächsten Generation der Antipsychotika ein partiell dopaminagonistischer Wirkmechanismus im mesokortikalen System hinzu. Theoretisch ergibt sich hieraus eine bessere Wirkung gegenüber der Negativsympt.

Unerwünschte Wirkungen

- **Bewegungsstörungen:** Syn.: extrapyramidal-motorische Symptome (EPS). Unterschieden werden Frühdyskinesien, Parkinsonoid, Akathisie, Spätdyskinesie. Zudem als akute NW (Notfall!) das maligne neuroleptische Syndrom (MNS) (▶ 4.5.3).
- **Kreislaufregulation/anticholinerge NW:** vegetative, kardiovaskuläre NW (Hypotonie, Tachykardie), Obstipation, Miktionsstörungen, Glaukomanfall, medikamentöses Delir; lebensbedrohlicher Notfall als **zentrales anticholinerges Sy.** (▶ 4.5.4) mit Hyperthermie, Unruhe, Halluzinationen.
- **Endokrine NW:** über Prolaktinspiegelanstieg, Risiko dosisabhängig, unterschiedlich ausgeprägt bei verschiedenen Substanzen.

Tab. 17.3 Übersicht pharmakologischer Eigenschaften häufig verwendeter klassischer Antipsychotika

Substanz Handelsname (z. B.) Wirkstoffklasse HWZ $t_{1/2}$	Rezeptorprofil (antagonistische Wirkung)	Interaktionen	Metabolisierung/Plasmaeiweißbindung/sonstige Hinweise	Kardiales Risiko
Hochpotent				
Benperidol Glianimon® Butyrophenon 5 h	D_2 und 5-HT_2 Kaum α_1, H_1 Keine mACh-Wirkung	• Adrenalinumkehr: Blutdruckabfall • Wirkungsverstärkung von Antihypertensiva • Atemdepression ↑ mit Hypnotika, Sedativa, Opiaten, EtOH, Antiepileptika, Polypeptidantibiotika • Mögliche Wirkung ↓ mit Koffein • Plasmaspiegel ↑ und Neurotoxizität ↑ unter Lithium und MAOH • Evtl. Plasmaspiegel ↓ unter Carbamazepin, Phenobarbital, Phenytoin, Rifampicin, Rauchen • Gegenseitige Erhöhung der Plasmaspiegel mit TZA, Propranolol, Pindolol, Phenytoin, Phenprocoumon	Unbekannt Geringere Dosierung bei älteren Pat. KI: M. Parkinson, Demenz Krampfschwelle ↓	Tachykardie, QT-Zeit ↑ Erhöhtes kardiovaskuläres Risiko bei Demenz
Haloperidol Haldol® Butyrophenon Bis 36 h	D_2, α_1 Kaum mACh, H_1, 5-HT_2	• Siehe Benperidol • Plasmaspiegel ↑ unter TZA, Alprazolam, Buspiron, CYP2D6-, CYP3A4-Inhibitoren • Plasmaspiegel ↓ unter Carbamazepin, Phenobarbital, Phenytoin, Rauchen • In Komb. mit Terfenadin QT-Zeit ↑ • EPS ↑ mit Buspiron • QT-Zeit ↑ unter Antiarrhythmika, Mefloquin, Halofantrin, Fluorchinolonen, Lithium, Diuretika, ACE-Hemmern **Cave:** i. v. Gabe nur unter EKG-Monitoring	CYP3A4, CYP2D6 PEB 92 % PIM*: vermehrt anticholinerge und extrapyramidale NW Sturzgefahr	Selten: QT-Zeit ↑, Risiko unter Hochdosis und parenteraler Gabe erhöht!

Tab. 17.3 Übersicht pharmakologischer Eigenschaften häufig verwendeter klassischer Antipsychotika *(Forts.)*

Substanz Handelsname (z. B.) Wirkstoffklasse HWZ $t_{1/2}$	Rezeptorprofil (antagonistische Wirkung)	Interaktionen	Metabolisierung/Plasmaeiweißbindung/ sonstige Hinweise	Kardiales Risiko
Hochpotent				
Flupentixol Fluanxol® Thioxanthen Bis 36 h	D_1, D_2 und H_1, 5-HT_{2A} und α_1 Kaum mACh	• Siehe Benperidol • Verändertes Reaktionsvermögen insb. mit Alkohol	Sulfoxidation, N-Dealkylierung, Bindung an Glukuronsäure; ausgeprägter „First-Pass"-Effekt PEB 99 % Keine Zulassung bei Demenz	Selten, bei Vorschädigung Bradykardie, QT-Zeit ↑ Insb. bei älteren Pat. Orthostase möglich
Mittelpotent				
Perazin Taxilan® Phenothiazin 35 h	D_2 und α_1, H_1, mACh	• Siehe Benperidol • ↑ Sedierung und anticholinerge Wirkung bis Delir in Komb. mit Diphenhydramin, Promethazin, Doxylamin • Plasmaspiegel ↑ unter Östrogen und CYP2D6-, CYP3A4-Inhibitoren • QT-Zeit ↑ zusammen mit anderen die QT-Zeit verlängernden bzw. hypokaliämisch wirkenden Stoffen	CYP2D6, 3A4, CYP2C9, Flavinmonooxigenase PEB 94–97 % Ausgeprägter First-Pass-Effekt Dosisanpassung bei eingeschränkter Leberfunktion Regelmäßige BB-Kontrolle Bei älteren Pat. vermehrt anticholinerge NW und EPS Krampfschwelle ↓	QT-Zeit ↑ Orthostase, Tachykardie, EKG-Veränderung nicht bedeutsam
Zuclopentixol Ciatyl-Z® Thioxanthen Bis 25 h	D_1/D_2, 5-HT_{2A}, α_1, H_1 Gering mACh und α_2	• Siehe Benperidol • Plasmaspiegel ↑ unter CYP2D6-Inhibitoren	CYP2D6 Krampfschwelle ↓	Orthostase, Tachykardie, EKG-Veränderung (Erregungsleitungsstörungen)

Tab. 17.3 Übersicht pharmakologischer Eigenschaften häufig verwendeter klassischer Antipsychotika *(Forts.)*

Substanz Handelsname (z. B.) Wirkstoffklasse HWZ $t_{1/2}$	Rezeptorprofil (antagonistische Wirkung)	Interaktionen	Metabolisierung/Plasmaeiweißbindung/sonstige Hinweise	Kardiales Risiko
Niedrigpotent				
Pipamperon Dipiperon® Butyrophenon 3 h	$5\text{-}HT_{2A}$ Gering: D_2, α_1, H_1 Nicht mACh	Siehe Benperidol		Tachykardie, Hypotonie
Chlorprothixen Truxal® Thioxanthen Bis 12 h	Stark mACh, α_1, auch $5\text{-}HT_{2A}$, H_1 Mittel D_2	Sedierung ↑, anticholinerge NW bis hin zu Delir in Komb. mit Diphenhydramin, Doxylamin (Promethazin)	PEB 99 %	Orthostase Tachykardie selten, bei Vorschädigung Bradykardie, QT-Zeit ↑
Levomepromazin Neurocil® Phenothiazin Bis 78 h	Stark mACh, α_1, auch $5\text{-}HT_{2A}$, H_1, D_3 Kaum D_2 Wenig D_1	• Siehe Benperidol • Sedierung ↑, anticholinerge NW bis hin zu Delir in Komb. mit Diphenhydramin, Doxylamin (Promethazin) • Plasmaspiegel ↑ unter CYP1A2-, CYP2D6-Inhibitoren • QT-Zeit ↑ zusammen mit anderen, die QT-Zeit verlängernden bzw. hypokaliämisch wirkenden Stoffen	CYP1A2, CYP2D6 PIM: vermehrt anticholinerge NW und EPS bei älteren Pat., Sturzgefahr	Orthostase Tachykardie, EKG-Veränderung (Erregungsleitungsstörungen)
Promethazin Atosil® Phenothiazin Bis 12 h	Stark H_1, auch mACh, α_1 Wenig $5\text{-}HT_{2A}$ Kein D_2	• Siehe Benperidol • QT-Zeit ↑ unter Antiarrhythmika, Mefloquin, Halofantrin, Fluorchinolonen, Lithium, Diuretika, ACE-Hemmern • Plasmaspiegel ↑ unter CYP2D6-Inhibitoren • Hypertonie, EPS mit MAOH	CYP2D6	Orthostase

* Potenziell inadäquate Medikation, daher nicht für ältere Pat. geeignet

- **Hämatopoetisches System:** Agranulozytose, besonderes Risiko unter Clozapin (▶ Tab. 17.4).
- **Gewichtszunahme, Stoffwechselstörungen:** teils massive Gewichtszunahme mit internistischen Folgeerkr., sehr unterschiedlich ausgeprägt.

- **Kardiale NW:** Störung der Erregungsrückbildung am Herzen mit Verlängerung der QT-Zeit, Risiko bei einzelnen Präparaten besonders ausgeprägt (z. B. Pimozid, Thioridazin, Sertindol, Ziprasidon).
- **Psychische NW:** Adynamie, depressives Sy., Reduktion der kognitiven Leistungsfähigkeit v. a. bei klassischen hochpotenten Antipsychotika.
- **Allergische Reaktionen:** meist im Sinne einer erhöhten Fotosensibilität der Haut (**cave:** Sonnenbäder); in Einzelfällen schwere allergische Sy.; Weiterbehandlung mit Antipsychotikum einer anderen chemischen Wirkstoffklasse.
- **EEG-Veränderungen:** bei bis zu 35 % aller behandelten Pat., epileptische Anfallsereignisse < 1 %.
- **Leber:** Leberenzymerhöhung möglich, meist vorübergehend, in Einzelfällen schwere Leberfunktionsstörung bis Leberversagen.
- **Schwangerschaft und Stillzeit:** Alle Antipsychotika sind plazentagängig und werden auch mit der Muttermilch ausgeschieden; teils sind die Spiegel in der Milch um ein Vielfaches höher als die Plasmaspiegel; teratogene NW sind nicht sicher nachgewiesen (Medikation in Schwangerschaft und Stillzeit s. u.).

Tab. 17.4 Übersicht pharmakologischer Eigenschaften häufig verwendeter atypischer Antipsychotika

Substanz Handelsname (z. B.) Wirkstoffklasse HWZ $t_{1/2}$	Rezeptorprofil	Interaktionen	Metabolisierung/ Plasmaeiweißbindung sonstige Hinweise	Kardiales Risiko
Amisulprid Solian® Benzamid Bis 20 h	Selektiv D_{2-4}	• **Nicht** mit Antiarrhythmika Klasse IA und III* • Keine Komb. mit L-Dopa • **QT-Zeit** ↑ mit Betablockern, Digitalis, Diltiazem, Verapamil, Clonidin, Reserpin, TZA, Diuretika, Laxanzien, ACE-Hemmern • Hypnotika, Sedativa, Opiate, Antiepileptika, Alkohol: Sedierung ↑, Atemdepression	Ausscheidung überwiegend unverändert über die Niere **Cave:** Nierenfunktionsstörung (Dosisanpassung!) Hyperglykämierisiko	Bradykardie, QT-Zeit ↑ selten
Aripiprazol Abilify® Depot: in Vorbereitung Dichlorphenyl-Piperazinyl-Chilolinon 75 h	Partiell D_2-, $5\text{-}HT_{1A}$-Agonismus Stark $5\text{-}HT_{2A}$ Mäßig H_1, α_1	• Plasmaspiegel ↑ unter CYP2D6- und CYP3A4-Inhibitoren • Plasmaspiegel ↓ unter Carbamazepin, CYP3A4-Induktoren • Arrhythmien mit Sertindol (KI!)	CYP2D6, 3A4 Extensiv über Leber metabolisiert PEB 99 % Hyperglykämierisiko	Keine bekannt

17

Tab. 17.4 Übersicht pharmakologischer Eigenschaften häufig verwendeter atypischer Antipsychotika *(Forts.)*

Substanz Handelsname (z. B.) Wirkstoffklasse HWZ $t_{1/2}$	**Rezeptorprofil**	**Interaktionen**	**Metabolisierung/ Plasmaeiweißbindung sonstige Hinweise**	**Kardiales Risiko**
Asenapin Sycrest® Zulassung 2010, Bipolar-I-Störungen 24 h	D_2, 5-HT_{2A} Gering 5-HT_{1A}, 5-HT_{1B}, 5-HT_{2C}, 5-HT_6, 5-HT_7, D_3 und α_2	• Schwacher Inhibitor von CYP2D6, In-vitro-Induktion von CYP3A4, 1A2 • Plasmaspiegel ↑ unter Fluvoxamin • Plasmaspiegel von Paroxetin ↑ • Plasmaspiegel ↓ bei Essen und Trinken bis 15 Min. nach Einnahme (Resorption über Mundschleimhaut)	UGT1A4 CYP1A2, CYP2D6, CYP3A4 PEB 95 % Hyperglykämierisiko	Gering
Clozapin Leponex® Dibenzodiazepin 12–16 h	Stark H_1, 5-HT_{2A}, 5-HT_{2C}, mACh (M_1, M_3), α_1, D_4 Wenig D_1, D_2, D_3, D_5, 5-HT_{1A}, 5-HT_3, mACh (M_2), α_2	• Adrenalinumkehr: Blutdruckabfall • Lithium: Delir, Krampfanfall • Hypnotika, Sedativa, Opiate, Antiepileptika, Alkohol: Verstärkung der Sedierung; Atemdepression • Plasmaspiegel ↑↑↑ bei Komb. mit Risperidon, Fluvoxamin, Fluoxetin, Paroxetin, Inhibitoren von CYP1A2, 2D6, 3A4 • Carbamazepin, Captopril: Agranulozytoserisiko ↑ • Plasmaspiegel ↓ mit Carbamazepin, Phenytoin, Rifampicin, Tabak, mögl. Omeprazol, **nicht** mit Valproinsäure, Risiko für Krampfanfälle ↑ • Mit Lithium: MNS ↑, Granulozytose ↑ (kann Agranulozytose verschleiern) • Gefahr Atemstillstand bei Komb. mit Benzodiazepin i. v.	Fast ausschließlich hepatisch; CYP1A2, CYP3A4, VYP2D6 PEB 95 % KI: Leberinsuff. PIM: erhöhtes Agranulozytose- und Myokarditisrisiko	Selten: kardiale Arrhythmien, Myokarditis, Perikarditis, Kardiomyopathie **Risikopat.:** kardiale Abklärung!

Tab. 17.4 Übersicht pharmakologischer Eigenschaften häufig verwendeter atypischer Antipsychotika *(Forts.)*

Substanz Handelsname (z. B.) Wirkstoffklasse HWZ $t_{1/2}$	Rezeptorprofil	Interaktionen	Metabolisierung/ Plasmaeiweißbindung sonstige Hinweise	Kardiales Risiko
Olanzapin Zyprexa®, Depot: Zypadhera® Thienobenzodiazepin Bis 60 h	Stark $5\text{-}HT_{2A}$, mACh, D_{1-5} Mäßig α_1, H_1	• Plasmaspiegel ↓ unter CYP1A2-Induktoren • Plasmaspiegel ↑ mit Fluvoxamin, Fluoxetin, Imipramin, Ciprofloxacin, Norfloxacin, Ketoconazol und unter CYP1A2-Inhibitoren Blutdrucksenkung ↑ mit Antihypertonika • Hypnotika, Sedativa, Opiate, Antiepileptika, Alkohol: Verstärkung der Sedierung, Atemdepression • Evtl. Priapismus mit Lithium • Dopamin-Agonisten: Verschlechterung der Parkinson-Sympt.	CYP1A2 PEB 93 %	QT-Zeit ↑ nur gelegentlich PIM: Risiko für kardiovaskuläre Ereignisse, erhöhte Mortalität bei Demenz
Paliperidon (aktiver Metabolit des Risperidon) Depot: Xeplion® Invega 23 h	Stark $5\text{-}HT_{2A}$, D_2 Mäßig H_1, α_2	• **Keine** Interaktionen über CYP • **Nicht** mit Antiarrhythmika Klasse IA und III* kombinieren • Sedierende Medikation/Alkohol: Sedierung ↑ • Resorption verändert unter Pharmaka, die gastrointestinale Aktivität modulieren (z. B. Metoclopramid)	Minimal über CYP2D6, CYP3A4 Überwiegend Ausscheidung über die Niere (Dosisanpassung!)	QT-Zeit ↑ mögl., daher **cave:** Hypokaliämie, Hypomagnesiämie
Quetiapin Seroquel® Retardiert als Seroquel Prolong® Dibenzothiazepin 7 h, Metabolit 16 h	Stark $5\text{-}HT_2$, D_1, D_2, H_1, α_1	• Hypnotika, Sedativa, Opiate, Antiepileptika, Alkohol: Verstärkung der Sedierung, Atemdepression • Plasmaspiegel ↑ unter CYP3A4-Inhibitoren • Plasmaspiegel ↓ unter Carbamazepin, Phenytoin	CYP3A4 Extensiv über Leber metabolisiert Vorsichtige Dosierung bei älteren Pat. (Clearance verringert), keine Zulassung bei Demenz	QT-Zeit ↑ nur bei Überdosierung **Cave:** art. Hypotonus, Tachykardie

Tab. 17.4 Übersicht pharmakologischer Eigenschaften häufig verwendeter atypischer Antipsychotika *(Forts.)*

Substanz Handelsname (z. B.) Wirkstoffklasse HWZ $t_{1/2}$	**Rezeptorprofil**	**Interaktionen**	**Metabolisierung/ Plasmaeiweißbindung sonstige Hinweise**	**Kardiales Risiko**
Risperidon Risperdal® Depot: Risperdal consta® Benzisoxazol(piperidin) 3 h	Stark $5\text{-}HT_{2A}$, $5\text{-}HT_7$, D_2, α_1, α_2 Mäßig H_1 Keine mACh	• Plasmaspiegel ↑ unter TZA, Alprazolam, CYP2D6-, CYP3A4-Inhibitoren, Fluoxetin, Paroxetin • Plasmaspiegel ↓ unter Carbamazepin • Hypnotika, Sedativa, Opiate, Antiepileptika, Alkohol: Verstärkung der Sedierung, Atemdepression • Risperidon erhöht Plasmaspiegel von Clozapin! • EPS ↑ mit Phenytoin • **Cave:** Komb. mit Furosemid bei älteren Pat. Mortalität ↑ • Wirkung von Dopamin-Agonisten ↓	CYP2D6, CYP3A4	QT-Zeit ↑ mögl., daher **cave:** Hypokaliämie, Hypomagnesiämie
Sertindol Serdolect® Erneute Zulassung 2006, Einsatz, wenn mindestens ein anderes Antipsychotikum nicht vertragen wurde Phenylindol(piperidin) Bis 90 h	Stark D_2, $5\text{-}HT_{2A}$, α_1 Mäßig H_1	• **Nicht** mit Antiarrhythmika Klasse IA und III* • **Nicht** mit Arzneimitteln, die QT ↑** • Plasmaspiegel ↑ unter CYP2D6- und CYP3A4-Inhibitoren • **Cave:** Slow Metabolizer • Fertilität tierexperimentell ↓, daher kontraindiziert bei Schwangeren	CYP2D6 CYP3A4 PEB 99,5 % KI: Demenz	QT-Zeit ↑ Vor und nach Behandlungsbeginn: EKG mit Bestimmung der QT_c-Zeit KI bei Bradykardie, QT_c > 450 ms (Männer), 470 ms (Frauen) Reservepräparat

Tab. 17.4 Übersicht pharmakologischer Eigenschaften häufig verwendeter atypischer Antipsychotika *(Forts.)*

Substanz Handelsname (z. B.) Wirkstoffklasse HWZ $t_{1/2}$	Rezeptorprofil	Interaktionen	Metabolisierung/ Plasmaeiweißbindung sonstige Hinweise	Kardiales Risiko
Ziprasidon Zeldox® Benzisothiazylpiperazin Ca. 7 h	Starker $5\text{-}HT_{2A}$-, $5\text{-}HT_{2C}$-, $5\text{-}HT_{1D}$-, $5\text{-}HT_{1A}$-Antagonismus Moderater D_2-Antagonismus Mäßig H_1, α_1	• **Nicht** mit Antiarrhythmika Klasse IA und III* • **Nicht** mit Arzneimitteln, die QT ↑** • Hypnotika, Sedativa, Opiate, Antiepileptika, Alkohol: Verstärkung der Sedierung, Atemdepression • Moderater Inhibitor CYP3A4, CYP2D6 • Plasmaspiegel ↑ unter CYP3A4-Inhibitoren • Plasmaspiegel ↓ unter Carbamazepin	CYP3A4 PEB 99 % KI: Demenz	QT-Zeit ↑, daher **cave:** Hypokaliämie, Hypomagnesiämie Vor und nach Behandlungsbeginn: EKG mit Bestimmung der QT_c-Zeit Abbruch der Behandlung, wenn QT_c > 500 ms

* Antiarrhythmika der Klasse IA: Chinidin, Disopyramid, Ajmalin, Prajmalin, Detajmiumbitartrat; Antiarrhythmika der Klasse III: Amiodaron, Sotalol

** QT-Zeit-Verlängerung bekannt unter: Antipsychotika (Pimozid, Thioridazin, Sertindol), Narkotika (Levomethadylacetat), Antibiotika (Gatifloxazin, Moxifloxazin, Sparfloxazin, Erythromycin, Ciprofloxacin, Azithromycin), Antiemetika (Dolasetron), Antimalariamittel (Mefloquin, Halofantrin), Sonstige (Arsentrioxid).

PIM = potenziell inadäquate Medikation bei älteren Pat. gemäß Priscus-Liste

Routineüberwachung

- **Vor Behandlungsbeginn:**
  - EKG, EEG, Schwangerschaftstest.
  - Diff-BB, E'lyte, Nieren-, Leberparameter.
- **Im Behandlungsverlauf:**
  - EKG: bei Präp. mit Risiko der QT-Zeit ↑. **Cave:** Haloperidol i. v.: nur unter EKG-Monitoring.
  - EEG: bei Auftreten z. B. von Myoklonie.
  - Diff-BB monatl. (Ausnahme Clozapin ▶ Tab. 17.4).
  - E'lyte, Nieren-, Leberparameter monatl.
  - Prolaktin monatl. bei Präparaten mit Risiko der ↑ (Amisulprid, Risperidon, klassische Antipsychotika).
  - Glukosetoleranz, HbA_{1c}, Blutfette, Körpergewicht (BMI), bei Gewicht ↑ oder Präparaten mit Risiken diabet. Stoffwechsel (z. B. Olanzapin, Clozapin, Quetiapin).
  - RR/Puls 1–5 ×/d, je nach anticholinerger/antiadrenerger Wirkkomponente.

Empfehlungen bei Problemsituationen

- **Empfehlungen bei Leberinsuff.:**
  - Am ehesten geeignet Präparate mit überwiegender Ausscheidung über die Niere und geringer hepatischer Metabolisierung (Amisulprid, Paliperidon, Haloperidol, Flupenthixol, Olanzapin, Risperidon, Sulpirid, Zuclopenthixol).
  - Vermeiden: Phenothiazine, Sertindol.
- **Empfehlungen bei Niereninsuff.:**
  - Präparate wählen mit vorwiegend hepatischer Verstoffwechslung und Ausscheidung über Fäzes (z. B. Butyrophenone, Ziprasidon, Aripiprazol, Olanzapin, Quetiapin, Flupenthixol, Olazapin, Risperidon, Zuclopenthixol, Haloperidol; Dosisanpassung bei älteren Pat.).
  - Vermeiden: Amisulprid, Clozapin, Phenothiazine, Sulpirid.
- **Empfehlung in Schwangerschaft und Stillzeit:**
  - Grundsätzlich Nutzen-Risiko-Abwägung; dabei stellt eine schwerwiegende psychische Störung (z. B. schizophrene Erkr., schwere affektive Störung) jedoch eine erhebliche Gefährdung für die Mutter und das ungeborene Kind dar.
  - Wann immer angemessen, stationäre Aufnahme und medikamentöse Einstellung auf niedrigste wirksame Dosis eines langjährig erprobten Medikaments. Bevorzugt psychiatrische Abteilungen an somatischen Krankenhäusern mit Gynäkologie und Pädiatrie/Neonatologie. Enge interdisziplinäre Zusammenarbeit; regelmäßige gynäkologische Untersuchungen, Ultraschall; über Routinekontrollen hinaus 3D-Fehlbildungsultraschall 20. SSW, tägl. CTG-Kontrollen in Spätschwangerschaft.
  - Teratogenes Risiko bei Antipsychotikather. allg. gering, in Einzelfällen bei Thioxanthenpräparaten gegeben; atypische Antipsychotika: breiteste Erfahrung mit Olanzapin, jedoch Fallzahl zu gering für allg. Empfehlung. Soweit möglich, wird zum Verzicht auf medikamentöse Behandlung im 1. Trimenon geraten.
  - Verzicht auf Biperiden in der gesamten Schwangerschaft.
  - Verzicht auf Depotzubereitungen der Antipsychotika (Plasmakonzentrationsspitzen in den ersten Tagen nach Injektion; Steuerungsmöglichkeiten bei Auftreten von unerwünschten Wirkungen für mehrere Wo. aufgehoben).
  - Sorgfältige Kontrolle der Folsäure in Frühschwangerschaft, ggf. Substitution.
  - Perinatal Auftreten von EPM und Unruhe nach Behandlung mit klassischen Antipsychotika, daher perinatal soweit möglich nochmalige Dosisreduktion.
  - Stillen bei Antipsychotikather. kontraindiziert.
  - Bei bekannter und in der Schwangerschaft manifester schwerer psychischer Störung keine Frühentlassung nach der Geburt. Allg. Risiken einer psychischen Entgleisung nicht vor Ablauf > 4–6 Wo. post partum zu beurteilen (▶ 10.4). Besonders sorgfältige psychiatrische Nachuntersuchung und Aufklärung Pat./Familie über Frühwarnzeichen. Soweit möglich Aktivierung eines Unterstützungsnetzes bei ambulanter Fortsetzung der Behandlung (Hebamme, Kinderschwester, Mutter-Kind-Einrichtungen, so-

zialpsychiatrischer Dienst, spezialisierte Angebote für psychisch kranke Mütter).

17.5 Antidepressiva

Indikationen Depressive Störungen (unipolare, bipolare depressive Störung, Dysthymie; Recurrent Brief Depression, Rapid Cycling), bei depressiven Störungen im Rahmen einer Schizophrenie, Alkoholabhängigkeit, organischen Störung (Post-Stroke-Depression, kardiovaskuläre Erkr.), Demenz.
Panikstörung mit/ohne Agoraphobie, generalisierte Angststörung, phobische Störungen, Zwangsstörungen, posttraumatische Belastungsstörungen (PTBS), somatoforme Störungen, Schmerzsy., Chronic-Fatigue-Sy., prämenstruell-dysphorisches Sy. (PMDS), Entzugssy., Essstörungen, Schlafstörungen, Persönlichkeitsstörungen.

Einteilung Die Einteilung nach chemischen Strukturen (trizyklische [TZA], tetrazyklische, chemisch neuartige AD) gilt als veraltet. Einteilung nach Wirkmechanismen (▶ Tab. 17.5):

- **Überwiegende oder selektive Serotonin-(5HT-)Wiederaufnahmehemmer:**
  - Clomipramin (TZA).
  - Citalopram, Escitalopram, Fluoxetin, Fluvoxamin, Paroxetin, Sertralin (SSRI).
  - Venlafaxin, überwiegend 5-HT- und NA-Wiederaufnahmehemmer.
- **Überwiegende oder selektive Noradrenalin-Wiederaufnahmehemmer (NARI):**
  - Nortriptylin, Desipramin (TZA).
  - Maprotilin (tetrazyklisch).
  - Mianserin, NA-Wiederaufnahmehemmer mit Histamin-$_1$-, 5-HT$_2$- und $\alpha_{1/2}$-antagonistischen Effekten.
- **Kombinierte 5-HT- und NA-Wiederaufnahmehemmer (SNRI):**
  - Amitriptylin, Amitriptylinoxid, Doxepin, Imipramin (TZA).
  - Duloxetin, Venlafaxin in hoher Dosierung (selektive 5-HT- und NA-Wiederaufnahmehemmer, SSNRI).
- **Monoaminoxidase-Hemmer (MAOH):**
  - Tranylcypromin, irreversibler nichtselektiver MAO-A- und MAO-B-Hemmer.
  - Moclobemid, reversibler MAOH, überwiegend MAO-A.
- **Andere Wirkmechanismen:**
  - Trimipramin, fehlende Monoamin-Wiederaufnahmehemmung, antagonistische Eigenschaften an Histamin-, Acetylcholin-, 5-HT$_2$-, DA- und α_1-adrenergen Rezeptoren.
  - Trazodon, geringe 5-HT-Wiederaufnahmehemmung, antagonistische Wirkung an 5-HT$_2$- und α_1-adrenergen Rezeptoren; Nefazodon wie Trazodon, etwas stärkere 5-HT-Wiederaufnahmehemmung, zusätzlich NA-Wiederaufnahmehemmung.
  - Mirtazapin, präsynaptischer α_2-Antagonist, darüber vermehrte 5-HT- und NA-Freisetzung, weitgehend fehlende Monoamin-Wiederaufnahmehemmung, antagonistische Eigenschaften an 5-HT$_2$-, 5-HT$_3$- und H$_1$-Rezeptoren.

- Agomelatin: agonistisch an Melatonin MT_1- und MT_2-Rezeptoren. Antagonistisch an 5-HT_{2c} („melatonerges Antidepressivum").
- Bupropion, selektiver NA- und DA-Wiederaufnahmehemmer (NDRI).
- Phytopharmaka, Hypericum-Extrakt: Schwacher Wiederaufnahmeeffekt von 5-HT, NA und DA (Hyperforin) sowie MAO-Hemmung (Hypericin).

Tab. 17.5 Antidepressiva: Interaktionen und unerwünschte Wirkungen

Substanz Handelsname (z. B.) Wirkstoffklasse Halbwertszeit $t_{1/2}$	Rezeptorprofil (antagonistisch)	Interaktionen	Metabolisierung	NW Kardiales Risiko KI
Agomelatin **Valdoxan®** 1–2 h	Agonistisch an melatonergen MT_1 und MT_2, antagonistisch an 5-HT_{2c}	• Plasmaspiegel ↑ CYP1A2-Inhibitoren • Fluvoxamin, Ciprofloxacin (KI)	CYP1A2, 2D6, 2D19	**NW:** Kopfschmerz, Schwindel, Angst, Müdigkeit, Schwitzen, erhöhte AST und ALT-Werte
Amitriptylin Saroten® TZA 10–28 h	H_1, mACh, α_1, 5-HT_2, α_2, WAH von NA und gering 5-HT, DA	• **Cave:** Komb. mit SSRI schwere Intox. (14 d Pause), Plasmaspiegel ↑ durch Inhibitoren von CYP2D6 • Anticholinerge Wirkung ↑ Morphin	CYP2D6, 1A2, 2C9, 2C19, 3A4	**NW:** anticholinerge NW, Sedierung, sexuelle Funktionsstörungen, Orthostase, zerebrale Anfälle, Gewicht ↑, EKG-Veränderungen, QT ↑, bei Überdosis letal **KI:** Harnverhalt, Engwinkelglaukom, Prostatahypertrophie, Bradykardie, QT-Verlängerung Nicht plötzlich absetzen. **PIM:** Sturzrisiko, Benommenheit, Verwirrtheit, Thrombembolierisiko
Amitriptylinoxid (Hauptmetabolit von Amitriptylin) Equlibrin® Aktive Metaboliten, Amitriptylin, Nortriptylin TZA 2 h	5-HT und NA, H_1, mACh, 5-HT_2, α_1	Siehe Amitriptylin	Siehe Amitriptylin	Siehe Amitriptylin

Tab. 17.5 Antidepressiva: Interaktionen und unerwünschte Wirkungen *(Forts.)*

Substanz Handelsname (z. B.) Wirkstoffklasse Halbwertszeit $t_{1/2}$	**Rezeptorprofil (antagonistisch)**	**Interaktionen**	**Metabolisierung**	**NW Kardiales Risiko KI**
Bupropion Elontril®, Zyban® NDRI 24 h	NA, DA-WAH	• **Cave:** Komb. mit MAOH (14 d Pause) • Plasmaspiegel ↓ mit Carbamazepin, Phenytoin • Plasmaspiegel ↑ mit Valproat, Ritonavir, Efavirenz • Inhibitor von CYP2D6 (Plasmaspiegel ↑ von Substanzen, die über CYP2D6 metabolisiert werden) • NW ↑ von Amantadin, Levodopa • Plasmaspiegel des aktiven Metaboliten Hydroxybupropion ↓ unter CYP2B6-Substraten und -Inhibitoren (z. B. Ifosfamid, Ticlopidin, Clopidogrel) • Alkoholtoleranz ↓ • NW unter L-Dopa ↑	Extensiv in der Leber CYP2D6, über CYP2B6 in aktiven Metaboliten Hydroxybupropion umgewandelt	**NW:** zerebrale Anfälle, Mundtrockenheit, Schlaflosigkeit, Verwirrtheit, Tremor, Priapismus, Tachykardie, Übelkeit, Magenbeschwerden
Citalopram Cipramil® SSRI 36 h	5-HT-WAH	• Geringe Interaktionen • Serotonin-Sy. mit MAOH (frühestens 14 d nach Absetzen) • Vorsicht mit Tryptophan, Lithium (Wirkungsverstärkung) • Metoprolol ↑	CYP2C19, 3A4, 2D6	**NW:** Übelkeit, Erbrechen, Diarrhö, Schlafstörungen, sexuelle Funktionsstörungen, QT ↑, verlängerte Blutungszeit, Hyponatriämie (SIADH) Absetzsympt.

Tab. 17.5 Antidepressiva: Interaktionen und unerwünschte Wirkungen *(Forts.)*

Substanz Handelsname (z. B.) Wirkstoffklasse Halbwertszeit $t_{1/2}$	**Rezeptorprofil (antagonistisch)**	**Interaktionen**	**Metabolisierung**	**NW Kardiales Risiko KI**
Clomipramin Anafranil® TZA 12–36 h	5-HT-, NA-WAH, an mACh, H_1, 5-HT_{2A}, α_1, gering DA_2, α_2	• Serotonin-Sy. mit MAOH, SSRI, SNRI, Lithium, Sicherheitsabstand 2 Wo. • Komb. mit SSRI, insb. Fluvoxamin nur unter Serumspiegelkontrolle • Plasmaspiegel ↑ mit CYP1A2, 2C19, 3A4, 2D6-Inhibitoren • Anticholinerge Wirkung Morphin ↑	CYP3A4, 2C19, 1A2, 2D6 PEB 98 %	**NW:** anticholinerge NW, Übelkeit, Erbrechen, Diarrhö, Sedierung, Agitation, Schlafstörungen, sexuelle Funktionsstörungen, orthostatische NW, Gewicht ↑, EKG-Veränderungen, QT ↑, zerebrale Anfälle, bei Überdosis letal **KI:** Harnverhalt, Engwinkelglaukom, Prostatahypertrophie **PIM:** anticholinerge Wirkung, orthostatische Dysregulation
Doxepin Aponal® TZA 8–25 h	NA- und schwach 5-HT-WAH, antagonistisch an H_1, mACh, 5-HT_{2A}, α_1	• Plasmaspiegel ↑ durch SSRI • Plasmaspiegel ↓ mit CYP3A4-Induktoren • Exzitation mit MAOH • Wirkung zentral dämpfender Substanzen ↑	CYP3A4, 2D6, 1A2	**NW:** anticholinerge NW, Sedierung, sexuelle Funktionsstörungen, orthostatische NW, Gewicht ↑, EKG-Veränderungen, QT ↑, bei Überdosis letal **KI:** Harnverhalt, Engwinkelglaukom, Prostatahypertrophie **PIM:** erhöhtes Delirrisiko
Duloxetin Cymbalta® SNRI 9–19 h	5-HT- und NA-WAH	• Mäßiger Inhibitor von CYP2D6 • Keine Komb. mit MAOH • Plasmaspiegel ↑ mit CYP1A2-Hemmern (z. B. Fluvoxamin) • Plasmaspiegel ↓ mit CYP1A2-Induktoren (Rauchen)	CYP1A2, 2D6 Mäßiger Inhibitor von CYP2D6 PEB 96 %	**NW:** Übelkeit, Erbrechen, Diarrhö, Agitation, Schlafstör., sexuelle Funktionsstörungen, Mydriasis, verlängerte Blutungszeit Absetzsympt.

17

Tab. 17.5 Antidepressiva: Interaktionen und unerwünschte Wirkungen *(Forts.)*

Substanz Handelsname (z. B.) Wirkstoffklasse Halbwertszeit $t_{1/2}$	Rezeptorprofil (antagonistisch)	Interaktionen	Metabolisierung	NW Kardiales Risiko KI
Escitalopram Cipralex® SSRI 30 h	5-HT-WAH	Siehe Citalopram • Keine Komb. mit MAOH • Inhibitor von CYP2D6 • Plasmaspiegel ↑ mit CYP2D6- bis CYP2C19-Inhibitoren • Substanzen, die über CYP2D6 verstoffwechselt werden ↑	CYP2C19 (Poor Metabolizer, doppelt so hohe Plasmakonz.), 3A4, 2D6	Siehe Citalopram Absetzsympt.
Fluoxetin Fluctin® SSRI 4–6 d Wirksamer Metabolit Norfluoxetin 16 d	5-HT, wenig NA- und DA-WAH	• Potenter Inhibitor von CYP2D6 bzw. Norfluoxetin, Inhibitor von CYP3A4 • Spiegel ↑ z. B. von oralen Antikoagulanzien, TZA, Benzodiazepinen, Betablockern, Bupropion, Carbamazepin, Clozapin, Methadon, Morphin, Valproinsäure, Phenytoin, Haloperidol, Vinblastin • EPS mit Antipsychotika • Krampfneigung ↑ mit Clozapin • Keine Komb. mit MAOH • Parkinsonismus • Serotonin-Sy. mit Carbamazepin • Wirkung ↓ von Codein, Tramadol, Tamoxifen	CYP2D6, 2C9, 1A2, 2C19, CYP3A4 PEB 95 %	Siehe Citalopram **NW:** Agitation, Kopfschmerz, verlängerte Blutungszeit, QT ↑ Absetzsympt. **PIM:** Hyponatriämien, Übelkeit, Schwindel, Verwirrtheit und Schlafstörungen

17

Tab. 17.5 Antidepressiva: Interaktionen und unerwünschte Wirkungen *(Forts.)*

Substanz Handelsname (z. B.) Wirkstoffklasse Halbwertszeit $t_{1/2}$	Rezeptorprofil (antagonistisch)	Interaktionen	Metabolisierung	NW Kardiales Risiko KI
Imipramin Tofranil® TZA 11–25 h	5-HT- und NA-WAH, antagonistisch an mACh, H_1, $5\text{-}HT_{2A}$, α_1	• Exzitation, Delir, Senkung der Krampfschwelle mit MAOH mindestens 14 d Karenz • Plasmaspiegel↑ mit Azolantimykotika, Cimetidin, Fluoxetin, Paroxetin, Phenothiazinen, Ritonavir • Arrhythmien mit Amiodaron, Lidocain, Chinidin • Wirkung zentral dämpfender Substanzen↑	CYP1A2, 2C19, 2D6, 3A4	Siehe Clomipramin **NW:** gelegentlich Übelkeit und Erbrechen, Schwitzen, QT ↑, bei Überdosis letal **KI:** Harnverhalt, Engwinkelglaukom, Prostatahypertrophie **PIM:** erhöhtes Fraktur- und Delirrisiko
Johanniskraut Jarsin® Pflanzliches AD 37 h	In hohen Dosen 5-HT-, NA-, DA-WAH, Beeinflussung monoaminerger Rezeptoren	• Induktor von CYP3A4 und P-Glykoprotein • Serumspiegel ↓ von Arzneistoffen, die über CYP3A4 verstoffwechselt werden (z. B. Ciclosporin, Tacrolimus, Digoxin, HIV-Medikamente, orale Antikoagulanzien, Kontrazeptiva, TZA) • Keine Komb. mit anderen AD		**NW:** Sedierung, Fotosensibilisierung, Interaktionsrisiken

Tab. 17.5 Antidepressiva: Interaktionen und unerwünschte Wirkungen *(Forts.)*

Substanz **Handelsname (z. B.)** **Wirkstoffklasse** **Halbwertszeit $t_{1/2}$**	**Rezeptorprofil (antagonistisch)**	**Interaktionen**	**Metabolisierung**	**NW** **Kardiales Risiko** **KI**
Maprotilin Ludiomil® Tetrazykl. AD 20–58 h	NA-WAH, antagonistisch an H_1	• Exzitation mit MAOH, 14 d Karenz • Plasmaspiegel ↑ mit Azolantimykotika, Cimetidin, Fluoxetin, Paroxetin, Phenothiazinen, Ritonavir • Arrhythmien mit Amiodaron, Lidocain, Chinidin • Wirkung zentral dämpfender Substanzen ↑	CYP2D6	**NW:** anticholinerge NW, Sedierung, sexuelle Funktionsstörungen, orthostatische NW, Gewicht ↑, EKG-Veränderungen, Tachykardie, zerebrale Anfälle, bei Überdosis letal **KI:** Harnverhalt, Engwinkelglaukom, Prostatahypertrophie
Mianserin Tolvin® Tetrazykl. AD 32 h	Antagonistisch an H_1, α_2, 5-HT_{2A}, α_1, NA-WAH	• KI: MAOH, 14 d Karenz • Veränderung der Spiegel von Cumarinen • Spiegel ↓ mit Carbamazepin, Phenytoin • Wirkung Alkohol ↑ (KI) • Wirkung von Antihypertonika ↓	CYP2D6, 3A4 PEB 95 %	**NW:** geringe anticholinerge NW, Sedierung, orthostatische NW, Gewicht ↑, bei Überdosis letal, Granulozytopenien möglich (→ wöchentl. BB in den ersten Behandlungsmon.)
Mirtazapin Remergil® Tetrazykl. AD 20–40 h	Antagonistisch an α_2, H_1, 5-HT_{2A}, 5-HT_3	• Keine Komb. mit MAOH, 14 d Karenz • Spiegel ↑ mit CYP3A4-Inhibitoren • Spiegel ↓ mit CYP3A4-Induktoren • Bioverfügbarkeit ↑ mit Cimetidin • UAW ↑ mit Metoclopramid, Neuroleptika, Lithium, z. B. MNS	CYP2D6, 1A2, 3A4	**NW:** Sedierung, Schlafstörungen, orthostatische NW, Gewicht ↑ **KI:** bekannte Leukopenie

Tab. 17.5 Antidepressiva: Interaktionen und unerwünschte Wirkungen *(Forts.)*				
Substanz **Handelsname (z. B.)** **Wirkstoffklasse** **Halbwertszeit $t_{1/2}$**	**Rezeptorprofil (antagonistisch)**	**Interaktionen**	**Metabolisierung**	**NW** **Kardiales Risiko** **KI**
Moclobemid Aurorix® Reversibler MAOH 2–4 h	Reversibler MAO-A-Inhibitor	• Hemmung von CYP2D6, 2C19, 1A2 • Vorsicht bei Komb. mit TZA • Keine Komb. mit Clomipramin • Keine Komb. mit SSRI • Zentralnervöse Störungen mit Dextromethorphan • Keine strenge tyraminfreie Diät, aber Verzicht auf Käsesorten mit sehr hohem Tyramingehalt	CYP2C19, 2D6	**NW:** anticholinerge NW, Kopfschmerz, Muskelzuckungen, Agitation, Schlafstörungen **KI:** Phäochromozytom, Thyreotoxikose
Paroxetin Seroxat® SSRI 16–24 h	5-HT- und NA-WAH, leicht antagonistisch an mACh, α_2	• PEB 95 % • Inhibitor von CYP2D6 • Keine Komb. mit MAOH • Vorsicht mit serotonergen Arzneimitteln • Spiegel ↑ mit Antazida, Cimetidin, Haloperidol, TZA, Thioridazin • Spiegel ↑ von Arzneistoffen, die über CYP2D6 verstoffwechselt werden • Erhöhte Blutungsneigung mit oralen Antikoagulanzien, Thrombozytenaggregationshemmern	CYP2D6, 1A2, 3A4	Siehe Citalopram **NW:** Schwitzen, Kopfschmerz, verlängerte Blutungszeit, Tremor, Gewicht ↑ Absetzsympt.

Tab. 17.5 Antidepressiva: Interaktionen und unerwünschte Wirkungen *(Forts.)*

Substanz Handelsname (z. B.) Wirkstoffklasse Halbwertszeit $t_{1/2}$	Rezeptorprofil (antagonistisch)	Interaktionen	Metabolisierung	NW Kardiales Risiko KI
Reboxetin Edronax® SNRI 13–30 h	NA-WAH	• Spiegel ↑ mit CYP3A4-Inhibitoren • Blutdruck ↑ mit ergotaminhaltigen Medikamenten • Keine Komb. mit MAOH • Dosierung halbieren bei Leber- oder Niereninsuff. • Negative Nutzenbewertung • Keine Erstattung durch die GKV	CYP3A4 PEB 92–97 %	**NW:** Übelkeit, Erbrechen, Obstipation, Schlafstörungen, sexuelle Funktionsstörungen, Tachykardie, orthostatische NW, Harnverhalt
Sertralin Zoloft® SSRI 26 h	5-HT, NARI, schwach antagonistisch an ACh, α_1, α_2	• Keine Komb. mit MAOH (auch Linezolid) • Vorsicht mit Serotonin-Agonisten	CYP3A4, 2C9, 2C19, 2D6 PEB 98 % Dosisanpassung bei Leberfunktionsstörung	Siehe Citalopram QT ↑ **NW:** Kopfschmerz, Tremor, Schwitzen, Agitation, Hautausschlag Hyponatriämie, verlängerte Blutungszeit Absetzsympt.
Tranylcypromin Jatrosom® Irreversibler MAOH 1,5–3 h	Irreversibler, unselektiver MAOH	• Keine Komb. mit SSRI, serotonergen Substanzen, Venlafaxin, Duloxetin • Vorsicht mit TZA • Keine Komb. mit Clomipramin • Blutdrucksenkende Wirkung ↑ mit Antihypertonika • Opioide: zentral dämpfende Wirkung ↑ • Blutdruckkrisen mit Sympathomimetika	CYP2C19	**NW:** Agitation, Schlafstörungen, Hypotonie, orthostatische NW, Blutdruck ↑, Schwindel, Tachykardie, Verwirrtheit, bei Überdosis letal **KI:** Genuss von tyraminhaltigen Lebensmitteln **PIM:** erhöhtes Auftreten von Blutdruckkrisen, Hirnblutungen, maligner Hyperthermie

Tab. 17.5 Antidepressiva: Interaktionen und unerwünschte Wirkungen *(Forts.)*

Substanz Handelsname (z. B.) Wirkstoffklasse Halbwertszeit $t_{1/2}$	Rezeptorprofil (antagonistisch)	Interaktionen	Metabolisierung	NW Kardiales Risiko KI
Trazodon Thombran® SSRI 5–8 h	Antagonistisch an α_1, 5-HT_2, α_2, H_1, geringe NA- und 5-HT-WAH	• Sedierung ↑ mit Alkohol, Benzodiazepinen • Keine Komb. mit MAOH, serotonerg wirkenden Substanzen • Spiegel ↑ mit Inhibitoren von CYP2D6, 3A4 • Spiegel ↓ mit Induktoren von CYP2D6, 3A4	CYP2D6, 3A4	**NW:** Sedierung, orthostatische NW, Übelkeit, Erbrechen, sexuelle Funktionsstörungen, Gewicht ↑, Tachykardie, Schwindel, Kopfschmerz, Mundtrockenheit, Priapismus, in hohen Dosen QT ↑, bei Überdosis letal
Trimipramin Stangyl® TZA 23–24 h	Antagonistisch an H_1, mACh, α_1, 5-HT_2, schwach DA	• Keine Komb. mit irreversiblen MAOH • Plasmaspiegel ↑ bei Komb. mit Fluvoxamin oder Hemmern von CYP2D6	• CYP-2D6 • Hoher First-Pass • PEB 95 %	**NW:** anticholinerge NW, Sedierung, Obstipation, sexuelle Funktionsstörungen, orthostatische NW, Gewicht ↑, EKG-Veränderungen, QT ↑, Hautausschlag, bei Überdosis letal **KI:** Harnverhalt, Engwinkelglaukom, Prostatahyperplasie
Venlafaxin Trevilor® SNRI 5–11 h	5-HT-, NA-WAH	• Leichter Inhibitor von CYP2D6 • Keine Komb. mit MAOH • Spiegel ↑ mit Inhibitoren von CYP3A4, Haloperidol, Clozapin, oralen Antikoagulanzien • INR ↑ mit Venlafaxin, oralen Antikoagulanzien • Metoprolol ↑ durch Venlafaxin	CYP2D6, 3A4	Siehe Citalopram **NW:** gelegentlich Diarrhö, Kopfschmerz, Tachykardie, Agitation, verlängerte Blutungszeit

Tab. 17.5 Antidepressiva: Interaktionen und unerwünschte Wirkungen *(Forts.)*

Substanz Handelsname (z. B.) Wirkstoffklasse Halbwertszeit $t_{1/2}$	Rezeptorprofil (antagonistisch)	Interaktionen	Metabolisierung	NW Kardiales Risiko KI
Venlafaxin		• Spiegel ↑ von Clozapin, Risperidon • Vorsicht mit serotonerg wirksamen Medikamenten		

Rezeptorprofil α: α(1,2)-adrenerge Rezeptoren. ACh: Acetylcholin. DA: Dopamin. H_1: Histaminrezeptor Typ 1. 5-HT: 5-Hydroxytryptophan (Serotonin). mACh: muskarinischer Acetylcholinrezeptor. MAO: Monoaminoxidase. MT_1, MT_2: Melatonin-Rezeptoren. NA: Noradrenalin. WAH: Wiederaufnahmehemmung.
TZA: trizyklisches Antidepressivum. SSRI: selektiver Serotonin-Wiederaufnahmehemmer. SNRI: Serotonin-Noradrenalin-Wiederaufnahmehemmer. MAOH: Monoaminoxidase-Hemmer. PIM: potenziell inadäquate Medikation bei alten Pat. gemäß Priscus-Liste.

Wirkmechanismen Es wird zwischen akuten und längerfristigen neurochemischen Wirkungen unterschieden:

- **Akute Wirkung:**
  - **Hemmung des neuronalen Wiederaufnahmemechanismus** für Noradrenalin (NA), Dopamin (DA) und Serotonin (5 HT). Dies ist der Wirkmechanismus der meisten AD. Einteilung in spezif. Wirksamkeit s. o.
  - **Freisetzung monoaminerger Überträgerstoffe** aus synaptischen Speichervesikeln (Amphetamine, Fenfluramin, keine klin. Routine); vermittelt über MT_1 und MT_2 vermehrte NA- und DA-Freisetzung im zerebralen Kortex (Agomelatin).
  - **Inhibition der MAO:** Monoaminoxidase ist das wichtigste Enzym für den Abbau der monoaminergen Neurotransmitter. Selektive reversible MAO-A-Hemmung (Moclobemid), nichtselektive irreversible MAO-A- und MAO-B-Hemmung durch Tranylcypromin (NW, tyraminarme Diät).
  - **Blockade von Neurotransmission.** 5-HT_2-antagonistische Wirkung (z. B. Mianserin) führt zu vermehrter 5-HT-Freisetzung, DA-Rezeptoren werden von AD nur schwach antagonisiert (z. B. Trimipramin, Clomipramin; antidepressive Wirksamkeit von z. B. Antipsychotikum Sulpirid).
- **Längerfristige Wirkung:** Nach ca. 14 d kommt es v. a. zu Veränderungen der Empfindlichkeit von prä- und postsynaptischen Rezeptoren und Signaltransduktionsmechanismen:
  - **Adaptive Sensitivitätsveränderung auf Rezeptor- und Signaltransduktionsebene:** Sensibilität der Rezeptoren wird bei erhöhter Transmitterkonz. durch Veränderung der Rezeptorenzahl oder Affinität zum Neurotransmitter und Kopplung an Signaltransduktion verändert, z. B. „β-Downregulation": verminderte Zahl postsynaptischer β_1-Rezeptoren durch TZA an noradrenergen Synapsen.

17

- **Adaptive Veränderung auf G-Protein-, Second-Messenger- und Genexpressionsebene:** α-Untereinheit der G-Proteine moduliert Wirkung auf Expression von Transkriptionsfaktoren u. a.
- **Neuromodulation:** evtl. Wirkung auf Neuromodulatoren (z. B. Peptidüberträgersubstanzen).

Unerwünschte Wirkungen

- **Anticholinerge NW:** durch Blockade der muskarinischen Acetylcholinrezeptoren: Akkommodationsstörungen, Mundtrockenheit, Obstipation (**cave:** paralytischer Ileus), Sinustachykardie, Miktionsstörungen, Gedächtnisstörungen, Verwirrtheit, Delir.
- **Übelkeit, Erbrechen, Diarrhö:** 5-HT-Wiederaufnahmehemmung.
- **Sedierung:** $Histamin_1$-, α_1-Rezeptorblockade, kann auch klin. genutzt werden.
- **Agitation, Schlafstörungen:** $5\text{-}HT_{2A}$, indirekte Stimulation an Rezeptorsubtyp.
- **Tremor, dystone Bewegungsstörungen:** sehr selten, AD-Wechsel.
- **Sexuelle Funktionsstörungen:** $5\text{-}HT_{2A}$, indirekte Stimulation an Rezeptorsubtyp bei SSRI, Libidoverlust durch DA-Rezeptorenblockade.
- **Orthostatische Hypotonie:** Blockade α_1-adrenerger Rezeptoren.
- **Gewichtszunahme:** bei längerer Einnahme, $5\text{-}HT_2$- und $Histamin_1$-Rezeptorblockade häufiger.
- **Blutbildveränderungen:** sehr selten unter TZA und Mianserin, regelmäßige BB-Kontrollen erforderlich, gestörte Thrombozytenfunktion unter SSRI möglich.
- **EKG-Veränderungen:** kardiodepressive Wirkung, Arrhythmien unter TZA durch Blockade muskarinischer Acetylcholinrezeptoren und schneller Natriumkanäle (u. a. Sinustachykardie). **Cave:** keine TZA bei kardialer Vorschädigung oder in Komb. mit QT-Zeit verlängernden Arzneistoffen.
- **Generalisierte Krampfanfälle:** gehäuft unter TZA und tetrazyklischen AD.
- **Sy. der inadäquaten ADH-Sekretion (SIADH):** vermehrte ADH-Sekretion, verminderte Flüssigkeitsausscheidung führt zu Hyponatriämie.
- **Induktion von (hypo-)manischen Episoden und häufigerer Phasenwechsel** durch die Wirkung der AD werden diskutiert.
- **Suizidalität:** in den ersten Behandlungswo. erhöhte Suizidalität durch erhöhten Antrieb denkbar.
- **Letalität bei Überdosierung:** bei neueren Substanzen (SSRI, Venlaflaxin, Mirtazapin) seltener, TZA hohe Toxizität (dies bei der Verordnungsmenge beachten).
- **Absetzsympt.:** in Abhängigkeit von Behandlungsdauer, Dosis, Geschwindigkeit der Dosisreduktion. Sympt. beim Absetzen von SSRI: z. B. Schwindel, Kopfschmerz, Schlafstörungen, Übelkeit, Erbrechen. SSRI ausschleichend absetzen.

Routineüberwachung

- **Vor Behandlungsbeginn:**
  - TZA: Diff-BB, Krea, Transaminasen, EKG, EEG, RR, Puls.
  - Andere AD: Diff-BB, Krea, Leberenzyme, EKG, RR, Puls.

- **Im Verlauf:**
  - TZA: Diff-BB, zunächst 14-tägl., nach 4 Mon. monatl., nach 6 Mon. ¼-jährl.; Krea nach 3 Mon., dann ½-jährl.; Transaminasen monatl., nach 3 Mon. ½-jährl., EKG ½-jährl.
  - Andere AD: Kontrollen nach 1 Mon., dann ½-jährl.

Behandlung in Problemsituationen

- **Empfehlungen bei Herz-Kreislauf-Erkr.:** geringes Risiko bei Mianserin, Mirtazapin, SSRI. Vorsicht bei Maprotilin, Tranylcypromin, Trazodon, TZA (außer Nortriptylin).
- **Empfehlungen bei Leberinsuff.:** Dosisanpassung, zusätzliche Kontrollen erforderlich, KI prüfen. Mäßiges Risiko bei Moclobemid, Reboxetin, SSRI, Mianserin, Mirtazapin, Trazodon, Venlafaxin.
- **Empfehlungen bei Niereninsuff.:** Bei dialysepflichtigen Pat. SSRI bevorzugen. Geringes Risiko bei Moclobemid, SSRI und TZA. Mäßiges Risiko bei Mianserin, Mirtazapin, Reboxetin, Tranylcypromin, Trazodon, Voloxazin, Venlaflaxin.
- **Schwangerschaft und Stillzeit:** Trotz relativer Sicherheit von TZA im 1. Trimenon auf Einnahme verzichten. SSRI zumindest Fluoxetin vertretbar, dennoch größte Zurückhaltung erforderlich. MAOH eher ungeeignet. Bei anderen AD wenig Daten vorliegend.
- **Antidepressiva im Alter:** geringes Risiko bei Mirtazapin, Moclobemid, SSRI, Venlaflaxin. Vorsicht bei Tranylcypromin, Trazodon, TZA.

17.6 Antidementiva

Indikationen Einsatz bei demenziellen Sy.; vor Behandlungsbeginn DD der Demenz (▶ 5.1). Acetylcholinesterase-Hemmstoffe bei der leichten bis mittelgradigen Demenz vom Alzheimer-Typ, gemischten vaskulären/Alzheimer-Demenzen, der Levy-Body-Demenz und demenziellen Sy. bei Parkinson-Erkr. Memantin ist für die Behandlung der mittelgradigen bis schweren Alzheimer-Demenz zugelassen.

Wirkstoffgruppen ▶ Tab. 17.6.

- Acetylcholinesterase-Hemmstoffe:
  - Donepezil (Aricept®).
  - Rivastigmin (Exelon®).
  - Galantamin (Reminyl®).
- N-Methyl-D-Aspartat-(NMDA-)Rezeptorantagonist: Memantin (Axura®/ Ebixa®).

Sonstige: in dieser Gruppe überwiegendes Fehlen eindeutiger Wirksamkeitsnachweise; Studien teils gar nicht verfügbar, teils widersprüchliche Ergebnisse oder Datenbasis zu gering. Daher keine Ind. als Antidementiva als:

- Mittel der 1. Wahl, Einsatz als Ausweichpräparate z. B. bei der vaskulären Demenz* oder Folgen zerebraler Hypoxie**:
  - Dihydroergotoxin (z. B. Hydergin®).
  - Ginkgo biloba (z. B. Tebonin®).
  - *Nicergolin (z. B. Ergobel®).
  - *Nimodipin (z. B. Nimotop®).
  - **Piracetam (z. B. Nootrop®).

17

Tab. 17.6 Antidementiva: Interaktionen und unerwünschte Wirkungen

Substanz Handelsname (z. B.) Wirkstoffgruppe Studienlage Halbwertszeit $t_{1/2}$	Interaktionen	Metabolisierung	Risiken Wesentliche NW
Donepezil Aricept® Acetylcholinesterase-Hemmer Wirksamkeit durch RCT* belegt Bis 80 h	• Möglich bei Substanzen, die über CYP2D6, 3A4 metabolisiert werden • Plasmaspiegel ↑ unter CYP2D6- und CYP3A4-Inhibitoren • Plasmaspiegel ↓ unter CYP2D6- und CYP3A4-Induktoren • **Cave:** Cholinergika, Betarezeptorenblocker, Digitalis, Muskelrelaxanzien vom Succinylcholin-Typ** • Antipsychotika: EPS ↑	CYP2D6, CYP3A4 PEB 95 %	**Vorsicht bei:** Bradykardie, Herzrhythmusstörung, Sick-Sinus-Sy., supraventrikulärer Erregungsleitungsstörung; obstruktiver Lungenerkr.; peptischen Ulzera **NW:** Sedierung, Aggressivität, Unruhe, GI-Beschwerden, Bradykardie, epileptische Anfälle
Galantamin Reminyl® Acetylcholinesterase-Hemmer Wirksamkeit durch RCT belegt 7,5 h	Siehe Donepezil	CYP2D6, CYP3A4	**KI:** siehe Donepezil, schwere Leber- und Niereninsuff. **NW:** siehe Donepezil, GI-Beschwerden verstärkt zu Behandlungsbeginn und dosisabhängig; andere NW im Behandlungsverlauf ohne Dosisabhängigkeit
Rivastigmin Exelon® Acetyl-Butyrylcholinesterase-Hemmer Wirksamkeit durch RCT belegt Bis 2 h	• **Cave:** Cholinergika, Betarezeptorenblocker, Muskelrelaxanzien vom Succinylcholin-Typ** • Keine weiteren Interaktionen bekannt	Geringe CYP-Metabolisierung	**KI:** siehe Donepezil **NW:** siehe Donepezil. GI-Beschwerden verstärkt zu Behandlungsbeginn und dosisabhängig; andere NW im Behandlungsverlauf ohne Dosisabhängigkeit

Tab. 17.6 Antidementiva: Interaktionen und unerwünschte Wirkungen *(Forts.)*

Substanz **Handelsname (z. B.)** **Wirkstoffgruppe** **Studienlage** **Halbwertszeit $t_{1/2}$**	**Interaktionen**	**Metabolisierung**	**Risiken** **Wesentliche NW**
Memantin Axura®, Ebixa® NMDA-Rezeptor-antagonist Wirksamkeit durch RCT belegt Bis 100 h	• Wirkungsverstärkung dopaminerge Medikamente, Anticholinergika → Dyskinesien, Verwirrtheit • Wirkungsabschwächung Barbiturate und Antipsychotika • Hydrochlorothiazid: verminderte Ausscheidung • Plasmaspiegel ↑ unter Cimetidin, Ranitidin, Natriumbikarbonat, Carboanhydrasehemmern [z. B. Acetazolamid (Diamox®)], Nahrungsmitteln, HWI • **Cave.** Wirkungsverstärkung bei gleichzeitiger Gabe von Amantadin, Ketamin, Dextromethorphan	Keine CYP-Metabolisierung, Elimination renal	**KI:** schwere Nierenfunktionsstörung; **cave:** Dosis ↓ bei mittelschwerer Niereninsuff. **Cave:** Alkalisierung des Urins, z. B. durch Antazida, Nahrungsumstellung, HWI Erhöhte Anfallsbereitschaft **NW:** Kopfschmerzen, Schwindel, Müdigkeit, Erbrechen, Verwirrtheit, Halluzinationen, epileptischer Anfall
Ginkgo biloba Tebonin® Studienergebnisse widersprüchlich	Wirkungsverstärkung von Thrombozytenaggregationshemmern	Unbekannt	**NW:** allergische Hautreaktionen, Schwindel, Kopfschmerz, GI-Beschwerden
Nimodipin Nimotop® Kalziumantagonist Studienergebnisse widersprüchlich; Ind. als Medikament der 2. Wahl bei vaskulärer Demenz Ca. 2 h	• **Cave:** keine Komb. mit Phenobarbital, Phenytoin, Carbamazepin, anderen Kalziumantagonisten, Antihypertensiva • Plasmakonzentration ↑ von Cimetidin, Valproat Zidovudin i. v., Fluoxetin	CYP3A4 Extensiver „First-Pass"-Effekt, daher 3 × tägl. einzunehmen	**KI:** Leber-/Niereninsuff., Herz-Kreislauf-Dysfunktion, Hypotonie NW: Schwindel, Herzfrequenz ↓, GI-Beschwerden, Ödeme, Schlaflosigkeit

Tab. 17.6 Antidementiva: Interaktionen und unerwünschte Wirkungen *(Forts.)*

Substanz Handelsname (z. B.) Wirkstoffgruppe Studienlage Halbwertszeit $t_{1/2}$	Interaktionen	Metabolisierung	Risiken Wesentliche NW
Piracetam Nootrop® GABA-Abkömmling Studienergebnisse: widersprüchlich, Verbesserung des klin. Gesamteindrucks, jedoch nicht demenzassoziierter Skalen. Sonderind. bei Z. n. SHT, hypoxischer zerebraler Schädigung; Myoklonien Ca. 5 h	Wirkungsverstärkung von Cumarinderivaten (z. B. Marcumar®) möglich	Keine CYP-Metabolisierung, Elimination 100 % unverändert renal	**KI:** Niereninsuff., zerebrale Blutung, vorbestehende psychomotorische Unruhe NW: Aktivität ↑, sexuelles Verlangen ↑, Schlafstörung, Depression/Angst, Halluzinationen, Kopfschmerzen, Ataxie, Gewicht ↑, GI-Beschwerden

* RCT: Randomized Controlled Trial (randomisierte kontrollierte Studie)

** Cholinergika: z. B. Neostigmin, Pyridostigmin → Wirkungsverstärkung, Betarezeptorenblocker → Verstärkung des bradykarden Effekts; Muskelrelaxanzien vom Succinylcholin-Typ (z. B. Suxamethonium) → Wirkungsverstärkung

Wirkmechanismen

- **Acetylcholinesterase-Hemmstoffe:** Verlangsamung des Abbaus von Acetylcholin, damit Steigerung cholinerger Transmission. Hintergrund ist die Annahme eines verstärkten Untergangs cholinerger Neurone im Rahmen einer Demenz vom Alzheimer-Typ. Donepezil = selektiver kompetitiver und nichtkompetitiver Hemmstoff der Acetylcholinesterase; Galantamin = selektiver kompetitiver Hemmstoff der Acetylcholinesterase und präsynaptischer allosterischer Modulator des nikotinergen Acetylcholinrezeptors (Folge: Affinität für Acetylcholin ↑); Rivastigmin = pseudoirreversibler Hemmstoff der Acetylcholinesterase (d. h. Affinität der Substanz zu Acetylcholinesterase ist höher als die des Acetylcholins selbst), zudem auch Hemmung der Butyrylcholinesterase.
- **N-Methyl-D-Aspartat-(NMDA-)Rezeptorantagonist:** Memantin = nichtkompetitiver Antagonist des L-Glutamat-Rezeptors vom NMDA-Typ; dadurch wird die Wirkung path. erhöhter Konz. von Glutamat abgeschwächt. Hintergrund ist die Annahme, dass das exzitatorisch aktive Glutamat durch Abfall des ATP-Gehalts geschädigter zerebraler Regionen (z. B. bei Neurodegeneration, nach Hypoxie, Hypoglykämie, Ischämie) in seiner Aktivität steigt und unmittelbar zytotoxisch wirkt. Zudem führt ein vermehrtes Auftreten von β-Amyloid, wie bei demenziellen Prozessen nachgewiesen, zu einer Steigerung der NMDA-Rezeptoraktivität und erschwert die Rückaufnahme von Glutamat. Für die Demenz vom Alzheimer-Typ ist die Zunahme der NMDA-Rezeptordichte parallel zum Untergang cholinerger Neurone nachgewiesen. Memantin wirkt vermutlich neuroprotektiv.

- **Sonstige (Auswahl):**
  - Ginkgo biloba: Trockenextrakte aus Blättern von Ginkgo biloba. Pharmakologische Wirkung als Radikalfänger, Membranstabilisierer, Besserung des Energiemetabolismus nach Hypoxie und Milderung postischämischer Zellschäden über ↓ Thrombozytenaggregation und Vasokonstriktion.
  - Nimodipin: Kalziumantagonist, der durch Wiederherstellung der Kalziumhomöostase den Ausgangspunkt zytotoxischer Schädigung, die Entgleisung des Kalziumstoffwechsels, bekämpfen soll.
  - Piracetam: Abkömmling der Gamma-Aminobuttersäure (GABA), seit den 1960er-Jahren bekannt, Wirkung über die Modulation der zerebralen Neurotransmission, Aktivität Adenylatkinase ↑, Membranstabilisierung.

Routineüberwachung

- Eingangsdiagn. Im Verlauf regelmäßige Kontrolle BB, E'lyte, Leber- und Nierenparameter.
- Regelmäßige EKG- und EEG-Kontrolle bei Risikopat.

Empfehlungen bei Problemsituationen

- **Empfehlungen bei Leberinsuff.:** theoretisch Gabe von Memantin möglich, jedoch keine ausreichende Datenbasis, daher engmaschige Laborkontrollen; Rivastigmin bislang ohne bekannte Probleme bei Vorschädigung der Leber.
- **Empfehlungen bei Niereninsuff.:** für Donepezil keine Dosisanpassung bis mittelschwere Niereninsuff., bei schwerer Ausprägung keine ausreichende Datenbasis; Galantamin auch bei schwerer Niereninsuff. ohne veränderten Plasmaspiegel.
- **Empfehlung bei kardialer Komorbidität:** am ehesten Anwendung von Memantin, bislang jedoch keine ausreichenden Erfahrungen für generelle Empfehlung.

17.7 Anxiolytika und Hypnotika

Indikationen Angst im Rahmen unterschiedlicher psychischer Störungen, Schlafstörungen, Komedikation bei depressiven Sy., schizophrenen Psychosen.

Therapierichtlinien **Benzodiazepine:**

- Unabhängig von der Ind. nur kurzfristige Verordnung in niedrigster wirksamer Dosierung; Einsatz bevorzugt als Notfallmedikament.
- Keine Komb. unterschiedlicher Benzodiazepin-Präparate.
- HWZ, aktive Metaboliten beachten, Kumulationsgefahr.
- Abhängigkeitsentwicklung beachten, Wirkverlust, „Rebound-Phänomen" (verstärktes Auftauchen der behandelten Sympt. nach Absetzen des Präparats).
- Erhebliche, die Persönlichkeit und Leistungsfähigkeit betreffende Risiken bei chron. Gebrauch.

> Bei absehbar langfristigem Behandlungsbedarf, sowohl Angst als auch Insomnie, Behandlungsstrategien ohne Abhängigkeitsrisiko bevorzugen (AD/atypische Antipsychotika).

Wirkstoffgruppen und Wirkmechanismen ▶ Tab. 17.7.

- **Anxiolytika:**
  - Benzodiazepine: Modulation von GABA-Rezeptoren mit Erhöhung der Affinität zu GABA. GABA ist der wichtigste inhibitorische Neurotransmitter; aus einem Chloreinstrom in die Zelle mit Hyperpolarisation resultiert eine Verminderung der Aktivierbarkeit der Neuronen. Es existiert eine Reihe von GABA-Rezeptor-Untereinheiten; verschiedene Benzodiazepine scheinen an unterschiedlichen Untereinheiten anzugreifen.
  - Buspiron: Wirkmechanismus nicht komplett aufgeklärt, komplexes Zusammenwirken aus Inhibition der Synthese und Ausschüttung von Serotonin über agonistische Wirkung am präsynaptischen 5-HT_{1A}-Rezeptor. Zudem serotonerge Wirkung an postsynaptischen 5-HT_{1A}-Rezeptoren; Dopamin-D_2-Rezeptor und α_2-adrenerge Antagonisierung.
  - Opipramol: anxiolytischer Wirkmechanismus unklar, strukturverwandt mit den TZA; Sedierung über Histamin-Rezeptorantagonismus, zudem geringfügige 5-HT-, D_2-, α_1- und α_2-adrenerge Antagonisierung.
  - Pregabalin: Aktivierung des GABAergen Systems als GABA-Analogon.
  - Betarezeptorenblocker: Verminderung angstvermittelter körperlicher Sympt. (z. B. Zittern, Tachykardie).
- **Hypnotika:**
  - Benzodiazepine: GABA-Rezeptormodulation.
  - Non-Benzodiazepin-Hypnotika („Z-Substanzen“): GABA-Rezeptormodulation.
  - Diphenhydramin: H_1-antihistaminerge Aktivität und anticholinerge Wirkung.
  - Chloralhydrat: GABA-Rezeptormodulation.
  - Antipsychotika: 5-HT_2- und H_1-antagonistische Eigenschaften, teils auch α_1-adrenerge Antagonisierung und anticholinerge Wirkmechanismen.
  - Antidepressiva: 5-HT_2- und H_1-antagonistische Eigenschaften, teils auch α_1-adrenerge Antagonisierung.
  - Melatonin: aus Serotonin in Zirbeldrüse, in Abhängigkeit von Tageslicht gebildet. Wirkung im Gehirn über eigene Rezeptoren.

Routineüberwachung

- Dauer der Verordnung und evtl. von Pat. vorgenommene Dosissteigerung beachten.
- Indikation der Verordnung abhängigkeitserzeugender Substanzen prüfen, risikoärmere Präparate bevorzugen.
- Bei V. a. Gewöhnung schriftlichen Absetzplan mit Pat. erarbeiten, in kleinen Schritten reduzieren (z. B. Lorazepam 0,5–1 mg der letzten Tagesdosis), jede Substanzreduktion für 1 Wo. unverändert belassen. Gegen Ende des Absetzens die Reduktionsschritte verkleinern (z. B. 0,25–0,5 mg). Bei Scheitern eines ambulanten Medikamentenentzugs frühzeitig angemessene stationäre Suchthilfe einleiten.

Tab. 17.7 Anxiolytika und Hypnotika: Interaktionen und unerwünschte Wirkungen

Substanz Wirkstoffgruppe Halbwertszeit $t_{1/2}$	Interaktionen	Metabolismus	KI NW Risiken
Anxiolytika			
Benzodiazepine Gruppe > 20 unterschiedliche Einzelsubstanzen Sehr variabel, 4–200 h, teils aktive Metaboliten	Wirkungsverstärkung sedierender Substanzen (z. B. auch H_1-Antagonisten, Antipsychotika, AD, Alkohol) Plasmaspiegel ↑ über CYP3A4-Inhibitoren Plasmaspiegel ↓ über CYP3A4-Induktoren	Überwiegend CYP3A4, CYP2C9	**KI:** Myasthenia gravis; bekannte Abhängigkeitserkr., auch in Anamnese; akute Alkohol-, Benzodiazepin-, Hypnotikaintox.; spinale/zerebelläre Ataxie; COPD, schwere Leber-/Nierenerkr. **NW:** Fahrtüchtigkeit ↓; Atemdepression nach i. v. Gabe; gelegentlich, z. B. zerebrale Vorschädigung paradoxe Reaktion mit Unruhe, Aggressivität ↑; Entzug bei akutem Absetzen, bis 10 d nach letzter Einnahme; körperlicher Entzug ist potenziell lebensbedrohlich! **Risiken:** Abhängigkeitsentwicklung, keine Verordnung > 4 Wo.; Besonderheit: Low-Dose-Dependency (Abhängigkeit von einer fixen, geringen Medikamentendosis); Verstärkung dissoziativer Zustände; chron. Einnahme: Merkfähigkeit, Leistung ↓; Gleichgültigkeit, muskuläre Schwäche. Bei großer $t_{1/2}$, sowie bei älteren Pat.: Kumulation
Buspiron (z. B. Bespar®) Azapiron Ca. 2–11 h	Plasmaspiegel von Haloperidol ↑ Plasmaspiegel ↓ unter Rifampicin Plasmaspiegel ↑ mit Inhibitoren von CYP3A4 **Cave:** MAOH, SSRI → serotonerges Sy., RR ↑	CYP3A4 PEB 95 %	**KI:** Myasthenia gravis, Engwinkelglaukom, Leber-, Niereninsuff., Benzodiazepinentzug **NW:** Albträume, Tinnitus, Halsentzündung, Schwindel
Opipramol (z. B. Insidon®) Trizyklisches Piperazinylderivat Ca. 9 h	Wirkung ↑ von Anticholinergika **Cave:** Komb. mit MAOH → serotonerges Sy.	Metabolisierung in der Leber	**KI:** Engwinkelglaukom, Prostataadenom, Leber-/Niereninsuff., AV-Block **NW:** Müdigkeit, Mundtrockenheit, Schwindel, Verwirrtheit

17

Tab. 17.7 Anxiolytika und Hypnotika: Interaktionen und unerwünschte Wirkungen *(Forts.)*

Substanz Wirkstoffgruppe Halbwertszeit $t_{1/2}$	**Interaktionen**	**Metabolismus**	**KI NW Risiken**
Anxiolytika			
Pregabalin (z. B. Lyrica®) Antiepileptikum Ca. 6 h	Bislang keine bekannten Interaktionen	Kaum Metabolisierung, Ausscheidung unverändert über Niere	**KI:** Schwangerschaft/Stillzeit, Galaktose-Malabsorption **NW:** Vigilanz ↓, Euphorie, Verwirrtheit, Aggressivität, Gedächtnisstörung, sexuelle Funktion ↓ **Risiken:** embryotoxische/teratogene Wirkung möglich
Betarezeptorenblocker (z. B. Propranolol, Atenolol) Ca. 4 bzw. 9 h	**Cave:** MAOH; Antiarrhythmika: RR ↑ Wirkverstärkung blutdrucksenkender Medikamente Wirkverstärkung von Muskelrelaxanzien	**Propranolol:** stark lipophil, Metabolisierung über Leber: CYP2D6, CYP2C19, CYP3A4, CYP1A2; extensiver First-Pass-Effekt **Atenolol:** wenig lipophil, überwiegend unverändert renale Ausscheidung	**KI:** obstruktive Lungenerkr., Bradykardie, Sinusknotensy., art. Hypotonus, art. Verschlusskrankheit, Leber-/Niereninsuff. **NW:** Leberschäden möglich, Haarausfall, Blutbildungsstörung, Fettstoffwechselstörung, Karpaltunnelsy., sexuelle Funktionsstörung
Hypnotika			
Non-Benzodiazepin-Hypnotika („Z-Substanzen") Zolpidem®, Zopiclon®, Zaleplon® 1–5 h	Siehe Benzodiazepine	CYP3A4	**KI, NW:** siehe Benzodiazepine **Risiken:** Abhängigkeitsentwicklung möglich, seltener als bei Benzodiazepin-Hypnotika
Diphenhydramin (z. B. Vivinox®) Dimethylethylamin Ca. 6 h	**Cave:** Komb. mit anticholinerg wirksamen Medikamenten (TZA, Antipsychotika mit mACh-Antagonismus oder MAOH), schwere Zwischenfälle möglich	Metabolisierung in der Leber, überwiegend renale Ausscheidung	**KI:** Alkohol-, Benzodiazepin-, Sedativaintox., Epilepsien, Engwinkelglaukom, Harnverhalt, Long-QT-Sy., Arrhythmien, KHK **NW:** Benommenheit, Schwindel, Konzentration ↓, Muskelschwäche, Blutbildveränderung, cholestatischer Ikterus, paradoxe Reaktion **Risiken:** Intox. in suizidaler Absicht

Tab. 17.7 Anxiolytika und Hypnotika: Interaktionen und unerwünschte Wirkungen *(Forts.)*

Substanz Wirkstoffgruppe Halbwertszeit $t_{1/2}$	Interaktionen	Metabolismus	KI NW Risiken
Hypnotika			
Chloralhydrat (z. B. Chloraldurat rot®/500®) Trichlor-Ethandiol 0,5 h Aktiver Metabolit bis 9 h	Wirkverstärkung Antidiabetika, Antikoagulanzien Sedierung ↑ unter Fluoxetin, Fluvoxamin **Cave:** i. v. Gabe von Furosemid (Hypokaliämie): NW ↑	Glukuronidierung und renale Ausscheidung	**KI:** Alkohol-, Benzodiazepin-, Sedativaintox., Magen-Darm-Erkr., Nieren-/Herzinsuff., Antikoagulanzienther., bekannte Abhängigkeit **NW:** GI-Beschwerden, Kreuztoleranz mit Alkohol und Benzodiazepinen, Abhängigkeitsrisiko, Entzug entsprechend Benzodiazepinen, QT ↑ **PIM:** Sedierung, Schwindel, Stürze **Risiken:** geringe therap. Breite, letale Dosis bei 10 g

Empfehlungen bei Problemsituationen

- **Empfehlungen bei Leberinsuff.:** Benzodiazepine: Dosisanpassung bei schwerer Leberinsuff. Antidepressiva ▶ 17.5; Antipsychotika ▶ 17.4.
- **Empfehlungen bei Niereninsuff.:** Benzodiazepine: Dosisanpassung bei schwerer Niereninsuff. Antidepressiva ▶ 17.5; Antipsychotika ▶ 17.4.
- **Empfehlungen in Schwangerschaft und Stillzeit:**
  - Benzodiazepine: teratogenes Risiko möglich (Mund-Kiefer-Gaumen-Spalten); perinatal „Floppy-Infant"-Sy., Entzugserscheinungen, Risiken ↑ bei Präparaten mit großer $t_{1/2}$ und aktiven Metaboliten. Stillen nicht absolut kontraindiziert. Gabe in kontrollierten Mengen kurz wirksamer Präparate im 2. Trimenon nach derzeitigem Kenntnisstand zu verantworten.
  - Antidepressiva ▶ 17.5, Antipsychotika ▶ 17.4.
  - Soweit möglich, Verzicht auf die übrigen hier genannten Substanzen aufgrund der zu geringen Kenntnisse der Risiken; **Pregabalin** in Schwangerschaft und Stillzeit **absolut kontraindiziert!**

17.8 Stimmungsstabilisierende Medikamente (Moodstabilizer)

Indikationen Behandlung leichter depressiver Episoden, bipolarer, manischer und schizoaffektiver Erkr. Einige Substanzen haben Sonderind. in der Ther. der Suizidalität sowie der medikamentösen Behandlung von Aggressivität und Impulsivität, z. B. im Rahmen von Persönlichkeitsstörungen.

Wirkstoffgruppen und Wirkmechanismen ▶ Tab. 17.8.

- Lithium: Wirkung auf „Second-Messenger-Systeme" mit der Folge einer Reduktion der intrazellulären Kalziumkonz., die entscheidenden Einfluss auf die

Tab. 17.8 Stimmungsstabilisierende Medikamente: Interaktionen und unerwünschte Wirkungen			
Substanz Wirkstoffgruppe Halbwertszeit $t_{1/2}$	**Interaktionen**	**Metabolismus**	**KI NW Risiken**
Lithiumacetat (z. B. Quilonum), Lithiumaspartat (Lithium-Aspartat®), Lithiumkarbonat (z. B. Hypnorex ret®) Lithiumsalze Je nach Zubereitung 18–36 h	• Lithium-NW ↑ unter SSRI, MAOH, Carbamazepin, Phenytoin, Ketamin • Lithium-Plasmaspiegel ↑ bei Komb. mit Diuretika, ACE-Hemmer, Antibiotika, NSAID, Methyldopa, Phenytoin • Lithium-Plasmaspiegel ↓ bei Komb. mit Acetazolamid, Theophyllin, Koffein, Sertralin, Co-trimoxazol • Wirkung ↓ von Clonidin, Digitalis, Sympathomimetika • Wirkung ↑ von Thyreostatika, Muskelrelaxanzien	Keine hepatische Metabolisierung, Ausscheidung unverändert über die Niere	**KI:** schwere Nierenfunktionsstörung, Herzerkr., gestörter Na-Haushalt, Addison-Erkr., Myastenia gravis, Parkinson-Erkr., Hypothyreose. **Cave:** Schwangerschaft **NW:** feinschlägiger Tremor, Gewichtszunahme, kognitive Störung, Muskelschwäche, Nierenfunktionsstörung, GI-Beschwerden, Arrhythmien, Leukozytose, Hypothyreose, Struma, BZ-Schwankungen **Risiken:** Lithiumintox. (▸ 4.9.2). Ältere Pat.: kognitive Einschränkungen, Verwirrtheit (bereits in therap. Plasmakonz.)
Carbamazepin (z. B. Tegretal ret.®) Antiepileptikum Unretardiert bei 8 h Retardiert 36 h Veränderung durch Enzyminduktion	• Insg. **häufig** • Carbamazepin-Plasmaspiegel ↑ bei Komb. mit Fluoxetin, Fluvoxamin, Trazodon, Cimetidin, Ranitidin, Danazol, Dextropropoxyphen, Isoniazid, Kalziumantagonisten, Makrolidantibiotika • Carbamazepin Plasmaspiegel ↓ bei Komb. mit Phenobarbital, Phenytoin, TZA, Tranylcypromin, Theophyllin • Wirkung/Plasmaspiegel ↓ von: TZA, Antipsychotika, Benzodiazepine, Lamotrigin, Valproat, Methadon, Antikoagulanzien, Digoxin, Ciclosporin, Doxycyclin, Ethosuximid, Kortisonpräparate, Muskelrelaxanzien, Ovulationshemmer, Thyroxin • Verstärkt NW von: Lithium, Furosemid, Ciprofloxacin	**Abbau:** CYP3A4 **Induktion:** Vorwiegend von CYP3A4, CYP2C19	**KI:** AV-Block, Knochenmarkschäden, schwere Leber- oder Niereninsuff., kardiale Vorschäden. **Cave:** Kombination mit anderen potenziell Na-senkenden Substanzen (SSRI, Diuretika) **NW:** Somnolenz, Schwindel, Ataxie, allergische Hautreaktion, selten schwere exfoliative Dermatitis (lebensbedrohlich), Leukozytose, -penie, Appetit ↓, Nausea, Herzrhythmusstörungen, Leberfunktionsstörungen, Hyponatriämie **Risiken:** keine Komb. mit anderen potenziell Agranulozytose hervorrufenden Substanzen (z. B. Clozapin)

Tab. 17.8 Stimmungsstabilisierende Medikamente: Interaktionen und unerwünschte Wirkungen *(Forts.)*

Substanz Wirkstoffgruppe Halbwertszeit $t_{1/2}$	Interaktionen	Metabolismus	KI NW Risiken
Valproinsäure (z. B. Ergenyl®) Antiepileptikum 18 h	• PEB 95 %, Interaktion durch gegenseitige Verdrängung von PEB • **Cave:** Komb. mit NSAID/ Antikoagulanzien: Blutungszeit ↑ **(PEB)** • Valproinsäure-Plasmaspiegel ↑ bei Komb. mit Fluoxetin, ASS, Cimetidin, Felbamat, Makrolidantibiotika • Valproinsäure-Plasmaspiegel ↓ bei Komb. mit Carbamazepin, Phenytoin, Mefloquin, Carbapeneme • Lebertoxizität mit Carbamazepin • Wirkung/Plasmaspiegel ↑ möglich bei Komb. bei: TZA, Benzodiazepine, Lamotrigin, Phenytoin, Phenobarbital, Ethosuximid, Zidovudin • Clozapin: Plasmaspiegelveränderungen, kurzfristig ↑, langfristig ↓. **Cave:** Spiegelkontrollen, Gefahr vermehrter NW des Clozapin	Substrat und Inhibitor von CYP3A4, CYP2C19, CYP2C9	**KI:** Leberfunktion ↓, Lebererkr. in der Familie, Pankreasfunktion ↓, Lupus, Knochenmarkschäden, Niereninsuff. **NW:** Schläfrigkeit, Tremor, Parästhesien, Verwirrtheit, Kopfschmerzen, Ataxie, Stupor, Enzephalopathie, Leberfunktionsstörungen bis Leberausfall, Pankreatitis, Thrombozytopenie, Leukopenie, Gewichtszunahme, GI-Störungen, Ödeme, Blutungen. Sehr selten: Lupus, Vaskulitiden, Erythema multiforme; Menstruationsstörungen **Risiken:** Leber-, Pankreasversagen
Lamotrigin (z. B. Elmendos®) Antiepileptikum Bis 35 h, im Behandlungsverlauf über Induktion des Abbaus –25 %	• **Cave:** Komb. mit Valproat • Lamotrigin-Plasmaspiegel ↑ • Lamotrigin-Plasmaspiegel ↓ bei Komb. mit Carbamazepin, Phenytoin, Phenobarbital	Glukuronidierung	**KI:** schwere Leber-, Nierenfunktionsstörung, Schwangerschaft **NW:** Hautausschlag bis hin zu schwersten, lebensbedrohlichen allergischen Reaktionen (abhängig von Dosis und Tempo in Aufdosierung, daher in kleinen Schritten über lange Zeiträume einschleichen), Sehstörungen, Kopfschmerzen, Schwindel, Schlaflosigkeit, Müdigkeit, Unruhe, Tremor, Ataxie, GI-Beschwerden **Risiken:** allergische Reaktion

Synthese von Monoamin-Neurotransmittern hat → damit Wirkung auf affektive Störungen. Zusätzlich direkte Verstärkung der Serotoninfreisetzung, Genexpression, Phasenverlängerung zirkadianer Rhythmen.
- Antikonvulsiva: Verstärkung der GABA-Freisetzung über Wirkung auf neuronale Ionenkanäle, gleichzeitig Hemmung des exzitatorisch wirksamen Glutamats.
- Atypische Antipsychotika (Olanzapin, Quetiapin): Hauptwirkung auf maniforme Sy., in Studien zudem Wirksamkeit bei bipolarer Depression und Rapid Cycling nachgewiesen. Rezeptorprofil Antipsychotika (▶ 17.4).

Routineüberwachung

- **Lithium:**
  - Vor Behandlungsbeginn: Nierenfunktion (Serum-Krea, Krea-Clearance in 24-h-Sammelurin), Schilddrüsenfunktion (TSH, T_3, T_4, ggf. weitere Diagn.), E'lyte, EKG, EEG, KG, Halsumfang.
  - Im Verlauf: zunächst wöchentl., später 1 ×/Mon. Lithiumserumspiegel (0,6–1,2 mmol/l); Krea parallel zu Lithium, Krea-Clearance ½-jährl.; E'lyte, EKG, EEG initial alle 6–8 Wo., bei stabil eingestellten Pat. ½-jährl.; Schilddrüsenfunktion alle 2 Mon., KG/Halsumfang alle 2 Mon.
  - Bei körperlichen Erkr. mit Flüssigkeitsverlusten (Fieber, GI-Infekte) engmaschige Kontrollen des Lithium-Spiegels.
- **Antikonvulsiva:**
  - Allg. vor Therapiebeginn: Diff-BB, E'lyte, Leber-, Nierenparameter; EKG, EEG. Plasmaspiegelkontrollen stets 12 ± 0,5 h nach letzter Einnahme.
  - Carbamazepin: zunächst wöchentl., nach 1 Mon. monatl. Diff-BB, parallel Leberwerte, Serum-E'lyte; Plasmaspiegel bis stabil 2-wöchentl., dann 1 ×/Mon.
  - Valproat: besondere Umsicht mit Leberfunktion, neben GOT, GPT, GT auch Gerinnung sowie Billirubin, Amylase, Lipase prüfen; zunächst monatl., bei path. Veränderung zumindest 2-wöchentl. prüfen. Parallel dazu monatl. Diff-BB, Plasmakonz., Krea.
  - Lamotrigin: alle 4–8 Wo. Diff-BB, Krea, Leberenzyme. In Aufdosierung routinemäßig nach Hautveränderungen fragen.
- **Atypische Antipsychotika** (Quetiapin/Olanzapin) ▶ 17.4.

Empfehlungen bei Problemsituationen

- **Empfehlungen bei Leberinsuff.:**
  - Lithium unbedenklich.
  - Carbamazepin/Lamotrigin: Dosisanpassung und sorgfältige Kontrollen der Plasmaspiegel und Serumleberwerte.
  - Valproat: kontraindiziert.
- **Empfehlungen bei Niereninsuff.:**
  - Am ehesten Valproinsäure möglich, regelmäßige Plasmakonzentrationskontrollen; Carbamazepin/Lamotrigin: Dosisanpassung.
  - Lithium: kontraindiziert.
- **Empfehlung in Schwangerschaft und Stillzeit:** Anwendung von Lithium, Carbamazepin und Valproat ist mit teratogenen und perinatalen Risiken verbunden. In der Ind. als Moodstabilizer sollte auf die Gabe von Carbamazepin, Valproat und Lamotrigin verzichtet werden. Lithium nur bei strenger Risiko-

Nutzen-Abschätzung, bevorzugt ab dem 2. Trimenon. Lamotrigin unter strenger Nutzen-Risiko-Bewertung.

17.9 Psychostimulanzien

Indikationen Einsatz überwiegend bei Aufmerksamkeitsdefizit-/Hyperaktivitätsstörung (ADHS). Bislang gilt die Zulassung der Psychostimulanzien nur der Verordnung im Kindes- und Jugendalter, die Verordnung bei Erw. ist ein „Off-Label"-Gebrauch. Mit Ausnahme einer Substanz unterliegen die Medikamente dem Betäubungsmittelgesetz und damit besonderen Verordnungsvorschriften. Weiteres Indikationsgebiet der Psychostimulanzien: Hypersomnien.

Wirkstoffgruppen und Wirkmechanismen ▶ Tab. 17.9.

- Atomoxetin: selektiver NARI. Geringe serotonerge Aktivität, im Gegensatz zu den folgenden Substanzen keine Beeinflussung des Dopaminstoffwechsels; kein Abhängigkeitsrisiko bekannt.
- Methylphenidat: Rückaufnahmehemmung von Dopamin und Noradrenalin. Kurze HWZ und schnelles Erreichen der max. Wirkspiegel, teils bei Plasmaspiegelabfall verbunden mit subjektivem Eindruck verstärkter Sympt. (Rebound). Besserung bei mehrfach tägl. Gabe. Inzwischen Retardpräparate verfügbar, mit Freisetzung einer Teildosis sofort und des übrigen Wirkstoffs verzögert (Verhältnis 50 : 50 oder 25 : 75 %).
- Modafinil: α_1-adrenerger Agonist mit Wirkkomponenten im Bereich der noradrenergen und serotonergen Transmission, Reduktion der GABA-Aktivität im Hypothalamus. Dadurch Abnahme der Tagesmüdigkeit; Hinweise auf Wirksamkeit im Bereich ADHS, derzeit Medikament der 2. Wahl.
- Natriumoxybat: Natriumsalz der GABA mit antikataplektischer Wirkung bei Narkolepsie, exakter Wirkmechanismus unbekannt. Keine Ind. bei ADHS.

Tab. 17.9 Psychostimulanzien: Interaktionen und unerwünschte Wirkungen

Substanz Wirkstoffgruppe BtM-Status Halbwertszeit, $t_{1/2}$	Interaktionen	Metabolismus	KI NW Risiken
Atomoxetin (Strattera®) Noradrenalin-WAH Nicht BtM-pflichtig Ca. 5 h	Plasmaspiegel ↑ in Komb. mit CYP2D6-Inhibitoren **Cave:** MAOH	CYP2D6	**KI:** Dosisanpassung bei Leberinsuff., Gabe von MAOH in den letzten 2 Wo., Engwinkelglaukom, kardio- oder zerebrovaskuläre Erkr. **NW:** Appetit ↓, GI-Beschwerden, Mundtrockenheit, Schlafstörungen, Hitzewallungen, Kältegefühl in den Extremitäten, Krampfanfälle, Blutdruck- und Herzfrequenzanstieg, QT ↑

Tab. 17.9 Psychostimulanzien: Interaktionen und unerwünschte Wirkungen *(Forts.)*

Substanz **Wirkstoffgruppe** **BtM-Status** **Halbwertszeit, $t_{1/2}$**	**Interaktionen**	**Metabolismus**	**KI** **NW** **Risiken**
Methylphenidat (z. B. Ritalin®, Ritalin LA®, Concerta®) Dopaminerges Psychostimulans BtM-pflichtig Unretardiert 2 h Retardiert bis ca. 8 h	Wirkung/NW ↑ bei Komb. mit Amantadin, Guanethidin, Haloperidol, noradrenerg wirksamen TZA, SSRI, Phenytoin, Phenobarbital, Primidon, Cumarinen, vasopressorisch wirksamen Medikamenten (Dobutamin, Ergotamin u. a.) RR ↑ bei Komb. mit halogenierten Anästhetika		**KI:** bekannter Substanzmissbrauch/Abhängigkeit, Herz-Kreislauf-Erkr., schizophrene Psychose, Essstörung, Epilepsie, Tics, Hyperthyreose, Phäochromozytom, Gabe von MAOH in den letzten 2 Wo., Schwangerschaft/Stillzeit **NW:** Kopfschmerz, Tics, Schlafstörungen, Appetit ↓, Übelkeit, Erbrechen, Aggression, Mundtrockenheit, verstärktes Schwitzen, Tachykardie, Haarausfall, allergische Reaktion mit Beteiligung der Haut bis exfoliative Dermatitis, Krampfanfälle **Risiken:** Missbrauch/Abhängigkeit
Modafinil (Vigil®) Wirkmechanismus ungeklärt Nicht BtM-pflichtig Bis 12 h	**Cave:** TZA, Plasmaspiegel ↑ Orale Kontrazeptiva: Wirkverlust	Metabolisierung in der Leber Induktion von CYP1A2, CYP2B6, CYP3A4, inhibierend auf CYP2C19	**KI:** Behandlung mit Prazosin, bekannter Substanzmissbrauch/Abhängigkeit, schwere Leber-, Nieren-, Herz-Kreislauf-Erkr., schizophrene Psychose, Schwangerschaft/Stillzeit **NW:** Kopfschmerzen, Unruhe, Angst, Amnesie, Hautausschlag, unangenehmer Geschmack, Rhinitis, Schlafstörungen, verstärktes Schwitzen **Risiken:** Missbrauch/Abhängigkeit
Natriumoxybat (Xyrem®) Natriumsalz der GABA, exakter Wirkmechanismus unklar BtM-pflichtig 1 h	Verstärkung der atemdepressiven Wirkung von Benzodiazepinen	In der Leber über Tricarbonsäurezyklus und β-Oxidation	**KI:** Behandlung mit Opiaten, Barbituraten, Succinatsemialdehyd-Dehydrogenasemangel, Notwendigkeit, Maschinen zu führen oder Auto zu fahren **NW:** Kopfschmerzen, Schwindel, Appetit ↓, Paranoia, Angst, Hautausschlag, Atemdepression **Risiken:** Missbrauch/Abhängigkeit

> Das Mitführen von Betäubungsmitteln bei Auslandsreisen ist für die Staaten des Schengener Abkommens nur bei Vorlage einer beglaubigten ärztlichen Bescheinigung (BfArM 017; 12.2000), die den Charakter der ärztlichen Behandlung attestiert, erlaubt. Mitgliedstaaten sind: Belgien, Dänemark, Deutschland, Estland, Finnland, Frankreich, Griechenland, Island, Italien, Lettland, Litauen, Luxemburg, Malta, Niederlande, Norwegen, Österreich, Polen, Portugal, Schweden, Slowakei, Slowenien, Spanien, Tschechien, Ungarn.

Routineüberwachung

- Diagnose „ADHS", unabhängig von Lebensalter, vor Verordnung von Psychostimulanzien neuropsychologisch absichern. Im Verlauf (neuropsychologische) Therapiekontrolle.
- Vor Therapiebeginn: EEG, BB, Leber-, Nierenparameter. Schwangerschaftstest, Kontrazeption klären.
- Im Verlauf 4-wöchentl. Leber-, Nierenparameter.

Empfehlungen bei Problemsituationen

- **Empfehlungen bei Leberinsuff.:** wenige systematische Daten, Atomoxetin, Methylphenidat, Modafinil, Natriumoxybat: engmaschige Kontrollen, Dosisanpassung (Reduktion um 25–50 %).
- **Empfehlungen bei Niereninsuff.:**
  - Atomoxetin und Methylphenidat auch bei schwerer Niereninsuff. unbedenklich.
  - Modafinil, Natriumoxybat engmaschige Laborkontr., Dosisanpassung.
- **Empfehlung in Schwangerschaft und Stillzeit:** Bei Abwägen der Vor- und Nachteile keine Ind. zur Gabe von Psychostimulanzien in Schwangerschaft und Stillzeit. Für die Substanz Methylphenidat ist ein erhöhtes Risiko für Frühgeburtlichkeit, intrauterine Wachstumsverzögerung und Entwicklung von Entzugssympt. beim Säugling bekannt.

18 Psychotherapie

Andreas Birkhofer und Philipp Martius

18.1 Definitionen, Bedeutung und Wirkung

Definition

Unter Psychotherapie versteht man die Behandlung einer Erkr. mit psychologischen Mitteln. Es haben sich verschiedene theoretische Konzepte und daraus abgeleitete Herangehensweisen entwickelt, die wichtigsten Bereiche sind die kognitive Verhaltenstherapie (KVT) und die Psychoanalyse und dazugehörige tiefenpsychologische bzw. psychodynamische Psychother. sowie die systemische Psychotherapie. Adjuvante psychotherap. Verfahren ▶ 19.

Stellung der Psychotherapie in der Psychiatrie

Die Psychother. hat in der Psychiatrie in den letzten Jahren erheblich an Bedeutung gewonnen. Längsschnittuntersuchungen belegen, dass z. B. bei affektiven, Angst- oder Zwangsstörungen dauerhafte Symptomreduktion bzw. Remission durch psychotherap. Verfahren erzielt werden kann. Bei einer Vielzahl von Störungen stellt die Komb. von Psychother. und Pharmakother. die effektivste Strategie dar. Konsequenterweise wurde der Facharzttitel für Psychiater in „Arzt für Psychiatrie und Psychotherapie" geändert.

Ebenen psychotherapeutischer Versorgung

Psychotherap. Behandlungen sind auf verschiedenen Ebenen möglich:
- **Hausärztliche Versorgung:** Grundversorgung psychischer Erkr. Auf Grundlage des niederschwelligen Zugangs, der Kenntnis des psychosozialen Umfelds und der oft über Jahre bestehenden Arzt-Pat.-Beziehung finden Beratung und einfache psychotherap. Interventionen statt.
- **Beratungsstellen:** meist auf ein bestimmtes Gebiet (Eheberatung, Sucht, Migration) spezialisiert.
- **Psychotherapie:** im engeren Sinne angeboten von Ärzten mit dem Zusatztitel „Psychotherapie" bzw. „Psychoanalyse", von Fachärzten für Psychiatrie und Psychotherapie, von Fachärzten für Psychotherapeutische Medizin und von Psychologischen Psychotherapeuten.

Allgemeine Wirkfaktoren der Psychotherapie (nach Grawe 1994)

- **Therapeutische Beziehung:** Die Qualität der Beziehung zwischen dem Psychotherapeuten und dem Pat. ist die Grundlage einer erfolgreichen Ther.
- **Ressourcenaktivierung:** Die Eigenarten des Pat. werden als pos. Ressourcen für das therap. Vorgehen genutzt, z. B. besondere vorhandene motivationale Bereitschaften, Fähigkeiten und Interessen. Erfolgreiche Therapeuten aktivieren Ressourcen besonders zu Beginn und gegen Ende der Sitzungen, was zu höherem Kompetenzerleben und niedrigerem Anspannungsniveau der Pat. führt.
- **Problemaktualisierung:** Die Probleme, die in der Ther. verändert werden sollen, werden unmittelbar erfahrbar. Beispielsweise suchen Therapeut und Pat. reale Situationen auf, in denen die Probleme auftreten, oder aktualisieren die Probleme durch besondere therap. Techniken wie intensives Erzählen, Imaginationsübungen, Rollenspiele o. Ä.
- **Problembewältigung:** Der Therapeut unterstützt den Pat. aktiv bei der Problembewältigung (z. B. Selbstsicherheitstraining bei gehemmten Pat., interpersonale Depressionsther.).

- **Motivationale Klärung:** Der Therapeut hilft dem Pat., sich im Hinblick auf seine bewussten und unbewussten Ziele und Werte klarer zu werden. Warum empfindet, warum verhält sich der Pat. so und nicht anders?

Tendenziell kann der Faktor motivationale Klärung mehr den psychodynamischen Konzepten und der Faktor Problembewältigung mehr dem verhaltenstherapeutischen Pol zugeordnet werden.

Grenzen und Gefahren

Psychotherapie ist keineswegs „nur gut“ oder garantiert unschädlich. Erhebliche NW von Psychother. sind belegt, z. B. Symptomverschlechterung und Chronifizierung. Besonders bedenklich sind die nicht seltenen Übergriffe im Rahmen der therap. Beziehung.

Grundlegende Voraussetzungen für die Anwendung von Psychother. sind:

- Profunde Ausbildung.
- Ausreichende Selbsterfahrung in dem Verfahren.
- Supervision von Ausbildungsfällen und später berufsbegleitend.

Psychotherapeutische Krisenintervention

Dient der Behandlung von psychischen Notfällen, wenn keine schützenden Maßnahmen (Unterbringung o. Ä.) erforderlich sind. Dabei findet eine aktive, evtl. direktive Kontaktaufnahme mit dem Pat. statt. Im Vordergrund stehen:

- Beruhigung.
- Klärung der aktuellen Befindlichkeit einschl. einer Beurteilung der Selbst- oder Fremdgefährdung des Pat.
- Lösungsorientierte psychotherap. Interventionen. Einleitung und Vereinbarung von (Verhaltens-)Maßnahmen, die das krisenhafte Geschehen unterbrechen oder beenden.
- Vorbereitung der vertieften psychotherap. Verarbeitung zu einem späteren Zeitpunkt.

Zu achten ist insb. auf das Einhalten angemessener Rahmenbedingungen (z. B. Vorsicht mit Körperkontakt bei erregten oder dissoziierenden Pat.) sowie das Erarbeiten einer pos. und beruhigenden Perspektive.

> Bei Pat., die unmittelbar aus einer traumatisierenden Situation kommen, hat sich die sofortige Einleitung einer traumatherap. Intervention z. T. als kontraproduktiv erwiesen und ist heute als Behandlungsmethode weitgehend verlassen. Hier sind **stabilisierende Techniken** wie Ablenkung, Verweis auf das Außergewöhnliche, Bezug auf Ressourcen aus dem Umfeld des Pat., vorzuziehen.

18.2 Verhaltenstherapeutische Diagnostik

Grundlagen

Die Diagn. in der VT orientiert sich an der ICD-10 bzw. DSM-IV. Die Verhaltensanalyse ist das wichtigste diagnost. und zugleich ein wichtiges therap. Instrument der VT. Sie gliedert sich in Makro- und Mikroanalyse.

Die Verhaltensanalyse stellt Verhalten auf einer Zeitachse horizontal und vertikal in funktionale Zusammenhänge.

In der **Makroanalyse** wird die Störungsentwicklung im Verlauf der **Lebensgeschichte** herausgearbeitet. Sie ist gegliedert in:

- Prädisponierende Erfahrungen (psychische Ausstattung, Traumata, Erziehungsstil).
- Auslösende Bedingungen (Lebensereignisse).
- Aufrechterhaltende Bedingungen (z. B. Krankheitsgewinn).

Durch die biografische Arbeit werden so:

- Bedürfnisse des Pat., die aktuelle Situation lebensgeschichtlich einzuordnen, erfüllt (Beziehungsaufbau).
- Übergeordnete Einstellungen (Schemata, Pläne) herausgearbeitet.
- Aufschlüsse über Lösungsansätze, die der Pat. früher anwandte, gewonnen (ressourcenorientiertes Vorgehen).

Die **Mikroanalyse** beschreibt dabei eine **unmittelbare Verhaltenssequenz** (auslösende Bedingung, Problemverhalten, Konsequenz) auf allen vier Verhaltensebenen (Gedanken, Gefühle, Physiologie, Motorik; s. u.).

Nach der individuellen Problemanalyse (Symptomebene und aufrechterhaltende Bedingungen) erfolgt die Erstellung einer Behandlungshierarchie mit Konzentration auf die relevantesten Problembereiche. Die Bewältigung umschriebener Probleme und die Förderung konstruktiver Verhaltensweisen führen zur Generalisierung neuer Fertigkeiten und so auch zu Veränderungen in anderen Lebensbereichen.

Praktische Anleitung

Exploration der aktuellen Symptomatik und seiner Entstehungsgeschichte für die Erstellung einer Verhaltensanalyse

- Exploration: offene, nicht wertende Fragen, präzise Erfassung des Problemverhaltens auf allen vier Ebenen (Gedanken, Gefühle, Motorik, Physiologie).
- Zusatzinformationen durch direkte Beobachtung des Problemverhaltens.
- Selbst-Rating-Instrumente, strukturierte Interviews.
- Selbstbeobachtungsprotokolle (Pat. protokolliert, z. B. bei bulimischem Verhalten, die auslösende Situation sowie begleitende Gedanken, Gefühle und physiologische Reaktionen. Ein depressiver Pat. protokolliert z. B. Aktivitäten und Stimmung und entdeckt hierbei eine Interdependenz).
- Verhaltensdiagn. und -experimente in Form von Rollenspielen oder in realen Lebenssituationen.

Zur systematischen Erfassung der Entwicklungs- und Störungsbedingungen, die zu einem ganzheitlichen Verständnis des Menschen beitragen, liegen entsprechende Instrumente vor (z. B. Verhaltensdiagnostiksystem von Sulz).

Verhaltensanalyse (Mikroanalyse) – SORCK-Modell

- **S = Stimulus:** Auslöser des Problemverhaltens (z. B. Gedränge und lange Schlangen an den Kassen eines Supermarkts).
- **O = Organismus:** Beschreibung der Determinanten des Pat., die durch ihre Besonderheiten symptom- oder verhaltensbedeutsam sind. Hierzu zählen sowohl körperliche Erkr. wie z. B. Asthma als auch stabile, situationsunabhängige Normvorstellungen, Erwartungen oder kognitive Schemata, die erklären können, dass bestimmte Ereignisse eine existenzielle Bedrohung haben (z. B.

berufliche Mehrbelastung und nicht bewältigbare Aufgaben bei jemandem, der die Einstellung hat, dass er Bitten nicht ablehnen darf).

- **R = Reaktion:** das auf den Stimulus erfolgende (Problem-)Verhalten auf den vier Ebenen:
  - Kognitiv: meist automatisch ablaufende Gedanken z. B. während einer Panikattacke („Gleich ersticke ich").
  - Emotional: z. B. Todesangst.
  - Motorisch: z. B. Verlassen eines Supermarkts (Flucht) während einer Panikattacke oder auch Vermeidungsverhalten insofern, dass Supermärkte gar nicht mehr aufgesucht werden.
  - Physiologisch: z. B. Tachykardie.

Die einzelnen Ebenen haben individuell unterschiedliche Relevanz.

- **C = Konsequenz:** Kurzfristige Konsequenzen (z. B. Nachlassen der Panik durch Verlassen des Supermarkts) werden von langfristigen Konsequenzen (z. B. zunehmende Einengung des Aktionsradius) unterschieden. Da unmittelbar folgende kurzfristige Konsequenzen verhaltenswirksamer sind als langfristige, beruht eine therap. Strategie darauf, sich die langfristigen Folgen zu vergegenwärtigen und dadurch Veränderungsmotivation aufzubauen. Alternative Lösungen werden hierfür im Vorfeld entwickelt.
- **K = Kontingenz:** Tritt eine Konsequenz permanent oder ab und zu (intermittierend) auf? Intermittierend auftretende Konsequenzen fördern die Auftretenswahrscheinlichkeit mehr als eine permanent auftretende Konsequenz.

Beim Erstellen der Verhaltensanalyse empfiehlt es sich, mit dem Problemverhalten zu beginnen, da dies i. d. R. am klarsten zu beschreiben ist, dann folgen die der Reaktion vorausgehende Situation/der Stimulus, dann die Konsequenzen sowie die labilisierenden Bedingungen und zuletzt die Organismus-Variable.

Funktionsanalyse

Beschreibt die Auswirkungen des Problemverhaltens auf den Pat. selbst und auf sein direktes Umfeld. Wozu „brauche" ich das Symptom? Was ist der Gewinn? Die individuelle Funktion des Problemverhaltens wird so vor dem Hintergrund seiner Grundüberzeugungen, seines Selbstbilds und seiner Lebenspläne deutlich (z. B. die Trennung des Partners wird durch Panikattacken verhindert, depressive Sy. können Ausdruck von Wut sein, die als bedrohlich empfunden wird).

18.3 Verhaltenstherapeutische Methodik

Die Umsetzung therap. Verfahren bedarf der flexiblen Berücksichtigung konkreter Umstände (▶ Tab. 18.1). Erst im Zusammenhang mit der Vermittlung eines plausiblen, **subjektiv** stimmigen Modells des Problems und des therap. Konzepts und v. a. einer **tragfähigen therapeutischen Beziehung** können spezifische „Techniken" ihre Wirkung entfalten.

Die Kunst besteht darin, aus einer zunächst naiven atheoretischen Haltung eine umfassende, präzise Problem- und Verhaltensanalyse zu entwickeln, aus der Vielfalt an Methoden die für den Pat. geeigneten Interventionstechniken herauszufinden und diese zum „richtigen" Zeitpunkt anzuwenden, insb. im Hinblick auf die therap. Beziehung und die momentane Veränderungsbereitschaft des Pat. Bei Schwierigkeiten in der Veränderungsphase der Ther. muss i. d. R. mehrfach zur Klärungs- und Motivationsphase zurückgegangen werden.

Tab. 18.1 Systematische Übersicht wichtiger verhaltenstherapeutischer Methoden (nach Reinecker)

Wirkprinzip		Therapeutisches Verfahren
I.	**Reizkonfrontation/Stimuluskontrolle**	• Systematische Desensibilisierung • Graduierte Reizkonfrontation mit Reaktionsmanagement • Flooding • Angstbewältigung
II.	**Kontrolle von Verhalten durch Veränderung von Konsequenzen** (operant)	• Pos. (z. B. Lob) bzw. neg. (z. B. Lockerung der Ausgangsregelung) Verstärkung → Aufbau von Verhalten • Bestrafung/Löschung → Abnahme von Problemverhalten
III.	**Modell-Lernen**	• Aufbau/Erleichterung von Verhalten • Diskriminationslernen
IV.	**Selbstkontrolle**	• Selbstbeobachtung • Selbstverstärkung • Kontingenzkontrolle • Stimulusmanagement
V.	**Kognitive Erkenntnis und Perspektivenänderung**	• Kognitive Ther. nach Beck • Rational-emotive Ther. nach Ellis • Schemather. nach Young
VI.	**Emotionsfokussierung**	• Imaginative Verfahren (z. B. Körperreisen, Fantasieren idealer Eltern) • Euthyme Ther. • Genusstraining • Arbeit mit Träumen in der VT

18.3.1 Techniken der Reizkonfrontation und Stimuluskontrolle

(▶ 18.5.2, isolierte Phobien).
- Systematische Desensibilisierung.
- Reizkonfrontation mit Reaktionsmanagement.
- Flooding.
- Angstbewältigung.

Bestimmte Strategien zielen auf eine Optimierung des Umgangs mit belastenden Situationen und Emotionen:
- Diskriminationstraining: Trainiert wird z. B. ein frühzeitiges Erkennen von sich anbahnender Angst, bevor diese als nicht mehr bewältigbar erlebt wird. Es erfolgt dazu eine Einschätzung des Angstausmaßes auf einer Skala und evtl. eine qualitative Differenzierung des Gefühls, da die zugrunde liegenden Emotionen auch unterschiedliche „Handlungsanweisungen“ haben können.
- Strategien zur Bewältigung von Angst: z. B. Weiterentwicklung und Generalisierung von Strategien, die der Pat. bereits von sich aus anwendet (z. B. bestimmte Körperhaltung einnehmen, Vorstellungsübungen, Musik hören o. Ä.).

18.3.2 Operante Verfahren

Therapieverfahren, die durch Veränderung der bisherigen **Konsequenzen** zu einer Veränderung von Verhalten führen.
Verfahren der Konsequenzkontrolle bieten sich besonders dann an, wenn das Problemverhalten eines Pat. besonders häufig auftritt (z. B. Alkoholmissbrauch) und erwünschtes Zielverhalten nicht bzw. ungenügend oft eintritt.
Eingesetzt werden kann pos. oder neg. Verstärkung (Belohnung bzw. Ausbleiben einer neg. Konsequenz, Token Economy).

Verfahren zur Förderung und Aufrechterhaltung von Verhalten

Wichtigstes Verfahren ist die pos. Verstärkung. Als pos. Verstärker können sowohl Reaktionen der Umgebung als auch Verhaltensweisen und Kognitionen des Pat. selbst eingesetzt werden. Pos. Verstärker sollten unmittelbar nach Auftreten des Zielverhaltens eingesetzt werden, damit der Zusammenhang zwischen Verhalten und Konsequenz klar ist. Zunächst erfolgt eine kontinuierliche pos. Verstärkung, im Verlauf ist eine intermittierende pos. Verstärkung wirksamer, die dann von den Pat. selbst übernommen werden sollte.
Spezielle Techniken: Shaping (schrittweise Ausformung eines Verhaltens), Chaining (komplexes Verhalten wird in einzelne „Kettenglieder" zerlegt, die einzeln aufgebaut werden können), Fading-out (unmittelbare Verstärkung und Hilfestellungen werden schrittweise ausgeblendet).
Ind.: Förderung gesundheitsbewussten Essverhaltens, Förderung von Aktivitäten bei chron. schizophrenen Pat., Förderung selbstsicheren Verhaltens, Entwicklung sozialen Verhaltens bei verhaltensauffälligen Kindern.

Methoden zum Abbau von Verhalten

- **Löschung:** Pos. Konsequenzen, die auf ein problematisches Verhalten folgten, werden durch neutrale Konsequenzen ersetzt. Auf Borderline-Pat., die im Sinne der operanten Konditionierung gelernt haben, über Selbstschädigungen Zuwendung von Bezugspersonen zu erlangen, reagiert das therap. Team nicht mit besorgter Zuwendung oder Bestrafung, sondern verstärkt adäquatere Verhaltensweisen der Kontaktaufnahme.Ind.: auf starke Zuwendung zielende Sympt., manipulatives Verhalten.
- **Bestrafung:** Eine direkte Bestrafung im engeren Sinne ist mit einer therap. Beziehung selbstverständlich nicht vereinbar. Voraussetzung des therap. Gebrauchs ist die vorherige Erklärung des Verfahrens und die Einwilligung des Pat. Die Rationale hierfür wird wiederholt mit dem Pat. rekapituliert und angepasst. Als „Bestrafung", auf die sich Pat. und Therapeut zuvor verständigen, ist z. B. eine Spende an einen unliebsamen Verein oder das Entfernen einer angenehmen Konsequenz denkbar. Die Methode ist jedoch meist nur kurzfristig wirksam und kann langfristig Reaktanz hervorrufen.Ind.: aggressives oder delinquentes Verhalten.

Verfahren des komplexen Kontingenzmanagements

Dies bedeutet die systematische Anwendung operanter Strategien, z. B. vertragliche Vereinbarungen zwischen Therapeut und Pat., in denen zu reduzierende problematische Verhaltensweisen (z. B. Selbstverletzungen), Therapieziele, Aufgaben des Therapeuten und Aufgaben des Pat. festgelegt werden.

Die Anwendung von Kontingenzmanagement in der natürlichen Umgebung nutzt den Umstand, dass ein Pat. meist nicht von Therapeuten umgeben ist, sondern von seinem natürlichen Umfeld. Dieses kann geschult werden, relevante Verstärker für erwünschtes Zielverhalten einzusetzen.
Verträge kann der Pat. auch mit sich selbst im Rahmen der Selbstkontrolle abschließen.
Ind.: z. B. Paarther., Borderline-Störungen, Abhängigkeitserkr.

18.3.3 Modell-Lernen

Die Tatsache, dass Menschen komplexe Verhaltensweisen bei Personen mit Vorbildfunktion beobachten, nachahmen und in ihr eigenes Verhaltensrepertoire übernehmen, kann therap. gut genutzt werden. Modell-Lernen beinhaltet drei Aspekte:

- Erweiterung des Repertoires (z. B. sprachlich-kommunikative Fähigkeiten).
- Modifikation von Auftrittshäufigkeit: hemmender bzw. enthemmender Effekt einer Modellperson.
- Diskriminationslernen: Pat. lernt am Modell, welches Verhalten in welcher Situation als angemessen anzusehen ist und welches nicht.

Ind.: Modell-Lerntechniken werden bei einer Vielzahl von therap. Situationen eingesetzt (Modell-Lernen ist ein wichtiges Element in Selbstsicherheitstrainings; in der Einzelther. ist der Therapeut implizit Modell bzgl. Beziehungsgestaltung. Bei Waschzwängen kann der Therapeut z. B. demonstrieren, wie man sich die Hände wäscht).
Aufbau von Kompetenzen: Psychisch erkrankte Pat. weisen oft krankheitsaufrechterhaltende Defizite in den Bereichen Kommunikation, soziale Kompetenz oder Problemlösefertigkeit auf.
Weitverbreitet sind diesbezügliche Gruppenangebote wie das Gruppentraining zur Förderung sozialer Kompetenzen (Hinsch und Pfingsten), das Assertiveness-Trainings-Programm (ATP, Ullrich und de Muynck), das Effectiveness Training nach Libermann sowie „Skills"-Gruppen als Element der dialektisch-behavioralen Ther. bei Borderline-Störungen (Linehan). Problemlösetrainings steigern die Selbsteffizienz eines Pat. im Umgang mit Problemen (z. B. Problemlösetraining nach D'Zurilla und Goldfried, Ärgermanagement nach Novaco, Stressmanagement nach Meichenbaum). Kommunikationstrainings haben das Ziel, Sozialpartner durch die Einübung bestimmter Sprecher- und Zuhörerfertigkeiten in die Lage zu versetzen, sich offen, aufnehmend, konstruktiv und in Kongruenz mit ihren Gefühlen und ihrem nonverbalen Verhalten auseinanderzusetzen.

18.3.4 Strategien der Selbstkontrolle

- **Selbstbeobachtung:** Pat. beobachtet und protokolliert zunächst Problemverhalten (z. B. Anzahl der Zigaretten bei Raucherentwöhnung) und im Verlauf Zielverhalten.
- **Stimuluskontrolle:** Veränderung der Bedingungen, die Problemverhalten auslösen (z. B. Wegräumen von Aschenbechern, Unterlassen des Kaufs von Zigaretten auf Vorrat). Pat. optimiert Stimulusbedingungen.
- **Kontingenzkontrolle:** Selbstverstärkung, ggf. auch in Form von Verträgen und selbstgesetzter Belohnung.

18.3.5 Kognitive Verfahren

Angestrebt wird eine möglichst direkte Modifikation des Denkens, der Bewertung, der Attribution und der Kontrollüberzeugungen mit konsekutiver Auswirkung auf Gefühle und Handlungen.

Kognitive Therapie nach Aaron Beck

Strukturiertes Therapieprogramm, das ursprünglich zur Behandlung von Depressionen entwickelt wurde. Depressive weisen typische **„Denkmuster"** auf wie:

- Willkürliche Schlussfolgerungen.
- Unangebrachte Verallgemeinerungen.
- Selbstattribution von „Misserfolgen", Fremdattribution von Erfolgen.
- Selektive Verallgemeinerungen.
- Schwarz-Weiß-Denken.

Diese „Denkmuster" führen zu charakteristischen kognitiven Verzerrungen, die von Beck als **kognitive Triade** bezeichnet wurden:

- Eine neg. Sicht seiner selbst.
- Eine neg. Sicht der Umwelt.
- Eine neg. Sicht der Zukunft.

Die Denkmuster und Schemata bestimmen nach Beck die weiteren Merkmale der depressiven Störung wie Inaktivität, sozialer Rückzug, emotionale und motivationale Störungen, weswegen die Veränderung dieser Denkmuster therap. sehr effektiv ist. Beck entwickelte die Technik der **kognitiven Umstrukturierung,** mit deren Hilfe Pat. verzerrte Kognitionen durch angemessenere Bewertungen und Wahrnehmungen ersetzen können:

- Erklärung des Konzepts (Transparenz des therap. Vorgehens).
- Registrieren von **automatischen Gedanken** (Selbstverbalisationen, die sehr rasch und zunächst unreflektiert ablaufen), durch Tagesprotokolle neg. Gedanken, Imaginationsübungen und durch Rollenspiele.
- Reflexion der Kognitionen, nachdem diese in der vorangegangenen Phase bewusst gemacht wurden.
- Entwicklung alternativer Überzeugungen, mit denen der Pat. zukünftige Situationen pos. erleben und beeinflussen kann.
- Training der funktionalen Überzeugungen zur Stabilisierung, zunächst in Rollenspielen, später in Alltagssituationen.
- Veränderung der Grundannahmen.

Auch wenn die Ther. ursprünglich für depressive Störungen entwickelt wurde, wird das Konzept inzwischen erfolgreich bei Angst- und Persönlichkeitsstörungen angewandt.

Rational-emotive Therapie (RET) nach Albert Ellis

Beck und Ellis interpretieren psychische Sy. nicht als Ergebnis äußerer Ereignisse, sondern als Folge subjektiv verzerrter Wahrnehmung und Interpretation von Ereignissen. Diese verzerrten Auffassungen sind durch irrationale Überzeugungen und Normvorstellungen bedingt. Während Beck dysfunktionale automatische Gedanken im Hinblick auf Widersprüche analysiert, fragt Ellis nach dem Sinn bestimmter Überzeugungen für die Lebensperspektive. Er prägte den Begriff der **Grundüberzeugungen** (Belief-System).

Die Interventionen leiten sich von der sog. **ABC-Theorie** ab (▶ Abb. 18.1).

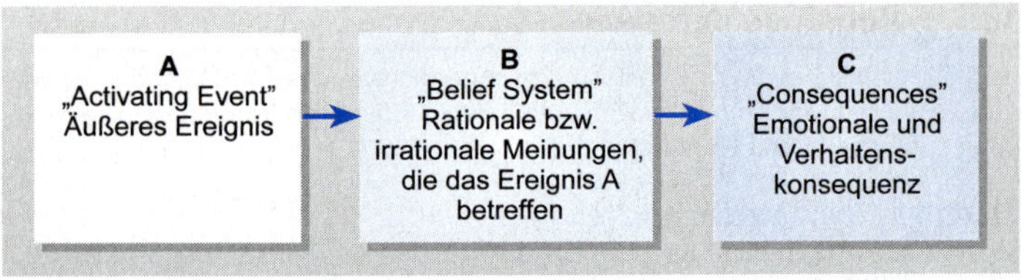

Abb. 18.1 ABC-Theorie [L157]

Die Therapie nach Ellis bemüht sich, diejenigen Aspekte des „Belief-Systems" (B) zu verändern, die irrational sind, um eine **Abschwächung belastender emotionaler Konsequenzen** zu erreichen:

- Vermittlung des Modells der RET, die ABC-Theorie psychischer Störungen.
- Identifikation entscheidender irrationaler Denkmuster und Annahmen (z. B.: „Nur wenn ich es allen recht mache, werde ich geliebt"). Der Pat. sollte die emotionale Erfahrung des Zusammenhangs zwischen irrationalen Überzeugungen und psychischen Problemen machen.
- Ersetzen der irrationalen durch Annehmen einer rationaleren Lebensphilosophie (der Ausgangspunkt von Ellis lag in der psychoanalytischen Tradition; philosophischer Hintergrund: die Stoiker, gepaart mit einer sehr pragmatischen Haltung). Den Übergang von irrationalen zu rationaleren Annahmen fördert der Therapeut, indem er zunächst sehr aktiv irrationale Überzeugungen aufgreift, sie evtl. überspitzt wiedergibt, um die Irrationalität zu verdeutlichen, und so den Pat. dabei unterstützt, eine rationalere, adäquatere Lebenseinstellung zu entwickeln.
- Zur Stabilisierung und Veränderung greift der RET-Therapeut auf verhaltensorientierte Maßnahmen wie Übungen und Hausaufgaben zwischen den Sitzungen zurück. Wichtig sind Übungen zum direkten Gefühlserleben und Gefühlsausdruck. Diesen Gefühlen begegnet der Therapeut sehr akzeptierend. Im geschützten therap. Rahmen kann der Pat. lernen, eigene Emotionen zuzulassen, zu differenzieren, auszudrücken und evtl. zu verändern.

Auch in der Vorbereitung von **Expositionsübungen** werden kognitive Übungen eingesetzt:

- Gedankliches Gegenkonditionieren: Hemmung einer Vermeidungsreaktion durch eine angenehme, pos. Vorstellung.
- Gedankliche Verstärkung: Vorgestelltes, erwünschtes Verhalten wird an eine sehr angenehme Vorstellung gekoppelt.
- Gedankliche Sensibilisierung: Gedankliche Kopplung von z. B. Alkoholkonsum an eine aversive Szene, z. B. Erbrechen.

18.3.6 Emotionsfokussierte Verfahren

18

In der VT ist eine vermehrte Entwicklung von Therapiestrategien zu verzeichnen, die direkt auf die Wahrnehmung und Veränderung emotionaler Prozesse zielen. Gerade auch in der Arbeit mit Pat. mit Persönlichkeitsstörungen ist die emotive Arbeit im Hinblick auf die Identifizierung maladaptiver Schemata von überragender Bedeutung. Die Entwicklung einer Vision und Imagination eines „Idealzustands" weckt die therap. notwendige Veränderungsmotivation. Der Fokus liegt während einer emotiven Gesprächsführung auf dem Gefühlserleben, wobei im Verlauf einer verhaltenstherapeutischen Sitzung die erlebten Gefühle mit den entsprechenden Kognitionen sprachlich „verknüpft" werden.

Imaginative Verfahren

Imaginationen werden im Rahmen vieler Psychotherapieformen eingesetzt. Sie ermöglichen den Zugang zu unbewussten Inhalten und zentralen Bedürfnissen und werden in der VT auch zur Förderung pos., angenehmen Erlebens eingesetzt. Mit (zumeist) geschlossenen Augen werden innere bzw. mentale Bilder zu einem bestimmten Thema wahrgenommen. An den Vorstellungsübungen sollen zur Intensivierung des Eindrucks möglichst alle Sinne beteiligt sein. In einer solchen Übung können frühere Bedürfnisse aktualisiert werden, die unbewusst gegenwärtiges Verhalten beeinflussen. So können durch diese Bewusstwerdung eines in der Vergangenheit ungestillten Bedürfnisses Entlastung und auch Verhaltensänderungen in der Gegenwart erreicht werden.

Euthyme Therapie

- Konzentriert sich auf pos. Aspekte des Lebens wie Freude, Ausgeglichenheit, Wohlbefinden oder Genuss. Sie ist auf individuelle Ressourcen bezogen. Schon in der Explorationsphase sollten Therapeuten Stärken, Ressourcen und Genussmöglichkeiten ansprechen. Bei sehr vielen Pat. ist ein Defizit an Verhaltensweisen festzustellen, wie man liebevoll mit sich selbst umgehen kann.
- **Therapieziele:**
  - Wohlbefinden initiieren können.
  - Pos. Gefühle wie Freude, Stolz oder Wohlbefinden zulassen können, im Sinne der Selbstfürsorglichkeit (zentrale Oberpläne oder Schemata von Pat. wie „Eigenlob stinkt") können im Rahmen einer **Wertediskussion** erschlossen und hinterfragt werden. Oft erweist sich die Veränderung solcher maladaptiven Konzepte nachhaltig wirksamer als die Arbeit an den initial beklagten Sympt.
  - Wohlbefinden regulieren können (auch maßhalten können).
  - Kleine Schule des Genießens: Nach der Vermittlung von „Genussregeln" werden Gegenstände mit den einzelnen fünf Sinnen achtsam erkundet. Dies geschieht zunächst unter Anleitung. Die Pat. berichten dann über Eindrücke, Bilder und Vorstellungen und werden gebeten, entsprechend dem thematisierten Sinnesbereich wohltuende Stimulanzien ausfindig zu machen. Im Therapieverlauf kann so die Ausrichtung der Aufmerksamkeit auf angenehme Reize trainiert werden.
- Für Pat. mit chron. Schmerzen haben sich z. B. pos. Bilder wie Strandszenen, Naturbilder, Spaziergänge, Urlaubsbilder als hilfreich herausgestellt.
- Die Komb. von Entspannungsverfahren wie dem autogenen Training oder der progressiven Muskelrelaxation mit Imaginationsübungen hat folgende Vorteile:
  - Tiefere Entspannung.
  - Erleben pos. Emotionen.
  - Verstärkte Schmerzablenkung.
  - Stärkung der Motivation zur Krankheitsbewältigung.

18.3.7 Arbeit mit Träumen in der Verhaltenstherapie

- **Ind.:**
  - Pat., die beunruhigt auf Träume reagieren.
  - Träume können Hinweise auf wichtige Probleme oder Ziele geben.
  - Wiederkehrende Albträume und posttraumatische nächtliche Wiederholungen.
- **Grundprinzipien:**
  - Träume sind eine andere Form des Denkens und können genauso bearbeitet werden wie Kognitionen und Emotionen.
  - Zurückhaltung bei Traumdeutungen, die „Deutungshoheit" hat der Pat.
  - Die Interpretationsmöglichkeit von Träumen, in der Protagonisten und Traumelemente als Anteile des Selbst gesehen werden, lässt sich gut mit Selbstaspekten aus der Verhaltenstheorie vereinbaren.
- **„Imaginative Übungsbehandlung"** (Krakow): Wiederkehrende, die Schlafqualität und die Tagesbefindlichkeit belastende Albträume können relativ rasch und nachhaltig beeinflusst werden, indem sich Pat. ein pos. Ende ausdenken, ähnlich einem Drehbuchskript. Mit diesem neuen Ende – nicht mit dem alten Albtraum – beschäftigen sich die Pat. in allen Sinnesmodalitäten mehrmals am Tag und insb. vor dem Einschlafen.

18.3.8 Entspannungsverfahren

Bei der **progressiven Muskelentspannung** handelt es sich um ein Verfahren, bei dem durch die willkürliche und bewusste An- und Entspannung bestimmter Muskelgruppen ein Zustand tiefer Entspannung des ganzen Körpers erreicht wird. Dabei werden nacheinander einzelne Muskelpartien in einer bestimmten Reihenfolge zunächst angespannt, die Muskelspannung wird kurz gehalten, und anschließend wird die Spannung gelöst. Die Konzentration wird dabei auf den Wechsel zwischen Anspannung und Entspannung und auf die Empfindungen gerichtet, die mit diesen unterschiedlichen Zuständen einhergehen. Ziel des Verfahrens ist eine Senkung der Muskelspannung und sek. der physiologischen Erregung aufgrund einer verbesserten Körperwahrnehmung.

18.4 Psychoanalyse und psychoanalytisch orientierte Verfahren

18.4.1 Grundbegriffe und Wirkfaktoren

Konzept

In der Psychoanalyse werden Symptome als sog. Kompromissbildungen im Rahmen innerer, unbewusster Konflikte und Konflikte wiederum als Folge widersprüchlicher Wünsche (Triebe) verstanden, die mittels intrapsychischer oder interaktioneller Abwehrvorgänge verarbeitet werden und sich letztlich im Symptom äußern. Symptom gilt als Epiphänomen tiefer liegender psychischer Probleme. Die psychoanalytische Behandlung hat zum Ziel, die aus dem Bewusstsein verdrängten Ursachen der Konflikte bewusst zu machen. Dadurch soll die eigene

Persönlichkeitsentwicklung mit dem Ziel menschlicher Reifung gefördert werden. In den Worten Siegmund Freuds: „Wo ES war, soll ICH werden."

Wichtige Grundbegriffe der Psychoanalyse

Theoretische Konzepte

Innerhalb der psychoanalytischen Psychotherapierichtungen haben sich verschiedene Schulen gebildet.

- **Triebkonflikt-Modell:** Entwicklungspsychologische Konflikte innerhalb des psychischen Apparats (v. a. zwischen Es und Über-Ich) wirken bei path. Bewältigung (zunächst Verdrängung, dann sog. Kompromissbildung) symptombildend. Unterschieden werden die orale, anale, genitale (phallische, ödipale) und Latenzphase, mit jeweils typischen zentralen Konfliktthemen (Nahrungs-/Beziehungsaufnahme, Kontrolle/Autonomie, Beziehungs-/Liebesfähigkeit).
- **Entwicklungspsychologisches Defizit-Modell:** Elterliche Haltungen und Handlungen wirken pathogen, v. a. auf die Entwicklung eines gesundes Selbstwerts und einer stabilen Identität.
- **Beziehungskonflikt-Modell:** bestimmte belastende kognitiv-affektive Beziehungsmuster, die lebensgeschichtlich früh erworben werden, werden in späteren Lebensphasen konflikthaft reaktiviert.

Die psychische Struktur/Der psychische Apparat

S. Freud entwickelte die Vorstellung, „die Komplikationen der psychischen Leistung verständlich zu machen, indem wir diese Leistung zerlegen, und die Einzelleistung den einzelnen Bestandteilen des Apparats zuweisen." Die Analogie intrapsychischer Vorgänge und physikalischer Prinzipien soll verdeutlichen, dass es eine innere Ordnung und eine (in der Theorie der Psychoanalyse) nachvollziehbare Funktionsweise psychischer Leistungen gibt, die mit dem Einsatz und Verbrauch (erheblicher) psychischer Energie verbunden ist. Die Untereinheiten der psychischen Struktur sind:

- **Ich:** als Mittler der ganzen Person angesehen, insb. als Vermittler zwischen den Ansprüchen des Es, den Befehlen des Über-Ichs und den Anforderungen der Realität. Das Ich reguliert die psychischen Vorgänge und Instanzen und aktiviert die Abwehrvorgänge im Konfliktfall.
- **Es:** steht für den Triebpol der Persönlichkeit, stellt den wesentlichen Anteil psychischer Energie. Die Inhalte des Es sind unbewusst und werden als teils erblich, teils erworben angesehen.
- **Über-Ich:** Richter oder Zensor des Ichs, beinhaltet die verinnerlichten elterlichen (sozialen) Gebote und Forderungen. Wesentliche Funktionen des Über-Ichs: Gewissen, Selbstbeobachtung und Ich-Ideal.

Übertragung

Die psychodynamische Psychother. geht davon aus, dass sich in jedem psychotherap. Arbeitsbündnis unbewusst frühkindliche Beziehungsmuster wiederherstellen. Entsprechend wird sich die Beziehung zum Therapeuten mit der früheren Beziehungserfahrung, mit dem dazu gehörigen inneren Konflikt und mit der damit verbundenen dominanten Emotion (psychischen Energie) aufladen. Eine Übertragung ist aber kein 1:1-Modell der Vergangenheit, sondern eine Mischung verschiedener Beziehungserfahrungen aus verschiedenen Lebensaltern und mit unterschiedlicher affektiver Bedeutung.

„Die Übertragung stellt sich in allen menschlichen Beziehungen ebenso wie im Verhältnis des Kranken zum Arzt spontan her, sie ist überall der eigentliche Träger der therapeutischen Beeinflussung, und sie wirkt umso stärker, je weniger man ihr Vorhandensein ahnt. Die Psychoanalyse schafft sie also nicht, sie deckt sie bloß im Bewusstsein auf und bemächtigt sich ihrer, um die psychischen Vorgänge nach dem erwünschten Ziel zu lenken" (S. Freud).

Als neurobiologisches Korrelat der Übertragung wird heute das **Spiegelneuronen- und Bindungssystem** angenommen.

Motivationale Systeme

Nach Lichtenberg (1989) speisen sich menschliche Motivationen aus:

- Der Notwendigkeit, psychologische Bedürfnisse zu befriedigen.
- Dem Bedürfnis nach Bindung und Verbundenheit.
- Dem Bedürfnis nach Exploration und Selbstbehauptung.
- Dem Bedürfnis nach Widerspruch und Rückzug.
- Dem Bedürfnis nach sinnlichem Vergnügen und sexueller Erregung.

Bindungssystem

Die v. a. durch den britischen Psychoanalytiker Bowlby entwickelte Bindungstheorie hat großen Einfluss auf verschiedene Richtungen der Psychother. gewonnen. Die **Erfassung der Bindungsstile** geschieht:

- Bei Kleinkindern durch direkte Beobachtung i. d. R. in einer standardisierten experimentellen „fremden Situation". Dabei wird v. a. beobachtet, ob das Kind nach einer Trennungssituation die Bezugsperson als „sichere Basis" nutzen kann und wie „feinfühlig" die Bezugsperson auf das Kind reagiert.
- Bei Erw. durch strukturierte Interviews zur Bindungsrepräsentanz (Adult Attachment Interview AAI, Adult Attachment Projective AAP).

Folgende Bindungsstile werden unterschieden:

- Sichere Bindung.
- Unsicher-vermeidende Bindung.
- Unsicher-ambivalente Bindung.
- Desorganisierte Bindung.

Bindungsstile werden transgenerational in hohem Maße weitergegeben. Nicht sichere Bindungsstile erhöhen die Vulnerabilität für psychische Störungen. Ursache ist wohl die damit verbundene psychosoziale Deprivation in der frühen Kindheit.

Für psychodynamische Therapien ergibt sich aus der Bindungstheorie:

- Die therap. Arbeitsbeziehung ist eine Bindungssituation; der Pat. bedarf darin einer „sicheren Basis".
- Der Pat. soll in seinen Explorationsfähigkeiten unterstützt werden.
- Der Pat. soll seine inneren Arbeitsmodelle im Rahmen der therap. Beziehung überprüfen und verändern können.
- Widerstand: Anteile des Pat. wehren sich gegen die Aufdeckung der unbewussten Konflikte. Ohne eine solche Aufdeckung ist keine Symptombesserung möglich. Der Hauptmotor für den Widerstand des Pat. liegt i. d. R. in Ängsten und Schamgefühlen. Die Bearbeitung des Widerstands ist ein zentra-

les Thema der Psychoanalyse und erfordert Erfahrung, Sensibilität und Taktgefühl.

Abwehrmechanismen

Psychische Abwehrvorgänge werden vom Ich aktiviert, um die Integrität und Konstanz eines Individuums zu bewahren. Man unterscheidet reife von unreifen (primitiven) Abwehrmechanismen und schließt aus ihrer Verwendung auf den Differenzierungsgrad der psychischen Struktur eines Pat. Einige Abwehrvorgänge sind umgangssprachliches Allgemeingut geworden. Zu den wichtigsten **Abwehrmechanismen** zählen:

- Verdrängung (ins Unbewusste).
- Rationalisierung/Intellektualisierung.
- Reaktionsbildung (Verwendung von Verhaltens- und Erlebensweisen, die dem unbewussten Wunsch entgegengesetzt sind).
- Sublimierung (Verwandlung – zumeist sexueller – Triebwünsche in intellektuell „höhere" Leistungen).
- Regression (auf eine jeweils frühere entwicklungspsychologische Ebene).
- Isolierung (Ausblenden von unerträglichen Gedanken, Gefühlen oder Verhaltensweisen, damit sie – z. B. bei Ritualen oder bei Zwangsmechanismen – vom ursprünglichen Konflikt ablenken).
- Ungeschehenmachen (von unbewältigten Wünschen, Denken oder Verhalten).
- Somatisierung/Konversion (körperliche Symptombildung, z. T. mit symbolischem Charakter).
- Projektion (Attribution innerer eigener konflikthafter Themen zu einem Gegenüber, wodurch die Thematik evtl. scheinbar ungefährdeter behandelt werden kann).
- Introjektion (Verinnerlichung von konflikthaften Themen in das eigene Erleben/Wahrnehmung).
- Wendung gegen die eigene Person (Wendung ursprünglich nach außen gerichteter Affekte auf die eigene Person bzw. ein entgegengesetztes Gefühl).

Die psychoanalytisch-psychodynamische Behandlungstechnik

In der Ther. entstehen Übertragungen durch die Aktivierung früherer Beziehungserfahrungen, unbewältigter unbewusster Konflikte und damit verbundener Affekte. Psychische Konflikte des Pat. spiegeln sich daher in der therap. Beziehung wider. Sie werden im Sinne eines: „Sie verhalten sich jetzt so mir gegenüber, als ob …" indirekt beschrieben und psychogenetisch eingeordnet. Je nach Schwere der strukturellen (entwicklungspsychologischen) Störung und Beeinträchtigung wird ganz im Bereich der Gegenwartsbeziehungen oder auch mehr biografisch-entwicklungspsychologisch fokussiert und gedeutet.

Die psychodynamische Psychother. kennt im Wesentlichen drei Interventionen:

- **Klärung** : das vom Pat. Berichtete soll verstehbar und nachvollziehbar sein. Ziel ist eine gemeinsam geteilte Realität.
- **Konfrontation:** Im Sinne einer „respektvollen Verwunderung" wird dem Pat. vermittelt, dass bestimmte Aussagen und Verhaltensweisen widersprüchlich sind. Aus Sicht des Therapeuten deutet dies auf unbewusste Konflikte hin.
- **Deutung:** Klärung und Konfrontation machen es möglich, angenommene unbewusste konflikthafte Zusammenhänge zu verdeutlichen, sie dem Pat. zu deuten. Mit Deutungen soll sich der Pat. kritisch auseinandersetzen. Die Re-

aktion des Pat. auf die Deutung ist zentral: Bei Zustimmung ergeben sich neue Möglichkeiten zur Einsicht in bisher Unbewusstes; im Fall der Ablehnung wird geprüft, ob dies Ausdruck von Widerstand ist oder ob die Deutung nicht zutrifft.

Wirkfaktoren aus psychodynamischer Sicht

Wirkfaktoren aufseiten des Therapeuten/Analytikers:

- Sympathie, Akzeptanz und Resonanz.
- Die Fähigkeit, den Pat. im psychischen Sinne zu (er-)tragen, seinen Affekt auszuhalten und aufzufangen.
- Die Fähigkeit, neue Beziehungserfahrungen zu ermöglichen und alte Überzeugungen infrage zu stellen.
- Die Fähigkeit, psychoanalytische Technik kompetent einzusetzen und dadurch „psychische" Rekonstruktionen zu ermöglichen.

Wirkfaktoren aufseiten des Pat.:

- Fähigkeit, Einsichten zu gewinnen.
- Bereitschaft, sich mit unbewussten, verschütteten Kindheitserfahrungen auseinanderzusetzen.
- Bereitschaft, eigene Grenzen anzuerkennen.
- Bereitschaft, sich mit neg. Affekten (z. B. Neid, Wut und Rache) zu versöhnen.
- Lernprozesse und Einsichtsbildungen zu beginnen.
- Bereitschaft, sich mit sog. „liegen gebliebenen Eierschalen", d. h. unvollständig gebliebenen Entwicklungsphasen, aktiv auseinanderzusetzen.

18.4.2 Psychoanalytische Behandlungsverfahren

Psychoanalyse (im klassischen Sinn)

Indikation und Setting Neurosen, reifere Persönlichkeitsstörungen, evtl. Psychosomatosen. Die Behandlung wird im Liegen auf der Couch durchgeführt, während der Analytiker außerhalb des Sichtfelds des Pat. sitzt. Psychoanalytische Behandlungen dauern 3–5 J. mit 3–5 einstündigen Sitzungen/Wo. Die gesetzlichen Krankenkassen übernehmen meist etwa 300 Behandlungsstunden.

Vorgehen Die Unmöglichkeit, Blickkontakt herzustellen, soll den Analysanden verstärkt auf sich selbst verweisen und eine therap. erwünschte Regression fördern. Der Pat. wird aufgefordert, auf innere Vorstellungen, auf Träume, und möglichst ohne innere Zensur auf alles zu achten, was ihm in den Sinn kommt. Durch diese Technik der freien Assoziation gewinnt der Therapeut das „Material", aus dem er die Einstellungen und Erwartungen des Pat. ihm gegenüber, die Übertragung, ableitet. Gleichzeitig berücksichtigt er seine eigenen Gefühle und sein Erleben gegenüber dem Analysanden, die sog. Gegenübertragung. Es wird zwischen konkordanter (zustimmender) und komplementärer (entgegenstehender) Gegenübertragung unterschieden. Der Therapeut selbst hält sich mit persönlich gefärbten Aussagen sehr zurück (sog. Abstinenzregel).

Behandlungsziel In der Abwägung aller Wahrnehmungen und Informationen aus den genannten Bereichen formuliert der Psychoanalytiker Deutungen, wie die Sympt., die Informationen aus der Therapiestunde und die Lebensgeschichte in einen sinnvollen Zusammenhang gestellt werden könnten. Gegen die damit verbundenen Einsichten entwickelt der Analysand regelhaft einen Widerstand, der seinerseits Ziel der psychoanalytischen Deutung wird. Das Durcharbeiten der Konflikte, Traumdeutungen und die biografische (sog. genetische) Rekonstruktion sind die wesentlichen Inhalte der Psychoanalyse. Voraussetzung für eine Psychoanalyse ist, dass der Pat. über eine gute Introspektionsfähigkeit und ausreichende Ich-Stärke verfügt.

> Die klassische Psychoanalyse hat in den letzten Jahrzehnten als Basisverfahren der psychotherap. Versorgung aufgrund der üblichen langen Behandlungsdauer und des relativ großen Aufwands an Bedeutung verloren. Ihr Einfluss auf die westliche Zivilisation und Kultur ist aber immens.

Psychoanalytisch orientierte Psychotherapie, tiefenpsychologische/ psychodynamische Psychotherapie

Indikation und Setting Neurotische und sog. strukturelle psychische Störungen (z. B. Angstneurose, reifere Persönlichkeitsstörungen, somatoforme Störung). In diesem Setting sitzen sich Pat. und Therapeut gegenüber. Üblich sind 1–2 Behandlungsstunden/Wo. über 1–3 J., evtl. auch als Kurzzeitpsychother.

Vorgehen Für Pat., die in dem oben beschriebenen Setting der klassischen Psychoanalyse nicht behandelbar waren, wurden Abwandlungen entwickelt. Der Therapeut ist im Gegensatz zur ausdrücklichen Zurückhaltung (Abstinenz) in der Psychoanalyse aktiver: Er setzt die Techniken der Klärung (des vom Pat. Berichteten) und Konfrontation (mit den konfliktbedingten Widersprüchen) ein, um aktiv eine „gemeinsam getragene Realität" herzustellen. Er kann auch beratend und stützend (supportiv) tätig werden oder evtl. bei geeigneter Ausbildung Medikamente verschreiben. Insgesamt wird eine geringere therap. Regression angestrebt. Prinzipiell wird in diesem Verfahren auf aktuelle Lebensprobleme fokussiert, die wie in der Psychoanalyse als Ausdruck unbewusster intrapsychischer Konflikte verstanden und bearbeitet werden. Als Grundlage für die deutenden Interventionen werden ebenfalls die Kommunikationskanäle des freien Sprechens, der Übertragung und Gegenübertragung genutzt, ergänzt durch die Ebene des Ausdrucksverhaltens des Pat.

Behandlungsziel Die Interventionen des Psychotherapeuten beziehen sich i. d. R. auf aktuelle und in der therap. Beziehung relevante Ereignisse und weniger auf lebensgeschichtliche Aspekte. Es soll eine Symptomreduktion und eine Einsicht in aktuelle Beziehungs- und Konfliktmuster erreicht werden.

Hinweis Es wurden **Behandlungsmanuale** entwickelt, die auch die wissenschaftliche Evaluation dieser Therapieverfahren gefördert haben. Durch Manuale wird:

- Ein Therapieverfahren operationalisiert, d. h. rational begründet und nachvollziehbar eingesetzt.
- Ein Therapieverfahren in seinen spezifischen Behandlungselementen und -techniken beschrieben.
- Geklärt, was wirksame Faktoren und die Grenzen der Verfahren sind.
- Dem Pat. das therap. Vorgehen verständlich gemacht.
- Effizientes psychotherap. Arbeiten gefördert.

- **Beispiele** aktueller psychodynamischer Behandlungsmanuale:
  - Luborsky: Analytische Psychotherapie.
  - Bateman und Fonagy, Kernberg, Rockland, Rudolf: Manuale zur Behandlung von Persönlichkeitsstörungen.
  - Milrod: Panikstörung.
  - Reddemann: Traumatherapie.
  - Reich: Essstörungen.

Psychoanalytische Fokaltherapie

Indikation und Setting Belastungsreaktionen. Zeitlich und stundenmäßig begrenztes (10- bis 25-std.) Setting im Sitzen, auch im Rahmen von institutionellen Krisendiensten, die ein niederschwelliges Behandlungsangebot haben.

Vorgehen Thematisiert wird ausschließlich die Problematik, die zur aktuellen Behandlung geführt hat (Fokus). Die Lebensgeschichte spielt nur eine geringe Rolle. Ansonsten kommen die üblichen tiefenpsychologischen Techniken der Klärung, Konfrontation und Deutung (ebenfalls fokusbezogen) zur Anwendung. Der Umgang mit dem Widerstand in der Ther. orientiert sich am auslösenden Problem. Bei entsprechenden diagnost. Hinweisen wird allenfalls für eine vertiefte Psychother. motiviert.

Behandlungsziel Rasche Symptomreduktion, ggf. Weitervermittlung in Psychother.

18.4.3 Psychodynamische Diagnostik

Die psychodynamisch begründete Diagn. bemängelt an der psychiatrisch phänomenologischen Diagn., dass klin. wichtige Aspekte der psychischen Struktur (s. o.) nicht erfasst werden und sie damit für den psychotherap. Prozess zu wenig relevant sei. Kritik richtet sich v. a. gegen die zu kategoriale, zu wenig nosologische und nur in Ansätzen dimensionale Konzeption.

OPD: Operationalisierte Psychodynamische Diagnostik

Zur Erweiterung der psychiatrischen Diagn. mit ihrer mehr deskriptiven, symptom- und psychopath. orientierten Perspektive um eine psychodynamische Dimension wurde die sog. OPD entwickelt und validiert, Übersetzungen in weitere Sprachen liegen inzwischen vor.
Die OPD ergänzt auf vier Achsen die Diagnose nach ICD-10, die ihrerseits auf der Achse V der OPD mitgeführt wird.

Achse 1: Krankheitserleben und Behandlungsvoraussetzungen

Hier werden der Schweregrad der psychischen und somatischen Erkr., der Leidensdruck bzw. das Beschwerdeerleben sowie die Ressourcen des Pat. erfasst. Die Skala ist vierstufig, die Items sind in einem Manual definiert, und die Schweregradeinteilung ist mit Beispielen verankert.

Achse 2: Beziehung

18

Auf einem Zirkumplex-(Kreis-)Modell wird in Anlehnung an das sog. SASB von L. S. Benjamin das Beziehungsgefüge des Pat. in polaren Begriffspaaren erfasst. Dabei orientiert sich die senkrechte Achse an dem Begriff der Kontrolle (dominant-kontrollierend vs. subversiv-unterwürfig), während die waagrechte Achse mit dem Begriff Affiliation und den Eigenschaften „liebevoll zugewandt“ vs. „feindselig distanziert“ beschrieben wird. Bei dieser Zuordnung muss die unendliche Vielzahl zwischenmenschlicher Interaktionen auf einige wesentliche reliable und valide Grundkategorien reduziert werden. Erfasst wird das Erleben aus der Perspektive des Pat. („Er erlebt sich immer wieder so, dass er z. B. andere besonders bewundert und idealisiert oder anderen trotzt und sich widersetzt“) sowie aus der Perspektive der Interaktionspartner („Andere erleben sich selbst gegenüber dem Pat. immer wieder, dass sie ihn besonders bewundern und idealisieren oder z. B. ihn zurückweisen“).

Achse 3: Konflikt

Die diagnost. Ausarbeitung eines psychodynamischen Konflikts im Sinne eines inneren, unbewussten Konflikts ist ein zentrales Anliegen der psychodynamischen Diagnostik. Das Erkennen psychodynamischer Konflikte basiert auf einem induktiven und einem deduktiven Vorgehen. Induktiv meint, dass man aus dem beobachtbaren Leben und Verhalten des Pat. auf Konflikte schließen kann, die biografisch zurückverfolgt und verstanden werden können. Deduktiv bezieht sich auf die psychodynamische Theorie der unbewussten Konflikte.
Als Grundmuster gelten: Abhängigkeit vs. Autonomie, Unterwerfung vs. Kontrolle, Versorgung vs. Autarkie, narzisstische Konflikte, Über-Ich- und Schuldkonflikte, ödipale/sexuelle Konflikte, Identitätskonflikte und Selbstwertkonflikte und Gefühlswahrnehmung. Diese Konflikte werden bestimmten psychischen Entwicklungsphasen zugeordnet. Das bekannteste Modell dafür sind die „Grundformen der Angst“ von Riemann (Zuordnung von vier Konfliktbereichen zu vier Charakterstrukturen, die entwicklungspsychologisch zugeordnet werden, ▶ Tab. 18.2).

Tab. 18.2 Grundformen der Angst (F. Riemann)

Entwicklungsphase	Konfliktbereich	Charakterstruktur
Erste Lebensmon.	Nähe	Schizoid
Orale Phase (bis 1,5 Lj.)	Geborgenheit, Versorgung	Depressiv
Anale Phase (1,5–2,5 Lj.)	Ordnung, Macht, Kontrolle	Zwanghaft
Ödipale Phase (3,5–6 Lj.)	Sexuelle Hingabe, Rivalität	Hysterisch

Achse 4: Struktur

Diese Achse spiegelt ein weiteres zentrales theoretisches psychodynamisches Konzept wider. Mit psychischer Struktur ist ein die Zeit überdauernder persönlicher Stil gemeint, der durchaus lebenslang entwicklungsfähig ist, aber insg. eine hohe Konstanz aufweist. Dieses Konzept ergänzt den deutlich dynamischeren Part des unbewussten Konflikts. Ein besonderer Teilbereich der psychischen Struktur ist die Beschreibung der sog. **Ich-Funktionen aus psychodynamischer Sicht.** Hierzu gehören z. B.:

- Realitätsprüfung und Realitätssinn.
- Impulskontrolle und -antrieb.
- Fähigkeit, Beziehungen zu anderen zu gestalten.
- Bewältigungs- und Abwehrmechanismen.
- Selbstwert und Identität.

Letztere Funktion wird einem sog. Selbst-System zugeschrieben. Ein gesundes Maß an Selbstliebe (Narzissmus) ist die Grundvoraussetzung für seelische Gesundheit. OPD beschreibt die psychische Struktur anhand von sechs beobachtbaren Funktionen: Selbstwahrnehmung, Selbststeuerung, Abwehr, Objektwahrnehmung (Wahrnehmung anderer in realistischer Art und Weise), Kommunikation und Bindung. Auch hier gibt es vier Schweregrade der Einschätzung.

Erstgespräch

Um zu den Informationen der OPD bzw. der psychodynamischen Krankheitsbeschreibung zu kommen, bedarf es eines oder mehrerer ausführlicher Gespräche (ca. 1,5–3 h), die diagnost. und therap. Aspekte in spezif. Weise abfragen. **Die Ziele solcher Interviews sind:**

- Objektive Informationen, um Aussagen über die z. B. in der OPD genannten Kategorien machen zu können.
- Subjektive Informationen, d. h. das subjektive Verständnis, dass der Pat. in Bezug auf seine Beschwerden, seine Lebenssituation und seine Behandlungserwartung äußert bzw. zu verstehen gibt.
- Szenische Informationen: nonverbale Kommunikationsaspekte (Psychomotorik, Emotionalität und Wahrnehmung des Therapeuten in seiner eigenen Gefühlswelt nach Abstrahierung des persönlichen Anteils des Therapeuten: die sog. Gegenübertragung).

Beim **biografischen Teil** der tiefenpsychologisch orientierten Anamnese ist es wichtig, relevante Informationen zu den Bereichen Herkunftsfamilie, Arbeitswelt, Besitzverhältnisse, soziokulturelles Umfeld und wesentliche Peergroups sowie Partnerschaft und Bindungsverhalten zu gewinnen.

Große Bedeutung hat außerdem die Exploration der sog. **Auslösesituation.** Darunter wird die Konstellation verstanden, durch die ein unbewusster Triebanspruch aktiviert wurde, gleichzeitig abgewehrt werden musste und dadurch die intrapsychische Abwehr überforderte, sodass es zur Symptombildung kam. Besonderes Augenmerk gilt dabei sog. Schwellensituationen. Beispiele: Schuleintritt, Ausbildungsbeginn, erste Partnerschaft, Geburt eigener Kinder, Klimakterium, Pensionierung, Verlusterlebnisse naher Angehöriger.

Bei der Erfassung dieser Informationen ist die sog. innere Evidenz (der subjektive Eindruck, dass das Geschilderte nachvollziehbar, kohärent und stimmig ist) eine wichtige und letztlich nur durch Erfahrung zu erwerbende Richtschnur des Verständnisses.

18.5 Klinische Anwendung der Psychotherapie

18.5.1 Depressionen

Verhaltenstherapie der Depression

Entstehungsbedingungen

- **Verstärkerverlust:** Mangel oder Verlust pos. verstärkender Erfahrung wirkt auslösend für depressives Verhalten und hält dieses aufrecht (Lebensgeschichte, z. B. Tod des Partners, dadurch Wegfall gemeinsamer Aktivitäten).

- **Unmittelbare Verstärkung:** verminderte Fähigkeit, Verhalten zu zeigen, das pos. verstärkt werden kann. Depressives Verhalten löst kurzfristig Zuwendung, langfristig eher Aggression aus, im Sinne einer aufrechterhaltenden Bedingung der Depression.
- **Automatische Gedanken:** Jede Situation wird vorbewusst durch sog. „automatische Gedanken" spezif. interpretiert (▶ 18.3.5, kognitive Verfahren, Beck, Ellis).
- **Grundannahmen** („Weltanschauungen") können dysfunktional sein (die Grundannahme z. B., dass der Wert eines Menschen sich wesentlich an seiner beruflichen Verantwortung festmachen lässt, kann stimulieren, jedoch bei Arbeitslosigkeit fatale Auswirkungen auf das Selbstwertgefühl haben).
- **Neg. Feedback:** Belastende Situationen führen zur Aktivierung entsprechender Schemata. Depressive Stimmung führt zur selektiven Erinnerung und Wahrnehmung, mit Fokussierung auf neg. Erlebnissen sowie der eingeschränkten Fähigkeit, sich von neg. besetzten Themen zu lösen (▶ 18.3.5, Beck: kognitive Triade).

Therapeutisches Vorgehen

- **Verhaltensanalyse:** individuelle Analyse der funktionellen Zusammenhänge zwischen Stimmung, Kognitionen, motorischem Verhalten und Verstärkern unter Einbezug relevanter biografischer Ereignisse.
- **Aktivitätsaufbau**
  - **Ziele:**
    – Lähmende Inaktivität überwinden.
    – Aufmerksamkeitsfokussierung weg vom eigenen Befinden, hin zu konkreten erreichbaren Zielen.
    – Entlastung, da lang aufgeschobene Vorhaben angepackt werden.
    – Förderung der Selbsteffizienz.
    – Einordnung der depressiven Sympt. in einen biografischen Kontext.
  - **Techniken:**
    – Erklären der wechselseitigen Beeinflussung von Stimmung, Aktivität und Gedanken (▶ Abb. 18.2): Während sich die Stimmung schlecht durch „gute Vorsätze" verändern lässt, sind oft trotz schlechter Stimmung Aktivitäten möglich, die pos. Auswirkungen auf die Stimmung haben können.
    – Lernen, zwischen **Erfolg** (subjektiv bewältigbare Pflichten wie z. B. Post erledigen) und **Vergnügen** (Tätigkeiten, die potenziell Freude bereiten) zu unterscheiden.
    – Protokollieren von Stimmung und Aktivität im Tagesverlauf.
    – Erkennen des wechselseitigen Einflusses von Aktivität und Stimmung.
    – Anschließend verstärktes Aufsuchen von Situationen/Aktivitäten, in denen sich der Pat. gemäß dem Protokoll besser gefühlt hat.
    – Erfolgt dies in Form von Hausaufgaben, achtet der Therapeut darauf, dass die gestellten Aufgaben den Pat. weder unter- noch überfordern.
    – Vermittlung von Fertigkeiten zur Aufrechterhaltung eines ausgeglichenen Aktivitätsniveaus.

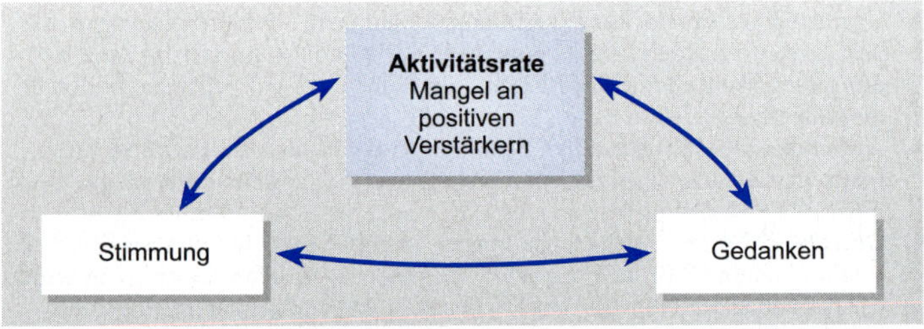

Abb. 18.2 Wechselseitige Beeinflussung von Stimmung, Aktivität und Gedanken [L157]

- **Förderung der sozialen Kompetenz**
  - **Ziele:**
    – Förderung von Kontaktverhalten, Kommunikations- und Problembewältigungsfertigkeiten (z. B. um Sympathie werben, Recht durchsetzen, sich abgrenzen).
    – Überwindung von Vermeidungsverhalten.
    – Förderung stimulierender Sozialkontakte.
    – Fähigkeit zur Perspektivenübernahme (z. B. sich in den Partner hineinversetzen).
    – Emotionale Aktivierung (Wiedererleben von Gefühlen wie Ärger, Freude, Genuss).
  - **Techniken:** Gruppentraining zur Förderung sozialer Kompetenzen, Rollenspiele, wenn möglich mit Videofeedback.
- **Kognitive Interventionen**
  - **Ziele:** Erkennen, Überprüfen und Korrigieren dysfunktionaler Einstellungen (▶ 18.2, kognitive Verfahren).
  - **Techniken:** ▶ 18.3, kognitive Verfahren.

Tab. 18.3 Techniken zum Umgang mit Emotionen in der Depression (nach Hoffmann)

Bewältigung negativer Emotionen	Evozierung positiver Emotionen
• „Reden lassen" (Affektevozierung, Ordnen, Emotions- und Sorgenexposition) • Einordnen von Emotionen in die Lebensgeschichte • Identifizieren und Bearbeiten von chron. Herden neg. Emotionen: – Expressive Bewältigung (z. B. Ärger statt Verbitterung) – Aktionale Bewältigung (z. B. erledigen) – Akkommodative Bewältigung (z. B. umbewerten)	• Pos. emotionale Aktivierung, z. B. anhand von Material aus der Vergangenheit • Gezielte Evozierung depressionsinkompatibler Emotionen (z. B. Genusstraining) • Perspektivenaufbau (Unterstützung bei der Planung angenehmer Aktivitäten)

18

- **Umgang mit Emotionen in der Depression** (▶ Tab. 18.3)
  Ziele: Depressionen führen oft zum verminderten emotionalen Erleben. Die Aufdeckung und das Bewusstwerden der Gefühle Depressiver kann therap.

sehr wertvoll sein, da Gefühle eine möglicherweise umsetzbare „Handlungsanweisung" aufweisen (z. B. Ärger/Wut: Kritik üben, Handlungsimpulse zur Veränderung belastender Umstände bei zugleich bestehender Angst vor Veränderung). Insofern ist es hilfreich, zentrale Gefühle wie Wut und Ängste herauszuarbeiten und das Explizieren von dazugehörigen Bedürfnissen zu fördern.

- **Verbesserung der familiären Interaktion:** Die Einbeziehung des Partners oder der Eltern ist besonders dann wichtig, wenn problematische depressiogene Verhaltensmuster der Partner sich wechselseitig bedingen. Das klagende Verhalten depressiver Pat. führt kurzfristig zu vermehrter Fürsorge durch den Partner, der eigene Bedürfnisse zurückstellt und sich zunehmend unwohl fühlt, bis er sich zurückzieht. Lerntheoretisch unterliegen die Pat. einem Prozess intermittierender Verstärkung, der Verhaltensweisen löschungsresistent macht und so aufrechterhält.
- **Stabilisierung der Erfolge:** Zukünftige Krisen und Rückschläge werden vorbereitet und Möglichkeiten der selbstgesteuerten Überwindung erprobt.
- **Achtsamkeitsbasierte kognitive Therapie:** Die achtsamkeitsbasierte kognitive Ther. (Teasdale, Williams und Segal) wurde zum Schutz vor depressiven Rückfällen entwickelt. Sie kombiniert Elemente aus dem achtsamkeitsbasierten Stressbewältigungsprogramm (Kabat-Zinn) mit Techniken der KVT. Die Pat. sollen lernen, aus depressiven Gedankenschleifen „auszusteigen" und sich ins „Hier und Jetzt" zurückzuholen. Dieser wache und bewusste Umgang mit sich selbst wird durch die tägl. Praxis der Achtsamkeit angestrebt. Das Programm beinhaltet Atemmeditationen und achtsame Körperübungen, die den Teilnehmern helfen, sich den Veränderungen, die im Geist und im Körper von Moment zu Moment geschehen, bewusst zu werden. Außerdem beinhaltet es psychoedukative Elemente zum Thema Depression und Übungen, welche die Verbindung zwischen Denken und Fühlen hervorheben.

Psychodynamische Psychotherapie der Depressionen

Aus tiefenpsychologischer Sicht spielen bei Depressionen Verlust-, Verunsicherungs- oder Enttäuschungserlebnisse eine zentrale entwicklungspsychologische Rolle. Die Verlusterlebnisse beziehen sich insb. auf den Verlust wichtiger Bezugspersonen oder eines lebensbestimmenden Ideals. Der autoaggressive und selbstbeschuldigende Anteil in der Selbstschilderung Depressiver wird als Verinnerlichung enttäuschender Anteile des verloren gegangenen Objekts verstanden, die intrapsychisch attackiert werden. Der depressive Grundkonflikt ist von einer starken Abhängigkeit von äußeren verinnerlichten Beziehungspersonen bzw. Idealen gekennzeichnet. Vorherrschende Abwehrmechanismen sind die Wendung gegen das Selbst, Reaktionsbildung und Ambivalenz. Dadurch kommt es zur **Ausbildung komplexer Interaktionsmuster,** z. B. mit:

- Gehemmter Aggressivität, spürbar v. a. in der Gegenübertragung.
- Pseudoaltruismus als Ausdruck verborgener Wiedergutmachungsansprüche.
- Ambivalenz gegenüber Bindung aus Angst vor schmerzhaften Trennungserfahrungen.
- Hartnäckiger schuldhafter Selbstentwertung.

Die tiefenpsychologische Psychother. bei depressiver Störung gründet auf der Betonung eines verlässlichen Arbeitsbündnisses, um Verlustängsten zu begegnen.

Inhaltliche Schwerpunkte sind:

- Abgrenzungstendenzen, die als Reaktion auf Verlustängste vermieden werden.
- Hemmungstendenzen in Bezug auf die eigenen Affekte und Autonomiebestrebungen.
- Die Wendung der (gehemmten) Aggression gegen sich selbst.

Mit dem Thema der Suizidalität sollte entlang psychiatrischer Leitlinien umgegangen werden.

Allg. Therapieziele sind:

- Eine gemeinsame emotionale Basis entwickeln (Attunement).
- Wirksame therap. Momente erarbeiten (Moments of Meeting).
- Die reflexiven Funktionen des Pat. stärken.

Schulenübergreifende, integrative Therapieansätze

Cognitive Behavioral Analysis System of Psychotherapy (CBASP)

James McCullough entwickelte die CBASP (Cognitive Behavioral Analysis System of Psychotherapy) zur Ther. chron. Depressionen aus der Beobachtung heraus, dass Pat. mit chron. Depression entwicklungsbedingt oft nicht ausreichend zur Perspektivenübernahme in der Lage sind und so Konsequenzen ihres Verhaltens nicht genügend antizipieren und in ihre Handlungsplanung einbeziehen können. Mithilfe von Situationsanalysen soll der Pat. die Fähigkeit entwickeln, zeitlich klar umschriebene Situationen mit bestimmter Verhaltens-Konsequenz-Beziehung aus der Beobachterperspektive zu beschreiben. Der Therapeut lenkt dabei die Aufmerksamkeit des Pat. auf die Konsequenzen seines interpersonellen Verhaltens. Maladaptives Verhalten, das auf traumatisch verarbeiteten Bindungserfahrungen beruht, kann so in einem zweistufigem Prozess (Phase der Erinnerung und Phase der Diskrimination) verdeutlicht und korrigiert werden. Die therap. Beziehung wird als Übungsfeld genutzt zur Förderung empathischen Verhaltens. Wesentlich ist hierbei eine gezielte Anamneseerhebung im Hinblick auf frühe prägende Beziehungserfahrungen. Durch die Aneignung der CBASP-Methodologie sowie Durchführung der Behandlung wird dem Pat. die Fähigkeit vermittelt, seine Beziehungswirkung auf die Umwelt immer besser wahrzunehmen und zielorientierter zu handeln.

Interpersonelle Psychotherapie (IPT)

Die IPT (Klerman und Weiss) ist ein evidenzbasiertes, manualisiertes Verfahren zur Depressionsbehandlung. IPT geht davon aus, dass die wichtigsten Themen des Depressiven Verlusterfahrungen, zwischenmenschliche Konflikte, Änderungen von sozialen Rollen und Bindungsschwierigkeiten sind. Daraus werden zwei Bereiche für die Ther. ausgewählt. Als allg. Ziele gelten die Reduktion depressiver Sympt. und die Bewältigung interaktioneller und psychosozialer Stressoren. Im konkreten Vorgehen werden Techniken aus verschiedenen Psychotherapieschulen pragmatisch kombiniert:

- Es wird auf pos. und neg. Aspekte sowie auf Affekte von Beziehungen eingegangen.
- Die innere Auseinandersetzung mit anstehenden Veränderungen wird angesprochen.
- Die Pat. werden ermutigt, Gefühle zu benennen, aber auch die Angemessenheit ihrer Reaktionen zu reflektieren.

- Die Ther. soll zum Aufbau sozialer Stützsysteme und neuer Fertigkeiten anregen.

IPT hat drei Behandlungsphasen: Am Beginn steht die sorgfältige Anamneseerhebung, die Fokussierung auf die dominanten Problembereiche und die Krankheitsinformation zur Entlastung des Pat. Danach werden die Stressoren bearbeitet und zukunftsgerichtete Bewältigungsstrategien entwickelt, v. a. im Hinblick auf Bindungs- und Beziehungsmuster. In der letzten Phase wird der Abschied als beispielhafte Verlusterfahrung thematisiert. In der Remissionsphase findet bei Bedarf eine Nachsorge statt. IPT kann auch als Gruppenther. durchgeführt werden.

18.5.2 Angst- und Panikstörungen

Kognitive VT bei Angstanfällen und Agoraphobien

Einfache Phobien

Isolierte, sog. „einfache" Phobien können innerhalb weniger Therapiesitzungen durch das klassische Verfahren der **systematischen Desensibilisierung** erfolgreich und dauerhaft therapiert werden.
Therap. Vorgehen:

- Pat. erstellt zunächst gemeinsam mit dem Therapeuten eine Hierarchie angstauslösender Situationen und erlernt dann als angstinkompatibles Verfahren die progressive Muskelrelaxation (▶ 18.3.6).
- Dann werden dem Pat. im entspannten Zustand graduiert die angstauslösenden Situationen dargeboten, meist zunächst in der Vorstellung (in sensu), dann in vivo.

Alternativ kann auch **„Flooding"** eingesetzt werden:

- Hierbei erfolgt gleich die Konfrontation mit der max. gefürchteten Situation, bis es zur Abnahme emotionaler, kognitiver und physiologischer Erregung kommt.
- Der Pat. soll dabei die Angst im max. Ausmaß erleben und aushalten. Durch mehrfache Wiederholungen kann eine sehr hohe Stabilität erzielt werden.
- Das Verfahren verlangt vom Pat. ein hohes Maß an Motivation und Belastbarkeit.

Voraussetzung beider Verfahren ist die Vermittlung des zugrunde liegenden Modells und die eindeutige innere Bereitschaft und Motivation des Pat.

Panikstörung

Kognitiv-verhaltenstheoretisches Störungskonzept

Die zentrale Modellvorstellung zur Ausbildung und Aufrechterhaltung von Angststörungen, das **Teufelskreismodell** (▶ Abb. 18.3), kann, individuell angepasst, gut gemeinsam mit dem Pat. erarbeitet werden. Als bedeutsam hat sich erwiesen, das Modell nicht in einer Art „Frontalunterricht" zu vermitteln, sondern dass Pat. mithilfe gezielter Fragen das Modell selbst entdecken und entwickeln.

- Bestimmte Körperempfindungen, meist vegetative Stressreaktionen wie Herzrasen, Atemnot, Schwindel, aber auch Emotionen wie Ärger werden als bedrohlich empfunden bzw. als Vorbote einer unmittelbar bevorstehenden körperlichen oder psychischen Dekompensation angesehen.

- Sowohl äußere (z. B. Kaufhaus, Autobahnbrücke) als auch innere Stimuli (z. B. Herzklopfen, Gedankenbilder) können Panik auslösen, sobald sie als Zeichen einer drohenden Katastrophe interpretiert werden.
- Diese Gefahreneinschätzung führt zu vegetativen Stressreaktionen, die wiederum beängstigend erlebt werden.
- Betroffene beginnen, ihren Körper besorgt zu beobachten. Es kommt zur selektiven Aufmerksamkeitsausrichtung (Unheimlichkeitsauslese).
- Sicherheitsverhalten wie körperliche Schonung führen durch fehlendes Training zur erhöhten vegetativen Reagibilität.

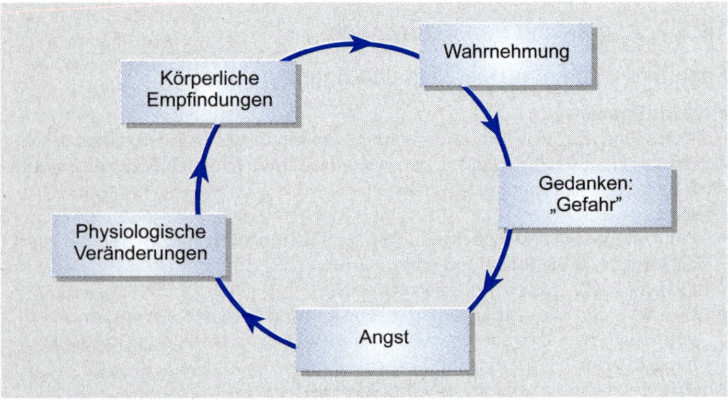

Abb. 18.3 Teufelskreismodell bei Angststörungen [L157]

Reizkonfrontation mit Reaktionsmanagement

- Darbietung des angstrelevanten Stimulus (meist graduiert, evtl. auch massiv, im Sinne eines „Flooding").
- Reaktionsmanagement: Verhinderung des Vermeidungsverhaltens, das die Angststörung stabilisiert („Gerade noch mal geschafft – wenn ich jetzt nicht aus dem Supermarkt rausgegangen wäre, wäre ich sicher ohnmächtig geworden"). Die emotionale und physiologische Reaktion soll explizit induziert werden. Ziel ist nicht das Ausbleiben, sondern die erfolgreiche **Bewältigung** ausgelöster Emotionen, Kognitionen und physiologischer Reaktionen.
- **Weitere Anwendungsbereiche der Reizkonfrontation mit Reaktionsmanagement:**
  - Bulimie.
  - Rückfallprophylaxe bei Suchterkr.
  - Zwangssympt.
- **Vorteile:**
  - Symptomreduktion.
  - Erweiterung der Selbstexploration im Zustand hoher emotionaler Aktivierung.
  - Intensivierung der Pat.-Therapeut-Beziehung.

Therapeutisches Vorgehen bei Panikattacken

- **Informationsvermittlung:** Teufelskreismodell mit Integration der **eigenen** Erfahrungen des Pat. Im Rahmen der biografischen Arbeit wird die mögliche psychologische Disposition und Funktionalität der Sympt. erarbeitet.
- **Kognitive Ther.:** Korrektur der Fehlinterpretationen körperlicher Signale durch z. B. sokratischen Dialog.
- **Konfrontation:** Fehlinterpretationen und Erklärungsalternativen werden durch Verhaltensexperimente überprüft. **In sensu:** Exploration des letzten Angstzustands. Darstellung der Sympt. als Eskalation infolge ängstlicher Bewertung eigentlich harmloser Empfindungen. **In vivo:** Provokation angstäquivalenter psychophysiologischer Reaktionen z. B. durch Hyperventilation und Modifikation der Bewertung der entstandenen Bewertungsmuster (Kopplung kognitiver Therapieverfahren und Konfrontation). Befürchtet etwa ein Pat., in Kaufhäusern in Ohnmacht zu fallen, kann dies durch einen gemeinsamen Besuch mit dem Therapeuten überprüft werden. Der Therapeut fördert die Exposition durch entsprechendes angemessenes Nachfragen.
- **Rückfallprophylaxe:** Möglichkeit des Auftretens von erneuten Panikattacken ansprechen, nochmals alle Fehlinterpretationen durchgehen. Die Pat. sollen die gemeinsam erarbeiteten Strategien zur besseren Generalisierung der Therapieeffekte außerhalb der Therapiesituation selbstständig einsetzen können.

Agoraphobie

Kognitiv-verhaltenstheoretisches Störungskonzept

- Zunächst meist extremes Angsterleben im Kontext mit einem **unbedingten** (unkonditionierten bzw. natürlichen, UCS) Stimulus wie z. B. einem Autounfall oder dem Zusammentreffen mehrerer Faktoren wie z. B. Schlafmangel, Partnerkonflikt, bei Hitze in einer Schlange anstehen.
- Es folgt dann eine **unbedingte Reaktion** (UCR) mit typischen Sympt. einer Panik. Die Wahrnehmung dieses Erregungszustands führt zu einem Gefühl der Hilflosigkeit.
- Es kommt zur erhöhten Angstbereitschaft mit verstärkter Selbstbeobachtung und Angst vor der Angst (**Phobophobie**). Neuerliche angstauslösende Stimuli führen bereits bei geringerer Intensität zu erneuter Panik.
- **Vermeidung möglicher Auslöser:** Der Pat. versucht, Situationen und Objekte zu meiden, von denen er vermutet, dass sie Panik auslösen könnten (neg. Verstärkungsprozess).
- **Angstgeneralisierung:** Aufgrund der neg. Verstärkung setzt die Angstreaktion immer früher ein. Nachdem der Pat. z. B. nur den Supermarkt zu Stoßzeiten gemieden hat, ist er irgendwann überhaupt nicht mehr in der Lage, das Haus zu verlassen.

Therapeutisches Vorgehen

- **Therap. Grundhaltung:** Vermittlung von Verständnis für die subjektive Sicht, für das „Katastrophisieren" des Pat.
- Kognitives Reframing durch **Reaktionsexposition:** Der Pat. beschreibt detailliert den Ablauf der Panikreaktion. Vegetative Sympt. wie Herzklopfen oder schweißnasse Hände, die für ihn zunächst Hinweise auf den drohenden Zusammenbruch waren, können so schließlich als normale Reaktion bei Angst interpretiert werden.

- Lenkung der Aufmerksamkeit auf antizipatorische Kognitionen. Durch **Vorstellungsübungen** werden leichte Angstreaktionen ausgelöst. Der Pat. lernt dadurch, den Zusammenhang zwischen Situationsbewertung und Angstreaktion besser zu verstehen.
- Übung in realen Situationen mit Induktion der gefürchteten Sympt.
- Unterbinden des individuellen Sicherheitsverhaltens.

Psychodynamische Behandlung der Angst- und Panikstörungen

Behandlung von Ängsten im Rahmen einer psychodynamischen Psychother.:
- Fokussiert, symptomspezifisch und symptomorientiert explorieren.
- Auslösesituation detailliert erfragen.
- Eine beruhigende und stabilisierende Arbeitsbeziehung herstellen.
- Ggf. eine Komb. mit einer medikamentösen Behandlung prüfen.
- Konfrontieren: Die psychoanalytische Technik arbeitet der Tendenz der Angstpat. zur Vermeidung angstauslösender Themen entgegen.
- **Exponieren:** Nach Vorbereitung zu erwartender konflikthafter Erlebensweisen den Pat. mit angstauslösenden Situationen konfrontieren und die Erfahrungen therap. bearbeiten.
- Phobien können gut durch sog. psychodynamische Fokal-Ther. behandelt werden, welche die Auflösung eines bestimmten Symptoms durch vertiefte Selbstexploration anstreben.

Bei generalisierten Angststörungen muss von einer strukturellen Ich-Schwäche ausgegangen werden, die intensiverer Psychother. bedarf. Eine stabilisierende Ther. kann zunächst die Symptomkontrolle verbessern, bevor in einem zweiten Schritt zugrunde liegende entwicklungspsychologische Defizite aufgearbeitet werden.

Panic-Focused Psychodynamic Psychotherapy (PFPP)

PFPP (Milrod) legt den Fokus auf die intrapsychischen Konflikte und die Charakterstruktur des Pat. sowie die Lebensereignisse, die den Panikanfällen vorausgingen. Die zugrunde liegenden unbewussten Konflikte zentrieren sich meist um Trennung und Unabhängigkeit, Ärger und Sexualität. Häufige Abwehrmechanismen: Reaktionsbildung, Ungeschehenmachen, Somatisierung, Externalisierung.
PFPP ist ein manualisiertes dreiphasiges Behandlungskonzept:
- **Phase I:** Paniksympt. und deren unbewusste Bedeutung explorieren. Belastbare, als verlässlich erlebte Arbeitsbeziehung aufbauen, auf die günstige Progn. verweisen.
- **Phase II** Anfälligkeit für Panikstörungen fokussieren. Psychodynamischen Kern aufdecken und nach den Regeln der psychodynamischen Ther. verändern. Ziel: Auflösung der Störung durch Deutung unbewusster Motive. Pos. Verstärkung von Fortschritten. Stabilisieren gegen Stress und Konfliktreaktivierung. Analyse der individuellen Paniktrigger und ihre Bewältigung.
- **Phase III**: Umgang mit Trennung und Unabhängigkeit vertiefen. Das Therapieende berührt Kernkonflikte bezüglich Trennung, Verlust und Unabhängigkeit. Intensive Gefühle des Verlassenwerdens, der Verletzung und Wut treten innerhalb der Übertragung auf; das Risiko des Wiederauflebens der Panikattacken beachten. Die erarbeiteten Zugewinne an Selbstständigkeit, Kompetenz und Reife, an der Fähigkeit, Verluste zu ertragen, und die begleitenden Gefühle sind deutlich zu benennen, zu festigen, um nicht wieder in alte Ver-

haltensschemata zu verfallen, wenn die Beziehung zwischen Therapeut und Pat. aufgelöst wird.

18.5.3 Schizophrenie

Kognitiv-verhaltenstheoretisches Störungskonzept

Verhaltenstherapeutische Modelle können nicht die Entstehung paranoid-halluzinatorischer Sy. erklären, bieten jedoch wichtige Ansatzpunkte zur wirksamen Verlaufsbeeinflussung. Als Grundlage dient das Vulnerabilitäts-Stress-Coping-Modell (▶ 7.1). In dieses Modell lassen sich Erkenntnisse der Neuropsychologie gut integrieren. So weisen schizophrene Pat. in ihren Metakognitionen („Denken über das Denken") wichtige Beeinträchtigungen auf. Es bestehen Verzerrungen des Zuschreibungsstils, voreiliges Schlussfolgern, Beharrungstendenzen und Defizite im sozialen Einfühlungsvermögen, wodurch die Aufrechterhaltung eines Wahns gut erklären werden kann. Moritz entwickelte aufgrund dieser Erkenntnisse ein in der Wirksamkeit gut belegtes Therapieprogramm (metakognitives Training, s. u.), das manualisiert für die Gruppen- und Einzelther. vorliegt.

Therapeutisches Vorgehen

Die Wahl der Therapieziele erfolgt **ressourcenorientiert** unter Beachtung der möglicherweise eingeschränkten kognitiven Leistungsfähigkeit.

- **Psychoedukation:** Wissensvermittlung über Entstehung und Aufrechterhaltung der Erkr. haben große Effekte auf die Rückfallrate und werden durch Erklärung und Diskussion der Gruppenteilnehmer untereinander am effektivsten vermittelt.
- **Kognitive Trainingsverfahren** (z. B. CogPack®) können Aufmerksamkeit, Reaktionsgeschwindigkeit, Gedächtnis und Konzeptbildung verbessern.
- **Verfahren zur Reduktion persistierender produktiver Sympt.:**
  - **Metakognitives Training** (Moritz): In dem Übungsprogramm werden problematische Denkstile mithilfe von Alltagsbeispielen veranschaulicht und dadurch bewusster gemacht. Hierdurch können metakognitive Kompetenzen der Pat. gestärkt und das Auftreten psychotischer Sympt. gemindert werden.
  - Der Grad an subjektiver Überzeugung und damit die Unkorrigierbarkeit eines Wahns kann bei schizophrenen Pat. erheblich schwanken. Dies kann durch kognitive Verfahren und Selbstkontrollverfahren im Sinne einer **Realitätsprüfung** und des Betrachtens alternativer Erklärungen genutzt werden (hierfür liegen Manuale vor: z. B. Klingberg).
- **Frühsymptomerkennung** (Liste erstellen, protokollieren) und Krisenmanagement (Krisenplan):
  - Im Rahmen einer **biografischen Analyse** (vertikale Verhaltensanalyse) können die Entstehungsbedingungen des Wahns exploriert und ein für den Pat. verstehbares und annehmbares Krankheitskonzept auf Grundlage des Vulnerabilitäts-Stress-Modells entwickelt werden.
  - **Halluzinationen:** Viele Pat. haben für sich bereits Copingstrategien zur Unterdrückung von Halluzinationen entwickelt (Kopfhörer, bewusstes Weghören, Aktivität). Die gezielte Anwendung, z. B. durch Führen eines Tagebuchs, in dem die Pat. ihre eigenen Strategien notieren, kann therap. genutzt werden (Kraemer).

- Förderung der **Aufmerksamkeitswendung** weg von innen hin zu externen Stimuli. Lenkung der Aufmerksamkeit auf typische („normale") körperliche Reaktionen in Stress-Situationen wie Schwitzen und Herzklopfen. Durch Reattribuierung kann so eine Entkopplung von Hyperexzitabilität und Halluzinationen erzielt werden.

Für Pat. am bedeutsamsten sind oft die Depressivität bzw. Gesamtzufriedenheit sowie kognitive Einschränkungen, während Sympt. wie Phonemen subjektiv eine nachrangige Bedeutung zugemessen wird. Hieraus ergeben sich wichtige, in der Therapieplanung zu berücksichtigende Therapieziele wie Zufriedenheit mit der beruflichen Tätigkeit (z. B. Entscheidungshilfetraining) oder Kontaktverhalten (Rollenspiele) bzw. Zufriedenheit mit dem eigenen Körper (Stimuluskontrolle bei problematischem Essverhalten, Modifizierung dysfunktionaler Kognitionen).

- **Training sozialer Fertigkeiten** zur Verbesserung der sozialen Wahrnehmung, zur Förderung von Sozialkontakten und zur Steigerung von Konfliktlösefähigkeiten.
- **Familienedukative Programme,** in denen der Therapeut nicht auf die Inhalte, sondern auf den Interaktionsprozess fokussiert, haben sich genauso wie das Einbeziehen von Angehörigen als sehr wirksam erwiesen (Hahlweg).
- Senkung des generellen Anspannungsniveaus kann durch das Erlernen der **progressiven Muskelentspannung gelingen.**

Psychodynamische Therapie bei Schizophrenie

Psychoanalytische Behandlung von schizophrenen Pat. ist nicht gängig, aber durchführbar. Entscheidend ist, dass der Umgang mit psychotischer Regression gelingt. Es gibt unterschiedliche therap. Ansätze, die alle mehrjährig angelegt sind. Die Ther. fokussiert prinzipiell auf konkrete und aktuelle Themen der Lebens- und Beziehungsbewältigung. Wahnsympt. werden eher unter funktionalen Gesichtspunkten und in Bezug auf die Übertragung bearbeitet. Es kann schwere Depressionen und Gefühle der Leere auslösen, wenn der Wahn „aufgegeben" wird, sodass hier mit erheblichem Widerstand zu rechnen ist. Psychotische Sympt. werden als „Copingphänomene" im Sinne konkretistischer Wunscherfüllungen bei mangelnder Symbolisierungsfähigkeit und zur Erhaltung der persönlichen Integrität bei unbewusst befürchteten existenziellen Bedrohungen verstanden.

Benedetti betont die Bedeutung der emotionalen Beteiligung des Therapeuten an der Psychopathologie des Pat. im Rahmen einer pos. Übertragungsbeziehung, um durch eine „Psychosynthese" „die narzisstische Wunde" zur Heilung zu bringen. Mentzos strebt in einem mehrjährigen Behandlungsverlauf eine Festigung der Identität und der Ich-Grenzen sowie eine stabile Differenzierung der inneren Vorstellungen von sich und anderen (sog. Selbst- und Objektrepräsentanzen) an. Der Wahn wird angesehen als Quelle für das psychodynamische Verständnis der psychischen Störung, als Ursache für das enorme Leid dieser Pat. und als „ Sollbruchstelle" des Arbeitsbündnisses, wenn er zum umkämpften Gegenstand der Ther. wird. Der psychodynamische Hintergrund ist, dass ein frühes physiologisches Entwicklungsstadium postuliert wird (schizoid-paranoide Position nach M. Klein), das eine Vorstufe zur Entwicklung differenzierter Beziehungen zu anderen darstellt. In dieser Phase werden gute und schlechte Beziehungserfahrungen durch die unreifen Abwehrmechanismen der Spaltung, Projektion und Idealisierung voneinander getrennt wahrgenommen, selbst wenn sie aus der Interaktion mit derselben Person stammen. Durch Traumatisierungen kann dieses Stadium fortbestehen und in Belastungssituationen reaktiviert (und ggf. therapiert) werden.

18.5.4 Zwangsstörungen

Verhaltenstherapie

Kognitiv-verhaltenstheoretisches Störungskonzept

Zu Beginn, meist in einer stressintensiven Lebensphase, entstehen Zwangsgedanken dadurch, dass sich bestimmte, nicht ungewöhnliche, „störende" Gedanken festsetzen, die Bedrohung signalisieren (oft Schuldthemen, moralisches Versagen), wodurch deren Auftretenswahrscheinlichkeit massiv erhöht wird und einen Teufelskreis in Gang setzt. Der Pat. ist der Meinung, dass es potenziell möglich sei, gegen die „Bedrohung" etwas zu tun. Die Wahrscheinlichkeit einer Gefährdung wird keiner rationalen Kontrolle unterzogen. Die innere Distanz zu den Befürchtungen liegt zwischen „Ich weiß ja eigentlich, dass es objektiv Unsinn ist, dass ich so denke oder handle" und überwertigen Überzeugungen. Im ständigen Abwehrkampf dieser Handlungen oder Gedanken wird der Pat. zunehmend unsicherer. Es kommt zur Ausbildung eines „Unvollständigkeitsgefühls", eines psychasthenischen Syndroms.

- Zwangs**gedanken** sind konditionierte Stimuli (konditionierte löschungsresistente Angstreize).
- Zwangs**verhalten** dient der Neutralisation von Zwangsgedanken. Es wird durch Angst- und Spannungsreduktion (dem Zwangsimpuls nachgeben) verstärkt. Im Verlauf der Erkr. kommt es zu Vermeidungsverhalten.

Therapeutisches Vorgehen

Die Ther. der Zwänge beruht traditionell auf zwei Säulen:

1. dem Expositionstraining, bei dem sich der Patient in angstauslösende Situationen – meist in vivo – begibt, ohne den Zwangsimpulsen nachzugeben (z. B. Haustür abschließen ohne nachfolgendes Kontrollieren).
2. der kognitiven Ther.: d. h. dem Erkennen und Verändern ungünstiger Überzeugungen wie etwa perfektionistischen Ansprüchen oder unrealistischen Gefahreneinschätzungen, die zur Aufrechterhaltung der Sympt. beitragen. Hierzu gehören auch Verhaltensexperimente zur Hypothesentestung sowie das Identifizieren der „Sprache des Zwangs", indem der Zwang als eigenständige Person oder Persönlichkeitsanteil angesprochen wird. Hierdurch gelingt eine emotionale Distanzierung.

Beide Säulen ergänzen sich gut:

- **Einleitende Maßnahmen:**
  - Modifikation der Einstellungen des Pat. zu seinen zwanghaften Reaktionen („Es könnte etwas Schlimmes passieren, wenn ich das Ritual nicht durchführe").
  - Beseitigung von Normunsicherheit (z. B.: Was ist hygienisch sinnvolles Händewaschen?).
- **Etablieren und Einüben von normalem Verhalten:**
  - Identifizierung und Benennung von Zwangsgedanken.
  - Mentales Einüben (kognitive Probe), Modelldarbietungen.

- **In-vivo-Exposition:**
  - Etablieren normaler Kriterien für die Kontrolle (nicht auf das Einstellen eines „Gefühls“ von Sicherheit warten). Überwindung des Unvollständigkeitsgefühls („Während ich kontrolliere, bin ich wie im Nebel“) durch z. B. Fokussierung auf die Körperwahrnehmung.
  - Erstellung einer Hierarchie von Situationen, die Zwangsimpulse auslösen. Während Flooding (Konfrontation mit den stärksten angstauslösenden Reizen) effektiver ist, birgt eine graduierte Exposition eine geringere Gefahr innerer Vermeidungsstrategien mit ausbleibender psychophysiologischer Erregung und ist mit höherer Compliance verbunden.
  - Der Therapeut unterstützt den Pat. dabei, nicht in Zwangshandlungen „kleben“ zu bleiben und hilft Vermeidungstendenzen zu erkennen und zu überwinden.
  - Piaget und Hofmann beschreiben bei Zwangspat. ein „Unvollständigkeitsgefühl“. Die Pat. warten darauf, bis sich das Gefühl einstellt, dass die Tür geschlossen ist oder die Hände bakterienfrei sind. Darauf aufbauend wurden erfolgreich achtsamkeitsbasierte Elemente in die Ther. von Zwangsstörungen integriert, mit dem Ziel, Gedanken als bloße „mentale Ereignisse“ zu verdeutlichen.

Psychodynamische Psychotherapie bei Zwangsstörungen

Die Psychodynamik des Zwangs geht von einer Fixierung auf der analen Entwicklungsstufe aus, z. B. durch Sauberkeits-„Dressur“ bzw. aufgrund einer Abwehr reiferer sexueller Triebwünsche. Daher kommt es bei Belastung und Konflikten zur „analen“ Regression. Inhaltlich stehen dabei Schuldgefühle, Gewissensbisse und ungelöste Autonomie-Abhängigkeits-Konflikte im Vordergrund (der „gehemmte Rebell“). Vorherrschende Abwehrmechanismen sind Isolierung affektiver Inhalte, Rationalisierung/Intellektualisierung, Ungeschehenmachen, aber auch Somatisierung. DD: Zwang im Rahmen schizophrener Erkr. „im Dienst der Selbsterhaltung“; Zwang als Bewältigungsstrategie bei PTBS. Hier stabilisierende Plombenfunktion des Symptoms beachten.
In der psychodynamischen Ther. zu Beginn vorrangig das Über-Ich von Schuldgefühlen entlasten. **Cave:** Das Erarbeiten von Einsichten und das psychoanalytische Deuten kann den Rationalisierungstendenzen des Zwangskranken Vorschub leisten. Ziel: Der Pat soll lernen, seinem „inneren Rebellen“ zu folgen und neg., insb. aggressive Aspekte der Übertragung zu bearbeiten. Der Psychotherapeut muss daher ohne (Ent-)Wertung auf die (neg.) emotionalen Aspekte der Beziehung fokussieren.

18.5.5 Persönlichkeitsstörungen

Die so genannte dritte Welle der Verhaltenstherapie

Unter der sog. dritten Welle der KVT werden Therapieverfahren v. a. zur Behandlung von dysfunktionalen Persönlichkeitsaspekten bzw. -störungen zusammengefasst, die meist Elemente anderer Therapieschulen implementierten. Metakognitionen, Gefühle, frühe prägende Beziehungserfahrungen und die therap. Beziehung finden stärkere Beachtung.

Emotional-instabile Persönlichkeitsstörung vom Borderline-Typ

Dialektisch-behaviorale Therapie (DBT)

Die DBT wurde für Menschen mit chron. Suizidalität und selbstschädigendem Verhalten entwickelt und hat sich im Rahmen mehrerer Studien bei Borderline-Pat. als erfolgreich erwiesen. Im Zentrum der Borderline-Problematik steht eine Störung der Affektregulation, die durch eine sehr niedrige Reizschwelle für emotionsinduzierende Ereignisse, ein hohes Erregungsniveau und eine verzögerte Rückbildung gekennzeichnet ist.

Zentrales Ziel der DBT ist der Aufbau dialektischer Verhaltensmuster, um extreme Reaktionen durch ausgeglichenere, integrative Verhaltensweisen zu ersetzen. Die Spannung, die durch widersprüchliche Emotionen, Denkmuster, Wertvorstellungen und Bewältigungsstrategien entsteht, wird kreativ genutzt. Ausgangspunkt sind die nicht bewertende Akzeptanz und Validierung eines momentan auftretenden Verhaltens.

Bereits zu Beginn der Ther. wird eine zeitliche Begrenzung vereinbart, die i. d. R. 3 Mon. für den stationären Bereich und max. 3 J. im ambulanten Bereich beträgt. Es existieren klare Regeln und Vereinbarungen zum Umgang mit Suizidalität, Kriseninterventionen und Störungen der therap. Rahmenbedingungen. Besonderer Wert wird auch auf die Unterscheidung zwischen therapiestörendem Verhalten und Problemverhalten gelegt, mit entsprechend differenziertem Umgang. Die klaren Absprachen vor Beginn der Ther. entlasten und stärken zugleich die therap. Beziehung.

„Bausteine" der DBT sind:

- Einzelther.
- Fertigkeitentraining („Skills-Training", s. u.).
- Kurze Telefonkontakte.
- Supervision für Therapeuten.
- Ergänzende Behandlung (Pharmakother., stationäre Ther.).

Im Hinblick auf das komplexe Störungsbild mit vielen komorbiden psychischen Störungen wie z. B. Depressionen und Angsterkr., sowie akuten Problemen in der Lebensführung gibt die DBT folgende dynamische Hierarchie der Behandlungsziele vor:

- Verringern von suizidalem Verhalten.
- Verringern von selbstverletzendem Verhalten.
- Verringern von therapiegefährdendem Verhalten.
- Verringern von Verhalten, das die Lebensqualität beeinträchtigt.

Auf dieser Basis kann dann ein posttraumatisches Stress-Sy. therapiert und das nichttraumatisierende Erleben von Emotionen vertieft werden.

Im **ambulanten Setting** besuchen die Pat. neben wöchentl. Einzeltherapiesitzungen mit Telefoncoaching (d. h. Kurzkontakte, aber keine Therapie am Telefon) ein Fertigkeitentraining in der Gruppe. In diesem **Skills-Training** werden Fertigkeiten in den Bereichen Achtsamkeit, Stresstoleranz, Selbstwert, Umgang mit Gefühlen und zwischenmenschlichen Beziehungen vermittelt. Die Achtsamkeitstechniken zur nicht bewertenden Aufmerksamkeitsfokussierung im „Hier und Jetzt" basieren auf der Zen-Meditation.

Stationäres Setting:

- Einzelther.
- Skills-Training: s. o.

- Bezugsgruppe: Selbsthilfegruppe für Borderline-Pat., in der v. a. auf einen konstruktiven, wertschätzenden und unterstützenden Interaktionsstil geachtet wird.
- Basisgruppe: Psychoedukation über die Störung, Klärung interaktioneller Probleme in der Bezugsgruppe.
- Bezugspflege: aktive pflegerisch-therap. Beziehungsgestaltung, Schwerpunkt liegt auf der „Hilfe zur Selbsthilfe".

Schematherapie

Eine um psychodynamische Konzepte und Elemente anderer Therapieverfahren wie der Gestaltther. erweiterte Form der VT, die insb. zur Behandlung von persönlichkeitsimmanenten Aspekten psychischer Störungen entwickelt wurde.
Die Schemather. geht, ähnlich wie andere kognitive Verfahren, davon aus, dass frühe frustrierende und traumatische Erfahrungen mit prägenden Bezugspersonen sich zu bestimmten Grundschemata verfestigen. Diese Schemata bestehen aus Erinnerungen, Kognitionen, Emotionen und Körperempfindungen und werden im Erwachsenenleben durch Triggerereignisse reaktiviert, ohne dass das verursachende Kindheitserlebnis bewusst wird.
Im Rahmen der Ther. werden zunächst maladaptive Schemata identifiziert und darauf aufbauend ein Fallkonzept entwickelt. Gearbeitet wird mit innerer Distanzierung, bewusster Wahrnehmung, sehr detaillierter Betrachtung und Benennung der verschiedenen Aspekte der Verhaltensgrundmuster. Als klärungsorientierter Bestandteil der Ther. ist es für Pat. und Therapeut bedeutsam zu verstehen, wie es zur Entwicklung der einzelnen Schemata kam, um sie zu verändern. Der Veränderungsprozess umfasst erlebnis- und handlungsorientierte Anteile. Der therap. Beziehung kommt eine zentrale Bedeutung zu, durch die der Pat. – im Sinne einer korrigierenden emotionalen Erfahrung – nachträglich seitens des Therapeuten elterliche Fürsorge erlebt, die seine Kernbedürfnisse erkennt und erfüllt.

Achtsamkeits- und akzeptanzbasierte Ansätze

Der Begriff der Achtsamkeit stammt aus der buddhistischen Tradition und ist in den letzten Jahren im Rahmen von Programmen zur Stressbewältigung (**Mindfulness Based Stress Reduction**), im Rahmen der DBT, der **Akzeptanz- und Commitmenttherapie (ACT)** und der rezidivprophylaktischen Behandlung depressiver Erkr. (**Mindfulness Based Cognitive Therapy, MBCT**) populär geworden.
Unter Achtsamkeit versteht man die Fähigkeit, sich auf das Hier und Jetzt wertfrei zu konzentrieren. Dies kann sich sowohl auf innere Geschehnisse wie Gedanken und Gefühle als auch auf äußere Ereignisse beziehen, die sich mit den fünf Sinnen wahrnehmen lassen. Ziel ist es, eine innere Distanz („Satellitenposition") zu entwickeln. Gedanken werden nicht mehr als Fakten begriffen, sondern als innere Ereignisse, die zutreffend sein können oder auch nicht.
Ziel ist ein Abbau der kognitiven Vulnerabilität durch eine bessere Distanzierungsfähigkeit von neg. Gedanken und Gefühlen. Im Gegensatz zur KVT soll prim. keine Änderung der Inhalte des depressiven Fühlens, Urteilens und Wollens erreicht werden, sondern eine Änderung der inneren Haltung gegenüber depressiven Stimmungen, Bildern und Verhaltensgewohnheiten.
Neben einer durchaus zielorientierten Veränderungshaltung wird eine Ebene der wohlwollenden Akzeptanz und eigenen „inneren Weisheit" angesprochen: „Wandel durch Akzeptanz".

Selbstmanagement-Therapie (Kanfer)

Ziel der Selbstmanagement-Ther. ist es, Eigenverantwortlichkeit und Entscheidungsfreiheit zu fördern und so möglichst aktiv zur eigenständigen Problembewältigung zu befähigen. Pat. sollen auf diese Weise in die Lage versetzt werden, ihr Leben ohne externe professionelle Hilfe im Einklang mit ihren Zielen zu gestalten.

Psychodynamische Psychotherapie bei Persönlichkeitsstörungen

Besonders hilfreich ist die psychoanalytische Theoriebildung für das Verständnis der Persönlichkeitsstörungen (PS). Daraus entwickelten sich differenzierte Behandlungsstrategien. Bei Pat. mit PS finden sich regelhaft strukturelle, d. h. entwicklungsdefizitäre, Probleme, die jenseits der Pubertät bei der Bewältigung der spezif. Lebensaufgaben zur Symptombildung führen, weil die zur Lebensbewältigung notwendigen Ich-Funktionen nicht ausreichend stabil ausbildet sind. Als Kennzeichen einer nicht intakten psychischen Struktur gelten (vgl. OPD, Kernberg).

- Identitätsdiffusion: die Schwierigkeit, ein kohärentes inneres Bild von sich und anderen herzustellen und aufrechtzuerhalten.
- (Unreife) Abwehrmechanismen: Spaltung, Verleugnung und Projektion.
- Qualität der Ich-Beziehung: rasch wechselnde Idealisierung und Entwertung von anderen; intensive Bemühungen, Beziehungen rasch aufzubauen, gefolgt von ebenso abrupten Beziehungsabbrüchen.
- Psychosenahe Erlebnisweisen bei Belastung: Vor allem traumatisierte Pat. neigen zu dissoziativen Störungen in Belastungs- oder Triggersituationen. Tendenziell aber gewinnen strukturell gestörte Pat. bei therap. Konfrontation an psychischer Klarheit.
- Sexualverhalten: Es finden sich alle Spielarten sexueller Funktionsstörungen von schwerer Hemmung bis zu Promiskuität, häufig in Abhängigkeit von der Selbstwert- und Beziehungsproblematik.
- Aggressionstoleranz: Aggressive Impulse, Hass und Neidgefühle können häufig nicht ausreichend kontrolliert werden und belasten die psychosoziale Anpassungsfähigkeit.
- Internalisierte Werte: Ausprägung von „haltlosen“ Strukturen ebenso wie schwere Skrupel oder Unfähigkeit, sich an die eigenen Moralvorstellungen zu halten.

> Speziell der Begriff **Borderline** hat in diesem Zusammenhang mehrere Bedeutungen: Er ist einerseits Bezeichnung für eine PS (F60.31), andererseits bezeichnet er ein psychostrukturelles Funktionsniveau der Persönlichkeit, das unterhalb des neurotischen Strukturniveaus liegt und durch die o.g. Punkte charakterisiert wird.

Psychodynamische Therapiekonzepte

Strukturbezogene Psychotherapie (StP, Rudolf)

StP geht davon aus, dass Dysfunktionalitäten bei Pat. mit PS aufgrund ungünstiger Entwicklungsbedingungen zu überwinden sind. Deshalb gilt in der therap. Arbeit das „Prinzip Antwort“: Der Therapeut fungiert bedarfsweise als Stellvertreter für die Ich-Funktionen des Pat., verbalisiert klärend und rückfragend (Spiegelung) und bringt seine eigene Wahrnehmung und emotionale Resonanz als akti-

ver und empathischer Beobachter ein. Die therap. Haltung ist fürsorglich fordernd und supportiv.
Therapieziele:
- Arbeitsbündnisse mit dem Pat. stabilisieren.
- Angemessene Wahrnehmung und Differenzierung der Affekte fördern.
- Die eigenen Grenzen spüren lernen, auch in Bezug zu anderen.
- Durch Bewahren pos. Beziehungserfahrung sich selbst beruhigen können.
- Eigenverantwortliches, ethisch angemessenes Verhalten erlernen.

Übertragungsfokussierte psychodynamische Psychotherapie (TFP, Kernberg)

> „Ein authentisches Selbst kann nur entstehen, wenn die divergierenden Selbstbilder zu einem integrierten Selbstkonzept organisiert worden sind, das seinerseits integrierten Objektvorstellungen entspricht. Darum ist klinisch gesprochen der Weg zur Authentizität der Weg zur Integration wechselseitig dissoziierter Aspekte des Selbst." *Otto F. Kernberg*

TFP zielt auf die Besserung der Identitätsstörung durch eine konsequente Analyse der Übertragung in der therap. Beziehung vor dem Hintergrund eines komplexen Entwicklungsdefizit-Modells (s. o.). Dazu bedarf es eines stabilen Arbeitsbündnisses und einer angemessenen, sog. technisch neutralen Haltung. Der Therapeut ist sich bewusst, dass in der Behandlung ausgeprägte neg. Affekte toleriert werden müssen, um sie bearbeiten zu können. TFP arbeitet konsequent mit Klärung, Konfrontation und Deutung (s. o.). Deutungen beziehen sich ausschließlich auf die unmittelbare therap. Beziehung („Hier und Jetzt"). TFP hat drei Therapiephasen:

1. **Contract Setting:** Einen klaren therap. Rahmen und die Grenzen der Ther. als Grundlage für ein belastbares Arbeitsbündnis erarbeiten. Rechte und Pflichten von Pat. und Therapeut klären. Auf Ursachen früherer Behandlungsabbrüche achten. Beziehungsschwierigkeiten explorieren. Risikoverhalten im Hinblick auf Suizidalität, Selbstschädigung und Therapieabbruch erfragen. Aus diesen Informationen Therapievertrag ableiten. In der Frühphase der Behandlung den Vertrag für Hinweise auf therapieschädigendes Verhalten nutzen, das in seiner Bedeutung für das therap. Bündnis untersucht wird.
2. **Mittlere Phase:** Die inszenierten Beziehungsmuster konsequent ansprechen und durch ihre Bearbeitung samt dazugehöriger Affekte die reflexive Funktion des Pat. verstärken und verbessern. Das führt sek. zu einer verbesserten Emotionssteuerung und Impulskontrolle sowie zu einer verbesserten Wahrnehmung der Lebensrealität und der psychosozialen Anpassung.
3. **Therapieende:** Übergang in eine psychoanalytisch orientierte Weiterbehandlung.

TFP hat sich in Studien im ambulanten Setting als wirksam erwiesen (Evidenzgrad Ib).

Mentalisierungsbasierte Psychotherapie (MBT)

Mentalisierung ist ein zentraler Begriff der Bindungstheorie (▶ 18.4.1). Unter Mentalisierung werden diejenigen Prozesse verstanden, durch die sich ein Mensch ein Bild von sich selbst und von anderen in ihrer Bedeutung für ihn selbst macht. Diese Prozesse laufen überwiegend im präfrontalen Kortex ab und erlauben die

Antizipation von sozialer Interaktion im Sinne der inneren Arbeitsmodelle der Bindungstheorie durch Reflexion.

Die Entwicklung der reflexiven Funktion ist an die Verfügbarkeit einer ausreichend sicheren Umgebung gebunden mit der Möglichkeit, soziale Erfahrungen zu explorieren. Unter anhaltend traumatisierenden Umständen bricht die Fähigkeit zu mentalisieren zusammen. In der Folge werden soziale Beziehungsmuster nicht antizipiert, kopfloses Agieren aus dem Moment und aus einer ängstlich-misstrauischen Grundhaltung heraus ist die Folge, wie es typischerweise bei Borderline-Pat. anzutreffen ist, bei denen emotionale Belastungen in der Vorgeschichte bekanntlich häufig sind.

Der MBT-Therapeut arbeitet daher aktiv mit den eingeschränkten Mentalisierungsfähigkeiten. Er stellt seine eigenen inneren Gedanken z. B. vom aktuellen Geschehen in der Ther. stellvertretend zur Verfügung (Hilfs-Ich). Er fokussiert auf die Mentalisierung und hält dies auch unter dem Druck der neg. Affekte des Pat. durch. Dadurch vermittelt er die „sichere Basis", durch welche die Explorationsfähigkeiten des Pat. gefördert werden. MBT klärt affektive Zustände im aktuellen sozialen Kontext vor dem Hintergrund der Beziehungserfahrungen des Pat., fragt und ermutigt diesen nach alternativen Modellen.

MBT kann als Einzel- oder Gruppenther. durchgeführt werden. Ihre Wirksamkeit in einem multiprofessionellen Team einer Tagklinik wurde nachgewiesen (Evidenzgrad Ib).

Traumatherapie

Aufgrund der vielfach anzutreffenden Traumatisierung von Pat. mit PS sind Grundkenntnisse über Stabilisierungstechniken und die Indikationsstellung von Traumather. bei der Behandlung von PS notwendig. Zur posttraumatischen Belastungsstörung ▶ 9.3.2.

19 Adjuvante Therapien und Rehabilitation

Philipp Martius

19

19.1 Adjuvante Therapien: Einleitung

Zusammenfassung verschiedener Bereiche, die für die Versorgung psychisch Kranker relevant sind. Grundlage ist das biopsychosoziale Modell von Krankheit/ Behinderung durch psychische Erkr. und deren Folgestörungen. Fester Bestandteil der psychiatrisch-psychotherap. Versorgungslandschaft, großer Anteil an der Versorgung innerhalb und außerhalb der Kliniken, i. d. R. von speziell ausgebildeten, nichtärztlichen und nichtpsychologischen Therapeuten durchgeführt.
Adjuvante Behandlungsansätze haben unterschiedliche Wurzeln:

- Ergo- und Bewegungsther. stammen aus anderen medizinischen Bereichen.
- Künstlerische Therapieformen stammen aus dem nichtmedizinischen Bereich.
- Milieutherap. Konzepte ergaben sich aus der Notwendigkeit, psychiatrische Pat. nicht nur medizinisch, sondern auch psychosozial zu behandeln.

Allgemein haben sich die nichtmedizinischen Behandlungsansätze zunehmend differenziert, damit wesentlicher Beitrag dazu, dass sich aus den „Bewahranstalten“ mit Langzeit-Hospitalisierten des 19. Jh. moderne Akutkrankenhäuser mit umfassendem Leistungskatalog entwickelt haben.
Die wissenschaftliche Evidenz dieser Verfahren ist bisher nicht gut belegt, die klin. Evidenz im Versorgungsalltag eindeutig. Unter Forschungsgesichtspunkten wurden – auf Kosten von Versorgungsfragen – in den letzten Jahrzehnten überwiegend psychopharmakologische, neurobiologische und psychotherap. Fragestellungen thematisiert.
Historischer Hinweis: Einige der hier beschriebenen Behandlungsansätze haben Bezüge zur „Antipsychiatrie-Bewegung“ der 1960er- und 1970er-Jahre. Vor allem italienische und amerikanische Psychiater wie Jervis oder Szasz kritisierten unter dem Einfluss marxistischer Schriften die damalige Psychiatrie mit ihren z. T. tatsächlich desolaten Verhältnissen als Ausdruck gesellschaftlicher Macht- und Ausgrenzungsstrukturen. Sie forderten, psychisch Kranke durch Bereitstellung geeigneter Arbeits- und Sozialstrukturen besser zu integrieren. Der Pat. wurde (vorwiegend) als Opfer ungünstiger sozialer Umstände gesehen. Daraus ergab sich der Ansatz, die Umstände zu verändern, um vermeintlich krankmachende Lebensbedingungen zu beseitigen. Diese Strömungen existieren in ihrer Radikalität heute nicht mehr, haben aber die Fortentwicklung patientenfokussierter Therapieansätze angestoßen.

19.2 Adjuvante Therapien im Team

Die Integration adjuvanter Ther. basiert auf einer Theorie der Teamarbeit. Grundlagen sind mit ersten Schriften im 19. Jh. aus dem Konzept der therap. Gemeinschaft entstanden. Später entwickelte der englische Militärpsychologe und Psychoanalytiker W. Bion eine psychoanalytische Theorie und Praxis der Behandlung von (großen und kleineren) Gruppen. Zudem entwickelte sich eine milieutherap.
Methodik der Teamarbeit. Bis heute gültige Prämissen:

- Pat. und Behandler übernehmen bestimmte Rollen und Funktionen, die therap. reflektiert werden können.
- Jede Berufsgruppe bringt spezif. Fähigkeiten und Interaktionen in den therap. Prozess ein.

- Pflege, Sozialarbeit und therap. Aktivitäten sind integrative Teile der Behandlung.
- Alle Beziehungsmuster im klin. Alltag werden für Diagnose und Therapie genutzt.

Die Institution wird zum sozialen Übungsplatz mit folgenden Bedingungen:
- Die Behandlung findet in der Gruppe statt.
- Das Setting gibt klare Regeln und Grenzen vor.
- Das therap. Konzept wird vom Team gemeinsam vertreten.
- Die Behandlung fokussiert auf die Lebens- und Alltagsprobleme der Pat.
- Das Setting fördert funktionales und sozial angemessenes Handeln der Pat.
- Die Pat. unterstützen sich gegenseitig konstruktiv.
- Die Prozesse im Team und in der Institution werden regelmäßig durch Inter- und Supervision reflektiert.

19.3 Adjuvante Verfahren: Einzeldarstellung

19.3.1 Ergotherapie

Beschreibung Ergother. ist ein Behandlungsansatz für das (Wieder-)Erlangen sinnerfüllter Handlungsweisen im Alltag und ein therap. Beitrag zur Erlangung von Selbstständigkeit und Lebensqualität. Zentraler Begriff ist „Hilfe zur Selbsthilfe", auch **Empowerment** im Sinne eines Wiedererlangens von Kontrolle, Selbstbestimmung und Selbstwert.

Ziele Die Pat. sollen:
- Ihre Ressourcen dazu verwenden, angemessene soziale Rollen einzunehmen.
- Für ihre persönlichen Bedürfnisse sorgen.
- Zufriedenstellende zwischenmenschliche Beziehungen aufbauen.
- An der Arbeitswelt teilnehmen.
- Ihre Freizeit sinnvoll gestalten.

Der Ergotherapieprozess nach Hagendorn definiert Ergother. als systematisierten **Problemlöseprozess** mit folgenden Teilschritten:
- Probleme erfassen.
- Angemessene Lösungen bestimmen.
- Geeignete Maßnahmen planen.
- Die Behandlung durchführen.
- Abschluss.
- Evaluation.

Indikation Therap. Handlungsbedarf in den Lebensbereichen:
- Wohnen und Selbstversorgung.
- Arbeit und Ausbildung.
- Tagesgestaltung, Freizeit und Teilhabe am gesellschaftlichen Leben.

Methodik Entscheidendes therap. Instrument ist die Handlung. Aktiv sein erfordert sensomotorische, geistige und zwischenmenschliche Fähigkeiten. Handlungen, damit verbundene Gegenstände, Materialien und Kommunikation lösen kognitive und emotionale Resonanzprozesse aus, die reflektiert und therap. bearbeitet werden können. Die Ergother. hat kompetenzzentrierte, ausdruckszentrierte und interaktionelle Methoden beschrieben. Dabei bezieht sich Kompetenz auf

den Alltag, Ausdruck auf Selbstwahrnehmung und Selbstreflexion, Interaktion auf soziale Kompetenzen.
Der große Vorteil der Ergother. ist ihr breites, fast unbegrenztes Spektrum von Mitteln und Methoden. Der Einsatz der Mittel orientiert sich an der Leistungsfähigkeit des Pat., z. B.:

- Handwerkliche und gestaltende Techniken, bildnerisches Gestalten.
- Literatur und Bildmaterial.
- Spiele, Musik und Bewegung.
- Alltagsverrichtungen wie Haushaltstätigkeiten, arbeitsbezogene Tätigkeiten und Freizeitaktivitäten.
- Sozialtraining.
- Kognitives Training.
- Handlungsbezogene Übungsprogramme.

Setting Ergother. kann im einzel- und gruppentherap. Setting durchgeführt werden.

Anforderungen an Ergotherapeuten Ergotherapeuten kommen aus unterschiedlichen beruflichen Richtungen. Sie sollten:

- Ihren Bereich handwerklich-praktisch gut beherrschen, sodass sie anleiten, informieren und vor unrealistischen Unternehmungen warnen können.
- Über die notwendige soziale Kompetenz verfügen, um andere zur Eigenaktivität zu motivieren und im Sinne der o. g. ergotherap. Ziele zu begleiten.

Die ergotherapeutische Grundhaltung ist handlungsorientiert, ressourcenbezogen, alltagsrelevant und klientenzentriert.

19.3.2 Körperpsychotherapie

Psychotherapeutische Verfahren, die den Körper zum Gegenstand und Mittelpunkt des Therapieansatzes machen. Ziel ist wie beim Embodiment die Überwindung des kartesianischen Dualismus von Körper und Seele durch ein Konzept des Leibes als integriertem Ort des Handelns und Erlebens, Fühlens und Denkens, aus dem sich neue Perspektiven für therap. Interventionen ergeben (Fuchs 2003).

Bewegung: Sport und Krankengymnastik
Psychisch Kranke brauchen Sport! Wissenschaftlich erwiesen ist die pos. Wirkung von Sport und körperbezogenen therap. Aktivitäten auf:

- Stimmung.
- Selbstwertgefühl.
- Körperliche Fitness.
- Stoffwechsel.
- Immunsystem.

Einfach zu bedienende Sportgeräte und regelmäßige Sport- und Bewegungsstunden sind obligat in der psychiatrischen Behandlung. Belastung dabei an die Fähigkeiten des Pat. anpassen. **Cave:** Unfallgefahr, evtl. erhöht durch Ungeschicklichkeit, ungeübte Bewegungsabläufe oder medikamentös bedingte psychomotorische Einschränkungen.

Körperpsychotherapien

Beschreibung Körperpsychotherapieverfahren nutzen empfindungs- und bewegungsbezogene Wahrnehmungen in einem psychotherap. Setting zur Integration von körperlichen, emotionalen und kognitiven Prozessen. Dabei werden Bewegung, Körperhaltung und Körperausdruck diagnostisch und therapeutisch exploriert. Unter dem Begriff Körperpsychother. finden sich verschiedene Verfahren. Körperpsychother. können erlebnisorientiert, übungsorientiert, konfliktorientiert oder supportiv eingesetzt werden.
Beispiele: Atemther., autogenes Training, Biofeedback, Bioenergetik, Feldenkrais, funktionelle Entspannung, konzentrative Bewegungsther. (s. u.), progressive Muskelrelaxation, Psychodrama, Tanzther.
Der Fokus der Verfahren liegt auf:

- Bewegung und Handlung.
- Selbstwahrnehmung.
- Wahrnehmung der Interaktion.
- Emotionale Schwingung und Energiegefühl.
- Symbolisierungsfähigkeit.

Ziele Die therapeutischen Ziele sind heterogen:

- Allg. Aktivierung und Roborierung für eine verbesserte körperliche Fitness.
- Entspannungsfähigkeit und Wahrnehmungsschulung.
- Psychotherap. Ansprüche im Sinne der Aufdeckung unbewusster Konflikte und deren Bearbeitung auf körperlich-symbolischer Ebene.

Spezifisch auf den Körper bezogen: Schaffung eines realistischen Körperbilds, Körperteile aktivieren, körperliche Integration fördern, innere Wahrnehmung verbessern, Energien mobilisieren und Ausdruckskraft erweitern. Der eigene Körper soll bewusster und angstfreier erlebt werden können, aufkommende Gefühle besser wahrgenommen und ausgedrückt werden.

Indikation Keine spezif. Ind. oder KI.

Methodik Überwiegend tiefenpsychologisch fundiert mit Fokus auf Prozess und Handlung. Verfahren verstehen sich als symbolische Beziehungsarbeit/Probehandlung und berücksichtigen Übertragungs- und Gegenübertragungsphänomene. Körperpsychotherap. Verfahren arbeiten prim. personenbezogen und ressourcenorientiert. In der konkreten Arbeit werden häufig Elemente aus anderen Therapieverfahren integriert. Beispielsweise kann im Rahmen einer Therapiestunde nach dem Konzept der konzentrativen Bewegungsther. auch ein Entspannungsverfahren oder eine Massageeinheit integriert werden.
Im Rahmen der Körperpsychother. wurden eigene diagnost. Vorgehensweisen wie z. B. sog. Bewegungsanalysen oder Bewegungsprofile entwickelt. Diese dienen zumeist der systematischen Analyse von nonverbalem Verhalten, Bewegung und Ausdruck auf individueller und interaktioneller Ebene, Erfassung des psychomotorischen Entwicklungsstands, des Kommunikationsverhaltens und mimischen Ausdrucksrepertoires eines Pat. (quantitative sowie qualitative Gesichtspunkte).

Setting Körperpsychotherap. Verfahren werden als Einzel- und Gruppenther. durchgeführt.

Anforderungen an Körperpsychotherapeuten Bewegungstherapeuten benötigen eine eigene hohe psychomotorische Kompetenz, solide Kenntnisse in der Symbolik von Bewegungen, Körperhaltungen und Gesten sowie ein gutes Gespür für die Nähe-Distanz-Regulation.

Wirkfaktoren der Körperpsychotherapie Diskutiert werden synchronisierende, rhythmisierende, vitalisierende, ausdrucksfördernde Elemente sowie die Förderung von Integration, zwischenmenschlicher nonverbaler Kommunikation und der Erwerb neuer Kompetenzen zur Selbstwertregulierung.
Wegen der häufigen Anwendung im stationären Setting wird hier als Beispiel für ein körperpsychotherapeutisches Verfahren die KBT beschrieben.

Konzentrative Bewegungstherapie (KBT)

Beschreibung KBT fokussiert auf die therap. Spannung, die sich aus dem Begriffspaar Bewegen und Bewegtsein ergibt. Der Begriff „konzentrativ“ soll dabei die Wahrnehmung und Aufmerksamkeitslenkung betonen; es geht um eine „Erfahrbereitschaft“: *„Das Erspüren des Körpers führt in Ruhe und Bewegung zum Erlebnis des Ganzen, des menschlichen Körpers als unteilbarer Einheit“* (H. Stolze).

Ziele Die KBT fokussiert auf Wahrnehmung von Raum und Zeit, den eigenen Körper und die Interaktion mit anderen, auf Erfahrungen im Umgang mit Gegenständen und die sprachliche Erfassung des Erlebten.

Indikation KBT eignet sich zum symbolischen Probehandeln, wenn z. B. die therap. Aufgabe darin besteht, ein Haus zu bauen oder im Selbstbezug und in der Gruppe mit einem Ball zu spielen. Interaktionelle Übertragungsphänomene werden unmittelbar sichtbar und bedürfen deshalb auch – z. B. bei traumatisierten oder Ich-schwachen Pat. – einer erheblichen Sensibilität und psychischen Stabilität des Therapeuten.

Methodik Eine spezif. Bedeutung können in der KBT Gegenstände einnehmen: Sie sind Realgegenstand („Ein Stein ist ein Stein“) ebenso wie Träger von symbolhaftem Inhalt (z. B. verschiedenfarbige Murmeln zur Darstellung familiärer Bezüge), Überträger von Berührung und persönlichem Bezug (z. B. bei Abrollübungen mit einem Igelball an sich selbst und anderen), Mittel zur szenischen Gestaltung, Kommunikationsmittel und Übergangsobjekt. Die KBT leistet hierbei „Übersetzungsarbeit“ und betont bei aller Belastung das Spielerische und Hilfreiche, denn *„im Spiel ist der Mensch König“* (D. Winnicott). Die Sprache wird in der KBT v. a. zur Bewusstmachung von Gefühlen, Wahrnehmungen und Handlungen genutzt, z. B. beim „Sich etwas aufhalsen“ oder „Etwas loslassen können“ oder auch nur beim einfachen „Berührt sein“.

19.3.3 Künstlerische Therapien

Kunsttherapie

Beschreibung Kunstther. subsumiert psychotherap. Verfahren, die alle gängigen Medien der Kunst verwenden: das therap. Malen, Zeichnen, Formen, Gestalten, Plastizieren und Modellieren, Bildhauen und Bauen. Übergang zur Ergother. in einigen Bereichen fließend. Jedoch Bedeutung des künstlerischen und psychotherapeutischen Bezugsrahmens anstelle der lebens- und alltagsbezogenen Ziele der Ergother.
Historisch hat die Kunstther. eine Wurzel in den frühen Gestaltungen langjährig hospitalisierter psychisch Kranker mit massiver sozialer Deprivation, die erstmals von Prinzhorn systematisch gesammelt und wissenschaftlich bearbeitet wurden

(Sammlung Prinzhorn der Universität Heidelberg). In einer späteren Phase wurden psychisch Kranke auch als eigenständige Künstler gewürdigt (Art Brut, Künstlerhaus Maria Gugging), und ihre Bilder erzielten z. T. hohe Erlöse. Erst danach kam es zu einer therap. Professionalisierung und später zu einer systematischen Integration in die Behandlungsgebote psychiatrischer Kliniken.

Methodik Die Kunstther. arbeitet auf der Grundlage unterschiedlicher psychotherap. Konzepte, deren Gemeinsames das gestaltete Werk ist. Diese Gestaltung wird zu einem sog. „Dritten", Zusätzlichen und Selbstständigen zwischen Pat. und Therapeut. Dieses Dritte wird damit zum Projektionsfeld von Intrapsychischem wie auch Beziehungserfahrungen und kann im therap. Prozess symbolhaft aufgeladen werden.
Die kunsttherap. Perspektive kann sich am Werk orientieren („Ich kann etwas herstellen"), auf den Prozess fokussieren („Ich kann etwas/mich verwirklichen"), die reflexive Ebene betonen („Ich verstehe und ordne ein") oder den Beziehungsaspekt beleuchten („Ich kann mich ausdrücken und mitteilen"). Wichtig und wenig beachtet ist der Aspekt, dass die erfolgreiche Realisierung und Umsetzung von kreativem Potenzial auch hohe Anforderungen an die Fähigkeiten zur Planung, Koordination und Disziplin bei der Ausführung stellt und sorgfältiges Abwägen beim Einsatz von Materialien von Therapeut und Pat. erfordert.
Es gibt eine unüberschaubare Anzahl von kunsttherap. Techniken, die Ausdruck der künstlerischen Freiheit der Therapeuten und der unzähligen Ausdrucksmöglichkeiten der Pat. sind. Ich-gestörten Patienten einer psychiatrischen Akutstation dabei eher strukturierende Behandlungsangebote machen, bei gehemmten oder leistungsorientierten Pat. dagegen eher freie, auf Aufdeckung zielende Themen anbieten.
Kunstther. kann auch zu diagnost. Zwecken genutzt werden, obwohl es keine systematischen Merkmale im Sinne einer psychopath. Kreativität gibt. Insbesondere für schizophrene Künstler ist ein breites Spektrum typischer Gestaltungsmerkmale, z. B. durch L. Navratil, beschrieben. Zudem zeigen sich individuell sehr typische Veränderungen des künstlerischen Potenzials im Verlauf einer psychischen Erkr.

Setting Therapieverfahren in Einzel- und Gruppenther. und in jedem Bereich der psychiatrischen Behandlung (ambulant, offenes Atelier, stationär mit psychisch Schwerstkranken).

Anforderungen an Kunsttherapeuten Kunsttherapeuten benötigen für ihre Arbeit gründliche Kenntnisse und Erfahrungen als Künstler ebenso wie fundierte psychotherap. Kenntnisse und Selbsterfahrung. Der Umgang mit den verschiedenen Projektionsebenen – Kunst und Beziehung – erfordert außerdem eine spezif. geschulte Beziehungsfähigkeit.
Kunstther. eignet sich auch besonders gut zur Außendarstellung und Entstigmatisierung psychiatrischer Pat. und psychischer Störungen (Überblick bei von Spreti et al., „Kunsttherapie bei psychischen Störungen. München: Elsevier 2011).

Musiktherapie

Beschreibung Disziplin an der Schnittstelle von Medizin, Psychologie, Gesellschaftswissenschaften und Musikwissenschaft. Musikther. ist aufgrund der sehr unterschiedlichen Reaktionsweise der Pat. in ihren Wirkungen, Ind. und KI kaum generalisiert zu beschreiben; z. B. kann ein Kinderlied bei einem Pat. lange vergessene schöne Erinnerungen wachrufen, bei einem anderen aber das Wiederleben schwerer Traumatisierungen triggern. Musikther. nutzt, dass Musik stets zur In-

tensivierung/Steigerung von Erlebnisweisen und zur Stiftung von Gemeinschaftssinn eingesetzt wurde. Abgrenzung von der Funktion der bildnerischen Kunst als Instrument zur Bewältigung der komplexen oder bedrohlichen Umwelt. Erste musiktherap. Ansätze gehen auf musikalisch veranlagte Ärzte zurück. Musikmedizin: Untersuchung der physiologischen, v. a. vegetativen Wirkungen und daraus abgeleitete klin. Einsatzmöglichkeiten, z. B. Musik in der Geburtshilfe oder Anästhesie. Musikbegriff der Musikther. ist weit gefasst und vom herrschenden Musikbetrieb losgelöst: Musik wird als akustisches und zeitstrukturierendes Geschehen verstanden, das im Rahmen einer (musik-)therap. Beziehung gestaltet wird. Insofern gehören zur therap. Musik Klänge, Rhythmen, Harmonien und Melodien sowie Geräusche. All dies wird als möglicher Ausdruck menschlichen Erlebens verstanden und auf seine individuelle subjektive Bedeutung hin untersucht.
Spezifisch ist die flüchtige Vergänglichkeit. Ihr kann durch Aufzeichnungen begegnet werden, dennoch gilt grundsätzlich, dass musiktherap. Handlung und Sitzung einmalig und unwiederbringlich sind.
Die Musikther. ist eines der wenigen in diesem Kapitel besprochenen Verfahren, das sich seit Langem um eine wissenschaftliche Erfassung der Wirkungen und der Wirksamkeit bemüht und bemerkenswerte Erfolge nachweisen kann.

Ziele

- Erleben einer vertrauensvollen Beziehung.
- Stärkung des Selbsterlebens im aktiven Handeln im Umgang mit Musik.
- Förderung von Introspektion und Reflexion.
- Anregung zur Kreativität und zum nonverbalen Ausdruck.
- Einübung sozialer Kompetenzen ohne Leistungsdruck.
- Erkennen von Ressourcen.

Methodik Musiktherap. Prozesse können durch die Rezeption, Produktion und Reproduktion von Musik ausgelöst werden und haben intensive und häufig unmittelbare Wirksamkeit auf das Wahrnehmen, Erleben, Erkennen, Verstehen und Handeln des Pat., daher kein monokausales Wirkprinzip.
Abgeleitet aus Ergebnissen der Säuglings- und Flow-Forschung, streben Musiktherapeuten in der musikalischen Gestaltung und Beziehung die Herstellung von „Now-Moments" an. Musik scheint besonders Momente eines gemeinsamen Erlebnisraums herbeizuführen, aus neurobiologischer Perspektive durch Resonanz, Synchronisation und Affektansteckung.
Aktive Musikther.: Pat. sind selbst mit Instrumenten und ihrer Stimme handelnd beteiligt. Musiktherapeut braucht hohe Sensibilität für geeignete und angemessene Ausdrucksmöglichkeiten des Pat. Wechsel von Improvisations- und Reflexionsphasen.
Rezeptive Musikther. fokussiert auf das gemeinsame Hören und Erleben von Musik und die diesbezügliche Reflexion. Erleben ist auf der körperlichen, der affektiven und der kognitiven Ebene zu erfassen. In diesem Rahmen kann der Therapeut auch für den Pat. spielen. Ziel ist, in einem stark von Haltung und Fürsorge getragenen Rahmen die Resonanz des Pat., seine Beziehungsfähigkeit zu sich selbst und zu anderen, zu fördern.
Musikther. wird auch unter diagnost. Gesichtspunkten betrieben, z. B. indem Improvisationen auf ihre musikalischen Strukturen hin analysiert werden und daraus auf seelische Prozesse zurückgeschlossen wird.

Setting Einzel- und Gruppensetting.

Anforderungen an Musiktherapeuten Solide musikalische Ausbildung und viel psychotherap. Kompetenz, v. a. im Umgang mit den häufig sehr rasch einsetzenden emotionalen Reaktionen der Pat. Therapeuten sollten Schwankungen in den Beziehungsmustern ertragen und verstehen können.

Theaterspiel

Beschreibung Theaterspiel unter Einbeziehung psychisch Kranker versteht sich nicht prim. als Ther., sondern betont den Charakter des Spiels und des Als-ob. Spiel wird dabei verstanden als lebensnahe, aber nicht alltägl. Möglichkeit, aus den gewohnheitsmäßigen Anforderungen herauszutreten und doch nach festen Regeln etwas anderes, Neues zu erproben. Diese doppelte Natur des Theaterspiels beruft sich auf Friedrich Schillers Ausführungen *„zur ästhetischen Erziehung des Menschen"*, in dem dieser dem sinnlichen Sach- und dem rationalen Formtrieb den gestaltenden Spieltrieb überordnet, weil *„er die Einheit der Realität mit der Form, der Zufälligkeit mit der Notwendigkeit, des Leidens mit der Freiheit"* darstellt, und so die Schönheit hervorruft.

Methodik Im psychiatrisch-psychotherap. Kontext Betonung eines emanzipatorischen Moments: Gesunde, Therapeuten und Pat. unterliegen denselben Gesetzmäßigkeiten der Dramaturgie und Regie, haben Text zu lernen und Ausdrucksmöglichkeiten einzustudieren. Verlagerung der Perspektive von der Betrachtung des inneren (womöglich krankhaften) Erlebens zu Aspekten der äußeren (kreativen und doch strukturierten) Darstellung, ohne das eigene Ich grundsätzlich infrage zu stellen.
Förderung von Ausdauer und Beharrlichkeit, Planung und die Ausführung sind wesentliche Bestandteile der therap. Arbeit.

Anforderungen an den Theatertherapeuten Regisseur muss zusätzlich zu den Inszenierungsaufgaben die Fertigkeiten und Fähigkeiten der einzelnen Schauspieler aufgreifen und das individuelle kreative Potenzial stimulieren.
Theaterspiel eignet sich wie die Kunstther. sehr gut zur entstigmatisierenden Öffentlichkeitsarbeit, v. a. wenn eine Nutzung professioneller Strukturen wie die Aufführungen in einem öffentlichen Theater gelingt.

19.4 Psychiatrische Rehabilitation

19.4.1 Grundlagen

Definiert als diejenigen Maßnahmen, die helfen sollen *„... einen seelisch behinderten Menschen über die Akutbehandlung hinaus durch umfassende Maßnahmen auf medizinischem, schulischem, beruflichem und allgemein-sozialem Gebiet in die Lage zu versetzen, eine Lebensform und -stellung, die ihm entspricht und seiner würdig ist, im Alltag, in der Gemeinschaft und im Beruf zu finden bzw. wieder zu erlangen"* (Bundesarbeitsgemeinschaft für Rehabilitation 1984).
Es besteht ein Rechtsanspruch auf Rehabilitation, der im Sozialgesetzbuch IX festgelegt ist.
Rehabilitationsmaßnahmen sollen helfen:
- Eine Behinderung abzuwenden, zu beseitigen, zu bessern, ihre Verschlimmerung zu verhüten oder ihre Folgen zu mildern.

- Dem Rehabilitierenden einen Platz in der Gemeinschaft, insb. auch im Arbeitsleben zu sichern, der seinen Neigungen und Fähigkeiten entspricht.

Rehabilitationsleistungen sind am Bedarf zu orientieren: Unterscheidung medizinischer, beruflicher und sozialer Rehabilitation. Dadurch unterschiedliche Leistungs- und Kostenträger. **Cave:** Problem der Kostenklärung (Kranken- und Rentenversicherung, Arbeitsverwaltung, Sozialhilfe, Unfallversicherung), oft eine der Hauptaufgaben der Sozialdienste.

Seit den 1990er-Jahren hat die Rehabilitation psychischer Erkrankter den größten Zuwachs. Im Gegensatz zur Rehabilitation bei Muskel- und Skeletterkr./Orthopädie oder Herz-Kreislauf-Erkr./Kardiologie ergeben sich folgende Besonderheiten:

- Psychisch Kranke erfüllen oft die Anspruchsvoraussetzungen (z. B. Beitragszahlungen über einen ausreichend langen Zeitraum) der verschiedenen Sozialversicherungsträger nicht. Deshalb ist für sie zumeist die Sozialhilfe zuständig.
- Der Verlauf psychischer Erkr. ist individuell nur schwer vorherzusagen. Eine offene Prognose bezüglich der Rehabilitationsmaßnahmen führt aber häufig zu einer Ablehnung durch die Leistungsträger.
- Die zeitlichen Beschränkungen medizinischer und beruflicher Rehabilitationsmaßnahmen sind mit den phasenhaft oder chron. verlaufenden seelischen Erkr. nicht (immer) in Einklang zu bringen.
- Sozial-kommunikative Funktionseinbußen bei chron. psychisch kranken Menschen werden von den Leistungsträgern nicht als Grund für eine medizinische Rehabilitation anerkannt.

Historischer Hinweis

Die Grundlagen des sozialen Sicherungssystems gehen auf Bismarck zurück. Das heutige Rehabilitationssystem ist Folge der politischen Reformen der 1970er-Jahre. Ziel: zusätzlich zur damals oft jahrzehntelangen stationären Behandlung Dienste zur ambulanten Ther. und zur Betreuung im Wohn-/Arbeits- und Freizeitbereich zu schaffen. Den Versorgungsbedürfnissen sollte mit einer Art Modul- oder Baukastensystem begegnet werden. In der Förderungsrealität besteht aber durch die verschiedenen Anbieter und Zuständigkeiten immer noch einerseits eine Unter-/Fehlbetreuung, andererseits eine Doppelbetreuung. Daher zunehmend Koordinationsbemühungen z. B. Case-Management.

ICF und Empowerment

Das Krankheitsmodell der Rehabilitation unterscheidet sich vom Krankheitsbegriff der ICD (WHO). Es erfasst die funktionellen Auswirkungen einer Erkr. auf verschiedene Lebensbereiche der Betroffenen systematisch. Heute gültig ist die ICF (International Classification of Functioning, Disability and Health, WHO 2001).

Die ICF unterscheidet:

- Körperstrukturen, erhaltene Funktionen und Schädigungen, auch seelische Abläufe wie Bewusstsein, Energie, Antrieb, Gedächtnis, Sprache.
- Bereiche Aktivität und Partizipation (Teilhabe): z. B. die Bedeutung und Fähigkeit zu Kommunikation, Mobilität, Selbstversorgung, Alltagsgestaltung, interpersonale Beziehungen, Leben in der Gemeinde, soziale Aktivitäten und allg. Teilnahme am gesellschaftlichen Leben.

- Bereich der Umwelt mit person- und kontextgebundenen Faktoren, z. B. soziale Unterstützungssysteme, gesellschaftliche Normen und Werte bzgl. der Versorgung und Betreuung kranker Menschen und deren Auswirkungen im Sinne von Unterstützung vs. Barriere.

Mit der ICF verbunden ist ein Paradigmenwechsel vom Konzept der Behinderung zum Konzept der Befähigung und Hilfe zur Selbsthilfe (engl. Empowerment). Ziel: aktive Selbstbestimmung chron. erkrankter Menschen, fokussiert auf Ressourcen, Mitbestimmungsfähigkeit und das aktive Gestaltungspotenzial.

Rehabilitationsdiagnostik

- Dient der genauen Erfassung des Rehabilitationsbedarfs.
- Ist an Rehabilitationsmöglichkeiten und -zielen orientiert.
- Bezieht den Betroffenen aktiv ein.
- Orientiert sich an den Ressourcen des Betroffenen und des Versorgungssystems.
- Begleitet den gesamten Rehabilitationsprozess.
- Hat ein eigenes diagnost. Repertoire (Fragebögen und Interviews zur Anamnese und Fremdanamnese, Verhaltensanalysen, praktische Erprobungen).

Die Diagnostik erfasst systematisch fünf Bereiche:

- Die Erkr. und ihre unmittelbaren Folgen (Funktionen, Ressourcen, Einschränkungen).
- Die Alltagsbewältigung und Selbstversorgung (Aktivitäten).
- Die sozialen Fertigkeiten und Bedürfnisse (Kommunikation).
- Die Möglichkeiten zur Teilhabe am alltägl. Leben (Partizipation, z. B. Hobbys, finanzielle Mittel).
- Arbeitsbezogene und berufliche Kompetenzen (Leistungsfähigkeit).

Rehabilitationsziele

Rehabilitand wird zum aktiv Mitgestaltenden und zum Auftraggeber, der einen behinderungsgemäßen Zugang zu Informationen anstrebt und aus verschiedenen Möglichkeiten auswählt. Damit gleichberechtigter Partner neben den Professionellen und den Angehörigen. Umsetzung der Reha-Ziele setzt angemessene Ziele, ausreichende Motivation (auch der Helfer!) und Einbeziehung aller lebens- und alltagsrelevanten Ebenen voraus. Bislang für eine angemessene Versorgung noch nicht ausreichend umgesetzt.

Anzustreben ist eine therap. Allianz, die zur Krankheitsbewältigung ermutigt, zur Problemlösung aktiv anleitet, emotional unterstützt und sich empathisch auf den Pat. einstellt.

Maßnahmen der Rehabilitation

Reha-Maßnahmen sollen:

- Erwerbs- und Arbeitsfähigkeit einer Person erhalten oder wiederherstellen.
- Beeinträchtigungen der Teilhabe am Leben in Beruf, Arbeit und Gemeinschaft lindern bzw. vermeiden. Teilhabe = alle im Alltag relevanten Tätigkeiten wahrnehmen zu können.

Leitsätze einer gelungenen psychosozialen Rehabilitation (Bachrach 2000):

- Die Existenz psychischer Störungen wird nicht geleugnet.
- Die Bedeutung der Umgebungsfaktoren wird anerkannt.
- Psychosoziale Rehabilitation richtet sich auf die Ressourcen der Betroffenen.

- Psychosoziale Rehabilitation vermittelt Hoffnung.
- Psychosoziale Rehabilitation hilft den Betroffenen, ihre Potenziale auszuschöpfen, insb. im Hinblick auf die berufliche Situation.
- Psychosoziale Rehabilitation vernetzt Betroffene und ihre Umgebung gemäß den vorhandenen Ressourcen.
- Psychosoziale Rehabilitation lässt Betroffene aktiv mitbestimmen.
- Psychosoziale Rehabilitation ist ein fortlaufender Prozess.
- Psychosoziale Rehabilitation basiert auf einer engen persönlichen Beziehung (therap. Allianz) zwischen professionellen Helfern und Betroffenen sowie den Angehörigen.

Formal erfolgt Rehabilitation in Deutschland nach dem Prinzip „Reha vor Rente“ bzw. „Reha vor Pflege“:

- Entscheidung über Notwendigkeit einer Reha-Maßnahme: bei ausreichender Bedürftigkeit, ausreichender Bereitschaft und Fähigkeit zur Teilnahme an der Rehabilitationsmaßnahme und einer ausreichend günstigen Reha-Prognose.
- Rechtliche Grundlagen: Sozialgesetzbücher geregelt. Je nach den persönlichen und versicherungsrechtlichen Voraussetzungen verschiedene Maßnahmen und verschiedene Kosten- bzw. Leistungsträger (▶ Tab. 19.1).

Tab. 19.1 Übersicht über Leistungsarten und -zuständigkeiten

	Akutbehandlung	Medizinische Rehabilitation	Leistungen zur Teilhabe am Arbeitsleben (LTA, berufliche Rehabilitation)	Leistungen zur Teilhabe am Leben in der Gemeinschaft
Gesetzliche Krankenversicherung	X	X	–	–
Gesetzliche Rentenversicherung	–	X (soweit das Behandlungsziel Erwerbsfähigkeit ist)	X	–
Träger der Sozialhilfe	X	X	X	X
Bundesagentur für Arbeit	–	–	X	–

Für die Rehabilitation psychisch Kranker wurde aufgrund der besonderen Bedingungen und Krankheitsverläufe zwischen den Leistungsträgern eine Vereinbarung getroffen, die sog. Empfehlungsvereinbarung RPK. Die hierunter zusammengefassten Einrichtungen bieten medizinische und berufliche Rehabilitation „aus einer Hand“, mit einer abgestuften Regelung der Kostenbeteiligung der Kranken- bzw. Rentenversicherung und der Arbeitsagentur. Für die entsprechenden Regelungen sorgt im Einzelfall der Sozialdienst.

19.4.2 Berufliche Rehabilitation (LTA) und besonderer Arbeitsmarkt

Unter psychisch Kranken sind Arbeits- und Langzeitarbeitslosigkeit, Sozialhilfebedarf und Frühberentungen häufig. Moderne Arbeitsplätze erfordern i. Allg. heute von den Arbeitnehmern:

- Hohe qualitative und quantitative Leistung und Leistungsbereitschaft.
- Mobilität und flexible Einsatzmöglichkeiten.
- Konstante Arbeitsleistung und geringe Fehlzeiten.
- Soziale Anpassung.

(Chronisch) psychisch Kranke leiden unter verschiedenen Einschränkungen, die Belastbarkeit, Selbstständigkeit oder Tempo bei der Arbeit begrenzen, obwohl sie sehr wohl und qualifiziert berufstätig sein können. Grundsätzlich ist ein Verbleib im allg. Arbeitsmarkt nach einer psychischen Neuerkr. immer wünschenswert.

Dabei hat sich aus der realistischen Einschätzung des veränderten Leistungsvermögens psychisch Kranker ein geschützter oder „zweiter" Arbeitsmarkt entwickelt. Hilfe bei der beruflichen und sozialen Integration durch Angebot einer Bandbreite von Arbeitsmöglichkeiten von geringen bis hin zu praktisch alltägl. Anforderungsprofilen. Angebote werden zumeist von sog. Integrationsfirmen oder Tagesstätten gemacht. Problematik einer weitgehend tariflich orientierten Bezahlung, nachdem die notwendigen Gewinne bzw. Subventionsleistungen nicht immer vorhanden sind.

Alle Maßnahmen der beruflichen Rehabilitation werden heute als Leistungen zur Teilhabe am Arbeitsleben (LTA) bezeichnet.

In Trainingsprogrammen kann ca. ⅓ der Bewerber reintegriert werden. Trainingsprogramme bestehen aus Phasen der Vorbereitung und Abklärung, des Trainings unter steigenden Anforderungen bis hin zur Integration am Arbeitsplatz. Bevorzugt wird heute das Konzept der unterstützten Beschäftigung. „Place and Train" statt „Train and Place": Es scheint sinnvoller zu sein, den Pat. direkt an dem ihm zugedachten Arbeitsplatz vorzubereiten. Dazu Einsatz sog. Job Coaches. Job Coaches bauen Vorbehalte und Befürchtungen gegen über sog. „leistungsgewandelten Arbeitnehmern" ab, danach suchen sie für einen Arbeitsplatz geeignete Kandidaten aus, bereiten sie spezif. vor und unterstützen und motivieren sie im weiteren Verlauf vor Ort.

Der Integrationserfolg psychisch erkrankter Arbeitnehmer hängt v. a. davon ab, ob:

- Arbeitnehmer motiviert sind und ausreichend bezahlt werden.
- Ihre sozialen Fertigkeiten im konkreten Arbeitsumfeld ausreichen.
- Bei ihnen möglichst wenig Negativsympt. und kognitive Defizite vorliegen.
- Ihr (früheres und jetziges) Arbeitsverhalten pos. eingeschätzt wird.
- Das Trainingsprogramm geeignet ist und regelmäßig evaluiert wird.
- Der Job Coach ausreichend psychiatrische Kompetenz besitzt.
- Die wirtschaftlichen Rahmenbedingungen passen, z. B. durch
  - eine günstige wirtschaftliche konjunkturelle Lage, welche die Einstellung von schwächeren Arbeitskräften begünstigt.
  - Einen Integrationswillen des Betriebs und der Geschäftsleitung.
  - Staatliche Fördermaßnahmen.

Im weiteren Umfeld sind für den Integrationserfolg wichtig:
- Frühzeitige Berücksichtigung arbeitsplatzbezogener Probleme in der Akutbehandlung.
- Verfügbarkeit niederschwelliger LTA-Angebote.
- Psychotherap. Trainingsprogramme, die v. a. resignative Kontrollüberzeugungen und neg. Copingstrategien behandeln und Zuversicht und Hartnäckigkeit vermitteln.
- Psychoedukation, Rückfallprophylaxe und ausreichende Nachsorgeangebote.
- Ausreichende Vernetzung der helfenden Strukturen untereinander.
- Ausreichende Flexibilität der Maßnahmen für Befindlichkeitsschwankungen.
- Klärung der finanziellen Zuständigkeiten der verschiedenen Leistungsträger möglichst nicht zu Lasten der Betroffenen.

19.4.3 Therapeutische Wohngemeinschaften, betreutes Wohnen und Lebensgemeinschaften

Betreute Wohnformen (therapeutische Wohnformen, TW) bieten ein kaum zu überblickendes Angebot von geschützten oder fördernden Lebensräumen, zu denen u. a. gehören:
- Betreutes Einzelwohnen: selbstständiges Wohnen mit externer professioneller Hilfe.
- Wohngemeinschaften mit externer therap. Betreuung.
- Kontinuierlich betreute therap. Wohngemeinschaften/Wohnheime.
- Geschützte Wohneinrichtungen.
- Auf Zeit oder auf Dauer angelegte therap. Wohngemeinschaften.

Historisch haben diese Wohnformen ihre Wurzeln in den psychiatrischen Reformbemühungen der 1970er-Jahre. Berühmt wurden einige utopisch angelegte Wohngemeinschaften wie das Sozialistische Patientenkollektiv in Heidelberg (SPK). Die Hoffnung, dass repressiv erlebte gesellschaftliche und damit verbundene kommunikative Strukturen in solchen Wohnformen aufgehoben werden könnten, erfüllte sich nicht. Letztlich konnten psychosoziale Versorgungsdefizite korrigiert werden.

Gemeinsamkeit aller Konzepte: Pat. sind keine Kranken, sondern gleichberechtigte Mitglieder eines sozialen Raums. Die TW ist damit Teil der psychiatrischen Versorgungskette zwischen dem stationären und dem Bereich des eigenständigen Lebens. Der Personalschlüssel ist abhängig vom Betreuungsbedarf (1 : 3 bis 1 : 15). Die TW ist kein Ort der konkreten Behandlung von psychischen Störungen. Im besten Fall werden psychische Krisen frühzeitig(er) bemerkt und Eskalationen und stationäre Einweisungen durch geeignete Hilfen verhindert.

Von den professionellen Betreuern der TW wird erwartet, dass sie sich von dem klin. Modell von „Gesundheit" und „Krankheit" verabschieden; sie benötigen eine hohe sozialtherap. Kompetenz. Außerdem müssen sie zur gleichberechtigten und angemessenen Begegnung mit den Betreuten bereit sein, die in diesem Kontext zu Recht als Klienten bezeichnet werden. Zur Entwicklung geeigneter Kommunikationsformen eignet sich in TW besonders die Durchführung von gemeinsam getragenen Projekten, z. B. im Bereich der künstlerischen Therapien.

20 Selbsthilfe

Josef Bäuml

Selbsthilfe ist prinzipiell bei allen Diagnosegruppen sinnvoll.

20.1 Definition, Bedeutung und Aufgaben

Definition

Selbsthilfe: Unterstützung von Mitbetroffenen außerhalb des professionellen Hilfesystems:

- Verständnis und Akzeptanz für die Abweichung des eigenen Denkens und Handelns von der sog. Norm durch die anderen Mitbetroffenen.
- Spezif. Strategien und Ressourcen durch eigene Psychiatrieerfahrung.
- Kann von Professionellen nicht in vergleichbarem Maße vermittelt werden.

Bedeutung

Bundesweit sind derzeit etwa 3 Mio. Menschen in 100.000 Selbsthilfegruppen unterschiedlichster Prägung engagiert.
Selbsthilfe ist in somatischen Fächern schon lange etabliert. Bei psychiatrischen Erkr. lange Zeit schambedingte Zurückhaltung. Bei Suchterkr. (AA-Gruppen!) ebenfalls weitverbreitet. In den letzten drei Jahrzehnten stetiges Anwachsen der professionell bzw. semiprofessionell unterstützten Selbsthilfebewegung. Mittlerweile eine wichtige Säule der psychosozialen Versorgung. Die alleinige Unterstützung von chron. psychisch Kranken durch professionelle Helfer wäre nicht bezahlbar.

Charakteristika und Aufgaben der Selbsthilfebewegung

- Gefühlen der Ohnmacht und Hilflosigkeit nicht allein ausgesetzt sein.
- Als außerordentlich erlebte eigene Erfahrungen werden „normalisiert".
- Solidarität innerhalb einer Solidargemeinschaft.
- Kontrolle der professionellen Institutionen durch Angehörige und Pat.
- Pos. Rückwirkung auf die „Kunden- und Nutzerorientierung".
- Weckung des autonomen Selbsthilfepotenzials der Betroffenen.

Selbsthilfespezifische Ressourcen und Strategien

- Gesprächs- und Reflexionspartner finden.
- Wissensvermittlung.
- Krankheitserklärungen und Sinnfindung.
- Zugang zu Ressourcen.
- Aktivierung von Copingstrategien.
- Bekennende Beratung (Berater und zu Beratende sind gleich betroffen).
- Erfahrungsaustausch.
- Entwicklung von Vergleichsmodellen.
- Ausbildung eines Ratgeber-Pools.
- Positivierung der eigenen Erfahrung im Sinne einer kompensatorischen Kompetenz („aus der Not eine Tugend machen").
- Rollenangebote und Rollenwechsel wahrnehmen.

20.2 Selbsthilfe bei Angehörigen

20.2.1 Rolle der Angehörigen

- Früher Verkürzung der Angehörigenrolle auf Datenzulieferung bei Fremdanamnese.
- Angehörige wurden zu wenig als Mitbeteiligte und Mitleidende, geschweige denn als Ko-Therapeuten und wesentliche Mitversorger wahrgenommen. Aus „Ungehörigen" wurden in den letzten Jahren „Zugehörige", die ihren Pflichtanteil bei der Versorgung der psychisch Kranken einzubringen haben.
- „Geberfunktion" der Angehörigen: paternale bzw. partnerschaftliche Pflicht.
- Angestrebt wird eine „ko-therapeutische Behandlungspartnerschaft" mit Profis.
- Ökonomische „Arbeitsteilung" zwischen Profis, Angehörigen und Betroffenen.
- Subsidiarität: „So viel Autonomie wie möglich, so viel Unterstützung wie nötig".
- Bisher keine adäquate Entlohnung oder öffentliche Wertschätzung.
- ⅔ der Angehörigen fühlen sich selbst „stark belastet".
- Häufig alleinlebende Mütter > 60 J. mit Söhnen > 40 J.!
- Psychologisch-psychotherap. Unterstützung der betreuenden Angehörigen bis heute in der Routineversorgung nicht vorgesehen.
- Aus dem „Mut der Verzweiflung" entstand die SH-Bewegung der Angehörigen!

Cave: Untherap. Auseinanderdriften der Selbstverwirklichungsinteressen der Angehörigen einerseits und den Bedürfnissen der Pat. andererseits.

HEE-Konzept (High-Expressed Emotions)
Hoher korrelativer Zusammenhang zwischen HEE-Verhalten von Angehörigen und stationärer Wiederaufnahme (Low-Expressed Emotions [LEE] : HEE = 30 % : 60 %):
- Feindseligkeit.
- Kritik.
- Überfürsorglichkeit.

Den Betroffenen ist ihr „dysfunktionales" Verhalten mangels entsprechenden Hintergrundwissens über die Vulnerabilität der Pat. oft gar nicht bewusst. Umgekehrt können nicht ausreichend behandelte Pat. ein HEE-Verhalten ihrer Angehörigen provozieren! Psychoedukative Angehörigengruppen sollten zur Basisversorgung zählen, bei Bedarf zusätzlich verhaltenstherap. Familienther. notwendig.

20.2.2 Versorgungsleistungen der Angehörigen

Durch Psychopharmakother. seit 1960 kontinuierliche Rückkehr chron. psychisch Kranker von Krankenanstalten in gemeindenahe Umgebung. Heute leben ¾ der ehemals stationär Behandlungsbedürftigen außerhalb der Klinik. Trotz Symptomsuppression bleibt vielen chron. Kranken lange Zeit eine Vollremission verwehrt.

Viele Pat. leben (!) in den „blauen Alltag" der Angehörigen hinein, ohne spezif. Förderung, ohne spezielle Aufgaben, ohne Sozialkontakte nach außen. Sie sind auf das kreative Fürsorgepotenzial der betreuenden Familienangehörigen angewiesen. Viele Angehörige fühlen sich überfordert und noch immer weitgehend allein gelassen.
Angehörige bestreiten ⅕ der Betreuungskosten aus eigener Tasche.

20.2.3 Selbsthilfeansätze und -aktivitäten

Unterschiedliche Selbsthilfeansätze bei Angehörigen

▶ Tab. 20.1.

- **Individuelle Ansätze:** Betroffene/Angehörige werden für sich selbst initiativ gemäß dem Gesetz von „Trial and Error", zunächst keine Unterstützung durch andere.
- **Interaktive Selbsthilfeansätze:** Betroffene/Angehörige werden zusammen mit anderen „Schicksalsgenossen" initiativ und können dadurch Erfahrungsaustausch und Solidaritätsgefühle erleben.
- **Kooperative Selbsthilfeansätze:** Betroffene/Angehörige arbeiten mit professionellen Helfern zusammen, um das eigene Selbsthilfepotenzial zu verbessern.

Tab. 20.1 Selbsthilfeansätze in der Psychiatrie

Selbsthilfeansatz	Ausmaß der Selbsthilfe	Ausmaß an professioneller Unterstützung
Individuell	XXX	X
Interaktiv	XX	XX
Kooperativ	X	XXX

Selbsthilfeaktivitäten der Angehörigen

- Angehörigenfürsprecher (Klinken, Reha-Einrichtungen etc.).
- Beschwerdestellen (Kliniken, KK, RV etc.).
- Politische Gremienarbeit (sozialpsychiatrische Gremien wie z. B. PSAG, GPV, Psychiatrie-Beirat, Planungs- und Koordinierungsausschuss etc.).
- Fachausschüsse (z. B. Wohlfahrtsverbände, Behörden, Qualitätszirkel von Kliniken, Beratung von KK, RV etc.).
- Lobbyfunktion für Betroffenen (Parteien, Kirchen, Gewerkschaften, Arbeitgeberverbände, Konzerne, KK, RV etc.).
- Medienpolitische Gremien (Medienbeirat, Rundfunk und TV etc.).
- Kooperation mit den Betroffenenbewegungen.
- Initiierung von Forschungsaktivitäten.
- Bürgerhelfer-Initiativen und Familienstiftungen.
- Trialogische Aktivitäten (Psychose-Seminare etc.).
- Psychoedukative Interventionen (unifokale Gruppen nur für Angehörige, bifokale für Pat. und Angehörige, familientherap. Interventionen etc.).
- Anti-Stigma-Aktionen (z. B. BASTA, SANE, ASAM, Open-the-Doors etc.).

Ko-therapeutische Aktivitäten der Angehörigen

- AfA: Angehörige für Angehörige, Erstberatung von „neuen“ Angehörigen.
- AiA: Angehörige informieren Angehörige; Ko-Leiter in psychoedukativen Gruppen.
- „Peer-to-Peer“-Gruppen: Angehörige führen nach entsprechender Schulung Informations- und Gesprächsgruppen für Angehörige durch.
- Leitung von Ausspracheabenden für besonders belastete Angehörige.
- Familienbarometer, Behandlungsvereinbarungen, Krisenhilfe, Übernahme der gesetzlichen Betreuung bei chron. Kranken etc.

Konkrete Angebote der Selbsthilfegruppen

- Telefonberatung, Krisentelefon.
- Telefonische Hotline für Betriebe, die psychisch Kranke beschäftigen.
- Einzel- und Gruppenberatung.
- Bereitstellung von Informationsmaterial.
- Fortlaufende Selbsthilfegruppen.
- Informationsveranstaltungen (Vorträge, Seminare, Tagungen).
- Freizeitangebote (z. B. Ausstellungsbesuche, Ausflüge, Urlaubsreisen).
- Arbeitsprojekte; Selbsthilfefirmen für psychisch Kranke.
- Krisenbegleitung von Familien mit chronifizierten Pat. mit mangelhafter Krankheits- und Behandlungseinsicht.
- Zusammenarbeit mit den Selbsthilfeorganisationen der Betroffenen.
- Beteiligung am Trialog (Psychose-Seminare, Anti-Stigma-Initiativen etc.).

20.2.4 Forderungen der Angehörigen

(Strategiepapier des ApK „Agenda 2006“):

- **Strukturelle Rahmenbedingungen:**
  - Beseitigung sozialrechtlicher Ungerechtigkeiten.
  - Finanzierungsverpflichtung der prim. Kostenträger (KK, RV, nicht Sozialhilfe).
  - Beseitigung der Kostenträgervielfalt, Wegfall des Nachrangigkeitsprinzips.
  - Übersichtliche Struktur und Planung aller Behandlungsbereiche regional.
  - Verbindliche Einbeziehung der psychisch Kranken und ihrer Familien in die Planung.
  - Versorgungsverpflichtung stationär, teilstationär und ambulant.
  - Keine Verlagerung der Versorgungspflichten auf die betroffenen Familien.
- **Prinzipien der Versorgung:**
  - Gleichstellung psychisch Kranker mit somatisch Erkrankten.
  - Gemeindenahe Hilfen, gemeindepsychiatrische Verbände.
  - Versorgungsverantwortung auch für „schwierige Pat.“ (Doppeldiagnosen, psychisch kranke Rechtsbrecher etc.).
- **Bausteine des Versorgungssystems:**
  - Aufsuchende Krisenhilfe, niedrigschwellige Krisenbetten, auch am Wochenende.
  - Institutsambulanzen an allen psychiatrischen Einrichtungen.
  - Häusliche psychiatrische Pflege und psychiatrische Familienpflege.

- Aufbau von „psychosozialen Zentren“ mit betreutem Wohnen, Tagesstätten.
- Krankenkassenfinanzierte Beratungs- und Entlastungsangebote.
- Unabhängige Beschwerdestellen.
- Mehr Zeit für Arztgespräche in der Klinik.

- **Arbeit und Beschäftigung:**
  - Individuelle Arbeits- und Beschäftigungsangebote.
  - Regionale Verantwortung und Steuerung der Arbeitsrehabilitation.
  - Begleitende Ausbildungshilfen in Betrieben.
  - Berufliche Trainingszentren; Integrationsbetriebe; Reha-Einrichtungen.
  - Schwerbehinderten-Ausweis nicht als Voraussetzung für Unterstützung.
  - Inklusion psychisch Kranker.
- **Entwicklung der Familien-Selbsthilfe:**
  - Ausbau von Service-Angeboten (individuelle Beratung, Telefon-Hotline etc.).
  - Familienstiftung Psychiatrie.
  - Beratung und Information für Politiker, Entscheidungsträger, Öffentlichkeit.

20.3 Selbsthilfe bei Patienten

20.3.1 Warum Selbsthilfe? – Sicht der Betroffenen

„… uns wird zuallerletzt die Chance auf Arbeit eingeräumt, dafür haben wir das Privileg, als erste gekündigt zu werden … nicht selten vom Vorwurf der Faulheit belauert ... statt Achtung soziale Ächtung ... Da jeder Mensch von dieser Erkrankung betroffen werden kann … übernehmen wir … jene Aufgabe, die den 99 % erspart geblieben ist. Und das gehört, wenn schon nicht anerkannt, so doch respektiert … Psychiatrie-Erfahrene haben daher allen Grund, sich selbstbewusst in dieser Gesellschaft zu bewegen“ (G. Wörishofer, 2006, Unbeirrbar, 6/06, Nr. 14, S. 7).

Dieses Selbstzeugnis eines Psychiatrie-Erfahrenen beschreibt sehr eindrücklich und nüchtern das Gefangensein der Betroffenen im Geflecht der Erkrankung. Trotz Angewiesenseins auf fremde Hilfe kommt viel Selbstachtung zum Vorschein. Die Akzeptanz der Erkr. und bestmögliche Bewältigung ist eine großartige Leistung. Dies wird von der leistungsorientierten Gesellschaft aber oft nur unter dem Blickwinkel des Defizitären und nicht des Geleisteten betrachtet.

Betroffene sind darauf angewiesen, sich die Anerkennung gegenseitig zu geben und das Recht auf Unterstützung auf „gleicher Augenhöhe“ einzufordern. Das Gefühl der Hilflosigkeit und geringen Wertschätzung kann sich durch Selbsthilfe-Initiativen ins Gegenteil verkehren.

Wichtiges Signal für alle Erkrankten: „Wir sind wer“, wir „können uns um uns selbst kümmern und sind nicht nur passiv-inaktive Almosenempfänger“.

20.3.2 Aktueller Stand der Betroffenenbewegung

- **Organisation des BPE e. V. (Bundesverband der Psychiatrie-Erfahrenen):**
  - Mitgliedschaft mit Stimmrecht: „Wer selber Psychiatrie-Patient ist/war".
  - Vorstand: 7 gleichberechtigte Mitglieder, je zwei vertreten den Verein „gerichtlich und außergerichtlich".
  - Erweiterter Vorstand: 16 Mitglieder, werden jeweils direkt von den einzelnen Landesorganisationen gestellt.
  - Wahlperiode: 2 J.
  - Mitgliederstand:
  - 1.500 im Bundesverband.
  - Ähnliche Zahl auf Landesebene.
  - 14 Landesorganisationen mit etwa 100 lokalen Gruppen.
  - Gesamtzahl organisierter Psychiatrie-Erfahrener etwa 3.000.
  - Organisationsgrad: 0,7 % (400.000 Personen mit F2 aktuell behandlungsbedürftig).
- **Auszüge aus der Satzung des BPE:**
  - Eigene Sichtweisen und Erfahrungen mit Psychiatrie zum Ausdruck bringen.
  - Eigene Forderungen in der Öffentlichkeit formulieren und durchsetzen.
  - Hilfe zur Selbsthilfe geben.
  - Interessenvertreter für die jahrzehntelang Hospitalisierten.
  - Erfahrungsaustausch untereinander.
  - Gesundheitspolitische Mitwirkung.
  - Anlaufstelle für Beschwerden sein, über Rechte informieren.
  - Aufarbeitung der NS-Psychiatrie-Verbrechen.
  - Aufdeckung von Verfolgung mithilfe der Psychiatrie in der ehemaligen DDR.
  - Ombudsleute in der Psychiatrie schaffen (Psychiatrie-Erfahrene).
- **Hilfe- und Beratungsangebote des BPE:**
  - Telefonischer Kontakt: Mo + Di 10:00–13:00 Uhr (0234–68 70 55 52).
  - Psychopharmaka-Beratung: Di 10:00–17:00 Uhr (0234–64 05 102).
  - Rechtsberatung.
  - Rechtsvertretung in Psychiatrie-Angelegenheiten.
  - Vorausverfügungen.
  - Akteneinsicht ermöglichen.
  - Sozialhilfeberatung.
  - Selbsthilfegruppen, Beschwerde- und Schlichtungsstellen, Publikationen.
  - Homepage: www.bpe-online.de.
- **Politische Ebenen der Mitarbeit von Psychiatrie-Betroffenen:**
  - Patientenfürsprecher (Kliniken, Rehabilitationseinrichtungen etc.).
  - Beschwerdestellen (Kliniken, KK, RV-Träger etc.).
  - Politische Gremienarbeit (Gemeinden, Medienbeirat etc.).
  - Psychosoziale Arbeitsgemeinschaft (PSAG).
  - Gemeindepsychiatrischer Verbund (GPV).
  - Psychiatrie-Beirat.
  - Planungs- und Koordinierungsausschüsse für psychiatrische Versorgung etc.
  - Fachausschüsse (z. B. Wohlfahrtsverbände, Behörden, etc.).

20

- Lobbyfunktion für Betroffene (Parteien, Kirchen, Gewerkschaften, etc.).
- Bürgerhelfer-Initiativen (Mitwirkung in komplementären Einrichtungen etc.).
- Psychose-Seminare (Kooperation mit Angehörigen und Professionellen).
- Psychoedukative Interventionen (Peer-to-Peer-Gruppen etc.).
- Anti-Stigma-Aktionen (z. B. BASTA, SANE, ASAM, Open-the-Doors etc.).
- Gemeinsamer Bundesausschuss (G-BA).

20.4 Selbsthilfe-Adressen

20.4.1 Internetadressen

1. www.bpe-online.de (Bundesverband der Psychiatrie-Erfahrenen e. V.).
2. www.eufami.org (European Federation of Associations of Families of People with Mental Illness, Europäische Föderation von Organisationen der Angehörigen psychisch Kranker).
3. www.kompetenznetz-schizophrenie.de (BMBF, Info für Betroffene und Angehörige).
4. www.psychiatrie.de (Bundesverband der Angehörigen psychisch Kranker e. V., Psychiatrie-Erfahrene, Dachverband psychosozialer Hilfsvereine etc.).
5. www.psychiatrie-aktuell.de (Informationsportal mit Unterstützung durch BVDN, BApK, Janssen-Cilag GmbH, Schattauer Verlag, Urban & Fischer-Verlag).
6. www.lichtblick-newsletter.de (Mitteilungsorgan des Betroffenenvereins in Rostock).
7. Chatrooms für Betroffene/Angehörige.
8. www.psychose.de (bipolare und schizophrene Erkr.).

20.4.2 Selbsthilfeorganisationen in Deutschland, Österreich und der Schweiz

▶ Tab. 20.2, ▶ Tab. 20.3.

Tab. 20.2 Selbsthilfeorganisationen in Deutschland, Österreich und der Schweiz

Verband	Anschrift	Telefon/ Telefax	Homepage/ E-Mail	Sprechstunde
Deutschland				
Europäische Föderation von Organisationen der Angehörigen psychisch Kranker (EUFAMI), Deutsche Sektion	c/o Annegret Eck Uerdinger Str. 26 D-40474 Düsseldorf	Tel: 0211–45 25 07 Fax: 0211–45 22 07		

Tab. 20.2 Selbsthilfeorganisationen in Deutschland, Österreich und der Schweiz *(Forts.)*

Verband	Anschrift	Telefon/ Telefax	Homepage/ E-Mail	Sprechstunde
Deutschland				
Bundesverband der Angehörigen psychisch Kranker (BApK)	Oppelner Str. 130 D-53119 Bonn (Geschäftsführerin Leonore Julius)	Tel: 0228–71 00 24 00 Fax: 0228–65 80 63	www.bapk.de bapk@psychiatrie.de (Mo–Do 10–12 und 14–20; Fr 10–12 und 14–18 Uhr)	Mo–Fr 9–13 Uhr*
BApK: „Seelefon" – Service für Angehörige		Tel: 0228–71 00 24 24	beratung.bapk@psychiatrie.de (Mo–Do 10–12 und 14–20; Fr 10–12 und 14–18 Uhr)	
Österreich				
Hilfe für Angehörige psychisch Erkrankter (HPE)	Bernardgasse 36/4/14 A-1070 Wien	Tel: 043–1–52 64 202 und 043–1–52 67 854 Fax: 043–1–52 64 200	www.hpe.at	Mo, Mi, Do 9–12 und 15–18 Fr 9–12 Uhr
Schweiz				
Dachverband der Vereinigungen der Angehörigen von Schizophrenie-/Psychisch-Kranken (VASK Schweiz)	Engelgasse 84 CH 4052 Basel	Tel: 031–61–27 11 640	www.vask.ch info@vask.ch	

Tab. 20.3 Selbsthilfeadressen von Betroffenen

Verband	Anschrift	Telefon/Telefax	Homepage/E-Mail
Bundesverband Psychiatrie-Erfahrener (BPE e. V.)	Geschäftsstelle Wittener Str. 87 D-44789 Bochum	Tel: 0234–68 70 55 52 Mo + Do 10–13 Uhr	www.bpe-online.de kontakt-info@bpe-online.deBPE-PsychopharmakaberatungWittener
BPE-Psychopharmakaberatung	Wittener Str. 87 D-44789 Bochum	Tel: 0234–64 05 102 Di 10–13 und 14–17 Uhr	

Tab. 20.3 Selbsthilfeadressen von Betroffenen *(Forts.)*

Verband	Anschrift	Telefon/Telefax	Homepage/E-Mail
Dachverband Psychosozialer Hilfsvereinigungen e. V.	Oppelner Str. 130 D-53119 Bonn	Tel: 0228–69 17 59 Fax: 0228–65 80 63	www.psychiatrie.de/dachverband/ dachverband@psychiatrie.deSelbsthilfezentrum
Selbsthilfezentrum München (SHZ)	Westendstr. 68 D-80339 München	Tel: 089–53 29 56 11 Mo + Do 14–18 Uhr Di + Mi 10–13 Uhr	www.shz-muenchen.de/kontakt/ info@shz-muenchen.de-Münchner
Münchner Psychiatrie-Erfahrene (MüPE) e. V.	Thalkirchner Str. 10 D-80337 München	Tel: 089–260 230 25 Fax: 089–260 230 84	muepe-selbsthilfe@t-online.de www.muepe.org
Netzwerk Stimmenhören e. V. (NeST)	Schudomastr. 3 D-12055 Berlin-Neukölln	Tel: 030–78 71 80 68 Fax: 030–68 97 28 41 Di 15–17 Uhr Mi 14–17 Uhr	www.stimmenhören.de stimmenhoeren@gmx.deEmotions
Emotions Anonymous (EA) Kontaktstelle Deutschland	Katzbachstr. 33 D-10965 Berlin	030–7 86 79 84 Do 18–22 Uhrinfo@emotionsanonymous.deWeglaufhaus	info@emotionsanonymous.de
Weglaufhaus „Villa Stöckle“, Verein zum Schutz vor psychiatrischer Gewalt e. V.	Postfach 280 427 D-13444 Berlin	Tel: 030–406 321 46 Fax: 030–406 321 47	www.weglaufhaus.de weglaufhaus@web.de

21 Psychiatrische Versorgung von Patienten mit Migrationshintergrund

Meryam Schouler-Ocak

21.1 Migration

21.1.1 Definition und Beweggründe

Definition

Der Begriff Migration leitet sich aus dem lateinischen Verb „migrare" ab, das „wandern" oder „wegziehen" bedeutet. Migration umfasst eine längerfristige bis dauerhafte Veränderung des räumlichen Wohnorts.

Arbeitsmigranten

Seit 1955 wurden „Gastarbeiter" aus Italien, seit 1960 aus Spanien und Griechenland, seit 1961 auch aus der Türkei angeworben. Nach 1973, dem Jahr des Anwerbestopps, veränderte sich der Zuzug von Ausländern: Es konnten nur noch Familienangehörige nach Deutschland kommen.

In den 1980er-Jahren und später wurden Bürgerkriegsflüchtlinge und Asylbewerber aufgenommen. Seit den 1990er-Jahren kamen deutschstämmige Bürger der Sowjetunion und später der GUS-Staaten in größerer Zahl nach Deutschland.

Sogtheorie

Klassische Wanderungsgründe sind Immigration, Arbeitsmigration und Fluchtmigration. Die Sogtheorie erklärt das Zustandekommen eines Migrationsdrucks aus dem Gefälle zwischen zwei Ländern:

- Im Ursprungsland beeinflussen Druckfaktoren wie Arbeitslosigkeit, niedriges Lohnniveau und Armut das Verhalten.
- Das Aufnahmeland hält Sogfaktoren wie Arbeitsplätze, höhere Gehälter und soziale Sicherheit vor.

Die Berichterstattung über das Zielland und der Erfahrungsaustausch der Ausgewanderten oder ihren daheimgebliebenen Verwandten beeinflussen die Entscheidung zur Auswanderung.

Migrationsstufen

Die Verarbeitung der Migration ist ein lebenslanger Prozess, der häufig bis in die 5. Generation einer Familie hineinwirkt.

Die einzelnen Migrationsstufen sind:

- Emigration (Auswanderung) oder Immigration (Einwanderung).
- Integration (dynamischer, lange andauernder und sehr differenzierter Prozess des Zusammenfügens und Zusammenwachsens).
- Assimilation (Angleichung verschiedener gesellschaftlicher Gruppen aneinander, Verschmelzung, sodass keine Unterschiede mehr erkennbar sind).
- Segregation (Entmischung von Bevölkerungsgruppen und das Entstehen mehr oder weniger homogener Nachbarschaften; Trennung von Bevölkerungsgruppen aus religiösen, ethnischen oder sozialen Gründen).
- Remigration (Rückkehr bzw. Rückwanderung in die Herkunftsländer).

21.1.2 Phasenmodell des Migrationsprozesses

Sluzki beschreibt den Migrationsprozess in einem Phasenmodell, das kulturübergreifend valide ist:
- Vorbereitungsphase.
- Migrationsakt.
- Phase der Überkompensation.
- Phase der Dekompensation.
- Phase der generationsübergreifenden Anpassungsprozesse.

Jeder Mensch, der geplant oder unfreiwillig migriert, durchläuft diese Phasen. Sie können sehr unterschiedlich ausfallen und mit unterschiedlichen Risiken und Belastungsfaktoren einhergehen. Bei einer geplanten Migration werden entsprechende Vorbereitungen getroffen; es wird eingepackt, auch für die Zeit nach der Ankunft in der neuen Heimat. Man beschäftigt sich mit der Aufnahmegesellschaft, evtl. wird die neue Sprache erlernt. Ist jedoch die Auswanderung erzwungen und muss in kürzester Zeit erfolgen, bleibt zum Abschiednehmen, Packen und Planen wenig Zeit. Die Zukunft erscheint sehr ungewiss, nicht kontrollierbar und nicht vorhersehbar.

So kann der Migrationsakt selbst zeitlich sehr unterschiedlich verlaufen. Er kann Stunden, Tage, Wochen, Monate, sogar Jahre oder Jahrzehnte dauern, wenn über Drittstaaten weitergewandert wird. Im Migrationsakt selbst sind wesentliche weitere Stressmomente bzw. Faktoren enthalten, z. B. bei der illegalen Migration, wenn unter sehr schwierigen Umständen migriert werden muss.

- **Phase der Überkompensation:** „Goldgräberstimmung". Die Betroffenen sind froh, weil sie es geschafft haben, im ersehnten Land angekommen zu sein und einen Neubeginn mit Hoffnungen, Perspektiven, Erwartungen und Plänen starten zu können.
- **Phase der Dekompensation:** Die Phase der Ernüchterung, welche die Goldgräberstimmung nach und nach ablöst und in der Stress- und Belastungsfaktoren zunehmend in den Vordergrund rücken und z. B. eine depressive Erkr. in Gang setzen können. In dieser Phase (wird im Durchschnitt nach etwa 7 J. erreicht) wenden Menschen mit Migrationshintergrund sich mit Beschwerden an das Gesundheitssystem:
  - In der frühen Phase: Suchterkr. und schizophrene Erkr.
  - In der späten Phase: affektive Störungen, neurotische Störungen, somatoforme und Belastungsstörungen.
- **Phase der generationsübergreifenden Anpassungsprozesse:** Es werden z. B. Konflikte der 1. Generation in der 3. Generation verarbeitet.

21.1.3 Mikrozensus 2010: Zählung der Personen mit Migrationshintergrund

„Personen mit Migrationshintergrund" wurden vom Statistischen Bundesamt erstmals im Mikrozensus 2005 erfasst, in der sog. „kleinen Volkszählung". Damit wurde ein genaueres Bild der Vielfalt der Bevölkerung in Deutschland wiedergegeben, das die ungenauen „Ausländerstatistiken" ablöste. Der Mikrozensus wird seitdem jährlich durchgeführt.

21

Definition

Zu den **Menschen mit Migrationshintergrund** zählen:

- Die nach 1949 auf das heutige Gebiet der Bundesrepublik Zugewanderten.
- Alle in Deutschland geborenen Ausländer.
- Alle in Deutschland Geborenen mit zumindest einem zugewanderten oder als Ausländer in Deutschland geborenen Elternteil.

Diese Definition umfasst Angehörige der 1.–3. Migrantengenerationen.

Personenzahlen

Dem Mikrozensus zufolge lebten 2010 rund 15,7 Mio. Menschen mit Migrationshintergrund in Deutschland. Ihr Anteil an der Gesamtbevölkerung ist mit 19,3 % mehr als doppelt so hoch wie der Anteil der bisher erfassten Ausländer, die knapp 7 % der Gesamtbevölkerung ausmachen.

80,7 % der Bevölkerung haben demnach keinen Migrationshintergrund. Die meisten Personen mit Migrationshintergrund stammen aus der Türkei (15,8 %), gefolgt von Polen (8,3 %), der Russischen Föderation (6,7 %) und Italien (4,7 %). Kasachstan ist mit 4,7 % das einzige wichtige nichteuropäische Herkunftsland. Die meisten (Spät-)Aussiedler (1,4 Mio.) kommen aus den Nachfolgestaaten der ehemaligen Sowjetunion.

Personen mit Migrationshintergrund sind deutlich jünger als jene ohne Migrationshintergrund (35,0 vs. 45,9 J.), weitaus häufiger ledig (45,7 vs. 38,5 %), und der Anteil der Männer unter ihnen ist höher (50,3 vs. 48,7 %). 15,1 Mio. von ihnen leben im früheren Bundesgebiet und in Berlin (96,3 vs. 81,4 %), 605.000 in den neuen Ländern ohne Berlin (3,7 vs. 18,6 %). Bei den unter 5-Jährigen stellen Personen mit Migrationshintergrund inzwischen 34,9 % der Bevölkerung.

10,6 Mio. Zugewanderte halten sich im Durchschnitt seit 21,2 J. in Deutschland auf (Ausländer 19,2 J., zugewanderte Deutschstämmige aus den ehemaligen Staaten der Sowjetunion 23,4 J.). 2,1 Mio. aller hier lebenden Menschen hatten früher eine ausländische Staatsangehörigkeit und wurden Deutsche durch Einbürgerung. Diese Zahl schließt die bis August 1999 als Statusdeutsche formal eingebürgerten Spätaussiedler nicht ein. Die sonstigen eingebürgerten Zuwanderer sind im Schnitt 46,0 J. alt und halten sich seit 25,8 J. in Deutschland auf – deutlich länger als die (Spät-)Aussiedler mit einer Aufenthaltsdauer von 22,2 J.

Alterspyramide mit und ohne Zuwanderung

Die Alterspyramide zeigt das für Deutschland typische gleichförmige Bild einer schrumpfenden Bevölkerung. Ohne Menschen mit Migrationshintergrund ist die Alterspyramide der deutschen Bevölkerung sogar noch „kopflastiger".

Der Anteil der Ausländer ist bei den jungen Erw. zwischen 25 und 45 J. am stärksten. Bei den jüngeren Altersgruppen (bis 25 J.) nimmt der Anteil deutscher Kinder mit Migrationshintergrund stark zu. Der Rückgang der Bevölkerung vollzieht sich ausschließlich bei den Deutschen ohne Migrationshintergrund.

Bedeutung für die Psychiatrie und Psychotherapie

Die Zunahme der Zahlen, wie im Mikrozensus erfasst, zeigt, dass Pat. mit Migrationshintergrund wachsende Bedeutung erlangen. Diese Pat. bilden keine homogene, sondern eine sehr heterogene Gruppe, auf die es sich einzustellen gilt.

21.2 Kulturpsychiatrie und transkulturelle Psychiatrie und Psychotherapie

21.2.1 Definitionen

Die **Kulturpsychiatrie** ist eine Subdisziplin der Psychiatrie und befasst sich mit den kulturellen Aspekten der Prävalenz, Ätiologie, Pathogenese, Symptomatologie, Therapie, Nachsorge und Prävention psychischer Krankheiten innerhalb der definierten Grenzen von kulturellen Einheiten.
Die **transkulturelle Psychiatrie** (engl. ethnic psychiatry, immigrant psychiatry, comparative psychiatry, cross-culture psychiatry) zählt zur Sozialpsychiatrie. Sie beinhaltet eine Erweiterung der Kulturpsychiatrie, indem sie über die kulturelle Einheit hinausgehend auch andere kulturelle Bereiche einbezieht. Es handelt sich um eine kulturvergleichende psychiatrische Subdisziplin, die sich mit Gemeinsamkeiten und Unterschieden psychischer Erkr. in verschiedenen Kulturkreisen beschäftigt.
Psychiater und Psychotherapeuten können als die jeweils kulturtypischen Vertreter ihres Fachs daher Menschen aus dem eigenen kulturellen Kontext und der eigenen ethnischen Zugehörigkeit am besten beurteilen.

Kultur
Mit dem Begriff Kultur ist ein Komplex gemeint, der überlieferte Erfahrungen, Vorstellungen und Werte sowie gesellschaftliche Ordnungen und Verhaltensregeln umfasst. Es geht um die Kategorien und Regeln, mit denen die Menschen ihre Welt interpretieren und an denen sie ihr Handeln ausrichten. Kultur gründet zwar auf den naturgegebenen Eigenschaften des Menschen und seiner natürlichen Umweltbedingungen, aber der Einzelne erwirbt sie, wächst hinein, indem er Mitglied einer Gesellschaft ist. Kultur meint auch die Gesamtheit der Wissensbestände und Fähigkeiten. Sie ist nicht starr, sondern unterliegt einem dynamischen Prozess. Das Verständnis von seelischer Gesundheit und psychischer Erkr. ist kulturgebunden.

Ethnie
Unter Ethnie wird eine soziale Gemeinschaft wie Nation, Volk, Stamm verstanden.
Die ethnische Zugehörigkeit setzt gemeinsame Vorfahren, ein gemeinsames kulturelles Erbe (Religion, Normen, Werte, Sitten, Sprache, Küche) und eine gemeinsame Identität wie Nationalität voraus, auf deren Grundlage ein hohes Zusammengehörigkeitsgefühl besteht.
Im Gegensatz zur kulturellen Zugehörigkeit ist die ethnische Zugehörigkeit nicht veränderbar.

21.2.2 Psychische Erkrankungen im Kulturvergleich

Bis vor wenigen Jahrzehnten herrschte die Auffassung, dass psychische Störungen in Entwicklungsländern seltener auftreten als in Industrieländern. Inzwischen herrscht die Meinung vor, dass Stressfaktoren unabhängig vom Industrialisierungsgrad vorkommen und psychische Störungen ubiquitär auftreten.

Die von der Weltgesundheitsorganisation (WHO) durchgeführten Untersuchungen (u. a. internationale Pilotstudie zur Schizophrenie, Studie über Determinanten schwerer psychischer Störungen, Studie zur Depressionsprävalenz in verschiedenen Ländern) weisen darauf hin, dass sich die Inzidenz schwerer psychischer Störungen weltweit nur unwesentlich voneinander unterscheidet.
Dagegen haben soziokulturelle Gegebenheiten einen erheblichen Einfluss auf die Verbreitung leichterer psychischer Störungen und auf kulturspezifische Störungen.

21.2.3 Kulturabhängige Syndrome

Kulturabhängige Sy. sind Abweichungen im Erleben und Verhalten, die nur in bestimmten sozialen Gemeinschaften und im jeweiligen kulturellen Kontext vorkommen.
Bislang sind ca. 100 kulturabhängige Sy. bekannt. Sie lassen sich in den internationalen Klassifikationen nach ICD-10 und DSM-IV noch nicht zuordnen. Ihre Nomenklatur und Klassifizierungen beruhen auf traditionellen Krankheitsvorstellungen in einem kulturellen Bedeutungssystem. Innerhalb dieses Bedeutungssystems existieren auch entsprechende Umgangs- und Behandlungsansätze wie z. B. die Abwendung des bösen Blicks oder die Austreibung eines bösen Geistes.
Mit der Zunahme der Migrationsbewegungen können kulturabhängige Sy. auch in westlichen Ländern auftreten. Sind diese unbekannt, kann es zu Fehldiagnosen und -behandlungen kommen.
Beispiele für kulturabhängige Sy. (▶ 21.5.7): Koro oder Souyang, Susto, Dhat, Brain-Fag-Sy., Latah, Amok.

21.2.4 Kulturspezifische Anamnese

Der Anhang F des DSM-IV (1996) enthält einen Vorschlag für einen kulturspezif. Leitfaden zur Anamneseerhebung und Therapie. Zur **Beurteilung kultureller Einflussfaktoren** sind gemäß diesem Vorschlag folgende Aspekte zu beachten:

- Kulturelle Identität:
  - Ethnische/kulturelle Bezugsgruppen (kulturelle Faktoren während der Entwicklung).
  - Ausmaß der Beteiligung an der Ursprungs- und an der Aufnahmekultur (Verhältnis zur Herkunfts- und Aufnahmekultur).
  - Sprachfertigkeit, Sprachgebrauch und bevorzugte Sprache (einschl. Mehrsprachigkeit).
- Kulturelle Erklärungen für Erkr.:
  - Vorherrschende Ausdrucksform des Leidens (wie z. B. „Nerven“, Besessensein, somatische Sympt., nicht erklärbares Unglück; vorherrschende Ausdrucksweise für Disstress und Krankheit).
  - Bedeutung und wahrgenommener Schweregrad der Sympt. in Bezug auf die kulturellen Normen der Bezugsgruppe.
  - Regionale Krankheitskategorie, die von der Familie des Pat. und ihrer Gemeinschaft benutzt wird, um die Beschwerden zu bezeichnen (angenommene Ursachen).

- Erklärungsmodelle, die der Pat. und seine Bezugsgruppe für die vorliegende Krankheit verwenden.
- Gewohnheiten und Erfahrungen in Bezug auf professionelle und traditionelle Behandlungsmöglichkeiten (Aufsuchen und Akzeptanz von Hilfen).

- Psychosoziale Umgebung und Funktionsbereiche:
  - Kulturell relevante Interpretationen sozialer Belastungsfaktoren (soziale Stressoren).
  - Verfügbare soziale Unterstützung (Belastungen im örtlichen sozialen Umfeld, die Rolle der Religion und des Verwandtenkreises in Bezug auf emotionale, materielle und aufklärende Unterstützung).
  - Funktionsniveau und Behinderung.
- Kulturelle Elemente in der Beziehung zwischen Arzt und Pat.:
  - Unterschiede in Kultur und sozialem Status zwischen Arzt und Pat.
  - Schwierigkeiten, die diese Unterschiede bei Diagn. und Behandlung verursachen (wie z. B. bei der Kommunikation in der Muttersprache, bei der Erfragung von Sympt., im Verständnis ihrer kulturellen Bedeutung, beim Aufbau einer Vertrauensbasis zwischen Arzt und Pat., bei der Beurteilung, ob ein Verhalten der Norm entspricht oder krankhaft ist).
- Abschließende Einschätzung des kulturellen Einflusses für Diagn. und Ther.

Mithilfe der **kulturspezif. Anamnese** wird der kulturelle Bezugsrahmen erfasst. Dazu zählen:

- Soziokulturelle Gegebenheiten.
- Glaubensüberzeugungen.
- Kulturelle Rituale.
- Verhaltensnormen und Erfahrungen.

Die Kenntnis dieser Aspekte kann zur zuverlässigen Einschätzung eines Phänomens bei einem Pat. mit Migrationshintergrund als normalpsychologisch oder als psychopath. (engl. signs and symptoms) helfen. Eine sichere Abgrenzung kulturtypischer Normvarianten von untypischen Verhaltensvarianten ermöglicht die Beurteilung Norm oder Abnorm.

Eine sorgfältig erhobene **biografische Anamnese** kann bei der Erfassung des jeweiligen kulturellen Kontextes mit ethnischer, kultureller, religiöser und sozialer Bezugsgruppe und Identität helfen. Zugleich sind dabei auch die medizinischen, psychosozialen und Volkskonzepte über die Einstellungen zu Krankheit, Stigma und Tabus zu erfassen. Unbedingt zu erfassen sind demnach u. a.:

- Migrationsgrund, -wege.
- Aktuelles Stadium des Migrationsprozesses.
- Erreichter Anpassungsstatus.
- Anpassungsdynamik.
- Grad der Akkulturation und Integration bzw. Segregation oder Assimilation.
- Diskriminierungsgefühle, Erfahrungen damit.
- Verfolgungsgedanken.
- Fluchtgedanken, Remigrationsgedanken.
- Ursprüngliche Lebenserwartung, Lebenspläne, Lebensqualität.
- Kontakte zur Ursprungskultur.

Der Leitfaden zur Beurteilung kultureller Einflussfaktoren im Anhang V des DSM-IV (1996) verhilft zu einer systematischen Betrachtung des soziokulturellen Hintergrunds eines Pat. mit Migrationshintergrund.

21.2.5 Kulturkompetente Diagnostik

Die Klassifikationssysteme ICD-10 und DSM-IV wurden im euroamerikanischen Kulturkreis entwickelt und haben dementsprechend vorrangig in diesem Kreis Gültigkeit.
Voraussetzungen einer kulturkompetenten Diagnostik sind neben der kulturspezif. Anamnese Kenntnisse über psychische Erkr. im Kulturvergleich und über kulturabhängige Sy.

Aber: Je größer der biologische Faktor an der Entstehung einer psychischen Erkr., desto geringer ist der Einfluss kultureller Einflussfaktoren bei der Entstehung.

Schwere Verläufe psychischer Erkr. kommen weltweit zwar kulturübergreifend vor, in der Ausprägung bzgl. Epidemiologie, Sympt. und Verlauf können jedoch erhebliche kulturelle Unterschiede bestehen. Dies kann auch die Ursache dafür sein, dass kulturfremde Diagnostiker je nach Ursprungskultur durch sehr unterschiedlich ausgeprägte Symptomvarianz Probleme mit der Diagnosestellung haben. So können in nichtwestlichen kulturellen Kontexten z. B. Halluzinationen und Wahngedanken auch bei nichtpsychotischen psychischen Störungen auftreten.

21.3 Morbidität psychischer Erkrankungen bei Menschen mit Migrationshintergrund

Die Migration als solche macht nicht krank.

In Deutschland fehlen bundesweite repräsentative epidemiologische Untersuchungen zur Art und Häufigkeit psychischer Erkr. bei Menschen mit Migrationshintergrund. Man geht davon aus, dass die psychische Morbidität bei Migranten mindestens so hoch ist wie die der Einheimischen. Bei Menschen, die ihre Heimat wegen traumatischer Ereignisse verlassen mussten (etwa Flüchtlinge oder Asylbewerber), wird von einer höheren psychischen Morbidität ausgegangen.
Ebenso wie im Begriff Migration unterschiedliche Lebensschicksale mit sehr heterogenen Bedingungen, Bewältigungsstrategien, Motivationen und persönlichen Erfahrungen zusammengefasst sind, finden sich auch keine Prägnanztypen von psychischen Störungen und Reaktionen auf die Stressoren des Migrationsprozesses. Die gesamte Bandbreite der klassifizierten psychischen Erkr. kann auftreten.
Die Entwicklung schwerwiegender seelischer Krankheiten wie Schizophrenie (▶ 21.5.1), bipolaren Störungen (▶ 21.5.3) und Demenzen erfolgt bei Menschen mit Migrationshintergrund – nicht anders als bei anderen Menschen auch – primär in Abhängigkeit von biologischen und genetischen Faktoren. Sekundär spielt aber der Migrationsprozess mit den jeweiligen zugehörigen Stressfaktoren eine wichtige Rolle bei der Manifestation und Ausprägung der psychischen Störungen. Mit zunehmender Aufenthaltsdauer verschieben sich oft prim. psychiatrische Störungen zu mehr psychosomatisch geprägten Beschwerden wie Magenschmerzen, Rückenschmerzen, Halbseiten- und „Ganzkörperschmerzen".

Die Hilflosigkeit des westlichen Medizinsystems gegenüber somatisierenden Pat. (▶ 21.3.2) mit Migrationshintergrund spiegelt sich in der Zahl der Medikamente, v. a. Psychopharmaka und Schmerzmittel wider, die von den behandelnden Ärzten verschrieben werden.
Die Ursachen für die Fehleinschätzungen und Fehlbehandlungen liegen sowohl im Verhalten der Ärzte als auch im Verhalten ihrer Pat. mit Migrationshintergrund.

21.3.1 Häufigkeit von „Stress"-Störungen

Bei den sog. „Stress"-Störungen wie Depression, Angst und somatoformen Störungen ist eine größere Zunahme insb. in den großen Städten und den Industrieländern zu beobachten. Bei Menschen mit Migrationshintergrund gibt es Hinweise darauf, dass depressive Erkr. in Verbindung mit körperlichen Beschwerden wie Schmerzen zunehmen. Ursächlich ist hierfür evtl. die im Rahmen des Migrationsprozesses erhöhte Stressbelastung. Je größer die Schwierigkeiten sind, unter denen die notwendigen Anpassungsprozesse bewältigt werden müssen, umso größer kann die gesundheitliche Gefährdung sein.
Als **Ursachen einer Stressbelastung** im weitesten Sinn liegen häufig vor:

- Rechtliche Unsicherheiten.
- Diskriminierung.
- Unüberschaubarkeit und mangelnde Planbarkeit der zukünftigen Gestaltung wichtiger Lebensaspekte.
- Unsicherheit über weite Lebensabschnitte hinweg.
- Gefühl des Ausgeliefertseins, obwohl es sich bei der Migration i. Allg. um eine freiwillig gewählte Änderung der Lebensumstände handelt.
- Erleben von Ausgegrenztsein.
- Bevormundung, Ablehnung und fehlende Wertschätzung durch die Mehrheitsbevölkerung.
- Aufgabe oder zumindest Erschwernis gewohnter Lebensformen, Trennungserfahrungen.
- Auflösung von Familienverbänden, Vereinsamung, Rollenverlust.
- Schlechtere Qualifikation in Schule und Beruf.
- Arbeitslosigkeit, geringe Anteilnahme am Arbeitsleben, Armut.
- Ungünstige Wohn- und Arbeitsbedingungen.
- Schlechtere gesundheitliche Versorgung.
- Geringe Anteilnahme an gesellschaftlichen Ereignissen der Mehrheitsbevölkerung.
- Versagens- und Insuffizienzgefühle.
- Kommunikationsschwierigkeiten.

21.3.2 Häufigkeit und Ursachen von Somatisierung

Eine Multicenterstudie der Weltgesundheitsorganisation (WHO) hat gezeigt, dass Somatisierung in allen beteiligten Ländern in nahezu gleicher Ausprägung vorzufinden war. Für das Phänomen der Somatisierung bei psychischen Erkr. wurde nicht nur eine ursächliche Erklärung angenommen, sondern sie erfüllt zudem auch viele unterschiedliche Funktionen.

Die Somatisierung bei Pat. mit Migrationshintergrund kann gerade bei sozialen und psychischen Konflikten aus verschiedenen Gründen eine besondere Rolle spielen. Pat. mit Migrationshintergrund sind vielfach nicht in der Lage, ihre seelischen Probleme in einer für einheimische Ärzte verständlichen Form zu artikulieren. In der Folge rückt oftmals eine Regression auf präverbale, körpernahe Formen der Konfliktbewältigung in den Vordergrund. Die präsentierte körperliche Sympt. führt dann zu einer überproportionalen ärztlichen Diagn. psychosomatischer und funktioneller Störungen.

Das „Einverständnis im Missverständnis" (Brucks 2004) unterstützt die Entstehung der Somatisierung psychosozialer Probleme. Im Verlauf kommt es zu einer Medikalisierung der sozialen Problemlagen. Des Weiteren entstehen chron. Patientenkarrieren und erlernte Hilflosigkeit. Fehlversorgung, Überversorgung mit nicht indizierten Medikamenten, Ther., unangemessene Schonung, sogar „iatrogene sek. Schäden" können dann zu einer Kostenexplosion im Gesundheitssystem führen.

Aus den Notfalldiensten ist bekannt, dass Pat. mit Migrationshintergrund – häufiger als die Einheimischen – das Angebot einer jederzeit verfügbaren, kostenlosen ärztlichen Hilfe auch nachts und am Wochenende annehmen. Pat. mit Migrationshintergrund erwarten, dass der Arzt ihre körperlichen Beschwerden als solche wahrnimmt und akzeptiert. Eine sorgfältige körperliche Untersuchung sollte daher im Vordergrund stehen. Das bloße ärztliche Gespräch wird häufig nicht gewürdigt und nicht hinreichend verstanden. Dem Vorschlag einer Psychother. wird oft kein ausreichendes Verständnis entgegengebracht.

Die in der Praxis übliche Zweiteilung der Medizin in organisch und psychisch wird von den Betroffenen häufig nicht verstanden, da sie ihren herkömmlichen Krankheitsvorstellungen nicht entspricht.

Die ebenfalls oft hilflosen deutschen Ärzte, die weder die Sprachbarriere überwinden können noch mit den kulturellen Gegebenheiten vertraut sind, nehmen nur zu gern das körperliche Präsentiersymptom an. Häufig wird aus Ratlosigkeit oder Überfürsorglichkeit großzügig und langfristig krankgeschrieben. Harmlose Befindlichkeitsstörungen werden dadurch in der Wahrnehmung der Betroffenen u. U. als schwerwiegende Erkr. gewertet. Die körperlichen Beschwerden als solche ändern sich auch durch Hinzuziehung weiterer Fachbereiche nicht, und der Pat. mit Migrationshintergrund empfindet sich als schwer krank. In der Folge ist langfristig eine Fixierung auf die somatischen Beschwerden zu beobachten, die später nicht mehr zu durchbrechen ist und zu immer neuen Behandlungsversuchen führt.

> Somatisierung kann auf diese Weise auch als soziales Kunstprodukt der gegenseitigen Rollenerwartungen von Ärzten und Pat. gewertet werden.

Gerade in schwierigen Lebenssituationen, wenn zugleich die traditionellen, Sicherheit gebenden Normen nicht mehr verfügbar sind, kann Krankheit Schutz vor Gesichtsverlust und Überforderung bieten. Dazu kommt, dass der Kranke in einigen kulturellen Kontexten von allen Pflichten entbunden wird und die Familie und die Umgebung ein hohes Maß an Verantwortung für den Kranken übernehmen. Durch diesen hohen und dauerhaften sek. Krankheitsgewinn wird die Therapieresistenz bei manchen Pat. mit Migrationshintergrund begreiflich.

21.3.3 Verständnis und Umschreibung von psychischen Erkrankungen

- **Übernatürliche Erklärungen:** Pat. aus südosteuropäischen Ländern z. B. erleben Krankheit als etwas, das „von außen kommt" und den Menschen krank macht. Dabei werden häufig übernatürliche Erklärungskonzepte wie „böser Blick" oder „böse Geister" verantwortlich gemacht. Sie spielen u. a. bei der Erklärung von Depressionen, Müdigkeit und Unwohlsein eine große Rolle, aber auch bei Lähmungen oder Psychosen. Als Folge dieser Auffassung von Krankheit werden traditionelle Heiler (Hoca: Korankundiger) und Heilmethoden der Volksmedizin in Anspruch genommen, oft auch parallel zur Behandlung durch die wissenschaftliche Medizin.
- **Organchiffren:** Oft als Somatisierungstendenz bezeichnete Ausdrücke entsprechen der „ganzheitlichen" Krankheitsvorstellung der in diesen kulturellen Kontexten nicht vollzogenen Trennung von Leib und Seele. In diesem Zusammenhang sind die leiblichen und organbezogenen Sympt. zu verstehen, die Pat. aus Mittelmeerländern wie der Türkei äußern. Diese Pat. drücken ihre Leiden oft in Organchiffren aus, die meist missverstanden werden. Leber und Lunge werden oft als Metapher für Trauer, Krankheit und Schmerzen eingesetzt. Der Begriff des „Fallens von Organen", z. B. die „fallende Leber" drückt aus, dass das Gleichgewicht im Körper nicht mehr stimmt.
- **Symbolsprache:** Die meisten Menschen mit Migrationshintergrund, insb. diejenigen ohne oder mit nur geringer Schulbildung wissen nur wenig über ihren Körper. Die völlig fehlenden oder geringen Kenntnisse über Körpervorgänge sind auch der Grund dafür, dass ungewöhnlich klingende Vorstellungen geäußert werden, die Anlass für Fehldeutungen bieten. Pat. mit Migrationshintergrund greifen auf eine Symbolsprache wie „Batterie leer" oder „alles kaputt", „keine Kraft" oder ähnliche feststehende Redewendungen zurück. Ihre Angaben bleiben mangels sprachlicher Ausdrucksfähigkeit sehr vage und unbestimmt, sodass sie sich, gerade wenn es um differenziertere Fragestellungen geht, nur schwer verständlich machen können.

21.4 Besonderheiten bei Diagnostik und Therapie

21.4.1 Individuell angepasste Diagnostik und Therapie

Bei der Diagn. und Behandlung von Menschen mit Migrationshintergrund ist zu beachten, dass ihnen eine allein auf westeuropäische Standards ausgerichtete Beurteilung nicht gerecht wird. Die Einbeziehung von kulturellen Prägungen wie Schmerzempfinden, Somatisierungen psychosozialen Konfliktsituationen und Motivationskonstellationen ist unbedingt erforderlich. Dabei kann der Therapeut selbst nicht in allen kulturellen Hintergründen seiner Pat. kundig sein; „Kultursensitivität" ist erforderlich.

Verdeutlichungstendenzen (übertriebene Darstellung von Beschwerden) finden sich bei Menschen mit Migrationshintergrund ebenso wie bei einheimischen Pat., in beiden Fällen sind sie angemessen und realistisch zu bewerten.

Bei der Bedeutung transkulturell-migrationsspezif. Aspekte spielen in der Diagn. die Faktoren Sprachschwierigkeiten, Erschwerung des Arbeitsbündnisses, Präsentiersympt., individuelles Krankheitserleben und individuelles Krankheitsverständnis sowie fehlende Validität in den psychometrischen Untersuchungen eine wichtige Rolle. Diese Faktoren sind in Bezug auf „normalpsychologische" Aspekte in der Diagn. relevant.
Bei der Therapie- und Prognosebeurteilung sind Sprachschwierigkeiten, Erschwerung des Arbeitsbündnisses, vorhandene Ressourcen, erschwerter Zugang zu geeigneten Therapieeinrichtungen, das Vorliegen von sek. Krankheitsgewinn, transkulturelles Krankheits- und Therapieverständnis und Chronifizierungsgrad zu berücksichtigen.

Der Therapeut muss sich eines dreifachen Widerstands bewusst sein:
- Eigener Widerstand im Sinne der Xenophobie.
- Widerstand des Pat. mit Migrationshintergrund mit seinen eigenen Ängsten und unterschiedlichen Wertvorstellungen.
- Sozialpolitischer Widerstand der Gesellschaft.

21.4.2 Gefahr von Fehldiagnosen

Körperliche Erkr. können aufgrund der Beschwerdepräsentation als Aggravation oder gar Simulation verkannt werden. Organische Beschwerden können auch die dahinter liegende seelische Störung verdecken, sodass diese nicht wahrgenommen und evtl. ausgeblendet wird.
Um Fehldiagnosen zu vermeiden, sind bei Pat. mit Migrationshintergrund folgende Aspekte zu beachten:
- Die frühe Biografie in Kindheit und Jugend – in Heimat oder Aufnahmeland. Welche Werte, Traditionen oder Traumata wirken fort?
- Trennungs- und Verlusterlebnisse im Zusammenhang mit der Migration.
- Der eigentliche Migrationsprozess mit seinen Etappen, Verlusten und Gewinnen.
- Das aktuelle Stadium der Migrationsphase mit Anpassung, Isolierung, Marginalisierung, Diskriminierung, Fluchtgedanken u. a.
- Lebenszufriedenheit und Lebensqualität, Erwartungen, neue Identität, Zukunftsvorstellungen.
- Kulturelle Identität: kulturelle Bezugsgruppe, Sprache, kulturelle Faktoren während der Entwicklung, Verhältnis zur Herkunftskultur, Verhältnis zur Aufnahmekultur.
- Kulturelle Erklärungen der Krankheit: lokale Ausdrucksweise für Disstress und Krankheit, Bedeutung und Schwere der Sympt. in Bezug auf die kulturellen Normen, angenommene Ursachen und Erklärungsmodelle, Aufsuchen von Hilfen und Akzeptanz der Hilfe.
- Kulturelle Faktoren in Bezug auf die psychosoziale Umwelt und Funktionsniveau: soziale Stressoren, soziale Unterstützung, Funktionsniveau und Behinderung.
- Verständigung: kultur- und sprachgebundene Verständigung (verbal und nonverbal), Einsatz von professionellen Kultur- und Sprachmittlern.

- Dilemma der psychometrischen Testdiagn.:
  - Die Tests sind i. d. R. im Hinblick auf Begriffe wie Krankheit, Krankheitssympt., Krankheitskonzepte spezif. für die westliche Kultur und daher nur bedingt auf andere kulturelle Verhältnisse übertragbar.
  - Die Verfahren können bei mangelnden Sprachkenntnissen z. T. nicht eingesetzt werden.
  - Die vorliegenden Übersetzungen sind meist nicht in den entsprechenden Kulturkreisen validiert.

21.4.3 Verständigungsprobleme

Das Hauptproblem bei der Diagn. und Ther. liegt in der Kommunikation mit Pat. mit Migrationshintergrund. Neben verbalen und nonverbalen Sprachproblemen können auch kulturelle Aspekte die Verständigung und damit das gegenseitige Verstehen erschweren.
Sprache dient als Werkzeug der Kommunikation mit der Umwelt; sie ist zugleich Träger von Emotionen und Identität sowie des Selbstbewusstseins. Sprache ist kulturell geprägt. Gerade die Zusammenhänge von Sprache, Sprachgebrauch und Kultur wirken sich essenziell auf die interkulturelle Verständigung im Behandlungsprozess aus.

Diagnostik und Behandlung sind ohne Verständigung nicht möglich.

Ebenen der kulturellen Einflüsse

- **Patientenseitig:** Neben individuellen Faktoren wie Bildungsstand, medizinischem Wissen und Lebenserfahrung trägt der kulturelle Hintergrund des Pat. hinsichtlich Krankheitsverständnis, Wahrnehmung und Darstellung von Sympt. und Problemen zur Reaktion auf und den individuellen Umgang mit Krankheit bei. Dabei beeinflusst die Kultur auch die Erwartungen des Pat. an den Arzt, seine Behandlungsmotivation sowie seine Compliance.
- **Arztseitig:** Die Beurteilung des klin. Bildes ist nicht nur abhängig von der tatsächlich präsentierten Psychopathologie, sondern auch von der subjektiven Wahrnehmung des untersuchenden Arztes. Denn abgesehen von der Kultur des Pat. existiert auch eine Kultur des Arztes, die von persönlichen Einstellungen und medizinischem Wissen sowie seiner Lebenserfahrung, seiner Interaktion und Kommunikation mit dem Pat. geprägt ist. Diese beeinflusst (direkt oder indirekt) die Haltung und das Verständnis dem Pat. gegenüber sowie die Wahl möglicher Behandlungsstrategien.
- **Seitens des Medizinsystems:** Aber auch die institutionelle Kultur, welche die Gesundheitsberufe verbindet und unbewusst sich entwickelnde Traditionen im Medizinsystem bestimmt, kann die Kommunikation maßgeblich beeinflussen. Begriffe wie Individualität, aktive Interventionen, aggressive Behandlungsstrategien, Therapie gegen den Willen des Pat. spiegeln westliche Wertvorstellungen wider, die in anderen Kulturen nicht unbedingt gültig sein müssen.

Probleme bei der Arzt-Patient-Beziehung

Diese Problematik manifestiert sich auch in der Arzt-Pat.-Beziehung (partnerschaftlich vs. patriarchalisch), in Erwartungen an den Arzt oder im Umgang mit Regeln.

So erwarten Pat. mit Migrationshintergrund umgehende Hilfe durch die Autorität des Therapeuten/Arztes bei der Befriedigung des Hilfebedürfnisses. Der Therapeut/Arzt arbeitet nach westlichem Modell auf Mobilisierung der eigenen Potenziale, Stärkung des Pat., Selbstverantwortlichkeit und Autonomie hin. Von der Beziehung zum Therapeuten/Arzt erwartet der Pat. mit Migrationshintergrund eher ein familiäres Autoritätsverhältnis. Der Therapeut/Arzt geht wiederum sachlich partnerschaftlich mit ihm um und arbeitet an der Übertragung und Gegenübertragungsreaktion.

Auch in Bezug auf das Verhältnis zum Körper gibt es unterschiedliche Vorstellungen. Erleben und Ausdruck sind beim Pat. mit Migrationshintergrund körperbetont, beim Therapeuten/Arzt hingegen körperfern, beherrscht und ausdrucksarm.

Gefahren bei der psychiatrischen Beurteilung

Bei der Berücksichtigung transkultureller, krankheits- und migrationsspezif. Aspekte ist auf zwei Hauptgefahren in der psychiatrischen Beurteilung hinzuweisen:

- Ignorieren.
- Zu starke Gewichtung.

Ignorieren (z. B. in Form von Leugnung) ist häufig mit abwertenden Urteilen verbunden, während bei zu starker Gewichtung (z. B. Überbewertung) neue Vorurteile eine Rolle spielen können. Durch Leugnung könnten kulturell bedingte Ausdrucksweisen und Defizite der Pat., Verständigungsschwierigkeiten ohne oder nicht ausreichende Übersetzungshilfe, wertende, nicht definierte Begriffe aus Fehlübersetzungen bzw. Ausdrucksschwierigkeiten zu unberechtigten Missverständnissen und Fehlbeurteilungen im Sinne von Rentenbegehren, Aggravation, Simulation oder histrionischem Verhalten führen.

Beide Verhaltensweisen bergen die Gefahr, dass transkulturelle, krankheits- und migrationsspezif. Aspekte vom Arzt nicht oder nicht ausreichend gewürdigt werden.

Leitlinien der psychiatrischen Behandlung von Menschen mit Migrationshintergrund

- Transkulturelle und migrationsspezif. Faktoren besitzen per se keinen Krankheitswert.
- Diese Faktoren sind wertfrei darzustellen.
- Dort, wo sie für die Beurteilung von Bedeutung sind, sind sie transparent darzulegen, und es ist genau zu begründen, inwieweit sie die Behandlung beeinflussen.
- Es werden die operationalisierten Diagnosen nach ICD-10 oder DSM-V bzw. die Kriterien der International Classification of Impairments, Disabilities and Handicaps (ICDIH) angewendet.
- Spekulative, nichtssagende Diagn., die durch die Befunde nicht begründet werden können, sind zu vermeiden.
- Auch diskriminierende, wertende und pseudowissenschaftliche Begriffe sollten vermieden werden (Rentenneurose, Aggravation etc.).
- In diesem Sinne sollten keine „pseudoethnologischen" Diagn. erstellt werden.

- Zu Begriffen wie Zumutbarkeit, Glaubwürdigkeit des Pat. mit Migrationshintergrund, Reisefähigkeit, Haftfähigkeit sollte nicht Stellung genommen werden. Es sind (naturwissenschaftlich) begründete Befunde und die neurologisch-psychiatrische Beurteilung, falls erforderlich, auch dem Gericht zur Würdigung vorzulegen.

Sprachprobleme

Trennung von Affekt und Inhalt in der Zweitsprache

Bei Erw. mit Migrationshintergrund bleiben Gefühle und Erinnerungen an die sog. Muttersprache gebunden. Bei „language independence" kommt es beim Benutzen der Zweitsprache anders als in der Muttersprache zur Trennung des Affekts vom Inhalt des Gesagten. Gefühle, Erinnerungen und Assoziationen werden in der Muttersprache erlebt. In der kognitiv erlernten Zweitsprache stehen sie somit nicht zur Verfügung. Bilinguale Pat. können daher bei der Exploration in der Zweitsprache emotionslos und affektiv wenig schwingungsfähig wirken.
Bei Unkenntnis dieses Sachverhalts können Fehleinschätzungen in der Psychopath. beobachtet werden.

Regression in die Muttersprache

Bei mehrsprachigen Pat. kann z. B. in einer psychotischen Störung die Regression in die Muttersprache erfolgen. Scheinbar besteht ein vollständiger Verlust der erlernten Fremdsprachenkenntnisse. Nach Abklingen der psychotischen Störungen stehen diese Kenntnisse wieder zur Verfügung.
Generell können Fremdsprachenkenntnisse Schwankungen durch psychische Störungen unterliegen.

Sprachliche Differenzierung von Symptomen

Schon vielen Pat. mit deutscher Muttersprache fällt es schwer, manche körperliche Missempfindungen sprachlich auszudrücken. So kann es einem prim. nicht deutschsprachigen Pat. mit Migrationshintergrund noch schwerer fallen auszudrücken, was für eine Gefühlsstörung vorliegt, wenn er nach „taub, pelzig, kribbelig, eingeschlafen" oder ähnlichen Phänomenen gefragt wird. Dementsprechend kann es sich problematisch gestalten, ein Gefühl des Schwindels zu beschreiben und es als „Schwankschwindel, Drehschwindel, Liftgefühl, Taumeligkeit, allg. Raumunsicherheit" zu umschreiben.
Beispiel: „Schmerz". Der allg. Begriff „Schmerz" kann oft zu Missverständnissen führen. Er dient dazu, Missempfindungen und psychisches Leid auszudrücken. Bei Pat. mit Migrationshintergrund z. B. aus dem Mittelmeerraum kann eine Rolle spielen, dass Leid allg. als primär elementar und körperlich erlebt wird. Das Ausagieren von Leid und Trauer unter Einbeziehung der Umgebung ist kulturelle Norm. Dies unterscheidet sich grundsätzlich von den Vorstellungen der Mittel- und Nordeuropäer. Hier gilt es als ehrenhaft, den Schmerz zu unterdrücken. Das geschilderte Symptom „Schmerz" korreliert oft nicht mit den somatischen Befunden, sodass es zunächst definiert und richtig eingeordnet werden muss. Die automatische Gabe von Schmerzmitteln führt nicht zum erwarteten Erfolg und enttäuscht Arzt und Pat. mit Migrationshintergrund gleichermaßen. Der Betroffene fühlt sich nicht verstanden, schlecht beurteilt und benachteiligt, und er neigt dazu, beim nächsten Untersucher die Sympt. in stärkerer Form vorzubringen. Ihm kann dann histrionisches Verhalten oder gar Aggravation/Simulation vorgehalten werden.

Die Compliance der Pat. mit Migrationshintergrund ist sehr unterschiedlich und hängt stark auch vom Gefühl ab, angenommen und verstanden zu werden. Es kann zu einem unkontrollierten „Doctor Hopping“ beitragen.

Nonverbale Kommunikationsprobleme

Die durch Gesten unterstützte leidensbetonte Beschwerdeschilderung vieler Pat. mit Migrationshintergrund kollidiert mit der kühlen, nüchternen und technisch orientierten Einstellung mancher Ärzte. Diese Haltung kann den Pat. dazu verleiten, seine Probleme eher noch deutlicher zur Darstellung zu bringen.
Auch im Umgang auf körperlicher Ebene bestehen erhebliche kulturelle Unterschiede. Bereits das Händeschütteln kann als Eingriff in die Intimsphäre betrachtet werden. Krisensituationen dagegen werden häufiger durch körperliche Zuwendung, Umarmung, die Hand auf die Schulter legen, einfach durch Berührung erleichtert.

Einsatz von Sprach- und Kulturmittlern

Bei fehlender bzw. unzureichender interkultureller Verständigung ist zur Diagn. und Ther. ein professioneller Sprach- und Kulturmittler einzusetzen.
Leitlinien für die sprachlichen Voraussetzungen in der Diagn. und Behandlung (modifiziert nach Ebner):

- Eine Exploration lege artis ist ohne ausreichende sprachliche Verständigung nicht möglich.
- Auch wörtliche Übersetzungen mithilfe eines erfahrenen Dolmetschers können zu Fehleinschätzungen führen.
- Qualifizierte Sprach- und Kulturmittler sind zu bevorzugen.
- In der erlernten Fremdsprache können belastende Ereignisse aufgrund der Trennung von Affekt und Inhalt besser geschildert werden.

Die Exploration einer Person aus einer fremden Kultur in Anwesenheit des Sprach- und Kulturmittlers/Dolmetschers kann sich sehr schwierig gestalten, insb. bei schambesetzten und das Ansehen und die Ehre betreffenden Themen.
Vor dem Einsatz sog. „Zufalls-“ oder „Laiendolmetschern“ (u. a. Kinder, Partner, Reinigungskräfte) muss gewarnt werden, da sie erhebliche Fehlerquellen bergen und zu Überforderungen führen können.
Hier bleibt unklar, ob das, was übersetzt werden soll, tatsächlich übersetzt wird und ob das, was gesagt wird, tatsächlich weitervermittelt wird.

Anforderungen an den Dolmetscher bzw. Sprach- und Kulturmittler

Die **Ethik des Dolmetschens** ist zu wahren:

- Alles übersetzen und nichts hinzufügen.
- Unterschied zwischen objektiver Übersetzung und „Interpretation“ kennen.

Zudem müssen die unterschiedlichen Formen des Dolmetschens besprochen werden:

- Dolmetscher dolmetscht gleichzeitig und spricht etwa eine Halbsatzlänge hinterher.
- Satz-für-Satz-Dolmetschen.
- Konsekutivdolmetschen: Dolmetscher hört sich längere Passagen an, macht Notizen und gibt diese zusammengefasst wieder.

Praktischer Umgang beim Einsatz eines Sprach- und Kulturmittlers

Vor jedem Dolmetschereinsatz Vorgespräch führen:

- Dolmetscher über den Fall informieren.
- Ziele des Gesprächs festlegen.
- Vertrauensbildung.
- Erhalt von kulturellen Hintergrundinformationen vom Dolmetscher.
- Fragen, ob im Gespräch besondere kulturelle Regeln zu beachten sind.
- Art des Dolmetschens festlegen.
- Dolmetscher mitteilen, wie er sich verhalten soll, und ihn auf die Schweigepflicht hinweisen.

Wichtig während des Gesprächs:

- Alle Teilnehmer vorstellen und Rollen festlegen.
- Durch die Sitzordnung die Kommunikation zwischen Arzt und Pat. erleichtern.
- Grundregeln festlegen.
- Über Dolmetscher Pat. direkt ansprechen.
- Mit dem Pat. ständig im Augenkontakt bleiben, soweit das nicht gegen ein kulturelles Tabu verstößt.
- Mit dem Pat. und nicht über den Pat. reden, die direkte Anrede benutzen, langsam und deutlich sprechen, Umgangssprache vermeiden.
- Die Führung des Gesprächs halten, andernfalls das Gespräch sofort abbrechen und Grundregeln rekapitulieren.

Nach jedem Gespräch ist ein Nachgespräch mit dem Dolmetscher obligatorisch:

- Den Dolmetscher nach seinen Eindrücken fragen.
- Dem Dolmetscher die Möglichkeit geben, eventuelle, während des Gesprächs entstandene emotionale Belastungen abzubauen, ihn zu entlasten.

21

Grundlagen interkulturell-therapeutischer Kompetenz

- Interesse und Wertschätzung als Basis.
- Kenntnisse der eigenen kulturellen Identität.
- Arbeit mit Kulturmittlern, die auch qualifiziert dolmetschen.
- Beachten und Erkennen der Idioms of Distress.
- Krankheitsverständnis des Pat. beachten.
- Ausarbeiten von kulturell passenden Erklärungen und Behandlungsangeboten.
- Biografie beachten.

Vermeidung von Kulturkonflikten

- Zeigen von Respekt.
- Akzeptieren des anderen als Individuum.
- Vermeiden einer vorschnellen Stigmatisierung.
- Vermitteln des Gefühls, für den anderen da zu sein.
- Zuhören (evtl. mittels Dolmetscher) als das wichtigste Medium zum Vertrauensaufbau wie zum Verstehen.

21.4.4 Psychotherapie bei Patienten mit Migrationshintergrund

Eine muttersprachliche Psychother. scheitert i. Allg. an der geringen Anzahl qualifizierter Therapeuten. Die interkulturelle Psychother. ist der Regelfall. Hier kann der einzelne Therapeut nicht in allen kulturrelevanten Fragen kundig sein und nicht alle Sprachen seiner Pat. beherrschen. Es kann notwendig werden, einen Kultur- und/oder Sprachmittler (▶ 21.4.3) auch in die Psychother. einzubeziehen. Des Weiteren ist die interkulturelle Supervision und/oder Intervision bei der Erfassung, Berücksichtigung und dem respektvollen Umgang mit den kulturspezif. Einflussfaktoren hilfreich.

Die psychologischen Probleme der Pat. mit Migrationshintergrund werden eher erkannt, wenn sie eine psychiatrische Vorgeschichte aufweisen oder wenn sie mit sozialen Problemen einhergehen. Psychische Probleme werden häufig übersehen, wenn komorbide somatische Erkr. vorliegen.

Pat. mit Migrationshintergrund wird im Vergleich zu einheimischen Pat. bei gleichen Diagn. weniger häufig eine ambulante Psychother. empfohlen.

Die psychotherap. Arbeit mit Pat. mit Migrationshintergrund setzt die Bereitschaft des Therapeuten voraus, sich auch mit neuen Beziehungs- und Erlebnismustern auseinanderzusetzen: **Joining** beschreibt die Bereitschaft der Therapeuten, sich in die Lebenswelt der Pat. und der Familien mit Migrationshintergrund einzufühlen und hineinzubegeben.

Wenn Therapeut und Pat. unterschiedlichen Kulturen angehören, werden zwei Arten von Voreinstellungen beobachtet:

- Unterschiede zwischen den Kulturen werden überbetont, im Extremfall hält ein einheimischer Therapeut eine Psychother. für unmöglich.
- Kulturelle Unterschiede werden verleugnet, sodass der Einfluss der kulturell geprägten sozialen Lebensumstände auf den Pat. ignoriert wird.

Beide Haltungen sind problematisch. Kulturspezifische Hintergrundinformationen und das Verständnis der besonderen Konfliktdynamik stellen wichtige Grundpfeiler der interkulturellen Psychother. dar.

21.5 Krankheitsbilder im Kulturvergleich

21.5.1 Schizophrenie

Epidemiologie Weltweit wird die Schizophreniehäufigkeit als stabil eingeschätzt. Dabei werden ein typisches Stadt-Land-Gefälle und schlechtere Behandlungsverläufe in den Industriestaaten beschrieben.

Bei Menschen mit Migrationshintergrund der 1. Generation wird die Schizophrenierate genauso hoch angegeben wie in urbanen Regionen. Dagegen wird sie für die 2. Generation doppelt so hoch und am höchsten für Menschen mit Migrationshintergrund und dunkler Hautfarbe beschrieben (bis zum 4,6-Fachen). Für diese Beobachtung werden nicht genetische, sondern psychosoziale Faktoren verantwortlich gemacht, z. B. der Migrationsstress, geringere soziale Entfaltungsmöglichkeiten, schlechtere sozioökonomische Möglichkeiten, Isolation, Ausgrenzung, rassistische Diskriminierung.

Die Trias aus Diskriminierung, eingeschränkter Lebensgestaltung und sozialen Gratifikationsdefiziten und Niederlagen (Social Defeat) wird als plausible Erklärung für das erhöhte Erkrankungsrisiko gesehen.

Allen Menschen in allen Kulturen stehen kulturübergreifend die gleichen Grundgefühle und Affektsysteme zur Verfügung. Schizophrene Störungen kommen in allen untersuchten Weltkulturen vor, und ihre Symptomatologie zeigt in verschiedenen kulturellen Kontexten eine große Ähnlichkeit (▶ 7).

Bereits Bleuler hatte in einer Feldstudie in Java festgestellt, dass sich die Störungen in Bezug auf die Kernsympt. ähnelten und hinsichtlich der Subtypen unterschieden. So wurde in Indonesien eine größere Häufigkeit der Katatonie registriert.

Klinik

- Die systematische Untersuchung des klin. Bildes der Schizophrenie in einer WHO-Studie in neun Zentren ergab, dass in allen Zentren die Ratingwerte hoch waren für:
  - Verminderte Einsichtsfähigkeit.
  - Affektabflachung.
  - Akustische Halluzinationen.
  - Wahnhaftes Erleben.
  - Gefühl, kontrolliert zu werden.
- Als transkulturell ubiquitär werden gesehen:
  - Sozioemotionaler Rückzug.
  - Verstoß gegen die Spielregeln des sozialen Zusammenlebens wegen Affektveränderungen.
- **Autismus** scheint in kollektivistischen Kulturen mit Großfamilien im Vergleich zu anderen weniger häufig vorzukommen.
- **Neg. Affekt** kommt häufiger in euroamerikanischen kulturellen Kontexten vor, während er in asiatischen kulturellen Kontexten weniger ausgeprägt ist; dort herrscht ein eher neutraler bis heiterer Affekt vor.
- Bei den **Halluzinationen** werden in einigen kulturellen Kontexten neben akustischen auch optische Halluzinationen beschrieben.
- In Zusammenhang mit intensiven religiös-traditionellen Erfahrungen können Phänomene wie das Sehen der Jungfrau Maria, das Hören der Stimme Gottes oder das Sehen und Hören von traditionellen Göttern und Ahnengeistern normal sein. Sie dürfen nicht per se als path. gewertet werden. Ob es sich hier um eine Normvariante oder eine Psychopathologie handelt, kann von einem Angehörigen der entsprechenden Kultur beurteilt werden. Die interkulturelle Kompetenz und der Umgang mit einem professionell ausgebildeten Dolmetscher können zur diagnost. Klärung beitragen.
- **Desorganisierte Sprachäußerungen:** Die schizophrene Sprachveränderung zeigt häufig ein kulturell vorgegebenes Muster (z. B. Rezitieren aus dem Koran oder aus Heldenepen). Es handelt sich dabei um kulturtypische Erzählstile. In kulturellen Kontexten, in denen auf der Sprachebene differenzierte Höflichkeitsregeln bestehen (Japan, China, Indonesien), können gerade Sprach-

veränderungen wie das Vergreifen auf der sprachlichen Ebene als empfindlicher Hinweis gelten. Dies kann sich in zu groben oder übertrieben höflichen Formulierungen zeigen und auf die zunehmende Unsicherheit im Umgang mit sozialen Beziehungen und den entsprechend passenden sprachlichen Formulierungen hinweisen. Gerade solche Besonderheiten sind in einer Untersuchungssituation bei Hinzuziehung eines Dolmetschers zu beachten; ggf. muss der Dolmetscher instruiert werden, auf solche Veränderungen zu achten. Nur so lässt sich sicherstellen, dass Denkstörungen nicht übersehen oder im Rahmen der Übersetzung falsch pos. oder falsch neg. dargestellt werden.
- **Wahn:** In einigen traditionellen kulturellen Kontexten kann es sehr schwierig sein, die Grenze zwischen Wahn und Realität zu ziehen, da sie ineinander übergehen. Wahnartige Überzeugungen oder Glaubensüberzeugungen können kulturimmanent sein und sind somit nicht als path. zu werten. Umso wichtiger ist es, die sprach- und kulturgebundene Verständigung zu gewährleisten.

Verlauf In der WHO-Studie wurde festgestellt, dass die Chronifizierungsrate in den Entwicklungsländern deutlich niedriger lag und die Schizophrenie einen akuteren Beginn hatte als in den industrialisierten Ländern. Es fand sich ein ursächlicher Zusammenhang zwischen der sozioökonomischen Entwicklung des Landes, in dem der Pat. lebte, und der Schizophrenieverlaufsprogn. Soziokulturelle Faktoren wie Absicherung und Schutz durch die Großfamilie, Aufrechterhaltung der sozioemotionalen Beziehungen und größere Akzeptanz psychotischer Erkr. wurden als wesentliche Faktoren angenommen.

Diagnostik Für die Diagn. sind gute sprachliche Kenntnisse und ein guter kultureller Verstehenshintergrund erforderlich, um psychotische bzw. psychosenahe Sympt. einordnen zu können. Bei der Erfassung inhaltlicher Denkstörungen kommt dem kulturellen Kontext eine größere Bedeutung zu als der sprachgebundenen Kommunikation. Es gilt zu erfassen, inwieweit diese kulturimmanent und damit nicht krankheitswertig einzustufen sind.
Zwar bestehen Hinweise darauf, dass bei Menschen mit Migrationshintergrund vermehrt Schizophrenien diagnostiziert werden, die z. T. auf Fehldiagnosen beruhen. Es gibt aber auch bestimmte Migrantengruppen, bei denen eine erhöhte Schizophrenierate diagnostiziert wurde, die mit Fehldiagnosen allein nicht erklärt werden können.

21.5.2 Vorübergehende akute psychotische Störung

Im Kulturvergleich zeigen sich gerade bei der Feststellung der vorübergehenden akuten psychotischen Störung erhebliche Probleme, da eine große phänomenologische Vielfalt existiert. **Transkulturell universelle Kernsymptome** der kurzzeitigen akuten psychotischen Störungen sind (▶ 7.5):
- Akuter Beginn innerhalb von Stunden und Tagen.
- Nichtorganische Verworrenheit oder Versunkenheit.
- Heftige, wechselnde psychotische Affektivität („action by emotion“) wie Angst, Glücksgefühle und Aggressivität.
- Psychomotorische Erregung wie katatone Erregung, Stupor, Fugue, Selbstschädigung, Tanzen, Beten etc.
- Vorübergehende Wahnphänomene mit ängstlichem (Besessenheit, Verhexung) oder euphorisierendem Affekt (Berufung, Erleuchtung).

- Vorübergehende akustische und optische Halluzinationen.
- Teilamnesie, Verleugnung.
- Kurzzeitige Dauer von Stunden, Tagen oder Wochen mit Vollremission.

Kennzeichnend für die Gruppe der episodischen periodischen Psychosen sind:
- Akuter Beginn.
- Günstiger Verlauf.
- Beherrschende Affektivität.

Es besteht Ähnlichkeit zu:
- Reaktiven Psychosen in Europa.
- Zykloiden Psychosen (Angst-Glück-Psychosen).
- Emotionspsychosen.

Gemeinsames, kulturübergreifendes Merkmal: heftige Affekte.

Die Symptomatologie wird von der kulturtypischen Ausgestaltung kognitiver und affektiver Art bestimmt → vielgestaltiges Krankheitsbild.

21.5.3 Depressive Störungen

Epidemiologie Länderübergreifende multizentrische Studien zur Untersuchung der Prävalenz- und Inzidenzraten psychischer Störungen zeigen, dass zwischen verschiedenen Ländern signifikante Unterschiede bezüglich des Auftretens depressiver Störungen bestehen. Die Lebenszeitprävalenz der Depression ist unterschiedlich. Weltweit liegen die Raten zwischen 8 und 20 %. Bezüglich der Prävalenzraten sind in verschiedenen Populationen große Unterschiede zu beobachten.

Klinik Die Depression stellt ein kulturübergreifendes Erkrankungsbild dar (▶ 8), es bestehen jedoch kulturspezif. Unterschiede in Bezug auf Symptompräsentation und -prävalenz. Der kulturübergreifende Aspekt umfasst das Bestehen psychischer Sympt., die sich dann kulturspezif. als Störungen des Affekts, des Verhaltens oder auch als somatische Beschwerden äußern können. Affekt- und Verhaltensstörungen sowie somatische Beschwerden sind die drei zentralen Symptomkategorien der Depression.

- **Kulturell unterschiedliche Symptomausprägung:** In westlichen Kulturen wird eine Störung des Affekts als Hauptmerkmal einer Depression betrachtet, in anderen Kulturen können andere Sympt. im Vordergrund stehen.
  In buddhistischen Kulturen ist z. B. das Leiden (dukkha) – gemäß der buddhistischen Lehre – eine der vier Grundwahrheiten, d. h. es wird nicht als Krankheitsmerkmal gewertet. Bereits Kraepelin beschrieb, dass schwere Depressionen bei Pat. in Indonesien nicht mit Schuldvorwürfen und Verarmungswahn einhergingen.
  Während im europäischen Kulturkreis häufiger schwere Verläufe mit ausgeprägten psychischen Sympt. und Suizidtendenzen im Vordergrund stehen, wurden in Entwicklungsländern eher vegetativ-körperliche Sympt. als dominant beschrieben. In einigen Studien wurde festgehalten, dass depressive Pat. z. B. in Indien überwiegend über somatische Probleme klagten, insb. wenn sie wegen einer Stigmatisierung besorgt waren.
  Darüber hinaus wurde festgestellt, dass „westlichere" Pat. und Pat. mit schwerwiegenderen Sympt. eine Tendenz zeigten, vermehrt über psychische

Probleme zu berichten.
In einer vergleichenden Untersuchung an indonesischen und deutschen Pat. wurde berichtet, dass bei Letzteren in Bezug auf Stimmung und Verhalten die Sympt. Hemmung, Agitiertheit und das Bestehen von Suizidgedanken signifikant häufiger vorzufinden waren. Auch bei Sympt. wie verminderte Leistungsfähigkeit, Verarmungsideen und Selbstbeschuldigung lagen ähnliche Beobachtungen vor.
Die Annahme, in nichtwestlichen Kulturgemeinschaften würden sich depressive Zustandsbilder signifikant häufiger in einer Somatisierung äußern, ist in der aktuellen transkulturellen Forschung umstritten. Die Ergebnisse einer WHO-Multicenterstudie zeigen, dass in allen 14 beteiligten Ländern Somatisierungen in nahezu gleicher Ausprägung auftraten. Die Somatisierung bei psychischen Erkr. erfüllt aber je nach kulturell geprägten Persönlichkeitskonzepten sehr unterschiedliche Funktionen.
In vielen Regionen der Welt werden kulturspezif. Laienbegriffe zur Beschreibung seelischen Unwohlseins beschrieben. So werden z. B. Organchiffren zur Verständlichmachung der Beschwerden eingesetzt. Beispiel: Im Indonesischen werden Begriffe wie „Hati kecil“ (kleine Leber) für „verzagt sein“ und als Ausdruck von Traurigkeit benutzt. Darüber hinaus existieren sog. „Idioms of Distress“, lokaltypische Symptommuster wie etwa in Korea das „Hwa Byun“, das mit epigastrischem Brennen, weiteren Körpersympt. sowie mit Wut einhergeht und auch als „Feuerkrankheit“ bekannt ist.

„Idioms of Distress“ sind kulturspezif. Belastungssy. mit häufig lokal geprägten Ausdrucksmustern.

Die lokaltypischen Symptommuster sind ein metaphernhafter, deutlicher Ausdruck einer gestörten individuellen und sozialen Befindlichkeit.
Bei den psychotischen Sympt. dominieren Wahnthemen wie hypochondrischer Wahn und Verfolgungswahn in den Entwicklungsländern, während bei den euroamerikanischen Pat. Themen wie Schuld, Verarmung und Krankheit im Vordergrund stehen. Insgesamt werden psychotische Sympt. wie Halluzinationen und depressiver Wahn bei euroamerikanischen Pat. häufiger beobachtet.

- **Transkulturell gültige Kernsymptome:** Es bestehen Anhaltspunkte dafür, dass bei der Depression eine kulturübergreifende Grundstörung vorliegt. Als transkulturell verbindliche Kernsymptome der Depression gelten:
  - Intensive „vitale“ Traurigkeit.
  - Unfähigkeit, Freude zu erleben.
  - Interessenverlust und Energielosigkeit.
  - Angst.
  - Gefühle eigener Wertlosigkeit sowie kognitive Einbußen.

Anamnese Unabhängig von der Herkunft der Pat. ist eine gegenüber kulturellen Unterschieden offene, dialogische und empathische Anamneseerhebung wichtig; ggf. unter Hinzuziehung eines Sprach- und Kulturmittlers (▶ 21.4.3). Der Untersucher nutzt die Kompetenz des Dolmetschers, um das geschilderte und beobachtete Verhalten vor dem Hintergrund kultureller Besonderheiten, Glaubensrichtungen und Verhaltenskodizes zu verstehen und zu interpretieren.

Wichtig ist auch die Berücksichtigung migrationsassoziierter Stressoren, die in ihrer Bedeutung für den Krankheitsprozess oft unterschätzt werden.

21.5.4 Angststörungen

Die Erscheinungsbilder der neurotischen Störungen wie Angststörungen (▶ 9.1) und dissoziative Störungen (▶ 9.4) sind stark von soziokulturellen Gegebenheiten abhängig. Sie sind für die meisten kulturellen Kontexte nachgewiesen; z. T. existieren dafür sogar traditionelle Bezeichnungen.

Soziale Phobie

Während in westlichen kulturellen Kontexten im Rahmen einer sozialen Phobie das Gefühl vorherrscht, sich zu blamieren oder beschämt zu werden (▶ 9.1.1), dominieren z. B. bei dem in **Japan** vorkommenden **Taijin Kyofu** ängstliche Gedanken, anderen zur Last zu fallen, ihren Ärger zu erregen oder ihnen gar zu schaden. Zudem ist diese Krankheit durch intensive Ängste beherrscht, der eigene Körper, Teile davon (Erscheinungsbild, Gesichtsausdruck, Körpergeruch) oder bestimmte eigene Verhaltensweisen könnten eine andere Person unangenehm beeinträchtigen.

Zwangsstörungen und Zwangssyndrome

Zwangssy. werden in Europa und Nordamerika häufiger beobachtet als in anderen Teilen der Welt (▶ 9.2). In Ländern mit muslimischer Bevölkerung ist ein Zusammenhang zu religiösen Ritualen zu beobachten. Die Betroffenen haben nach der dreimaligen Waschung nicht das Gefühl, rein zu sein, weshalb sie diese immer wieder wiederholen. Die Störung kann sich auch auf andere Rituale beziehen. Die Betroffenen erleben die Sympt. als ich-dyston und leiden darunter.

Zwangssympt. im Zusammenhang mit religiösen Ritualen finden sich in allen kulturellen Kontexten. Es ist oft schwierig, die Übergänge zu individuellem Leiden und Funktionsbeeinträchtigung zu erkennen. Ein wichtiges Kriterium bildet dabei die kulturelle Norm (die Angemessenheit bzw. Unangemessenheit), die am besten von einem Vertreter der jeweiligen Kultur beurteilt werden kann.

21.5.5 Trance- und Besessenheitszustände, dissoziative Trancezustände

Definition

- Diese Phänomene kommen fast in allen Kulturen vor (▶ 9.4.4). Es handelt sich dabei um veränderte Bewusstseinszustände, die im Rahmen von kulturellen und religiösen Ritualen auftreten und unterschiedlich aussehen können.
- **Trance** ist ein hypnoid veränderter Bewusstseinszustand mit Wahrnehmungseinengung und selektiver Fokussierung auf die Umgebung wie bei Hypnose, psychogenem Dämmerzustand und Ekstase.
- Unter **Besessenheitstrance** wird die Inbesitznahme durch Geister verstanden. Sie ist gekennzeichnet durch eine episodische Veränderung des Bewusstseinszustands. In Besessenheitstrance können durch Geister verschiedene Identitäten angenommen werden. Die Geister nutzen das Medium Mensch, um sprechen und agieren bzw. reagieren zu können. Für die Zeit der Besessenheit besteht eine Voll- oder Teilamnesie.

- Besessenheits- und Trancerituale werden oft auch zur wirkungsvollen Heilung psychisch kranker Menschen eingesetzt.
- Besessenheit ohne Trance kann beobachtet werden bei:
  - Psychischen Störungen wie Schizophrenie im akuten Stadium.
  - Depression und somatische Störungen wie Schmerzen.
  - Psychogenen Lähmungen.

Pathologische Trance- und Besessenheitszustände

Pathologische Trance- und Besessenheitszustände (F44.3) sind dadurch gekennzeichnet, dass sie nicht als normale Anteile von religiösen oder kulturellen Ritualen anerkannt werden. Sie treten unwillkürlich auf und sind nicht Bestandteile von induzierten Ritualen.

Die Betroffenen leiden sehr darunter. Die sonst in den Ritualen als freundlich erlebten Geister werden hier feindlich und fordernd erlebt. Je nach Intensität können diese Zustände das soziale Leben und die Funktionsfähigkeit der Betroffenen stark beeinträchtigen.

21.5.6 Persönlichkeitsstörungen

Eine WHO-Pilotstudie hat erhebliche kulturelle Unterschiede bei den Persönlichkeitsstörungen (PS; ▶ 11.1) aufgezeigt. Borderline- und selbstunsicher-vermeidende PS wurden in fast allen Ländern gefunden.

> Kultur dient als Schutzfaktor. Im Migrationsprozess kann diese Schutzfunktion durchaus wegfallen bzw. sich verändern.

Es wird eine große Abhängigkeit von soziokulturellen Einflussaspekten auf Phänomenologie und Prävalenz beschrieben. Insgesamt sind bislang keine wissenschaftlich gesicherten Daten vorhanden.

Ob ein Phänomen als path. zu werten ist oder nicht, kann davon abhängen, wie eine Gesellschaft bestimmte Verhaltensweisen einordnet. Gerade im Migrationsprozess kann man eine PS mit Akkulturationsproblemen verwechseln. Zudem gilt es ursprüngliche Normen, Wertvorstellungen, Sitten und Gebräuche sowie Überzeugungen zu bedenken.

21.5.7 Kulturabhängige Syndrome

Kulturabhängige Sy. (culture bound syndromes) sind kulturspezif. Belastungssy., die nur in bestimmten kulturellen Kontexten im Zusammenhang mit traditionellen Krankheitskonzepten in einem bestimmten Bedeutungssystem auftreten. Dabei kommt es zu einer Transformation der dysfunktionalen Gefühle und Affekte in Sympt.

Jede Kultur versteht die Symbolik ihrer kulturtypischen Belastungssy. und deren Ausdrucksformen. Gerade aus diesen Bedeutungssystemen heraus wird auch die entsprechende therap. Vorgehensweise bestimmt.

Durch die zunehmende Migration weltweit sind kulturabhängige Sy. mehr und mehr auch in westlichen Regionen zu beobachten. Insgesamt wird von etwa 100 kulturabhängigen Sy. ausgegangen. Beispielhaft vorgestellt werden hier Koro, Susto und Amok.

Koro

Definition Koro beschreibt eine in Indonesien und Malaysia vorkommende Störung. In China wird diese Störung als Suo yang oder Shuk yang („schrumpfender Penis") bezeichnet. Im Westen spricht man vom Sy. der genitalen Retraktion.

Ätiologie Das Sy. hat eine psychische Ursache und wird zu den Angststörungen gezählt. Es besteht eine irrationale Vorstellung, dass der Penis schrumpfen und sich in den eigenen Körper zurückziehen und man daran sterben könne.

Vorkommen Indonesien, Malaysia und China.

Klinik Die Betroffenen reagieren mit Panik. Charakteristisch ist auch das Festhalten oder Ziehen des Penis mit den Händen oder speziellen Geräten. In Bezug auf äußere Schamlippen und Brüste kann Suo yang auch Frauen betreffen, i. d. R. sind aber Männer betroffen.

Klassifikation Koro ist unter sonstige neurotische Störungen zu subsumieren (F48.8). Differenzialdiagnostisch wird auch an eine Panikstörung (F41.0) oder somatoforme Störung (F45.3) gedacht. Das Sy. wird wissenschaftlich als eine Angststörung angesehen.

Susto

Definition In vielen kulturellen Kontexten existiert die Vorstellung, dass Schreck zu einer akuten oder chron. Erkr. führen kann. In lateinamerikanischen Ländern gilt Susto („Schreck") als Volkskrankheit. Weitere Bezeichnungen sind „espanto", „tripa ida" oder „perdida del almo" (Verlust der Seele) und „Chibih". Das Sy. wird von den Betroffenen auf ein aktuelles oder in der Vergangenheit liegendes erschreckendes Ereignis zurückgeführt.

Ätiologie Die kulturelle „Theorie" besagt, dass die Seele den Körper wegen des erschreckenden Ereignisses verlässt und es dadurch zu der Erkr. kommt.

Vorkommen Bei der indianischen Bevölkerung in den Südstaaten der USA, in Südamerika und bei den Latinos in Mexiko wurde Susto überwiegend im Zusammenhang mit psychogen überlagerten körperlichen Erkr. und bei sehr ungünstigen sozialen Umständen gefunden.

Symptomatik Folgen dieses Seelenverlusts sind u. a. Schwächegefühl, Schlafstörungen, Gewichtsverlust, Appetitstörungen, schlechte Träume, gedrückte Stimmung, geringes Selbstwertgefühl. Auch Anfallserscheinungen oder körperliche Beschwerden wie Schmerzen in Muskeln, Kopf und Magen oder Diarrhöen können auftreten.

Therapie Mit einem traditionellen indianischen Heilungsritual wird versucht, die Seele, die nach indianischer Auffassung von den Geistern des Wassers, der Luft und der Erde in Besitz genommen wurde, wiederzufinden und in den Körper des Betroffenen zurückzubringen. Dazu werden die Geister durch die Opfer des Heilkundigen freundlich gestimmt. Darüber hinaus geht es um die Reinigung des Betroffenen und die Wiederherstellung des „geistigen und körperlichen Gleichgewichts".

Klassifikation Diagnostisch könnte an eine PTBS (F43.1) oder eine Anpassungsstörung (F43.2) gedacht werden. Differenzialdiagnostisch kommen eine somatoforme Störung (F45), eine depressive Episode (F32) oder eine generalisierte Angststörung (F41.1) in Betracht.

Amok

Definition Der Begriff stammt von der vorderindischen Bezeichnung eines Kriegers, der sich dem Tod geweiht hat („amuco"). Amok wird in Polynesien als „tafard" oder als „tathard", in Puerto Rico als „mal de pelear" bezeichnet.

Ätiologie Das Sy. wird als dissoziative Episode bezeichnet, bei der es plötzlich zu unmotivierten und ungerichteten Gewaltausbrüchen gegen Menschen, häufig mit Todesfolge, und gegen Sachen kommt. Das Sy. wurde nur bei Männern beobachtet.

Vorkommen Beispielsweise in Laos, auf den Philippinen, in Polynesien und Puerto Rico.

Klinik Amok besteht aus fünf Stadien:
- Im Vorstadium kommt es zum Verlust von sozialen Bindungen und Sicherheit sowie zu chron. Erkr.
- Akute Belastungen wie Kränkungen körperlicher oder psychischer Art können als Auslöser fungieren, gefolgt vom „meditativen Stadium" mit Grübeleien und Wiederholungen von Gebetsformeln. Es kommt zu einer Veränderung der Bewusstseinslage und zu einer veränderten Wahrnehmung der Außenwelt als bedrohlich.
- Es entwickelt sich eine unerträgliche Spannung, Angst und Wut.
- Diese mündet dann im Amoklauf mit Bewegungssturm, Laufen, wahllosem bewaffnetem Angriff auf Menschen, Lebewesen und Gegenständen oder Legen von Feuer unter Inkaufnahme des eigenen Todes.
- Schließlich wendet sich die Aggression gegen die eigene Person mit der Folge von Suizid oder Selbstverletzung. Der Abschluss besteht in totaler Entkräftung, in stuporartigem Zustand mit „Terminalschlaf". Für die Amokepisode besteht Amnesie.
- Den Betroffenen werden kulturübergreifend geringe geistige und emotionale Differenzierungen zugeschrieben. Amok hat einen charakteristischen Syndromkern mit sonst großem kulturspezif. Reichtum an Symptomvariationen. Amok zeigt fließende Übergänge zu anderen dissoziativen Zuständen und affektiven Störungen mit klarem Bewusstsein.

Klassifikation Diagnostisch kann Amok als sonstige nicht näher bezeichnete dissoziative Störung (F44.88) oder dissoziative Fugue (F44.1.) eingeordnet werden.

21.6 Psychopharmakotherapie bei Menschen mit Migrationshintergrund

21.6.1 Primär genetische Variabilität

Genetische Unterschiede sind bekannt bei:
- Arzneimittelrezeptoren.
- Enzymen, die am Metabolismus beteiligt sind (z. B. CYP450).
- Proteinen, die am Transport von Pharmaka beteiligt sind (z. B. P-Glykoprotein).

Die meisten Psychopharmaka werden in zwei Phasen metabolisiert:

- Phase-1-Reaktionen sind Funktionalisierungsreaktionen, die überwiegend durch das v. a. im endoplasmatischen Retikulum der Hepatozyten lokalisierte Cytochrom-P450-Enzym-System (CYP) erfolgen.
- Die Phase-2-Reaktionen umfassen die Konjugationsreaktionen, bei denen die Metaboliten der ersten Phase mit endogenen Transferasen verbunden werden.

In Enzymsystemen beider Phasen existieren genetische Polymorphismen. Polymorphe Allele kodieren für Enzyme mit unterschiedlicher Aktivität. Phänotypisch kann je nach Allelausstattung eine fehlende, reduzierte oder verstärkte Metabolisierung von psychotropen Substanzen die Folge sein.

Bei der Behandlung von Pat. mit Migrationshintergrund sind Kenntnisse der unterschiedlichen Metabolisierungsmechanismen unerlässlich. Neben interindividuellen Unterschieden existieren auch interethnische Unterschiede bei der Metabolisierung von Psychopharmaka, die in der Praxis noch zu wenig Berücksichtigung finden. Sie können z. B. erklären, warum manche Pat. mit Migrationshintergrund bereits bei niedrigen Dosierungen von Psychopharmaka starke NW oder gar Intoxikationserscheinungen oder trotz hoher Dosierungen kaum Wirkungen zeigen. Die Messungen von Wirkstoffspiegel im Serum können Hinweise auf den Metabolisierungsmechanismus geben.

CYP2D6

Unter den zahlreichen Subfamilien und Isoformen des CYP-Systems sind für das Enzym 2D6 mehr als 50 Polymorphismen bekannt. Genetische Unterschiede bei CYP2D6 bedingen, ob jemand zu den „langsamen", „schnellen" (normalen) oder „ultraschnellen" Metabolisierern zählt.

Zahlreiche **Antidepressiva** zählen zu den psychotropen Substanzen, die über das CYP2D6 metabolisiert werden, u. a. Fluoxetin, Paroxetin, Desipramin, Nortriptylin, Clomipramin, Amitriptylin, Imipramin, Mirtazapin, Venlafaxin und Trazodon.

Bei den **Neuroleptika** gehören dazu z. B. klassische Neuroleptika wie Haloperidol, Clozapin, Risperidon, Olanzapin.

Die Verteilung der Metabolisierungsformen ist weltweit unterschiedlich und sollte in der Psychopharmakother. Beachtung finden.

Beispiele für „langsame" Metabolisierer:

- 5–10 % der Kaukasier.
- 3 % der Schwarzen.
- 1 % der Asiaten.
- 1 % der Orientalen.

Dagegen zählen zu den „ultraschnellen" Metabolisierern:

- 1–3 % der Mitteleuropäer.
- 5 % der Spanier.
- 19 % der Araber.
- 29 % der Äthiopier.

CYP2C19

Ein anderes Beispiel ist die Metabolisierung über das CYP Isoenzym 2C19. In diesem Zusammenhang sind psychotrope Substanzen wie Moclobemid, Diazepam, Clomipramin, Amitriptylin und Imipramin zu nennen. Hier sind 3–5 % der Kaukasier, aber 15–20 % der Asiaten „langsame" Metabolisierer.

21.6.2 Kulturspezifische Umweltfaktoren

Neben der prim. genetischen Variabilität können auch zahlreiche kulturspezif. Umweltfaktoren wie Nahrung, Genussmittel, Medikamente, Heilkräuter, Koffein und Tabak die Wirksamkeit von Psychopharmaka beeinflussen.

Auch psychosoziale Faktoren können eine wichtige Rolle spielen:

- Sprachbarrieren.
- Kulturabhängige Ausdrucksformen psychischer Sympt.
- Unterschiedliche Krankheitskonzepte bzgl. Art und Dosierung.

22 Psychiatrische Begutachtung

Michael Rentrop und Patrick Rosenow

22.1 Bedeutung und Formen von Gutachten

22.1.1 Aufgabe des Gutachters

Die Erstellung psychiatrischer Gutachten gehört zu den häufigen Aufgaben im klin. Alltag. Dabei wird vom Gutachter erwartet, zu einem rechtlichen Problem aus Sicht des psychiatrischen Fachgebiets in – für medizinische Laien – nachvollziehbarer Form Auskunft zu geben und den eingenommenen Standpunkt zu begründen. Bei der Gutachtenerstellung ist streng darauf zu achten, sich ausschließlich zu den gestellten Fragen zu äußern; übergeordnete Schlussfolgerungen und rechtliche Bewertung sind Aufgaben des Gerichts.

> Psychiatrische Gutachten werden stets in einem zweistufigen Vorgehen erstellt. Zunächst wird die Frage geklärt, ob bei einer Person eine psychische Störung vorliegt; in der zweiten Stufe werden die Folgen dieser Störung für eine rechtliche Fragestellung bewertet. Wird keine psychische Störung festgestellt, erübrigen sich alle weiteren Fragen.

Auswirkungen auf das Arzt-Pat.-Verhältnis:

- Für die Arzt-Pat.-Beziehung bedeutet eine Begutachtung eine Einschränkung der ärztlichen Verschwiegenheitspflicht. Darauf ist ein Proband in einer Begutachtung ausdrücklich hinzuweisen.
- Ein laufender Therapieprozess kann durch eine Begutachtung erheblich beeinträchtigt werden; daher muss im Einzelfall erwogen werden, ob ein dem Pat. lange vertrauter Therapeut geeignet ist, ein offizielles Gutachten zu erstellen.
- In aller Regel wird dem Betroffenen und seinem Rechtsvertreter das Gutachten zur Verfügung gestellt; dies ist bei der Formulierung zu beachten.

22.1.2 Auftraggeber und Stellenwert

Auftraggeber Gutachten können von verschiedenen Seiten in Auftrag gegeben werden:

- Privatgutachten: durch eine an einem Verfahren beteiligte Person oder deren Rechtsvertreter; Wert einer solchen Begutachtung ist eingeschränkt, derartige Begutachtungen werden als „Gefälligkeit“ betrachtet. Ein Nutzen kann in Situationen bestehen, in denen die Wiederaufnahme eines Verfahrens oder die Überprüfung eines bereits vorhandenen Fachgutachtens erreicht werden soll.
- Psychiatrische Zusatzgutachten in Verfahren mit Hauptgutachten aus einem anderen medizinischen Fachgebiet: immer dann, wenn der somatische Gutachter zur Auffassung gelangt, eine psychische Störung könnte Folge oder Ursache einer medizinischen Fragestellung sein.
- Versicherungen/Berufsgenossenschaften: in aller Regel Fragestellungen zu Unfallfolgen und/oder Berufs- bzw. Erwerbsunfähigkeit. Meist zur Prüfung der Leistungspflicht oder Klärung von Fragen eines Kausalzusammenhangs (z. B. Unfall – psychische Folgeerscheinungen). Häufig werden psychiatrische Begutachtungen bereits vor einer rechtlichen Auseinandersetzung eingefordert.
- Gerichtliche Gutachten überwiegend aus öffentlichem Recht, Straf-, Zivil- oder Sozialrecht: Feststellung einer psychischen Störung und Beurteilung, in-

wiefern diese Störung definierte Fähigkeiten des Betroffenen einschränkt (häufige Fragestellungen ▶ 22.4).

Um eine gemeinsame Verständigung zu ermöglichen, ist es unabdingbar, die in einer Begutachtung gefundene psychische Störung in Form einer Diagnose nach den aktuellen Klassifikationssystemen (ICD-10, DSM-IV) abzufassen. In allg. Form umschriebene Diagn. sind nicht akzeptabel. Die Zuordnung im Klassifikationssystem soll – zumindest in komplexen Fragestellungen – durch Bezug der einzelnen deskriptiven Kriterien auf das individuelle Problem des Probanden begründet werden.

Stellenwert psychiatrischer Gutachten

- Das Gutachten dient dazu, dem Auftraggeber den psychiatrischen Sachverstand zur Verfügung zu stellen, über den nur ein Psychiater aufgrund seiner Kenntnis des gesamten Spektrums psychischer Störungen verfügt. In Strafverfahren ist es notwendig, über die Erstellung des Gutachtens hinaus alle Belange der Begutachtung vor Gericht als Sachverständiger mündlich darzustellen. Auf anderen Rechtsgebieten kann der Gutachter ebenfalls als Sachverständiger hinzugezogen werden.
- Ein Gericht wird einem Gutachten nicht einfach folgen; vielmehr ist es Aufgabe des Richters, das Gutachten kritisch zu würdigen; zudem haben die beteiligten Parteien das Recht, ergänzende Fragen zu stellen oder auf Widersprüche und Fehlannahmen im Gutachten hinzuweisen.

22.1.3 Formen von Gutachten

Ärztliche Bescheinigungen/Atteste Kürzeste Form psychiatrisch-gutachterlicher Äußerung, Umfang bis zu einer Seite; häufige Anwendungen: Initiierung einer Betreuung, ärztliche Bescheinigung zur Frage der Prüfungsfähigkeit. In Form von Formularen, z. B. Arbeitsunfähigkeitsbescheinigung.

Formulargutachten Vereinfachtes gutachterliches Verfahren mit begrenzter Aussagekraft; Beantwortung vorgegebener Fragen, überwiegend im Sinne eines „Multiple-Choice“-Fragebogens; Einschätzungen etwa der Leistungsfähigkeit in der Beantragung von Leistungen einer Berufsunfähigkeitsversicherung, vor einer ausführlichen Begutachtung. Auch zur Einleitung rehabilitativer Maßnahmen bei langer Arbeitsunfähigkeit oder Klärung der weiteren Aufenthaltsdauer bei Klinikaufenthalten.

Freie Gutachten Gutachtensform bei allen komplexen Fragestellungen, allg. Aufbau ▶ 22.3.

22.2 Vorbereitende Schritte und Untersuchung

22.2.1 Vorbereitung einer Begutachtung

- Erforderlich ist eine schriftliche Einladung des Probanden, mindestens 2 Wo. im Vorfeld. Dabei über Zeitpunkt und Ort der Begutachtung, Zweck sowie Dauer der Untersuchung informieren. Soweit möglich klären, ob eine prob-

lemlose Verständigung mit dem Probanden möglich ist, ggf. frühzeitig Dolmetscher (▶ 21.4.3) bestellen.
- Erscheint ein Proband nicht zum vereinbarten Termin, sollte ein zweiter Kontaktversuch unternommen werden; erfolgt erneut keine Reaktion, das Gutachten an den Auftraggeber zurückgeben.
- Zeitgleich mit dem Probanden ist der Auftraggeber zu informieren, bis wann das Gutachten abgeschlossen sein wird.
- Aufgrund der langen Abläufe bei Gerichtsverfahren max. Bearbeitungszeit von 3 Mon. einhalten.
- Vor Beginn der eigentlichen Probandenuntersuchung Akte lesen und in den wesentlichen Aspekten für das spätere schriftliche Gutachten zusammenfassen. Häufig reicht es, zunächst die relevanten Aktenblätter zu markieren. Besonders wichtig: die konkrete Frage des Auftraggebers des Gutachtens erfassen und als Leitlinie für die angewandten Untersuchungsinstrumente nutzen.

22.2.2 Untersuchung eines Gutachtenpatienten

- Zunächst Begrüßung, Vorstellung und Erläuterung der Untersuchung. Hinweis auf die eingeschränkte ärztliche Schweigepflicht (Kasten).
- Prüfung der Identität des Probanden (Ausweis, Führerschein).
- Allg. ausführliche psychiatrische Untersuchung (▶ 1.2), ergänzend körperliche Untersuchung.
- Einsatz spezieller Untersuchungsinstrumente zur Objektivierung der klin. Untersuchung sowie Prüfung der im Einzelnen geforderten Funktionen.

- Grundsätzlich stehen alle Informationen, die dem Gutachter bekannt werden und nicht mit der Frage der Begutachtung zusammenhängen, wiederum unter Schweigepflicht.
- Der Gutachter ist dazu verpflichtet, das Ergebnis der Begutachtung vor der Abfassung des schriftlichen Gutachtens und Weiterleitung an den Auftraggeber für sich zu behalten.

22.3 Erstellung eines psychiatrischen Gutachtens

Formaler Ablauf ▶ Tab. 22.1.

Tab. 22.1 Formaler Ablauf eines psychiatrischen Gutachtens

Abschnitt des Gutachtens	Wesentliche Inhalte
Deckblatt	• Absender, z. B. Klinikbriefkopf • Adressat • „Im Auftrag der/des ..., vom ..., erstellen wir das folgende wissenschaftlich begründete psychiatrische Gutachten über ..., geboren am ..., wohnhaft ... Aktenzeichen/Geschäftsnummer: ...“.

Tab. 22.1 Formaler Ablauf eines psychiatrischen Gutachtens *(Forts.)*

Abschnitt des Gutachtens	Wesentliche Inhalte
Fragestellung	• „In diesem Gutachten soll zu folgenden Fragen Stellung genommen werden: 1., 2., 3. …" (Zitat aus dem Gutachtensauftrag) • „Das Gutachten stützt sich auf die von/vom … überlassene Akte sowie die vom Probanden zusätzlich beigebrachten ärztlichen Bescheinigungen/Atteste … und die persönliche ambulante/stationäre Untersuchung der/des …, die am … in der … (Klinik/Praxis) stattgefunden hat". (**Cave:** Alle vom Probanden zusätzlich beigebrachten Untersuchungsergebnisse müssen dem Auftraggeber zur Verfügung gestellt werden)
I. Zusammenfassung des Akteninhalts	• Kurze Darstellung aller wesentlichen Inhalte der Akte • Wann immer möglich Einhalten einer nachvollziehbaren Struktur, z. B. zeitliche Ordnung der Befunde einer Akte, von den zurückliegenden zu den gegenwärtigen Befunden • Stark gekürzte Zusammenfassungen sind bei vielfacher Wiederbegutachtung zu einer bekannten Fragestellung möglich • Gelegentlich wünscht der Auftraggeber ausdrücklich keine Zusammenfassung des Akteninhalts; diesem Wunsch ist zu folgen
II. Eigene Untersuchung	• Feststellung der Identität: z. B. „Herr/Frau … konnte sich durch Bundespersonalausweis, Nummer … ausweisen" • Hinweis auf Einhaltung des Rahmens einer Begutachtung: z. B. „Herr/Frau … kam pünktlich zum vereinbarten Termin und verhielt sich in der Gutachtensituation stets angemessen" • Psychiatrische Untersuchung, z. B. dem Schema des Untersuchungsleitfadens folgend (▶ Abb. 1.1, Anamnesebogen); dabei ist das „Herzstück" ein differenziert formulierter, alle Bereiche des psychischen Erlebens abbildender psychopath. Befund (auch die **nicht** auffälligen). Spezielle Teile der Anamnese (z. B. Sexualanamnese) sind nur dann zu erheben/im Gutachten zu nennen, wenn ein Bezug zur Fragestellung besteht • Möglichst immer dem Problem angepasste, ergänzende objektivierende Untersuchungsbefunde (Fragebogeninstrumente, strukturierte Interviews, mit allg. Anerkennung; z. B. Hamilton Depression Scale und Beck Depressionsinventar; SKID I, SKID II Interview ▶ 1.2.4 etc.). Bei komplexen Fragestellungen neuropsychologisches Zusatzgutachten erwägen • Je nach Fragestellung spezielle Aspekte erfassen: z. B. bei Arbeits-, Berufsunfähigkeitsbegutachtung „pos. und neg. Leistungsvermögen" erfassen; dabei auch Freizeitaktivitäten erfragen, typischen Tagesablauf schildern lassen • Körperliche Untersuchung: Ein psychiatrisches Gutachten umfasst eine orientierende neurologisch/internistische Untersuchung, soweit notwendig ergänzt durch Laborbefunde (z. B. bei V. a. Alkoholmissbrauch) • Diagnose: Formulieren einer aus den vorhergehenden Befunden nachvollziehbaren Diagn. und Einordnung in ein Klassifikationssystem unter Nennung der Kodierung, z. B. ICD-10: F20.0

Tab. 22.1 Formaler Ablauf eines psychiatrischen Gutachtens *(Forts.)*

Abschnitt des Gutachtens	Wesentliche Inhalte
III. Beurteilung und Beantwortung der Gutachtensfragen	• Bezug auf Akteninhalt: Widersprüche in/zu früheren Untersuchungen erläutern • Übereinstimmung der vom Probanden angegebenen Beschwerden mit den objektivierenden Messinstrumenten; dabei auf Auffälligkeiten hinweisen, z. B. wenn Fremdrating einer Depression weit von Selbstrating abweicht (Hamilton-Skala vs. Beck-Skala) • Hinweise auf aggravierendes, manipulatives Verhalten erfassen • Beantwortung der einzelnen Fragen des Gutachtens wie in der Fragestellung angegeben; z. B. zu 1. ... • Zusammenfassung, soweit angemessen • Unterschrift: Für supervidierend tätigen Gutachter, z. B. Klinikdirektor Formulierung „Einverstanden aufgrund eigener Urteilsbildung", für ausführenden Oberarzt und Assistenten „Einverstanden aufgrund eigener Untersuchung und Urteilsbildung"
Anhang	• Literaturhinweise

22

Rechnungstellung Gutachten fallen i. Allg. nicht in den Leistungskatalog der Krankenversicherungen und werden gesondert abgerechnet. Es lassen sich drei Vergütungsgruppen unterscheiden, für diese gelten zum Stichtag der Manuskripterstellung (Juni 2012) folgende Vergütungssätze:

1. Private Gutachten, z. B. Versicherungen, Abrechnung in GOÄ. Wert: 67,02 Euro je angefangene Arbeitsstunde.
2. Berufsgenossenschaftliche Gutachten. Unabhängig von der Länge eines Gutachtens bei wissenschaftlich begründetem Gutachten 236,16 Euro oder ausführlicher wissenschaftlicher Begründung 317,58 Euro. Sollte im Vorfeld klar werden, dass eine Gutachtenerstellung damit nicht zu begleichen ist, muss eine höhere Rechnung mit der auftraggebenden BG verhandelt werden.
3. Gerichtsgutachten. Aufteilung in:
   - M1: 50 Euro pro begonnene Stunde bei einfachen gutachterlichen Fragen (z. B. Betreuung).
   - M2: 60 Euro pro begonnene Stunde bei komplexeren Fragen, z. B. Erwerbsunfähigkeit.
   - M3: 85 Euro pro Stunde bei hoch anspruchsvollen Fragestellungen, etwa Schuldfähigkeit, Kausalzusammenhängen, Opferentschädigung.

Für die einzelnen Abschnitte des Gutachtens gelten folgende Richtwerte:

- Aktenstudium: Akten mit medizinischem Inhalt, 60 Seiten entsprechen 1 Arbeitsstunde.
- Untersuchung des Probanden: aufgewendete Zeit in Stunden.
- Ausarbeitung des Gutachtens: Beurteilung und Beantwortung der Gutachtensfragen 1 Seite entsprechend 1 Arbeitsstunde.
- Diktat und Durchsicht des Gutachtens 4 Seiten entsprechend 1 Arbeitsstunde.

22.4 Häufige Fragestellungen

Es werden lediglich einfache bis mittelgradig komplexe Fragestellungen aus der gutachterlichen Praxis dargestellt. Fragen des Strafrechts, etwa zur Schuldfähigkeit oder Progn. ▶ 16.3 Forensische Psychiatrie.

22.4.1 Betreuung

Einrichtung über das Betreuungsgericht, auf Antrag (▶ 1.8.5) oder von Amts wegen (§ 1896 I BGB).
Ersatz für die Vormundschaft, die nur noch bei Minderjährigen zur Anwendung kommt; wesentlicher Vorteil ist die Möglichkeit einer individuellen Anpassung der Betreuung an die Bedürfnisse des Betreuten, im Gegensatz zu einem allumfassenden Vormund.
Geregelt werden können u. a.: Zuführung zur ärztlichen Behandlung; Gesundheitsfürsorge, Aufenthaltsbestimmungsrecht; Vermögenssorge; Einwilligungsvorbehalt des Betreuers bei Ausgabe definierter finanzieller Mittel; Vertretung vor Versicherungen und Behörden, Abschluss von Heimverträgen, Öffnen und Anhalten der Post.
Gesetzlicher Betreuer kann jeder geschäftsfähige, volljährige Bürger werden. Grundsätzlich ist der Wunsch des Betreuten nach einer bestimmten Vertrauensperson zu berücksichtigen. Alternativ Möglichkeit der Bestellung eines Berufbetreuers (gebührenpflichtig). Die Bestellung eines Betreuers ist nicht erforderlich, wenn der Pat. eine rechtsgeschäftliche Vorsorgevollmacht erteilt und/oder eine Patientenverfügung erstellt hat (§ 1901a BGB).

22.4.2 Geschäftsfähigkeit

Voraussetzung für den Abschluss rechtlich bindender Verträge (▶ 1.8.1).
Vorübergehend geschäftsunfähig sind Menschen mit Bewusstseinsstörungen (z. B. im Rahmen eines epileptischen Anfalls), dauerhaft geschäftsunfähig sind Menschen, bei denen eine „nicht nur vorübergehende krankhafte Störung der Geistestätigkeit besteht, welche eine freie Willensbestimmung ausschließt“. Verträge, die in einem solchen Zustand geschlossen werden, gelten als nichtig, jedoch muss derjenige die Geschäftsunfähigkeit beweisen, der sich darauf beruft.
In der Prüfung der Geschäftsfähigkeit ist im Besonderen darauf einzugehen, ob und in welchem Umfang ein Proband in seinem Denken und Handeln von Wahngedanken oder Trugwahrnehmungen gelenkt ist oder die Gesamtheit eines Problems infolge kognitiver Einschränkungen oder einer Bewusstseinsstörung ggf. nicht mehr erfassen kann.
Gutachterliche Fragen umfassen v. a., ob zu einem bestimmten Zeitpunkt eines Rechtsgeschäfts eine vorübergehende Geschäftsunfähigkeit bestanden hat und damit die normale Bestimmbarkeit durch normale Motive nicht mehr gegeben war.

Testierfähigkeit

Sonderfall der Geschäftsfähigkeit: Gemeint ist die Fähigkeit, ein Testament zu errichten.

Rechtliche Fragen und Gutachtensaufträge tauchen häufig erst nach dem Ableben eines Menschen auf, der unmittelbar vor seinem Tod ein Testament geändert oder erstellt hat.
Allg. gilt: Eine schwere psychische Erkr., v. a. aber eine organisch bedingte psychische Störung (z. B. Demenz) schließt eine Testierfähigkeit aus. Die vonseiten mancher Verfahrensbeteiligten in der Argumentation gebrauchten „luziden Intervalle" trotz schwerer Erkr. existieren in der medizinischen Erfahrung nicht.

Einwilligungsfähigkeit

Eng verknüpft mit der Geschäftsfähigkeit: Gemeint ist die Fähigkeit, in eine medizinische Behandlung einzuwilligen, z. B. auch die Verabreichung von Medikamenten. Damit kann Einwilligungsfähigkeit auch bei nicht geschäftsfähigen Menschen gegeben sein, wenn jemand in der Lage ist, die Bedeutung einer Maßnahme zu verstehen, die Folgen einer Unterlassung und Konsequenzen der Durchführung zu erwägen sowie der ärztlichen Aufklärung zu folgen. Bestehen begründete Zweifel, ist eine Betreuung für den Bereich „Gesundheitsfürsorge" zu bestellen.
In der Konsequenz heißt dies, dass es jedem Pat. freisteht, auch lebensnotwendige medizinische Eingriffe abzulehnen, solange sichergestellt ist, dass der Betroffene die Konsequenzen seines Handelns versteht und in seiner Entscheidung nicht von einer belangvollen psychischen Störung beeinflusst wird.
Zudem ist im Alltag zu beachten, dass nur ein zweifelsfrei einwilligungsfähiger Pat. gegen Unterschrift eine Behandlung verweigern oder eine Klinik entgegen dem ärztlichen Rat verlassen kann. Umgekehrt entspricht die „Nichtbehandlung" eines nicht oder eingeschränkt einwilligungsfähigen Pat. dem Tatbestand einer unterlassenen Hilfeleistung.

Prozessfähigkeit

Sonderfall der Geschäftsfähigkeit: Gemeint ist die Fähigkeit, einen Prozess selbst oder durch einen selbst bestellten Vertreter (z. B. Rechtsanwalt) zu führen bzw. führen zu lassen. Konkret heißt dies, sinnvolle Fragen zu stellen, Antworten zu geben, eine Prozessvollmacht zu erstellen etc. Prozessunfähig sind u. a. Geschäftsunfähige oder betreute Volljährige bei Anordnung eines Einwilligungsvorbehalts.

Verhandlungsfähigkeit

Ebenfalls Sonderfall der Geschäftsfähigkeit: Gemeint ist jedoch die Fähigkeit, im Rahmen einer Verhandlung die eigenen Interessen vernünftig wahrzunehmen, z. B. die Verteidigung nachvollziehbar zu organisieren und durchzuführen. Versetzt sich eine Person vorsätzlich in einen Zustand von Verhandlungsunfähigkeit, z. B. durch Substanzkonsum, so kann in Abwesenheit gegen ihn verhandelt werden.
Im Gutachten ist Verhandlungsunfähigkeit zu prüfen und zu begründen, zudem soll eine Aussage erfolgen, ob es sich um eine dauerhafte (z. B. bei Demenz) oder eine vorübergehende Verhandlungsunfähigkeit (z. B. schizophrene Psychose) handelt. Bei vorübergehender Verhandlungsunfähigkeit wird zudem eine Progn. über die Dauer des Zustands erwartet sowie Maßnahmen, welche helfen, die Verhandlungsfähigkeit wiederherzustellen.

22.4.3 Haftfähigkeit

Fähigkeit, in einer Strafvollzugseinrichtung leben zu können, den Sinn einer Haftstrafe zu verstehen. Richterliche Entscheidung, bei welcher der Gutachter lediglich medizinische Argumente erhebt (ernste Gefahr für Gesundheit und Leben).
Generell Unterscheidung von Erkr., die vor und solchen, die während eines Strafvollzugs auftreten. Erkr., die vor Antritt einer Haft beginnen, bedingen die Aufschiebung der Haft. Bei Erkr. während der Haft kann eine Haftstrafe ausgesetzt werden, muss jedoch nicht, insb. wenn Interessen der öffentlichen Sicherheit gegen eine solche Unterbrechung sprechen. In derartigen Fällen erfolgt eine Behandlung in einem geeigneten Haftkrankenhaus.
Bei akuter psychischer Erkr. in Untersuchungshaft erfolgt eine Behandlung in Kliniken des Maßregelvollzugs.

22.4.4 Berufsunfähigkeit

Verlust der Erwerbsfähigkeit im erlernten Beruf auf weniger als 50 % eines gesunden, ähnlich qualifizierten Versicherten (entsprechend 4 h tägl. beruflicher Tätigkeit).
Diese Bewertung erfasst neben den Gegebenheiten der Arbeitswelt die Ausbildung und individuelle berufliche Qualifikation eines Probanden. Bei Benennung alternativer Tätigkeiten im erlernten Beruf müssen diese realistischen Bedingungen der Berufswelt entsprechen.

Beispiel
So ist z. B. von Berufsunfähigkeit auszugehen, wenn ein Proband krankheitsbedingt auf die Möglichkeit einer Ablösung auf Zuruf angewiesen ist, diese Möglichkeit aber in der allg. Erfahrung nicht einzuräumen ist. Auch ist hinsichtlich der Berufsunfähigkeit die Anforderung an die individuelle kognitive Leistungsfähigkeit in einer akademischen Führungsposition i. Allg. höher anzusetzen als in einer einfachen, angelernten Tätigkeit.

Im Gutachten sind, wie auch bei Erwerbsunfähigkeit, die wesentlichen beruflichen Anforderungen im Einzelnen zu prüfen. Daraus ergibt sich ein pos. und neg. Leistungsvermögen.
Darüber hinaus sollen Freizeitaktivitäten erfasst werden. Auf Widersprüche ist zu achten, z. B. ist es nicht plausibel, dass ein Proband über 4 h selbstständig mit dem Auto zum Gutachtentermin anreist, jedoch eine Konzentrationsspanne am Arbeitsplatz von unter 1 h angibt. Derartige Widersprüche müssen in die Beurteilung eingehen.

22.4.5 Erwerbsunfähigkeit

Verlust der allg. Erwerbsfähigkeit auf weniger als 2 h tägl. Arbeitsfähigkeit.
Minderung der Erwerbsfähigkeit (MdE): Festlegung funktioneller Einbußen für die Erwerbsfähigkeit, Angaben in einem Prozentrangbereich (▶ Tab. 22.2); bei definierter Funktionseinschränkung z. B. werden selten auftretende zerebrale Anfälle mit einer MdE von 50–60 % eingeschätzt. Entsprechende tabellarische Einschätzungen existieren für den Verlust einzelner Gliedmaßen oder Sinnesfunktio-

nen, z.B. Verlust der rechten Hand oder eines Auges. Aktuelle Angaben unter: www.deutsche-rentenversicherung.de.
Übertragbarkeit auf psychische Störungen problematisch, da Spielraum in der Beurteilung sehr groß.

Tab. 22.2 MdE bei psychischen Erkrankungen

Erkrankung	Grad der MdE in Prozent
Psychosen aus dem schizophrenen Formenkreis • Akute Erkrankung • Residuum; je nach sozialer Integration	 50–00 0–100
Affektive Störungen, je nach Schweregrad und Störung der sozialen Anpassung	30–100
Organisch bedingte psychische Störung • Leicht • Mittelgradig • Schwer	 bis 40 bis 70 bis 100
Suchtmittelerkrankung • Ohne Abhängigkeit • Mit Abhängigkeit, ohne körperliche Folgen • Mit schweren körperlichen Schäden	 bis 10 bis 40 bis 100
Neurotische Störungen/Persönlichkeitsstörungen • Leicht • Mittel • Schwer ausgeprägt	 bis 10 bis 40 bis 100

Auch nach Anerkennung von Erwerbsunfähigkeit ist großer Wert auf die Ausschöpfung aller Behandlungsoptionen zu legen. Erwerbsunfähigkeit sollte vor allem bei jüngeren Probanden nur für einen begrenzten Zeitraum zuerkannt werden, erneute gutachterliche Untersuchungen in einem Zeitrahmen von 1–2 J. Die Progn. einer Störung aus dem neurotischen Krankheitsgebiet (z.B. somatoforme Störung, Fibromyalgie-Sy., Multiple Chemical Sensitivity etc.) scheint sich nach Herausfallen der Betroffenen aus dem Arbeitsumfeld und den damit verbundenen sozialen Bezügen eher zu verschlechtern.

22.4.6 Fragen nach der Kausalität

- Frage nach der Entstehung einer Störung, relevant bei Unfall-, Haftpflichtversicherungen, rechtlichen Entschädigungsklärungen.
- Die Schädigung muss nach aller Erfahrung adäquat für den behaupteten Schaden sein, ohne die konkrete Schädigung darf der Schaden nicht erklärbar sein.
- Bei mehreren Schädigungsursachen soll eine Wertung des Gewichts der Einzelursachen vorgenommen werden.
- In die Begutachtung müssen die Faktoren der individuellen Prädisposition für die Schädigungsfolgen (Vulnerabilität), die Primärpersönlichkeit, die Umstände des Schadensereignisses selbst, Wege der Krankheitsverarbeitung und Faktoren eines möglichen Krankheitsgewinns eingehen.

22.5 Fehler in der Gutachtenerstellung

Typische Fehlerquellen in der Erstellung von Gutachten:

- Verlassen der als Gutachter geforderten neutralen Position durch zu große Nähe zum Probanden. Insb. relevant, wenn der Gutachter gleichzeitig langjähriger Therapeut ist.
- Übersehen der eigentlichen Frage des Gutachtens oder wesentlicher Teile davon: besonders häufig bei unübersichtlichen Akten langjähriger rechtlicher Auseinandersetzung mit vielen Vorgutachten. Minimieren durch konsequente Suche nach der aktuellen Fragestellung und Diktat dieser in den ersten Teil des Gutachtens.
- Unübersichtliche Darstellung: Gefahr besteht, wenn kein vorgegebener klarer Ablauf bei der Gutachtenerstellung eingehalten wird (▸ 22.3).
- Unvollständige Untersuchung des Probanden/Fehlen objektivierender Untersuchungsinstrumente: als Fehlerquelle zu vermeiden, wenn Durchführung eines Gutachtens vor der Patientenuntersuchung strategisch geplant wird.
- Überschreiten der Grenzen des Fachgebiets: als Fehlerquelle relevant bei Begutachtung komplexer Krankheitsbilder mit Problemen in mehreren medizinischen Bereichen.
- Überschreiten der Grenzen der Aufgaben eines Gutachtens: Eine Begutachtung darf nicht die Bewertung durch ein Gericht vorwegnehmen, sondern muss der Entscheidungsfindung des Richters dienen.
- Missverständliche und schwammige Diagnosestellung: in den Augen der Juristen besondere Gefahr psychiatrischer Gutachten. Wird insb. genährt durch Anbieten vieler Differenzialdiagnosen, nicht nachvollziehbarer Begründung einer Diagnose oder Fehlen einer Zuordnung in ein Klassifikationssystem.

Index

Index

T

Weitere Titel der Reihen Klinikleitfaden und Facharzt*

Titel	Aufl.	ET	ISBN	€ (D)	€ (A)	sFr
Klinikleitfaden-Reihe						
Allgemeinmedizin	6.	2010	978-3-437-22443-0	74,95	77,10	101,–
Anästhesie	6.	2010	978-3-437-23891-8	44,95	46,30	61,–
Ärztl. Bereitschaftsdienst	3.	2009	978-3-437-22421-8	44,95	48,30	63,–
Ästhetische Medizin	1.	2002	978-3-437-23090-5	10,95	11,30	15,–
Chirurgie	5.	2010	978-3-437-22452-2	49,95	51,40	67,–
Chirurgische Ambulanz	3.	2009	978-3-437-22941-1	46,95	48,30	63,–
Dermatologie	3.	2010	978-3-437-22301-3	59,95	61,70	81,–
Gynäkologie Geburtshilfe	8.	2013	978-3-437-22214-6	49,99	51,40	67,–
Innere Medizin	11.	2010	978-3-437-22293-1	44,95	46,30	61,–
Intensivmedizin	8.	2013	978-3-437-23762-1	44,99	46,30	61,–
Kardiologie	4.	2008	978-3-437-31314-1	34,99	36,–	47,–
Labordiagnostik	4.	2009	978-3-437-22232-0	46,95	48,30	63,–
Leitsymptome Differenzialdiagnosen	1.	2009	978-3-437-24890-0	29,99	30,90	41,–
Med. Rehabilitation	1.	2011	978-3-437-22406-5	44,95	46,30	61,–
Nachtdienst	4.	2012	978-3-437-22271-9	39,99	41,20	54,–
Neurologie	4.	2009	978-3-437-23142-1	41,95	43,20	57,–
Notarzt	6.	2010	978-3-437-22463-8	44,95	46,30	61,–
Orthopädie Unfallchirurgie	7.	2013	978-3-437-22473-7	49,99	51,40	67,–
Pädiatrie	8.	2009	978-3-437-22253-5	44,95	46,30	61,–
Palliative Care	4.	2010	978-3-437-23312-8	46,95	48,30	63,–
Schmerztherapie	1.	2005	978-3-437-23170-4	38,95	40,10	53,–
Sonographie Common Trunk	2.	2011	978-3-437-22403-4	39,95	41,10	54,–
Sonographie Gastroenterologie	1.	2012	978-3-437-24920-4	39,95	41,10	54,–
Urologie	3.	2003	978-3-437-22790-5	30,95	31,90	42,–
Facharzt-Reihe						
Geburtsmedizin	2.	2012	978-3-437-23751-5	119,–	122,40	160,–
Gynäkologie	1.	2008	978-3-437-23915-1	69,99	72,–	94,–
Hämatologie Onkologie	2.	2011	978-3-437-21212-3	109,–	112,10	147,–
Nephrologie	1.	2008	978-3-437-23900-7	49,95	51,40	67,–
Orthopädie Unfallchirurgie	1.	2011	978-3-437-23300-5	79,99	82,30	108,–

* Stand Februar 2013, Preisänderungen vorbehalten

Labor-Normalwerte (Erwachsene)

Seit dem 1.1.2002 werden Enzymaktivitäten nicht mehr bei 25 °C, sondern bei 37 °C gemessen. Im Folgenden werden deshalb nur noch die bei 37 °C gemessenen Werte angegeben.

Blut	Konventionell	SI-Einheiten	Hausinterne Werte
Blutgasanalyse			
Basenüberschuss	–2 bis +2 mmol/l		
pH	7,35–7,45		
pCO_2 (art.)	32–46 mmHg	4,3–6,1 kPa	
pO_2 (art.)	71–104 mmHg	9,5–13,9 kPa	
Standard-Bikarbonat	21–26 mmol/l		
Vollblut/Plasma			
BSG	1 h – **F:** < 20 (< 50 J.), < 30 (> 50 J.); **M:** < 15 (< 50 J.), < 20 (> 50 J.)		
Erythrozyten	**F:** 4,1–5,1/pl; **M:** 4,5–5,9/pl		
Fibrinogen	180–350 mg %	1,8–3,5 g/l	
Hämatokrit	**F:** 36–45 %; **M:** 42–50 %		
Hämoglobin	**F:** 12,3–15,3 g/dl; **M:** 14–17,5 g/dl		
Hb_{A1}	5–7,8 %	Diabetiker < 8 (–9) %	
MCH (Hbe)	28–33 pg		
Leukozyten	4.000–9.000/mm^3	4,0–9,0 G/l	
• Neutrophile	40–70 %		
• Lymphozyten	25–40 %		
• Monozyten	4–10 %		
• Eosinophile	2–4 %		
• Basophile	0–1 %		
MCHC	33–36 g/dl		
MCV	80–96 fl		
Prothrombinzeit:			
• Quickwert	70–130 %	Ther.: 15–30 %	
• INR		Ther.: 2,0–3,5	
PTT	ca. 18–40 Sek.	Ther.: 1,5- bis 2-fach verl.	
Retikulozyten	**F:** 0,63–2,2 %; **M:** 0,9–2,71 %	35–75/nl	
Thrombozyten	150.000–450.000/mm^3	150–450 G/l altersabhängig	
Thrombinzeit (TZ)	17–24 Sek.	Ther.: 2- bis 3-fach verl.	
Serum/Plasma			
Ammoniak	**F:** 19–82 µg/dl; **M:** 25–94 µg/dl	11–48 µmol/l; 15–55 µmol/l	
α-Amylase	30–120 U/l		
AP	35–105 U/l		
Bilirubin (gesamt)	< 1,1 mg/dl	< 18,8 µmol/l	
Bilirubin (direkt)	< 0,3 mg/dl	< 5 µmol/l	
BZ (nüchtern)	55–100 mg/dl	3,05–5,6 mmol/l	
CEA	1,5–5 µg/l		
CHE	**F:** 2,8–7,4 kU/l; **M:** 3,5–8,5 kU/l		
Cholesterin (gesamt)	< 240 mg/dl altersabhängig	< 6,2 mmol/l	
CK	**F:** 24–170 IE/l; **M:** 24–195 U/l		
CK-MB	< 10 U/l /< 6 % CK		
CRP	< 8,2 mg/l		
Eisen	**F:** 23–165 µg/dl; **M:** 35–168 µg/dl	4–29,5 µmol/l; 6,3–30,1 µmol/l	
Ferritin	**F:** 13–651 µg/l; **M:** 4–665 µg/l		
GOT (AST)	**F:** 10–35 U/l; **M:** 10–50 U/l		
GPT (ALT)	**F:** 10–35 U/l; **M:** 10–50 U/l		
γ-GT	**F:** 9–36 U/l; **M:** 12–64 U/l		
Harnsäure	**F:** 2,3–6,1 mg/dl; **M:** 3,6–8,2 mg/dl	137–363 µmol/l; 214–488 µmol/l	
Harnstoff	10–48 mg/dl	2–8 mmol/l	

Blut	Konventionell	SI-Einheiten	Hausinterne Werte
HBDH	68–135 U/l		
Kalium	3,6–4,8 mmol/l		
Kalzium	8,8–10,6 mg/dl	2,2–2,5 mmol/l	
Krea (enzymat. Bestimmung)	**F:** 0,4–70,9 mg/dl **M:** 0,55–1,10 mg/dl	42–80 µmol/l 49–97 µmol/l	
Laktat	< 16 mg/dl	< 1,8 mmol/l	
LDH	**F:** 135–215 IE/l; **M:** 135–225 U/l		
Lipase	< 190 IE/l		
Magnesium	1,78–2,56 mg/dl	0,73–1,06 mmol/l	
Natrium	135–144 mmol/l		
Osmolalität	280–296 mosm/kg KG		
Saure Phosphatase	4,8–13,5 U/l		
TEBK	< 200 mg/l	< 2,3 mmol/l	
Triglyzeride	< 200 mg/dl	< 2,3 mmol/l	
T_3	0,9–1,80 µg/l	1,4–2,8 nmol/l	
T_4	55–110 µg/l	47–142 nmol/l	
fT_4	8–18 ng/l	10–22 pmol/l	
Transferrin	**F:** 200–310 mg/dl; **M:** 210–340 mg/dl	2,0–3,7 g/l	
TSH basal	0,3–3,5 mU/l		
Gesamteiweiß	6,6–8,3 g/dl	66–83 g/l	
Eiweißelektrophorese			
Albumin	36,2–50 g/l	60,6–68,6 rel. %	
α_1-Globulin	1,3–3,9 g/l	1,4–3,4 rel. %	
α_2-Globulin	5,4–9,3 g/l	4,2–7,6 rel. %	
β-Globulin	5,9–11,4 g/l	7,0–10,4 rel. %	
γ-Globulin	5,8–15,2 g/l	12,1–17,7 rel. %	

Labor-Normalwerte (Kinder)

Blut	Konventionell		SI-Einheiten	Hausinterne Werte
Blutgasanalyse				
	Kinder bis auf geringe Abweichungen wie Erw.			
Vollblut/Plasma				
BSG	1 h: Kleinkinder:	7–12 mm		
Erythrozyten	Kleinkinder/Kinder:	4,0–5,4/pl	4,0–5,4 Tpt/l	
Hämatokrit	Kleinkinder/Kinder:	31–48 %		
Hämoglobin	Kleinkinder/Kinder:	11–16 g/dl	6,8–9,9 mmol/l	
Hb_{A1a-c}	Kleinkinder bis 2 J.: Kleinkinder bis 4 J.: Kinder:	7–11,4 % 5,7–9,7 % 5,3–8,9 %	0,07–0,11 0,06–0,10 0,05–0,09	
MCH (Hbe)	Kleinkinder/Kinder:	22–35 pg/Zelle	1,34–2,13 fmol/Zelle	
MCHC	Kleinkinder/Kinder:	26–36 g/dl		
MCV		72–100 fl		
Leukozyten	Kleinkinder:	5.000–18.000 Zellen/µl	5–18 Gpt/l	
	Kinder/Jugendl.:	4.000–10.000 Zellen/µl	4–10 Gpt/l	
• Neutrophile • Lympho-zyten • Monozyten • Eosinophile • Basophile	Kleinkinder/Kinder: Kleinkinder: Kinder: Kleinkinder/Kinder: Kleinkinder/Kinder: Neugeb. –Erw.:	20–65 % 20–70% 4–10 % 25–50 % 1–6 % 1–5 % 0–1 %	0,20–0,65 0,20–0,70 0,25–0,50 0,01–0,06 0,01–0,05 0–0,01	
Gerinnung (Quick, PTT, PTZ)	wie bei Erw.			